Rolf Sauer

Strahlentherapie und Onkologie

für Technische Assistenten
in der Medizin
und andere, an der Radioonkologie
Interessierte

3., völlig neu bearbeitete Auflage

Mit 258 meist zweifarbigen Abbildungen
und 55 Tabellen

W0053113

Urban & Schwarzenberg
München – Wien – Baltimore

Anschrift des Verfassers

Prof. Dr. Rolf Sauer, Direktor der Klinik und Poliklinik für Strahlentherapie der Universität Erlangen-Nürnberg, Universitätsstr. 27, 91054 Erlangen

Die Deutsche Bibliothek – CIP-Einheitsaufnahme

Sauer, Rolf:
Strahlentherapie und Onkologie für Technische Assistenten in der Medizin und andere, an der Radioonkologie Interessierte : mit Tabellen / Rolf Sauer. – 3., völlig neu bearb. Aufl. – München ; Wien ; Baltimore : Urban und Schwarzenberg, 1998
    ISBN 3-541-10453-8

Programmleitung: Annette Heuwinkel
Lektorat: Rita Büttner
Herstellung: Peter Sutterlitte
Zeichnungen: Esther Schenk-Panic

1. Auflage 1984 (ISBN 3-541-10451-1)
2. Auflage 1993 (ISBN 3-541-10452-X)

ISBN 3-541-10453-8

*Haus und Habe kann man
von den Vätern ererben,
aber ein verständiges Weib
ist eine Gabe des Herrn.*

(Sprüche Salomos 19,14)

*Martina
in Dankbarkeit*

Geleitwort zur 3. Auflage

Für die Medizinisch Technischen Radiologie-Assistentinnen und -Assistenten in der Strahlentherapie und die MTA-R-Schülerinnen und -Schüler freue ich mich über die 3. Auflage des Lehrbuches Strahlentherapie und Onkologie für Technische Assistenten in der Medizin. Die vorangegangene 2. Auflage war bereits eine unverzichtbare Lernhilfe und für die Lehrkräfte an den MTA-R-Schulen ein willkommener Leitfaden für den Unterricht geworden. Das Buch ist aus den Schulen und vom Arbeitsplatz der MTA-R in Krankenhäusern und Praxen nicht mehr wegzudenken. Auch Ärzte schätzen es sehr. Wesentliche Teile sind in die verschiedensten Lehrinhaltskataloge eingegangen.

Für die Neuauflage hat der Autor die Anregungen aus den MTA-R-Schulen bereitwillig aufgenommen, den umfangreichen und für die MTA-R-Schüler schwierigen Unterrichtsstoff beispielhaft gegliedert und in knapper Form, selbst für den Laien verständlich dargestellt. Zahlreiche Abbildungen, Zeichnungen und Tabellen erleichtern das Arbeiten und lockern den Text auf. Die neu aufgenommenen Merksätze vertiefen das Wesentliche und unterstützen beim Lernen. Besonders schätzen wir die Zusammenstellung physikalischer Größen und Einheiten und das Glossar für allgemein zwar genutzte, aber dem Anfänger noch nicht vertraute medizinische Fachausdrücke.

Als MTA-R-Lehrkraft für das Fach Strahlentherapie begrüße ich die dritte, völlig neu bearbeitete Auflage unseres Lehrbuchs und empfehle sie gleichermaßen den MTA-R-Schülern, den in der Strahlentherapie beschäftigten MTA-R und den Weiterbildungseinrichtungen der Strahlentherapie. Sicher wird auch dieses Buch wieder eine weite Verbreitung finden.

Gertrud Ludwig
Stellv. Vorsitzende der AG für med. techn. Berufe
in der Deutschen Gesellschaft für Radioonkologie

Vorwort zur 3. Auflage

Nur drei Jahre nach Auslieferung der 2. Auflage machte die erfreuliche Akzeptanz des Lehrbuchs eine Neuauflage erforderlich. Offensichtlich hat sich unser Konzept bestätigt, den angehenden medizinisch-technischen Radiologie-Assistentinnen und -Assistenten (MTA-R) ein Lehrbuch an die Hand zu geben, das auch als Begleiter bei der späteren praktischen Berufsausübung für gezielte onkologische Fragen geeignet ist. Dem Medizinstudenten bietet das Buch den Einstieg in das Gebiet der Strahlentherapie. Der junge Facharztanwärter findet die wesentlichen Aspekte der Klinischen Onkologie aus der Sicht der Radioonkologie konzentriert und nach einem konsistenten didaktischen Schema dargestellt. Daran wurde nichts geändert.

In der Zwischenzeit ist mir manche gute Anregung zugegangen, und natürlich habe ich auch in den letzten Jahren hinzugelernt. So entstand eine völlig überarbeitete Fassung, die durch Umstellen von Kapiteln, inhaltliche Ergänzungen und weitere textliche Straffung dem Lehrinhaltskatalog des Deutschen Verbandes Technischer Assistenten in der Medizin (dvta) Rechnung trägt. Die Kapitel Tumorprävention, Strategie der Tumorbehandlung, Grundlagen der chirurgischen und internistischen Tumortherapie, vor allem aber spezielle Onkologie und Supportivtherapie gehen deutlich darüber hinaus. Dies ist bedingt durch die Aufgabenstellung des Lehrbuches.

Substantielle Hilfe waren dabei die Monographien von H. Fritz-Niggli: Strahlengefährdung – Strahlenschutz (4. Aufl. 1997, Verlag Hans Huber, Bern), H. Krieger: Strahlenphysik, Dosimetrie und Strahlenschutz (2. Aufl. 1997, Verlag B. G. Teubner, Stuttgart), H.-J. Schmoll/K. Höffken/K. Possinger (Hrsg.): Kompendium Internistische Onkologie (Teil II, 2. Aufl. 1997, Springer-Verlag, Berlin–Heidelberg–New York) und unser eigenes Lehrbuch von G. Kauffmann/E. Moser/R. Sauer: Radiologie (1996, Verlag Urban & Schwarzenberg, München–Wien–Baltimore). Persönlicher Rat wurde mir zuteil von Prof. U. Rosenow, Göttingen, Frau G. Ludwig, Leiterin der MTA-R-Schule, Heidelberg, Prof. R.-G. Müller, Erlangen, Prof. R. Fietkau, Rostock, Prof. H.-B. Makoski, Duisburg, und PD Dr. G. G. Grabenbauer, Erlangen.

Die Zusammenarbeit mit dem Verlag Urban & Schwarzenberg war in gewohnter Weise erfreulich, freundschaftlich und von Verlagsseite her großzügig. Hier danke ich insbesondere Frau R. Büttner aus Murnau, die sich ganz auf meinen Arbeitsstil einstellte, und Frau A. Heuwinkel.

Möge dieses Buch seine Aufgabe in der klinischen Radioonkologie erfüllen.

Erlangen, im Mai 1997 Rolf Sauer

Vorwort zur 1. Auflage

Dieses Buch soll die Aus- und Weiterbildung der Assistenzberufe in der Strahlentherapie bzw. Radio-Onkologie verbessern, nämlich der Medizinisch-technischen Radiologieassistentin, der Strahlentherapieschwester, des Pflegers, der Arzthelferin. In seiner Ausrichtung auf den Lehrplan des MTR-Unterrichts kann es sowohl Unterrichtsbegleitung des Lernenden sein als auch Anregung für den Lehrenden. Darüber hinaus ermöglicht es dem speziell Interessierten bzw. dem bereits im Beruf Stehenden, seine Kenntnisse der strahlentherapeutischen Grundlagen zu vertiefen bzw. aufzufrischen. Bisher besaßen unsere angehenden MTRs und Schwestern kein solches, ihnen angemessenes Lehrmittel für die Strahlentherapie; sie mußten auf die Lehrbücher für Medizinstudenten zurückgreifen.

Die Präsentation des notwendigen Wissensstoffes orientierten wir am Arbeitsplatz. Dabei wird auf die Stellung der Strahlentherapie innerhalb eines onkologischen Gesamtkonzepts ebenso eingegangen wie auf die Notwendigkeit einer nicht nur medizinisch, sondern auch menschlich hochwertigen Betreuung unserer Tumorpatienten. Die spezielle Tumorbehandlung fand nur so weit Berücksichtigung, wie es zum Verständnis der täglichen Arbeit erforderlich ist. Der im Detail Fragende sei auf die ärztliche Spezial-Literatur verwiesen.

Dieser Leitfaden soll auch dem angehenden Radiologen den Einstieg in die Strahlentherapie erleichtern und dem Onkologen anderer medizinischer Gebiete Einblick in die radio-onkologischen Möglichkeiten geben.

Herrn Prof. Dr. med. H.-J. Clemens, dem leider kürzlich verstorbenen Herrn Dr. med. R. Degkwitz und Frau R. Hausdorf danke ich für die verständnisvolle und befruchtende Begleitung meiner Arbeit, Herrn W. Lob für die hervorragenden Zeichnungen, und dem Verlag Urban & Schwarzenberg für die, wie ich meine, vorbildliche Ausstattung des Buches.

Da wir alle voneinander lernen, bitte ich meine Kollegen, vor allem aber unsere Assistentinnen und Schwestern, um wohlwollende Kritik und Anregung. Möge dieses Buch durch rege Verbreitung die Freude an unserer täglichen Arbeit mit dem Patienten mehren und ihre Wertschätzung fördern.

Erlangen, im Januar 1984   Rolf Sauer

Wegweiser durch das Buch

- Wichtiges ist **fett** gedruckt.

↗ Merksätze sind mit einem Pfeil versehen.

B Steht für Beispiele, die den Sachverhalt verdeutlichen.

- Wenn im vorliegenden Buch von Mitarbeitern oder MTA-R die Rede ist, sind immer weibliche und männliche Personen gemeint.

Inhalt

I Allgemeiner Teil

II Allgemeine Onkologie

III Grundlagen der Strahlentherapie

IV Die Strahlenbehandlung

V Spezielle Onkologie der Organtumoren

VI Strahlentherapie gutartiger Erkrankungen

VII Strahlenschutz

VIII Anhang

I
Allgemeiner Teil

1 Geschichte der Radiologie und Strahlentherapie (Radioonkologie)

1895 WILHELM CONRAD RÖNTGEN, Professor an der Universität Würzburg, entdeckt am 8. November 1895 „eine neue Art von Strahlen", von ihm als X-Strahlen bezeichnet. Am 22. Dezember 1895 fertigt er die **erste Röntgenaufnahme** an (Hand seiner Frau). RÖNTGEN wurde am 27. März 1845 in Lennep bei Remscheid geboren, verbrachte seine Kindheit und Jugend in Apeldoorn und Utrecht (Niederlande), studierte an der ETH Zürich, promovierte an der Universität Zürich, habilitierte in Straßburg und wurde 1875 Professor in Hohenheim, 1876 in Straßburg, 1879 in Gießen, 1888 in Würzburg und 1900 in München, wo er auch am 10. Februar 1923 starb. RÖNTGEN erhielt im Jahre **1901** als erster den **Nobelpreis für Physik**.

1896 HENRI ANTOINE BECQUEREL, Professor in Paris (1892), entdeckt die Eigenstrahlung von Uranerzen. Für diese Entdeckung der **ersten radioaktiven Substanz** wurde ihm **1903** der **Nobelpreis für Physik** zugesprochen.
Erste **therapeutische Anwendung** von Röntgenstrahlen etwa gleichzeitig in den USA, Deutschland, Österreich, England und Frankreich, u.a. durch E.H. GRUBBÉ (Brustkrebs), E. VOIGT (Nasopharynxkarzinom) und L. FREUND (Tierfellnävus).
Der Ingenieur O. LEPPIN teilt die erste **Radiodermatitis** (seiner eigenen Hand) mit. Sonnenbrand-

ähnliche Hautreaktionen werden auch in England von L.G. STEVENS berichtet.
Entwicklung des ersten **Dosimeters** durch Y.B. PERRIN.

1898 MARIE CURIE, geb. SKLODOWSKA, und PIERRE CURIE, Professor in Paris (1893), entdecken gemeinsam die radioaktiven Elemente Polonium und Radium sowie zusammen mit G.C. SCHMIDT (Professor in Eberswalde, Erlangen, Königsberg und Münster) die Radioaktivität des Thoriums. Sie erhielten **1903** gleichzeitig mit BECQUEREL den **Nobelpreis für Physik**. MARIE CURIE erhielt **1911** zusätzlich den **Nobelpreis für Chemie** für die 1910 gelungene Reindarstellung des Radiums aus Joachimsthaler Pechblende und die Bestimmung der Eigenschaften dieses Elements.
Gründung der Röntgen-Vereinigung zu Berlin.

1900 M. PLANCK **(Nobelpreis für Physik 1918)** begründet die „Quantentheorie" und führt Energiequanten anstelle der Gleichverteilung der Energie ein.

1902 G. HOLZKNECHT entwickelt das Radiometer: Bei Bestrahlung erfolgt ein Farbumschlag von Barium-Tetracyanoplatinat.
H. FRIEBEN beschreibt erstmals die Entwicklung eines Hautkrebses auf dem Boden einer strahlengeschädigten Haut (Radiodermatitis).

1903 S.W. GOLDBERG und E.S. LONDON nehmen die erste erfolgreiche

Brachytherapie in St. Petersburg vor.

H. Strebel praktiziert die erste interstitielle Radiumtherapie.

G. C. Perthes beschreibt Wachstumsstörungen des Skeletts durch Röntgenstrahlen bei Hühnerküken.

1904 Perthes führt die Filterung in die Strahlentherapie ein.

1905 Gründung der Deutschen Röntgen-Gesellschaft in Berlin.

1906 J. Bergonié und L. Tribondeau stellen die strahlenbiologische Grundregel auf: Die Strahlensensibilität einer Zelle ist während der Teilungsphase am größten.

1907 Krönig berichtet über die Strahlentherapie des Gebärmutterkrebses.

1908 Erster Versuch mit der Bewegungsstrahlung durch Kohl und Werner.

1911 Erstellung eines Atommodells durch E. Rutherford **(Nobelpreis für Chemie 1908)**, 1913 Rutherford-Bohrsches Atommodell durch Niels Bohr **(Nobelpreis für Physik 1922)**. Rutherford hatte 1898/99 zwei unterschiedliche Strahlenqualitäten des Urans, nämlich die Alpha- und die Betastrahlung, nachgewiesen und 1903 die Atomzerfallshypothese gemeinsam mit F. Soddy aufgestellt. Soddy führt den Begriff **Isotope** ein und erhält **1921** den **Nobelpreis für Chemie**.

O. und G. Herwig stellen fest, daß die Zellkerne strahlenempfindlicher als das Zytoplasma sind. M. von Laue weist nach, daß Röntgenstrahlen **elektromagnetische Wellen** sind.

1912 Gründung der Zeitschrift **Strahlentherapie**, der ersten onkologischen Zeitschrift der Welt.

1919 C. Regaud berichtet über die Bedeutung des Zeitfaktors für die Strahlentherapie.

1923 A. H. Compton (Professor in Chicago, **Nobelpreis für Physik 1927**) entdeckt den Compton-Effekt (Streuabsorption der Röntgenstrahlen, s. Kap. 15.2.2). Einführung der **Tracertechnik** (radioaktive Markierung) für biologische Untersuchungsmethoden **(Nobelpreis für Chemie 1943)**.

1924 H. Behnken definiert das **Röntgen (R)** als Einheit für die Ionendosis. Auf dem 2. Internationalen Kongreß für Radiologie in Stockholm 1928 wird es als erste physikalische Größe in der Röntgenologie international anerkannt.

1927 Nachweis der **mutagenen Wirkung** ionisierender Strahlen durch H. J. Muller.

1928 Entwicklung des **Geiger-Müller-Zählrohrs** durch H. Geiger und W. Müller.

1930 R. Wideroe baut den ersten Hochfrequenz-**Linearbeschleuniger**.

Van de Graaff entwickelt in Princeton einen neuen Hochfrequenzgenerator.

Einführung der **Fraktionierung** in die klinische Strahlentherapie durch H. Coutard.

1932 Die Entdeckung des Neutrons durch J. Chadwick (Professor in Liverpool, **Nobelpreis für Physik 1935**) erklärt die Zusammensetzung des Atomkerns befriedigend. E. O. Lawrence baut in Berkeley das erste Zyklotron.

1934 F. Joliot und I. Joliot Curie entdecken die künstliche Radioaktivität bei der durch Neutronenbestrahlung ausgelösten kernchemischen Reaktion **(Nobelpreis für Chemie 1935)**.

1938 Kernspaltung des Urans und des Thoriums durch O. Hahn (Direk-

tor des Kaiser-Wilhelm-Instituts für Chemie in Berlin, **Nobelpreis für Chemie 1945**) und F. STRASSMANN.
Entwicklung der Neutronentherapie in Kalifornien.

1940/41 D.W. KERST baut den ersten betriebsfähigen Kreisbeschleuniger. Auf ihn geht die Bezeichnung „**Betatron**" zurück. Spätere Konstruktionen durch GRUND und WIDEROE. In Chicago errichtet E. FERMI den ersten Versuchsreaktor.

1942 Erste **Radiojodbehandlung** der Schilddrüsenüberfunktion (Hyperthyreose) durch S. HERTZ und A. ROBERT.

1944 L. VEKSLER in der Sowjetunion und R. McMILLAN in den USA entwickeln unabhängig voneinander das Elektronensynchrotron.

1948 Erste klinische Anwendung eines Betatrons in Göttingen.

1951 Erstes **Telekobaltgerät** im Saskatoon Cancer Center (Kanada).

1953 Das „Rad" (rd) als international verbindliche Einheit für die Energiedosis wird auf dem Internationalen Radiologenkongreß in Kopenhagen eingeführt.

1960 Entwicklung des Nachladeverfahrens (**Afterloading**) für intrakavitäre Brachytherapie durch U. K. HENSCHKE.

1976 Einführung der SI-Einheiten Gy (nach L. H. GRAY, 1905–1965) für rd und Bq (nach H. A. BECQUEREL, 1852–1908) für Ci (Curie).

1977 Gründung der Sektion Radioonkologie in der Schweizer Gesellschaft für Radiologie und Nuklearmedizin (SGRNM), 1981 auch in der Deutschen Röntgengesellschaft.

1982 FMH für Medizinische Radiologie/Radio-Onkologie in der Schweiz.

1984 Gründung der Österreichischen Gesellschaft für Radioonkologie (ÖGRO).

1988 Facharzt für Strahlentherapie in Deutschland.

1995 Arzt für Strahlentherapie/Radioonkologie in Österreich.
Gründung der Deutschen Gesellschaft für Radioonkologie (DEGRO).

1997 Gründung der Scientific Association of Swiss Radiation Oncology (SASRO).

1

2 Strahlentherapie –
Radiotherapie – Radioonkologie

2.1 Geschichte der Tumorbehandlung

Jährlich erkranken in Deutschland 270 000 bis 300 000 Menschen an Krebs. Die Gesamtzahl der Tumorkranken in unserer Bevölkerung wird auf etwa 900 000 geschätzt. Jeder dritte bis vierte Bürger muß mit einer bösartigen Tumorerkrankung rechnen. Krebs ist die zweithäufigste Todesursache überhaupt, und zwar durch alle Altersklassen hindurch von der Kindheit bis ins Greisenalter. Die Häufigkeit nimmt seit 1900 ständig zu. Dies geschieht überproportional zum Bevölkerungszuwachs und über die angestiegene Lebenserwartung hinaus.

Doch ist es falsch, Krebskrankheiten als eine Erscheinung unserer modernen Zeit zu bezeichnen, verursacht durch vielfältige und zu Recht bekämpfte Verunreinigungen in unserer Umwelt (Begleiterscheinungen der Industrialisierung, chemische Abfallprodukte, Nahrungsmittelzubereitung, ionisierende und nicht ionisierende Strahlen usw.). Tatsächlich nämlich gehört „Krebs" zu den ältesten bekannten Krankheiten überhaupt. Schon die ältesten Schriften der Menschheit, z. B. der „Papyrus Ebers", ein Dokument der ägyptischen Medizingeschichte aus dem Jahre 1500 v. Chr., berichten darüber. Es wird dabei über eine Behandlung mit Arsen berichtet, einem Spurenelement, dessen Salze im Laufe der Jahrhunderte immer wieder und bis ins 19. Jahrhundert hinein zur „Krebsbehandlung" und zur „Stärkung bei Kachexie" (Auszehrung, Kräfteverfall) Verwendung fanden.

Vermutlich stammt das aus dem Griechischen abgeleitete Wort „Krebs" (Karzinom) von HIPPOKRATES aus dem 5. Jahrhundert v. Chr. HIPPOKRATES beschrieb damit sichtbare, oberflächlich fortschreitende, in die Nachbarorgane einwachsende und zerstörende Tumoren, z. B. einen ausgedehnten „Hautkrebs" und ein lokal fortgeschrittenes Brustdrüsenkarzinom. Auch im Neuen Testament wird sinnbildlich das Wachstumsverhalten bösartiger Tumoren erwähnt, indem PAULUS vor ketzerischen Widersachern warnt, deren „Wort um sich frißt wie der Krebs" (2. Timotheus-Brief 2,17). Die römische und die mittelalterliche Medizin übernahmen den Krebsbegriff von HIPPOKRATES und GALEN.

Frühzeitig wurden die bösartigen Geschwüre operiert. Seit dem Mittelalter und bis in die jüngste Zeit hinein triumphierten aber auch groteske, jegliches Verständnis für Krebsentstehung und Tumorverhalten ignorierende „Krebsbehandlungsmittel", wie etwa das Auflegen von Spinnen- und Schlangenköpfen, der Absud von in Urin ausgekochten Hundefeten oder (in neuerer Zeit) fleischfressenden Pflanzen und ähnliches. Auch heute noch halten sich solche irrationalen, auf mystisch-dämonischem Hintergrund der Volksmedizin gewachsene „Krebstherapien" mit einer Hartnäckigkeit, die zu unserem sonst so aufgeklärten Zeitalter nicht paßt.

2.2 Der Begriff Onkologie

Onkologie (aus dem griechischen Wort ονκοσ = Geschwulst) bezeichnet die Lehre von den Geschwulst-, also Tumor-

oder Krebskrankheiten. Damit sind alle Aspekte der Vorbeugung, der Früherkennung, der Diagnose, Therapie, Nachsorge und Prognose sowie die onkologische Grundlagenforschung zusammengefaßt. Die betreffenden Ärzte und Ärztinnen sind Onkologen. Als Onkologen gelten somit sowohl der Tumorchirurg (chirurgischer Onkologe), der Radiotherapeut (Radioonkologe) und der internistische Chemotherapeut (medizinischer Onkologe) als auch der Tumorpathologe (Onkopathologe).

Onkologie ist also ein die Grenzen der einzelnen Fachgebiete übergreifendes, interdisziplinäres Querschnittsfach. Es befaßt sich im Gegensatz zu anderen Teilgebieten der Medizin (z. B. Kardiologie: Lehre von den Herz-Kreislauf-Krankheiten, Urologie: Lehre von den Harnwegserkrankungen, Gastroenterologie: Lehre von den Magen-Darm-Erkrankungen) nicht nur mit den Funktionsstörungen eines Organs bzw. Organsystems, sondern mit der ganzen Breite der Tumorerkrankungen des Menschen. Denn praktisch alle Organe unseres Körpers können Ausgangspunkt von bösartigen Tumoren sein.

Den Krebs – in dieser vereinheitlichenden und damit falsch verstandenen und auch zu Unrecht gefürchteten Form einer einzigen, schrecklichen, immer zum Tode führenden Krankheit – gibt es nicht. Dafür kennen wir etwa 100 unterschiedliche, bösartige Tumorerkrankungen. Deren recht verschiedene Entstehung, Verhütung, Diagnostik, Therapiemöglichkeit und Prognose werden in dem Kapitel „Spezielle Onkologie der Organtumoren" abgehandelt.

2.3 Stellung der Radioonkologie in der Tumorbehandlung

Im deutschsprachigen Raum werden die Begriffe Strahlentherapie, Radiotherapie und Radioonkologie als Synonyme gebraucht, die Ärzte als Strahlentherapeuten, Radiotherapeuten oder Radioonkologen bezeichnet.

Strahlentherapie ist der alte deutsche Begriff für die Behandlung von bösartigen und nichtbösartigen Erkrankungen innerhalb der Radiologie. Die älteste onkologische Zeitschrift der Welt, nämlich die 1912 von H. MEYER, R. WERNER und C. J. GAUSS begründete *Strahlentherapie*, führt diesen Namen.

Radiotherapie leitet sich aus dem anglo-amerikanischen Begriff radiotherapy her und wird heute oftmals dann benutzt, wenn es um die Bezeichnung des seit 1988 auch in Deutschland selbständigen Gebiets Strahlentherapie geht.

Radioonkologie beschreibt die Betreuung der Tumorpatienten umfassender. Dieser Begriff wird nicht nur im deutschsprachigen Raum, sondern auch im Ausland von den radiotherapeutischen Fachgesellschaften bevorzugt, seitdem der Terminus Onkologie für Tumorbehandlung gebräuchlich ist und in den siebziger Jahren von der Inneren Medizin für die internistische Krebsbehandlung beansprucht wurde. Radioonkologie ist kein technisches Fach, sondern eine den gesamten Patienten erfassende, ärztliche Aufgabe. So unterscheiden sich Tumorchirurg/chirurgischer Onkologe und Radiotherapeut/radiologischer Onkologe in ihrer Tätigkeit nicht grundsätzlich, sondern lediglich durch ihr spezifisches Handwerkszeug, das Skalpell bzw. die Strahlung.

Chirurgie und Radiotherapie (Strahlentherapie/Radioonkologie) sind lokal begrenzte, ausschließlich am Ort ihrer Anwendung wirkende Behandlungsmethoden. Sie können heilen, wenn zum Zeitpunkt der Diagnose ein bösartiges Tumorleiden noch auf seinen Ausgangsort beschränkt ist. Das betrifft etwa 55% aller Patienten. Die restlichen 45% kommen schon mit einer fortgeschrittenen, metastasierenden Erkrankung in die Klinik. Von den örtlich noch begrenzten Tumoren werden heute etwa zwei Drittel geheilt, und zwar ein Drittel durch Chirurgie allein, ein Drittel durch Strahlentherapie und nur etwa 5% durch Chemotherapie (Abb. 2-1).

> ↗ 50% der Tumorheilungen gehen auf das Konto der Radiotherapie.

Mit dem verbleibenden Drittel der noch nicht heilbaren lokalisierten Tumorerkrankungen beschäftigt sich die klinische Forschung: Sie entwickelt u.a. neue Fraktionierungsmuster, Kombinationsverfahren von Radio- und Chemothera-

pie, Hyperthermie, strahlen- und chemosensibilisierenden Substanzen. Schließlich erhalten 70% der unheilbaren Tumorpatienten zu irgendeinem Zeitpunkt eine Strahlenbehandlung, und 50% erhalten eine Chemotherapie (vgl. Abb. 2-1).

Chemotherapie und Immuntherapie entfalten ihre tumorschädigende Wirkung im Gesamtorganismus. Diese ist in gut durchbluteten Geweben am stärksten, in schlecht durchbluteten aber gering und reicht auch unter optimalen Verhältnissen nicht an diejenige von „Stahl und Strahl" heran. Die medikamentöse Tumorbehandlung hat bei systemischen, den ganzen Organismus befal-

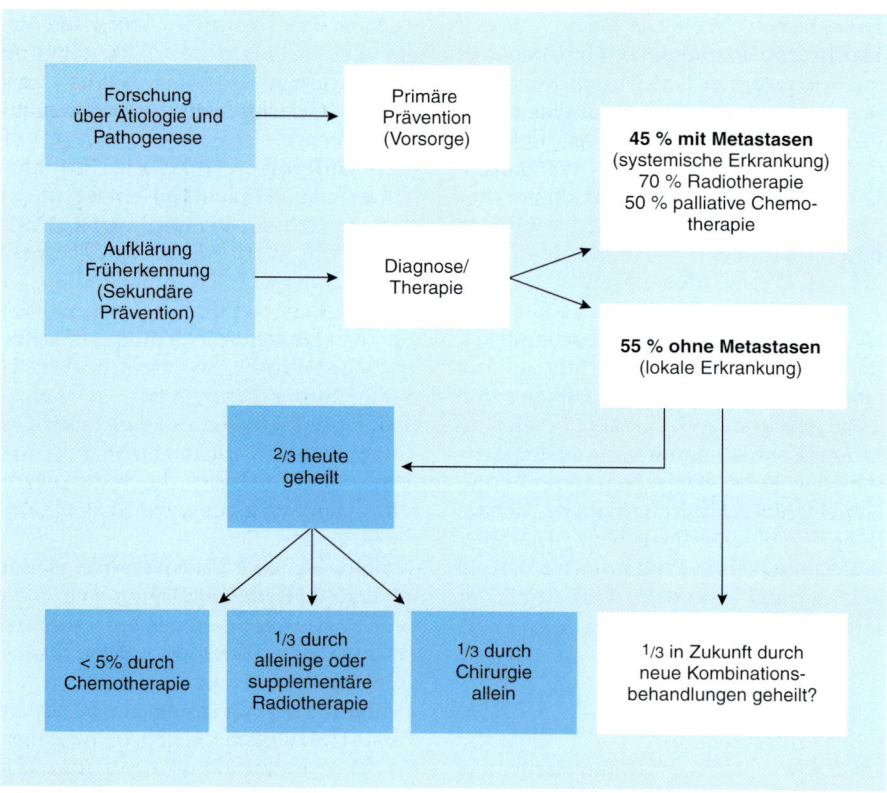

Abb. 2-1 Das Krebsproblem.

lenden Krebserkrankungen Vorrang und kann Patienten mit Leukämie, malignen Lymphomen (bösartige Geschwülste des lymphatischen Systems) und sogar mit generalisierten Hodenkarzinomen sowie Knochentumoren heilen (Kap. 9).

Seit 1960 wurden die Überlebensraten bei 10% der häufigsten Tumorarten stetig verbessert. Ausschlaggebend dafür war ein besseres Zusammenwirken der einzelnen Behandlungsverfahren gegen den Krebs. Die **interdisziplinäre Zusammenarbeit** aller onkologisch Tätigen ist das Gebot der Stunde. Konkurrenzdenken zwischen Chirurgen, Strahlen- und Chemotherapeuten um den Vorrang bei der Krebsbehandlung ist sinnlos und gefährlich. Das Wissen in den einzelnen onkologischen Teilbereichen hat sich derart stark vermehrt, daß der einzelne Arzt kaum mehr zu einem umfassenden und kompetenten Urteil kommen kann. Deshalb haben sich in Deutschland, in Österreich und in der Schweiz onkologisch tätige Chirurgen, Radioonkologen und medizinische Onkologen in Arbeitskreisen und **Tumorzentren** zusammengefunden (Kap. 3).

2.4 Begriffe in der Onkologie

Zur Vermeidung von Mißverständnissen seien hier im Vorgriff auf Kapitel 5 einige häufig gebrauchte Begriffe definiert.

- **Tumor**: Schwellung, Geschwulst; heute oft als Bezeichnung für eine **bösartige** Geschwulst benutzt. Es gibt aber auch entzündliche Tumoren (z. B. Furunkel, Schwellung nach Insektenstich) und gutartige Tumoren (z. B. Warze, Lipom: Fettgewebsgeschwulst, Hypophysenadenom: gutartige, u. U. hormonaktive Geschwulst der Hirnanhangsdrüse u. a.).
- **Geschwür**: Loch oder Defekt in der Haut oder Schleimhaut, wobei dies meistens entzündliche Ursachen hat.

Dieser Begriff wird im Volksmund und in der älteren medizinischen Literatur irreführend für einen bösartigen Tumor verwendet und sollte deshalb vermieden werden.

- **Krebs**: Im Volksmund aus Unkenntnis verwendeter Sammelbegriff für alle in Frage kommenden bösartigen Tumoren. Streng medizinisch und tumorpathologisch betrachtet, bezieht er sich lediglich auf die Karzinome, also die bösartigen Tumoren des Epithels. Wir sollten den Begriff Krebs nur im Zusammenhang mit einem bestimmten Organ oder mit einer bestimmten Form von Krebskrankheit gebrauchen, z. B. Brustkrebs, Magenkrebs, Gebärmutterkrebs.
- **Malignom**: Gleiche Bedeutung wie „bösartiger Tumor", ebenso wie die häufig gebrauchten Jargonbegriffe „Neoplasma" oder „Neoplasie" (aus dem Griechischen: Gewebsneubildung).
- **Präkanzerose**: Vorstadium einer bösartigen epithelialen Geschwulst.
- **Primärtumor**: Muttergeschwulst/Ausgangsherd einer bösartigen Tumorkrankheit.
- **Metastase**: Tochtergeschwulst/Ableger einer bösartigen Primärgeschwulst. Dieser Begriff ist allerdings nur für die soliden Tumoren zulässig, also Karzinome und Sarkome. Bei malignen Lymphomen (inkl. multiples Melanom/Plasmozytom) und Leukämien spricht man besser von „Befall" oder „Herden" in Organen.

Das Ergebnis einer Behandlung und die Aktivität einer Tumorerkrankung während des weiteren Verlaufs lassen sich international verständlich mit folgenden Begriffen beschreiben:

- **Remission:** Objektiv meßbare Rückbildung eines oder mehrerer Tumorherde (Primärtumor oder Metastasen). Dieser Begriff ist in der Strahlen- und Chemotherapie gebräuchlich. In der Tumorchirurgie spricht man von radikaler/totaler oder eben nicht radikaler Tumorentfernung bzw. Resektion (vgl. R-Klassifikation, Kap. 10.2)

- **Vollremission**: Vollständiges Verschwinden aller meßbarer Tumorherde oder tumorbedingter Krankheitssymptome.
- **Teilremission**: Rückbildung der vor der Behandlung bestehenden Tumorherde und -symptome um mehr als 50%.
- **Minor response** (englisch): Rückbildung um weniger als 50%.
- **No change** (englisch): Keine Änderung bzw. Verkleinerung der Tumorherde und -symptome um weniger als 25% (auch: stable disease).
- **Progression**: Fortschreiten der Erkrankung; größere und zahlreichere Tumorherde.
- **Remissionsrate (-quote)**: Prozentsatz derjenigen Patienten, die auf eine bestimmte Behandlungsmaßnahme objektiv meßbar ansprechen, d. h. eine Remission erleben.
- **Remissionsdauer**: Zeitspanne vom Beginn der objektiven Tumorrückbildung bis zum sicheren Nachweis des wiedereinsetzenden Tumorwachstums oder bis zum Auftreten neuer Tumorherde.

- **Rezidiv**: Rückfall, d. h. Verschlechterung der Tumorkrankheit nach vorübergehend erfolgreicher Behandlung. Das Rezidiv muß objektivierbar sein. Eine Verschlechterung des Allgemeinbefindens geht nicht zwangsläufig auf ein Rezidiv zurück.
- **Mittlere Remissionsdauer** (auch: mediane Remissionsdauer): Zeitspanne, nach der sich noch 50% einer nach einheitlichen Richtlinien behandelten Patientengruppe in andauernder Tumorrückbildung (Remission) befinden. Die Remission der übrigen 50% wurde inzwischen durch Rezidiv beendet.
- **Mittlere Überlebenszeit** (auch: mediane Überlebenszeit): Zeitspanne, nach der noch die Hälfte eines bestimmten Patientenkollektivs überlebt. Die andere Hälfte ist inzwischen verstorben. Man unterscheidet zwischen tumorfreier und Gesamtüberlebenszeit, je nachdem, ob die Patienten ohne oder mit Tumor bzw. Tumorrückfall leben.

Remissionsqualität, Remissionsdauer und krankheitsfreies Überleben sind die Haupt-Endpunkte in der Onkologie.

3 Organisation der Strahlentherapie in Krankenhaus und freier Praxis

Strahlentherapie wird in Strahlenkliniken, Strahlentherapeutischen Abteilungen (oftmals ohne zugeordnete Bettenstation) und im niedergelassenen Bereich als freie Praxis betrieben. Moderne Organisations- und Wirtschaftsformen – wie Privatpraxen in Krankenhäusern oder freie Praxen mit Belegungsrecht in Krankenhäusern – ändern nichts am Grundsätzlichen und werden hier nicht diskutiert. Wichtig allein sind die Grundvoraussetzungen für eine sinnvolle und effektive Radioonkologie, wie sie sich als ein Modell in Abbildung 3-1 aufgeführt finden.

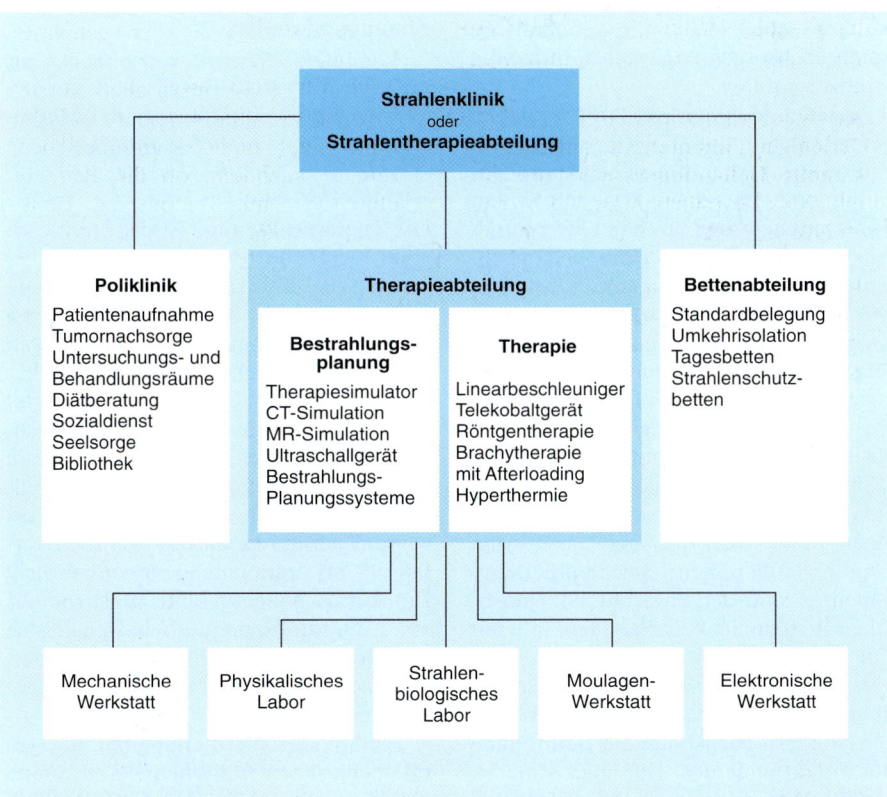

Abb. 3-1 Gliederung einer Strahlenklinik bzw. einer strahlentherapeutischen Abteilung in einem Großkrankenhaus.

3.1 Gliederung einer Strahlenklinik

Die **Poliklinik** ist das Fenster der Abteilung nach außen. Nicht nur die neuen Patienten kommen zur Aufnahme, sondern auch vorher behandelte zur **Tumornachsorge**, dies können geheilte Patienten sein oder solche mit noch existentem Tumor. Die regelmäßige, interdisziplinär abgesprochene und mit den niedergelassenen Kollegen organisierte Nachsorge der Strahlentherapiepatienten bedeutet das A und O für die Radioonkologie. Sie ist beides: **Sorge für den Patienten** und **Qualitätskontrolle der Therapeuten**. Wegen des sprichwörtlichen „Learning by Doing" ist kaum ein anderes Gebiet so auf eine systematische Tumornachsorge angewiesen wie die Strahlentherapie.

Nur der fachkundige Arzt wird Nebenwirkungen und Folgeerscheinungen einer Strahlentherapie richtig diagnostizieren und einordnen können. Er hat das schärfste Auge bei der Differentialdiagnose von Tumorrezidiv und Strahlenspätfolge. Nur er kann beurteilen, welche Beschwerden auf eine vorangegangene Strahlenbehandlung zurückgeführt werden müssen und welche andere Ursachen haben. Systematische Vergleiche aus der letzten Zeit belegen, daß Nicht-Radiotherapeuten, also andere Gebietsärzte, nur allzuoft geneigt sind, aufs erste nicht erklärbare Beschwerden einer Strahlentherapie anzulasten. Man könnte glauben, beim Strahlentherapiepatienten sind der differentialdiagnostischen Bequemlichkeit und Denkfaulheit Tür und Tor geöffnet.

Es geht auch nicht nur um die Erkennung von Spätfolgen und Tumorrezidiven, sondern ebenso um die Beurteilung der Effektivität der Therapie: Eine zu forsche Dosierung und eine unbedachte Fraktionierung oder eine ungeprüfte Radiochemotherapie können Spätschä-

den verschulden, die über das übliche Maß hinausgehen. Das muß der Therapeut rechtzeitig erkennen. Und eine übervorsichtige, unsichere und damit ebenso fehlerhafte Behandlung („damit ja nichts passiert") beherrscht das Tumorgeschehen nicht; es treten mehr Tumorrezidive als üblich auf. Auch das muß der Therapeut rechtzeitig merken. So ist aus unserer Sicht gerade der Radiotherapeut zur Nachsorge seiner Patienten verpflichtet. Daß in völliger Verkennung der Zusammenhänge vielen Strahlenkliniken die Tumornachsorge streitig gemacht wird und daß vielleicht auch manchem Therapeuten die Tumornachsorge lästig sein könnte, so daß er nicht mehr um sie kämpft, darf nicht hingenommen werden.

↗ Die Tumornachsorge stellt ein bevorzugtes Instrument der radioonkologischen Qualitätskontrolle dar.

Therapieabteilung

Die Therapieabteilung ist das Herzstück einer Klinik, dort wird behandelt. Dabei nimmt die Bestrahlungsplanung (vgl. Abb. 3-1) mit der Therapieüberwachung einen weiten Raum ein. Die beiden Kompetenzbereiche heißen physikalisch-technischer Bereich, verantwortet durch die Physiker, und medizinisch-ärztlicher Bereich, verantwortet durch die Ärzte. Für den physikalisch-technischen Teil der Bestrahlungsplanung erweisen sich die modernen Schittbildverfahren als zunehmend unentbehrlich: Ein Ultraschallgerät und günstigenfalls ein Computertomograph befinden sich vor Ort in der Abteilung; zur Magnetresonanztomographie sollte der Zugriff gewährleistet sein.

Eine moderne Abteilung hält alle gerätetechnischen Optionen bereit, angefangen mit der Röntgen-Oberflächentherapie über Linearbeschleuniger und eventuell Telekobaltgerät bis hin

3

zum Afterloading in der Brachytherapie. Hinzu kommen Hilfsmethoden, auf die in den Spezialkapiteln noch einzugehen sein wird.

3.2 Tumorzentrum

Krankenhäuser sind nach traditionellen Gesichtspunkten in selbständige Abteilungen und Kliniken gegliedert. Für die Onkologie ist eine solche Gliederung ungünstig. Dadurch besteht die Gefahr, daß jede Disziplin das Krebsproblem aus ihrem speziellen Blickwinkel sieht. Tatsächlich müssen aber Diagnostik, Therapie, Heilungsprozeß und Wiedereingliederung eine **Funktionskette** sein, an der alle Fachdisziplinen beteiligt sind. Eine Kette ist so stark wie ihr schwächstes Glied: Eine frühzeitige Diagnose wird ohne effektive Therapie bedeutungslos. Chirurgie erfordert ergänzende Radio- und Chemotherapie. Radiotherapie fußt auf einer aussagekräftigen pathohistologischen Diagnose und ist angewiesen auf eine differenzierte Chirurgie und Chemotherapie etc. Aber was nützt eine exzellente Therapie, wenn die Tumorpatienten anschließend nicht nachgesorgt und nicht beruflich und sozial rehabilitiert werden?

Das **Tumorzentrum** (Krebszentrum, Comprehensive Cancer Center: CCC) bewährt sich als praktikable und vernünftige Form des Zusammenwirkens aller an der Krebsbehandlung beteiligten Spezialgebiete. Es vereint Grundlagenforschung und klinische Forschung, qualifizierte interdisziplinäre Patienten-versorgung und Krebsnachsorge, Tumordokumentation und Statistik sowie Möglichkeiten der psychosozialen Betreuung und Rehabilitation (Abb. 3-2). Das Zentrum soll sich an Vorsorge- und Früherkennungsprogrammen beteiligen, gültige Behandlungsrichtlinien erarbeiten, Lehre und Ausbildung auf dem Gebiet der Onkologie intensivieren sowie anregend und integrierend auf umliegende regionale Krankenhäuser und praktizierende Ärzte wirken. Tumorzentren arbeiten mit anderen nationalen und internationalen Institutionen gleicher Zielsetzung zusammen. Das ermöglicht einen raschen Austausch von Forschungsergebnissen. Wirksame Laienaufklärung soll die Bevölkerung zur Krebsvorsorge und Frühdiagnostik motivieren.

Eine **eigenständige** und **funktionstüchtige Radioonkologie** spielt in einem solchen Verbundsystem eine wichtige Rolle. Der Radioonkologe ist an der Leitung des Zentrums beteiligt. Er trägt zu dessen Aktivität bei und legt mit den chirurgischen und internistischen Fachkollegen Behandlungsrichtlinien fest, die im allgemeinen für „Routinefälle" Gültigkeit haben. Darüber hinaus finden zwischen kooperierenden Kliniken interdisziplinäre Konsilien statt. Solche **Tumorkonferenzen** haben sich vor allem in der Inneren Medizin, Kinderheilkunde, Hals-Nasen-Ohren-Heilkunde, Gynäkologie, Urologie und Kieferchirurgie fest etabliert. Denn gerade hier erfordert oftmals eine diffizile Ausgangssituation, daß der therapeutische Ablauf individuell festgelegt und mit dem Patienten besprochen wird.

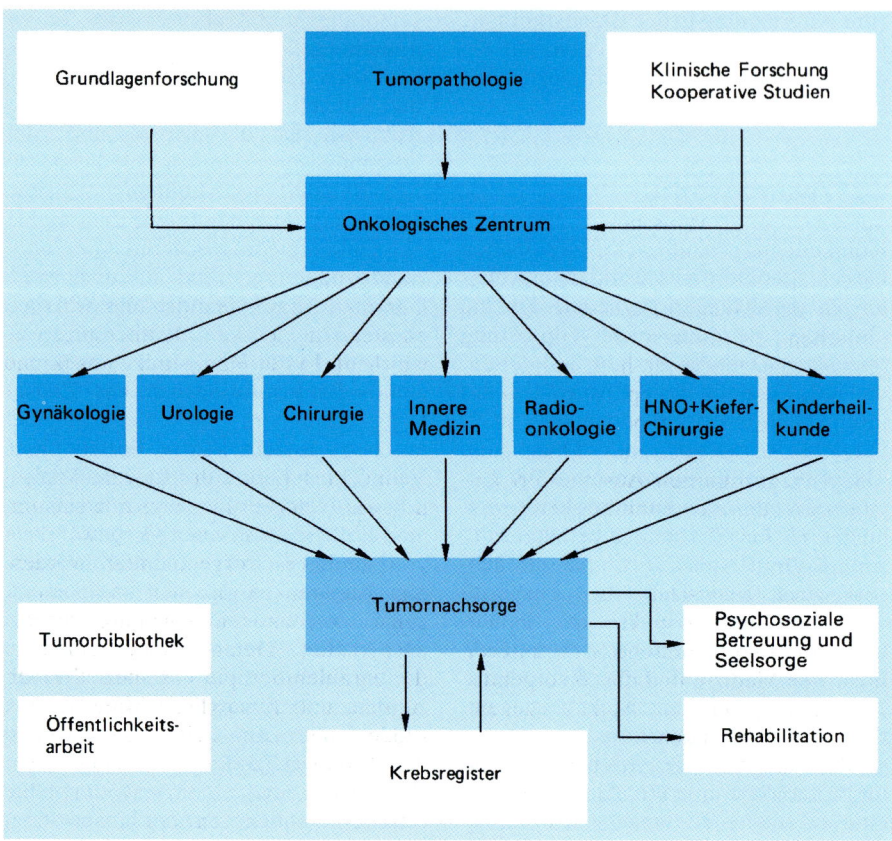

Abb. 3-2 Aufbau eines Tumorzentrums.

4 Die MTA-R in der Strahlentherapie

Wenn sich junge Menschen für die Ausbildung zur Röntgenassistentin bzw. zum Röntgenassistenten entscheiden, tun sie dies in dem Wunsch, sich für kranke Menschen einzusetzen und täglichen Kontakt mit ihnen zu haben. Sie tun dies weniger, um komplizierte technische Apparaturen zu bedienen, ästhetisch schöne Röntgenaufnahmen von hohem diagnostischen Aussagewert anzufertigen oder interessante Verteilungsmuster radioaktiv markierter Substanzen im Organismus zu studieren. Der medizinisch-technische Assistenzberuf verbindet beide Aspekte in schöner Weise: die rein technische Seite unserer modernen Medizin und die fürsorgende, zuwendende, heilende Aufgabe gegenüber unseren Kranken.

Die Tätigkeit der Röntgenassistenten (Radiologieassistenten) unterscheidet sich von derjenigen der Laborassistenten gerade in diesem Punkt. Der Laborassistent ist zwar auch medizinisch tätig, für ihn bleibt der Patient aber meist anonym. Ähnliche, vorwiegend wissenschaftlich ausgerichtete Tätigkeiten stehen Röntgenassistenten zwar auch offen, nämlich in Strahlenphysik, Strahlenbiologie und Strahlenchemie, doch prägen sie nicht das Berufsbild. Der Röntgenassistent sollte sich umfassender mit dem Patienten auseinandersetzen: mit seiner Krankheit, seinem Allgemeinzustand, seinem Charakter, seiner Geschichte, seiner physischen und seelischen, familiären und sozialen Situation, eben mit seiner ganzen Persönlichkeit.

4.1 Tätigkeiten in der Strahlentherapie

Das Ideal dieses Berufsbildes wird am ehesten in der Strahlentherapie verwirklicht. In der Röntgendiagnostik und Nuklearmedizin erscheint der Patient oftmals nur einmal, ohne daß er im Betriebsablauf recht wahrgenommen wird. Vielleicht stellt er sich später zu Wiederholungs- oder Ergänzungsuntersuchungen ein, die dann aber für gewöhnlich von anderen vorgenommen werden. Die Tätigkeit ist also technisch betont, ganz auf das Untersuchungsergebnis ausgerichtet. Demgegenüber spielt in der Strahlentherapie das speziell **medizinische** und **fürsorgliche Moment** eine große Rolle. Die Assistenten begleiten den Tumorpatienten über mehrere Wochen, manchmal sogar über Monate. Sie erfahren seine Beschwerden und Ängste als erste, aber auch den Erfolg der therapeutischen Bemühungen. Sie erleben, wie die Krankheit ausheilt oder der Patient doch wenigstens von seinen Schmerzen loskommt, wenn er wieder schlucken und besser atmen kann, wenn Blutungen aufhören, sichtbare Tumoren verschwinden. Oftmals tragen die Kranken ihre Wünsche und Kümmernisse zuerst den behandelnden MTA-Rs vor, bevor der Arzt davon erfährt. Ihnen gegenüber empfindet der Patient die geringste Scheu. Die MTA-R führt den Patienten in die Therapie ein, nimmt Ängste zu Behandlungsbeginn, gibt erste pflegerische Hinweise, ermuntert, beruhigt Angehörige und empfängt mannigfaltige Zeichen des Dankes. So fällt den Strahlentherapieassistenten eine Mittlerrolle zwischen Patient und Arzt zu.

> Die MTA-R in der Strahlentherapie ist Therapeutin und vermittelnde Instanz zwischen Patient und Arzt.

Die MTA-Rs finden in der Strahlentherapie ein vielfältiges Betätigungsfeld. Sie besorgen mit dem Poliklinikarzt die eigentlich administrative **„Aufnahme"** des Patienten, beteiligen sich an der Erstuntersuchung und nehmen mit dem Arzt die Bestrahlungsplanung vor. Unter Umständen gibt es eine Diagnostikeinheit, in der konventionelle Röntgenuntersuchungen, von der Thoraxaufnahme angefangen, über Skelettuntersuchungen bis hin zur Magen-Darm-Passage, vorgenommen werden.

Das Haupttätigkeitsfeld bildet die **Bestrahlung** der Patienten selbst. Hier wird mit sehr unterschiedlichen Techniken an verschiedenen Bestrahlungsgeräten, aber auch mit radioaktiven Substanzen gearbeitet. Die MTA-R hat dabei die vom Arzt und Physiker festgelegten Bestrahlungsbedingungen exakt zu reproduzieren. Die Behandlungsparameter müssen im Therapieprotokoll gewissenhaft notiert, Zusatzuntersuchungen nach vorgegebenen Richtlinien bzw. nach spezieller ärztlicher Anordnung veranlaßt werden. Die Verantwortung ist groß, viel Eigeninitiative wird verlangt. Die Bestrahlungsassistenten sind letztlich diejenigen, die die Behandlung ausführen. Bereits kleine Fehler können sich für den Patienten nachteilig auswirken, indem entweder das Tumorgewebe nicht voll getroffen und somit nicht zerstört oder gesunde Strukturen übermäßig belastet werden.

Besonders aufschlußreich und befriedigend kann die Teilnahme an den täglichen **Visiten**, den wöchentlichen **Tumorsprechstunden**, den Untersuchungen (speziell den otolaryngologischen und gynäkologischen) und an der **Tumornachsorge** sein. Hier erhält man Aufschluß über das Resultat der gemeinsamen therapeutischen Anstrengungen. Nach unserer Erfahrung halten die behandelnden MRA-Rs unter Umständen über Jahre hinweg mit den Patienten Verbindung. Der Besuch eines „Ehemaligen" ist immer ein freudiges Ereignis.

4.2 Die Arbeit mit Arzt und Physiker

In einer Strahlenklinik bilden Ärzte, medizinisch-technische Radiologieassistenten, Physiker, Pflegepersonen, Seelsorger und Sozialarbeiter ein Behandlungsteam mit jeweils klar abgegrenzten Aufgaben. Das Ganze kann nur bei Zuverlässigkeit jedes einzelnen Gliedes funktionieren. Jeder ist auf den anderen angewiesen. Deshalb achte jeder, Assistent, Arzt, Krankenschwester/Krankenpfleger und Physiker, den jeweils anderen an seinem Platz.

> „Wenn jeder erste Geige spielen wollte, bekämen wir kein Orchester zusammen. Drum achte jeden Musiker an seinem Platz." (Robert Schumann)

Bestrahlungsgeräte und Bestrahlungsplanung wurden in den letzten 30 Jahren technisch immer aufwendiger. Sie sind vom technischen Laien nicht mehr allein zu beherrschen. Deshalb stellt der Gesetzgeber in jeder Strahlenabteilung dem verantwortlichen Arzt einen Physiker zur Seite. Dieser betreut die Bestrahlungsmaschinen, führt an ihnen tägliche Probemessungen durch, verantwortet den **physikalischen Inhalt** eines Bestrahlungsplans und überwacht den technischen und baulichen Strahlenschutz.

> Der Physiker verantwortet den physikalisch-technischen Bereich in der Strahlentherapie und den physikalischen Strahlenschutz.

Dieses Konzept der **getrennten Verantwortung** in einer von hochentwickelter Technik abhängigen Strahlentherapie bewährt sich täglich aufs neue. Der Physiker beschneidet nicht etwa die medizinische Entscheidungskompetenz, sondern versetzt das medizinische Personal erst in die Lage, alle technischen Möglichkeiten voll auszuschöpfen. Assistent und Arzt sollten den Strahlenphysiker in ihre Arbeit miteinbeziehen, ihn an den therapeutischen Überlegungen teilhaben lassen und sein Verständnis für dringliche klinische Situationen wecken. Andererseits sollte der Physiker bereit sein, den täglichen Routinebetrieb mit zu tragen.

Bei allen mit dem **Strahlenschutz** zusammenhängenden Fragen sind Sachverstand und Rat des Physikers wertvoll. Die periodisch stattfindenden und vom Gesetzgeber vorgeschriebenen Belehrungen im Strahlenschutz können mehr als eine lästige Pflichtübung für Physiker und Personal sein, nämlich ein persönlicher Gewinn über die eigene Sicherheit hinaus.

4.3 Die Zusammenarbeit mit Krankenschwester und Krankenpfleger

Die Strahlentherapie-Patienten sind zu einem beträchtlichen Teil in der Klinik stationär untergebracht. Wie groß jeweils der stationäre Patientenanteil ist, hängt von den örtlichen Besonderheiten ab: Zusammensetzung des Patientenguts, Behandlungstechniken und -möglichkeiten, verfügbare Betten usw.

Krankenschwester bzw. Krankenpfleger und MTA-R fühlen sich für die nichtärztliche Betreuung der stationären Patienten in gleicher Weise verantwortlich. Krankenschwester und Krankenpfleger betreuen die Patienten ganztags. Sie sind verantwortlich für seine Körperpflege,

für Lagerung und Nahrung, für Medikamentenzuteilung, für Untersuchungen und Transport, für zeitliche Abstimmung der therapeutischen und diagnostischen Maßnahmen. Demgegenüber sehen die Bestrahlungsassistenten die Patienten zwar regelmäßig, doch täglich nur verhältnismäßig kurz. Für eine reibungslose terminliche Abstimmung sind guter Kontakt und **lückenloser Informationsaustausch** zwischen Station und Therapieabteilung von großer Wichtigkeit.

Das **gegenseitige Verständnis** ist für gewöhnlich dann erschwert, wenn Patienten auf Abteilungen anderer Kliniken liegen müssen. Denn hier fehlt dem Pflegepersonal oft die notwendige Kenntnis bei der Versorgung von radioonkologischen Patienten. Es resultieren im günstigen Fall ständige Rückfragen der Stationsschwester, häufiger aber eine unsachgemäße Hautbehandlung, falsche Lagerung, ungeeignete physikalische Zusatzmaßnahmen, Verschwinden der Hautmarkierungen, **Terminkollisionen** etc. Auf der anderen Seite versäumen es Röntgenassistenten bei ihrem angefüllten Programm manchmal, Patienten ab- oder umzubestellen, Wünsche des Arztes weiterzugeben, Laborunterlagen und Röntgenaufnahmen anzufordern und überhaupt das Pflegepersonal auf der Station auf dem laufenden zu halten.

⤴ Spannungen zwischen MTA-Rs und Pflegepersonal beruhen auf mangelndem Kontakt, mangelhafter Information oder Nachlässigkeit.

Nach unseren Erfahrungen lassen sich Spannungen zwischen der Strahlentherapie und der unterbringenden Klinik vermeiden, wenn das Pflegepersonal in regelmäßigen Abständen in die Strahlentherapie eingeladen wird, damit ihm dort Geräte und Behandlungsvorgänge gezeigt werden.

4

Der/die leitende MTA-R kann die Krankenschwestern und Krankenpfleger in der speziellen Pflege der Patienten unterstützen (verwiesen sei hier auf die entsprechende Spezialliteratur). Bereits in der Krankenpflegeschule sollten Lehrassistent(inn)en zum Unterricht in Bestrahlungsplanung, Bestrahlungstechnik und in der Pflege von Tumorpatienten herangezogen werden.

II

Allgemeine Onkologie

5 Tumorpathologie

5.1 Zell- und Gewebsneubildung im lebenden Organismus

Während des ganzen Lebens werden Zellen gebildet und gehen Zellen unter. Die Regulation unterliegt einer zentralen Steuerung. Hinsichtlich der Zellneubildung unterscheiden wir zwischen Wachstum, Hypertrophie, Hyperplasie, Regeneration und Geschwulstbildung (Neoplasie).

5.1.1 Wachstum und Entwicklung

In der Embryonal- und Fetalzeit vermehren sich die Zellen aller Organe und Gewebe. Dieser Vorgang schwächt sich im Kindesalter ab und kommt nach Abschluß der Geschlechtsreife zum Stillstand. Beim Erwachsenen beschränkt sich die Zellneubildung auf den Ersatz desjenigen Materials, das bei der Zellmauserung verlorengeht.

5.1.2 Hypertrophie und Hyperplasie

Wenn sich ein Organ vergrößert, spricht der Arzt von Hypertrophie oder Hyperplasie. Solche Organvergrößerungen entstehen in der Regel dadurch, daß das betreffende Organ mehr leisten muß. Entfernt man z. B. eine Niere, dann vergrößert sich die verbleibende Niere, weil sie mehr Leistung erbringt. Man nennt das **kompensatorische Hypertrophie**.

Bei einer **Hypertrophie** vergrößern sich die einzelnen Zellen des Organs und dadurch das Organ selbst. Die Zahl der Zellen bleibt jedoch gleich (Abb. 5-1). Hypertrophie tritt immer dann auf, wenn die Zellen des Organs sich nicht mehr teilen können.

B

Niere: kompensatorische Hypertrophie nach Ausfall der gegenseitigen Niere.

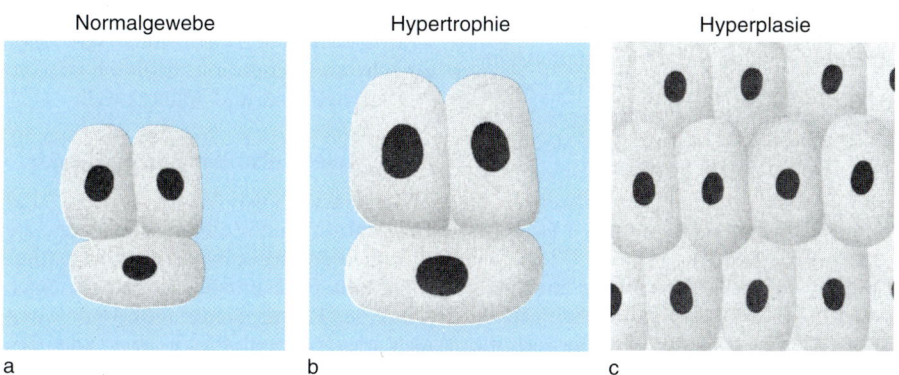

| Normalgewebe | Hypertrophie | Hyperplasie |

a　　　　　　　　b　　　　　　　　c

Abb. 5-1 Hypertrophie und Hyperplasie: **a)** Normalzellen, **b)** hypertrophische Zellen mit hypertrophischen Zellkernen, **c)** normal große, aber zahlreichere Zellen: Hyperplasie.

Herz: Vergrößerung der linken oder rechten Herzkammer bei Bluthochdruck oder erhöhtem Lungenwiderstand.

Muskulatur: Volumenzunahme der Muskelmasse durch Training.

Hyperplasie bedeutet Organvergrößerung durch Zellvermehrung, d. h., die Zahl der Zellen in einem Organ nimmt zu (vgl. Abb. 5-1). Hyperplasien können deshalb nur bei solchen Organen entstehen, in denen die Zellen noch die Fähigkeit zur mitotischen Zellteilung besitzen. Hyperplasien treten vor allem an Drüsen als Ursache oder Folge von hormonellen Fehlstörungen auf, aber auch physiologisch als Reizantwort.

B

Prostata: Vergrößerung des Mittellappens der Prostata bei älteren Männern durch Abnahme des männlichen Hormons Testosteron (und seiner Umwandlung in der Prostata) bei gleichzeitiger Zunahme des weiblichen Hormons Östradiol, das das Wachstum der Prostata anregt. Dadurch kommt es zu einer Hyperplasie des Mittellappens (fälschlicherweise als Prostatahypertrophie bezeichnet).

Schilddrüse: Bei Jodmangel und Absinken des Schilddrüsenhormonspiegels im Blut wird die Schilddrüse durch vermehrte zentrale TSH-Ausschüttung (thyreotropes Hormon) stimuliert, es entsteht eine Schilddrüsenhyperplasie (= Struma = Kropf).

Epidermis: Nach chronischer mechanischer Reizung oder chronischen Entzündungen hyperplasiert die Basalzellschicht der Haut.

5.1.3 Regeneration und Reparation

Regeneration bezeichnet den Ersatz von verlorengegangenem Gewebe durch gleichartiges Gewebe. Man beobachtet sie nur in solchen Organen, deren Zellen sich noch teilen können. Durch physiologische Regeneration werden die abgeschilferten Zellen an der Haut oder am Dünndarm ersetzt. Hautabschürfungen und Darmschleimhautverletzungen können durch Regeneration vollständig geheilt werden.

In manchen Organen haben die Zellen die mitotische Teilungsfähigkeit verloren, z. B. in Herz- und Skelettmuskulatur oder Hirngewebe. In diesen hochdifferenzierten Geweben kann verlorenes oder totes Gewebe nicht durch gleichartiges Gewebe ersetzt werden, sondern nur durch minderwertiges Narbengewebe (Bindegewebe). Man nennt dies **Reparation**.

Regenerationsfähige Organe können auch hohe Zellverluste problemlos überstehen. Beispielsweise kann eine infektiöse Leberentzündung (Hepatitis) vollständig ausheilen, auch wenn der weit überwiegende Teil der Leberzellen während der Krankheit abgestorben ist. Oder nach Leberteilresektion wegen Tumor oder Metastasen wächst das Organ nach.

An nicht regenerationsfähigen Organen dagegen können bereits kleine Zellverluste lebensbedrohlich sein oder zu schweren Funktionsausfällen führen, z. B. Herzinfarkt und Schlaganfall.

5.1.4 Geschwulstbildung (Neoplasie)

Hyperplasie sowie Regeneration und Reparation sind Zellvermehrungen, die durch einen physiologischen oder pathologischen Reiz entstehen und die nach Ende des Reizes wieder aufhören. Wenn sich die Zellneubildung aber von den regelnden Einflüssen des Organismus unabhängig (autonom) macht, bezeichnet man dies als Geschwulstbildung.

↗ Eine **Geschwulst** ist eine anarchistische, autonome und progressive Neubildung aus zwar körpereigenen, aber krankhaften Zellen. Dieser Wachstumsexzeß ist nicht rückbildungsfähig.

Grundsätzlich können alle Zellarten Geschwülste bilden. Von **Mischgeschwülsten** spricht man, wenn mehrere Gewebe beteiligt sind. Am häufigsten findet man Tumoren in den schnell regenerierenden Geweben. Je länger eine Regeneration andauert, desto größer ist die Gefahr der Tumorentstehung.

5.2 Gutartige und bösartige Geschwülste

Die Begriffe „gutartig" und „bösartig" bieten eine grobe Einteilung für die Klinik. Die Grenzen sind oft unscharf. Gutartig heißt dabei nicht, daß der Tumor nicht tötet; eine gutartige Geschwulst der Hirnhäute führt beispielsweise ohne Behandlung zum Tode. Bösartig bedeutet nicht, daß der Tumor sicher tötet: Rechtzeitig erkannt und frühzeitig operiert bzw. bestrahlt, ist ein großer Teil bösartiger Tumoren heilbar.

Die wichtigsten Merkmale gutartiger und bösartiger Tumoren sind in Tabelle 5-1 zusammengestellt.

↗ Ein bösartiger Tumor wächst infiltrativ, die Nachbarstrukturen zerstörend, neigt zu örtlichen Rückfällen (Lokalrezidiven) und setzt Metastasen in Lymphknoten und Organen ab.

Histologische (feingewebliche) Merkmale des bösartigen Tumors (Malignom) sind:
- Gewebe, Zellen und Zellkerne sind vielgestaltig (polymorph). Sie weichen vom Normalbild ab.
- Das Kern-Plasma-Verhältnis ist zugunsten des Kerns verschoben.
- Das Zellplasma ist bei der üblichen Färbung basophil (blau) durch einen hohen RNS-Gehalt (RNS: Ribonukleinsäure).

Tabelle 5-1   Merkmale von gutartigen und bösartigen Tumoren.

	gutartig (benigne)	bösartig (maligne)
Wachstum	langsam, expansiv mit Kapsel, die Umgebung verdrängend („Knolle")	rasch, infiltrativ ohne Kapsel, in Umgebung einbrechend und sie zerstörend (viele feine „wurzelförmige" Ausläufer)
Ausbreitung	respektiert Organgrenzen, keine Lymphknotenmetastasen oder Fernabsiedlungen	Einbruch in Lymph- und Blutgefäße sowie Drüsenausführungsgänge; Metastasen
Operabilität	heilt in den meisten Fällen aus, geringe Rückfallquote nach vollständiger Entfernung	Lokalrezidive und Fernmetastasen häufig trotz vollständiger Entfernung
Histologie	Herkunftsgewebe ausdifferenziert und typisch; wenig Mitosen, keine Kernatypien	Ausgangsgewebe stark verändert, oft nicht mehr als solches erkennbar; Polymorphie von Geweben, Zellen und Zellkernen; zahlreiche Mitosen

- Die Kerne sind groß, verstärkt gefärbt und weisen mehrere Nukleolen (Kernkörperchen) auf.
- Mitosen (sichtbare Kernteilungen) sind häufiger als im Normalgewebe. Pathologische (abnormale) Mitosen fallen auf.
- Der Tumor respektiert die Grenze zum umgebenden gesunden Gewebe nicht. Er wächst in dieses hinein und zerstört es (**infiltratives und destruktives Wachstum**, „wurzelförmige" Krebsausläufer).

5.3 Krebs

Die Bezeichnung „Krebs" (Cancer) für jede bösartige Geschwulst leitet sich vom Aussehen mancher Brustkrebse her, die mit fühlerartigen Verästelungen in das gesunde Nachbargewebe hineinwachsen. Die Geschwulst beißt sich förmlich wie ein Krebs im Gewebe fest. „Krebs" ist keine Zivilisationskrankheit, sondern war schon im Altertum bei Ägyptern und Indern bekannt (Kap. 2.1). An den Mumien der Inkas (ungefähr 3500 Jahre alt) hat man verschiedene bösartige Tumoren gefunden.

 Eine einheitliche Erkrankung „Krebs" gibt es nicht. Wir kennen mehr als 100 verschiedene bösartige Tumoren mit jeweils unterschiedlicher Geschichte, unterschiedlichem Verlauf, unterschiedlicher Behandlungsmöglichkeit und ganz unterschiedlichem Therapieansprechen.

5.3.1 Häufigkeit

Jährlich erkranken 300 bis 350 Menschen/100 000 Einwohner neu an Krebs. Die Häufigkeit hat in den letzten 100 Jahren wahrscheinlich zugenommen (Kap. 6).

Die häufigsten Malignome sind in Tabelle 5-2 erfaßt.

Das Lungenkarzinom nimmt bei Frauen ständig zu und hat in einigen Bundesländern der USA das Mammakarzinom bereits vom ersten Platz der häufigsten Tumorerkrankungen der Frau verdrängt.

 Ohne Rauchen gäbe es 90% weniger Lungenkarzinome!

5.3.2 Typisierung maligner Tumoren („Typing")

Krebserkrankungen können in drei große Gruppen eingeteilt werden:
Karzinome: Bösartige Erkrankungen des

Tabelle 5-2   Die häufigsten Malignome.

Mann	Frau
Lungenkarzinom (Bronchialkarzinom)	Brustkrebs (Mammakarzinom)
Dick- und Enddarmkarzinom (kolorektales Karzinom)	Dick- und Enddarmkarzinom Lungenkarzinom
Prostatakarzinom	Gebärmutterkarzinom
Karzinome der oberen Schluckstraße	Maligne Lymphome
Maligne Lymphome	Schilddrüsenkarzinome

Epithels, also von Haut und Schleimhäuten ausgehend.

Sarkome: Bösartige Erkrankungen des **mesenchymalen Gewebes**, also vom Binde- und Stützgewebe, den Gelenken und peripheren Nerven ausgehend.

Lymphome und Leukämien: Bösartige Erkrankungen des **lymphatischen Systems** und der **Blutzellen**.

Für die Diagnostik und Behandlung ist es wichtig, eine genauere Unterscheidung nach Lokalisation, Ausgangsgewebe („Typing") und Bösartigkeit/Malignitätsgrad („Grading") vorzunehmen.

Lokalisation

Schilddrüsenkarzinom: maligne Struma (Schilddrüsenkrebs)

Thymom: vom Thymus ausgehende Geschwulst

Larynxkarzinom: Kehlkopfkrebs

Magenkarzinom: Magenkrebs

Gewebetyp

Plattenepithelkarzinom: Krebs des Plattenepithels.

Adenokarzinom: Drüsenkarzinom

Urothelkarzinom: Karzinom des Übergangsepithels (Urothels) der Blasen- und Harnleiterschleimhaut.

Rhabdomyosarkom: Sarkom der quergestreiften Muskulatur.

Leiomyosarkom: Sarkom der glatten (Eingeweide-)Muskulatur.

Osteosarkom: Sarkom des Knochens.

5.3.3 Gradeinteilung maligner Tumoren („Grading")

Je nachdem, wie gut ein bösartiger Tumor das Ausgangsgewebe abbildet (differenziert), unterscheidet man zwischen vier histologischen Differenzierungsgraden:

- Gut differenziert: Das Tumorgewebe läßt viele Charakteristika des Ausgangsgewebes erkennen (**Malignitätsgrad I**).
- Mäßig differenziert: Der Tumor ist stärker verwildert (**Malignitätsgrad II**).

- Schlecht differenziert: Das Herkunftsgewebe ist kaum mehr zu erkennen (**Malignitätsgrad III**).
- Undifferenziert: Das Ursprungsgewebe kann nicht mehr ausgemacht werden: höchste Verwilderungsstufe (**Malignitätsgrad IV**).

Der Differenzierungsgrad bestimmt die Malignität, d. h. die Bösartigkeit eines Tumors. Mit fortschreitender Entdifferenzierung nimmt die Malignität zu, der Tumor wächst, infiltriert und metastasiert rascher, die Operabilität nimmt ab. Er ist dann aber im allgemeinen empfindlicher gegen Strahlen- und Chemotherapie.

↗ Eine Tumorerkrankung ist charakterisiert durch Typing (Kap. 5.3.2), Grading (Kap. 5.3.3) und Staging (Kap. 5.7).

5.4 Örtliches Tumorwachstum

Ein bösartiger Tumor wächst also infiltrierend und destruierend, und sein Wachstum kann vom Organismus nicht kontrolliert werden. Die Wachstumsgeschwindigkeit ist aber sehr unterschiedlich. Unter optimalen Bedingungen können sich Tumorzellen in wenigen Tagen teilen und ihre Zahl verdoppeln. Bei extrem rasch wachsenden Tumoren beträgt die **Zellverdopplungszeit** also nur wenige Tage, und man kann am Patienten selbst beobachten, wie sich ein Tumor innerhalb kurzer Zeit rasch vergrößert.

Meistens ist das sichtbare Tumorwachstum jedoch viel langsamer, weil ein Teil der Tumorzellen abstirbt, z. B. wegen schlechter Sauerstoffversorgung im Tumorzentrum (zentrale Nekrose), oder weil nicht alle Tumorzellen am Tumorwachstum teilnehmen, nämlich augenblicklich ruhen. Die Zeit, in der sich das Tumorvolumen verdoppelt (**Tumorverdopplungszeit**), beträgt also nicht wenige

5

Tage, sondern bei den meisten menschlichen Tumoren 50 bis 200 Tage.

Proliferation

Zellen, die sich in der Mitose, in der G_1-, S- und G_2-Phase des Zellzyklus (Kap. 12.1) befinden, proliferieren (teilen sich) und bilden die **Wachstumsfraktion**. In der G_0-Phase ruhen die Zellen. Die Größe der Wachstumsfraktion bestimmt das Tumorwachstum.

Folgende **Wachstumskurven** (Abb. 5.2) sind zu unterscheiden:

- **Lineares Wachstum:** Der Zellzuwachs pro Zeiteinheit bleibt gleich. Kommt bei Tumoren praktisch nicht vor.

- **Exponentielles Wachstum:** Verdopplung der Zellzahl pro Zeiteinheit, z.B. alle 4–6 Stunden (d.h. T_{pot}, die potentielle Tumorverdopplungszeit, beträgt 4–6 Stunden). Um das zu erreichen, müßten alle Tumorzellen am Tumorwachstum teilnehmen, und Zelluntergänge dürften nicht stattfinden. Nur denkbar bei sehr kleinen, rasch proliferierenden Tumoren.

- **GOMPERTZ-Kurve:** Zunächst exponentielles Wachstum, dann geringer werdender Zellzuwachs infolge von Zelltod und Zellverlust. Typische Wachstumsform von klinischen Maligno-

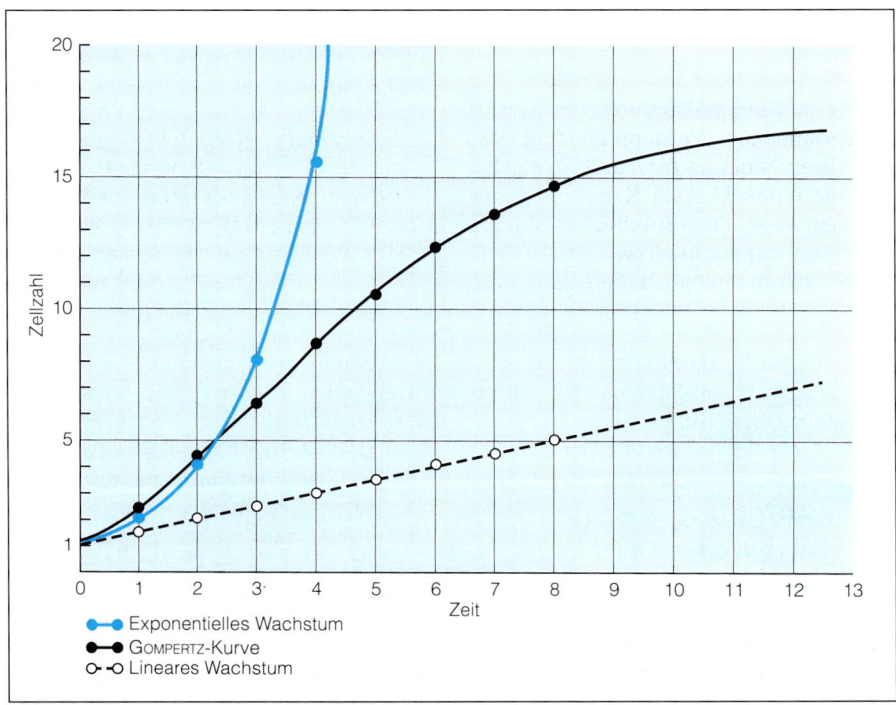

Abb. 5-2 Wachstumskurven von Tumoren. Lineares Wachstum: Der Zellzuwachs pro Zeiteinheit bleibt gleich. Exponentielles Wachstum: Die Zellzahl verdoppelt sich jeweils während eines bestimmten Zeitraums, z. B. alle 4–6 Stunden. GOMPERTZ-Kurve: anfänglich steiler, dann immer flacher werdender Verlauf der Tumorwachstumskurve. Die Tumorverdopplungszeit nimmt zu, der Zellzuwachs erfolgt immer langsamer. Menschliche Tumoren wachsen nach der GOMPERTZ-Kurve.

men; auch im In-vitro- und In-vivo-Experiment nachweisbar.

⤴ Das Tumorwachstum verläuft meist im Sinn einer GOMPERTZ-Kurve, da nicht alle Zellen gleichzeitig proliferieren und bei größer werdenden Tumoren die Zelluntergänge häufiger und die nekrotischen Areale ausgedehnter werden.

B Zum besseren Verständnis folgendes **Beispiel**:
Angenommen, das Tumorwachstum verliefe exponentiell (was es, wie wir gerade gelernt haben, nicht tut), so sähe das folgendermaßen aus: Ein Tumor von 1 cm Durchmesser besteht aus mehr als 10 Millionen Zellen. Dazu hätte er dann etwa von Anfang an 30 Verdopplungen gebraucht.

Für ein Mammakarzinom mit einer angenommenen Verdopplungzeit von 100 Tagen bedeutet dies, daß ein solches (gerade entdeckbares) Karzinom schon 10 Jahre alt ist. Da menschliche Tumoren aber nicht exponentiell wachsen, ist dieses Karzinom also noch älter. Und nach weiteren 100 Tagen hätte sich der Tumor nochmal verdoppelt, nach weiteren 100 Tagen vervierfacht etc. Wann der Tumor zu metastasieren beginnt, weiß niemand; auf jeden Fall steigt mit zunehmender Tumorgröße das Risiko beträchtlich an, daß der Tumor Metastasen bildet.

⤴ Auch kleine Karzinome bestehen nicht erst seit gestern, sondern sind u. U. schon mehrere Jahre alt. Sie können schon Metastasen abgesetzt haben.

Wachstumstypen von Tumoren (Abb. 5.3)
- **exophytisch:** Der Tumor wächst über die Organoberfläche hinaus – entweder papillär breitflächig oder polypös blumenkohlartig. Der Schaden am umgebenden Gewebe ist geringer als das Tumorvolumen selbst (Abb. 5-3a).
- **ulzerös:** Durch das rasche Tumorwachstum leidet die Umgebung. Mangelhafte Gefäßversorgung und schlechte Sauerstoffzufuhr lassen den Tumor zentral absterben und zerfallen (nekrotisieren). Die Ernährung des Tumors hält mit seinem Wachstum nicht Schritt. Nur die peripheren

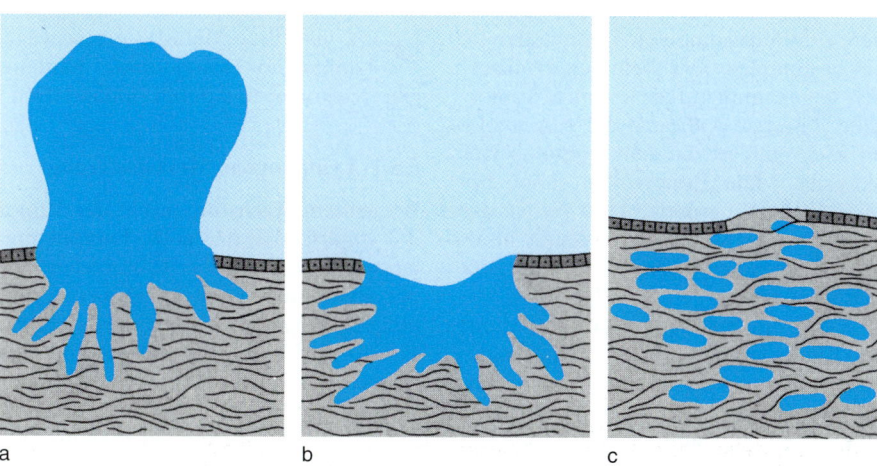

a   b   c

Abb. 5-3 Typen des Tumorwachstums: **a)** Exophytisch (blumenkohlartig). **b)** Ulzerös (geschwürig). **c)** Endophytisch (phlegmonös).

Tumoranteile wachsen weiter. Die Ränder eines solchen Tumorulkus sind aufgeworfen und derb (Abb. 5-3b).

- **endophytisch** bzw. **phlegmonös:** Gleich einer entzündlichen Phlegmone breitet sich das Malignom ungezügelt flächig als Tumorplatte aus (Abb. 5-3c).

5.5 Metastasenbildung

Grundsätzlich kann jeder bösartige Tumor Metastasen setzen. Darunter versteht man aus verschleppten Tumorzellen gebildete Tochtergeschwülste in Lymphknoten (**Lymphknotenmetastasen**) oder anderen Körpergeweben (**Fernmetastasen**).

Aus jedem Tumor lösen sich bereits normalerweise Zellen ab. Sie können in Blut- oder Lymphgefäße gelangen und auch im Blut nachgewiesen werden. Ihre Zahl nimmt durch Manipulationen am Tumor, durch Druck, Operation oder Probenentnahme zu. Es kann einen richtigen Schauer von Krebszellen geben. Die Tatsache, daß Krebszellen im Blut nachweisbar sind, bedeutet aber noch nicht, daß tatsächlich Metastasen entstehen. Zur Aufnahme von Tumorzellen ist ein bestimmtes Gewebemilieu erforderlich, abgestimmt auf die jeweilige Tumorzelle; das erste Anheften der Tumorzelle im Zielorgan ist ein sehr komplizierter Vorgang. Viele Tumorzellen gehen bereits vorher zugrunde. Und so ist das Auftreten von Metastasen seltener, als es der Nachweis von Tumorzellen im Blut vermuten ließe.

Hat es nun eine Adhäsion (Anheften) von Tumorzellen in einem Zielorgan gegeben, müßten sie in das Gewebe eindringen, sich vermehren und dann eine Blutversorgung aufbauen. Metastasen bilden sich deshalb bevorzugt in Organen, in denen Tumorzellen in einem Kapillarnetz (z. B. Lunge, Leber) oder

Filter (Lymphknoten) festgehalten werden oder in denen das Blut sehr langsam strömt (z. B. Knochen).

Die Metastasierung maligner Tumoren geschieht auf drei Wegen:
- **Lymphogen** über die Lymphbahnen,
- **hämatogen** über das Blutgefäßsystem und
- durch **Implantation** (Einnistung).

Dabei gilt als Faustregel:
- **Karzinome** metastasieren zuerst lymphogen, später auch hämatogen.
- **Sarkome** metastasieren hämatogen.
- **Maligne Lymphome** breiten sich zunächst innerhalb der großen Lymphknotenstationen des Körperstammes aus, dann von einer Lymphknotenregion zu den benachbarten.
- **Hirntumoren** metastasieren im allgemeinen weder lymphogen noch hämatogen, da es im Gehirn keine Lymphgefäße gibt und das Gehirn durch die Blut-Hirn-Schranke vom Blutkreislauf abgeschnitten ist. Medulloblastome, Ependymome und in seltenen Fällen auch hochmaligne Astrozytome metastasieren entlang dem Liquorstrom.

↗ Es gibt drei Metastasierungswege: lymphogen (Karzinome), hämatogen (Sarkome) und durch Implantation.

5.5.1 Lymphogene Metastasierung

Bei seinem Wachstum bricht der Tumor in Lymphspalten und in die Lymphkapillaren ein, von wo die Tumorzellen mit der Lymphflüssigkeit in größere Sammelgefäße gelangen. In dieses Bahnensystem sind Lymphknoten als Filterstationen zwischengeschaltet. Dort können Tumorzellen unter Umständen zerstört, auf jeden Fall aber eine Zeitlang festgehalten werden. Jedem Organ, Organabschnitt oder Körperteil entsprechen bestimmte Lymphknotengruppen. Es sind die **primären** oder **regionalen Lymph-knoten**, z. B.:

B

- Lunge: Regionale Lymphknoten im Mediastinum.
- Brust: Regionale Lymphknoten in der Achsel und retrosternal.
- Untere Extremität: Regionale Lymph-knoten in der Leistenbeuge.

Für den Arzt ist es wichtig, die für die Organkrebse charakteristischen regiona-len Lymphknotenstationen zu kennen. Bei der Behandlung des Primärtumors werden sie entweder vorsorglich entfernt oder bestrahlt.

Aus dem Lymphknoten führt ein Sam-melgefäß die Lymphe ab und gemein-sam mit anderen Sammelgefäßen einem nächsten Lymphknoten zu, nämlich der **sekundären** oder **tertiären Lymphknoten-gruppe**. Schließlich gelangt die Lymphe über den Ductus thoracicus in die obere Hohlvene. Hier erreichen auch die über den Lymphweg ausgeschwemmten Tu-morzellen die Blutbahn.

Von dieser regelhaften Metastasie-rungsweise gibt es Abweichungen. So können Lymphbahnen um Lymphknoten herumführen, Metastasen „übersprin-gen" dann die regionalen Lymphknoten. Oder Lymphbahnen werden vom Tumor verstopft oder operativ durchtrennt, dann bilden sich neue Abflußwege, Um-gehungskreisläufe. Auch wird eine retro-grade Metastasierung gegen den (vermu-teten) Lymphstrom beobachtet.

↗ Die Regel ist nicht immer die Regel. Tumorzellen können Lymphknoten umgehen oder überspringen.

5.5.2 Hämatogene Metastasierung

Eine Reihe von Tumoren, vor allem Sar-kome, gewinnen gleich Anschluß an das Blutgefäßsystem. Die Tumorzellen wer-den über die Venen zunächst dem rech-ten Herzen zugeführt, erreichen dann über den Lungenkreislauf das linke Herz und schließlich von dort die Körperperi-pherie.

In großen Gefäßen mit raschem Blut-durchfluß können sich Tumorzellen nicht festsetzen. Erst wenn der Blutstrom nahezu zum Stehen kommt, in den Kapillaren also, heften sich Tumorzellen an die Gefäßwände. Man hat deshalb **die ersten hämatogenen Metastasen im nach-geschalteten Kapillarsystem** zu suchen. Dabei gibt es nach WALTHER folgende Typen:

- **Arterieller Typ, Lungentyp** (Abb. 5-4a) Der **Primärtumor in der Lunge** drai-niert seine Metastasen über die Lun-genvenen in das linke Herz und von dort in den großen Kreislauf. Hier finden sich die ersten Kapillarfilter: Tochtergeschwülste entstehen also im Gehirn, im Knochen, in der Leber etc. Durch Anschluß dieser Tochterme-tastasen an das Blutgefäßsystem ent-stehen sekundär Enkelmetastasen, so beispielsweise auch wieder in der Lunge.
- **Lebertyp** (Abb. 5-4b) Der **Primärtumor in der Leber** drai-niert seine Tumorzellen über die Vena hepatica und die untere Hohlvene (Vena cava inferior) in das rechte Herz und von dort in das Lungenkapillarsy-stem. Lungenmetastasen können ih-rerseits entsprechend dem Lungentyp Enkelgeschwülste in das Gehirn, den Knochen, die Leber etc. absetzen.
- **Hohlvenentyp/Cavatyp** (Abb. 5-4c) Die Metastasierung erfolgt **über die Vena cava**, und zwar für alle Tumoren, deren venöser Blutabstrom über die obere und untere Hohlvene verläuft: z. B. Weichteil- und Knochensarkome, Nierentumoren, Blasen- und Rektum-karzinome. Das Blut erreicht über das rechte Herz das Lungenkapillarsy-

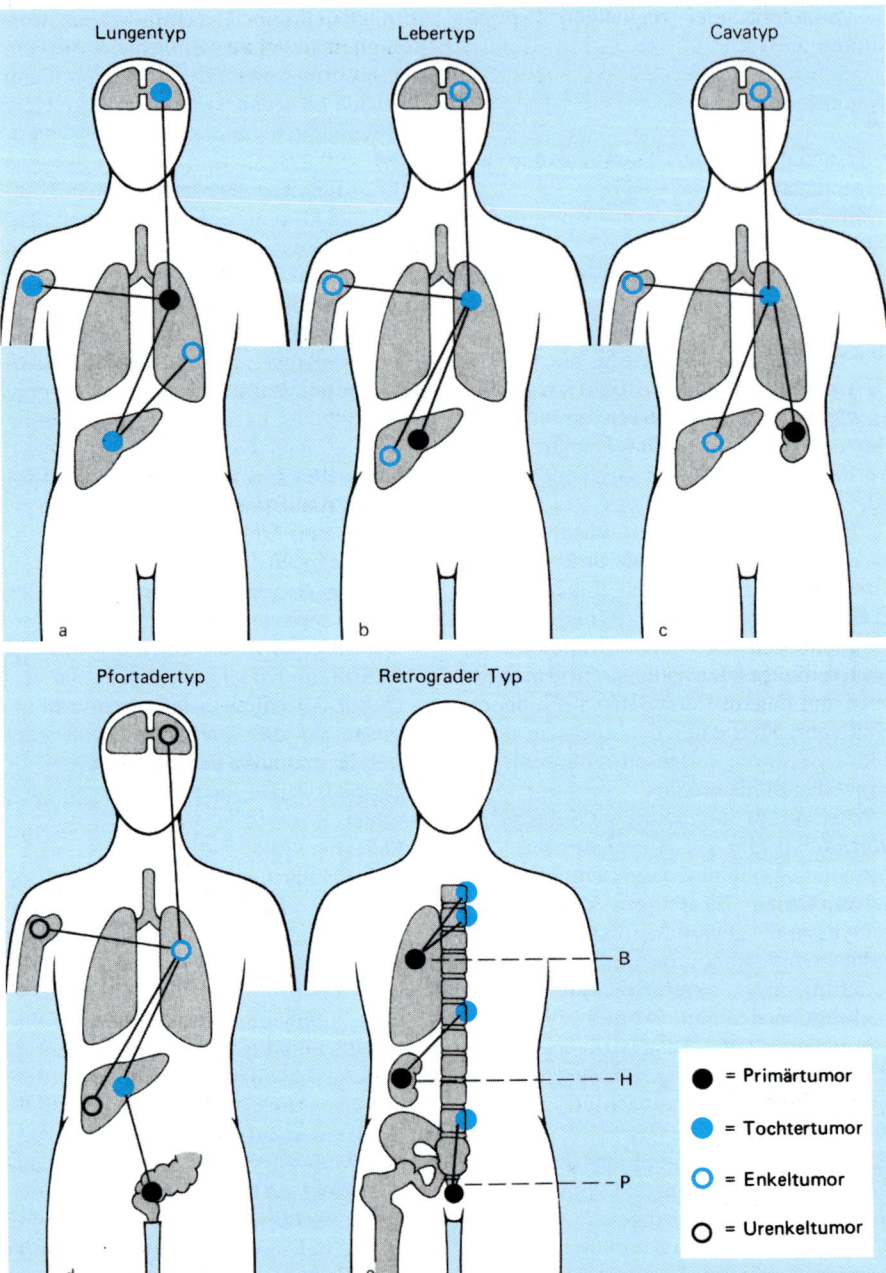

Abb. 5-4 Metastasierungstypen nach WALTHER. **a)** Arterieller Typ, Lungentyp. **b)** Lebertyp. **c)** Hohlvenentyp/Cavatyp. **d)** Pfortadertyp. **e)** Vertebraler Venentyp, retrograde Metastasen; B = Bronchuskarzinom, H = hypernephroides Nierenkarzinom, P = Prostatakarzinom.

stem. Entsprechend dem Lungentyp können weitere Enkelgeschwülste in Gehirn, Knochen, Leber, Niere usw. entstehen.

Schaltstation der hämatogenen Metastasierung ist das Herz:
Linke Herzkammer → großer Kreislauf (Lungentyp)
Rechte Herzkammer → Lunge (Lebertyp und Cavatyp)

- **Pfortadertyp** (Abb. 5-4d)
Tumoren des Gastrointestinaltrakts metastasieren über die Pfortader mit Ausnahme der oberen zwei Drittel des Ösophagus und des distalen Rektums. Der Venenstrom sammelt sich in der Pfortader, die sich in der Leber kapillär verzweigt. Tochtergeschwülste sind also in der Leber zu suchen. Enkelgeschwülste findet man – entsprechend dem Lebertyp – in der Lunge, Urenkelgeschwülste – entsprechend dem Lungentyp – in Gehirn, Knochen, Leber, Niere etc.

Magen, Dünn- und Dickdarm metastasieren über die Pfortader in die Leber.

- **Vertebraler Venentyp, Paravertebraltyp (= retrograder Typ)** (Abb. 5-4e)
Wenn der Druck im Bauchraum beim Husten, Niesen oder Pressen ansteigt, kehrt sich kurzfristig der Blutstrom um. So können Metastasen des Prostatakarzinoms (sonst Cavatyp!) retrograd über den Plexus sacralis in das Sakrum gelangen oder Metastasen des hypernephroiden Nierenkarzinoms in die Wirbelsäule etc.
- **Lymphvenentyp**
Durch Einbruch aus Venen in Lymphgefäße gibt es einen direkten Übergang von Tumorzellen in eine lymphogene Metastasierung.

Eine **generalisierte Metastasierung** findet man manchmal auch, ohne daß Metastasen im primären nachgeschalteten Kapillarsystem vorhanden sind. So entstehen gerade beim Mamma- und Prostatakarzinom zwar Skelettmetastasen, Lungenmetastasen aber erst sehr spät oder gar nicht. Unter den Mammakarzinomen gibt es Typen, die lediglich viszeral (Leber, Ovarien, Darm) oder ossär (Knochen) metastasieren. Der Mechanismus einer solchen zielgerichteten Metastasierung wird in tumorzellspezifischen Interaktionen mit dem Zielorgan vermutet.

Abbildung 5-5 zeigt Tumoren, die besonders häufig Knochenmetastasen bilden. Es sind dies:
- Mammakarzinom
- Hypernephroides Nierenkarzinom
- Prostatakarzinom
- Bronchuskarzinom
- Struma maligna (Schilddrüsenkarzinom)
- Magenkarzinom

5.5.3 Implantationsmetastasen

Implantationsmetastasen entstehen durch „Abklatsch" in Hohlräumen oder per continuitatem (durch Ausbreitung) entlang von Organoberflächen, Gangsystemen und Hohlräumen.

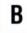

- Das Medulloblastom (bösartiger Hirntumor im Kindesalter) breitet sich im Liquorraum aus.
- Der Brustkrebs wächst u. U. entlang den Milchgängen.
- Urotheltumoren metastasieren in die tieferen Harnwege.
- Das Alveolarkarzinom der Lunge kleidet die Alveolen aus und wächst entlang den kleinen Bronchien.
- Das Leberkarzinom und das Gallengangskarzinom wachsen entlang den Gallengängen.

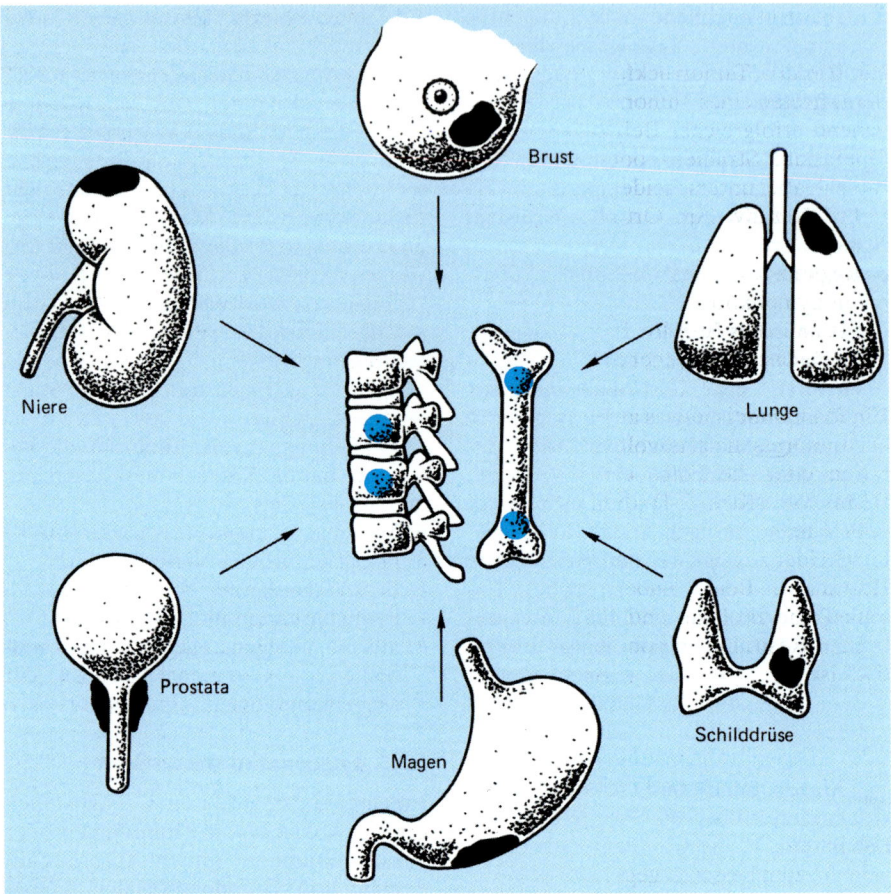

Abb. 5-5 Karzinome, die besonders häufig in den Knochen metastasieren.

- Ovarialkarzinome setzen Impfmetastasen am serösen Überzug der Abdominalorgane.
- Vom Magenkarzinom tropfen Tumorzellen auf Bauchorgane ab, z. B. auf die Ovarien (KRUKENBERG-Tumor).

Tumorzellverschleppung

Durch operative Eingriffe können Tumorzellen im Operationsgebiet verstreut werden, vor allem dann, wenn der Tumor während der Operation einreißt oder eröffnet wird. So geraten sie ungehindert in die Lymph- oder Blutbahn. Weitere

Beispiele der Verschleppung von Tumorzellen durch den Arzt seien im folgenden aufgezählt: Besonders nach Grobnadelbiopsien sind Metastasen entlang dem Stichkanal der Nadel gefürchtet. In Operationsnarben können sich Metastasen entwickeln, wenn nach dem Hantieren am Tumor das Instrumentarium nicht gewechselt bzw. gesäubert wurde. So findet man beispielsweise nach Mammakarzinom-Operationen auch dann Narbenrezidive, wenn der Tumor klein war und durch Probeexzision vollständig entfernt werden konnte.

5.6 Tumorrezidiv

Ein **Rezidiv** (Tumorrückfall) ist das Wiederauftreten eines Tumors nach vorübergehend erfolgreicher Behandlung durch Operation, Strahlen- oder Chemotherapie. Dabei unterscheidet man:
- **Lokalrezidiv:** Am Ort des Primärtumors
- **Regionales Rezidiv:** An den regionalen Lymphknoten
- **Systemisches Rezidiv:** Fernmetastasen als Zeichen der Generalisation

Ein **Resttumor** ist etwas anderes, nämlich ein Tumorrest nach unvollständiger Operation oder die Folge einer partiellen Remission (Kap. 2.4) durch Strahlen- oder Chemotherapie. Der Kliniker unterscheidet streng zwischen Rezidiv und Resttumor. Beide haben eine unterschiedliche Biologie und Prognose, wobei der Resttumor besonders problematisch ist.

5.7 Klinische Stadieneinteilung der bösartigen Tumoren

Es gibt eine Reihe von Stadieneinteilungen, die zum besseren gegenseitigen Verständnis das Ausbreitungsstadium eines bösartigen Tumors nach einheitlichen Festlegungen beschreiben. Sie haben den Sinn, klinische und prognostische Kriterien für die Auswahl der geeigneten Therapie zu gewinnen. Darüber hinaus lassen sich unterschiedliche Behandlungsweisen miteinander vergleichen.

Es gibt auch verschiedene Stadieneinteilungen mit z. T. unterschiedlichen Einteilungsprinzipien für ein und denselben Organtumor. Seit einigen Jahren bemüht man sich jedoch, weltweit einheitliche Stadieneinteilungen zu verwenden. Für Organtumoren ist heute die TNM-Klassifikation üblich und für maligne Lymphome die Ann-Arbor-Klassifikation.

5.7.1 TNM-Klassifikation

Das TNM-System wurde erstmals 1931 von den Schweizer Radiologen Schinz und Zuppinger vorgeschlagen und 1943 von Denoix systematisch angewandt. Die UICC (Union Internationale Contre le Cancer) machte es zur Grundlage der Stadieneinteilung der soliden Tumoren. Für Karzinome und Sarkome ist es fest etabliert. Die TNM-Klassifikation wird ständig überarbeitet und neuesten klinischen Erkenntnissen angepaßt.

↗ Nach dem TNM-System werden die soliden Tumoren (Karzinome und Sarkome) klassifiziert.

T bedeutet Größe und Nachbarschaftsbeziehung des Primärtumors.
N bezeichnet das Ausmaß einer regionalen Lymphknotenmetastasierung.
M gibt an, ob hämatogene Fernmetastasen oder juxtaregionale (jenseits der regionalen) Lymphknotenmetastasen vorhanden sind oder nicht.
Hinzugefügte Zahlen erläutern diese vorerst nur qualitative Angabe quantitativ (Abb. 5-6). Im allgemeinen bedeutet

Tis: Nicht invasives Karzinom (Carcinoma in situ)
T0: Primärtumor unauffindbar
T1: Kleiner Tumor (≤ 2 cm)
T2: Größerer Tumor (> 2 cm)
T3: Tumor erreicht die Organgrenze (oder > 5 cm)
T4: Tumor bricht in Nachbarorgane ein
Tx: Minimalanforderungen zur Bestimmung von Tumorsitz und -größe nicht erfüllt

Folgende Angaben zum Lymphknotenbefall werden gemacht (vgl. Abb. 5-6):
N0: Keine regionalen Lymphknotenmetastasen
N1: Regionale Lymphknotenmetastasen

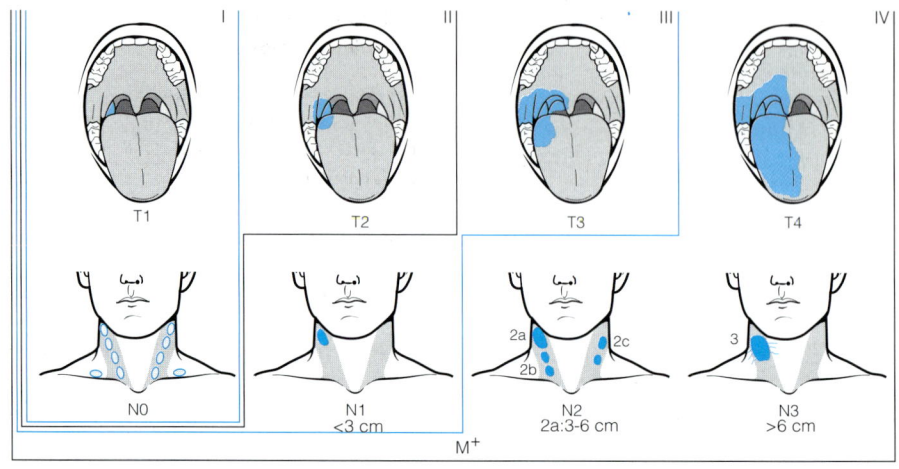

Abb. 5-6 Grundzüge der Klassifikation nach dem TNM-System und Stadiengruppierung aufgrund des TNM-Schlüssels.

N2: Ausgedehnte oder beidseitige Lymphknotenmetastasen (z. B. am Hals)

N3: Sehr ausgedehnte Lymphknotenmetastasierung (z. B. > 6 cm oder fixiert)

Nx: Minimalanforderungen zur Beurteilung der regionalen Lymphknoten nicht erfüllt

Ein vorangestelltes „p" bedeutet, daß die Stadieneinteilung postoperativ aufgrund der pathohistologischen Aufarbeitung des Operationsmaterials erfolgte, z. B. pT1pN0M0 (= T und N wurden pathologisch klassifiziert).

Ein vorangestelltes „r" kann zur Charakterisierung von (Lokal-)Rezidiven bzw. Resttumoren benutzt werden, z. B. rT2N1M0, darf aber die ursprüngliche TNM-Klassifikation nicht verändern.

Ein „y" bezeichnet ein pathohistologisches Stadium nach präoperativer Behandlung, z. B. nach präoperativer Radio- oder Chemotherapie.

Bei M wird für gewöhnlich ohne weitere Quantifizierung nur das Vorhandensein

oder Fehlen von Fernmetastasen angegeben:

M0: Keine Fernmetastasen.

M1: Fernmetastasen bekannt.

Nach Festlegung der TNM-Kategorien lassen sich zur besseren klinischen Beurteilbarkeit und Vergleichbarkeit die **Stadien I–IV** bilden („stage grouping", vgl. Abb. 5-6). Das Vorgehen ist bei allen Tumoren ähnlich. Es gilt folgender Grundsatz:

Stadium I: T1/2N0M0

Stadium II: T1/2N1M0 und T3N0M0 (kleine Tumoren mit begrenztem und größere Tumoren ohne Lymphknotenbefall)

Stadium III: T3/4N1–3M0 (große Tumoren mit jedem N)

Stadium IV: Jedes T, jedes N, M1 (Fernmetastasen)

Die **R-Klassifikation**, von der UICC 1987 angenommen, gibt das Fehlen oder Vorhandensein von Resttumor nach Operation (sinngemäß auch nach Strahlen- oder Chemotherapie) an. Dabei bedeuten:

R0: Histologisch sauberes Tumorbett
R1: Mikroskopischer Resttumor
R2: Makroskopischer Resttumor
Rx: Beurteilung nicht möglich

Das **Tumorgrading (Malignitätsgrad)** geht in das TNM-System mit dem Symbol G ein:
G1: Gut differenziert
G2: Mäßig differenziert
G3: Schlecht differenziert
G4: Undifferenziert
Gx: Keine Angabe

Somit kann die Tumorformel beispielsweise lauten: pT2N1M0G2R0

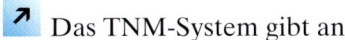 Das TNM-System gibt an
1. die Beschaffenheit von Primärtumor, Lymphknoten und Fernmetastasen;
2. das Vorhandensein von Resttumor (R-Klassifikation) und
3. den Malignitätsgrad.

5.7.2 Stadieneinteilung der malignen Lymphome

Die malignen Lymphome besitzen eine eigene Stadieneinteilung, weil ihre charakteristische Ausbreitung, ihre Krankheitssymptomatik und ihre Prognose sich von denjenigen der soliden Tumoren unterscheiden und mit dem TNM-System nicht befriedigend erfaßt werden können. Dabei gilt für den Morbus HODGKIN grundsätzlich dasselbe Einteilungsprinzip wie für die Nicht-HODGKIN-Lymphome.

Die heute übliche Stadieneinteilung (Tab. 5-3) wurde 1971 in Ann Arbor erarbeitet und basiert auf einem Vorschlag, der 1965 auf einem Symposium in Rye/New York gemacht wurde.

Jedes Stadium wird zusätzlich in A- und B-Kategorien unterteilt:
A: Keine definierten Allgemeinsymptome
B: Fieber, Nachtschweiß, Gewichtsabnahme (> 10 % des Körpergewichts in den letzten 6 Monaten)
Alkoholschmerz (Schmerzen im befallenen Bereich bei Alkoholgenuß) ist selten und nicht mehr als B-Symptom akzeptiert.

Tabelle 5-3 Stadieneinteilung der malignen Lymphome.

Stadium	Tumorausdehnung
I	Befall einer einzelnen Lymphknotenstation oder eines einzelnen extralymphatischen Organs (E)
II	Befall von zwei oder mehreren Lymphknotenregionen auf einer Seite des Zwerchfells (z.B. Axilla und Mediastinum) oder lokalisierter Befall extralymphatischer Organe (E) und einer oder mehreren Lymphknotenregionen auf derselben Seite des Zwerchfells
III	Lymphknotenbefall ober- und unterhalb des Zwerchfells, der ebenfalls von lokalisiertem extralymphatischem Organbefall (E) oder Milzbefall begleitet sein kann
IV	Generalisierung: diffuser bzw. disseminierter Befall von einem oder mehreren extralymphatischen Organen und Geweben mit und ohne Lymphknotenbefall

Das Symbol E weist auf Organ- oder Gewebebefall hin, der per continuitatem erfolgt. Hämatogener Organbefall bedeutet immer ein Stadium IV.

Zusätzlich wird für gewöhnlich die Lokalisation des Organbefalls mit folgenden Großbuchstaben angegeben, z. B.:

H (von Hepar): Leber
S (von Spleen): Milz
L (von Lung): Lunge
M (von Marrow): Knochenmark

↗ Maligne Lymphome werden nach der Ann-Arbor-Klassifikation eingeteilt.

5.8 Remissionsbeurteilung

Nach jeder Tumorbehandlung sollte das Behandlungsergebnis mit einer gezielten Nachuntersuchung objektiviert werden. Dies ist aus verschiedenen Gründen zwingend:

- Der „erste Zugriff" entscheidet bei den meisten Tumorerkrankungen über das weitere Schicksal des Patienten. Hier muß unter allen Umständen eine komplette Tumorrückbildung (komplette Remission) erzwungen werden. Sonst hat der Kranke „ganz schlechte Karten", eine Heilung ist dann kaum mehr möglich.
- Heutige Behandlungen bestehen häufig aus einer Kombination von verschiedenen Therapiemodalitäten. Ob und wie dies erfolgen soll, hängt vom Therapieerfolg der vorausgegangenen Maßnahme(n) ab. Beispielsweise stellt heute die Radiochemotherapie beim invasiven Blasenkarzinom die Therapie der Wahl dar. Danach wird durch Zystoskopie und mehreren Probenentnahmen festgestellt, ob der Patient tumorfrei ist. In diesem Fall kann abgewartet und kontrolliert werden. Verblieb hingegen noch Tumor in der Blase, erfordert dies die Radikaloperation (Zystektomie).
- Nur wenn die Leistungsfähigkeit einer bestimmten Methode bei einer bestimmten Erkrankung in einem bestimmten Tumorstadium bekannt ist, läßt sich diese mit einer anderen Behandlungsmethode vergleichen und auch verbessern.

Die Qualität der Tumorrückbildung (Remissionsqualität) ist das Kriterium für den Behandlungserfolg. Eine Remission kann **klinisch**, d. h. durch Betrachten, Betasten und mit bildgebenden Verfahren oder **pathohistologisch**, d.h. mittels Kontrollbiopsie oder Nachoperation, beurteilt werden. Es erübrigt sich fast der Hinweis, daß, wenn irgend möglich, eine Remission immer pathohistologisch bestätigt werden sollte. Dabei bedeuten

- **komplette Remission (CR):** vollständiges Verschwinden des Tumors/ der Tumorherde oder tumorbedingter Krankheitssymptome (Vollremission)
- **partielle Remission (PR):** Rückbildung des Tumors/der Tumorherde um mehr als 50%, aber Resttumor (Teilremission)
- **minimale Remission (MR):** Rückbildung um 25–50% der Tumormasse (minor response)
- **unveränderte Tumorsituation (NC):** Rückbildung der Tumormasse um weniger als 25% (no change, stable disease)
- **Progression (P):** Fortschreiten der Erkrankung

Die Remissionsbeurteilung nach Strahlentherapie kann frühestens nach sechs Wochen erfolgen. So lange dauert es mindestens, bis die durch die Bestrahlung getroffenen Tumorzellen abgestorben und abgeräumt sind. Beim Prostatakarzinom dauert es sogar 18 Monate. Eine zu frühe Kontrollbiopsie führt zu einem falschen Ergebnis.

↗ Eine komplette Remission muß erzwungen werden, entweder chirurgisch, radio- oder chemotherapeutisch. Tumorgewebe, das nach einer u. U. kombinierten Primärtherapie verbleibt, führt unweigerlich zum Rezidiv und fast ausnahmslos zum Tode.

5

6 Epidemiologie und Ätiologie

6.1 Grundbegriffe – Definitionen

Die **Epidemiologie** befaßt sich mit der Häufigkeit von Krankheiten und deren Variationen sowie mit Faktoren, die diese Variationen beeinflussen. Statistische Untersuchungen über die malignen (bösartigen) Tumoren (Neubildungen) stützen sich vor allem auf Mortalitäts- und Inzidenzstatistiken. Daten über die Krebssterblichkeit stammen aus Sterbeurkunden. Solche Mortalitätsstatistiken oder Todesursachenstatistiken sagen aber nur wenig über die tatsächliche Krebshäufigkeit (Inzidenz) aus. Darüber informieren uns meist nur lokale Krebsregister. Diese registrieren theoretisch alle Krebsneuerkrankungen, die in einer Bevölkerungsgruppe auftreten. Nationale Krebsregister, wie z.B. in den skandinavischen Ländern, in der ehemaligen DDR und anderen Ostblockländern, mit gewissen Einschränkungen auch in der Schweiz und in den USA, in denen die Häufigkeit bösartiger Neubildungen für die Gesamtbevölkerung erfaßt und dokumentiert wird, fehlen aber in vielen Industrieländern.

Epidemiologische Begriffe werden auch unter Medizinern häufig verwechselt, was teilweise aus Übertragungen aus der englischsprachigen Literatur herrührt. Dort wird z.B. nicht streng genug zwischen Letalität und Mortalität unterschieden. Wir geben deshalb hier die Definitionen:

- **Inzidenz**: Häufigkeit einer Erkrankung (hier der malignen Tumoren) in einer gegebenen Bevölkerungsgruppe, üblicherweise bezogen auf 100 000 Einwohner und pro Jahr.
- **Morbidität**: Häufigkeit einer Erkrankung in einer gegebenen Bevölkerungsgruppe, üblicherweise bezogen auf 100 000 Einwohner insgesamt, d.h. lebenslang.
- **Prävalenz**: Zahl der Fälle einer bestimmten Krankheit in einer Bevölkerungsgruppe zum Zeitpunkt der Untersuchung, ebenfalls bezogen auf 100 000 Einwohner.
- **Mortalität**: Statistische Sterbeziffer: Sterblichkeit in einer gegebenen Bevölkerung, üblicherweise bezogen auf 100 000 Einwohner und pro Jahr.
- **Letalität**: Sterberate (in Prozent oder Promille): Zahl der Todesfälle im Verhältnis zur Zahl einschlägiger Erkrankungsfälle, hier einer bestimmten Krebserkrankung. Die Letalität bei Lungenkrebs beträgt z.B. 75–85%. In der Tumorchirurgie unterscheidet man zusätzlich zwischen perioperativer und postoperativer Letalität (Sterberate während oder nach der Operation). In den nichtchirurgischen Fächern kennt man die therapeutische Letalität, also die Sterberate als Folge der Therapie (eines bestimmten Tumors).

↗ Inzidenz und Prävalenz einerseits und Mortalität und Letalität andererseits werden selbst von Spezialisten oft verwechselt. Vergewissere Dich noch einmal der richtigen Bedeutungen!

6.2 Das Krebsproblem

Maligne Tumorerkrankungen sind heute in den westlichen Industrieländern die zweithäufigste Todesursache nach den Herz- und Kreislauferkrankungen. Zwischen 20 und 25% der Menschen sterben an Krebs. In Deutschland schätzt man

270 000 bis 300 000 Neuerkrankungen pro Jahr und etwa 900 000 Tumorkranke insgesamt. Die scheinbare (oder tatsächliche?) Zunahme der Krebsmortalität seit 1900 läßt sich weitgehend durch drei Umstände erklären:

1. Früher wichtige Todesursachen, wie z.B. Infektionskrankheiten, sind stark zurückgegangen. Dadurch gewannen die Tumorerkrankungen an Bedeutung.

2. Die durchschnittliche Lebenserwartung unserer Bevölkerung nimmt laufend zu, wodurch mehr Menschen das mit einer höheren Krebswahrscheinlichkeit verbundene höhere Alter erreichen.

3. Durch Umwelteinflüsse hat die Inzidenz einiger Tumoren tatsächlich zugenommen. Das gilt insbesondere für den Lungenkrebs (Rauchen ist die heute mit Abstand wichtigste Krebsursache), für den Dickdarmkrebs (reichhaltigere, ballaststoffarme Ernährung, Bewegungsarmut) und für das maligne Melanom („schwarzer Fleck" durch Sonneneinstrahlung). Deutlich rückläufig sind aus noch ungeklärten Gründen die Inzidenz und Mortalität des Magenkrebses und der Gebärmutterkarzinome.

↗ 75–80% der Krebserkrankungen sind selbstgemacht durch Rauchen, Alkoholmißbrauch, zu reichhaltige, ballaststoffarme Ernährung und Bewegungsmangel.

Krebsinzidenz und **Krebsmortalität** ändern sich in Abhängigkeit von Alter, Geschlecht und Rasse der Bevölkerung, Wohnort, Lebensumständen und Lebensgewohnheiten der Menschen sowie Umweltfaktoren. Die Krebssterblichkeit ist bei Männern höher als bei Frauen, da sich bei Männern die Tumoren mit schlechten Heilungsraten häufiger finden als bei Frauen. Auch die Krebsinzidenz ist tatsächlich bei Männern etwas höher. Die häufigsten Tumorerkrankungen von Mann und Frau finden sich in Kap. 5.3.1.

Das Krebsrisiko steigt **mit zunehmendem Alter** an. Typische Tumorerkrankungen des alten Menschen sind das Prostatakarzinom, das Harnblasenkarzinom, das Karzinom des Uteruskörpers, der Basalzellkrebs der Haut und die chronisch lymphatische Leukämie (CLL).

Bösartige Tumoren finden sich häufiger in der schwarzen als in der weißen Bevölkerung. Die Ursachen dafür sind ungeklärt.

↗ Manche Tumorerkrankungen nehmen nur deshalb zu, weil wir alle älter werden.

6.3 Ursachen der bösartigen Tumoren (Ätiologie)

Die in der Öffentlichkeit breit geführte Diskussion um krebserzeugende Einwirkungen aus unserer Umwelt steht in auffallendem Gegensatz zu dem recht spärlichen, gesicherten Wissen auf diesem Gebiet. Zwar kennen wir heute verschiedene Einflüsse aus der Umwelt oder im persönlichen Verhalten, die das Krebsrisiko erhöhen. Warum aber nun ein bestimmtes Individuum an einem Malignom erkrankt, ein anderes dagegen nicht, läßt sich nur selten vollständig erklären.

Die experimentelle Onkologie hat uns bewiesen, daß es eine einheitliche Krebsursache nicht gibt und daß ein biologischer Zellumsturz, der das üppige Wachstum eines Tumors kennzeichnet, durch verschiedene Ursachen oder Teilursachen stimuliert sein kann. Bestimmte Faktoren sind unmittelbar **karzinogen**, sie lösen also die entscheidende maligne Transformation aus. Andere Faktoren

6

sind **kokarzinogen**, sie fördern lediglich die maligne Transformation.

Inzwischen sind die Mutationsmechanismen (Kap. 12.5.7), die zur Tumorentstehung führen können, recht gut bekannt:

- Translokation von Chromosomenstücken (z. B. die 9-22-Translokation, d. h. die Translokation eines Bruchstücks des 9. Chromosoms auf das 22. Chromosom) aktiviert ein normalerweise vorkommendes Protoonkogen zum Onkogen.
- Verluste (Deletionen) von Chromosomen oder ihren Bruchstücken schädigen Suppressorgene, die vor maligner Entartung schützen.
- Punktmutationen an Protoonkogenen und Suppressoronkogenen kommen auch vor. Ein heute sehr bekanntes Beispiel ist die Mutation des p53-Gens. Das p53 ist ein Suppressoronkogen, das an der Steuerung des programmierten Zelltods (Apoptose) beteiligt ist. Das mutierte p53 kann die gealterte/geschädigte Zelle nicht mehr erkennen (wie dies der p53-Wildtyp kann), diese bleibt „am Leben" und kann zu einer Tumorzelle entarten.

Zusätzlich bewirkt die Vermehrung (Amplifizierung) eines Onkogens seine Aktivierung. Alle diese Veränderungen können spontan und durch jede mögliche Noxe entstehen.

↗ Die maligne Entartung einer normalen Körperzelle zur Tumorzelle läuft unter verschiedenen äußeren und inneren Einflüssen als eine Reaktionskette ab (VOGELSTEIN-Modell).

6.3.1 Vererbung

Von wenigen Ausnahmen abgesehen, scheint weniger eine maligne Tumorerkrankung vererbt zu werden, als vielmehr die Bereitschaft (Disposition), auf karzinogene und kokarzinogene Einflüsse anzusprechen.

Die Bedeutung von Erbfaktoren belegen folgende Beispiele:

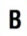 **B**

- Es gibt **„Krebsfamilien"**, in denen sich bestimmte Tumorerkrankungen häufen, z. B. das Mammakarzinom der Frau, das Retinoblastom, bestimmte Formen der Leukämie. Das Risiko, an Brustkrebs zu erkranken, ist z. B. bei Erkrankung der Mutter **oder** der Schwester verdreifacht, bei Erkrankung der Mutter **und** der Schwester verneunfacht, dies übrigens auch bei Frauen, deren Schwester oder Mutter ein beidseitiges Mammakarzinom haben bzw. hatten. Eine wichtige, allerdings noch nicht geklärte Rolle spielen dabei die Brustkrebsgene BRCA-1 und BRCA-2, die bei einer Reihe von Brustkrebspatientinnen und deren Angehörigen gefunden werden.
- Für bestimmte Malignome besteht eine **Rassendisposition**. So kommen maligne Melanome und Hautkarzinome praktisch nur bei der weißen Bevölkerung, nicht bei der schwarzen vor. Brustkrebs ist bei Japanerinnen selten, in den westlichen Industrienationen dagegen häufig. Portiokarzinome (Zervixkarzinome = Gebärmutterhalskarzinome) werden bei Jüdinnen praktisch nicht beobachtet, vermutlich eine Folge der Sexualhygiene (Beschneidung der Juden). Das hepatozelluläre Karzinom (Leberkarzinom) häuft sich in der Dritten Welt, z. B. bei Orientalen, und ist bei Europäern und Nordamerikanern selten. Die schwarze Bevölkerung erkrankt selten an Hodentumoren und EWING-Sarkom. Bei den Bantus ist das Ösophaguskarzinom besonders häufig.
- **Vererbbare Neoplasien** werden autosomal-dominant vererbt, d. h., sie sind gebunden an die autosomalen Chro-

mosomen, nicht an die Geschlechts-chromosomen, und treten in der Nachfolgegeneration auf jeden Fall in Erscheinung, werden also nicht unterdrückt. Dazu gehören Retino-blastome und Nävoidbasalkarzinome, auch endokrine Neoplasien. Ansonsten gibt es eine Reihe von Erbkrankheiten, die wir als präneoplastische Zustände betrachten, bei denen sich also bösartige Tumoren besonders häufig entwickeln: Neurofibromatose, Xeroderma pigmentosum, Albinismus, Ataxia teleangiectatica etc.

- Auch die **Geschlechts-** und **Organdisposition** (Kap. 6.2) spricht für genetische Einflüsse bei der Bildung bösartiger Tumoren.

↗ Vererbt wird nicht die Tumorerkrankung, sondern eine genetische Mutation, die in der Ursachenkaskade bei der Tumorentstehung eine wichtige Rolle spielt.

6.3.2 Ernährung

Heute gilt der Einfluß von Ernährungsgewohnheiten auf die Krebsentstehung als allgemein gesichert. Angeschuldigt werden in erster Linie
- der hohe Anteil von gesättigten oder einfach ungesättigten Fetten in der Nahrung,
- der hohe Fleischkonsum in Industrienationen,
- das Fehlen von Rohfaserprodukten/pflanzlichen Ballaststoffen,
- bestimmte Formen der Nahrungszubereitung, wie Pökeln und Räuchern.

Dies betrifft die Karzinome des Magen-Darm-Traktes, von denen das Magenkarzinom in Japan (stärkere Nitrosaminbildung und gepökelte Produkte) und das kolorektale Karzinom (Dickdarmkarzinom durch „konzentrierte" Kanzerogene im Stuhl) in den übrigen Industrienationen besonders häufig sind.

Der Anteil an pflanzlichen Ballaststoffen in der Nahrung bestimmt nicht nur das Stuhlvolumen, sondern auch die Passagezeit der Nahrung im Darm. So hat ein Bewohner Zentralafrikas mit seiner überwiegend pflanzlichen Nahrung ein Stuhlvolumen von ungefähr 1000 g und eine Passagezeit von 6–8 Stunden. Verzieht er nach London, wird sich bei gleichzeitiger Verkleinerung seines Stuhlvolumens auf 400–500 g die Passagezeit auf 10–12 Stunden verlängern. Im Vergleich dazu haben wir in Mitteleuropa ein Stuhlvolumen von 120–150 g/Tag und eine Passagezeit von 20–72 Stunden. Kanzerogene Noxen (Desoxycholsäure, die beim Abbau der natürlichen Gallensäuren entsteht, und andere natürliche Kanzerogene in der Nahrung) können dadurch intensiver und länger auf die Darmwand einwirken.

Eine **vor Krebs schützende Diät** gibt es bis heute nicht. Konkrete Empfehlungen können nur insofern ausgesprochen werden, als daß Extreme in jeder Richtung schaden, nämlich sowohl ein hoher Fett- und Fleischkonsum als auch eine von tierischem Eiweiß freie Mangeldiät. Eine **gesunde Ernährung** setzt sich zusammen aus 50–60% Kohlenhydraten, 30–35% Fett und 12–15% Eiweiß (bezogen auf die Gesamtkalorienzahl). Sie sollte reichlich pflanzliche Bestandteile enthalten, wie Gemüse (Kohl!), Salat, Vollkornprodukte und pflanzliche Öle (Sonnenblumen-, Raps- und Leinsamenöl).

↗ Es gibt keine Krebsdiät, aber eine gesunde, ausgewogene Ernährung.

6.3.3 Chemische Karzinogene

Es gibt zumindest 1000 chemische Stoffe, die im Tierexperiment Krebs hervorrufen. Sie sind in erster Linie durch die **Arbeitsmedizin** bekanntgeworden, weil nämlich bei bestimmten Berufsgruppen gehäuft Krebserkrankungen beobachtet wurden. Für die betroffenen Betriebe sind diese Zusammenhänge im Hinblick auf prophylaktische Maßnahmen von größter Wichtigkeit. Bezogen auf die Gesamtbevölkerung spielen aber die Berufskrebse zahlenmäßig eine nur untergeordnete Rolle.

Daß Luftverschmutzung bösartige Tumoren (mit-)verursacht, kann nicht ganz von der Hand gewiesen werden, wird aber im allgemeinen stark überschätzt. Dasselbe gilt für Nahrungsmittelzusätze, wie Farbstoffe, Konservierungsmittel und Rückstände von Insektenvertilgungsmitteln.

Die Schwierigkeiten bei der Beurteilung der Kanzerogenität von neuen chemischen Verbindungen bestehen darin, daß für gewöhnlich eine sehr lange Latenzzeit von bis zu 20 Jahren und mehr verstreicht, bis eventuell ein bösartiger Tumor auftritt.

B

Für die **chemische Karzinogenese** nennen wir einige Beispiele:
- **Rauchen** ist heute die mit Abstand bekannteste und wichtigste Krebsursache. Der Zusammenhang zwischen Zigarettenrauchen und einem stark erhöhten Risiko, an verschiedenen

Tumoren zu erkranken, steht außer Zweifel. Tabelle 6-1 zeigt, daß sich das erhöhte Krebsrisiko des Rauchers keineswegs auf die Lunge beschränkt, sondern auch viele andere Organe betrifft, nämlich Mundhöhle, Speiseröhre, Magen, Bauchspeicheldrüse, Dickdarm, Kehlkopf und Blase. Vermutlich sind 40% aller Krebstodesfälle überhaupt dem Tabakrauchen zuzuschreiben. Nach zuverlässiger Schätzung könnte die Krebsmortalität insgesamt um etwa 20%, bei Lungenkrebs sogar um 80–90% gesenkt werden, wenn nicht geraucht würde. Übrigens sind auch andere Krankheiten bei Rauchern gehäuft, z.B. Herz- und Kreislauferkrankungen.

> Junge Menschen rauchen aus Gedankenlosigkeit, aus Unsicherheit, wegen eines trügerischen Gemeinschaftsgefühls und wegen schlechter Vorbilder. Es gibt kein größeres Risiko für Dein Leben als Rauchen. Mache Dich frei davon!

- **Alkoholkonsum** erhöht die Inzidenz von Karzinomen der Mundhöhle, des Rachens und der Speiseröhre (obere Schluckstraße) um mehr als das Fünffache. Bei Personen, die gleichzeitig

Tabelle 6-1 Krebsrisiko des Zigarettenrauchers, bezogen auf das Risiko des Nichtrauchers (= 1,0).

Lokalisation	Alter	
	45–64	65–79
alle Organe	2,1	1,8
Mundhöhle	9,9	2,9
Ösophagus	4,2	1,7
Magen	1,4	1,3
Pankreas	2,7	2,2
Kolon, Rektum	1,0	1,2
Kehlkopf	6,1	9,0
Lunge	7,8	11,6
Blase	2,8	3,0

starke Trinker und Raucher sind, ist das Risiko, an Krebs zu erkranken, 38mal höher als bei Nichtrauchern und Nichttrinkern.

- **Asbest** führt bei Asbestarbeitern zum Pleuramesotheliom (bösartiger Tumor des Rippenfells) und zum Lungenkrebs. Gefährlich ist allerdings nur der Asbeststaub, nicht der unberührte Asbest in Gebäuden, Isolierungen etc. Diesen Tumoren geht regelmäßig eine Asbestose der Lunge voraus. Deshalb werden nur Fälle von Pleuramesotheliom und Bronchialkarzinom mit vorhergegangener oder gleichzeitig bestehender Asbestose des Lungenparenchyms als Berufskrankheit anerkannt.
- **Holzstäube** von Hartholz (Eiche und Buche) können bei beruflich mit Holz befaßten Personen (Schreiner, Tischler, Wagner etc.) Adenokarzinome der Nase und der Nasennebenhöhlen verursachen. Bisher sind in Deutschland ungefähr 80 Fälle bekanntgeworden.
- Die durch Schimmelpilze gebildeten **Aflatoxine** können Leber- und Magenkrebs hervorrufen. Solche Schimmelpilze verunreinigen oftmals pflanzliche Produkte, wie Erdnüsse, Sojabohnen, Südfrüchte usw.
- **Aromatische Amine** in der Farbstoffindustrie können Blasenkrebs verursachen.
- Kaminfeger erkrankten früher häufiger an Karzinomen des Hodensacks (Skrotalkrebs, der älteste anerkannte Berufskrebs, seit 1775 bekannt.) Der an Karzinogenen reiche Rauch aus Schornsteinen drang durch die kurzen Hosen direkt an das Skrotum des über dem Schornstein stehenden Schornsteinfegers.

↗ Die Zahl der als Berufskrankheit anerkannten bösartigen Tumoren ist groß, die zahlenmäßige Bedeutung für die Gesamtbevölkerung aber gering.

6.3.4 Bösartige Tumoren durch Strahlen

Unsere Kenntnisse von der strahleninduzierten Kanzerogenese stammen aus Beobachtungen an unfreiwillig oder beruflich exponierten Menschen. Es sind dies:

- Atombombenopfer in Japan (Hiroshima und Nagasaki),
- durch Kernwaffenversuche beeinträchtigte Bewohner der Marshall-Inseln,
- vielfach geröntgte oder wegen gutartiger Krankheiten bestrahlte Patienten (z. B. mit Morbus BECHTEREW, bei Brustdrüsenentzündung, Tuberkulose, Thymushyperplasie),
- Radiologen der Pionierzeit,
- Uranbergleute (Schneeberger Lungenkrebs) etc.

Einen **typischen Strahlenkrebs** gibt es nicht. Ionisierende Strahlung vermehrt lediglich die Inzidenz der natürlicherweise schon vorkommenden bösartigen Tumoren. Ihnen ist die Ursache, ob sie nämlich aus Umwelteinflüssen, zivilisatorischen Schäden, ionisierender Strahlung oder spontan entstehen, nicht anzusehen. Durch verhältnismäßig kleine Strahlenmengen entstehen

- Leukämien, vorwiegend vom myeloischen Typ (Latenzzeit 2–25 Jahre),
- Brustkrebs (Latenzzeit 15–40 Jahre),
- Schilddrüsenkrebs (Latenzzeit 10–30 Jahre),
- Lungenkrebs, vor allem durch Radoninhalation (Verstärkung durch Tabakrauch).

Nach hochdosierter lokaler Bestrahlung wurden Osteosarkome, Fibro-, Myo- und Chondrosarkome sowie Glioblastome beschrieben. Ihre Inzidenz liegt allerdings deutlich unter 1%.

↗ Auch kleinste Strahlendosen können bösartige Tumoren auslösen (stochastisches Strahlenrisiko, Kap. 13.4.1). Die häufigsten sind Karzinome des Magen-Darm-Traktes, Lungenkarzinome, Brustkrebs und Leukämien. Die Latenzzeit bis zu ihrem Auftreten beträgt Jahrzehnte.

Auslösender Mechanismus

Ausgangspunkt aller biologischen Strahlenschäden ist eine Veränderung der DNA- (bzw. deutsch DNS) Moleküle des Zellkerns. Ein Großteil der strahlenin-

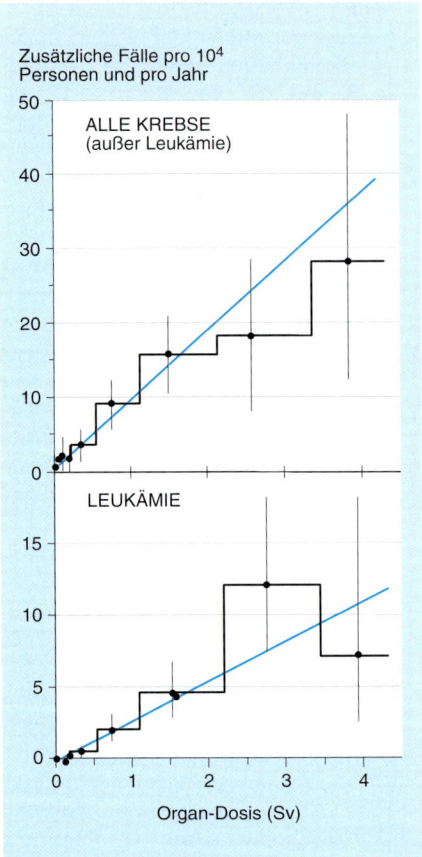

Zusätzliche Fälle pro 10^4 Personen und pro Jahr

ALLE KREBSE (außer Leukämie)

LEUKÄMIE

Organ-Dosis (Sv)

Abb. 6-1 Dosis-Wirkungs-Kurven für das Auftreten von strahleninduzierten Tumoren und Leukämie. Aufgetragen ist die zusätzliche Krebsrate bei den Atombombenüberlebenden von Hiroshima und Nagasaki (Fehlerbalken: 90%-Vertrauensbereich). Die durchgezogene Linie beschreibt die Dosisabhängigkeit als eine lineare Funktion.

duzierten DNA-Veränderungen kann von den Zellen repariert werden (Kap. 12.2). Schäden, die nicht oder falsch repariert werden, können zweierlei Folgen für die Zelle haben. Entweder sie verliert ihre Teilungsfähigkeit, so daß sie anschließend zugrunde geht (**reproduktiver Zelltod**). Diese Zellabtötung ist der mit Abstand häufigste Effekt. Es kann aber auch vorkommen, daß eine Zelle trotz Veränderung ihrer Erbinformation sich weiter teilt und damit die veränderten Eigenschaften auf ihre Nachkommen überträgt. Man spricht dann von einer Mutation (Schäden in einer Keimzelle, vererbbar) oder Transformation (Schäden in einer Körperzelle, nicht vererbbar) der betreffenden Zelle.

Die **Transformation einer Körperzelle** kann im Verlauf von vielen Jahren oder Jahrzehnten zu einer klinisch manifesten Krebserkrankung führen. Der genaue Mechanismus ist noch nicht abschließend erforscht, dürfte aber demjenigen entsprechen, der zu Beginn dieses Kapitels 6.3 beschrieben wurde.

> ↗ Den typischen Strahlenkrebs gibt es nicht. Durch ionisierende Strahlen werden Veränderungen an Körperzellen und genetischem Material hervorgerufen, die auch spontan/von selbst auftreten würden.

Strahlung scheint im wesentlichen die Tumorerkrankung nur auszulösen. Die Tumorprogression, der Verlauf und das klinische Bild werden durch andere, stark altersabhängige Faktoren bestimmt.

Abbildung 6-1 zeigt die Dosis-Wirkungs-Kurven für das Auftreten von strahleninduzierten Tumoren und Leukämien. Die Fehlergrenzen sind ziemlich groß, und die Zahlenwerte sind erst für Strahlendosen von 200 mSv und darüber statistisch vom Nullwert verschieden. Dies zeigt die zentrale Problematik des Strahlenschutzes im Bereich kleiner Strahlendosen. Hier kann das Risiko nur aufgrund der Annahme berechnet werden, daß die Dosis-Wirkungs-Kurve linear bis zum Nullpunkt weitergeht und daß kein Schwellenwert existiert (weiteres in Kap. 13.4.1)

↗ Daß kleine und kleinste Strahlendosen Krebs auslösen können, ist eine Annahme, die auf mehreren Vermutungen basiert. Auf jeden Fall ist ein solch geringer Anteil an strahleninduzierten Neoplasien durch keine statistische Methode qualitativ zu erfassen.

Tabelle 6-2 zeigt die derzeit gültigen Risikozahlen, wie sie von der Internationalen Strahlenschutzkommission 1991 veröffentlicht wurden (hier nur für Deutschland). Werden 100000 Personen mit einer Ganzkörperdosis von 0,1 Sv bestrahlt, werden 500 Personen im Verlauf ihres Lebens an einem strahleninduzierten Krebs versterben. Das ist ein individueller Risikokoeffizient von 5% pro Sievert (**5% × Sv^{-1}**). Das Leukämierisiko beträgt nur ein Zehntel des gesamten Strahlenkrebsrisikos, nämlich (**0,5% × Sv^{-1}**). Diese beiden Zahlen sollte man sich merken.

↗ Das Risiko, an einem soliden bösartigen Tumor durch Strahlen zu sterben, beträgt 5% pro Sievert (5000 von 100000) und eine Leukämie zu bekommen, 0,5% pro Sievert (500 von 100000).

Während der Großteil der **nichtionisierenden Strahlen**, wie Radiowellen, Ultraschall und Magnetfelder, als unbedenklich gilt, stellen die ultravioletten Strahlen der Sonne einen Hauptrisikofaktor bei der Entstehung der Hautkarzinome dar. So hat das Sonnenbaden in südlichen Ländern oder unter der Höhensonne zu einem signifikanten Anstieg der Hautkarzinome geführt. Einwanderer in südlichen Ländern (z.B. Australien) entwickeln statistisch signifikant häufiger maligne Melanome („schwarze Flecken") als die Urbevölkerung.

6.3.5 Virale Karzinogenese

Daß Viren bei einer Reihe menschlicher Tumoren ursächlich eine Rolle spielen, gilt heute als gesichert. Wir vermuten, daß ungefähr 5% der Karzinome durch Viren entstehen. Davon muß man diejenigen Malignome abtrennen, in denen zwar Viren oder virale Produkte gefun-

Tabelle 6-2 Zusätzliches Lebenszeitrisiko, an Krebs durch ionisierende Strahlen zu sterben (Mortalität), bei Ganzkörperexposition mit 0,1 Sv von 100 000 Personen, gemittelt über die deutsche Bevölkerung.

Organ	Zahl der zusätzlichen Krebstodesfälle/100 000	Risikokoeffizient (% Sv^{-1})
rotes Knochenmark	52	0,52
Knochenhaut	1	0,01
Brustdrüse	80	0,8
Lunge	90	0,9
Ösophagus-Magen-Darm	224	2,24
Schilddrüse	17	0,17
Andere	38	0,38
Summe	**502**	**5,02**

den werden, bei denen aber noch nicht sicher ist, ob sie tatsächlich durch Viren verursacht oder nur mit Viren assoziiert (begleitet) sind. Letzteres betrifft beispielsweise das Karzinom des Gebärmutterhalses.

Als durch Viren verursacht gelten heute (Tab. 6-3)

- das BURKITT-Lymphom (lymphoretikuläres Sarkom), das hauptsächlich in Afrika vorkommt,
- das lymphoepitheliale Karzinom im Kopf-Hals-Bereich (SCHMINCKE-REGAUD, verursacht durch das EPSTEIN-BARR-Virus),
- das hepatozelluläre Karzinom, sofern es auf dem Boden einer Hepatitis-B-Infektion (verursacht durch das Hepatitis-B-Virus) entstanden ist.

Im Falle der Papillomaviren ist ein Synergismus zwischen Viren und anderen Faktoren notwendig, damit es zur Krebsentwicklung kommt (Reaktionskette!). Unter diesen Bedingungen können dann Hautkarzinome, Mundhöhlenkarzinome, Speiseröhrenkarzinome, einige Augentumoren und Karzinome des äußeren Genitales entstehen.

Folgende Besonderheiten gelten für die Tumorentstehung aus durch Viren transformierten Zellen:

- Die Tumorentwicklung hat eine lange Latenzzeit (30–50 Jahre).
- Nur ein kleiner Teil der infizierten Individuen entwickelt Krebs (1/30?).
- Chemische und physikalische Karzinogene (Kap. 6.3.3 und 6.3.4) erhöhen das Risiko und verkürzen die Latenzzeit.
- Immunsuppression (z.B. nach Organtransplantation) ist ein Risikofaktor für die Tumorentwicklung.
- Die bösartigen Tumoren sind monoklonal, d.h., sie gehen von einer Zelle aus.

↗ Nur wenige bösartige Tumoren werden durch Viren verursacht, und keine entsprechende Virusinfektion erzeugt zwangsläufig Krebs.

6.3.6 Krebs durch chronische Reize

Körperregionen, die einem anhaltenden Reiz ausgesetzt sind, entwickeln häufig bösartige Tumoren.

- Nach chronischen Verbrennungen: Raucherkrebs in Venezuela, wo die

Tabelle 6-3 Durch Viren (mit-)verursachte bösartige Tumoren.

Virus	Virusfamilie	Malignom
EBV (EPSTEIN-BARR-Virus)	Herpesviren	BURKITT-Lymphom Nasopharynxkarzinom B-Lymphome bei Immunsuppression, z. B. AIDS Morbus HODGKIN
HPV-Typen 16, 18 (Humane Papillomaviren)	Papillomaviren	Zervixkarzinom Penis-, Vulva- und perianale Karzinome
HBV (Hepatitis-B-Virus)	Hepadnaviren	Hepatozelluläres Karzinom
HTLV-1 (Humanes T-Zell-Leukämie-Virus 1)	Retroviren	T-Zell-Leukämien im Erwachsenenalter

Indianerinnen die brennende Seite der Zigarre in den Mund nahmen. In Tibet entstand der Changri-Krebs auf dem Boden von Verbrennungen, die sich die Einwohner beim Tragen kleiner Öfen auf dem Leib zugezogen hatten.

- Speiseröhrenkrebs und Hypopharynx-karzinom bei Schnapstrinkern durch ständigen Schleimhautreiz.
- Chronisches Steinleiden, z. B. Gallenblasen- und Harnblasensteine, können über eine chronische Entzündung zu Karzinomen führen.
- Durch Druck der Zahnprothese können in der Mundhöhle Karzinome entstehen, beispielsweise an der Zunge und an den Zahnleisten.
- Leberzellkarzinome entstehen auf dem Boden einer Leberzirrhose.
- Magenkarzinome können sich bei chronischen Ulkusleiden des Magens und bei chronischer Gastritis bilden.

↗ Chronische Entzündungen und Geschwüre, Narben und mechanischer Druck können den Boden für eine Krebsentstehung bereiten.

6.3.7 Andere Krebsursachen

- Die **Keimversprengungstheorie** vermutet, daß sich während der Embryonalphase einzelne Zellen abspalten und in für sie fremdes Milieu geraten. Hier bleiben diese Zellgruppen undifferenziert liegen, behalten jedoch ihre embryonale Proliferationsfähigkeit und können unter günstigen Umständen bösartige Tumoren entwickeln. Viele Beobachtungen stützen diese Theorie. So gehören sicherlich die branchiogenen Geschwülste (Plattenepithelkarzinome aus den Resten der embryonal angelegten Kiemengänge des Halses), die malignen Teratome des Ovars und des Hodens sowie Kra-

niopharyngiome (Hirntumor aus den Resten der nicht vollständig zurückgebildeten RATHKESchen Tasche) zu solchen Tumoren.

- **Hormontheorie:** Durch Hormone kann das Wachstum eines bösartigen Tumors stimuliert werden. Es wird vermutet, daß Hormone wichtige Kofaktoren bei der Krebsentstehung sind. Eine besonders kritische Zeitspanne für die Krebsentstehung ist die Menopause bei der Frau bzw. die entsprechende biologische Phase beim Mann. Prostatakarzinome bilden sich besonders häufig, wenn die männliche Hormonproduktion nachläßt. Sie lassen sich umgekehrt durch Hormonblockade oder durch die Zufuhr von weiblichen Hormonen zurückdrängen. Auch das Karzinom der weiblichen Brust kann durch Ovarektomie, Östrogen- und Progesteronblockade und durch eine gegengeschlechtliche Hormonbehandlung bei einem Teil der Fälle gebremst werden, jedenfalls bei solchen, die Hormonrezeptoren an den Tumorzellen tragen.

↗ Physiologische Hormone können Krebs begünstigen, ihre Ausschaltung kann das Krebswachstum hemmen.

- Die **Immunitätstheorie** besagt, daß durch Störungen im Immunsystem Tumoren entstehen. Normalerweise werden die ständig im menschlichen Körper vorhandenen oder neu entstehenden Krebszellen durch das Immunsystem erkannt, geortet und zerstört. Dies geschieht durch im Blut zirkulierende Lymphozyten, die sogenannten natürlichen Killerzellen und gewebsständige Abwehrzellen, wie Makrophagen. In diesem Abwehrsystem kann es zu drei denkbaren Störungen kommen:
1. Durch angeborene oder erworbene Defekte kann das Immunsystem

fremdartige Zellen nicht als solche erkennen.

2. Das Immunsystem ist geschwächt oder durch gezielte medikamentöse Maßnahmen oder durch eine Tumorbehandlung mit Chirurgie, Strahlen- und Chemotherapie in seiner Abwehrkapazität beeinträchtigt. Tatsächlich beobachtet man nach Chemo- und Strahlentherapie maligne Non-Hodgkin-Lymphome, Leukämien und eine Reihe von soliden Tumoren des Binde- und Stützgewebes und des Verdauungssystems häufiger als bei unbehandelten Personen. Dasselbe gilt für Patienten, die nach Organtransplantation über lange Zeit immunsupprimiert wurden.

3. Die Zahl der fremdartigen Zellen nimmt so stark zu, daß sich die Abwehrleistung des Körpers erschöpft. Dieser Mechanismus kommt in Betracht, wenn durch die Operation eines besonders zellreichen und proliferationsaktiven Tumors eine große Zahl von Tumorzellen durch Tumoreinriß verstreut wird. Dies wurde beobachtet beim sogenannten Wilms-Tumor (Nephroblastom der Niere) und bei der Krebszellaussaat im Bauchraum nach Einriß eines Rektumkarzinoms.

 Bei immungeschwächten Personen wird häufiger Krebs beobachtet.

6.4 Spezielle Epidemiologie häufiger Krebserkrankungen

Nachfolgend wollen wir epidemiologische Gesichtspunkte einiger wichtiger Tumorerkrankungen stichwortartig zusammenfassen.

6.4.1 Bronchialkarzinom (Lungenkarzinom)

Inzidenz: Männer 60, Frauen 20 pro 100 000 Einwohner und Jahr.

Mortalität: Männer 53, Frauen 18 pro 100 000 Einwohner und Jahr.

Abbildung 6-2 zeigt einige epidemiologische Besonderheiten:
- Die Lungenkrebshäufigkeit steigt mit zunehmendem Zigarettenkonsum.
- Die Inzidenz nimmt bei Frauen stärker zu als bei Männern.
- Augenblicklich beträgt das Verhältnis Männer zu Frauen etwa 3:1, im Gegensatz zu 10:1 im Jahr 1950. In einigen Bundesstaaten der USA ist das Lungenkarzinom bereits der häufigste Krebs der Frau.
- Das heute noch seltene Vorkommen des Lungenkrebses bei der Frau läßt sich damit erklären, daß die Frauen später zu rauchen angefangen haben.
- Die Latenzzeit zwischen Tabakexposition und Krebsmanifestation beträgt ungefähr 20 Jahre.
- Darüber hinaus vermindert sich das Lungenkrebsrisiko ehemaliger Raucher kontinuierlich mit den rauchfreien Jahren und nähert sich nach mehr als 15 Jahren demjenigen der Nieraucher.

85–90% der Bronchialkarzinome sind durch Rauchen verursacht. Einen gefahrlosen Tabakkonsum gibt es nicht.

6.4.2 Mammakarzinom

Inzidenz: Männer 1, Frauen 75 pro 100 000 Einwohner und Jahr.

Mortalität: Männer 0,4, Frauen 30 pro 100 000 Einwohner und Jahr.

Der Brustkrebs ist der häufigste Krebs der Frau (25% der weiblichen Krebsmortalität) und nimmt weiter zu. Er kommt aber selten auch beim Mann vor.

Risikofaktoren sind Brustkrebs der

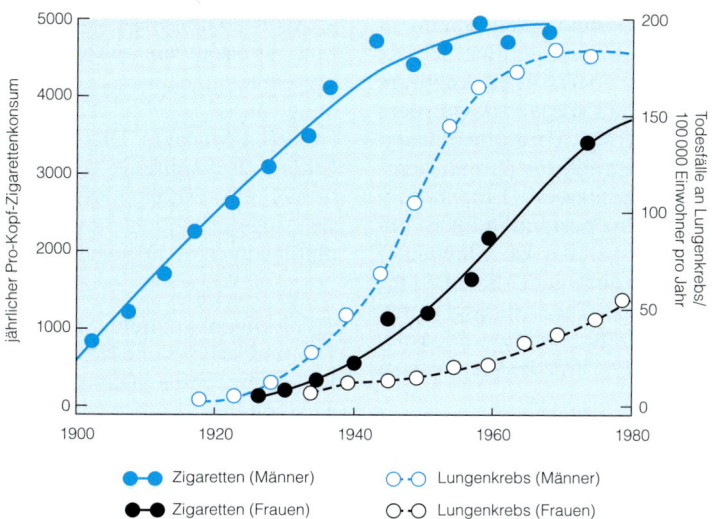

Abb. 6-2 Vergleich von Zigarettenkonsum und Lungenkrebssterblichkeit bei Männern und Frauen in England und Wales.

Mutter oder der Schwester (dreifach, neunfaches Risiko bei beidseitigem Karzinom der Mutter oder Schwester), Krebserkrankung des Vaters, Kinderlosigkeit oder erste Geburt nach dem 30. Lebensjahr, keine oder nur kurze Stillperiode, die sogenannte zystische Mastopathie sowie frühere Karzinome des Dickdarms, der gegenseitigen Brust, der Gebärmutter oder der Eierstöcke. Die Vermutung, daß die regelmäßige Einnahme von Ovulationshemmern das Auftreten von Mammakarzinomen begünstigen könnte, ist nicht bewiesen, aber naheliegend.

Das Krebsrisiko sinkt nach frühzeitiger Schwangerschaft (vor dem 20. Lebensjahr), nach Mehrfachgeburten mit frühzeitiger Menopause sowie bei tumorfreier Familienanamnese.

6.4.3 Kolorektales Karzinom (Dickdarmkrebs)

Inzidenz: Männer 25, Frauen 20 pro 100 000 Einwohner und Jahr.

Mortalität: Männer 18, Frauen 14 pro 100 000 Einwohner und Jahr.

Die Karzinome des Dick- und Enddarms nehmen in den meisten Industrienationen zu. Dies wird hauptsächlich auf unphysiologische Ernährungsgewohnheiten, Bewegungsmangel und Adipositas (Fettleibigkeit) zurückgeführt.

Besondere Risikofaktoren sind die angeborene Polypose des Dickdarms (die gesamte Dickdarmschleimhaut ist von Polypen übersät), die Colitis ulcerosa und der Morbus CROHN. Es ist bekannt, daß sich aus Adenomen oder Darmpolypen Karzinome entwickeln können (sogenannte Adenom-Karzinom-Sequenz). Frühere Krebserkrankungen der Brust, des Dickdarms oder des weiblichen Genitale erhöhen das Erkrankungsrisiko.

6.4.4 Magenkarzinom

Inzidenz: Männer 18, Frauen 9 pro 100 000 Einwohner und Jahr.

Mortalität: Männer 14, Frauen 7 pro 100 000 Einwohner und Jahr.

Die Magenkrebshäufigkeit nimmt in den letzten 50 Jahren kontinuierlich ab, und zwar in allen westlichen Ländern, und in den Städten stärker als auf dem Land (bis zu 50%). Vermutlich hängt dies mit den veränderten Ernährungsgewohnheiten zusammen. Eine besonders hohe Inzidenz bestand in Japan mit 70 Karzinomen pro 100000 Einwohner und Jahr. Auch dort geht die Inzidenz aufgrund westlicher Ernährungsgewohnheiten zurück. Dafür nehmen die kolorektalen Karzinome und die Mammakarzinome zu.

Als Risikofaktoren gelten stark gesalzene Speisen, ein chronischer Magensäuremangel, Magenschleimhautentzündung, die perniziöse Anämie bzw. Vitamin-B_{12}-Mangel. Die immer wieder gehörte Behauptung, daß Magenresektionen ein erhöhtes Krebsrisiko nach sich zögen, ist nicht bewiesen und vermutlich auch nicht zutreffend.

↗ Lungenkarzinom, Mammakarzinom und kolorektale Karzinome nehmen immer noch zu. Das Magenkarzinom wird seltener

7 Tumorprophylaxe (Prävention)

In der Onkologie gliedert sich die Prävention, wie in anderen Gebieten der Medizin auch, in zwei Bereiche: Krankheitsverhütung und Krankheitsfrüherfassung.

7.1 Vorsorge (Prävention, primäre Prophylaxe)

Maßnahmen der Prävention haben die bekannten und in Kapitel 6.3 aufgezählten Krebsursachen auszuschalten. Sie sind nicht medizinischer Art, sondern eine Aufgabe der Gesundheitspolitik, die sich der Gesetzgebung, organisatorischer Maßnahmen und der Gesundheitsaufklärung bedient.

1. **Gesetzgebung:** Es handelt sich um Gesetze, Richtlinien und Verordnungen über die Ausschaltung von Gefährdungen am Arbeitsplatz, über Nahrungsmittelzusätze, den Schadstoffgehalt in Abgasen usw.
2. **Organisatorische Maßnahmen:** Umsetzung von Richtlinien und Verordnungen, beispielsweise im Strahlenschutz oder zur Vermeidung und Entsorgung schädlicher Produkte in der Industrie.
3. **Gesundheitsaufklärung:** Aufklärung der Bevölkerung über gesunde Ernährung, Förderung des Nichtrauchens, Reduktion des Alkoholkonsums, Unterlassung des extremen Sonnenbadens usw.

Eine praktische Rolle spielt die primäre Krebsprophylaxe heute bei den Berufskrebsen und bei der Bekämpfung des Rauchens.

↗ **Krankheitsverhütung** durch Ausschalten bekannter Krebsursachen bezeichnet man als primäre Prophylaxe.

Früherfassungsmaßnahmen von bereits bestehenden Tumoren machen die sekundäre Prophylaxe aus.

7.2 Früherkennung (sekundäre Prophylaxe)

Die Heilungsaussichten der bösartigen Tumoren sind besser, wenn sie frühzeitig erkannt werden, wenn das Tumorwachstum noch auf den Ursprungsort begrenzt ist und noch nicht Anschluß an das Lymph- oder Blutgefäßsystem gefunden hat.

Abbildung 7-1 veranschaulicht am Beispiel des Mammakarzinoms eindrucksvoll, daß jeder Tumor bis zur Diagnose eine jahre- bis jahrzehntelange Entwicklung hinter sich hat. Sie wirft aber auch Fragen im Zusammenhang mit der Früherkennung auf, weshalb es angezeigt ist, die Empfehlungen für die Praxis der Früherkennungsmaßnahmen mit einer gewissen Zurückhaltung zu formulieren:

- Sind unsere diagnostischen Verfahren überhaupt geeignet, einen Tumor im Inneren des Körpers wirklich frühzeitig zu erfassen?
- Was heißt „früh" innerhalb der jahrelangen Entwicklungsgeschichte eines malignen Tumors? Mit 1 cm Größe hat nämlich ein Karzinom schon drei Viertel seiner Lebenszeit hinter sich.
- Wann beginnt die Metastasierung, schon sehr frühzeitig oder erst spät, nämlich bei A, B oder erst bei C?

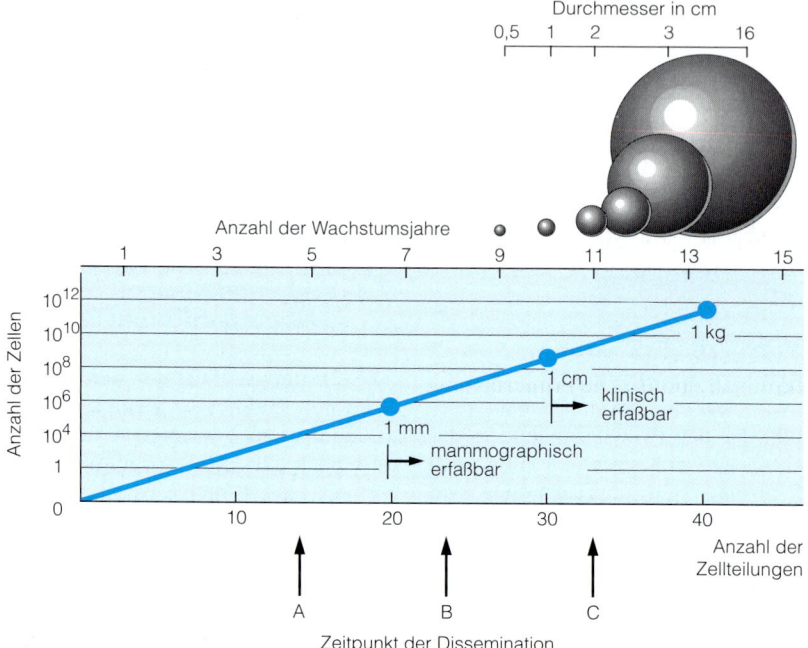

Abb. 7-1 Darstellung der Karzinomentwicklung am Beispiel des Mammakarzinoms. Annahme: Zellverdopplungszeit 100 Tage. Erklärung im Text.

7.3 Praktische Möglichkeiten der Früherfassung

Reihenuntersuchungen an einer großen Zahl nicht ausgewählter asymptomatischer Personen haben sich aus Praktikabilitäts- und Kostengründen nicht bewährt. Die Akzeptanz von (durch die Krankenkassen bezahlten) **Vorsorgeuntersuchungen** ist leider noch gering. 1992 war sie in Deutschland bei Frauen unter 35% und bei Männern sogar nur knapp 14%. Vorsorgeuntersuchungen beziehen sich auf die häufigsten Karzinome von Mann und Frau und richten sich insbesondere an **Risikopatienten**.

- **Zervixkarzinom** (Karzinom des Gebärmutterhalses): Es geht um die Erkennung wirklicher Frühstadien („In-situ-Karzinome"), die eine Heilungs-

wahrscheinlichkeit von nahezu 100% haben. Der „Abstrich" anläßlich einer gynäkologischen Untersuchung sollte ab dem 25. Lebensjahr, bei sehr frühem Beginn der sexuellen Aktivität ab dem 20. Lebensjahr und bei Wöchnerinnen anläßlich der üblichen Nachsorge vorgenommen und im Falle eines negativen Befundes alle drei Jahre bis zum Erreichen des 60. Lebensjahres wiederholt werden.

- **Mammakarzinom** (Brustkrebs der Frau): Als Vorsorgeuntersuchung gelten die Selbstuntersuchung, die Brustuntersuchung durch den Arzt und die Mammographie. Mehr als 80% der Karzinome können von den Patientinnen selbst nach Instruktion durch den Arzt oder eine Krankenschwester entdeckt werden. Wir empfehlen die

Mammographie bei Risikopatientinnen (Mammakarzinome in der Familie, bereits bekanntes Mammakarzinom der Gegenseite, suspekte Tastbefunde/Mastopathie/Schmerzen in der Brust) ab dem 25. Lebensjahr alle zwei Jahre, bei allen anderen Frauen ab dem 40. Lebensjahr. Die weiteren Untersuchungen richten sich nach dem Befund der „Basis"-Mammographie und dem Tastbefund, der halbjährlich erhoben werden sollte.

- **Kolorektales Karzinom** (Kolon- und Rektumkarzinom): Die Früherfassung basiert auf Inspektion, Palpation, Nachweis von okkultem (nicht sichtbarem) Blut im Stuhl und auf der Rekto- oder Koloskopie. 10% der Karzinome werden mit dem Finger rektal getastet, die Hälfte aber schon mit der Rektoskopie und nahezu alle mit der Koloskopie erfaßt. Eine rektale Austastung ist bei jeder ärztlichen Untersuchung vorzunehmen, eine Koloskopie ab dem 40. Lebensjahr. Bei negativem Ausfall der Koloskopie genügt eine Wiederholung nach fünf Jahren, nach Abtragung eines tumorfreien Adenoms oder eines Polypen ebenfalls nach fünf Jahren, nach Abtragung mehrerer oder bereits karzinomatös veränderter Adenome oder Polypen nach zwei Jahren.
- **Prostatakarzinom**: Es kann durch rektale Palpation erst ab einer gewissen Größe erkannt werden. Vorsorgeuntersuchungen sind ab dem 50. Lebensjahr empfehlenswert. Auch mit Hilfe der modernen Tumormarkerbestimmung gelingt keine Frühdiagnose.
- **Bronchialkarzinom** (Lungenkrebs): Das Bronchialkarzinom ist – von wenigen Ausnahmen abgesehen – nur chirurgisch heilbar und muß deshalb im Frühstadium erfaßt werden (Röntgenreihenuntersuchungen bei Risikopatienten). Der primären Prophylaxe (Prävention) kommt allerhöchste Priorität zu: Nie rauchen bzw. nicht mehr rauchen!
- **Magenkarzinom**: Die Früherkennung mittels Magenröntgen und Gastroskopie ist in Japan durch Entdeckung zahlreicher Frühkarzinome außerordentlich erfolgreich, bei uns unüblich.
- **Malignes Melanom**: Regelmäßige dermatologische Kontrollen sind bei Risikopersonen (Blondhaarige, Hellhäutige, „Sonnenanbeter") empfehlenswert. Die Früherkennung sichert eine Heilungswahrscheinlichkeit von über 90%. Prophylaxe: Unterlassen des sinnlosen „Grillens" in der Sonne, Vermeiden von Sonnenbrand.
- **Karzinome der oberen Schluckstraße und des Kehlkopfes**: Hier sind HNO-fachärztliche und endoskopische Untersuchungen bei exzessiven Rauchern und Trinkern sowie bei am Arbeitsplatz Gefährdeten so früh wie möglich und in jährlichen Abständen vorzunehmen.

Screening-Untersuchungen sind nur dann sinnvoll, wenn eine früh erkannte Krankheit auch eine gute Prognose hat. Das trifft nach heutigem Wissen für die große Mehrzahl der Tumoren zu.

7.4 Anleitung der Bevölkerung zur Beachtung charakteristischer Warnzeichen und Frühsymptome

Frühzeichen einer Tumorerkrankung sind uncharakteristisch und außerdem selten. Symptome zeigen sich für gewöhnlich erst bei fortgeschrittenen Tumorerkrankungen. Trotzdem sollte jeder die Warnsignale einer Krebserkrankung kennen. Ihr Bekanntmachen in der Bevölkerung stellt eine wichtige gesundheitspolitische Aufgabe dar, damit der Gang zum Arzt so früh wie möglich eingeschlagen wird.

↗ 12 Warnsignale bei Krebs:

1. Bildung eines **Knotens** oder einer **Verhärtung**, besonders in der Brust.

2. Auffällige **Veränderung** einer Warze oder eines Muttermals, Neubildung eines Muttermals.

3. Änderung in der **Darm- oder Blasentätigkeit**.

4. Andauernde **Heiserkeit**, lang anhaltender **Husten**.

5. **Blutungen** oder **Ausfluß** aus einer Körperöffnung, Blutungen außerhalb der Periode.

6. Ausbleibende Periode, geänderte Behaarung und andere **Zeichen eines veränderten Hormonhaushalts**.

7. Anhaltende **Schluckbeschwerden**.

8. **Appetitmangel**, Aversion gegen Fleisch.

9. Nicht abheilende **Wunde**.

10. **Sehstörungen**, plötzlicher Gehörverlust.

11. Unbeabsichtigte **Gewichtsabnahme**.

12. **Chronische Schmerzen**.

8 Grundlagen der Tumordiagnostik

8.1 Allgemeine Grundsätze

Die in der Medizin gültige Regel „keine Therapie ohne Diagnose" gilt für die Onkologie in besonderem Maße. Angesichts der Radikalität der onkologischen Behandlungsverfahren wäre es unverantwortlich, Patienten ohne gesicherte Tumordiagnose und ohne gewissenhafte Feststellung des Tumorausbreitungsstadiums (TNM-System, Kap. 5.7.1) einer ausgedehnten und unter Umständen verstümmelnden Operation oder einer Strahlen- oder Chemotherapie mit eventuell ausgeprägt negativen Auswirkungen zu unterziehen. Allenfalls können Notfallmaßnahmen hier eine Ausnahme bilden.

Ebenso ist die Regel „keine Diagnostik ohne Behandlungskonsequenz" zu beherzigen. Diesen Grundsatz sollten sich alle Klinikärzte „hinter die Stirn schreiben" – sowohl bei der Primärdiagnostik (vor Therapie) als auch in der Nachsorge (nach Therapie).

Die beiden Regeln „keine Therapie ohne Diagnose" und „keine Diagnostik ohne Behandlungskonsequenz" gelten für alle Stationen im Leben eines Tumorpatienten.

Tumorparameter

Es sind dies objektive Meßwerte, die vor einer Behandlung festgehalten und dann während oder nach der Behandlung in regelmäßigen Abständen kontrolliert und miteinander verglichen werden. Es können sicht-, tast- oder meßbare Tumoren sein, vergrößerte Organe, Körperhöhlenergüsse, abweichende Laborwerte (Blutbild, Knochenmarkbefund, Leber- und Nierenchemie, Eiweiß- und Enzymparameter, Hormone und andere Tu-

mormarker) oder auch der Allgemeinzustand des Patienten.

Diagnostische Sicherheit und **praktische Durchführbarkeit** sind entscheidend für den Aussagewert eines **Tumorparameters**. Hier einige Definitionen:

- **Sensitivität** bezeichnet das „Ansprechen" eines Tests bei bekannter Tumormenge. Sie wird gemessen am Prozentsatz „falsch negativer" Befunde.
- **Spezifität** bezeichnet die Zuverlässigkeit eines pathologisch ausgefallenen Wertes. Sie wird gemessen am Prozentsatz „falsch-positiver" Befunde bei nicht vorhandener Tumorerkrankung. Beispielsweise ist der Blutnachweis im Stuhl durchaus unspezifisch und kann verschiedene, auch ganz harmlose Ursachen haben.
- **Treffsicherheit** bezeichnet als das Verhältnis von Sensitivität und Spezifität die prozentuale Sicherheit, mit der ein vorhandener Befund als solcher richtig erkannt wird. Beispielsweise kann die Treffsicherheit einer Methode, die eine Sensitivität von 90% und eine Spezifität von 80% aufweist, noch deutlich darunter liegen. Die Computertomographie weist Hirnmetastasen in 90% richtig nach.

Praktisch durchführbar ist ein Test in der Routinediagnostik, bei Reihenuntersuchungen und als Verlaufsparameter, sofern er

- einfach,
- zumutbar,
- jederzeit wiederholbar,
- überall durchführbar und
- kostengünstig ist.

Eine Magenspiegelung, eine Computertomographie und eine Gewebeentnahme aus einem suspekten Befund haben zwar eine hohe Aussagekraft, sind aber weder einfach noch jederzeit wiederholbar und überall durchführbar, geschweige denn billig.

Des weiteren unterscheiden wir zwischen direkten und indirekten Verfahren.

Direkte Methoden

Sie liefern eine sichere Diagnose durch die Möglichkeit der **histologischen/zytologischen Untersuchung** nach chirurgischer Gewebeentnahme oder nach Abstrich, Absaugung oder Feinnadelbiopsie (Kap. 8.6). Einige wenige Tumorerkrankungen erlauben es auch, ihre Stoffwechselprodukte im Blut oder Urin nachzuweisen. Man spricht hier von **Tumormarkern** im engeren Sinne (Kap. 8.5).

Indirekte Methoden

Sie zeigen durch direkte Anfärbung die Existenz eines Tumors an oder lediglich durch Verdrängung die Lokalisation und **Auswirkung** auf andere Organe oder Stoffwechselprozesse. Man zählt dazu die verschiedenen bildgebenden Verfahren, wie Röntgenuntersuchungen, nuklearmedizinische Untersuchungen und den Ultraschall, aber auch Laboruntersuchungen und den Allgemeinzustand des Kranken.

„Krebstests"

Solche Tests über das bisher Gesagte hinaus gibt es nicht. Allerdings existiert eine Reihe von unbewiesenen, geheimnisvollen, widersprüchlichen und unlogischen, also **irrationalen Theorien**, aus denen sich wiederum zahlreiche „Krebstests" herleiten. Sie werden gerade in den deutschsprachigen Ländern trotz offensichtlicher Unsinnigkeit und Nutzlosigkeit immer wieder angepriesen und durchgeführt.

↗ Tumordiagnostik beginnt mit einer ausführlichen Anamnese und mit einer sorgfältigen Untersuchung und wird erst dann mit einfachen, wenig belastenden und kostengünstigen Zusatzuntersuchungen fortgesetzt.

8.2 Anamnese

Der Erfahrene kann bereits aus einer geduldig erhobenen Kranken- und Krankheitsgeschichte auf Anhieb die Diagnose stellen, der weniger Geübte muß beides erlernen. Die Anamnese gliedert sich in eine Familienanamnese, Eigenanamnese, Berufsanamnese, soziale Anamnese und schließlich die spezielle Krankheitsanamnese.

Familienanamnese

Der Arzt fragt nach vererbbaren, obligat prämalignen Erkrankungen, wie z.B. Polypose des Dickdarms, weiterhin nach familiär gehäuften Malignomen (Brustkrebs der Frau) und vererbbaren Tumoren, z. B. dem Retinoblastom.

Eigenanamnese

Man fragt nach vorangegangenen Operationen (z. B. im Magen-Darm-Bereich), nach Mißbildungen (Leistenhoden), chronischen Entzündungen (Colitis ulcerosa, Morbus CROHN, Tuberkulose, chronische Hepatitis, AIDS) und Verletzungen.

Berufsanamnese

Es ist interessant zu erfahren, ob vorher mit Holzstäuben (Buche, Eiche: Adenokarzinome der Nasenhöhlen), mit Asbest (Pleura- und Peritonealmesotheliome, Lungenkarzinome), ionisierenden Strahlen oder anderen karzinogenen Stoffen, wie Arsen, Benzol, Braunkohlenteer, gearbeitet wurde.

Soziale Anamnese

Im Rahmen der Lebensgewohnheiten interessieren der Alkoholkonsum, Rauch- und Eßgewohnheiten, aber auch Partnerbeziehungen, Geburten, die Einnahme von Schmerz- und anderen Medikamenten.

Krankheitsanamnese

Unter den jetzigen Beschwerden sind Symptome wie Aversion gegen Fleisch, Schluckbeschwerden, bestimmte Schmerzen, Fieber und Nachtschweiß, Heiserkeit, Bluthusten etc. charakteristisch. Uncharakteristisch sind die Allgemeinsymptome Appetitlosigkeit, Gewichtsverlust und Leistungsminderung. Wir bitten den Patienten, seine Beschwerden möglichst genau zu beschreiben. Dies erlaubt oftmals schon die (Anhiebs-)Diagnose.

↗ Tumorsymptome sind nie ein Frühzeichen von Krebs und weisen immer auf eine bereits fortgeschrittene Erkrankung hin.

8.3 Körperliche Untersuchung

Eine konsequente und lückenlose Befunderhebung ist die unabdingbare Voraussetzung für den Einsatz weiterer diagnostischer Verfahren. Neben dem allgemeinen Aspekt (Körpergröße, Körpergewicht, Ernährungszustand, geschätztes Alter etc.) suchen wir nach Veränderungen der Haut (Hautfarbe, Hautausschläge und -rötungen sowie Tumoren), nach Lymphknotenvergrößerungen und Organveränderungen in der Kopf-Hals-Region, am Körperstamm, im Leib (Abdomen), im Bereich der Genitalien und schließen dann mit einer neurologischen Untersuchung ab.

8.4 Bildgebende Diagnostik

Der Entschluß zum Einsatz bildgebender Verfahren ergibt sich als logische Folge aus der Anamneseerhebung, aus pathologischen Befunden bei der kör-

perlichen Untersuchung und gegebenenfalls aus vorangegangenen einfachen diagnostischen Maßnahmen.

Bildgebende Verfahren können und dürfen die histologische Sicherung eines malignen Tumors nicht ersetzen. Sie erlauben nur ausnahmsweise eine definitive Diagnose.

Der diagnostische Untersuchungsgang beginnt mit einfachen, nichtinvasiven und wenig kostspieligen Verfahren und setzt erst dann die weiterführende Diagnostik, wie Computertomographie (CT), Magnetresonanztomographie (MRT) und digitale Subtraktionsangiographie (DSA) ein.

↗ Der wirksamste Strahlenschutz ist das Unterlassen von nicht indizierten Röntgenuntersuchungen.

8.4.1 Gehirn

CT und MRT sind zum Nachweis von primären und sekundären Hirntumoren konkurrenzlos und haben Schädelleeraufnahme, Hirnszintigraphie und Pneumenzephalographie verdrängt (Abb. 8-1 und 8-2). Dabei ist die MRT der CT überlegen. Sie arbeitet zudem ohne Röntgenstrahlen. In einigen Fällen ist der Neurochirurg bei der Operationsplanung an der Gefäßversorgung eines Tumors oder an der Gefäßarchitektur des Nachbargewebes interessiert; dann können eine Karotis- oder Vertebralisangiographie angezeigt sein. Meistens erhält man ausreichende Antwort bereits durch ein Angio-CT oder eine MR-Angiographie (nach intravenöser Kontrastmittelapplikation).

8.4.2 Rückenmark

Die **MRT** gilt als Methode der Wahl zum Nachweis von Rückenmarktumoren und Raumforderungen, die innerhalb und außerhalb der harten Hirnhaut liegen

8

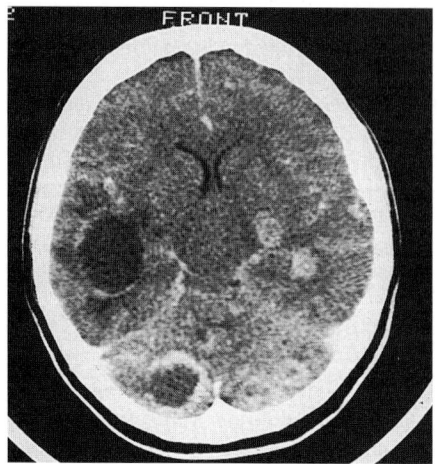

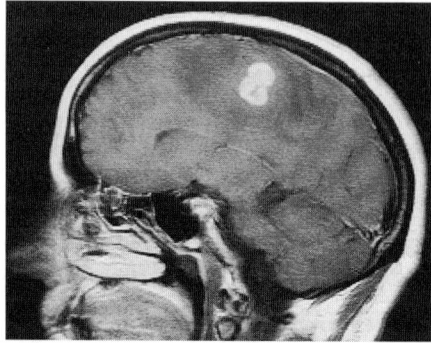

Abb. 8-2 Die Kernspintomographie des Gehirns zeigt den Tumor, besonders gut das perifokale Ödem und die sehr starke Kontrastmittelanreicherung mit dem Kontrastmittel Gadolinium.

Abb. 8-1 Computertomographie des Gehirns. Es sind teils solide, teils zystische Hirnmetastasen zu sehen.

(intra- bzw. extradurale Raumforderungen). Die spinale Myelographie und CT spielen hier praktisch keine Rolle mehr (Abb. 8-3).

Konventionelle **Röntgenaufnahmen**, Röntgentomographien und CT sind dagegen zum Nachweis von Knochenveränderungen unerläßlich (Abb. 8-4).

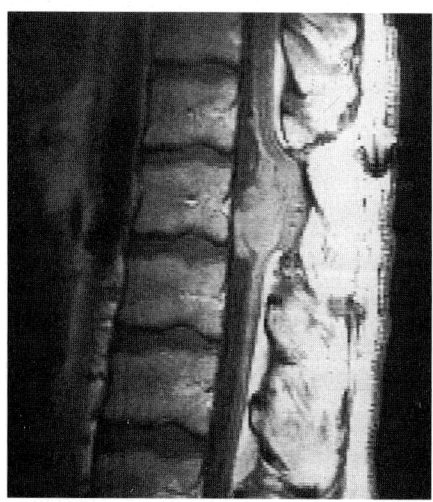

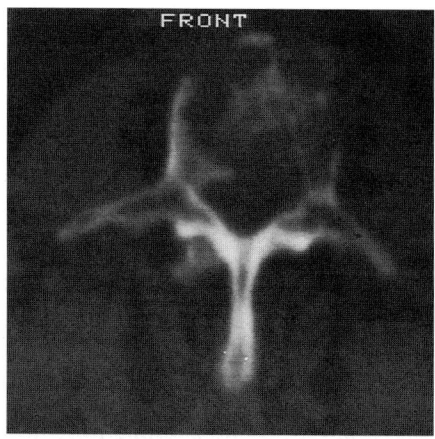

Abb. 8-4 Computertomographie eines zerstörten Wirbelkörpers.

Abb. 8-3 Die Kernspintomographie des Rückenmarkkanals läßt in Höhe des 3. LWK ein Ependymom von 1,2 cm Länge erkennen.

8.4.3 HNO-Bereich

Die **CT mit Knochen- und Weichteilfenster** ermöglicht eine hinreichend genaue Beurteilung der Tumorausdehnung sowie den eventuellen Nachweis von Knochendestruktionen an der Schädelbasis, den Orbitae und an der Wirbelsäule (Abb. 8-5). Die MRT kann die Weichteile noch besser differenzieren. Die Schnittebenen werden der besonderen Tumorsituation angepaßt.

Zum Nachweis von Halslymphknotenmetastasen hat sich in neuerer Zeit die **Sonographie** (Ultraschalluntersuchung) bestens bewährt. Sie kann Lymphknotenmetastasen aufdecken, die unter Umständen selbst dem Finger des Erfahrenen entgehen.

8.4.4 Thoraxorgane

Die **Röntgenthoraxaufnahme** ist die wichtigste Screening-Untersuchung zum Nachweis von Tumoren in der Lunge, am Lungen- bzw. Rippenfell, in der Lungenwurzel und an den Rippen und Wirbel-

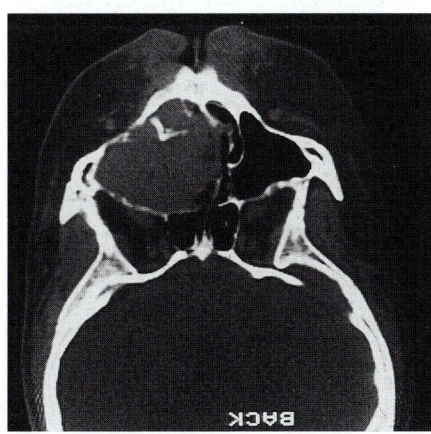

Abb. 8-5 Ausgedehntes Oberkieferkarzinom in der Computertomographie: Zerstörung von Kieferhöhle, Siebbeinzellen, lateraler linker Nasenwand, Einbruch in die linke Nasenhaupthöhle und Zerstörung der äußeren Nase.

körpern. Die kritische Nachweisgrenze eines peripheren Lungenrundherdes liegt bei 0,5–1 cm. Bei unklaren Befunden muß durchleuchtet werden (Abb. 8-6).

Zum Nachweis von Tumoren des Hilus und des Mediastinums ist die **Computertomographie** konkurrenzlos (Abb. 8-7). Die beste Unterscheidung zwischen Normal- und Tumorgewebe erlaubt die MRT.

Minderdurchblutete Lungenareale (durch Gefäßkompression oder als Reflex auf einen Bronchusverschluß) lassen sich eindrücklich mit der **Perfusionsszintigraphie** der Lungen darstellen.

8.4.5 Brustdrüse

Hier ist die **Mammographie** die Methode der Wahl: Diffuse Veränderungen des Brustparenchyms sprechen vor allem für eine Mastopathie (Sammelbegriff für eine Reihe nicht bösartiger Parenchymveränderungen). Solitäre Knoten deuten auf Zysten, Fibroadenome und Karzinome hin. Auf den Aufnahmen werden Drüsen, Fett- und Bindegewebe sowie Haut und Gefäße beurteilt. Besonders ist auf Mikroverkalkungen zu achten, die oftmals der einzige Hinweis auf ein Karzinom sind (Abb. 8-8).

Die **Sonographie** gestattet die Unterscheidung zwischen soliden und zystischen Prozessen. Ein verdächtiger Befund muß zur zytologischen und histologischen Abklärung punktiert werden.

Die **Galaktographie** (Darstellung der zentralen Milchgänge mittels Kontrastmittel) ist bei einseitig sezernierender Brustdrüse indiziert und kann Gangerweiterungen (Mastopathie), Füllungsdefekte (Papillome, Papillomatose) und Gangabbrüche (Milchgangkarzinom) beschreiben.

Die **MRT-Mammographie** ist das allerneueste Verfahren. Einige Untersucher meinen, damit ein Karzinom absolut sicher nachweisen zu können (was nicht stimmt).

8

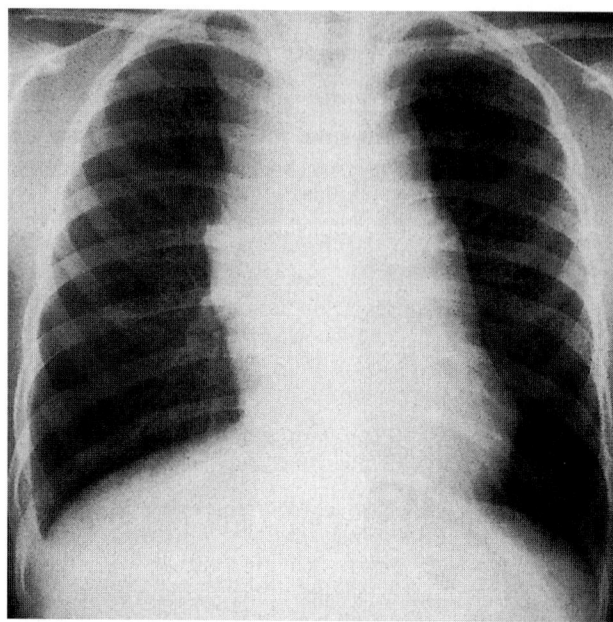

Abb. 8-6 Thoraxübersichtsaufnahme mit großem Mediastinaltumor.

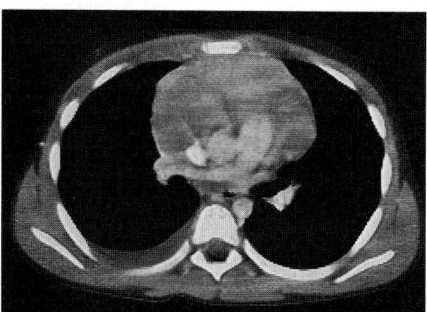

Abb. 8-7 Großes malignes Thymom des vorderen Mediastinums in der Computertomographie: Die vordere Brustwand und die großen Gefäße sind umwachsen und komprimiert (v. li. n. re.: kontrastierte V. cava superior, Aortenwurzel und A. pulmonalis).

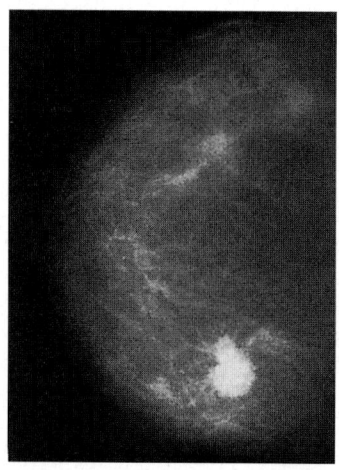

Abb. 8-8 Szirrhöses Mammakarzinom mit typischen Krebsausläufern und Mikroverkalkungen bei einer 47jährigen Patientin in der Mammographie.

8.4.6 Magen-Darm-Trakt und Leber

Die **Endoskopie** hat an vielen Häusern „das Röntgen" als Verfahren der ersten Wahl bei der Primärdiagnose von Karzinomen des Ösophagus, des Magens und des Dickdarms verdrängt. Der Untersucher kann den Tumor direkt sehen und biopsieren. Doch gibt es leider auch „blinde Flecken" für das Endoskop, außerdem empfinden zahlreiche Patienten eine Endoskopie als unangenehm.

Röntgenkontrastmitteluntersuchungen, als Prallfüllung und im Doppelkontrast, gehören (je nach diagnostischer Ausrichtung der Klinik) nach wie vor zu den Methoden der ersten Wahl zum Nachweis von tumorösen Veränderungen der Speiseröhre, des Magens, des Dünn-, Dick- und Enddarms. Die Untersuchungen weisen krankhafte Veränderungen mit hoher Sicherheit nach, gestatten jedoch keine histologische (feingewebliche) Diagnose. Deshalb muß anschließend jeder pathologische Befund endoskopiert und dabei biopsiert werden (Abb. 8-9).

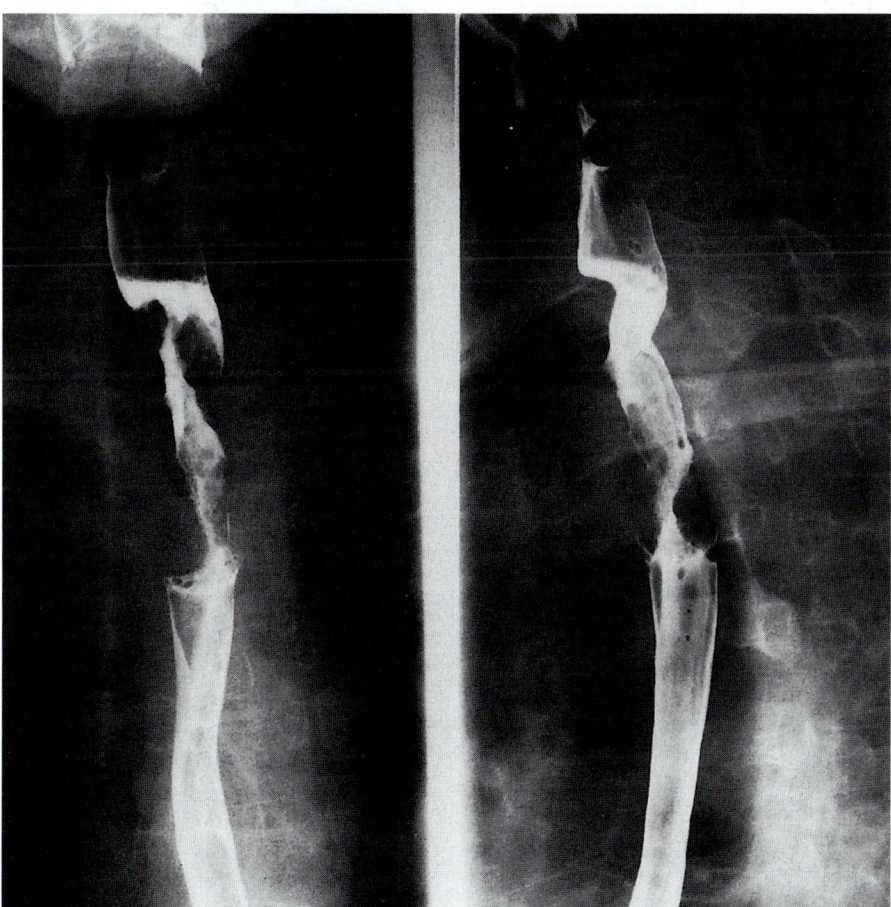

Abb. 8-9 Kraniales Ösophaguskarzinom. Sogenannter „Breischluck": Ösophaguspassage mit Bariumbrei.

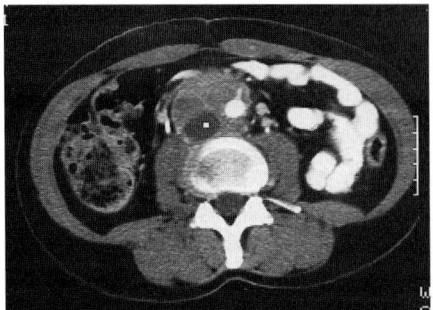

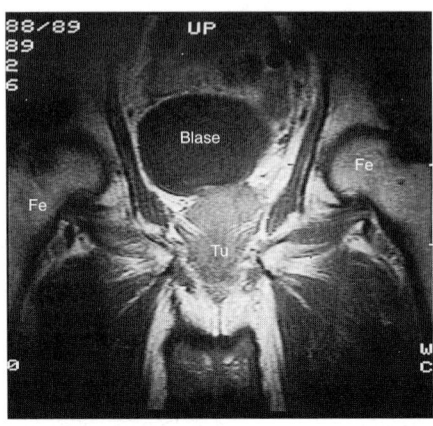

Abb. 8-10 Computertomographie des Abdomens: Retroperitoneale Lymphknotenvergrößerung eines Lymphoms. Aorta (kontrastmittelgefüllt) und untere Hohlvene sind ummauert. Die untere Hohlvene ist thrombosiert.

Abb. 8-11 Kernspintomographie eines Harnblasenkarzinoms. Blase, Fe = Oberschenkel, Tu = Blasenkarzinom.

Die **CT** zeigt das organüberschreitende Wachstum eines Tumors besonders deutlich und ist zum Nachweis von Mediastinal-, Leber- und abdominalen Lymphknotenmetastasen geeignet (Abb. 8-10).

Die **Sonographie** hat eine hohe Treffsicherheit beim Nachweis von Lebermetastasen, eine deutlich geringere bei retroperitonealen Tumoren, wie Pankreas- und Lymphknotentumoren.

8.4.7 Nieren und ableitende Harnwege

Die **Ultraschalluntersuchung** ist die Suchmethode der ersten Wahl zum Nachweis solider oder zystischer Raumforderungen des Nierenparenchyms und eines gestauten Nierenbeckens. Raumforderungen in der Blase und in der Prostata können sowohl von außen als auch endorektal oder endovesikal mit hoher Treffsicherheit erkannt werden.

Mit dem **Ausscheidungsurogramm** werden Nierenform, Nierenbeschaffenheit, das Nierenhohlraumsystem, die Lage und Weite der Harnleiter, Innenkontur und Impressionen der Harnblase abgebildet. Zur Beurteilung der Harnblase hat sich die MRT bewährt (Abb. 8-11).

Mit der **CT** lassen sich Ausdehnung und Nachbarschaftsbeziehungen von Primärtumoren sowie die retroperitonealen Lymphknotenstationen beurteilen.

Eine **Nierenangiographie** wird nur noch präoperativ zur Klärung der Gefäßversorgung vorgenommen.

8.4.8 Retroperitoneale Lymphknoten

Die **Sonographie** ist als Suchmethode nur dann geeignet, wenn der Retroperitonealraum ohne Artefakte völlig einsehbar ist. Die **CT** kann über 1 cm vergrößerte Lymphknoten sichtbar machen, erlaubt aber keine Artdiagnose. Falschnegative Befunde bei fehlender Lymphknotenvergrößerung und falsch positive Befunde durch Normvarianten sind häufig (vgl. Abb. 8-10).

Die **Lymphographie** deckt nicht nur Lymphknotenvergrößerungen auf, sondern läßt auch die Lymphknotenstruktur nichtvergrößerter Lymphknoten beurteilen. Die Sensitivität beträgt etwa 80%, die Spezifität mehr als 95%. Sie sollte immer dann durchgeführt werden, wenn CT und Ultraschalluntersuchung einen Normalbefund ergeben haben, der Nach- weis von Lymphknotenmetastasen (z.B. bei malignen Lymphomen, Hodentumo- ren und Genitalkarzinomen) aber eine Änderung des therapeutischen Vorge- hens verlangen würde (Abb. 8-12).

8

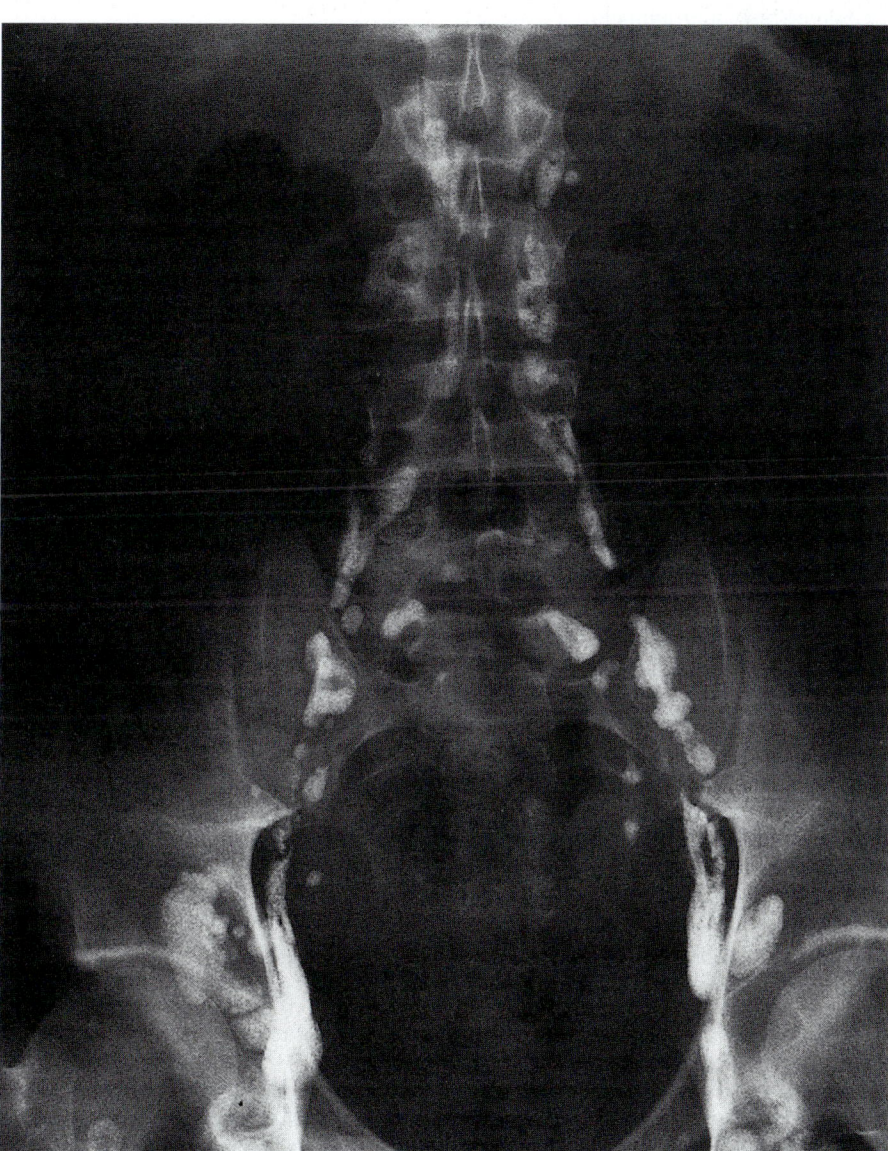

Abb. 8-12 Speicherbild der lumbalen, iliakalen und inguinalen Lymphknoten 24 Stunden nach Lymphographie mit einem öligen Röntgenkontrastmittel.

8.4.9 Skelettmetastasen

Die **Skelettszintigraphie** weist Skelettmetastasen Monate vor ihrem Sichtbarwerden im **Röntgenbild** nach. Die pathologischen Befunde sind unspezifisch und können ebenso oder ähnlich bei degenerativen Skeletterkrankungen (Spondylose, Arthrose), als Traumafolge oder bei entzündlichen Prozessen aussehen. Jeder positive Befund im Szintigramm muß deshalb gezielt geröntgt und bei weiterbestehender diagnostischer Unsicherheit einer **Computertomographie** zugeführt werden.

8.5 Labordiagnostik

8.5.1 Früherkennung von Tumorkrankheiten

Zur Früherkennung von Tumorkrankheiten eignet sich kein einziger Labortest. Aber Laboruntersuchungen ergänzen die klinische und apparative Diagnostik. Sie geben unter Umständen Hinweise auf **Art und Lokalisation** und eignen sich zur **Verlaufskontrolle**. Wichtige Organfunktionen lassen sich während der Behandlung mit Laboruntersuchungen überwachen, um **unerwünschte Nebenwirkungen** zu vermeiden oder rechtzeitig zu erkennen, vorwiegend am Knochenmark, an der Leber und an den Nieren.

Für die Onkologie schlagen wir folgende Systematik vor:

1. **Tumormarker** im engeren Sinn: direkt vom Tumor produzierte Substanzen, wie Eiweiße, Enzyme oder Hormone (Tab. 8-1).
2. **Tumormarker** im weiteren Sinn: durch **Tumoreinwirkung auf das Nachbargewebe** verursachte Laborabnormitäten:
   - Blutbildveränderungen: Leukopenie (zuwenig weiße Blutkörperchen), Thrombopenie (zuwenig Blutplättchen), Anämie (zuwenig rote Blutkörperchen) bei Knochenmarkinfiltration.

Tabelle 8-1 Tumorerkrankungen und ihre Tumormarker.

Tumormarker	Tumortyp
CEA (karzino-embryonales Antigen)	Karzinome des Dickdarms, des Pankreas, des Magens, der Brustdrüse, der Lunge
CA 15-3 (Cancer Antigen 15-3)	Mammakarzinom
CA 19-9 (Cancer Antigen 19-9)	Pankreaskarzinom
CA 125 (Cancer Antigen 125)	Ovarialkarzinom, Pleura- oder Peritonealbeteiligung bei anderen Tumoren (Mammakarzinom!)
AFP (α-Fetoprotein)	Leberzellkarzinom, Keimzelltumoren, Erhöhung auch bei Schwangeren
Beta-HCG (Untereinheit des menschlichen Choriongonadotropins)	trophoblastische Tumoren, Hodenkarzinome mit Chorionanteilen, paraneoplastische Syndrome
Calcitonin	medulläres Schilddrüsenkarzinom
Thyreoglobulin	papilläres und follikuläres Schilddrüsenkarzinom
PSA (prostataspezifisches Antigen)	Prostatakarzinom, falschpositiv erhöht auch bei entzündlichen Prostataerkrankungen, bei Prostatahypertrophie und nach rektaler Austastung der Prostata
Ferritin	Morbus HODGKIN, akute myeloische Leukämie, Leber-, Pankreas- und Bronchialkarzinom

- Erhöhung der Enzyme: saure Phosphatase (Prostatakarzinom), Serumamylase (Pankreaskarzinom), alkalische Phosphatase (Skelettmetastasen, Knochentumoren, Lebermetastasen), alkalische Leukozytenphosphatase (maligne Lymphome).
- Erhöhung normaler Ausscheidungsprodukte durch mechanische Abflußbehinderungen: Kreatinin- und Harnstofferhöhung bei tumorbedingtem Nierenstau, Erhöhung von Bilirubin und alkalischer Phosphatase bei Gallengangsverschluß (Ductus choledochus) durch ein Pankreaskarzinom, Gallengangskarzinom etc.

3. **Unspezifische Laborveränderungen** durch Tumoreinwirkung auf den Gesamtorganismus:
   - Anämie (Blutmangel),
   - Abnahme der Serumalbumine (nicht kompensierbarer Energiebedarf),
   - Veränderungen der Immunglobuline (Antikörpermangel, Eiweißverlust),
   - Erhöhung der Laktatdehydrogenase (LDH).

4. **Paraneoplastische Laborveränderungen**: Es handelt sich um Krankheitszeichen, die durch hormonale Fernwirkungen eines malignen Tumors im Organismus oder in einem bestimmten Organ zustande kommen. Diese sogenannten paraneoplastischen Syndrome treten bei einer Vielzahl von Tumoren auf, vor allem bei solchen, die neuroektodermalen Ursprungs sind, wie die sogenannten APUD-System-Tumoren: Karzinoid, kleinzelliges Bronchialkarzinom, seltene Tumoren des Gastrointestinaltrakts und der Genitalorgane.
   - Hormonbildung durch einen Tumor, dessen Ausgangsgewebe dazu normalerweise nicht befähigt ist,

mit der Folge von CUSHING-Syndrom, Gynäkomastie (Brustdrüsenschwellung), Akromegalie (Wachstum der „Körperspitzen", wie Nase, Ohren, Lippen und Finger), Hyperthyreose (Schilddrüsenüberfunktion). Dies ist häufig beim kleinzelligen Bronchialkarzinom.
- Thrombozytose beim Bronchialkarzinom oder Tumoren des Gastrointestinaltrakts durch bisher ungeklärte Übertragungsmechanismen.

↗ Die Treffsicherheit im allgemeinen ist bei Laboruntersuchungen gering. Dafür lassen sich krankhaft veränderte Werte ohne Belastung für den Patienten während und nach Therapie kontrollieren.

8.5.2 Tumormarker

Tumormarker im engeren Sinn sind biochemisch und immunologisch bestimmbare Substanzen, die entweder vom Tumor selbst gebildet werden oder aber mit ihm assoziiert (vergesellschaftet) sind. Sie lassen sich entweder direkt im Tumorgewebe nachweisen oder aber im Serum oder Urin des Patienten bestimmen. Tumormarker kommen schon normalerweise in sehr geringen Konzentrationen vor und sind damit **nicht unbedingt tumorspezifisch**. Falsch positive Resultate findet man z. B. bei verschiedenen chronisch entzündlichen Prozessen. Tumormarker eignen sich nicht zur Primärdiagnostik, dafür „springen sie" nicht zuverlässig genug an. Sie haben dafür eine überragende Bedeutung bei der Verlaufsbeurteilung eines mit anderen Methoden nicht mehr nachweisbaren Tumors. Die wichtigsten von ihnen zählen wir in Tabelle 8-1 auf und geben dazu den Tumortyp an, auf den sie sich beziehen.

8

8.6 Operative Diagnostik – Gewebeentnahme

Die operative Diagnostik bezweckt eine Gewebeentnahme und ist somit eine direkte Methode zur Typisierung, zur Bestimmung des Malignitätsgrads und in wenigen Fällen zum Staging von bösartigen Tumoren. Punktionskanal oder Inzisionsweg sollte so plaziert werden, daß er bei der definitiven Operation entfernt werden kann.

8.6.1 Aspirationsbiopsie

Man saugt Zellen und Gewebefragmente mit Hilfe einer in das fragliche Gewebe eingestochenen feinen Nadel gezielt an (Feinnadelbiopsie). Das Material wird anschließend zytologisch untersucht zur Beurteilung von Einzelzellen oder Einzelzellverbänden. Der Geübte kann neben dem Tumortyp auch den Malignitäts- und den Invasionsgrad erkennen.

↗ Ein negativer Befund schließt einen malignen Tumor nicht aus. Er könnte bei der Punktion verfehlt worden sein.

8.6.2 Nadelbiopsie

Die Entnahme des Gewebezylinders erfolgt mit speziell hierfür angefertigten Biopsienadeln zum Zweck der histologischen (Gewebe-)Untersuchung. Sie können gegebenenfalls während einer Computertomographie oder während einer Ultraschalluntersuchung plaziert werden. Dann spricht man von CT- oder ultraschallgesteuerter Nadelbiopsie.

↗ Weil bei der Nadelbiopsie das umgebende gesunde Gewebe nicht mitbeurteilt wird, kann die histologische Tumordiagnose Schwierigkeiten bereiten.

8.6.3 Zangenbiopsie und Schlingenabtragung

Mit speziellen Biopsiezangen werden Gewebeteile entnommen und histologisch untersucht. Das erfolgt aus Hohlorganen, also im Gastrointestinaltrakt, in der Blase und im Bronchialsystem. Eine Variante besteht in der Abtragung von Polypen oder Adenomen mit der elektrischen Schlinge. Es empfiehlt sich, dabei stets den gesamten Tumor zu entfernen, um ihn exakt typisieren, seinen Malignitätsgrad, die Invasionstiefe (durch Basalmembran hindurch) und gegebenenfalls seine radikale Entfernung beurteilen zu können.

8.6.4 Inzisionsbiopsie und diagnostische Exstirpation

Als Inzision bezeichnet man eine meist keilförmige Gewebeentnahme aus dem Tumor. Sie ist nur dann zulässig, wenn das Karzinom nicht im Gesunden entfernt werden kann. Man sollte nämlich in jedem Fall anstreben, einen suspekten Tumor bereits bei der Diagnose durch Exzisionsbiopsie vollständig zu entfernen.

8.6.5 Mediastinoskopie und Thorakoskopie

Mit der Mediastinoskopie beurteilt man das obere Mediastinum und seine Lymphknotenketten, mit der Thorakoskopie die Pleura (Lungenfell) und die Lungenoberfläche. Aus verdächtigen Stellen werden Biopsien entnommen.

Mediastinoskopie: Durch eine quere Inzision im Jugulum erfolgt in Narkose der Zugang in das Mediastinum mit Hilfe eines Mediastinoskops. Das prätracheale Gewebe wird bis zur Trachealbifurkation hin mit dem Finger stumpf gelöst (digitale Dissektion). Über das Mediastinoskop gelingt es dann, das obere Mediastinum und seine Organstrukturen in Vergrößerung zu betrachten und mit der Nadel oder Zange paratracheal und parahilär Lymphknoten zu biopsieren.

Thorakoskopie: Zwischen dem 6. und 8. Interkostalraum wird in der mittleren Axillarlinie ein Schnitt gesetzt und daraufhin mit dem Finger stumpf für das Thorakoskop erweitert. Nach Betrachtung von Pleura und Lunge, unter Umständen mit gezielten Biopsien, wird das Instrument wieder entfernt. Dann muß eine Thoraxdrainage gelegt werden, bis die Pleura sicher verschlossen ist.

8.6.6 Probelaparotomie inkl. „Second-look-Operationen"

Die Probelaparotomie bezweckt eine gezielte Gewebeentnahme, die Überprüfung der Operabilität eines Tumors und eine exakte Stadieneinteilung der Tumorkrankheit. Eine Sonderform ist die sogenannte **Staging-Laparotomie** zur Stadienabklärung der malignen Lymphome. Das technische Vorgehen und die diagnostischen Schritte im Rahmen des Eingriffs erfolgen protokollmäßig:

- Splenektomie (diagnostische Entfernung der Milz, möglichst nicht bei Kindern),
- Keilexzisionen aus dem rechten und linken Leberlappen, auch wenn die Leber normal aussieht,
- Leberpunktionen mit der Biopsienadel,
- Entnahme von je einem paraaortalen und parailiakalen Lymphknoten rechts und links, aus dem Mesenterium, der Leberpforte und aus dem Bereich des

Truncus coeliacus (Hauptgefäßverzweigung im oberen Abdomen), auch dann, wenn augenscheinlich kein kranker Lymphknoten vorhanden ist. Die Entnahmestellen werden für eine eventuelle spätere Bestrahlung mit Metallclips markiert.

Bei jüngeren Frauen nimmt man zusätzlich die Ovarien aus dem späteren Bestrahlungsfeld heraus und verlagert sie nach lateral in die parakolischen Nischen oder hinter den Uterus.

Die Staging-Laparotomie ist nicht ganz harmlos. Wundinfektionen, intraabdominelle Abszesse, Blutungen und Embolien kommen in bis zu 10% der Fälle vor, insbesondere bei dicken und älteren Patienten. Die Letalität liegt aber unter 1%.

8

Staging-Laparotomien zur Stadieneinteilung maligner Lymphome werden heute nur noch sehr selten durchgeführt. Ihr prognostischer Wert ist begrenzt.

Die „**Second-look-Operation**" ist eine weitere Variante der Probelaparotomie. Nach Chemotherapie oder Strahlentherapie soll das Ausmaß einer Tumorrückbildung (Remission) festgestellt oder bei Rezidivverdacht das Rezidiv lokalisiert werden. Üblich und zwingend vorgeschrieben ist diese Maßnahme nach der Chemotherapie eines Ovarialkarzinoms. Aber auch bei kurativ operierten kolorektalen Karzinomen ist sie dann angezeigt, wenn der CEA-Tumormarker ansteigt und dieser sich sonst mit keiner anderen diagnostischen Maßnahme klären ließe.

9 Strategie der Tumorbehandlung

9.1 Allgemeine Grundsätze

Abhängig von der Histologie, der Lokalisation und der Ausdehnung einer bösartigen Geschwulst und unter Berücksichtigung der Belastbarkeit des Patienten (Allgemeinzustand) unterscheidet man zwischen kurativer und palliativer Zielsetzung der Behandlung.

Kurativtherapie

Die Behandlung ist auf Heilung ausgerichtet. Die Ergebnisse der prätherapeutischen Diagnostik versprechen eine realistische Heilungschance.

Für die Kurativtherapie bestehen allgemein folgende Grundsätze:

- Die Geschwulst muß im ersten therapeutischen Zugriff beseitigt werden. Ein Rezidiv verschlechtert im allgemeinen die Lebenserwartung beträchtlich.
- Bei kurativer Zielsetzung sollten die geeigneten Behandlungsmethoden sinnvoll kombiniert werden.
- Vor dem Behandlungstermin empfiehlt sich die Aufstellung eines Behandlungsplans, der zwischen allen Beteiligten abgestimmt sein muß.
- Kann der Patient aufgrund der Tumorausbreitung nicht mehr geheilt werden, ist der Beginn einer palliativen Behandlung sorgfältig abzuwägen, um nicht durch überstürztes Handeln zu schaden.

Palliativtherapie

Die Behandlung bezweckt die Linderung oder Prophylaxe tumorbedingter Symptome bei nicht heilbarem Tumorleiden, meist ohne nennenswerten Einfluß auf die Gesamtprognose.

↗ **Die drei Säulen der Tumorbehandlung** sind Operation, Strahlentherapie und Chemo- bzw. Hormontherapie. Welcher dieser Methoden der Vorzug zu geben ist oder in welcher Weise sie kombiniert werden sollen, hängt von der Art des Tumors **(Typing)**, dem Malignitätsgrad **(Grading)** und der Tumorausbreitung **(Staging)** ab (Abb. 9-1).

Typing/Grading

Die Artdiagnose und den Malignitätsgrad legt der klinische Pathologe anhand von repräsentativen Gewebeproben fest.

Staging

Die Stadieneinteilung ist Aufgabe des Klinikers. Dabei geht es zunächst um die Frage, ob Fernmetastasen vorhanden sind, dann um die Bestimmung der lokoregionalen Ausbreitung (vgl. Abb. 9-1). Die Behandlung von **Fernmetastasen** wird palliativ geplant; nur in seltenen Fällen ist Heilung möglich (z. B. Spätmetastasen in Leber und Lunge: Operation; Metastasen von Hodentumoren: Chemotherapie).

Bei lokoregional begrenztem Tumorbefund sind folgende Fragen zu beantworten:

- Ist der Tumor im Gesunden (R0) operabel?
- Ist bei malignen Lymphomen oder Leukämien zuerst eine Radiotherapie oder eine Chemotherapie angezeigt?
- Ist ein die Organfunktion erhaltendes Vorgehen möglich?
- Wie hoch ist das Risiko eines lokalen oder regionalen Rezidivs?
- Sind später Fernmetastasen (systemisches Rezidiv) zu erwarten?

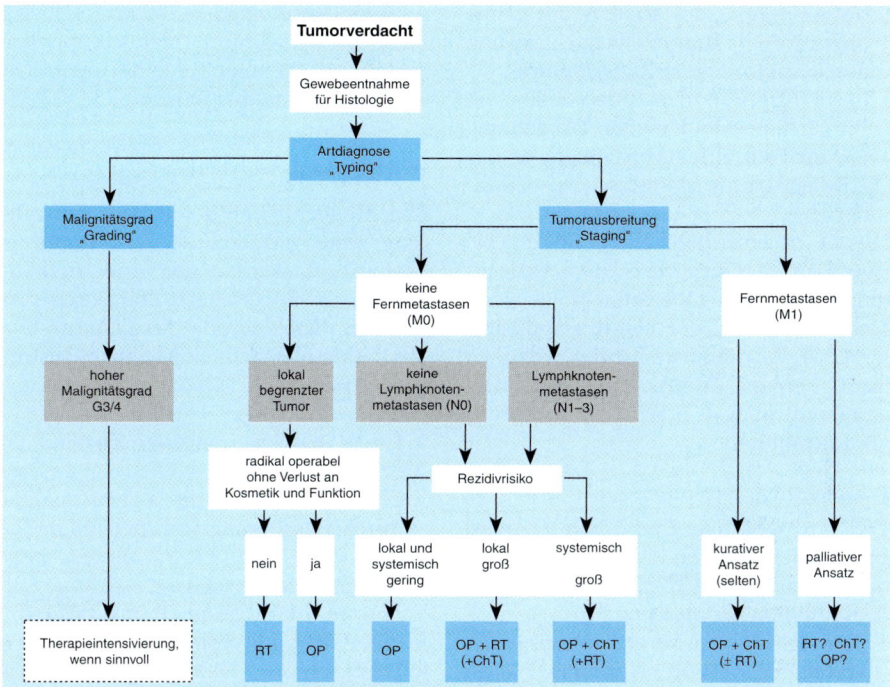

Abb. 9-1 Grundsätze für die Therapieentscheidung in der Onkologie. OP = Operation, RT = Radiotherapie, ChT = Chemotherapie.

Tumorstadium, Tumorbiologie und das Risiko für ein lokales, regionales oder systemisches Rezidiv bestimmen die Wahl und Reihenfolge der Therapiemethoden, z. B.

- zuerst Operation – und nachfolgend Radiotherapie oder Chemotherapie?
- Oder zuerst Radiotherapie – und nachfolgend Operation oder Chemotherapie?
- Oder zuerst Chemotherapie?

9.2 Kurative Strahlentherapie

Alleinige Radiotherapie

Die Strahlentherapie wird im allgemeinen eine Operation nicht ersetzen können. Man gibt ihr jedoch dann den Vorzug, wenn der Tumor ausreichend strahlenempfindlich ist und **bei gleicher Heilungsaussicht ein besseres funktionelles und kosmetisches Ergebnis** erwartet werden kann. Beispiele dafür sind maligne Lymphome, Hauttumoren an exponierten Körperstellen, Larynx- und Epipharynxkarzinome, begrenzte Mundhöhlen- und Zungengrundkarzinome, Prostatakarzinome, Analkarzinome, Zervixkarzinome ab Stadium IIa, Medulloblastome und Peniskarzinome.

Präoperative Radiotherapie

Die Bestrahlung vor der Operation hat folgende Ziele:

- Verkleinerung und bessere Abgrenzung des Tumors, um eine Operation im Gesunden (R0) zu ermöglichen.
- Zerstörung von bereits in die Nachbarschaft eingedrungenen Tumorausläufern, um Lokalrezidive zu vermeiden.

- Verminderung des Risikos der intraoperativen Tumorzellverschleppung durch Tumoreinschnitt und -einriß,
- Devitalisierung der Tumorzellen im Primärtumor und in der Umgebung, um im Falle ihrer Verschleppung das Anwachsen als Metastasen zu verhindern.

Die Dosis entspricht einer auf ein bis zwei Drittel reduzierten Tumorvernichtungsdosis. Die Operation folgt nach einem Zeitraum, der von der applizierten Dosis bestimmt wird, für gewöhnlich nach wenigen Tagen (Kurzzeitvorbestrahlung) oder 4–6 Wochen (Langzeitvorbestrahlung).

Postoperative Radiotherapie

Die postoperative Radiotherapie wird zur Vermeidung von lokalen, regionalen oder systemischen Rezidiven in folgenden Situationen eingesetzt:

- Tumorreste sind im Operationsgebiet verblieben (R-Klassifikation, nach UICC 1993): Resektion histologisch (R1) oder makroskopisch (R2) nicht im Gesunden, großer Tumor und/oder lokale Tumorzellverschleppung.
- Tumorzellabsiedlungen sind im regionalen Ausbreitungsgebiet manifest oder aufgrund allgemeiner Erfahrung höchstwahrscheinlich: regionaler Lymphabfluß, Liquorraum, Peritoneal- und Pleurahöhle.

Operation und Nachbestrahlung müssen zeitlich und räumlich gut aufeinander abgestimmt sein. Die Bestrahlung beginnt 2–4 Wochen, spätestens 6 Wochen nach der Operation. Die Dosis ist eine volle Tumorvernichtungsdosis von – je nach Tumorrest – 50–75 Gy; nur bei hoch strahlenempfindlichen Tumoren reichen 20–40 Gy aus.

↗ Im Falle einer R0-Resektion (Operation histologisch im Gesunden) kann man unter Umständen auf eine Zusatzbehandlung verzichten. Nach R1-Resektion (histologischer Tumorrest) und nach R2-Resektion (makroskopischer Tumorrest) ist immer eine postoperative Strahlenbehandlung indiziert.

9.3 Palliative Strahlentherapie

Die Möglichkeiten der Palliativbestrahlung von fortgeschrittenen Tumorerkrankungen werden von Außenstehenden oft gering geschätzt und falsch verstanden. Doch gerade die nichtkurative Radiotherapie stellt ein wichtiges Instrumentarium in der Hand des Arztes dar. Sie beabsichtigt:

- Einen beschwerdefreien Zustand zu erreichen,
- die Verbesserung der Lebensqualität durch Beseitigung von quälenden Tumorsymptomen, wie Blutungen, neurologischen Ausfällen, Schmerzen, Husten, Luftnot und Darmverschluß,
- die Prävention von tumorabhängigen Beschwerden, z. B. Frakturen und Blutungen.

Dabei unterscheidet man zwischen Stabilisierungs- und Schmerzbestrahlungen.

Stabilisierungsbestrahlung

Das Tumorwachstum soll so weit zurückgedrängt oder doch zumindest aufgehalten (stabilisiert) werden, daß der Patient vor drohenden schweren Komplikationen bewahrt bzw. von bereits eingetretenen Notsituationen befreit wird, d. h., ihm soll so lange wie möglich eine normale Lebensweise erhalten bleiben. Die Indikationen für eine Stabilisierungsbestrahlung sind:

- Strahlenempfindliche Tumoren.
- Unter Umständen ist doch noch ein kuratives Behandlungsziel erreichbar.
- Ein disseminierter Tumor ist durch Chemotherapie lokal nicht beherrschbar.
- Beschwerden durch inoperable (Rezidiv-)Tumoren.
- Stabilitätsgefährdung durch Skelett-

und neurologische Ausfälle durch Hirnmetastasen.

Die Dosis beträgt etwa zwei Drittel der Tumorvernichtungsdosis. Sie kann in Einzelfällen auch höher gewählt werden.

Schmerzbestrahlung

Tumorbedingte Schmerzen lassen sich bereits mit niedriger Strahlendosis lindern, dauerhaft jedoch nur mit stabilisierenden Dosen beseitigen. Auf diese Weise kann man Schmerzmittel einsparen bzw. die oft unumgängliche Schmerzbehandlung unterstützen.

Als Dosis reicht im allgemeinen ein Viertel bis ein Drittel der Tumorvernichtungsdosis aus. Oft wird die Bestrahlung nur einzeitig, allenfalls in drei bis vier Fraktionen verabfolgt.

↗ Stabilisierende und schmerzlindernde Bestrahlungen sind, selbst wenn sie keine Heilung erreichen können, dankbare und humane Aufgaben.

9.4 Zusatzmaßnahmen zur Strahlentherapie

Radiochemotherapie

Für den simultanen oder sequentiellen Einsatz von Radio- und Chemotherapie gibt es grundsätzlich die folgenden Indikationen:

- **Chemotherapie als adjuvante Maßnahme** bei hochmalignen Tumoren, die durch eine Lokalbehandlung wegen frühzeitig einsetzender Metastasierung nicht heilbar sind (z. B. kleinzelliges Bronchialkarzinom, maligne Lymphome, Knochen- und Weichteilsarkome).
- **Stabilisierende, sequentielle Radiotherapie** bei primär bereits metastasierenden Tumoren, bei denen eine durch Chemotherapie erreichte Vollremission konsolidiert werden soll (kleinzelliges Bronchialkarzinom, hochmaligne Lymphome) oder Organe behandelt werden müssen, die für eine Chemotherapie nicht zugänglich sind (ZNS-Bestrahlung bei Leukämie).
- **Simultane Radiochemotherapie** von Tumoren zur örtlichen Wirkungsverstärkung der Strahlentherapie („Strahlensensibilisierung") am Tumor (z. B. Blasen- und Analkarzinom, Hirntumoren, HNO-Karzinome).
- **Palliative, sequentielle Chemo- und Radiotherapie** mit initialer Chemotherapie weit fortgeschrittener Tumoren, um sie nach Tumorverkleinerung in einen bestrahlbaren Zustand zu bringen.

Radiohyperthermie

Überwärmung (Hyperthermie) kann Tumorgewebe bei einer Temperatur von mehr als 41 °C für die Strahleneinwirkung sensibilisieren, bei über 42,5 °C sogar ohne Bestrahlung oder Chemotherapie zerstören (s. Kap. 12). Die Wirkung tritt nur im erwärmten Gewebe ein und ist somit lokal begrenzt. Die Hyperthermiebehandlungen erfolgen für gewöhnlich unmittelbar nach der Bestrahlung, selten und idealerweise simultan.

Andere strahlensensibilisierende Maßnahmen

Wie die simultane Radiochemotherapie oder die Radiohyperthermie haben diese Maßnahmen den Zweck, die örtliche Strahlenwirkung gegen den Tumor zu verstärken.

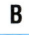

- **Strahlensensibilisierende Substanzen** im engeren Sinn (Misonidazol, Metronidazol u. a.).
- **Sauerstoffüberdruckbeatmung** zum Zweck eines höheren O_2-Gewebespiegels im Tumor (vgl. Kap. 12.5.5).
- **Hypoxie-Radiotherapie:** Bestrahlung bei Beatmung mit einem sauerstoffarmen Gasgemisch, um das gesunde (!) Gewebe vor der Strahlenwirkung zu schützen (vgl. Kap. 12.5.5).

10 Grundlagen der chirurgischen Tumortherapie

Radiotherapie und Chirurgie sind gezielte, nur lokal und ggfs. lokoregional effektive Behandlungsmaßnahmen. In ihrer Zielsetzung haben sie viel Gemeinsames. Und zwischen Radiotherapeuten und Operateuren herrscht für gewöhnlich große Übereinstimmung des Denkens und Handelns.

Die in der Radioonkologie Tätigen sollten mit den Möglichkeiten, Indikationen und Grenzen der chirurgischen Fächer vertraut sein.

10.1 Diagnostische Operationen

Diagnostische Operationen dienen dazu, einen Tumorverdacht durch Gewebeentnahme zu erhärten. Dazu reichen häufig einfache **Feinnadel-** oder **Stanzbiopsien** aus, die in örtlicher Betäubung durchgeführt werden. Manchmal muß man größere Gewebeanteile entnehmen, um eine genaue histologische Diagnose stellen zu können (Zangenbiopsie, Schlingenabtragung, Inzisionsbiopsie und diagnostische Exstirpation, vgl. Kap. 8.6). Nur in Einzelfällen sind größere Operationen erforderlich, um das genaue Ausmaß der Erkrankung festlegen (Staging) oder das Ansprechen einer Tumorerkrankung auf Radiotherapie oder Chemotherapie überprüfen zu können (Probelaparotomie, Second-look-Operation).

10.2 Kurative Operationen

Von einer kurativen (heilenden) Operation sprechen wir dann, wenn der Tumor vollständig entfernt wurde und keine erkennbaren Tumorreste zurückgeblieben sind: sog. R0-Resektion. Der Pathologe bestätigt das durch histologisch freie Resektionsränder bzw. Resektionsflächen.

Bis vor wenigen Jahren wurden fast immer **Radikaloperationen** durchgeführt, bei denen man das vom Tumor befallene Organ teilweise, oft ganz, und zusätzlich die regionalen Lymphknoten entfernt. **Erweiterte Radikaloperationen** erfassen nicht nur die regionalen und zusätzlich die juxtaregionalen, also die fernen regionalen, Lymphknoten, sondern auch angrenzende Organe. Demgegenüber stellen **supraradikale operative Eingriffe** meist verstümmelnde Operationen dar mit Entfernung von Teilbereichen des Körpers (Hemipelvektomie, Beckenexenteration). Durch moderne Kombinationsbehandlungen könnten derartige Eingriffe weitgehend überflüssig geworden sein.

In den letzten Jahren hat sich gezeigt, daß die den Patienten belastenden Radikaloperationen häufig nicht die gewünschte Heilung bringen und nicht erforderlich sind. Kleine Tumoren, die nur einen Teil eines Organs befallen und zerstört haben, können ohne Verlust an Heilungswahrscheinlichkeit mit **organerhaltenden Operationen** beseitigt werden. Man entfernt dabei nur den Tumor mit einem engen Sicherheitsabstand. Danach ist aber immer eine Nachbestrahlung angezeigt.

Chirurgische Radikalitätsprinzipien

Jeder Tumorchirurg hat die modernen onkologischen Radikalitätsprinzipien zu verfolgen, wenn er einen Eingriff kurativ plant und durchführen möchte. Sie sind inzwischen weitgehend standardisiert:

- Entfernung des **gesamten Tumors „en bloc"** mit gesundem Umgebungsgewebe in seinen anatomischen Grenzen (meist) einschließlich der regionalen Lymphbahnen und Lymphknoten. Einschnitte in den Tumor haben zu unterbleiben, Tumoreinrisse (bei großen Tumoren) sind zu vermeiden. Anderenfalls sinkt die lokale Tumorkontrolle und steigt die Fernmetastasierungsrate.
- Anwendung der **„No-touch"-Technik**, d.h., man entfernt den Tumor, ohne ihn zu berühren, mitsamt seinen Gefäßen (um eine Verschleppung von Tumorzellen zu vermeiden).
- **Histologisch freie Sicherheitsabstände** („clear margins") sind zu beachten. Diese sind bei den einzelnen Organtumoren teilweise bereits definiert: z.B. beim Mammakarzinom 1 cm; beim Rektumkarzinom 3 cm in longitudinaler und 2 cm in lateraler Ausrichtung; beim malignen Melanom unter besonderen Voraussetzungen 2 cm, sonst 5 cm.
- **Spülung des Operationsgebietes** mit zytotoxischen Substanzen.

Der **klinische Pathologe** untersucht das gesamte(!) Operationspräparat, vermißt Tumorgröße und Sicherheitsabstände, überprüft mikroskopisch die Resektionsränder und Resektionsflächen(!), zählt und untersucht eine festgeschriebene Mindestzahl an entnommenen Lymphknoten und ordnet sie geographisch-anatomisch zu. Das Ergebnis wird mit der TNM-Formel (Kap. 5.7.1) klassifiziert und nach der R-Klassifikation als R0-, R1- oder R2-Resektion (vgl. Kap. 5.7.1) beschrieben.

↗ Eine Operation ist nur kurativ als R0-Resektion.

10.3 Palliative Operationen

Von palliativen Operationen spricht man, wenn eine radikale Tumorentfernung aufgrund lokaler oder internistischer Inoperabilität oder wegen Fernmetastasen nicht möglich ist. Sie zielen darauf ab, die durch das örtliche Tumorwachstum hervorgerufenen Symptome zu beseitigen oder solchen vorzubeugen. Sie sind aber nur angezeigt, wenn die Lebensqualität des Patienten für die noch verbliebene Lebenszeit verbessert werden kann (Beispiele Tab. 10-1). Man unterscheidet

- symptomatische chirurgische Eingriffe,
- Tumorverkleinerung („debulking") und
- Metastasenchirurgie.

10

Tabelle 10-1 Beispiele für operative Eingriffe bei Tumorerkrankungen.

Diagnostische Operationen	– Staging-Laparotomie bei Morbus Hodgkin (zur histologischen Untersuchung von Milz und abdominalen Lymphknoten) – Second-look-Operation nach Chemotherapie eines Ovarialkarzinoms, Kontroll-TUR (transurethrale Resektion) nach Radiotherapie eines Harnblasenkarzinoms – Probefreilegung (z. B. Probethorakotomie).
Kurative Operationen (vollständige Tumorentfernung)	*Radikaloperation mit Entfernung des erkrankten Organs* – Mammaamputation bei Brustkrebs – Laryngektomie (Kehlkopfentfernung) bei Kehlkopfkrebs – Zystektomie bei Blasenkrebs – Gastrektomie bei Magenkrebs – Rektumexstirpation mit künstlichem Anus praeter bei Enddarmkrebs – Gliedmaßenamputation bei Knochen- oder Weichteilsarkom *Organerhaltende Operationen (i. d. R. mit Nachbestrahlung)* – Tumorektomie bei Brustkrebs – Laserresektion bei Kehlkopfkrebs – Transurethrale Resektion (TUR) bei Blasenkrebs – Rektumresektion bei Enddarmkrebs – Tumorentfernung im Gesunden bei Sarkomen (im Gegensatz zu Amputationen oder Kompartimentresektionen)
Pallative Operationen zur Beseitigung von Tumorsymptomen	– Tubusimplantation oder Gastrostomie (künstlicher Magenzugang bei stenosierendem Ösophaguskarzinom) – Gastrektomie bei blutendem Magenkarzinom – Osteosynthese von Frakturen bei Knochenmetastasen – AV-Shunt bei Hirntumoren mit Hydrozephalus (Shunt = Liquorableitung über Ventil in die Blutbahn)

11 Grundlagen der internistischen Tumortherapie

11.1 Allgemeines

Die **internistische Onkologie** beschäftigt sich speziell mit der medikamentösen, den gesamten Körper erfassenden (systemischen) Tumorbehandlung. Dazu gehören eine Vielzahl von zytotoxischen und zytostatischen Pharmaka, Hormone und körpereigene hormonähnliche Substanzen zur Immuntherapie, wie Interferone, Interleukin-2, Tumornekrosefaktor, hämatopoetische Wachstumsfaktoren und verschiedene Modulatoren der Medikamentenwirkung.

Grundsätzlich kommen die Chemotherapie, Hormon- und Immuntherapie bei allen bösartigen Neubildungen in Frage, sofern ein Tumoransprechen aufgrund von empirischer Chemosensibilität erwartet werden kann. Die systemische Therapie kann auch an die Stelle von Operation und Strahlentherapie treten, wenn die Tumoren einer radikalen Operation oder Strahlentherapie nicht zugänglich sind. Dies gilt für Leukämien, die fortgeschrittenen Stadien maligner Systemerkrankungen sowie für metastasierte solide Tumoren. Dabei sind die entscheidenden therapiebestimmenden Faktoren folgende:

- Behandlungsbedürftigkeit des Patienten
- Ausreichender Allgemein- und Ernährungszustand
- Chance des Therapieansprechens (Chemosensibilität)
- Lokalisation des Tumors, Größe und Anzahl der Metastasen
- Verfügbarkeit von geeigneten Supportivmaßnahmen (Begleitbehandlung)

- Kompetenz des behandelnden onkologischen Teams
- Kooperationswilligkeit und Kooperationsfähigkeit des Patienten

Adjuvante Chemotherapie

So bezeichnet man eine Chemotherapie von hochmalignen Tumoren, die zwar zum Zeitpunkt der Diagnose lokalisiert und metastasenfrei erscheinen, aber mit einer Lokalmaßnahme allein nicht heilbar sind (frühe systemische Metastasierung!). Sie wird vor oder nach einer Operation oder Bestrahlung oder als simultane Radiochemotherapie gegeben.

Neoadjuvante Chemotherapie bedeutet, daß die Chemotherapie (Radiochemotherapie) planmäßig vor einer Operation erfolgt.

↗ Adjuvant bedeutet eine Zusatztherapie nach vollständiger Tumorentfernung (R0).

Kurative Chemotherapie

Die Behandlung hat das Ziel, den Patienten von seiner Erkrankung zu heilen. Dies gelingt mit der Chemotherapie aber leider nur bei nicht mehr als 5% aller Tumorpatienten. Es handelt sich dabei um das metastasierte Chorionkarzinom der Frau, die metastasierten Hodentumoren, die akute lymphatische Leukämie, den Morbus HODGKIN im Stadium III und IV, das BURKITT-Lymphom, die Non-HODGKIN-Lymphome im Stadium II–IV, und mit sehr starken Vorbehalten auch die akute myeloische Leukämie und das kleinzellige Bronchialkarzinom.

Palliative Chemotherapie

Sie bezweckt einen längerfristigen, günstigen Tumorverlauf durch Linderung von Beschwerden, praktisch relevante Tumorrückbildungen und Überlebensgewinn. In Frage kommen die schon bei der kurativen Chemotherapie genannten Tumorerkrankungen, zusätzlich die chronischen Leukämien, das Mammakarzinom, solide Tumoren im Kindesalter, das Ovarial- und Endometriumkarzinom.

Bei allen chemotherapeutischen Palliativindikationen kann man nicht kritisch genug sein: Alleiniges Kriterium ist, daß die Patienten bei geringer Toxizität tatsächlich einen echten Gewinn an Lebensqualität und Lebenszeit haben. **Ein beschwerdefreier Patient kann nicht beschwerdefreier werden!** Onkologische Therapie – gleichgültig ob Operation, Radiotherapie oder Chemotherapie – darf keine Verlegenheitslösung sein.

11.2 Zytostatika und zytotoxische Substanzen

Die Tumorerkrankung ist eine klonale Erkrankung, d. h., sie ist aus einer einzigen entarteten „Tumorstammzelle" hervorgegangen, deren unkontrolliertes Wachstum ab 10^9 Zellen zur Ausbildung eines klinisch faßbaren Tumors mit all seinen Folgen führt. Unterschiede im Wachstumsverhalten von gesunden und bösartigen Zellen machen den Einsatz von tumorhemmenden (zytostatischen) und tumorvernichtenden (zytotoxischen, tumoriziden) Medikamenten möglich.

11.2.1 Wirkungsweise

Wachstum ist Folge wiederholter Zellteilungen. Die Zellteilung ist zugleich der Anfang und das Ende einer Reihe von Entwicklungsstufen, die als Zellzyklus zusammengefaßt werden (vgl. Kap. 12.1, Abb. 12-4, Abb. 11-1). Neben den

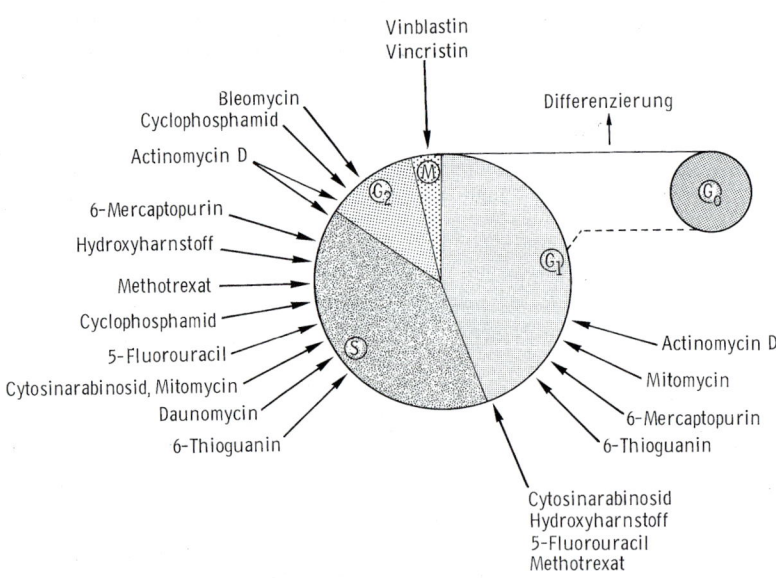

Abb. 11-1 Angriffspunkte verschiedener Zytostatika im Zellzyklus.

vier Zyklusphasen, der G_1-, der S-, der G_2- und der Mitose-(M-)Phase gibt es noch die sogenannte **Ruhephase** (G_0), in der sich (von Tumor zu Tumor stark variierend) nicht teilungsaktive Zellen befinden.

Unsere zytostatischen oder zytotoxischen Substanzen lassen sich in bezug auf ihren Angriffspunkt im Zellzyklus (vgl. Abb. 11-1) in drei Gruppen unterteilen:

1. **Zyklusabhängige und phasenspezifisch wirkende Zytostatika** greifen die sich teilende Zelle an ganz bestimmten Stellen des Zellzyklus an, z.B. 5-Fluorouracil und Methotrexat in der S-Phase, Bleomycin in der G_2-Phase, Vinblastin und Vincristin in der M-Phase.
2. **Zyklusabhängige, aber phasenunspezifisch wirkende Zytostatika** können in allen Zellzyklusphasen, aber eben nur proliferierende Zellen angreifen, z.B. Actinomycin D und Cyclophosphamid.
3. **Zyklusunabhängig wirkende Zytostatika** greifen auch nichtproliferierende Zellen (in der G_0-Phase) an, z.B. Hor-

mone und einige zytotoxische Antibiotika.

Die Wirkung dieser unterschiedlichen Zytostatika ist nun nicht gleich: Für die zyklusunabhängigen (3) und für die zyklusabhängigen, aber phasenunspezifisch wirkenden (2) Zytostatika besteht eine lineare Dosis-Wirkungs-Beziehung (Abb. 11-2a); d.h., mit steigender Medikamentendosis sterben direkt proportional immer mehr Tumorzellen ab. Hingegen erreicht die Wirkung der phasenspezifisch wirkenden Substanzen mit zunehmender Medikamentendosis schließlich ein Plateau, das nur noch durch eine längere Verweildauer der Substanz im Organismus weiter verbessert werden kann (Abb. 11-2b). Eine Wirkungssteigerung wird in diesen Fällen mit einer Dauerinfusion erreicht.

Grundsätze der Zytostatikawirkung

- Alle Zytostatika hemmen oder verhindern die Zellproliferation und senken damit die Tumorzellzahl in einen Bereich, in dem möglicherweise die Körperabwehr, sofern noch intakt,

11

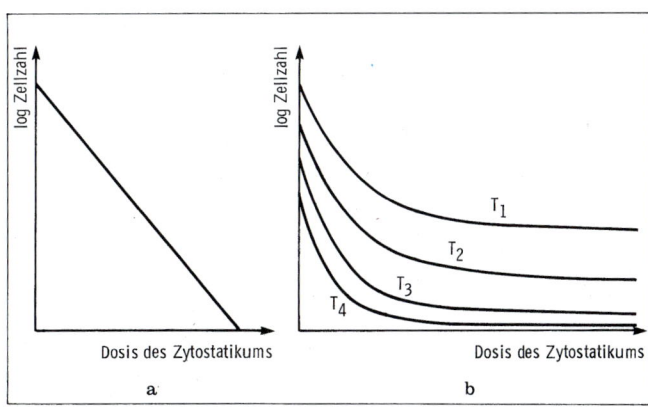

Abb. 11-2 a) Dosis-Wirkungs-Beziehung der phasen- und zyklusunabhängigen Zytostatika. **b)** Wirkung der zellzyklus- und phasenabhängigen Zytostatika: Mit zunehmender Medikamentendosis nimmt die Wirkung nicht mehr zu. Das erreichte Plateau kann nur durch eine längere Verweildauer (T1 —> T2) gesenkt werden.

den Tumor definitiv beseitigen kann (Heilung).

- Eine Stimulation der Zelldifferenzierung, d. h. eine Differenzierung von der entarteten zur normalen Körperzelle, ist bis heute nicht erreichbar.
- Die medikamentöse Tumortherapie beruht auf zellkinetischen Unterschieden zwischen normalem und bösartigem Gewebe.
- Entscheidend für die Wirksamkeit der Zytostatika ist auch ihre Pharmakokinetik: Das Zytostatikum sollte alle Tumorzellen in ausreichend hoher Dosis erreichen.
- Zytostatika zerstören nicht eine bestimmte Tumorzellzahl, sondern stets nur einen bestimmten Prozentsatz der ursprünglichen Zellzahl. Der Tumor wird also günstigenfalls stufenweise verkleinert, im Erfolgsfall bis in den unsichtbaren Bereich hinein **(Kinetik 1. Ordnung)**.
- Vollremission bedeutet meist nur ein Verschwinden des sichtbaren Tumors (10^6 Zellen und weniger). Aus dem unsichtbaren Anteil kann später wieder Tumor nachwachsen (Rezidiv).

Um mit Chemotherapie eine vollständige Tumorheilung erreichen zu können, müßten theoretisch alle vorhandenen Tumorzellen zerstört werden. Dazu wären folgende Voraussetzungen zu erfüllen:

- Alle Tumorzellen müßten auf das eingesetzte Zytostatikum gleich empfindlich reagieren.
- Das Zytostatikum müßte alle Tumorzellen in ausreichend hoher Dosis erreichen.
- Phasenspezifisch wirkende Zytostatika müßten so lange appliziert werden, bis alle Tumorzellen die chemosensible Zyklusphase durchlaufen haben.
- Alle Tumorzellen müßten zerstört sein, bevor sich eine Resistenz gegen die Zytostatika ausbilden kann.

Resistenz

Wir unterscheiden verschiedene Resistenzmechanismen der Tumorzellen gegen Zytostatika:

- Primäre Resistenz: Der Tumor ist von Anfang an unempfindlich.
- Sekundäre (erworbene) Resistenz: Sie beruht darauf, daß nicht alle Tumorzellen von einer wirksamen Dosis erreicht werden, überleben und nun Reparaturmechanismen gegen die durch die Substanz gesetzten subletalen Schäden entwickeln.
- Körpereigene Mechanismen führen zur ungenügenden Aufnahme des Medikaments im Tumor, zu einer ungenügenden Aktivierung der Substanz im Körper bzw. zu gesteigerter Inaktivierung.

11.2.2 Auswahl und Verabreichung von Medikamenten

Medikamentenauswahl

Die Medikamentenauswahl erfolgt nach der Erfahrung. Es besteht bis heute noch keine Möglichkeit, die Wirkung eines Zytostatikums auf den individuellen Tumor zu testen und so vorauszusagen.

Grundsätzlich werden mehrere Zytostatika miteinander kombiniert verabreicht **(Kombinations-Chemotherapie)**. Mehrere Medikamente sollen gleichzeitig oder kurz hintereinander über verschiedene Mechanismen bzw. Angriffspunkte zum Zelltod führen.

↗ Als Kombinations-Chemotherapie wirken verschiedene Medikamente über verschiedene Wirkungsmechanismen gegen dieselben Tumorzellen.

Es ist sehr unwahrscheinlich, daß eine Tumorzelle gegen mehrere und verschieden wirkende Zytostatika resistent ist **(Kreuzresistenz)**. Einzelne Zytostatika wirken synergistisch (mehr als additiv) miteinander, die meisten additiv oder doch zumindest subadditiv (Kap. 12.6.3). So ermöglicht die Kombinations-Chemotherapie, die Dosis der einzelnen Medikamente zu senken und damit Nebenwirkungen zu reduzieren.

Medikamentenverabreichung

Man gibt Zytostatika stoßweise (**intermittierend**), um dem Körper im behandlungsfreien Intervall die Möglichkeit zur Erholung zu geben.

Verschiedene Zytostatika entwickeln, in einer **Dauerinfusion** verabreicht, stärkere Wirkungen (Kap. 11.2.1) und andere, besser zu beherrschende Nebenwirkungen. Man erreicht mit einer Dauerinfusion auch einen gleichmäßigeren Wirkstoffspiegel im Blut und Gewebe. Dieser Mechanismus ist für die Radiochemotherapie wichtig. Sie bezweckt ja eine Addition der chemotherapeutischen und radiotherapeutischen Effekte durch simultanen Einsatz.

Verschiedene Substanzen (z. B. Alkylanzien), Hormone und Antihormone werden **per os als Dauerbehandlung** gegeben.

Die Behandlung wird bis zum Eintritt des Wirkungsoptimums durchgeführt. Oft ist eine **Induktions-Chemotherapie** von einer **Erhaltungs-Chemotherapie** gefolgt. Während eines Chemotherapiekurses und zwischen den Kursen wird dauernd die Verträglichkeit durch Bestimmung der kritischen Organfunktionen überprüft: Blutbildkontrollen, Nierenfunktion, Lungenfunktion etc.

11.2.3 Nebenwirkungen der Zytostatika

Eine medikamentöse Tumortherapie zeigt immer Nebenwirkungen, da sich die Wirkung der Zytostatika im molekularen und zellulären Bereich der Tumorzellen und normalen Zellen gleichermaßen abspielt. Jedes Medikament hat dabei sein eigenes Nebenwirkungsspektrum.

Akute Nebenwirkungen sind für gewöhnlich rückbildungsfähig: Störungen der Blutbildung, Anregung des Brechzentrums, Schleimhautdefekte, neurologische Störungen, Haarausfall, Beeinträchtigung der Nierenfunktion und der Leberfunktion, Herzrhythmusstörungen etc.

↗ Die meisten Nebenwirkungen der Chemotherapie sind akut, wenige sind chronisch.

Chronische Nebenwirkungen (Spätfolgen) sind Schädigungen des Herzmuskels, der Geschlechtsorgane (meist irreversible Infertilität), Lungenfibrose, Leukoenzephalopathie des Gehirns (Kap. 14.7) und Ausfälle der peripheren Nerven (Polyneuropathie)

Bei realistischer Heilungschance kann eine höhere Akuttoxizität in Kauf genommen werden als bei lediglich palliativen Indikationen.

11.3 Hormontherapie

Wie normales Gewebe steht auch das Wachstum von bestimmten Tumoren unter hormonellem Einfluß, z. B. Mammakarzinom, Prostatakarzinom und Endometriumkarzinom des Uteruskorpus. Auch lymphatisches Gewebe besitzt Rezeptoren für Glukocorticoide, Östrogen und Progesteron.

Hormone binden an die Zielzelle über spezifische **Rezeptoren** im Zytoplasma oder Zellkern. Der Gehalt solcher Rezeptoren im Tumorgewebe läßt sich laborchemisch bestimmen, z. B. läßt sich so ein Mammakarzinom als östrogen- oder progesteronpositiv oder -negativ einstufen. Ein positiver Rezeptorstatus bedeutet für gewöhnlich ein prognostisch günstiges Zeichen, weil die Zelle differenzierter ist (vgl. Kap. 5.3.3). Die Ausschaltung des körpereigenen, mutmaßlich den

Tumor stimulierenden Hormons oder die Besetzung der Rezeptorbindung mit einem Antihormon führt zur Strukturänderung des Rezeptors und damit zu einer Unterdrückung von Synthese- und Wachstumsvorgängen in der Zelle. Dadurch ergeben sich gewichtige therapeutische Ansätze für hormonabhängige Tumorerkrankungen.

Ablative Hormontherapie

Darunter versteht man die Entfernung eines hormonproduzierenden Organs, z. B. des Ovars durch Ovarektomie (Eierstockentfernung) bei prämenopausalen Frauen mit Mammakarzinom, die Orchidektomie (Hodenentfernung) bei Männern mit metastasiertem Prostatakarzinom und die Hypophysektomie.

Die **Antihormontherapie** entspricht der ablativen Hormontherapie, ist aber im Gegensatz zu dieser zeitlich zu begrenzen und reversibel. So gibt man heute bereits Antiöstrogene, Antiprogesterone und Antitestosterone, die den entsprechenden Rezeptor an der Zielzelle besetzen und für natürliche Hormone unangreifbar machen. Einer Hypophysektomie entspricht der Einsatz von LHRH-Analoga. Sie erschöpfen die Hypophyse, bis die hypophysäre Steuerung der Sexualhormonproduktion erlischt.

Additive Hormontherapie

Die Hormone werden in sehr hohen Dosen zugeführt, um das Tumorwachstum zu hemmen. Ein Beispiel ist die hochdosierte Gestagentherapie bei Mamma-, Korpus- oder Ovarialkarzinomen bzw. die gegengeschlechtliche Östrogentherapie bei Prostatakarzinom.

Eine Hormontherapie führt bei ca. 30% aller Korpuskarzinome, bei 30–40% aller Mammakarzinome und bei 80% der Prostatakarzinome zur Tumorrückbildung, aber nicht zur endgültigen Tumorheilung.

11.4 Immuntherapie

Eine wirksame Immunabwehr der Tumorzellen setzt voraus, daß diese als körperfremd erkannt werden. Viele von ihnen unterscheiden sich von ihrem Ursprungsgewebe durch die sogenannten tumorassoziierten Antigene (TAG), gegen die der Wirtsorganismus Antikörper (AK = Abwehrstoffe) bilden kann. Damit aber aktivierte Lymphozyten die Tumorzellen völlig zerstören können, müssen nicht nur TAG auf der Tumorzelloberfläche exprimiert sein, sondern auch spezielle Rezeptoren der sogenannten Haupthistokompatibilitätsantigene Klasse I und II. Diese Rezeptoren sind membranständige, für jedes Individuum charakteristische Zucker-Eiweiß-Stoffe. Proteine der Klasse I kommen auf allen kernhaltigen Zellen vor und lassen sich in die Gruppen A, B und C unterteilen. Klasse-II-Proteine finden sich vorwiegend auf Lymphozyten und Makrophagen.

Zelluläre Immunmechanismen

Bei der Abwehr und Zerstörung von Krebszellen spielen zwei wesentliche zelluläre Immunmechanismen eine entscheidende Rolle, nämlich die spezifische und die unspezifische zellvermittelte Abwehr. Die **spezifische zellvermittelte Abwehr** wird durch T-Zellen ausgeführt, die **unspezifische zellvermittelte Abwehr** durch sogenannte natürliche Killer-(NK-)Zellen, lymphokinaktivierte Killer-(LAK-)Zellen und antikörperabhängige Killerzellen sowie Makrophagen.

Tumorzellen, die neben TAG auch den Klasse-I-Rezeptor exprimieren, werden von zytotoxischen Lymphozyten erkannt und zerstört. Tumorzellen, die einen Klasse-II-Rezeptor exprimieren, werden von T-Helfer-Zellen erkannt und beispielsweise von NK-Zellen zerstört.

11.4.1 Zelluläre und humorale Immunantwort

Das die Immunantwort des Körpers auslösende Signal „Fremd" oder „Eigen" wird gebildet durch die Bindung des jeweiligen Antigens (AG) an spezielle Rezeptoren der abwehrbereiten Lymphozyten. Wir unterscheiden zwei Arten von Lymphozyten: T-Lymphozyten und B-Lymphozyten.

Zelluläre Immunantwort

Nach AG-Kontakt bilden sich aus T-Lymphozyten sogenannte Effektorzellen, die spezifische AG-Rezeptoren auf ihrer Oberfläche tragen und mit dem Blutstrom zirkulieren. Sie sind Träger der zellulären Immunantwort. Diese führt letztlich zur Zytolyse und Phagozytose von Bakterien, Tumorzellen usw.

Humorale Immunantwort

Der AG-Kontakt der B-Lymphozyten bewirkt ihre Ausreifung zu Plasmazellen. Die Plasmazelle bildet spezifische, gegen das einzelne AG gerichtete Immunglobuline (Antikörper = AK) und gibt diese in das Blut ab. Die gebildeten AG/AK-Komplexe werden an Makrophagen gebunden und von diesen phagozytiert. In Abbildung 11-3 finden sich die komplizierten Zusammenhänge dargestellt.

Mit der Entdeckung und gentechnischen Herstellung von Zytokinen und anderen Immunmodulatoren wurde es möglich, in die geschilderten, hier sehr vereinfacht dargestellten Vorgänge der Tumorzellzerstörung therapeutisch einzugreifen. Bei diesen Substanzen handelt es sich um körpereigene, hormonähnliche Stoffe, die das Immunsystem aktivieren und regulieren. Einige wollen wir im folgenden beschreiben.

11.4.2 Interferone

Es gibt drei Arten von Interferonen: Alpha-, Beta- und Gamma-Interferon. Alpha-Interferon wird durch Leukozyten gebildet, Beta-Interferon durch Fibroblasten und Gamma-Interferon durch aktivierte T-Zellen. Alpha- und Beta-Interferon wirken an der Zielzelle über denselben Rezeptor, Gamma-Interferon benötigt dagegen einen speziellen Rezeptor.

Alle Interferone hemmen die Proliferation von virusinfizierten Zellen und gelten als Regulatoren der NK- und Makrophagenaktivität sowie der B-Zell-Funktion.

Medikamentös zugelassene Indikationen zur Interferonbehandlung sind Nasopharynxkarzinome, das Kaposi-Sarkom und die Haarzell-Leukämie.

11.4.3 Interleukin-2 (IL-2)

Diese Substanz spielt für die Regulation der Proliferation und Differenzierung verschiedener Zelltypen im Immunsystem eine zentrale Rolle. Sie wird von T-Helfer-Zellen produziert und ermöglicht die Proliferation der T-Zellen. Diese werden durch AG-Kontakt aktiviert. IL-2 fördert darüber hinaus die Reifung von NK-Zellen, die Aktivierung von Makrophagen und die Proliferation von B-Zellen (über Induktion weiterer Zytokine).

Der klinisch-therapeutische Einsatz von Interleukin-2 beruht auf seiner Fähigkeit, bestimmte tumorzerstörende T-Lymphozyten (sogenannte lymphokinaktivierte Killerzellen, LAK) und tumorinfiltrierende Lymphozyten in ihrer Wirkung zu verstärken.

Das Blut wird dem betreffenden Tumorpatienten entnommen. Im Reagenzglas kann man die Killerzellen durch IL-2 aktivieren. Durch Retransfusion solcher Killerzellen in den Patienten ergaben sich beim Nierenzellkarzinom und beim malignen Melanom Tumorrückbildungen von bis zu 30%.

11

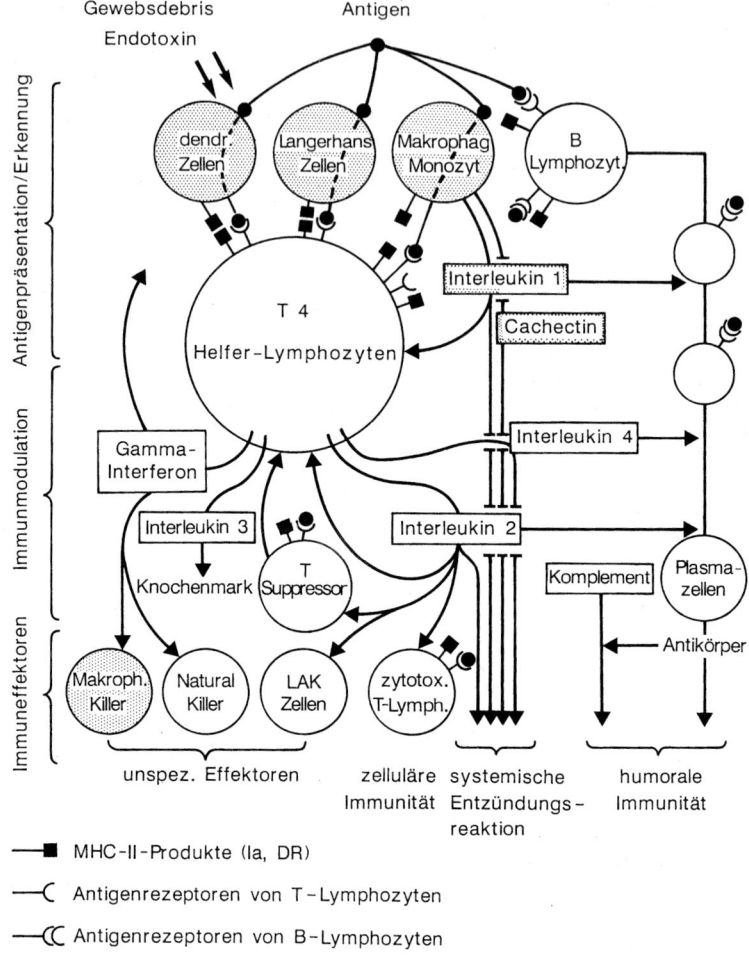

Abb. 11-3   Schema der zellulären und humoralen Immunabwehr.

11.4.4 Tumornekrosefaktor (TNF)

Aktivierte Makrophagen und aktivierte T-Zellen synthetisieren den TNF und setzen ihn frei. Er scheint eine Rolle im Rahmen der Entzündungs- und Immunreaktionen zu spielen. Im Tumor wird eine hämorrhagische Nekrose verursacht. Ähnlich wie die IL-2-Behandlung ist auch die TNF-Behandlung mit erheblichen Nebenwirkungen verbunden, wie Blutdruckabfall, Ödeme, Leukopenie.

Etwa 5% von experimentell behandelten Patienten zeigten auf TNF-Behandlung objektivierbare Tumorrückbildungen, insbesondere solche mit kolorektalen Karzinomen und Nierenzellkarzinomen.

11.4.5 Hämatopoetische Wachstumsfaktoren

Hämatopoetische Wachstumsfaktoren, die inzwischen auch gentechnisch hergestellt werden können, regulieren die Bildung und Differenzierung von Blutzellen im Knochenmark. Es sind dies die koloniestimulierenden Faktoren Erythropoetin (Stimulation der Erythropoese), G-CSF (Granulozyten-Kolonien stimulierender Faktor), GM-CSF (Granulozyten- und Makrophagen-Kolonien stimulierender Faktor), das Interleukin-3 und neuestens auch das Thrombopoetin. Sie können die entsprechenden Vorläuferzellen im Knochenmark nach Schädigung durch Zytostatika oder Bestrahlung stimulieren und damit die gefährliche Myelosuppression überwinden. Leider wird ihr klinischer Einsatz dadurch begrenzt, daß sie die vielfach ebenfalls durch Zytostatika verursachte Thrombopenie nicht verhindern oder bessern können. Der die Thrombopoese stimulierende Faktor Thrombopoetin wurde zwar inzwischen synthetisiert, ist aber noch in präklinischer Testung. Wegen noch nicht vollständig entschlüsselter Nebenwirkungen dürfte mit seiner klinischen Zulassung auch noch nicht so bald gerechnet werden.

↗ Wachstumsfaktoren beschleunigen die Erholung von Hämatotoxizität infolge von Chemo- oder Strahlentherapie mit Ausnahme der Thrombozytopenie.

11

III

Grundlagen der Strahlentherapie

12   Strahlenbiologie

12.1   Die Zelle

Die Zelltheorie von SCHLEIDEN und SCHWANN (1838) kennzeichnet die Zelle als strukturelle Organisationseinheit lebender Systeme. Die Zellgröße reicht von 0,001 mm bei Bakterien bis 500 mm bei Faserzellen, durchschnittlich liegt sie bei 0,01–0,2 mm. Der Mensch besteht aus 10^{13}–10^{14} Zellen, nicht berücksichtigt die Blutzellen.

Zusammensetzung

Zellen bestehen zu mehr als 80% aus Wasser und zu 20% aus Trockensubstanz. Dazu zählen organische Verbindungen, wie Kohlenhydrate, Lipide, Fette, Nukleinsäuren oder Eiweiße. Betrachtet man die funktionelle Zusammensetzung, so kann man das Zytoplasma, den Kern mit dem Nukleolus und die verschiedenen Membranen unterscheiden (Abb. 12-1).

- **Zytoplasma**
  Es besteht aus **Zellorganellen**, z.B. Mitochondrien, GOLGI-Apparat, endoplasmatischem Retikulum, Lysosomen, Ribosomen etc. Diese Organellen sind verantwortlich für die Energieproduktion, die Herstellung von Proteinen (Eiweiße), Kohlenhydraten, Lipiden (Fette) usw. Als **Metaplasma** bezeichnet man Einlagerungen in die Zelle, die für spezifische Zelleistungen verantwortlich sind, z.B. Myofibrillen in Muskelzellen und Neurofibrillen in Nervenzellen.
- **Membranen**
  Sie liegen als Trennschicht zur Außenwelt bzw. zwischen Kern und Zytoplasma und bestehen im Prinzip aus einer zweimolekularigen Lipidschicht sowie einer Proteinschicht. Zellmembranen wirken als Barrieren. Sie kontrollieren den Stoffeintritt in die Zelle und den Stoffaustritt aus der Zelle. Auf ihnen sitzen Rezeptoren, die für die Kommunikation der Zellen untereinander verantwortlich sind.
- **Zellkern**
  Im Zellkern befinden sich die **Chromosomen** als Träger des genetischen Materials (Erbeigenschaften). Eine menschliche Zelle enthält 46 Chromosomen, 23 von der Mutter und 23 vom Vater. Bis auf die Geschlechtschromosomen (XX bei Frauen, XY bei Männern) treten die Chromosomen paarweise auf, 22 Paare von Autosomen. Wesentlicher Bestandteil eines Chromosoms ist die DNA (englisch für **D**esoxyribo-**N**uklein-**S**äure).
- **DNA-Molekül**
  Eine DNA (oder deutsch: DNS) ist eine rechtsdrehende **Doppelspirale** aus zwei spiegelbildlich zueinander passenden Ketten von Desoxyribonukleotiden, die über Wasserstoffbrücken zwischen jeweils zwei Basen (= Basenpaar) miteinander verbunden sind (Abb. 12-2). Ein **Nukleotid** setzt sich aus Phosphorsäure, dem Zucker Desoxyribose und einer Base (entweder Adenin, Guanin, Cytosin oder Thymin) zusammen. Die korrespondierenden **Basenpaare**, welche die Kette A und die Kette B strickleiterartig miteinander verknüpfen, heißen Cytosin-Guanin und Adenin-Thymin (Abb. 12-2). Die gesamte DNA einer Zelle, das **Genom**, enthält 6×10^9 solcher Basenpaare. Drei Basenpaare bilden ein **Triplett** und kodieren (verschlüsseln) genau eine Aminosäure (Eiweißbaustein). Als

12

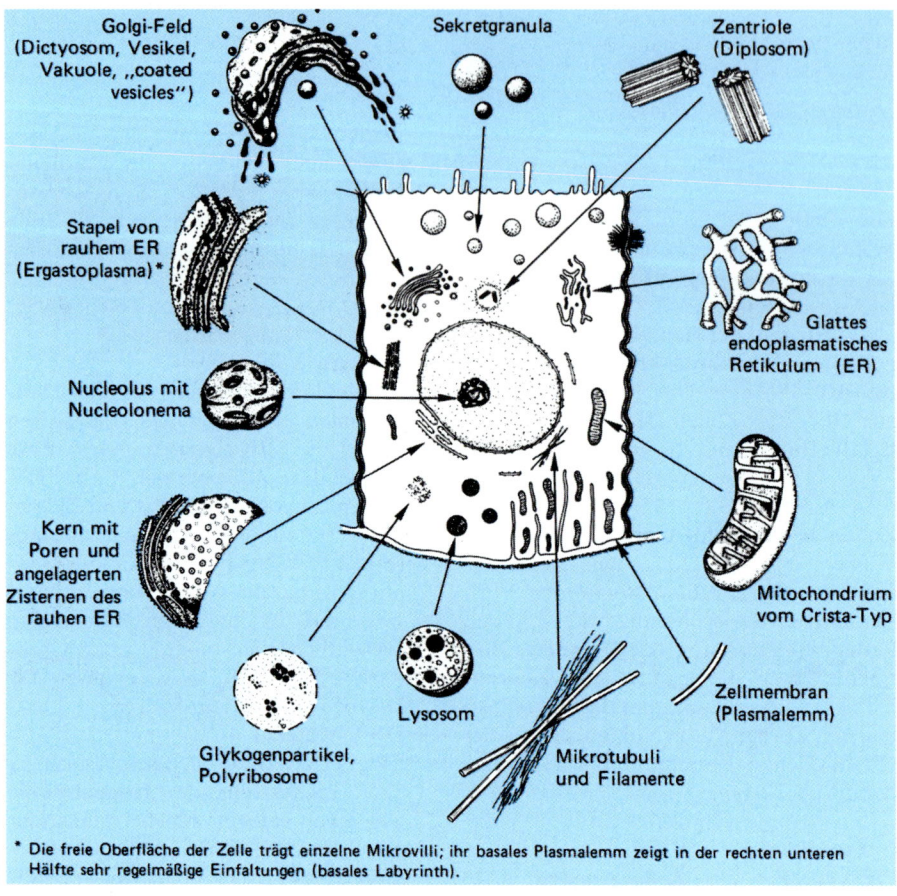

Golgi-Feld
(Dictyosom, Vesikel, Vakuole, „coated vesicles")

Sekretgranula

Zentriole (Diplosom)

Stapel von rauhem ER (Ergastoplasma)*

Glattes endoplasmatisches Retikulum (ER)

Nucleolus mit Nucleolonema

Kern mit Poren und angelagerten Zisternen des rauhen ER

Mitochondrium vom Crista-Typ

Glykogenpartikel, Polyribosome

Lysosom

Mikrotubuli und Filamente

Zellmembran (Plasmalemm)

* Die freie Oberfläche der Zelle trägt einzelne Mikrovilli; ihr basales Plasmalemm zeigt in der rechten unteren Hälfte sehr regelmäßige Einfaltungen (basales Labyrinth).

Abb. 12-1 Aufbau einer Zelle mit ihren Organellen.

Gen bezeichnet man denjenigen Abschnitt auf der DNA-Doppelspirale (= Doppelhelix), der ein Protein (Eiweiß) kodiert. Es ist nicht genau bekannt, wie viele Gene ein Mensch besitzt, man schätzt ihre Zahl auf 50000 bis 100000.

Die einzelnen DNA-Moleküle eines Zellkerns unterscheiden sich durch Reihenfolge und Anordnung ihrer Nukleotide (= Phosphorsäure + Desoxyribose + Base). Damit enthält die DNA eine bestimmte Information, die nur einmal (bzw. im Doppel eines Autosoms ein 2. Mal) vorhanden ist.

Die Gesamtheit der DNA einer Zelle ist das Genom. Es enthält das gesamte Erbmaterial.

Zellteilung

Zellen vermehren sich durch Teilung, beginnend an den Chromosomen des Zellkerns. Zwischen zwei Teilungen durchlaufen die Zellen charakteristische Phasen: M-Phase (Mitose), G_1-, S- (Synthese-) und G_2-Phase (Teilungsphase). In der Mitosephase erfolgt die eigentliche Zellteilung (Abb. 12-3 und 12-4). Die einzelnen Teilungsfiguren lassen sich lichtmikroskopisch erkennen: Pro-

Abb. 12-2 WATSON-CRICK-Modell der DNA. **a)** Anordnung der Bausteine. Man erkennt die jeweils korrespondierenden Basenpaare Cytosin–Guanin und Adenin–Thymin. **b)** Die Doppelhelix (gewundenes Strickleitersystem).

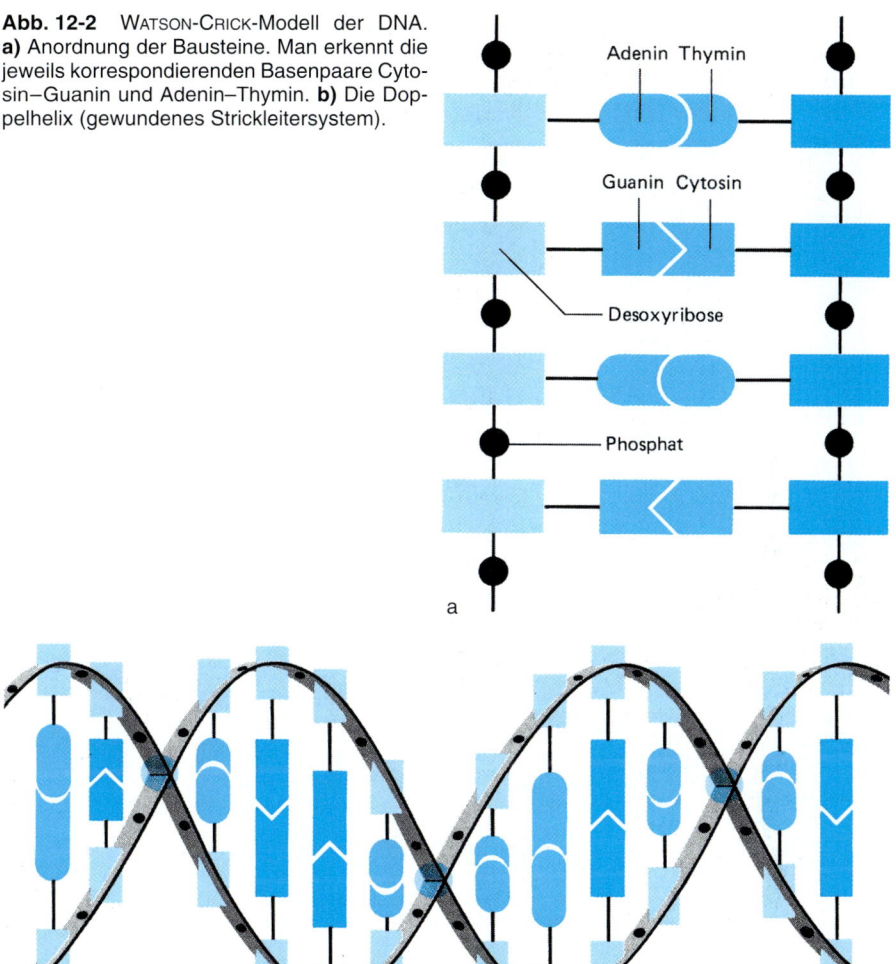

Adenin Thymin

Guanin Cytosin

Desoxyribose

Phosphat

a

b

12

phase, Metaphase, Anaphase und Telophase. In der Synthesephase verdoppelt sich der DNA-Gehalt der Zellen. Dieser Vorgang läßt sich mit der Autoradiographie, durch Einbau von radioaktivem ^{3}H-Thymidin, darstellen. Die **G_1-Phase** (G steht für gap = Lücke [englisch]) liegt zwischen der Mitose- und der Synthesephase. Hier vergrößern die Zellen ihr Zytoplasma. Hier findet ein großer Teil der Zelleistungen statt, z. B. Protein- und Fettsynthese. Die **G_2-Phase** liegt zwischen der S-Phase und der Mitose. Hier bereitet sich die Zelle auf die Mitose vor, z. B. durch Ausbildung des sogenannten Spindelapparats. Es gibt Zellen, die eine sehr lange G_1-Phase haben bzw. überhaupt nicht in die S-Phase eintreten. Diese Zellen werden als sogenannte ruhende Zellen oder **G_0-**

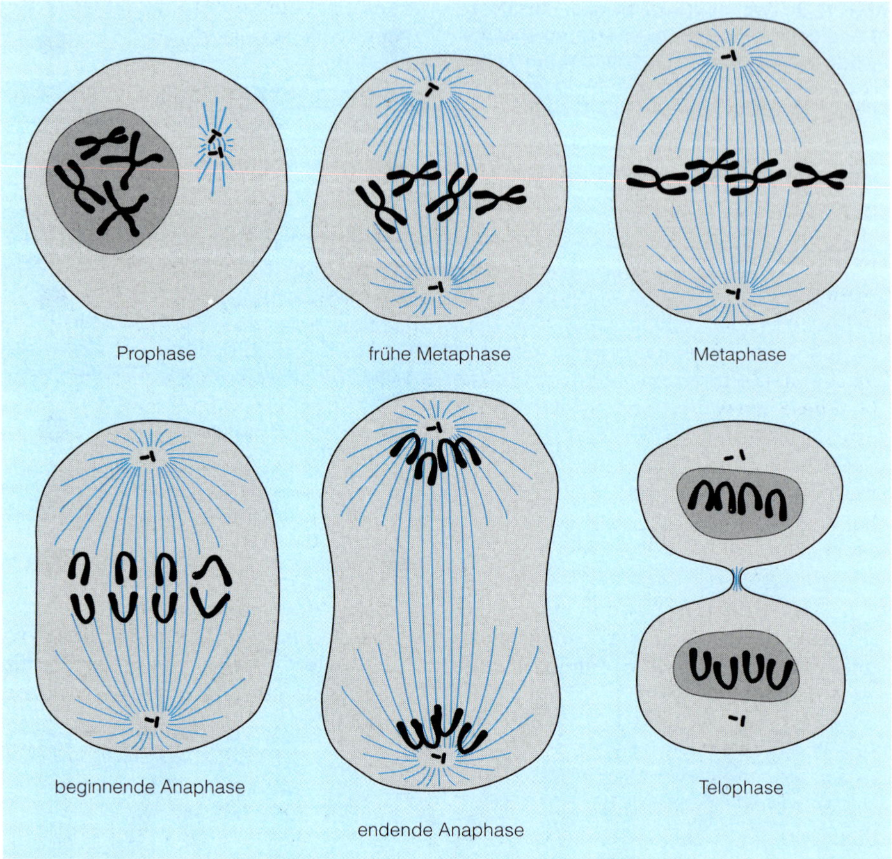

Prophase   frühe Metaphase   Metaphase

beginnende Anaphase   Telophase

endende Anaphase

Abb. 12-3 Die Phasen der Mitose, die in wenigen Stunden ablaufen: Prophase, Metaphase, Anaphase, Telophase. Nicht dargestellt ist die Interphase $G_0 + G_1 + S + G_2$ (= Intermitosephase s. Abb. 12-4)

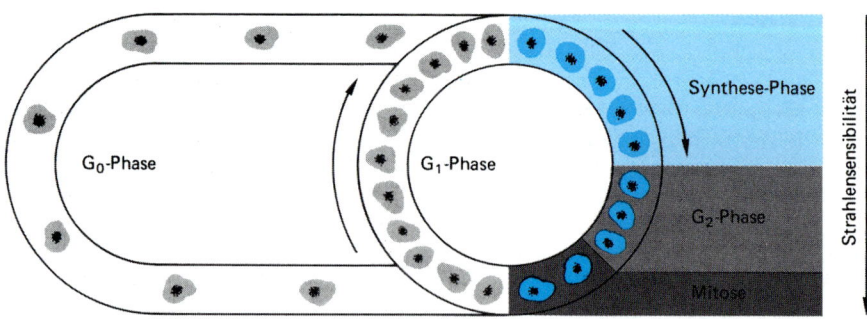

Abb. 12-4 Zellteilungszyklus mit Grundregel der Strahlenempfindlichkeit der einzelnen Zyklusphasen.

Phase-Zellen bezeichnet. Sie haben die Möglichkeit, bei Bedarf in den Proliferationszyklus, also in die S-Phase, einzutreten.

> Der Intermitosezyklus besteht aus G_1-, S- und G_2-Phase. Dazu gibt es noch die G_0- = Ruhephase.

Die **Zellteilungsvorgänge** verlaufen **asynchron**, d.h., die proliferierenden Zellen befinden sich zufällig über den gesamten Generationszyklus verteilt. Ein Teil macht die Mitose, ein anderer Teil die G_1-Phase, ein weiterer die S-Phase durch usw. Als **Wachstumsfraktion** bezeichnet man denjenigen Zellanteil, der sich in Proliferation, also in M, G_1, S oder G_2 befindet. Die Größe der Wachstumsfraktion bestimmt das Tumorwachstum.

> Als Wachstumsfraktion bezeichnet man die Zellen in der Teilungsphase und im Intermitosezyklus (ohne ruhende Zellen in G_0).

Die Dauer der S-, G_2- und Mitosephase ist bei Säugerzellen ziemlich einheitlich. Sie beträgt insgesamt etwa 8–20 Stunden. Am längsten ist die S-Phase, am kürzesten die Mitose. Die Länge der G_1-Phase variiert allerdings für die verschiedenen Gewebe beträchtlich. Auf ihr Konto gehen die unterschiedlichen Zykluszeiten.

12.2 Grundsätzliches zum zeitlichen Ablauf der Strahlenwirkung

Energiereiche Strahlung tritt, das werden wir in Kapitel 15 sehen, in physikalische Wechselwirkung mit der durchstrahlten Materie und überträgt dabei ihre Energie auf Atome und Moleküle. Dieser Vorgang benötigt etwa 10^{-18} bis 10^{-14} Sekunden. Dabei kann ein Mini-

mum an Energie ein Maximum an Wirkung entfalten.

> Vergleicht man die Energieäquivalente von verschiedenen Zellgiften miteinander – z.B. Gammastrahlen, ultraviolette Strahlung von 260 nm, Hitze von 70°C, Zyanid, Wasserstoffperoxid, Chemotherapeutika –, so zeigt sich, daß zur Zellinaktivierung die weitaus geringste Energie mit ionisierender Strahlung benötigt wird [POLLARD, 1970].

Dem rasch abgeschlossenen physikalischen Primärvorgang folgen die Schritte auf molekularer, intrazellulärer und zellulärer Ebene. Sie benötigen mehr, u.U. erheblich mehr Zeit:

* **Radiochemische Vorgänge**
  Bildung von Radikalen,
  Dauer: ca. 1 Mikrosekunde.
* **Biochemische Reaktionen**
  Oxidationen, Reduktionen, Hydroxylierungen, Decarboxylierungen etc. mit Veränderungen am organischen Molekül,
  Dauer: weniger als 1 Sekunde bis etliche Minuten.
* **Biologische Folgen**
  Akut- und Spätfolgen, Mutationen,
  Dauer: Stunden bis Jahrzehnte.

Energiereiche Strahlung kann alle biologischen Funktionen und Strukturen verändern, Entwicklungsabläufe unterbrechen und den Tod einzelner Individuen herbeiführen (Abb. 12-5). Der Weg vom physikalischen Primärereignis zum beobachteten Effekt kann kurz sein, nämlich ganz unmittelbar, meist aber länger über verschiedenste Zwischenreaktionen, die unter Umständen auch reversibel sind. So wäre zwischen **direkten** und **indirekten Mechanismen** zu unterscheiden, auch zwischen **Akut-** und **Spätschäden**. Eine Besonderheit stellen Mutationen dar, weil sie gelegentlich erst nach Jahrzehnten bei der Enkel- oder Urenkelgeneration in Erscheinung treten.

12

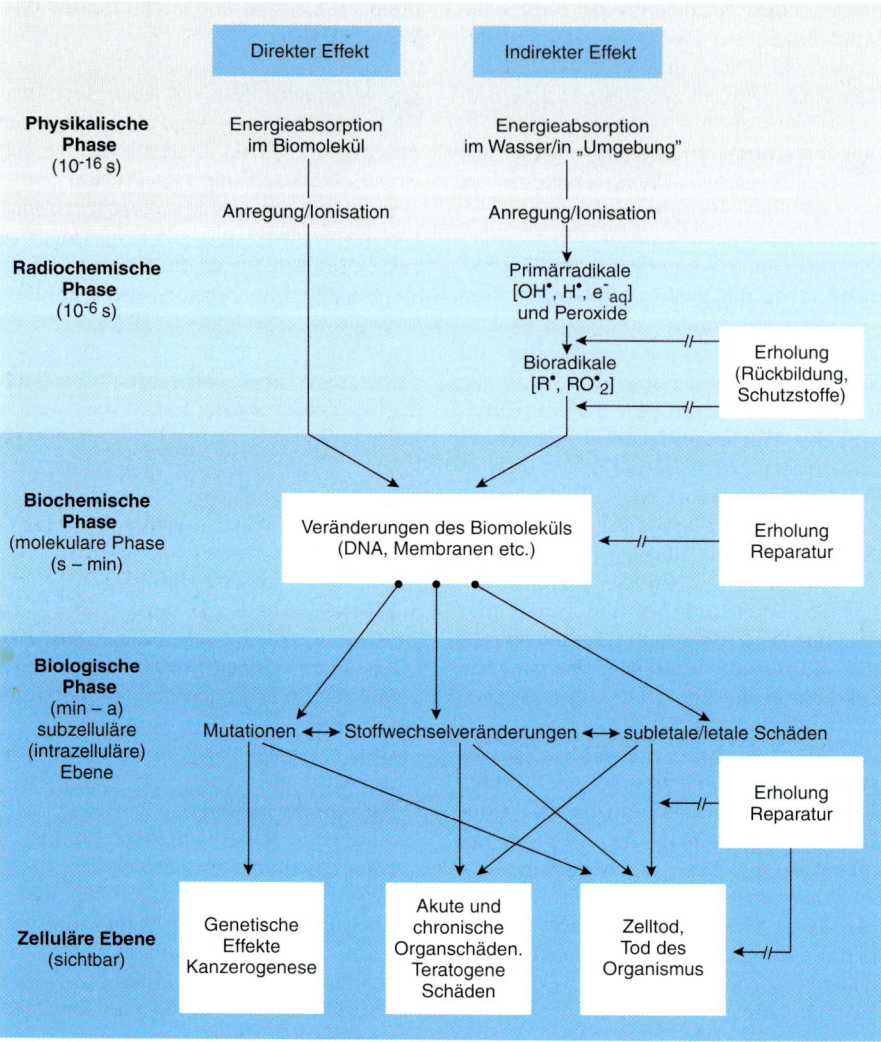

Abb. 12-5 Wechselwirkung ionisierender Strahlung mit biologischen Strukturen. Der Weg vom physikalischen Primärereignis der Energieabsorption zum biologischen Effekt kann unmittelbar und kurz sein, verläuft meist aber länger über verschiedene Zwischenreaktionen. Beachte, daß auf allen Ebenen Erholung/Reparatur möglich ist!

Die Feststellung eines biologischen Effektes zu einem bestimmten Zeitpunkt erlaubt keine Aussage über das Ausmaß des Strahleninsultes bzw. die Zahl der **Primär- und Folgeereignisse**; die Mehrzahl von ihnen wurde nämlich inzwi- schen repariert. Umgekehrt kann sich eine biochemische Veränderung nachfol- gend multiplizieren, und der **beobachtete Effekt** entspricht weniger Primärvorgän- gen, als zu vermuten wäre. Aus den manifesten Effekten läßt sich also nicht auf die Zahl der Primärereignisse schließen.

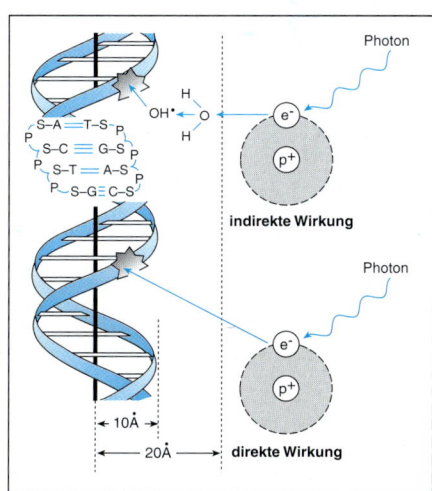 In der experimentellen Strahlenbiologie sind die Ausgangssituation (Versuchsanordnung) und der Auswertezeitpunkt entscheidend und müssen bei der Interpretation des Strahlenschadens immer berücksichtigt werden.

12.3 Strahlenchemie (Radiochemie)

Die chemischen Strahlenreaktionen sind die Ursache für die einzelnen, zum Teil komplizierten Reaktionsabläufe. Sie werden in G-Einheiten gemessen. G gibt die Zahl der veränderten oder gebildeten Einheiten, mehrheitlich Atome und Radikale, an (Kap. 12.3.5).

- **Direkte Strahlenwirkung**
  Verschiedene Primärprozesse, wie Anregung und Ionisation sowie Kernstöße, führen direkt zur chemischen Veränderung eines Biomoleküls bzw. zum DNA-Schaden. Die Energieabsorption und ihre Wirkung erfolgen **in derselben biologischen Struktur** (Abb. 12.6). Man spricht auch von Treffern [DESSAUER, 1923]. Es gibt Ein- und Mehrfachtrefferprozesse. Je höher die Dosis, desto mehr Treffer werden gesetzt.
- **Indirekte Strahlenwirkung**
  Die Schäden am Makromolekül DNA entstehen indirekt über chemische Reaktionen mit Produkten der Wasserradiolyse (Radikale [RAJEWSKI, 1931]) (vgl. Abb. 12-6). Dies ist bei in Wasser gelösten Biomolekülen besonders ausgeprägt, findet aber auch in trockenen Substanzen statt. Energieabsorption und biologische Wirkung erfolgen also **in unterschiedlichen Molekülen**.

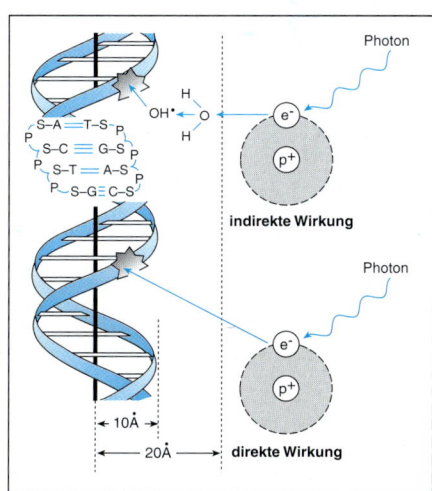 Energieabsorption und Bioeffekt erfolgen bei direkter Strahlenwirkung im selben, bei indirekter Strahlenwirkung in unterschiedlichen Molekülen.

Nach Exposition mit **locker ionisierender Strahlung** (Photonen, Elektronen) rechnet man mit $^1/_3$ direkter und mit $^2/_3$ indirekter Strahlenwirkung. Für **dicht ionisierende Strahlungen** (α-Teilchen, Neutronen, Protonen) nimmt der Anteil der direkten Strahlenwirkung zu.

Für die klinische Strahlenbiologie ist die Unterscheidung zwischen direkter und indirekter Strahlenwirkung vermutlich bedeutungslos und nur von theoretischem Interesse. Denn eine Differenzierung beider Effekte gelingt im klinischen Experiment nicht. Allenfalls läßt sich die Radikalbildung beeinflussen.

12.3.1 Wasserradiolyse

Die lebende Säugerzelle besteht zu mehr als 80% aus Wasser. Der Rest verteilt sich auf Proteine, Membranen und DNA. So werden auch mehr als 80% der Strahlenenergie im Wasser absorbiert. Bei der Strahlenchemie des Wassers sind im wesentlichen zwei Effekte zu nennen, die Ionisation und die Anregung.

12

Abb. 12-6 Direkte und indirekte Strahlenwirkungen, die zur Veränderung eines Biomoleküls führen. 1 Å (Ångström) = 10^{-8} cm.

- Bei der **Ionisation** zerfällt ein Wassermolekül unter Abgabe eines Bindungselektrons:

(1) $H_2O + \text{Strahlungsenergie} \rightarrow$
$H_2O^+ + e^-$

„$^+$" oder „$^-$" kennzeichnen das Molekül als elektrisch geladen (Ion). Ein Punkt „$^\bullet$" kennzeichnet es als Radikal, d.h. als eine elektrisch zwar neutrale, aber chemisch sehr aktive Gruppe. H_2O^+ und e^- reagieren mit dem im Überschuß vorhandenen Wasser sofort weiter:

(2) $H_2O^+ + H_2O \rightarrow H_3O^+ + OH^\bullet$
bzw.

(3) $e^- + H_2O \rightarrow H_2O^- \rightarrow$
$H^\bullet + OH^-$

Das bei (1) frei gewordene Elektron e^- umgibt sich sofort mit einer Wasserhülle, d.h., es wird hydratisiert:

(4) $e^- + nH_2O \rightarrow e^-_{aq}$

- Bei der **Anregung** zerfällt das Wasseratom in zwei Radikale: $H^\bullet + OH^\bullet$

(5) $H_2O + \text{Strahlungsenergie} \rightarrow$
H_2O^*

(6) $H_2O^* \rightarrow \mathbf{H^\bullet + OH^\bullet}$

Der Stern „$*$" kennzeichnet das angeregte Wassermolekül.

↗ Bei der Reaktion von Strahlung mit Wasser entstehen drei sogenannte Primärradikale, nämlich $OH^\bullet$, $H^\bullet$ und e^-_{aq}.

Diese Radikale können nun untereinander reagieren und sich damit gegenseitig neutralisieren. Die entsprechenden Reaktionen werden als **Rekombinationen** bezeichnet:

(7) $H^\bullet + OH^\bullet \rightarrow H_2O$
(8) $e^-_{aq} + OH^\bullet \rightarrow OH^-$
(9) $H^+ + OH^- \rightarrow H_2O$
(10) $e^-_{aq} + e^-_{aq} \rightarrow H_2 + 2OH^-$
(11) $H^\bullet + H^\bullet \rightarrow H_2^\bullet$
(12) $OH^\bullet + OH^\bullet \rightarrow H_2O_2$

Es entsteht Wasserstoffperoxid.

↗ Die Wasserradiolyse durch locker oder dicht ionisierende Strahlung ist der Schlüssel für die weitaus meisten Strahlenwirkungen an den Biomolekülen.

12.3.2 Sauerstoffeffekt

Durch Anwesenheit von molekularem Sauerstoff wird die **Zahl der Peroxide** erhöht. Denn molekularer Sauerstoff reagiert besonders schnell mit den Primärradikalen der Radiolyse e^-_{aq} und $H^\bullet$:

(1) $e^-_{aq} + O_2 \rightarrow O_2^-$
(2) $H^\bullet + O_2 \rightarrow HO_2^\bullet$ instabil
(3) $2HO_2^\bullet \rightarrow H_2O_2 + O_2$
(4) $HO_2^\bullet + H^\bullet \rightarrow H_2O_2$

Zum Schutz gegen unkontrollierte Reaktionen der instabilen Superoxidradikale ($HO_2^\bullet$) besitzen die Zellen atmender Lebewesen das Enzym Superoxiddismutase, das die Umwandlung der Radikale in Wasserstoffperoxid katalysiert und damit steuert.

Das ebenfalls in der Radiolyse entstehende Radikal **$OH^\bullet$** reagiert selbst nicht mit Sauerstoff. Es bewirkt aber an organischen Molekülen (RH) eine H-Abstraktion mit dem Ergebnis eines aktivierten Bioradikals ($R^\bullet$). Dieses bildet mit Sauerstoff ein Peroxidradikal ($RO_2^\bullet$), das wiederum in $R^\bullet$ und RO_2H übergeht. Nun ergibt sich durch die Anwesenheit von Sauerstoff eine Kettenreaktion, so daß immer neue „giftige" Peroxidradikale entstehen:

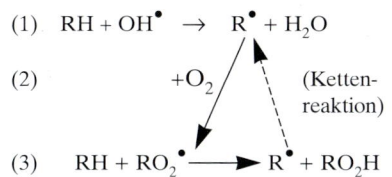

(1) $RH + OH^\bullet \rightarrow R^\bullet + H_2O$

(2) $+O_2$ (Kettenreaktion)

(3) $RH + RO_2^\bullet \longrightarrow R^\bullet + RO_2H$

↗ **Sauerstoffeffekt** bezeichnet die Tatsache, daß Sauerstoff die Bildung von aktiven Produkten (Peroxidradikale und Wasserstoffperoxid) steigert. Dadurch ist der Bioeffekt locker ionisierender Strahlung im Sauerstoffmilieu 2– bis 3mal höher als in Anoxie.

12.3.3 Radikale und Peroxide

Radikale und Peroxide sind Zellgifte. Radikale reagieren mit organischen Makromolekülen, den sogenannten Target-(Ziel-)Molekülen. Dabei werden lockere Elektronenbindungen aufgebrochen. Dies führt zu Strukturveränderungen der Moleküle und zu den verschiedenen DNA-Schäden.

Bei der Reaktion der Radikale ist ein **Temperatureffekt** festzustellen. Bei niedriger Temperatur, d.h. in erstarrtem Zustand, ist die Diffusion der strahlenerzeugten Wasserradikale behindert. Dadurch ist die indirekte Strahlungswirkung wesentlich temperaturabhängiger als die direkte.

Im Laborversuch, bei sehr verdünnten Lösungen, können die Primärradikale untereinander oder mit Verunreinigungen reagieren, bevor sie das Makromolekül erreichen. Dann inaktivieren sie das Makromolekül nicht. Jede Substanz, die der Lösung eines Biomoleküls zugesetzt wird und die mit den Wassermolekülen reagiert, erweist sich deshalb als **Schutzsubstanz**. Auch in vivo wirken Moleküle, die bevorzugt mit freien Radikalen reagieren, als **Radikalfänger** und **Strahlenschutzsubstanzen**.

12.3.4 Radiolyseprodukte und LET

Primärradikale und Sauerstoffradikale sind nicht ortsgebunden, sondern frei beweglich. Ihre Diffusionslänge liegt im nm-Bereich, ihre Überlebenszeit im µs-Bereich. Dies führt dazu, daß die beschriebenen Prozesse nicht zufällig überall im Raum auftreten, sondern lokal konzentriert in der Umgebung eines radioaktiven Strahls. Diese **Topographie** ist für die Bildung von Sekundärprodukten bedeutsam und vermutlich verantwortlich für das Entstehen der „Bulky Lesions" (Kap. 12.4.1).

Bei Strahlung mit großer Ionisationsdichte, also hohem **linearen Energietransfer** (LET vgl. Kap. 15.2.2), treten „Bulky Lesions" gehäuft auf, d.h., die Zahl der direkten Treffer (direkte Strahlenwirkung) nimmt zu. Außerdem werden vermehrt OH$^\bullet$-Radikale gebildet, die zu Wasserstoffperoxid rekombinieren:

$$OH^\bullet + OH^\bullet \rightarrow H_2O_2$$

Wasserstoffperoxid wird bei hohem LET also unabhängig vom Sauerstoff gebildet. Das bedeutet, daß bei hohem LET der Sauerstoff an Bedeutung verliert.

Neben der **Rekombination** von OH$^\bullet$-Radikalen rekombinieren auch H$^\bullet$-Radikale zu molekularem Wasserstoff ($H^\bullet + H^\bullet \rightarrow H_2$) und werden dadurch neutralisiert. Mit steigendem LET nimmt also die Radikalausbeute ab.

↗ Mit steigendem/bei hohem LET
- nimmt die Zahl der Bulky Lesions zu,
- wird vermehrt H_2O_2 gebildet,
- sinkt der Sauerstoffeffekt,
- nimmt die Radikalausbeute durch Rekombinationen ab.

12.3.5 G-Wert

Der **G-Wert** bezeichnet die Zahl der Moleküle, Ionen und Radikale, die durch

12

100 eV Strahlungsenergie entstehen oder verändert werden. Nach der Formel

$$H_2O + \text{Strahlungsenergie} \rightarrow e^-_{aq} + OH^\bullet + H^\bullet + H_2O_2$$

bilden sich durch 100 eV Strahlungsenergie in 1 dm³ (1 Liter) 5,9 mol Radikale und 1,13 mol H_2- und H_2O_2-Moleküle. Die in der Radiotherapie häufig verwendete Dosis von 2 Gy pro Fraktion bildet 1 μmol/dm³ Radikale. Wichtig ist, daß der G-Wert (und damit auch die Zahl der erzeugten Moleküle bzw. Radikale) vom LET abhängt. Wie ausgeführt, nimmt mit steigendem LET die Ausbeute an Radikalen ab, diejenige an H_2O_2-Peroxiden jedoch zu.

↗ Bei der Radiolyse des Wassers ist die Produktion von Sekundär- und Tertiärprodukten abhängig vom Sauerstoff und vom linearen Energietransfer (LET). Der Sauerstoffeffekt selbst hängt ebenfalls vom LET ab. Es werden auch Erholungseffekte beobachtet.

12.4 Strahlenbiochemie

Nach allgemeiner Übereinkunft werden hauptsächlich die Strahlenschäden an den Nukleinsäuren (DNA) und damit am Genom (vgl. Kap. 12.1) für die zellulären Folgeprozesse verantwortlich gemacht. In der molekularen Strahlenbiologie werden auch Proteine und Aminosäuren, Kohlenhydrate und energiereiche Phosphate, Lipide und Membranen, Hormone, Vitamine und Elektrolyte untersucht.

↗ Die Strahlenschäden an der DNA sind verantwortlich für die genetischen, somatischen und teratogenen Strahlenfolgen beim Menschen.

12.4.1 DNA und ionisierende Strahlung

Folgende Schäden an der Desoxyribonukleinsäure lassen sich experimentell feststellen (Abb. 12-7):
- Einzelstrangbrüche
- Doppelstrangbrüche
- Basenschäden (Basenmodifikationen und Basenverluste)
- Zuckerschäden
- Zerstörung von Wasserstoffbindungen
- Intramolekulare DNA-Vernetzungen
- DNA-Protein-Vernetzungen (Crosslinks)
- Bulky Lesions.

Strangbrüche

Eine Spaltung der Phosphatesterbindung oder eine Zerstörung der Desoxyribose läßt **Einzel-** oder **Doppelstrangbrüche** entstehen. Doppelstrangbrüche können durch verschiedene Schäden stattfinden, so auch durch den Durchgang eines Partikels durch die DNA oder durch die Kombination zweier benachbarter Einzelstrangbrüche, die aber

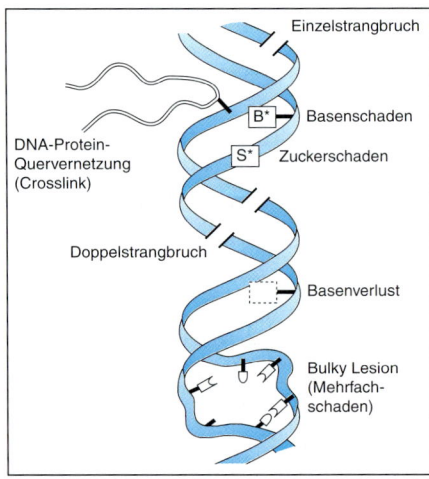

Abb. 12-7 DNA-Schäden durch ionisierende Strahlung.

durch verschiedene Einzelereignisse erzeugt wurden. Bei locker ionisierender Strahlung ist das Verhältnis von Einzel- zu Doppelstrangbrüchen etwa 20:1. Dicht ionisierende Strahlung verursacht häufiger Doppelstrangbrüche.

↗ Die Zahl von Einzelstrangbrüchen nimmt mit dem Quadrat der Dosis zu. Die Doppelstrangbrüche nehmen linear mit der Dosis zu.

Einzelstrangbrüche und auch Doppelstrangbrüche können repariert werden:

Einzelstrangbrüche werden durch enzymatische Verknüpfung (Polynukleotidligase) behoben, Doppelstrangbrüche durch eine komplizierte Abfolge mehrerer abgestimmter Prozesse (Exzisions-Repair) (Abb. 12-8). Diese **Repair-Vorgänge** laufen z.T. sehr rasch ab. Innerhalb von 2 Stunden sind die meisten Repair-Vorgänge beendet, mindestens dauert es aber 6–8 Stunden bis alle möglichen Reparaturen abgeschlossen sind.

Noch vor wenigen Jahren hielt man Doppelstrangbrüche für irreparabel.

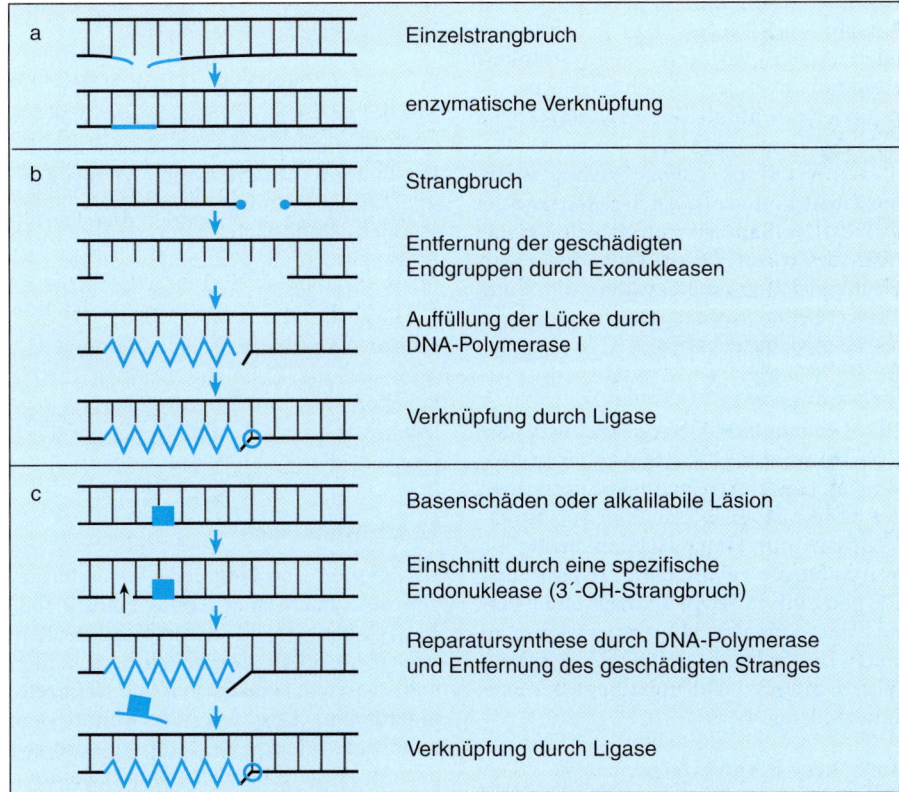

Abb. 12-8 Reparatur von Strahlenschäden an der DNA: Molekulare Mechanismen zur Heilung von Strangbrüchen oder Basenschäden.
a) Heilung eines Einzelstrangbruchs durch direkte enzymatische Verknüpfung.
b) Heilung eines Einzelstrangbruchs mit geschädigten Endgruppen.
c) Heilung von Basenschäden oder alkalilabilen Läsionen.

Heute weiß man, daß vor allem die unten beschriebenen „Bulky Lesions" irreparabel und für **Letalschäden** verantwortlich sind. Dabei kann sich das DNA-Molekül verkleinern. Durch die Verbindung mehrerer Molekülfragmente können auch Makromoleküle entstehen.

Basenschäden

Direkte Treffer können Radikale der DNA-Basen Thymin und *Guanin* (weniger häufig auch Adenin und Cytosin) induzieren. Bei **indirekter** Strahlenwirkung schädigen OH$^\bullet$-Radikale das Thymin, zusätzlich OH$^\bullet$- und e$^-_{aq}$-Radikale das Guanin. So werden Basen verändert oder gehen verloren. Die Strahlenempfindlichkeit der Basen nimmt in folgender Reihenfolge ab: Thymin – Cytosin – Adenin – Guanin.

Das Wissen über diese wichtigen Basenschäden und mögliche Reparaturmechanismen ist leider noch sehr lückenhaft. Auf jeden Fall werden diejenigen Schäden, die bis zur nächsten Zellteilung nicht repariert worden sind, an die Tochterzellen weitergegeben.

Vernetzung der DNA-Ketten

Die sogenannten „DNA-Crosslinks", die Vernetzung der DNA mit anderen Molekülen, oder Vernetzungen innerhalb der DNA, treten bei sehr hohen Strahlendosen auf. Hauptsächlich entstehen Verbindungen zwischen Thymin und Thymin und zwischen Cytosin und Cytosin. Dies kann in Mikroorganismen zu einer Blockierung der DNA-Synthese führen, jedoch nicht unbedingt bei Säugetierzellen.

Bulky Lesions (Mehrfachschäden)

Da Ionisierungen im Gewebe nicht gleichmäßig erfolgen, ergeben sich lokale Konzentrationen von Radikalen, sogenannte Radikalnester. Dies sind Stellen am Biomolekül, wo Mehrfachschäden

auftreten, also Strangbrüche plus Basenschäden plus Crosslinks. Die Synonyma im Englischen lauten: clustered damages = multiple damaged sites = bulky lesions. „Bulky Lesions" sind Letalschäden, die nicht reparabel und vermutlich die Ursache für die hohe Zellinaktivierungsrate durch ionisierende Strahlen sind (Tab. 12-1).

↗ Ionisierende Strahlung verursacht an der DNA Strangbrüche (z.T. reparabel), Basenschäden (fraglich reparabel), Brüche von Wasserstoffbrücken (z.T. reparabel), DNA-Vernetzungen (fraglich reparabel) und sogenannte Bulky Lesions (irreparabel).

Da bei der **DNA-Replikation** der gesamte DNA-Strang „abgelesen" werden muß, beeinträchtigen DNA-Schäden die Replikation entscheidend. Demgegenüber ist die **Proteinsynthese** viel weniger strahlenempfindlich: Hier müßte der Strahlenschaden genau das Stück des DNA-Stranges treffen, das als mRNA-Vorlage für ein Protein dient. Da das sehr unwahrscheinlich ist, kann die Folge sein, daß die Zelle durch einen DNA-Schaden zwar ihre Teilungsfähigkeit verloren hat, aber immer weiter wächst (Riesenzellen).

12.4.2 Mutationen

Mutationen sind bleibende Veränderungen des genetischen Kodes einer Zelle. Je nachdem, ob sie sich in Körperzellen oder Keimzellen ereignen, unterscheidet man zwischen **somatischen** und **Keimzellmutationen**. Ein Teil der Mutationen bleibt unentdeckt, ein Großteil wird repariert. Andere werden durch bedeutende Veränderungen der Zelleigenschaften und Zellfunktionen sichtbar (**Veränderung des Phänotyps**), verändern den Stoffwechsel (**biochemische Mutationen**) oder bilden **Letalfaktoren** mit der Folge

Tabelle 12-1   Geschätzte Anzahl von DNA-Schäden pro Zelle, die zum Absterben von 63% der exponierten Zellen in vitro führen. Bei der Exposition mit ionisierender Strahlung führen bedeutend weniger DNA-Schäden pro Zelle bereits zum Absterben als beim Kontakt mit anderen Zellgiften. Die Ursache ist eine höhere Anzahl irreparabler Schäden, z. B. sogenannter »Bulky Lesions«, durch ionisierende Strahlung.

Agens	DNA-Schäden	Schäden pro Zelle pro D_{37}*
Ionisierende Strahlung	Einzelstrangbrüche	1000
	Doppelstrangbrüche	50
	Basenschäden	200
	Protein-DNA-Quervernetzungen	150
	»Bulky Lesions«	450
UV-Licht	T=T-Dimere	400 000
	Einzelstrangbrüche	100
	Protein-DNA-Quervernetzungen	?
Aflatoxin, Benzpyren, Acetylaminofluoren, Methyl-Nitrosoharnstoff, H_2O_2 bei 0 °C		10 000 bis 2 600 000

* D_{37} = Dosis, die die Anzahl der überlebenden Zellen auf 37% vermindert

von Zelltod oder Tod des Individuums (vgl. Abb. 12-5).

Mutationen entstehen entweder spontan oder werden durch chemische und physikalische Noxen ausgelöst. Die Ursache bzw. der auslösende Faktor ist einer Mutation nicht anzusehen. Noxen chemischer oder physikalischer Art erhöhen lediglich die Rate an spontanen/ natürlichen Mutationen. Strahleninduzierte Mutationen sind irreversibel. Während sich Zustände vor der Mutation beeinflussen lassen, bleibt die einmal fixierte Mutation im Erbgut erhalten, es sei denn, sie mutiert zufälligerweise spontan oder durch erneute äußere Einwirkung zurück. Im Gegensatz zu manchen spezifisch wirkenden Chemikalien erzeugt Strahlung ein breites Spektrum von Mutationen mit praktisch allen Möglichkeiten der Gen- und Chromosomenveränderungen.

↗ Genetische und somatische Mutationen können spontan, durch Kontakt mit chemischen Agenzien, durch ionisierende Strahlung oder durch Krankheit entstehen. Die Ursache einer Mutation kann nicht festgestellt, sondern nur vermutet werden.

Zwischen der Zahl beobachteter Mutationen und der Strahlendosis besteht ein eindeutiger Zusammenhang. Das Maß ist die **Mutationsverdopplungsdosis**. Damit ist diejenige Strahlendosis gemeint, die ebenso viele Mutationen induziert, wie natürlicherweise sowieso entstehen würden. Sie wird für den Menschen mit 0,2 bis 2 Gy (Mittelwert 0,6 Gy) angenommen.

Zum Vergleich: Die Strahlenschutzgesetzgebung legt als Grenzwert für eine beliebige Person aus der Bevölkerung eine Strahlendosis von 0,05 Sv (entspricht weitgehend 0,05 Gy) pro Jahr

12

fest. Die Berechnung dieses Dosisgrenzwertes wurde vor 1977 von der Mutationsverdopplungsrate abgeleitet. Die Dosis für die Mutationsverdopplung sollte während der Generationszeit (sie wurde zwischen dem 18. und 30. Lebensjahr angesetzt) nicht überschritten werden (0,6 Sv : 12 Jahre = 0,05 Sv/Jahr). Heute wird der Grenzwert von 0,05 Sv als „akzeptables Risiko" eingestuft und in Bezug gesetzt zu den Risiken in anderen Bereichen, z. B. in verschiedenen Industriezweigen.

Nomenklatur

Somatische Mutationen (z. B. Krebsinduktion) mögen für ein Individuum von Bedeutung sein, sie sind aber auf Nachkommen nicht übertragbar. **Keimzellmu-** tationen hingegen können sich sowohl beim Individuum bemerkbar machen als auch, da vererbbar, die gesamte Population Mensch betreffen. **Dominante** wie **rezessive** Keimzellmutationen können auf spätere Generationen übergehen und durch die Möglichkeit der Multiplikation zu einem Risiko werden.

Nach der betroffenen genetischen Struktur unterteilt man die Mutationen in Genommutationen, Chromosomenmutationen und Punktmutationen (Abb. 12-9).

- **Genommutation**
  Änderung der Chromosomenzahl oder der Zahl ganzer Chromosomensätze (z. B. Mongolismus, TURNER-Syndrom, KLINEFELTER-Syndrom).

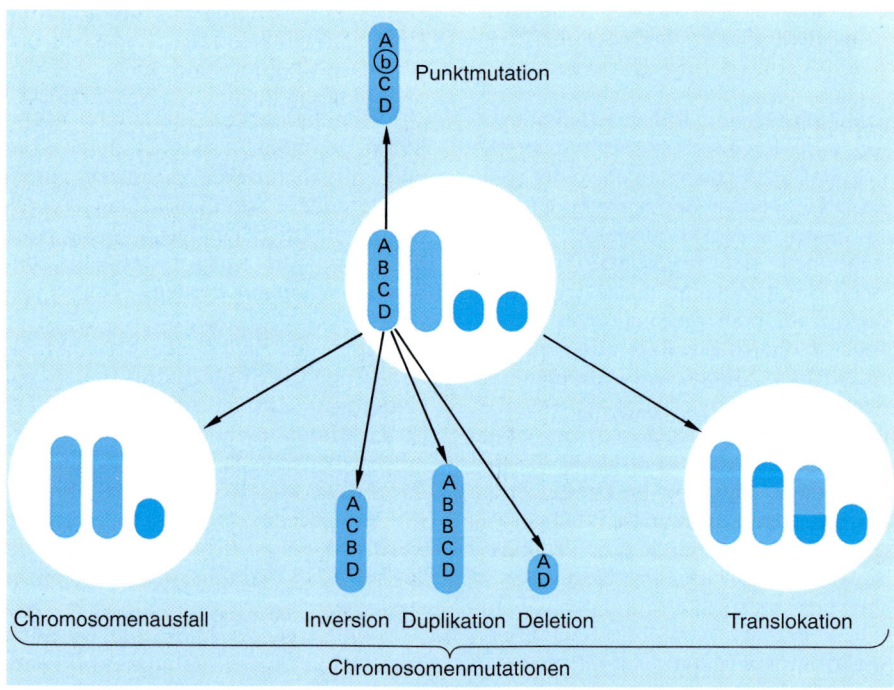

Abb. 12-9 Schematische Darstellung verschiedener Mutationstypen, ausgehend von einer normalen somatischen Zelle (in der Mitte) mit zwei Chromosomenpaaren. In einem der Chromosomen ist die Genfolge angegeben.

- **Chromosomenmutation**
  Änderung der Chromosomenstruktur, z.B. Brüche, die verlorengehen oder sich mit anderen zu Atypien, wie Ringformen oder Translokationen, verbinden. 60–80% solcher Atypien überstehen allerdings die nächste Zellteilung nicht.
- **Punktmutation**
  Strukturelle Änderung der Gene (Genmutation), die zumeist rezessiv vererbt wird. Sie ist im Mikroskop nicht festzustellen und besteht aus subtilen chemischen Veränderungen der DNA bzw. minimalen Fehlern der Basenfolge.

Nach der Anzahl der **Chromosomensätze** unterscheidet man:

- **Euploidie**
  normaler Chromosomensatz
- **Aneuploidie**
  Veränderung der Chromosomenzahl, d.h. nicht ganzzahlige Vervielfachung oder Verminderung des Chromosomensatzes
- **Polyploidie**
  ganzzahlige Vervielfachung des Chromosomensatzes

Für die **Mutationsentstehung** gibt es drei Mechanismen:

- Direkte oder indirekte **DNA-Schäden** (Kap. 12.3)
- **Misrepair** (Falschreparatur): In Mikroorganismen sind die meisten Mutationen Folgen einer falschen Reparatur von Chromosomenschäden.
- **Transposable Elemente:** Diese beweglichen Chromosomenelemente können von einer Chromosomenstelle an eine andere wandern. Je nach ihrer neuen Lokalisation können sie die Aktivität von Genen verändern und damit mutagen wirken.

Erkrankungen mit eingeschränktem DNA-Reparaturvermögen

Biologische Systeme sind imstande, genetische Schäden zu reparieren (photo-enzymatische Erholung, Exzisionsreparatur, Postreplikationsreparatur, SOS-Reparatur). Dieses Reparaturvermögen kann beeinträchtigt sein.

↗ Einige Krankheiten des Menschen beruhen darauf, daß
- ein geschwächtes Reparaturvermögen für DNA-Schäden oder
- eine erhöhte Sensibilität des Erbmaterials gegenüber DNA-schädigenden Noxen besteht.

B Folgende Beispiele sind zu nennen:

- **Xeroderma pigmentosum (XP)**
  Autosomal-rezessiv vererbte Störung der Exzisionsreparatur; Symptome: Sonnenlichtüberempfindlichkeit, Hauttumoren, neurologische Defizite.
- **COCKAYNE-Syndrom**
  Autosomal-rezessiv vererbte Störung der Postreplikationsreparatur; Symptome: Zwergwuchs, Oligophrenie, Netzhautentzündung, Schwerhörigkeit, Sonnenlichtüberempfindlichkeit.
- **BLOOM-Syndrom**
  Autosomal-rezessiv vererbte Erkrankung mit symmetrischen Chromosomenaberrationen (mitotische Rekombination) und Chromatinaustausch; Symptome: Sonnenlichtüberempfindlichkeit, proportionierter Minderwuchs.
- **Ataxia teleangiectatica (AT)**
  Autosomal-rezessiv vererbte erhöhte Strahlensensibilität für ionisierende Strahlung; Symptome: erweiterte oberflächliche Hautgefäße und Koordinationsstörungen der Bewegungen. Besonders wichtig in der klinischen Strahlentherapie ist, daß die Erkrankung rechtzeitig entdeckt wird, da das Gen oft unerkannt vorhanden ist.
- **FANCONI-Anämie**
  Autosomal-rezessiv vererbte Neigung zu vermehrten Chromosomenbrüchen und extreme Empfindlichkeit gegen-

12

über chemischen Noxen. Symptome: Wachstumsverzögerung, Mikrozephalie, kindliche Knochenmarkerkrankungen.

Strahlenbedingte somatische Mutationen

Die Analyse von Mutationen in Körperzellen ist von besonderem Interesse. Sie lassen sich relativ leicht in Blutzellkulturen feststellen (meist Lymphozyten in der Metaphase). Dabei beruhen die im Mikroskop zu beobachtenden Strukturveränderungen der Chromosomen auf zwei Ereignissen, nämlich auf **Bruch** und **Fusion**. Verheilen die zusammengehörigen Fragmente wieder, bleibt der ursprüngliche Bruch unbemerkt (Restitution).

Bei falscher Bruchheilung entstehen die strahlentypischen **Ringchromosomen**, die **dizentrischen Chromosomen** und die **azentrischen Fragmente** (Abb. 12-10). Zu den intrachromosomalen, stabilen Aberrationen gehören **Inversionen** und **reziproke Translokationen** (vgl. Abb. 12-9).

Homologe Chromosomen können ebenfalls Stücke austauschen. Es entstehen zwar keine Chromosomenaberrationen, aber neue Genkonfigurationen, die u.U. bedeutungsvoll sind. Zellen, die für ein bestimmtes Merkmal heterozygot sind (verschiedene Merkmale auf den zusammengehörigen Chromosomen), können sich so zu homozygoten Linien verändern. Ursprünglich rezessive Merkmale können plötz-

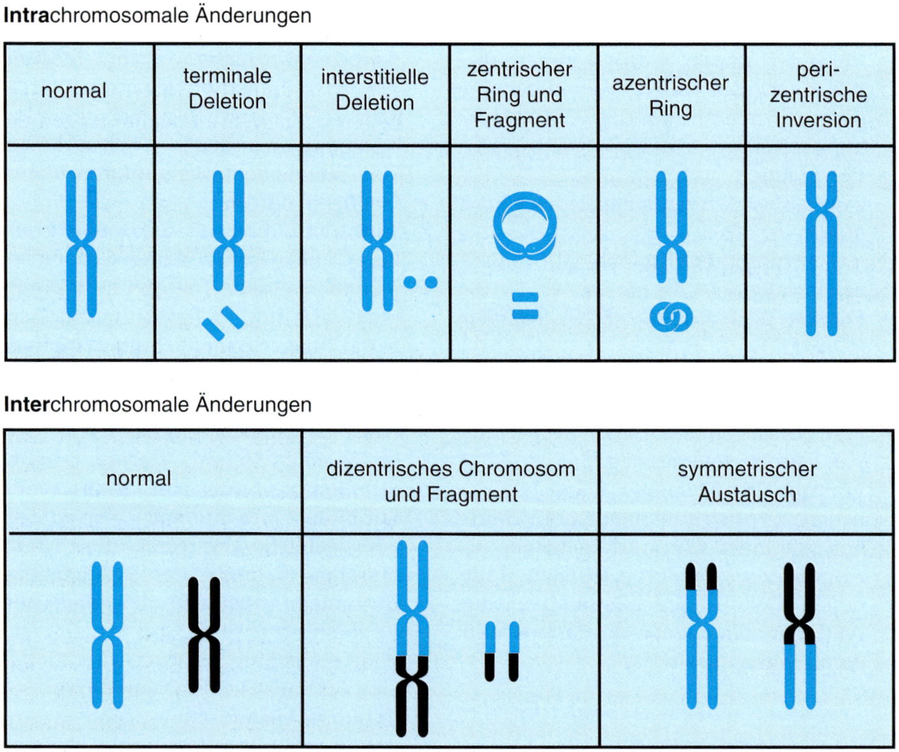

Intrachromosomale Änderungen

normal	terminale Deletion	interstitielle Deletion	zentrischer Ring und Fragment	azentrischer Ring	peri-zentrische Inversion

Interchromosomale Änderungen

normal	dizentrisches Chromosom und Fragment	symmetrischer Austausch

Abb. 12-10 Chromosomenaberrationen, die bei einer Chromosomenanalyse an Lymphozyten nach einem Strahleninsult in der Mitose (Metaphase) sichtbar werden.

lich manifest werden. Solche Umstellungen der Chromosomenstruktur entstehen auch durch Austausch von Schwesterchromatiden **(Schwesterchromatidaustausch** = SCE).

↗ Es besteht eine eindeutige **Dosis-Effekt-Beziehung** zwischen der verabreichten Strahlendosis und den beobachteten somatischen Mutationen. Die Zahl der Zellen mit instabilen Chromosomenaberrationen nimmt in der Zeit nach der Bestrahlung zwar rasch ab. Aber eine kleine Zahl von Ringchromosomen, dizentrischen und azentrischen Chromosomen läßt sich noch Jahre später nachweisen.

Neben der Strahlendosis spielen auch die Qualität der Strahlung (ein höherer LET bewirkt eine höhere Mutationsrate) und der Zeitfaktor (Fraktionierung und Protrahierung senken die Mutationsrate) eine Rolle.

Die Chromosomenaberrationsanalyse am Lymphozyten in der Metaphase ist eine anerkannte Methode zur Abschätzung von Ganzkörperexpositionen. Man spricht geradezu von einem **biologischen Strahlendosimeter**. Aber auch nach einer Radiojodtherapie, nach einer Urographie und bei beruflich Strahlenexponierten werden zytogenetische Veränderungen gefunden. Vergleichende Analysen gestalten sich jedoch schwierig. Zudem nimmt die somatische Mutationsrate auch aus anderen Gründen **spontan** zu:

- Mit dem Alter ($1,7 \times 10^{-4}$ pro Zelle pro 10 Jahre)
- Nach vorausgegangenen Krankheiten, insbesondere nach Infektionen mit Influenza-, Hepatitis-, Masern- oder Windpockenviren
- Nach Einnahme bestimmter Medikamente
- Nach Exposition mit anderen mutagenen Agenzien.

↗ Da somatische Mutationen schon durch relativ kleine Strahlendosen ausgelöst werden, bietet sich die **Zytogenetik** als biologisches Strahlendosimeter an. Keimzellmutationen lassen sich lichtmikroskopisch nicht nachweisen, sondern allenfalls an ihren Auswirkungen in den nachfolgenden Generationen erkennen.

Mutationen und Kanzerogenese

Mutationen können auf vielfältige Weise an der Krebsentstehung beteiligt sein (Kap. 6.3.4). Induziert werden:

- **Onkogene**, die zu malignen Zellveränderungen führen,
- **Genmutationen,** die die Reparatur von Strahlenschäden verhindern,
- **Protoonkogene**, die durch Translokation an eine andere Chromosomenstelle zu Onkogenen werden, und schließlich
- die **Prozession** der so transformierten Zellen über mehrere Zellteilungen zu Tumorzellen.

12.4.3 Strahleneffekte an der Ultrastruktur der Zelle

Die Absorption von Strahlungsenergie erfolgt prinzipiell in allen Molekülen. Welche **molekularen Veränderungen** dann schließlich den Zelltod bewirken, ist noch nicht genau bekannt. Der DNA-Schaden ist sicher der schwerwiegendste. Es werden aber auch Effekte an den übrigen Zellbestandteilen gefunden.

Veränderungen der Zellmembran treten bereits wenige Stunden nach einer Bestrahlung auf und äußern sich in Vakuolenbildung und Permeabilitätsstörungen. Die Zellkerne schwellen an, das Chromatin verklumpt, die Zellen werden pyknotisch. Permeabilitätsveränderungen bewirken Elektrolytverschiebungen: Die Zellen verlieren Kaliumionen und nehmen Natriumionen auf.

Nach Bestrahlung mit hohen Dosen

12

(8–10 Gy) kommt es zu **Störungen des Teilungsapparates** der Zellen. Dadurch entstehen die typischen pathologischen Riesenzellen.

Die **Mitochondrien** und das **endoplasmatische Retikulum** bleiben bei niedrigen Dosen zunächst unverändert. Erst ab 8 Gy erkennt man auch hier Schäden: Verlust der Cristae mitochondriales, Erweiterung des endoplasmatischen Retikulums und Verminderung des Ribosomenbesatzes der endoplasmatischen Membranen (vgl. Abb. 12-1)

Stoffwechselprozesse, die im **Zellkern** ablaufen, zeigen im Gegensatz zum Zytoplasma eine deutlich höhere Strahlenempfindlichkeit. Ebenso wurde beobachtet, daß die DNA-Synthese strahlensensibler ist als die Proteinsynthese.

↗ Strahleneffekte an der Ultrastruktur der Zelle treten erst nach insgesamt höheren Dosen auf als Schäden an der DNA. Sie sind nach allgemeiner Übereinstimmung im Vergleich zu DNA-Schäden von geringerer Bedeutung.

12.4.4 Hormesis

Ionisierende Strahlung, besonders im kleinsten Dosisbereich, kann auch **Zellfunktionen anregen**. Dieser stimulierende Effekt, Hormesis genannt, ist die Grundlage der Entzündungs- und Reizbestrahlung von gutartigen Erkrankungen, z. B. der Rheumabehandlung in Erzbergwerkstollen, der wohltuenden Wirkung von radonhaltigen Bädern etc. Weitere bekannte Effekte sind die Wachstumsförderung von Pflanzen, die Ertragssteigerung nach Bestrahlung von Saatgut, die Vitalitäts- und Proliferationssteigerung bei Einzellern und Insekten, die Lebensverlängerung bei Säugetieren, die Resistenzsteigerung gegenüber Krankheiten usw. Das Phänomen der Hormesis könnte sich durch verschiedene Prozesse erklären lassen:
- Regulatorische Überkompensation der Zelle,
- Anregung von Abwehrmechanismen,
- Anregung von Reparaturmechanismen,
- Anpassungsprozesse an die ionisierende Strahlung.

Neuere Untersuchungen geben Anlaß zu der Vermutung, daß die Vorbehandlung mit kleinen Strahlendosen Zellen resistenter gegenüber letalen und mutagenen Schäden macht [OLIVIERI et al., 1984; SHADLEY und WOLF, 1987; UNSCEAR, 1994]. Dieses Phänomen wird als adaptive Antwort („adaptive response") bezeichnet. Bestätigten sich diese experimentellen Befunde, daß kleine Strahlendosen Reparaturmechanismen anregen, wäre so etwas wie eine Resistenzentwicklung gegenüber ionisierender Strahlung (wie es sie gegenüber Chemotherapeutika gibt) denkbar.

Die Frage einer möglichen Förderung der Reparaturmechanismen durch eine stimulierende Vorbehandlung berührt auch die Geschichte der Evolution. „Es wäre durchaus möglich, daß durch eine ständige Exposition der Lebewesen mit natürlicher energiereicher Strahlung während der Evolution Zellen mit lebenstüchtigen Reparaturmechanismen selektioniert werden, die zur heute festgestellten großen Reparaturkapazität führen" [FRITZ-NIGGLI, 1997].

12.4.5 Stochastische und deterministische Wirkungen

Namentlich im Bereich des Strahlenschutzes unterscheidet man bei den Strahleneffekten zwischen stochastischen (zufälligen) und nichtstochastischen (besser nach ICRP: deterministischen) Prozessen.
- **Stochastische Prozesse** ereignen sich nach dem Zufallsprinzip. Hierzu ge-

hören die Induktion von Mutationen (also genetischer Defekte) und von Krebs (Kanzerogenese). Eine „unschädliche Dosis" gibt es nicht, auch kleine Dosen können Schäden verursachen. Allerdings ist dabei die Wahrscheinlichkeit des Auftretens von Schäden geringer. Mit steigender Dosis nimmt die Wahrscheinlichkeit zu. Es handelt sich stets um Entweder-Oder-Ereignisse: Entweder es tritt eine Mutation auf oder nicht (Abb. 12-11).

• **Deterministische Prozesse** (nichtstochastische) treten erst nach Überschreiten einer Schwellendosis auf (vgl. Abb. 12-11). Früh- und Spätschäden an Organen und Geweben sowie die teratogenen Strahlenfolgen, jeweils ausgenommen die Krebsinduktion, gehören dazu (Kap. 13-2). Mit der Dosis nimmt der Schweregrad des Schadens zu.

↗ Stochastische Effekte erfolgen zufällig, die **Wahrscheinlichkeit** ihres Auftretens ist dosisabhängig, nicht der Schweregrad. Im Gegensatz dazu treten deterministische (nichtstochastische) Effekte erst nach Überschreiten einer Schwellendosis auf. Die Dosis bestimmt den **Schweregrad** der Effekte, nicht die Wahrscheinlichkeit ihres Auftretens.

12.5 Zelluläre Strahlenbiologie

Von den Strahlenwirkungen auf die Zelle sind die **Proliferationshemmung** und der **Zelltod** die schwerwiegendsten.

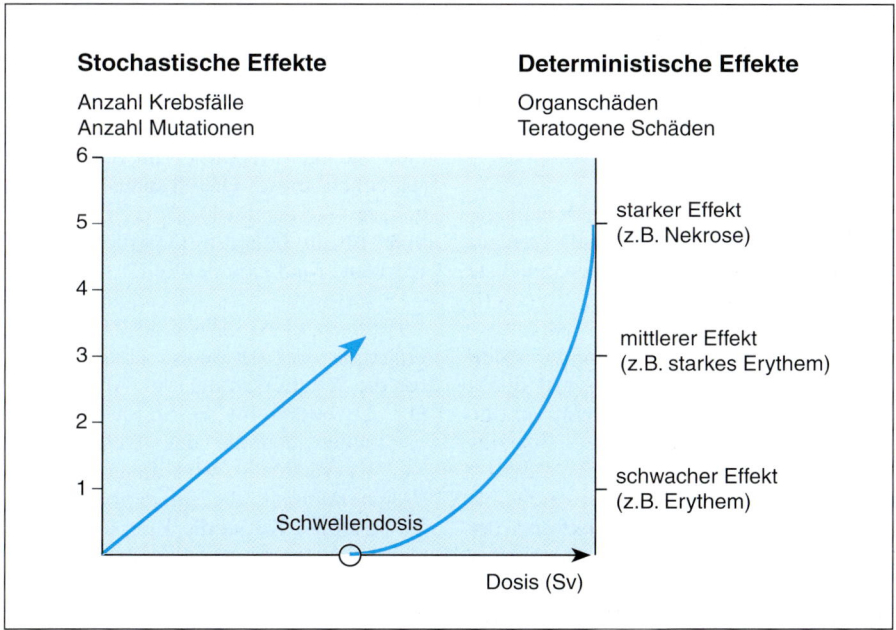

Abb. 12-11 Stochastische und deterministische Prozesse als Folge ionisierender Strahlung: Die Wahrscheinlichkeit stochastischer Effekte nimmt mit der Dosis zu, nicht ihr Schweregrad. Deterministische Prozesse treten erst nach Überschreiten einer Schwellendosis auf; ihr Schweregrad nimmt mit der Dosis zu.

Den Zelltod in einem System exakt festzustellen, ist nicht einfach. Als Kriterien gelten Kernpyknose, Zellverlust in den Organen (z. B. Knochenmark) und Unfähigkeit zur Koloniebildung in der Zellkultur.

Nach Ablauf der chemischen (vgl. Kap. 12.3) und biochemischen (vgl. Kap. 12.4) Prozesse kann der Strahleninsult auf zellulärer Ebene folgende Konsequenzen haben:

- **Erholung**
  Die Zelle gleicht durch Erholung den Strahleneffekt aus.
- **Mutation**
  Die Zelle überlebt die Bestrahlung und teilt sich weiter. Es kommt jedoch zu Veränderungen im genetischen Material. Beispiele sind die Induktion von Tumoren oder genetisch bedingte Erkrankungen.
- **Reproduktiver Tod**
  Die Zelle überlebt zwar die Bestrahlung und ist noch zu einer oder mehreren Zellteilungen fähig, stirbt dann aber ab. Ursache sind Schäden am genetischen Material oder von Zellorganellen in der Interphase.
- **Interphasetod**
  Die im intermitotischen Intervall getroffene Zelle stirbt innerhalb weniger Stunden ab und erreicht die nächste Mitose nicht.
- **Unveränderte Teilung**
  Die Zelle befindet sich in einer strahlenresistenten Phase und wird durch den Strahleninsult nicht beeinträchtigt.

12.5.1 Dosis-Effekt-Kurven

Den Zusammenhang zwischen der Strahlendosis und den oben beschriebenen Ereignissen kann man in Zellkulturen und an lebenden Organismen untersuchen. Für ein Experiment wird z. B. eine bestimmte Zahl von Zellen auf einem Nährmedium ausgesät und anschließend mit einer festgelegten Dosis

bestrahlt. Nach einigen Generationszeiten (abhängig von der Wachstumsgeschwindigkeit der Testzellen, für gewöhnlich nach 7–14 Tagen) werden die gewachsenen Kolonien ausgezählt. Sie sind ein Maß für die Zahl der überlebenden Zellen bzw. ein Maß für die Zahl der abgetöteten Zellen („cell kill"). Wiederholt man dieses Experiment mit verschiedenen Strahlendosen, lassen sich **Überlebens-** bzw. **Inaktivierungskurven** berechnen, die sogenannten **Dosis-Effekt-Kurven** (Abb. 12-12).

Auf der Abszisse wird die Strahlendosis, auf der Ordinate der Prozentsatz der überlebenden Zellen aufgetragen, wobei die unbestrahlten Kontrollen definitionsgemäß einer Überlebensrate von 100% entsprechen. Bei linearer Darstellung erhält man eine sigmoidale Kurve, bei halblogarithmischer Darstellung eine sogenannte **Schulterkurve**. Die Schulter entsteht dadurch, daß die Zellen im niedrigen Dosisbereich nur vorgeschädigt und subletal getroffen werden und sich von den Schäden erholen können. Diese Schulter ist bei den einzelnen Zellsystemen – je nach Repair-Vermögen – unterschiedlich breit. Das **Repair-Vermögen** geht mit steigender Dosis verloren. Deshalb ist im höheren Dosisbereich der Kurvenverlauf exponentiell.

Beschreibung der Schulterkurve

Folgende drei Parameter charakterisieren die Schulterkurven (vgl. Abb. 12-12):

D_0 D_0 beschreibt die Steilheit des geraden Anteils der Dosis-Effekt-Kurve. Als D_0 wird diejenige Dosis bezeichnet, die im exponentiellen Teil der Kurve die Zahl der jeweils noch überlebenden Zellen auf $1/e = 37\%$ vermindert.

n   Extrapoliert man den linearen Anteil der halblogarithmischen Dosis-Effekt-Kurve bis zur Dosis 0, so gibt der Schnittpunkt mit der Ordinate die Extrapolationszahl n an. n be-

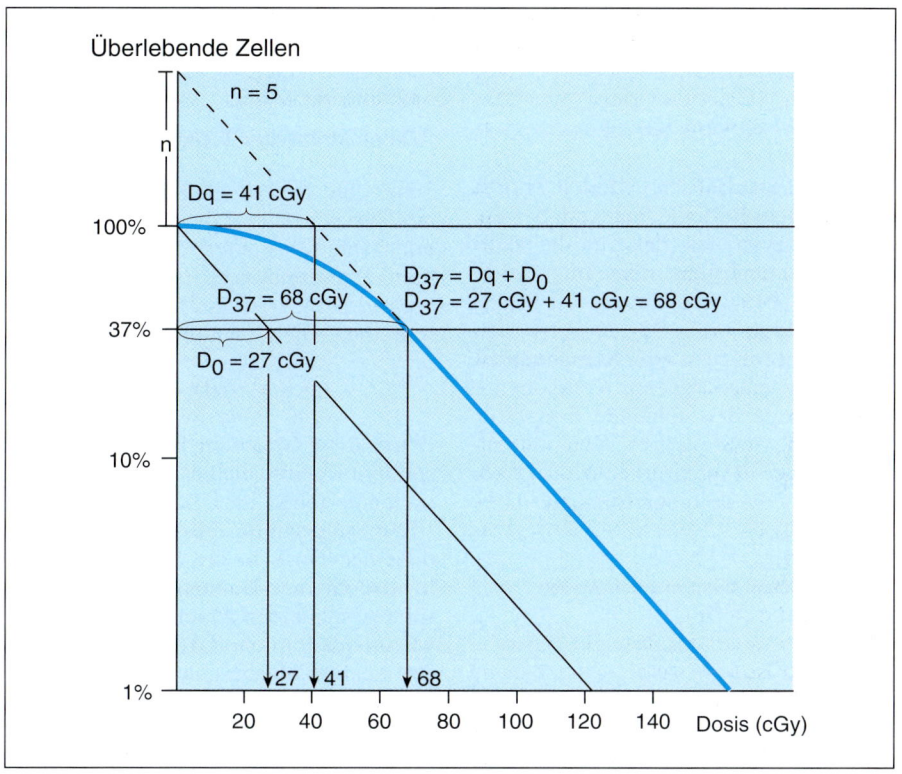

Abb. 12-12 Dosis-Effekt-Kurve und ihre Parameter (Erklärung siehe Text).

12

schreibt die Zahl der empfindlichen Bereiche in einer Zelle, also z. B. die G_2- oder Mitosephase der DNA. Die Extrapolationszahl n charakterisiert die Breite der Schulter. Anders ausgedrückt: Um die Zelle zu inaktivieren, müssen die n-Bereiche mindestens einmal getroffen werden. Ist n = 1, so erhält man in der halblogarithmischen Darstellung eine Gerade: Die Zellabtötung verläuft also exponentiell, d. h., es findet keine Reparatur statt. Ist n = 5, müssen 5 Treffer gesetzt werden, um die Zelle zu töten: Die Reparaturleistung ist hoch (Schulter).

D_q Der Schnittpunkt der extrapolierten Geraden mit der 100%igen

Überlebensrate ergibt die Dosis D_q. Sie ist ebenfalls ein Maß für die Breite der Schulter einer Dosis-Effekt-Kurve.
Folgende Beziehung verknüpft diese Parameter:

$$D_q = D_0 \times \log n$$

Bei Säugetierzellen liegen die D_0-Werte in dem relativ engen Dosisbereich von 0,75 bis 1,5 Gy, während die Werte für n oder D_q wesentlich stärker variieren.

↗ D_q und n drücken die **Reparaturfähigkeit** einer Zelle aus (charakterisiert durch die Schulter einer Überlebenskurve). D_0 bestimmt die **Strahlen-**

resistenz einer Zelle (charakterisiert durch die Steigung des linearen Kurvenanteils).

Linear-quadratisches Modell (α/β-Modell)

Das linear-quadratische Modell erklärt die klinischen Befunde heute am besten. Es geht davon aus, daß für die Zellabtötung mindestens eine Interaktion von zwei Subläsionen besteht. Die Schulterkurve (vgl. Abb. 12-12) setzt sich damit aus wenigstens **zwei Komponenten** zusammen: einer linearen Komponente α für geringe bzw. fehlende Reparatur und einer quadratischen Komponente β für höhere Reparaturkapazität (Abb. 12-13). Für die halblogarithmische Dar-

stellung der beiden Komponenten ergibt sich

ein linearer Term: $\log S = -\,\alpha D$

ein quadratischer Term: $\log S = -\,\beta D^2$

S steht für den Anteil überlebender Zellen (survival), D für die Strahlendosis, α und β sind Konstanten, die – wie gesagt – den reparierbaren (β) sowie den nicht reparierbaren (α) Strahlenschaden beschreiben. Die Gesamtbeziehung lautet:

$$\log S = -\,(\alpha D + \beta D^2)$$

Durch diese Gleichung lassen sich insbesondere Kurven, die aus mehreren Fraktionen bestehen, ideal beschreiben.

Der sogenannte **α/β-Wert** bezeichnet diejenige Dosis in Gy, bei der in halblogarithmischer Darstellung die Zellabtötung im linearen Anteil ebenso groß ist wie im quadratischen Anteil. Er wird auf der Abszisse abgelesen (vgl. Abb. 12-13). Das α/β-Modell berücksichtigt allerdings den Zeitfaktor nicht.

> ↗ Das α/β-Modell berücksichtigt den Zeitfaktor nicht. Es gilt **nur** für konventionelle Fraktionierungen (Kap. 12.6.39) und **nicht** für davon Abweichendes, wie Split Course, hohe Einzeldosen, Akzelerierungen und Hyperfraktionierungen.

In der Natur lassen sich die Gewebe in zwei große Gruppen unterteilen (Tab. 12-2), nämlich in solche mit hohem α/β-Wert (früh reagierende Gewebe) und solche mit niedrigem α/β-Wert (spät reagierende Gewebe).

> ↗ **Früh reagierende** Gewebe sind durch α/β-Werte von 7–20 Gy gekennzeichnet. Dazu gehören die malignen Tumoren, aber auch die akut reagierenden Normalgewebe, wie Schleimhäute, Knochenmark und das Samen-

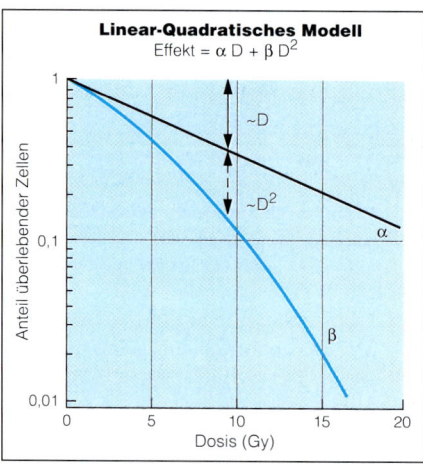

Linear-Quadratisches Modell
Effekt = α D + β D^2

Abb. 12-13 Linear-quadratisches Modell der Zellüberlebenskurve. Die lineare Komponente α (geringe bzw. fehlende Reparatur) und die quadratische Komponente β (höhere Reparaturkapazität) stellen die Einzelkomponenten einer Schulterkurve dar. Die Kurvenverläufe sind für die einzelnen Gewebetypen unterschiedlich. Der α/β-Wert eines Gewebes bezeichnet die Dosis, bei der die Abtötung im linearen Anteil genauso groß ist wie im quadratischen Anteil. Früh reagierende Gewebe sind durch einen hohen, spät reagierende Gewebe durch einen niedrigen α/β-Wert gekennzeichnet.

Tabelle 12-2 Früh und spät reagierende Gewebe, unterteilt nach den α/ß-Werten des linear-quadratischen Modells.

Früh reagierende Gewebe	α/β (Gy)	Spät reagierende Gewebe	α/β (Gy)
Dünndarm	6–13	Rückenmark	1,6–5
Dickdarm	10–12	Niere	0,5–5
Haut	9–19	Leber	1,4–3,5
Kallus	9–10	Lunge	2,5–6,3
Knochenmark	9	Haut	2,5–4,5
Spermatogonien	13	Schilddrüse	2,5–4,5
Tumoren			
Plattenepithelkarzinome	25		
Adenokarzinome	10–20		

epithel. **Spät reagierende** Gewebe haben α/β-Werte von 1–5 Gy. Darunter fallen das Rückenmark, die Niere, die Lunge, die Blase und die Haut.

Bei **früh reagierenden Geweben** überwiegt im Verlauf der Schulterkurve der lineare Anteil α: Die Kurve nähert sich einer Geraden als Ausdruck einer relativ geringen Reparaturleistung. Die Dosisfraktionierung spielt hier eine nur untergeordnete Rolle. Bei Fraktionierung muß die Gesamtdosis nicht wesentlich erhöht werden, um denselben Effekt wie bei einer Einzeitbestrahlung zu erreichen. Auch hat die Fraktionierung/Protrahierung keinen Einfluß auf den Spätschaden des Gewebes.
  Bei **spät reagierenden Geweben** überwiegt am Anfang der Schulterkurve bereits der quadratische Term β, d. h., die Kurve ist durch eine starke Krümmung charakterisiert als Hinweis auf eine hohe Reparaturkapazität. Hier sind die Protrahierungs- und Fraktionierungseffekte groß: Wird eine Dosis in viele kleine Fraktionen zerlegt bzw. protrahiert, können die spät reagierenden Gewebe vor Strahlenspätschäden geschützt werden.

↗ Durch **Fraktionierung** oder **Protrahierung** lassen sich die spät reagie-

renden Normalgewebe vor Strahlenspätschäden schützen, also z. B. Gehirn, Rückenmark, Niere, Lunge, Bindegewebe. Das gelingt nicht für früh reagierende Gewebe, z. B. Knochenmark und Dünndarmepithel. Maligne Tumoren gehören zu den früh reagierenden Geweben.

Mit Hilfe des α/β-Modells läßt sich theoretisch berechnen, wie hoch für einen gewünschten Effekt die Gesamtdosis sein muß, wenn die Einzeldosis pro Fraktion geändert wird. Die entsprechende Formel lautet:

$$D_{neu} = D_{alt} \times \frac{(\alpha/\beta + d_{alt})}{(\alpha/\beta + d_{neu})}$$

D_{neu} neue Gesamtdosis
D_{alt} alte Gesamtdosis
d_{neu} neue Einzeldosis
d_{alt} alte Einzeldosis

12.5.2 Zelltod und Zellzyklus

Die Teilungsphase (Mitose, M-Phase) und die Intermitosephase, in der sich die Zelle auf die Mitose vorbereitet, bilden den **Zellzyklus** (Abb. 12-4). Der Intermitosezyklus ist ein sehr komplexes Geschehen mit – je nach Zellart – genau definiertem Zeittakt. Er gliedert sich in die G_1-Phase (präsynthetisches Intervall),

12

109

die S-Phase (Synthesephase für die DNA) und die G_2-Phase (postsynthetisches Intervall). Zellen, die gerade nicht proliferieren, sind in der G_0-Phase geparkt. Die in den G_1-, S-, G_2- und M-Phasen proliferierenden Zellen bilden die **Wachstumsfraktion.**

Ionisierende Strahlung erzeugt eine passagere oder permanente Zellteilungsstörung, die zum Zelltod führt. Mit dem **Koloniebildungstest** können die Auswirkungen der Strahlung auf den Zellzyklus untersucht werden (Kap. 12.5.1).

Abbildung 12-14 zeigt **Inaktivierungskurven** von chinesischen Hamsterzel-

len, deren Proliferation synchronisiert und die dann in verschiedenen Zellzyklusphasen bestrahlt wurden. Dabei findet sich für die einzelnen Phasen des Zellzyklus, gemessen am Zelltod, eine unterschiedliche Strahlensensibilität.

- In der M- und in der G_2-Phase sind die Zellen am strahlenempfindlichsten.
- In einer langen G_1-Phase sind die Zellen zunächst strahlenresistent, es folgt dann eine strahlensensiblere Periode am Übergang von G_1/S.

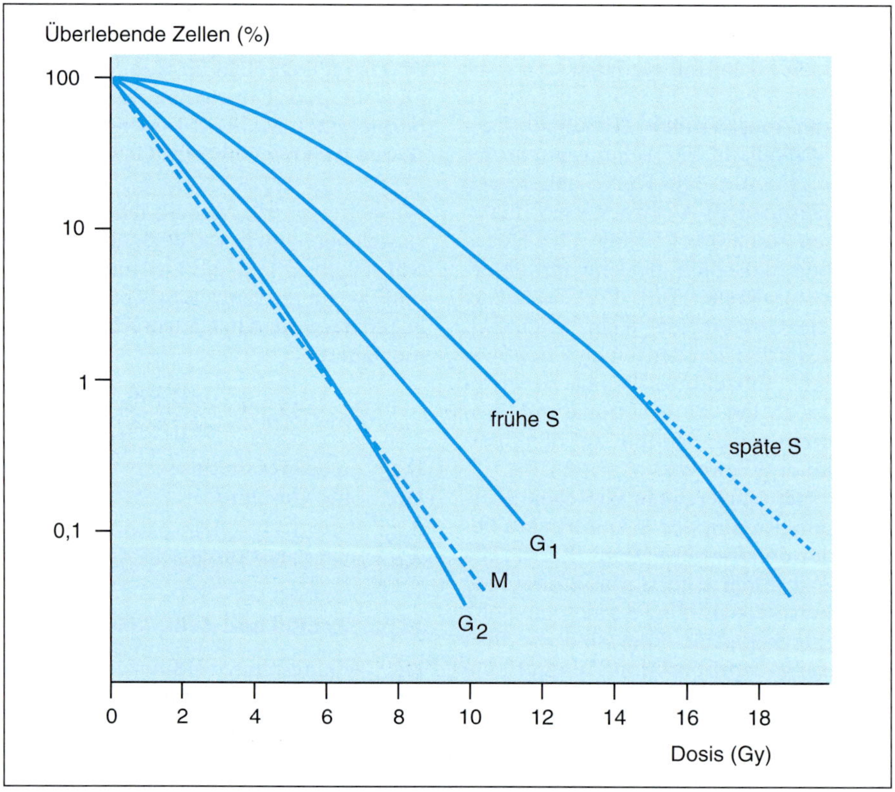

Abb. 12-14 Inaktivierungskurven von Zellkulturen chinesischer Hamsterzellen, deren Zellteilung synchronisiert und die dann in verschiedenen Zyklusphasen bestrahlt wurden. G_1 = Präsynthesephase, S = DNA-Synthese, G_2 = Postsynthesephase, M = Mitose.

- In der S-Phase ist die Zelle am strahlenresistentesten (Abb. 12-4 und 12-15).

Bei Neutronenstrahlung hängt die Strahlensensibilität der Zelle ebenso vom Zellzyklus ab wie bei Photonenstrahlung. Allerdings sind die Dosisunterschiede zwischen der sensibelsten und der resistentesten Phase nicht so groß. Bei sehr hohem LET (z. B. Helium- oder Argonstrahlung) findet sich sogar überhaupt kein Zusammenhang zwischen Zellzyklus und Radiosensibilität mehr.

12.5.3 Erholungsvorgänge

In den Anfängen der biologischen Wirkungskette sind die Schäden reversibel, sie können neutralisiert werden. Diese Erholung bzw. Reparatur (**recovery** und **repair**) erfolgt auf jeder Ebene, d. h. auf der physikalischen, der radiochemischen, der biochemischen und selbst noch auf der zellulären Ebene. Es sind dies Vorgänge, wie Neutralisierung aktiver Radikale, Reparatur von Schäden in den Biomolekülen (z. B. Exzisions-Repair), Zelluntergang (Apoptose) und Zellersatz durch Proliferationsanreiz.

Zur Verdeutlichung, welche Reparaturleistungen von der Zelle erbracht werden müssen: Nach einer Dosis von 1 Gy dünn ionisierender Strahlung ist in **jeder** Zelle mit etwa 1000 Einzelstrangbrüchen, 50 Doppelstrangbrüchen, 200 Basenschäden, 150 DNA-Vernetzungen mit Proteinen und anderen Molekülen und etwa 450 Bulky Lesions zu rechnen (Tab. 12-1). Zur Reparatur dieser Schäden sind also außerordentlich effektive Mechanismen erforderlich.

Reparaturprozesse

Die unterschiedlichen Reparatursysteme verlaufen, abhängig vom Schwierig-

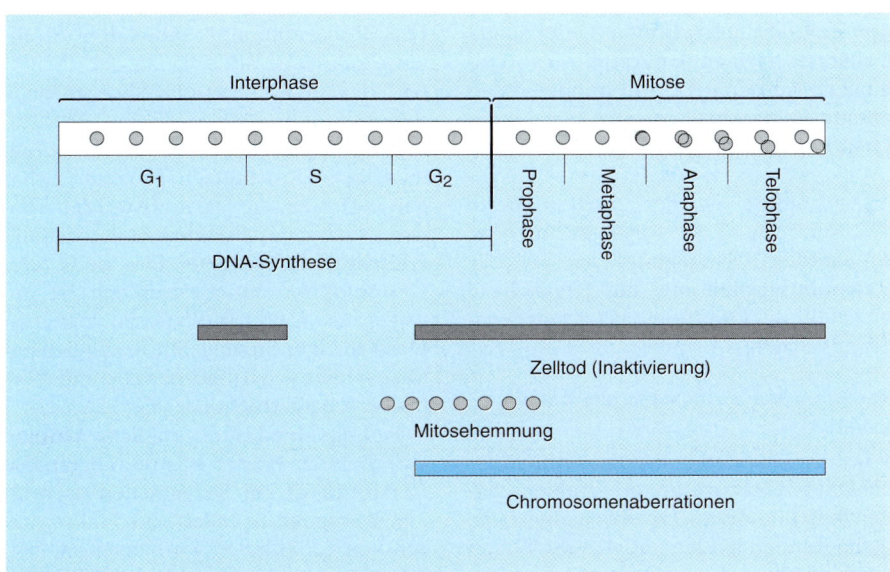

Abb. 12-15 Strahlensensible Phasen im Zellteilungszyklus für die Endpunkte Zelltod, Mitosehemmung und Chromosomenveränderungen.

keitsgrad, mit verschiedenen Zeitkonstanten.

- Die sogenannte **schnelle Reparatur** läuft in 10 bis 20 Minuten ab.
- Die **langsame Reparatur** benötigt einige Stunden.
- **Interzelluläre Reparaturprozesse** dauern Stunden bis Tage.

Apoptose

Ein weiterer wichtiger Mechanismus zur Beseitigung von Strahlenschäden ist die Apoptose (Zelluntergang). Es ist quasi der programmierte Suizid der Zelle, wenn „die Zeit reif" ist, also wegen Alters oder irreparabler Schädigung. Gesteuert wird sie u. a. durch das p53-Gen (die Wildform). Apoptose sichert die Funktionstüchtigkeit eines Organismus: **Zelluntergang** als Voraussetzung für Zellerneuerung. Nur transformierte, immortale Zellen im Labor und manche Tumorzellen beherrschen die Technik des programmierten Zelltods nicht. Lichtmikroskopisch läßt sich die Apoptose vom „ungeordnet" verlaufenden Zelltod unterscheiden. Geschädigte Zellen, die sich an der Apoptose vorbeimogeln, werden u. U. vom Immunsystem erkannt und vernichtet oder können der Ursprung für spätere Tumoren werden.

⤢ Apoptose ist der programmierte Suizid der Zelle wegen Alters oder irreparabler Schädigung. Sie ist der **Reparaturmechanismus auf Organebene** und stellt die Funktion des Gesamtorganismus sicher.

Potentiell letale und subletale Strahlenschäden

Wir unterscheiden in bezug auf die Möglichkeit zur Reparatur von Strahlenschäden bzw. den Zelltod zwei Schadensfälle, den potentiell letalen und den subletalen Strahlenschaden.

Der potentiell letale Strahlenschaden (PLD)

Potentiell letale Strahlenschäden (PLD) sind, wie subletale Strahlenschäden (SLD), grundsätzlich heilbar, doch wird die Fähigkeit zur Reparatur durch das extrazelluläre Milieu beeinflußt. In einem Milieu, in dem die Zellen **nicht proliferieren**, können sie potentiell letale Strahlenschäden besser reparieren. Dies wird darauf zurückgeführt, daß durch die Pause im Zellzyklus mehr Zeit für Erholungsvorgänge zur Verfügung steht, und erklärt auch die Strahlenresistenz nicht proliferierender Tumorzellen.

Andererseits haben die Zellen von Patienten mit bestimmten genetisch bedingten Erkrankungen, z. B. Ataxia teleangiectatica und Xeroderma pigmentosum, nicht die Fähigkeit, sich von potentiell letalen Strahlenschäden zu erholen. Nach Hoch-LET-Strahlung kann sich die Zelle ebenfalls nicht von potentiell letalen Strahlenschäden erholen.

Der subletale Strahlenschaden (SLD)

Die Reparatur des subletalen Strahlenschadens ist ablesbar an der „Schulter" in den Zellüberlebenskurven nach dünn ionisierender Strahlung. Fraktionierungsexperimente bestätigen, daß im niedrigen Dosisbereich subletale Schäden auftreten, die repariert werden können. Nach jeder Fraktion findet sich die **typische Schulterkurve**. Das heißt, der Gesamteffekt der Bestrahlung ist geringer als nach Applikation derselben Dosis in einer Sitzung. Diesbezüglich unterscheiden sich Tumorgewebe und Normalgewebe beträchtlich (Kap. 12.5.4).

Entscheidend ist der **zeitliche Abstand** zwischen den beiden Bestrahlungen. Die Reparatur ist bei Säugerzellen nach einigen Stunden beendet, eine Halbwertszeit von 1,5 Stunden wird angenommen. Nach Neutronen- bzw. Hoch-LET-Strahlung gibt es dagegen keine Erholung von subletalen Strahlenschäden.

↗ Die Reparatur von subletalen Strahlenschäden zeigt sich in der „Schulter" der Zellinaktivierungskurven nach Bestrahlung.

- Die Unterscheidung zwischen potentiell letalen und subletalen Strahlenschäden ist eher formaler Natur, da die sie verursachenden Mechanismen dieselben sind.
- Die Erholungsvorgänge sind zeitabhängig.

Einfluß des Zeitfaktors

Die Möglichkeit der Erholung von potentiell letalen und subletalen Strahlenschäden und die Tatsache, daß die einzelnen Reparatursysteme dafür eine Zeitspanne von Minuten bis Tagen benötigen, bedingt konsequenterweise für die meisten Strahlenwirkungen eine **Abhängigkeit vom Zeitfaktor**. Sie ist bei locker ionisierender Strahlung besonders deutlich.

↗ • Dieselbe Dosis, **protrahiert** verabreicht, hat eine geringere biologische Wirkung als eine konzentrierte Bestrahlung.
- In gleicher Weise unterscheiden sich die Effekte der Bestrahlung, je nachdem, ob sie als Einmaldosis (akut) oder **fraktioniert** in kleineren Dosen gegeben wird.
- Kleinste Dosen wirken – bezogen auf dieselbe wirksame Energie – meist geringer als größere Dosen.

Zusätzlich kompliziert werden die Betrachtungen zum Zeitfaktor durch die Tatsache, daß bei einer verdünnten oder fraktionierten Bestrahlung in vivo oder in der nicht synchronisierten Zellkultur die Zellen in jeweils anderen **Zyklusphasen** getroffen werden, im Gegensatz zu einer einmaligen Bestrahlung. Dadurch könnten der Zellzyklus verändert und strahlensensible durch strahlenresistente Phasen ersetzt werden. Die Folge wäre, daß die 1. Bestrahlungsfraktion eine Zellpopulation zurückließe, die mehr oder weniger strahlenresistent ist.

Bei hohen Dosen und Bestrahlung sehr sensibler Zellsysteme kann eine gewisse **Sättigung** eintreten. Dies bedeutet, daß für Strahlung mit hohem LET eine verdünnt gegebene Dosis oder eine Fraktionierung möglicherweise wirksamer ist.

Andererseits verschwindet bei Strahlungen mit hohem LET nach und nach der Fraktionierungseffekt, weil die entsprechenden Strahlenschäden irreversibel oder die Repair-Systeme selbst geschädigt sind.

12.5.4 Fraktionierung und Protrahierung

Fraktionierung

Erholungsvorgänge laufen sowohl in Normal- als auch in Tumorzellen ab. Stammzellen der germinalen Schicht der Haut und die Kryptenzellen des Dünndarms erholen sich beispielsweise rasch von einem Strahleninsult. Die hämatopoetischen Stammzellen des Knochenmarks brauchen schon länger. Demgegenüber benötigen die meisten Tumorzellen bedeutend mehr Erholungszeit bis zu ihrer Restitution. Diese **unterschiedliche Erholungszeit** von Normal- und Tumorgeweben ist die Begründung dafür, daß die ordinierte Dosis für die klinische Tumortherapie unterteilt wird. Das Prinzip der **Dosisfraktionierung** [COUTARD, 1930] zeigt Abbildung 12-16.

Fraktionierte Bestrahlungen in 24stündigen Abständen ergeben bei Zellkulturen folgendes Bild (Abb. 12-17):

- Mit Beginn jeder Bestrahlungsfraktion wird eine Schulterkurve durchlaufen.
- Soll eine bestimmte Zellabtötungsrate erreicht werden, ist bei Fraktionierung eine größere Gesamtdosis erforderlich als bei Einzeitbestrahlung.

12

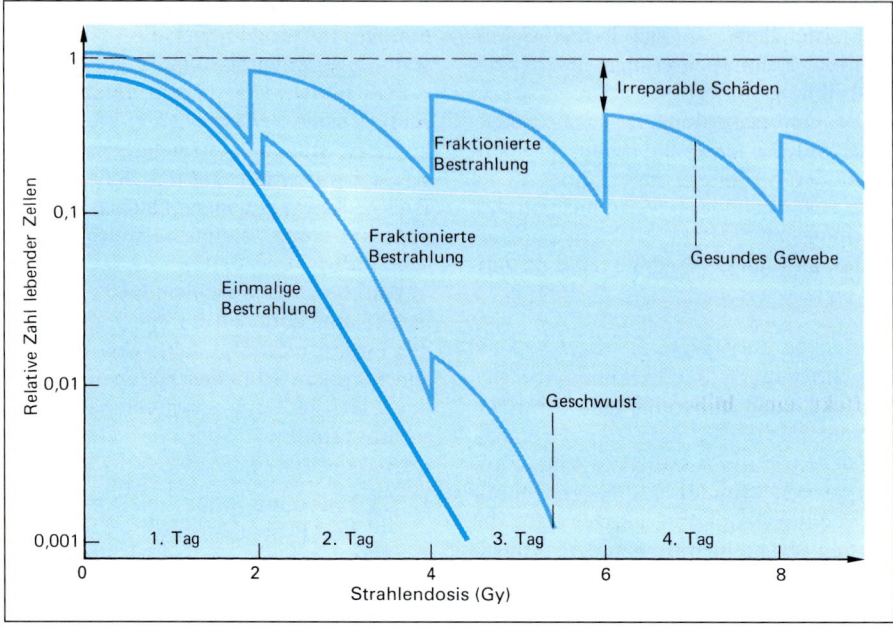

Abb. 12-16 Prinzip der Dosisfraktionierung. Das gesunde Gewebe kann subletale Schäden in der Pause zwischen zwei Bestrahlungssitzungen fast vollständig reparieren, das Tumorgewebe nicht. Man beachte die unterschiedlichen Schultern im Kurvenverlauf der nachfolgenden Tage.

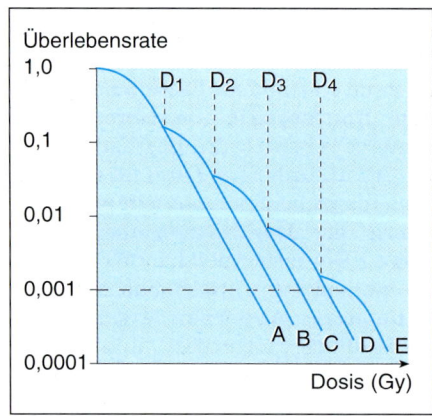

Abb. 12-17 Dosis-Effekt-Kurven nach fraktionierter Bestrahlung (D_1 bis D_4) einer Zellkultur. Kurve A entspricht der Überlebenskurve nach einer Einzeitbestrahlung, B bis E den Überlebenskurven nach fraktionierten Bestrahlungen. Zur Absenkung der Zellzahl von 1,0 auf 0,001 ist im Fall E eine fast doppelt so hohe Gesamtdosis nötig wie im Fall A, da in den Bestrahlungspausen Reparaturmechanismen zur Erholung führen.

Daraus läßt sich schließen, daß in den Bestrahlungspausen eine Erholung von subletalen Strahlenschäden stattfindet (ELKIND-Erholung).

Den Dosisunterschied zur Erzielung eines bestimmten Strahleneffektes quantifiziert der **Fraktionierungsfaktor**:

$$\text{Fraktionierungsfaktor} = \frac{\text{Dosis}_{\text{(fraktionierte Bestrahlung)}}}{\text{Dosis}_{\text{(Einzeitbestrahlung)}}}$$

- Fraktionierte Strahlentherapie benötigt für denselben Strahleneffekt eine **höhere Gesamtdosis** als eine Einzeitbestrahlung.
- Zur **Charakterisierung** einer fraktionierten Strahlentherapie müssen die Einzeldosis, Zahl und Abstand der Fraktionen, die Gesamtdosis und die Gesamtbehandlungsdauer angegeben werden.

Protrahierung

Die Protrahierung (Verdünnung) der Bestrahlung bietet eine weitere Möglichkeit, die **unterschiedliche Erholungsfähigkeit** von Normal- und Tumorgewebe auszunutzen. Gemeint ist damit ein mehrstündiger bis mehrtägiger kontinuierlicher Bestrahlungsvorgang. Der **Zeitfaktor** ist ausschlaggebend für die biologische Wirkung:

$$\text{Zeitfaktor} = \frac{\text{Dosis}_{\text{(protrahierte Bestrahlung)}}}{\text{Dosis}_{\text{(einmalige Kurzzeitbestrahlung)}}}$$

Der Zeitfaktor gibt an, um wieviel die Dosis bei protrahierter Bestrahlung insgesamt erhöht werden muß, um denselben biologischen Effekt zu erzielen wie nach einmaliger Kurzzeitbestrahlung

Eine kurzfristig und konzentriert verabreichte Strahlung ist biologisch wirksamer als eine verdünnte Bestrahlung mit gleicher Dosis (SCHWARZSCHILD-Gesetz).

Das SCHWARZSCHILD-Gesetz gilt für locker ionisierende Strahlung mit geringem linearem Energietransfer (LET).

Das Prinzip der **Dosisprotrahierung** findet in der Brachytherapie (intrakavitäre und interstitielle Kontaktbestrahlung) immer häufiger Anwendung. Dabei unterscheidet man drei Dosisleistungsbereiche:

- **Low dose rate (LDR)**
  Bis zu 1 Gy/Stunde werden in der Gynäkologie bei der intrakavitären Therapie mit ^{226}Ra, ^{137}Cs und ^{60}Co eingesetzt sowie im nichtgynäkologischen Bereich in der interstitiellen Therapie mit ^{226}Ra, ^{198}Au, ^{192}Ir und ^{125}I.
- **Medium dose rate (MDR)**
  Die Dosisrate beträgt 1–10 Gy/Stunde und findet z. B. auch bei der Radiojodtherapie der Schilddrüse mit ^{131}I Anwendung.
- **High dose rate (HDR)**
  Mehr als 10 Gy/Stunde werden bei der Brachytherapie mit ^{192}Ir (im Afterloading-Betrieb) und bei der perkutanen Strahlentherapie mit Linearbeschleunigern und Telekobaltgeräten verwendet.

Fraktionierung und Protrahierung nützen die Reparaturfähigkeit des normalen Körpergewebes aus, ohne die Tumorzerstörung zu gefährden.

Zusammenfassend müssen folgende **Dosisleistungseffekte** bei der Strahlentherapie beachtet werden:
- Die Erholung des Normalgewebes vom subletalen Strahlenschaden kann mit abnehmender Dosisleistung deutlich gesteigert werden.
- Wird die Dosis allerdings zeitlich zu stark verdünnt, kann es während der Bestrahlung zu einer unerwünschten Proliferation von Tumorzellen kommen. Die Bestrahlung wird dann ineffektiv.

12

• Bei geringer Dosisleistung können Zellen aus der G_0-Phase in den Zellzyklus eintreten. Dies verstärkt u.U. den Bestrahlungseffekt.

12.5.5 Sauerstoffeffekt

Schon 1921 und 1923 stellten HOLT-HUSEN und PETRI fest, daß Zellen, die in Gegenwart von Sauerstoff bestrahlt werden, deutlich **strahlensensibler** sind als Zellen in Hypoxie oder Anoxie (vgl. Kap. 12.3.2). Abbildung 12-18 zeigt die Zellinaktivierungskurven in Milieus mit verschiedenem Sauerstoffgehalt für locker ionisierende Strahlung.

Sauerstoffverstärkungsfaktor

Der **Sauerstoffverstärkungsfaktor OER** (oxygen enhancement ratio) quantifiziert das Phänomen des Sauerstoffeffektes:

$$OER = \frac{Strahlendosis_{(anaerobe\ Bedingungen)}}{Strahlendosis_{(aerobe\ Bedingungen)}}$$

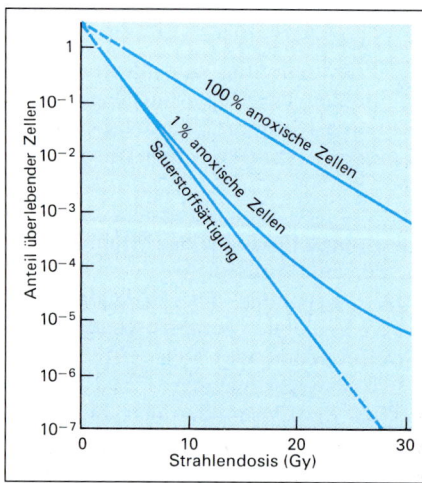

Abb. 12-18 Sauerstoffeffekt. Bei gleicher Strahlendosis überleben in einer Zellkultur weniger Zellen, wenn im umgebenden Milieu die Sauerstoffsättigung zunimmt.

Für verschiedene Säugetierzellen wurden in der Zellkultur Sauerstoffverstärkungsfaktoren von 2 bis 3 gefunden. Das bedeutet, daß für denselben strahlenbiologischen Effekt, wie er unter normalen Sauerstoffbedingungen auftreten würde (Euoxie), bei Fehlen von Sauerstoff die zwei- bis dreifach höhere Dosis benötigt wird. Die Ursache für den OER ist in den frühen strahlenchemischen Vorgängen zu suchen (vgl. Kap. 12.3.2).

↗ In Gegenwart von Sauerstoff sind alle Gewebe um den Faktor 2 bis 3 strahlenempfindlicher als in Anoxie.

Die Abhängigkeit des Strahleneffekts vom Sauerstoffpartialdruck hat eminente klinische Bedeutung. Denn große Tumoren bei Mensch und Tier weisen mindestens 1–20% anoxische Zellen auf. Vor allem in schnell wachsenden Tumoren hält die Gefäßversorgung mit dem Tumorwachstum nicht Schritt. Der Diffusionsweg für Sauerstoff von den Kapillaren zu den einzelnen Zellen wird länger, und es bilden sich Nekrosezonen. Ein hoher Anteil hypoxischer Zellen gefährdet den Erfolg einer Strahlenbehandlung (Abb. 12-19).

↗ Schlecht mit Sauerstoff versorgte Tumoren benötigen zur Sterilisierung 2–3fach höhere Strahlendosen als gut durchblutete. Umgekehrt zerstört eine für einen gut durchbluteten Tumor ausreichende Dosis nur 35–50% der Zellen in einem hypoxischen Tumor.

Reoxygenierung

Es wird angenommen, daß nach jeder Bestrahlungsfraktion eine **Reoxygenierung** des Gewebes einsetzt. Dadurch werden hypoxische Zellen wieder besser mit Sauerstoff versorgt. Dafür gibt es mehrere Erklärungen:
• Die Verminderung der Zellzahl hat eine relativ größere Blutgefäßdichte zur Folge.

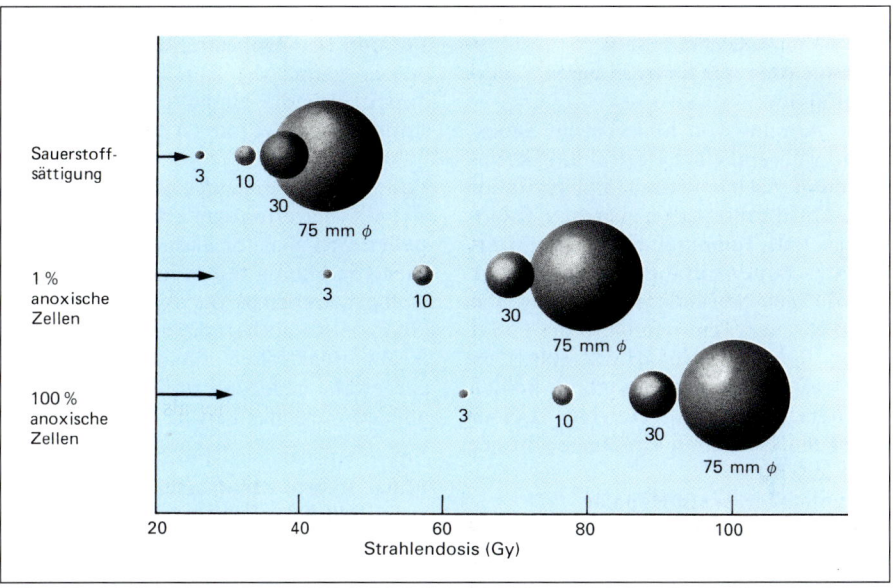

Abb. 12-19 Auswirkung des Sauerstoffeffekts bei der Strahlenbehandlung von Tumoren mit locker ionisierender Strahlung: Mit abnehmender Sauerstoffsättigung muß zur Abtötung desselben Tumorvolumens eine wesentlich höhere Strahlendosis aufgewendet werden.

- Durch die Abtötung sauerstoffreicher (euoxischer) Zellen baut sich der Sauerstoffgradient von den Blutgefäßen zu den verbliebenen Zellen ab, die damit leichter mit Sauerstoff versorgt werden können.
- Die abgetöteten Zellen benötigen keinen Sauerstoff mehr.

In Tierexperimenten konnte gezeigt werden, daß eine Reoxygenierung erst nach 6–24 Stunden erfolgt. Das bedeutet, daß der Sauerstoffeffekt bei **fraktionierter Bestrahlung** keine so große Rolle spielt wie früher angenommen.

Therapeutische Optionen

Im Gewebe wird ab einem Partialdruck von 60–70 mmHg eine Sauerstoffsättigung erreicht. Eine weitere Erhöhung des Sauerstoffpartialdrucks steigert die Strahlensensibilität bei gesunden Körperzellen nicht mehr (Abb. 12-20). Diese

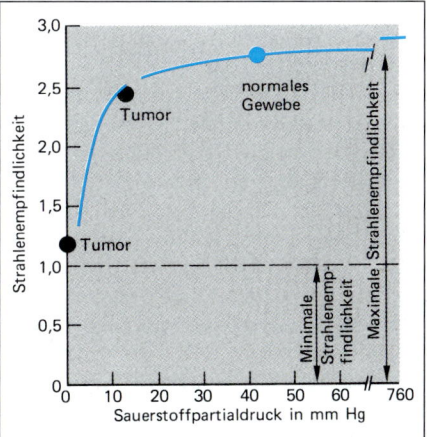

Abb. 12-20 Gesundes Gewebe ist normalerweise mit Sauerstoff gesättigt. Eine zusätzliche Steigerung der Sauerstoffzufuhr erhöht die Strahlenempfindlichkeit des Normalgewebes nicht.

12

Beobachtung eröffnet in der Klinik zwei neue therapeutische Ansätze:

- **Strahlentherapie im hyperbaren Sauerstoffmilieu**

  Die Atmung von hyperbarem Sauerstoff während einer Bestrahlung könnte theoretisch bewirken, daß im Tumor die Diffusionsstrecke zwischen Kapillaren und Tumorzellen durch ein erhöhtes Sauerstoffangebot überbrückt wird. Eine **Sensibilitätssteigerung** von hypoxischen Tumoren wäre die Folge. Der höhere Partialdruck führt im Normalgewebe, wie gesagt, zu keinen weiteren Nebenwirkungen. Leider sind die klinischen Ergebnisse bisher enttäuschend.

- **Strahlentherapie in Hypoxie**

  Bei diesem Verfahren wird gesundes Körpergewebe vorübergehend in Hypoxie versetzt. Die Strahlung trifft also während der Therapie auf hypoxisches Normalgewebe. Eine Senkung der unerwünschten **Nebenwirkungen** der Strahlentherapie könnte die Folge sein und dem Therapeuten die Möglichkeit eröffnen, insgesamt höhere Strahlendosen nebenwirkungsarm zu applizieren.

Unsere bisherigen Erfahrungen mit der **Hypoxie-Radiotherapie** ermutigen in dieser Beziehung. Drei Minuten vor Bestrahlungsbeginn atmet der Patient ein Stickstoff-Sauerstoff-Gemisch, in das nur 8% Sauerstoff gemischt sind. Tatsächlich läßt sich dadurch im gesunden Körpergewebe für wenige Minuten Hypoxie erzeugen, so lange nämlich, bis die Adaptation einsetzt. Nach den Ergebnissen scheinen die Nebenwirkungen der Radiotherapie trotz höherer Gesamtdosis tatsächlich abzunehmen.

Sauerstoffeffekt und LET

Der Sauerstoffeffekt hängt auch vom **linearen Energietransfer** (LET) der Strahlung ab. Während für locker ionisierende Strahlung ein OER von 2 bis 3 gefunden

wird, beträgt er für Neutronen nur noch 1,6, und bei Alphastrahlung verschwindet er ganz. Mit zunehmendem LET nimmt also die Bedeutung des Sauerstoffs immer mehr ab (Abb. 12-21).

↗ Die Probleme des Sauerstoffeffektes betreffen anoxisches Gewebe, stellen sich aber für das gesunde, ausreichend durchblutete Körpergewebe nicht. Demgegenüber ist die Anwendung von Hypoxie-Radiotherapie indiziert, wenn Strahlenreaktionen am gesunden Körpergewebe aufgrund von Hypoxie vermieden werden sollen.

12.5.6 Relative biologische Wirksamkeit

In diesem Zusammenhang ist allein die **Ionisationsdichte**, d. h. der lineare Energietransfer (LET), einer Strahlenart von Bedeutung. Es gilt die Regel, daß – bezogen auf die gleiche Dosis in Gray – die biologische Wirkung mit steigendem LET zunimmt. Die Gründe sind folgende:

- Die Ionisationspunkte liegen bei Strahlung mit hohem LET bis zu 1000mal

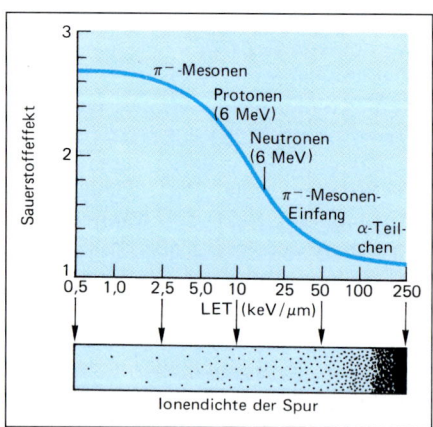

Abb. 12-21 Mit steigendem linearem Energietransfer (LET) nimmt der Sauerstoffeffekt ab.

dichter zusammen als bei dünn ionisierender Strahlung (wenige nm gegenüber ca. 1 μm).

- Es überwiegen multiple Schadensereignisse, also Reaktionen, zu deren Realisierung mehrere Ereignisse zusammentreffen müssen und deren Reparatur schwierig, zeitraubend und vielleicht überhaupt unmöglich ist („Bulky Lesions").
- Es werden mehr Doppelstrangbrüche erzeugt als mit dünn ionisierender Strahlung.

Die Abhängigkeit vom LET wird mit dem Faktor der relativen biologischen Wirksamkeit (RBW) beschrieben. Mit zunehmendem LET steigt der **RBW-Faktor** an

- im hypoxischen Milieu (fehlender Sauerstoffeffekt),
- bei kleinen Einzeldosen (z. B. 1 Gy),
- bei niedriger Dosisleistung und somit konsequenterweise
- bei Bestrahlung tieferer Gewebsschichten (Darm!).

Der Effektivitätszuwachs einer **Strahlung mit hohem LET** gilt aber nicht unbegrenzt: Bei gleicher Dosis steigt die Wirksamkeit bis zu einem Maximum, um dann bei weiter zunehmendem LET wieder abzunehmen (Abb. 12-22). Der Grund ist, daß die Hoch-LET-Strahlung hierbei mehr Energie im Gewebe deponiert, als zur Zellaktivierung nötig ist („overkill").

Tabelle 12-3 faßt sämtliche Unterschiede der Hoch-LET-Strahlung gegenüber locker ionisierender Photonen- oder Elektronenstrahlung noch einmal zusammen.

Hoch-LET-Strahlung hat eine höhere biologische Wirksamkeit, weil mehr irreparable Primärläsionen gesetzt, Reparatursysteme geschädigt und mehr multiple Bulky Lesions erzeugt werden. Im Gegensatz zur **Niedrig-LET-Strahlung** spielen Erholungsphänomene, ebenso wie die Anwesenheit von Sauerstoff

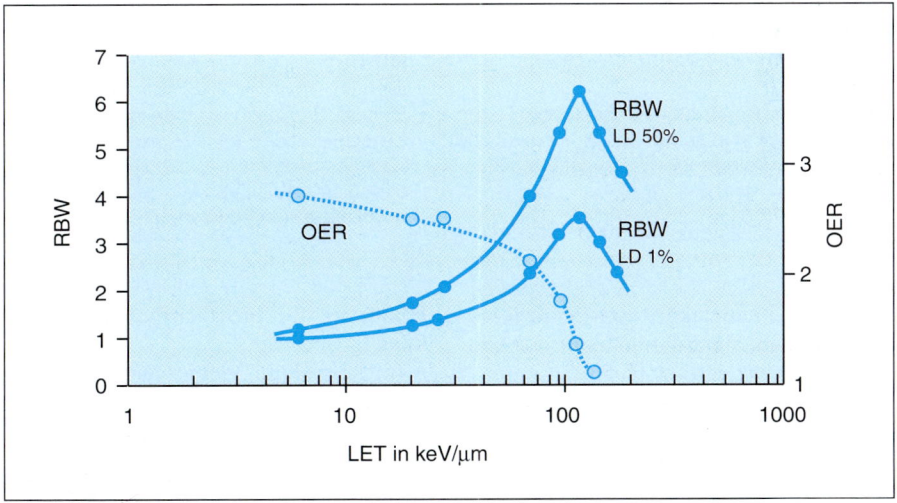

Abb. 12-22 Änderung der relativen biologischen Wirksamkeit (RBW) und des Sauerstoffverstärkungsfaktors (OER) in Abhängigkeit vom Linearen Energietransfer (LET) (Überlebenskurven von Zellkulturen). Bezogen auf die gleiche Dosis steigt bei zunehmendem LET der RBW-Faktor zunächst an, fällt aber nach Erreichen der maximalen Energieaufnahmefähigkeit der Zellen wieder ab (overkill). Der OER spielt bei steigendem LET eine zunehmend geringere Rolle.

Tabelle 12-3 Zusammenfassung der Wirkungsunterschiede von Strahlung mit niedrigem und hohem LET (Linearer Energietransfer).

Niedriger LET (< 10 keV/µm) (z. B. Photonen- und Elektronenstrahlung)	Hoher LET (≥ 10 keV/µm) (z. B. Neutronen- und Protonenstrahlung)
• Intra- und extrazelluläre Erholung (Reparatur) möglich	• Intra- und extrazelluläre Erholung (Reparatur) gestört oder fehlend
• Zellüberlebenskurve mit „Schulter", meist sigmoider Verlauf	• Zellüberlebenskurve meist ohne „Schulter", oft exponentieller Verlauf
• Wirkungseinbuße durch Dosisfraktionierung und Protrahierung	• Fraktionierung bedeutungslos (fraktionierte Bestrahlung $\triangle$ Einzeitbestrahlung)
• Protrahierung und Fraktionierung schützen Normalgewebe	• Protrahierung und Fraktionierung schützen Normalgewebe nicht
• Sauerstoffeffekt hoch (OER 3–5 oder mehr)	• Sauerstoffeffekt niedrig bis fehlend (OER 1–1,6)
• Strahlenwirkung abhängig vom Entwicklungszustand der Zellen und von den Zellzyklusphasen	• Strahlenwirkung unabhängig vom Entwicklungszustand der Zellen und von den Zellzyklusphasen
• RBW-Faktor niedrig (~1)	• RBW-Faktor hoch, nimmt mit Eindringtiefe in das Gewebe zu (wieder abnehmend bei sehr hohem LET)
• Einsatz wegen Strahlenresistenz bei einigen Tumortypen problematisch	• Strahlenresistenz spielt eine geringere Rolle
• Singuläre Realisationen überwiegen (ein Ereignistyp ändert das Biomolekül und leitet die biologische Wirkungskette ein)	• Multiple Realisationen möglich (verschiedene Ereignisse wirken auf drei Ebenen zusammen: molekulare Mikroebene, intrazelluläre Makroebene, multizelluläre Interaktionen)

und die Abhängigkeit vom Zellzyklus, für die Strahlenempfindlichkeit des Gewebes nur eine geringe Rolle.

12.5.7 Strahlenwirkung auf Entzündungen und degenerative Prozesse

Die **Röntgenreizbestrahlung** nutzt niedrige Strahlendosen zur **Therapie** von Entzündungen und degenerativen Prozessen. Folgende Mechanismen kommen als

Erklärung für die therapeutische Wirkung in Betracht:
• Im Bestrahlungsgebiet ändern sich die **Durchblutungsverhältnisse**. Die Kapillaren erweitern sich, ihre Durchlässigkeit nimmt zu.
• Im entzündeten Gebiet lagern sich anfänglich Leukozyten an. Ihre Abwanderung geschieht im bestrahlten Gewebe bedeutend rascher als im nichtbestrahlten. Bestrahlte Leukozyten altern rascher und zerfallen, in er-

ster Linie die strahlensensiblen Lymphozyten, so daß **intrazelluläre Enzyme** in den extrazellulären Raum austreten.

- Ionisierende Strahlung verstärkt in niedriger Dosis die **Gewebsazidose**, die aber nach 6–24 Stunden in eine Alkalose umschlägt. Als Auslöser werden Abbauprodukte angesehen, die durch die Bestrahlung entstehen. Zusätzlich ergeben sich Wirkungen auf das vegetative Nervensystem und Änderungen der Durchlässigkeit von Zell- und Kernmembranen.

- **Stoffwechselprozesse,** die sonst durch eine hochdosierte Strahlenbehandlung gehemmt werden, erfahren durch Röntgenreizbestrahlung eine Aktivierung. Das betrifft vermutlich auch den Kohlenhydrat-, Fett- und Eiweißstoffwechsel und korrespondiert mit der Beobachtung, daß nach hohen Strahlendosen erhöhte Aktivitäten von Hydrolasen gefunden werden, die Makromoleküle abbauen.

↗ Die Entzündungs- und Röntgenreizbestrahlung drängt Entzündungs- und Erholungsvorgänge auf einen kürzeren Zeitraum zusammen. Dies regt den Heilungsprozeß an.

12.6 Biologische Grundlagen der Strahlentherapie von Tumoren

Ziel der Strahlentherapie ist die Zerstörung des bösartigen Tumorgewebes. Die Wirksamkeit wird nicht allein davon bestimmt, wieweit es gelingt, proliferierende Tumorzellen zu inaktivieren, sondern auch dadurch, welche Dosis dem gesunden Gewebe zugemutet werden kann, ohne daß es mit gravierenden Strahlenfolgen reagiert. Diesen Zusammenhang bezeichnet man als **Elektivität der Radiotherapie**, in Experimenten mit quantifizierbaren Ergebnissen auch als **Elektivitätsfaktor.**

$$\text{Elektivitäts-} \atop \text{faktor} = \frac{\text{Strahleneffekt am Tumorgewebe}}{\text{Strahleneffekt am Normalgewebe}}$$

In der Praxis besteht insofern ein Dilemma, als die Dosis, die mindestens erreicht werden müßte, um jedes Karzinom zu zerstören, und die Dosis, die unterschritten werden sollte, um gesundes Gewebe nicht zu beeinträchtigen, sich überschneiden (Abb. 12-23).

↗ Die Beziehung zwischen Tumorzerstörung einerseits und Gewebetoleranz andererseits bezeichnet man als Elektivität. Der Elektivitätsfaktor quantifiziert den Zusammenhang und ist für jede Tumorentität und jede individuelle Patientensituation anders.

12.6.1 Wachstum und Proliferation von Tumoren

Wachstumskurven

Zellen in der M-, G_1-, S- und G_2-Phase des Zellzyklus bilden die Wachstumsfraktion. Die Größe dieser Fraktion bestimmt das Tumorwachstum. Zellen in der G_0-Phase tragen zum Wachstum nicht bei. Folgende Wachstumskurven von Tumoren sind zu unterscheiden (Abb. 12-24, s. a. Kap. 5.4):

- **Lineares Wachstum:** Der Zellzuwachs pro Zeiteinheit bleibt gleich. Kommt bei Tumoren praktisch nicht vor.
- **Exponentielles Wachstum:** Verdopplung der Zellzahl pro Zeiteinheit, z.B. alle 4–6 Stunden (d.h. T_{pot}, die potentielle Tumorverdopplungszeit, beträgt 4–6 Stunden). Um das zu erreichen, müßten alle Tumorzellen am Tumorwachstum teilnehmen, und Zelluntergänge dürften nicht stattfinden. Dies ist nur denkbar bei sehr kleinen, rasch proliferierenden Tumoren.

12

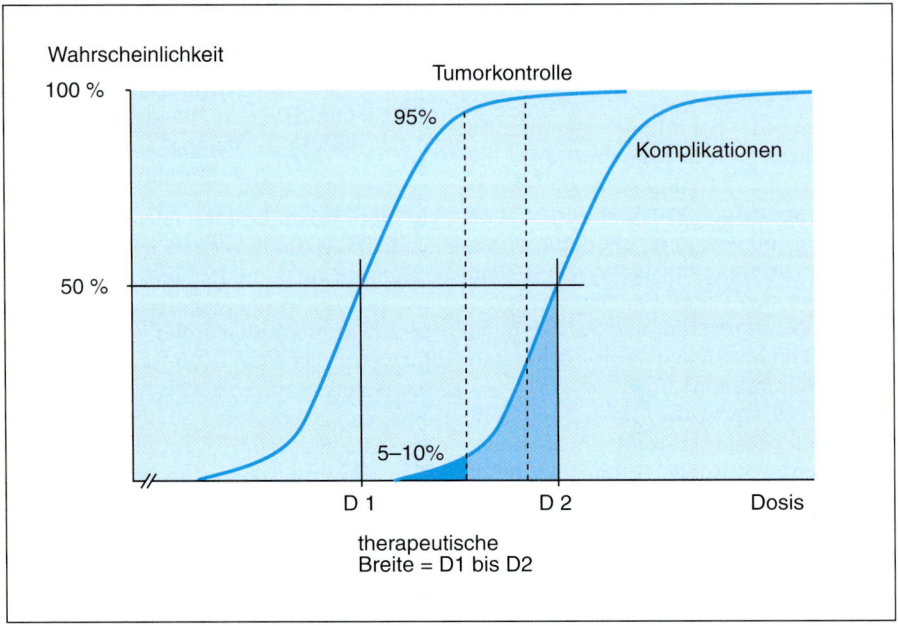

Abb. 12-23 Zusammenhang zwischen Tumorkontrolle und Komplikationsrisiko in Abhängigkeit von der Strahlendosis. Die Dosis-Effekt-Kurven verlaufen für die Tumorkontrollrate und die Nebenwirkungsrate sigmoidal. Beide überlappen sich im therapeutischen Bereich (D1 bis D2). Will man in jedem Fall eine Tumorkontrolle (100%) erreichen, würden in bis zu 50% Strahlenspätfolgen auftreten (D2). Deshalb richtet man sich in der Klinik auf einen Wert ein, der 90–95% der Tumorzellen eines bestimmten Typs sterilisiert. In diesem Falle treten 5% bis allenfalls 10% Strahlenspätfolgen auf.

• **GOMPERTZ-Kurve:** Zunächst exponentielles Wachstum, dann geringer werdender Zellzuwachs infolge von Zelltod und Zellverlust. Typische Wachstumsform von klinischen Malignomen; auch im In-vitro- und In-vivo-Experiment nachweisbar.

↗ Das Tumorwachstum verläuft meist im Sinne einer **GOMPERTZ-Kurve**, da nicht alle Zellen gleichzeitig proliferieren und bei größer werdenden Tumoren die Zelluntergänge häufiger und die nekrotischen Areale ausgedehnter werden.

Bestimmung der Proliferationsaktivität

Bösartige Tumoren weisen eine ganz unterschiedliche Proliferationsaktivität auf, die sich grundsätzlich vom Normalgewebe unterscheidet (Tab. 12-4).

Beim Menschen ist es nicht möglich, die Dauer des Zellzyklus von Tumoren bzw. die Dauer der G_1-, S-, G_2- und Mitose-Phase direkt zu messen. Als Maß für die Wachstumsrate eines Tumors stehen nur indirekte Methoden zur Verfügung:

^{3}H-Thymidin-Markierungsindex

Frisch entnommenes Tumormaterial wird in vitro mit ^{3}H-Thymidin inkubiert. Auf eine i.v.-Verabreichung wird aus

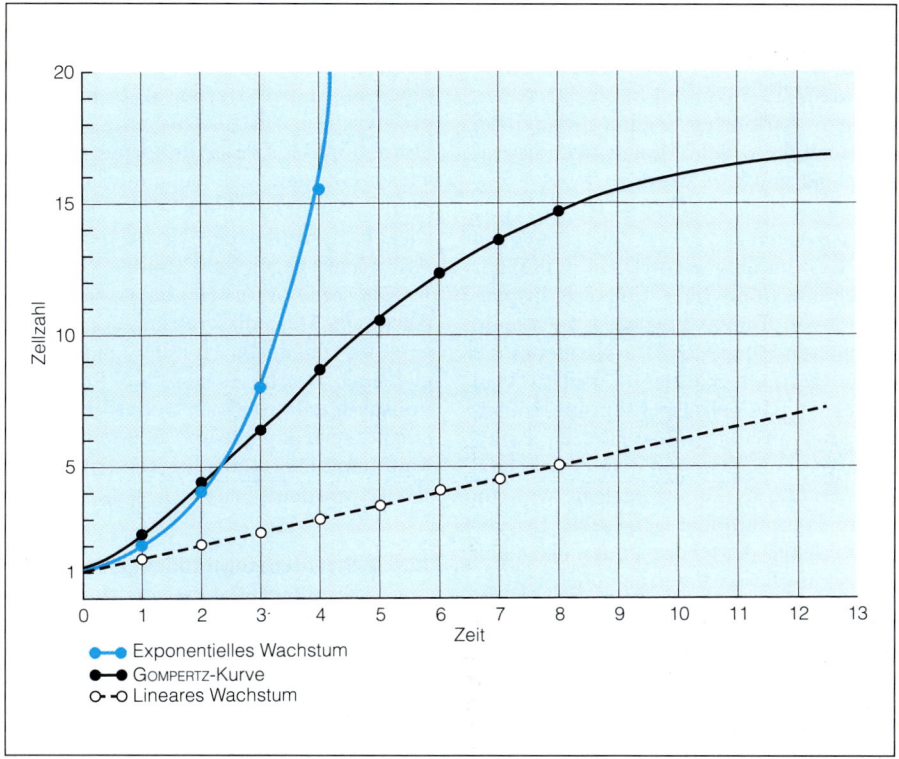

Abb. 12-24 Wachstumskurven von Tumoren. Lineares Wachstum: Der Zellzuwachs pro Zeiteinheit bleibt gleich. Exponentielles Wachstum: Die Zellzahl verdoppelt sich jeweils während eines bestimmten Zeitraumes, z. B. alle 4–6 Stunden. GOMPERTZ-Kurve: anfänglich steiler, dann immer flacher werdender Verlauf der Tumorwachstumskurve. Die Tumorverdopplungszeit nimmt zu, der Zellzuwachs erfolgt immer langsamer. Menschliche Tumoren wachsen nach der GOMPERTZ-Kurve.

Tabelle 12-4 Mittelwerte der Proliferationsaktivität histologisch unterschiedlicher Tumoren.

Histologie	Tumorverdopp-lungszeit (Tage)	Markierungs-index (%)	Wachstums-fraktion (%)	Zellverlust-faktor (%)
Embryonale Tumoren	30	30	90	93
Maligne Lymphome	29	29	90	93
Mesenchymale Sarkome	41	4	11	68
Plattenepithelkarzinome	58	8	25	89
Adenokarzinome	83	2	6	71

12

Strahlenschutzgründen verzichtet. Nach einer Inkubationsdauer von 1–2 Stunden bauen alle Zellen, die sich in der **S-Phase** befinden, ^{3}H-Thymidin in die DNA ein. Die so markierten Zellen können in histologischen Schnitten autoradiographisch ausgewertet werden.

S-Phase-Anteil

Die Bestimmung erfolgt mit Hilfe der **Durchflußzytometrie**. Einzelzellsuspensionen von Tumoren werden mit einem geeigneten Fluoreszenzffarbstoff, der die DNA spezifisch markiert, versetzt. Dann leitet man die Zellsuspension im laminaren Fluß an einem fokussierten Lichtstrahl vorbei. Das von jeder einzelnen Zelle emittierte Fluoreszenzlicht wird von einem Fotomultiplier gemessen. Da der **DNA-Gehalt** der Zellen in den einzelnen Zellzyklusphasen unterschiedlich ist (die G_2- und M-Phase-Zellen besitzen doppelt soviel DNA wie die G_1-Phase-Zellen; der DNA-Gehalt der S-Phase liegt dazwischen), läßt sich durch die Intensität der Fluoreszenz die Zahl der Zellen in den verschiedenen Zellzyklusphasen bestimmen.

BUdR-Markierungsindex

Bromdesoxyuridin und Joddesoxyuridin sind Pyrimidinanaloga, die während der S-Phase in die DNA eingebaut werden. Zellen, die nach In-vivo- oder In-vitro-Applikation BUdR inkorporiert haben, können anschließend durch **Anti-BUdR-Antikörper** markiert werden. Die Färbung erfolgt durch einen zweiten Antikörper, der mit einem fluoreszierenden Farbstoff gekoppelt ist. Die Auswertung erfolgt mit Hilfe eines Durchflußzytometers oder eines Fluoreszenzmikroskops. Werden zwei Proben zeitlich getrennt entnommen, läßt sich aus der Verschiebung des Anteils an BUdR-markierten Zellen und unter der Annahme einer konstanten S-Phase die potentielle **Tumorverdopplungszeit** (T_{pot}) berechnen.

Ki-67 und PCNA

Immunhistochemisch können bestimmte **Proteine**, die während der Wachstumsphase exprimiert werden (z. B. PCNA = proliferating cell nuclear antigen), mit Hilfe monoklonaler Antikörper nachgewiesen werden. Die bekanntesten Proliferationsmarker sind Ki-67 (in Kiel entwickelter Antikörper Nr. 67) und der Antikörper gegen das PCNA.

Alle diese Methoden haben Vor- und Nachteile. Deshalb kann man deren Ergebnisse nicht direkt miteinander vergleichen. Reicht es aus, die Proliferationsaktivität in „hoch" oder „niedrig" einzuteilen, so kann mit den genannten Methoden jedenfalls die Tendenz abgeschätzt werden.

12.6.2 Strahlenempfindlichkeit und Strahlenresistenz von Tumoren

Ein bösartiger Tumor gilt klinisch als strahlenempfindlich, wenn er ohne schwerwiegende Schäden des gesunden Gewebes – Gefäße, Bindegewebe, Organfunktionen – vernichtet werden kann. Hoch **strahlensensibel** sind lymphatische Leukämien, ein Großteil der malignen Lymphome, Thymome und Seminome (Tab. 12-5). Als **resistent** gelten Chondrosarkome, Fibrosarkome, Neurofibrosarkome, Osteosarkome und Glioblastome. Die Strahlensensibilität läßt sich genau erst nach Abschluß der Radiotherapie beurteilen: Und im Verlauf der folgenden Wochen stellt sich heraus, ob eine komplette Remission eingetreten ist oder ein Tumorrest oder ein Rezidiv verblieb.

Die **Geschwindigkeit** der Tumorrückbildung hat nichts mit der Strahlensensibilität oder Strahlenresistenz zu tun. Auch langsam sich verkleinernde Tumoren können durchaus strahlenempfindlich und radiokurabel sein.

Das **histologische Bild** eines Tumors läßt nicht auf sein Ansprechen auf eine

Tabelle 12-5 Strahlenempfindlichkeit von Tumoren: Kurative Bestrahlungsdosen für verschiedene bösartige Tumoren.

Dosis	Tumor
20–30 Gy	Seminom Leukämie
30–45 Gy	WILMS-Tumor (Nephroblastom) Morbus HODGKIN (Lymphogranulomatose) Non-HODGKIN-Lymphome Neuroblastom
50–60 Gy	Medulloblastom EWING-Sarkom Dysgerminom Mammakarzinom (mikroskopischer Befall) Plattenepithelkarzinom (mikroskopischer Befall) Adenokarzinom (mikroskopischer Befall)
60–70 Gy	Plattenepithelkarzinom (1–3 cm großer Tumor) Mammakarzinom Prostatakarzinom Weichteilsarkome (mikroskopischer Befall)
≥ 75 Gy	Glioblastom Knochensarkome Weichteilsarkome

Strahlenbehandlung schließen. Es gibt sowohl resistente Lymphome als auch sensible Weichteilsarkome. Gegenwärtig beschäftigt sich die Strahlenbiologie mit Testsystemen, die es erlauben sollen, im Einzelfall die Therapieantwort vorherzusagen (predictive assays).

Nach einer **Vorbehandlung** mit Radio- oder Chemotherapie wird Tumorgewebe u.U. strahlenresistenter. Als Gründe kommen in Betracht:

- Selektion von resistenten Tumorzellklonen: Resistente Zellen überleben die Vorbehandlung und formieren sich neu.
- Gesteigerte Repopulierung von verbliebenen Tumorzellen ursachen: Ausschüttung proliferationssteigernder Mediatoren infolge Zell- und Gewebsuntergangs, starker Tumorschrumpfung, Tumorteilentfernung, langer Behandlungsdauer.

Ursachen der Strahlenresistenz

Verschiedene Faktoren können als Ursache für Strahlenresistenz von Tumoren herangezogen werden (Abb. 12-25):

- **Tumorgröße**
- **Hypoxische** Zellen bzw. Tumorpartien, mangelnde Reoxygenierung während der Strahlentherapie.
- **Intrinsische** Strahlenresistenz durch gutes Reparaturvermögen der Tumorzellen, durch hohe Tumorproliferation und durch hohen Anteil von Zellen in strahlenresistenten Zyklusphasen.
- Suboptimale zeitliche und räumliche **Dosisverteilung** der Strahlentherapie.
- Individuelle **patientenbezogene** Faktoren, wie Allgemeinzustand, Alter, Begleitmedikation, exogene Noxen.

↗ **Strahlenresistenz** von Tumoren ist entweder durch die Tumorart vorgegeben (intrinsische Resistenz) oder durch Tumorgröße und Hypoxie verursacht. In der Klinik wird sie manchmal auch nur durch technisch-methodisches Unvermögen des Arztes vorgetäuscht.

Das **Gesetz von BERGONIE und TRIBONDEAU** (1906) besagt, daß die Strahlenempfindlichkeit einer Zelle bzw. eines Gewebes mit steigender **Proliferation** (Teilungs- und Zellneubildungsrate) zunimmt und mit höherer **Zelldifferenzierung** abnimmt. Unreife Gewebe sind demnach strahlensensibler als ausdifferenzierte und langsam wachsende Tumoren strahlenresistenter als rasch wachsende.

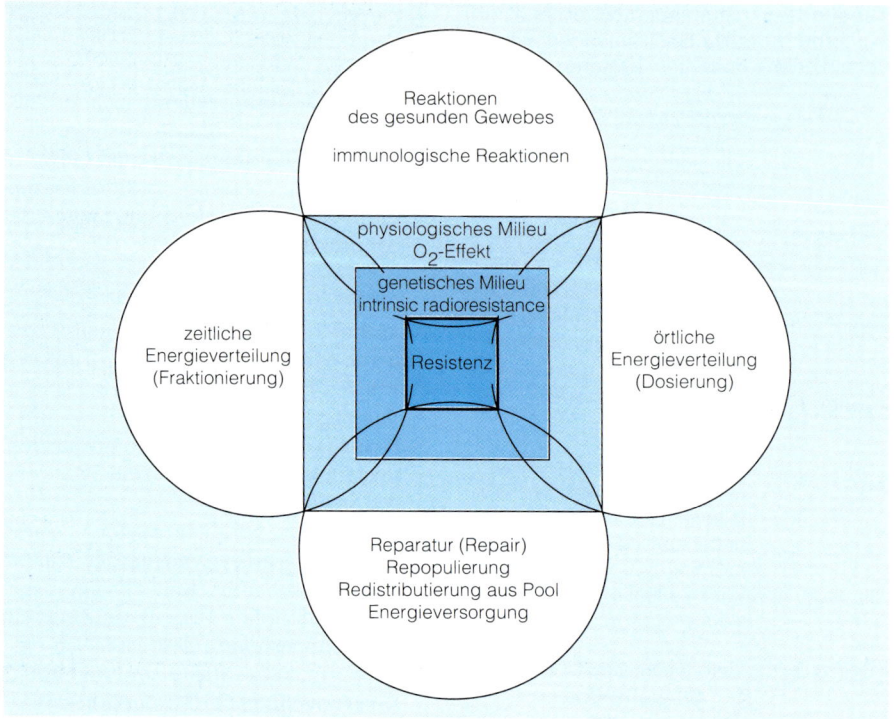

Abb. 12-25 Abhängigkeit der Strahlenresistenz von verschiedenen Einflußgrößen.

Das Gesetz von BERGONIE und TRI-BONDEAU gibt nur eine **Faustregel** für die Strahlenempfindlichkeit von Geweben. Man begegnet durchaus auch rasch proliferierenden und undifferenzierten Malignomen, die strahlenresistent sind.

Beachtung verdient die Tatsache, daß eine **Hormonbehandlung**, die das Tumorwachstum aufhält, die proliferierenden Tumorzellen in die strahlenresistente G_0-Phase bringen kann. Als Beispiele seien angeführt:
- Antiöstrogene beim Mammakarzinom,
- Antiandrogene beim Prostatakarzinom,
- Dopaminagonisten bei Hypophysenadenomen.

Die Konsequenzen dieser möglichen Resistenzentwicklung sind bei der Strahlentherapie zu beachten. Unter Umständen muß die Hormonbehandlung abgesetzt werden.

Die „4 R's" in der Strahlenbiologie

Die vier R's in der Strahlenbiologie charakterisieren, wenn auch möglicherweise nicht vollständig, die **Ursachen für Strahlenresistenz** auf molekularer und zellulärer Ebene:
- **Repair**
  Hohes Reparaturvermögen für subletale und potentiell letale Schäden der Tumorzelle (intrinsische Strahlenresistenz).
- **Repopulierung**
  Starke Tumorproliferation, u. U. auch während der Bestrahlung und in den Bestrahlungspausen, so daß eine höhe-

re Dosis benötigt wird, um alle Tumorzellen zu zerstören.

- **Redistribution**
Nach einem Strahleninsult (und einem
dadurch verursachten „Block" in der
G_2-Phase) verteilen sich die partiell
synchronisierten, noch überlebenden
bzw. reparierten Zellen wieder auf alle
(sensiblen und resistenten) Zyklusphasen. Unter Umständen trifft die
Therapie dadurch eine resistente Zyklusphase.

- Fehlende **Reoxygenierung**
Wenn bei Tumorzellen unter Strahlen-
oder Chemotherapie keine Reoxygenierung stattfindet, besteht nur geringe Strahlensensibilität.

Das zur Radiosensibilität Gesagte gilt
in gleicher Weise auch für die onkologische **Chemosensibilität** und **Chemoresistenz**.

↗ Hohes Reparaturvermögen, reaktive Steigerung der Tumorproliferation, Verteilung der Tumorzellen von
sensiblen in resistente Zellzyklusphasen
und mangelhafte Reoxygenierung verursachen Strahlen- und Chemoresistenz.

12.6.3 Möglichkeiten zur Wirkungs-steigerung der Strahlentherapie

Einleitend sind in Tabelle 12-6 die wichtigsten Ursachen für klinische Strahlenresistenz den Möglichkeiten zu ihrer
Überwindung gegenübergestellt.

Zeitliche Dosisverteilung (Fraktionierung)

Wie wichtig die Optimierung der zeitlichen Dosisverteilung ist, folgt aus der
Tatsache, daß die **Tumorproliferation** je
nach Tumorhistologie innerhalb einer

Tabelle 12-6   Ursachen für klinische Strahlenresistenz von Tumoren und mögliche
therapeutische Ansätze.

Ursachen für Strahlenresistenz	Therapeutische Ansätze
Tumorvolumen	– Verkleinerung durch Operation, gegebenenfalls durch Chemotherapie – lokale Dosiserhöhung, u.a. durch interstitielle Strahlen-therapie und Hoch-LET-Strahlung – Strahlensensibilisierung durch Radiosensitizer, Hyperthermie und onkologische Chemotherapeutika
Tumorhypoxie	– Sauerstoffzufuhr (Sauerstoffüberdruckbehandlung) – Radiotherapie in Hypoxie (zur Schonung des Normal-gewebes) – Einsatz elektroaffiner Substanzen, wie Nitroimidazole
Intrinsische Resistenz (durch hohen Repair)	– Repair-Hemmer, wie Hyperthermie oder onkologische Chemotherapeutika (z.B. Anthrazykline und Platinverbindungen)
Repopulierung	– angepaßte Fraktionierungsschemata
Individuelle Faktoren	– Nikotin- und Alkoholabstinenz – kritische Überprüfung der Arzneimitteleinnahme – Supportivtherapie

12

großen Bandbreite variiert: Es gibt Zellverdopplungszeiten von wenigen Stunden (HNO-Plattenepithelkarzinome 3–5 Tage) bis mehrere Wochen oder sogar Monate (Hypophysenadenome). Ideal wären individuell abgestimmte Bestrahlungsintervalle, in denen die Tumorzellen noch geschädigt sind, das gesunde Gewebe sich aber bereits erholen konnte.

Eines der wichtigsten Prognostika für die lokale Tumorkontrolle ist die **Gesamtbehandlungszeit** der Strahlentherapie. Sie sollte so kurz wie möglich sein, wobei die Reaktion des gesunden Gewebes Grenzen setzt.

Bei **konventioneller Fraktionierung** mit 1,8–2,0 Gy pro Tag, an 5 Tagen pro Woche, ergeben sich Gesamtdosen von 9–10 Gy pro Woche bzw. 36–40 Gy in 4 Wochen, 45–50 Gy in 5 Wochen etc. Muß die vorgesehene Therapiedauer wegen Zwischenfällen verlängert werden, so sollte auch die verordnete Gesamtdosis entsprechend korrigiert, nämlich erhöht werden.

Bestrahlungspausen („split course") verlängern die Gesamtbehandlungszeit und haben eine Wirkungseinbuße der Strahlentherapie zur Folge. Die Tumorrückbildungs-Wahrscheinlichkeit sinkt, das Rezidivrisiko steigt an. Wenn überhaupt unterbrochen werden muß, sollte dies frühzeitig, nämlich bei 20–25 Gy, geschehen. Bis dahin hat das Tumorgewebe für gewöhnlich noch nicht mit verstärkter Tumorzellproliferation reagiert, aber es gibt bereits eine rasche Repopulierung der gesunden Schleimhaut von Mundhöhle und Darm.

Beträgt z.B. die tägliche Einzeldosis 2 Gy, muß die benötigte Gesamtdosis für jeden „Pausentag" um 0,6–0,7 Gy erhöht werden. Wird am Wochenende nicht bestrahlt, müssen allein zwei Drittel der Montagsdosis aufgewendet werden, um den Wirkungsverlust durch das bestrahlungsfreie Wochenende auszugleichen.

- • Die Gesamtbehandlungsdauer sollte so kurz wie möglich sein (Grenzen setzt die Reaktion des gesunden Gewebes).
- • Bestrahlungspausen („split course") führen zu Wirkungsverlust und sind zu vermeiden.
- • Unterbrechungen der Strahlentherapie müssen durch Dosiserhöhung ausgeglichen werden.
- • Es sind Fraktionierungsschemata zu wählen, die die unterschiedlichen Erholungsvorgänge im Tumor- und im Normalgewebe ausnutzen.

Fraktionierungsmuster

Außer der konventionellen Fraktionierung bieten sich verschiedene andere Fraktionierungsschemata an, um die zeitliche Dosisverteilung der jeweiligen Tumorhistologie und Tumorproliferation optimal anzupassen (Abb. 12-26).

- • **Konventionelle Fraktionierung**
  1,8–2,0 Gy Einzeldosis pro Tag, 5mal wöchentlich, Gesamtwochendosis: 9–10 Gy.
- • **Akzelerierte Fraktionierung**
  Erhöhung der täglichen Bestrahlungsdosis durch höhere Einzeldosen oder durch mehrfach tägliche Fraktionen. Die Gesamtbehandlungszeit wird dadurch verkürzt.
- • **Hyperfraktionierte Bestrahlung**
  Die Zahl der Fraktionen pro Tag wird erhöht, die Einzeldosis auf 1–1,2 Gy vermindert, die Gesamtbehandlungszeit aber nicht verändert. Dieses Vor-

Abb. 12-26 Schematische Veranschaulichung verschiedener Fraktionierungsrhythmen. Zum Vergleich mit den unkonventionellen Schemata dient die übliche Fraktionierung mit fünf Bestrahlungen pro Woche (oberste Zeile). Man beachte die unterschiedliche Dosishöhe und die unterschiedlichen Behandlungszeiten.

Konventionelle Fraktionierung: 1,8 - 2 Gy/Tag, 5 mal pro Woche

Akzelerierte Bestrahlungen: höhere Einzeldosis

Akzelerierte Bestrahlungen: konventionelle Dosis, zweimal täglich

Hyperfraktionierte Bestrahlung: Unterteilung der täglichen Einzeldosis

Hyperfraktionierte und akzelerierte Bestrahlung: 1,5 - 1,8 Gy mehrmals täglich

Hypofraktionierung

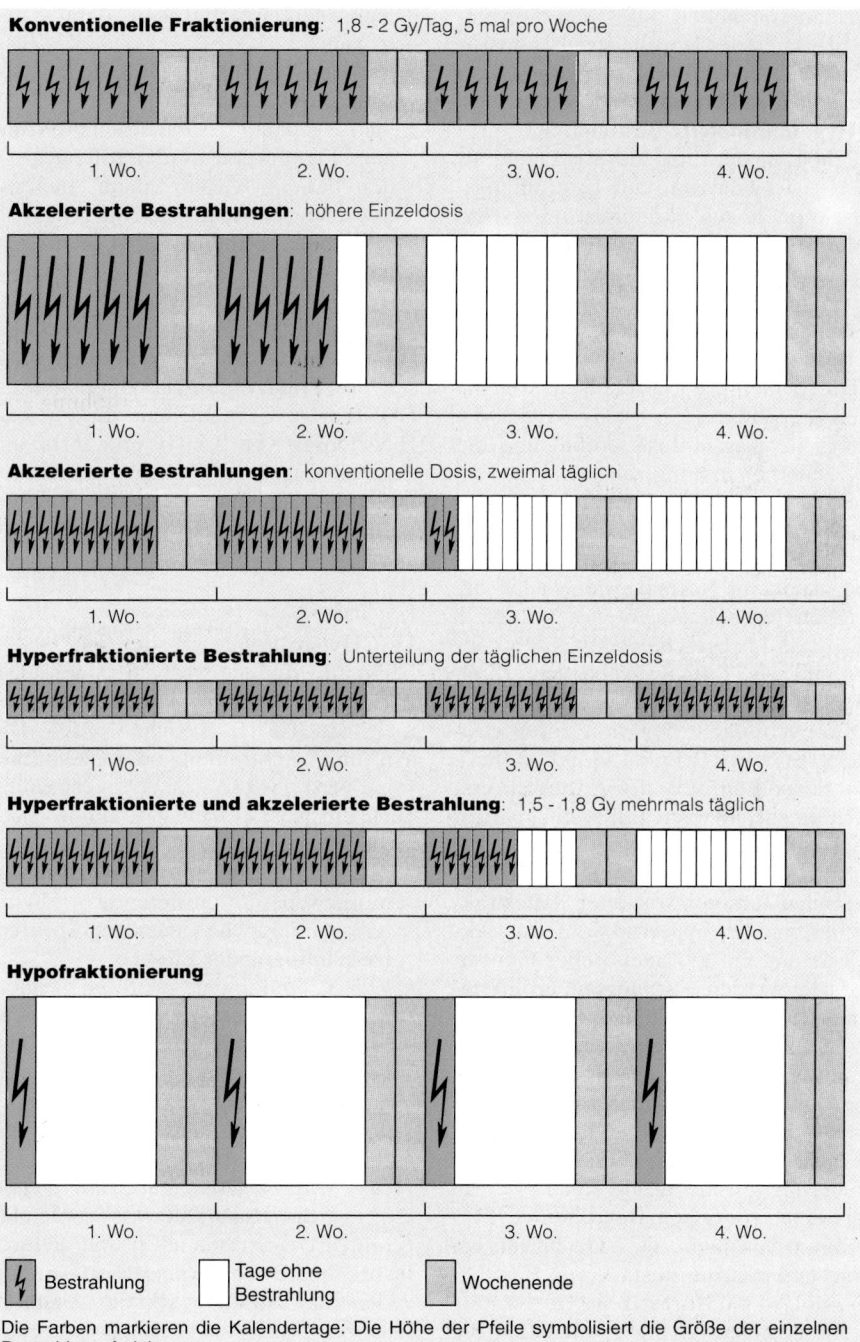

Bestrahlung

Tage ohne Bestrahlung

Wochenende

Die Farben markieren die Kalendertage: Die Höhe der Pfeile symbolisiert die Größe der einzelnen Bestrahlungsfraktion.

129

gehen soll helfen, alle Reparaturmechanismen des Normalgewebes auszunutzen, um gefahrlos die Gesamtdosis erhöhen zu können.

- **Hypofraktionierte Bestrahlung**
Erhöhung der Einzeldosis auf mehr als 2 Gy, Reduzierung der Bestrahlungsfraktionen aus ökonomischen Gründen für Patient und Klinikbetrieb, aber Beibehaltung der Gesamtbehandlungszeit.

- **Hyperfraktionierte und akzelerierte Bestrahlung**
Durch mehrere Einzeldosen pro Tag im Bereich von 1,2–1,8 Gy werden die tägliche Gesamtdosis erhöht und die Gesamtbehandlungszeit verkürzt.

Werden mehrere Bestrahlungen täglich gegeben, müssen die **Pausen** zwischen den Fraktionen 6 bis 8 Stunden betragen, damit im Normalgewebe auch die langsameren Komponenten des Repairs (Kap. 12.5.3) abgeschlossen werden können und das Normalgewebe sich erholt. Die Zuverlässigkeit dieses Intervalls ist für konventionelle Fraktionsdosen gesichert. Stärkere Effekte durch höhere Fraktionsdosen, z. B. 5 Gy, dürften erst nach einem längeren Intervall repariert sein.

Theoretisch kann bei **rasch proliferierenden** Tumoren von einer Hyperfraktionierung oder hyperfraktionierten Akzelerierung ein therapeutischer Gewinn erwartet werden. Für **langsam proliferierende** Tumoren mit kleiner Wachstumsfraktion böte sich eine nicht tägliche Fraktionierung oder eine niedrige tägliche Gesamtdosis an mit der Konsequenz einer längeren Gesamtbehandlungszeit.

Dosisakzelerierung durch Hypofraktionierung gilt als unzeitgemäß und bedarf einer speziellen Begründung. Einzeldosen von mehr als 2 Gy führen bei gleicher Enddosis zu stärkeren Bestrahlungsfolgen am Normalgewebe.

Nur in **palliativen** Situationen kann die Dosisakzelerierung durch Hypofraktio-

nierung gerechtfertigt sein, dann nämlich, wenn
- nur wenig gesundes Gewebe im Bestrahlungsvolumen liegt,
- die Liegedauer des Patienten im Krankenhaus verkürzt werden soll oder
- der Patient wegen kurzer Lebenserwartung die Spätfolgen am gesunden Gewebe vermutlich nicht mehr erleben wird.

Um ein geeignetes Fraktionierungsschema auswählen zu können, müssen die **Proliferationscharakteristika** eines Tumors bekannt sein. Dabei sind Einzeldosen von 2,5 Gy und mehr unstatthaft wegen der Gefahr von inakzeptablen Spätfolgen am gesunden Gewebe (jedenfalls bei kurativem Therapieansatz).

Hyperthermie

Die Hyperthermie ist der am besten bekannte Modulator der Strahlensensibilität und wirksam, sobald am Tumor mehr als 40,5 °C erreicht werden. Die Wirkung von Strahlung oder Chemotherapie wird verstärkt, ohne zwangsläufig auch die Nebenwirkungen am Normalgewebe heraufzusetzen.

- 41,5–42 °C sensibilisieren das Tumorgewebe für ionisierende Strahlung und onkologische Chemotherapeutika (**sensibilisierender Effekt**).
- 42,5 °C und mehr zerstören Tumorzellen ohne zusätzliche onkologische Maßnahmen (**tumorizider Effekt**). Dabei ist die Wirkung (Zahl der letalen Effekte) sowohl von der Höhe der Temperatur als auch von der Hyperthermiedauer abhängig (Abb. 12-27).

Heute wird angenommen, daß Hyperthermie die **Reparatur** von subletalen Strahlenschäden behindert und dadurch insbesondere an hypoxischen Tumorzellen die Strahlenwirkung verstärkt. Das zeigt sich bei Zellinaktivierungskurven am Verlust der breiten „Schul-

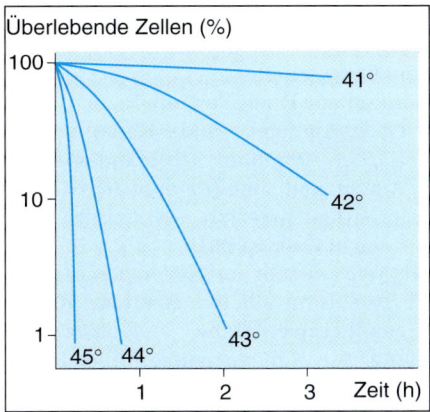

Abb. 12-27 Zelltod durch Hyperthermie in Abhängigkeit von Temperatur und Hyperthermiedauer (Mittelwerte verschiedener Experimente in der Zellkultur). Oberhalb von 42 °C kann – bei gleicher Wirkung – die Behandlungsdauer halbiert werden, wenn man die Temperatur um 1 Grad erhöht.

ter", die sonst für wenig radiosensible Tumorzellen typisch ist. Folgende **biologische Wirkungen** der Hyperthermie sind bekannt:

- Steigerung der Blutzirkulation im gesunden Gewebe und in den größeren Blutgefäßen
- Senkung der Mikrozirkulation in großen Tumoren mit nekrotischen bzw. hypoxischen Anteilen. Dadurch kommt es zum Wärmestau, bei sehr hohen Temperaturen sogar zu Gefäßverschlüssen
- Absenkung des Gewebe-pH (Azidose, wirkt als Gewebsgift)
- Hemmung der DNA- und Proteinsynthese in der Zelle
- Beeinträchtigung von Kern- und Zellmembranen
- Ausgeprägte Strahlensensibilisierung der S-Phase des Zellzyklus, die sonst eigentlich strahlenresistent ist.

Am effektivsten ist Hyperthermie dann, wenn sie unmittelbar vor, während oder spätestens innerhalb von 3 Stunden nach der Bestrahlung erfolgt. Auch die **Zeitdauer** der Wärmeeinwirkung spielt eine wichtige Rolle. Es besteht Übereinstimmung darin, daß therapeutische Temperaturen mindestens 30 Minuten, besser 45 Minuten, aufrechterhalten werden müssen.

Interessanterweise erzeugt Hyperthermie im Tumorgewebe **Thermotoleranz** (Wärmeunempfindlichkeit), die erst nach drei Tagen wieder abgeklungen ist. Somit erübrigt sich eine tägliche Hyperthermieanwendung. Die meisten Arbeitsgruppen hyperthermieren nur noch einmal, allenfalls zweimal in der Woche.

Hyperthermie ist ein potenter **Radiosensibilisator**. Temperaturen von 41,5–42,5 °C müssen im Tumorgewebe für 30–45 Minuten aufrechterhalten werden. Die Temperatur wird dabei sowohl im Tumorgewebe als auch im umgebenden Normalgewebe invasiv gemessen.

Interaktion mit Medikamenten

Chemische Substanzen können die Strahlensensibilität des Gewebes sowohl steigern als auch schwächen (chemische Strahlenmodifikatoren). Im ersten Fall spricht man von Strahlensensibilisatoren (**Radiosensitizer**), im zweiten von Strahlenschutzsubstanzen (**Radioprotektiva**).

Strahlensensibilisatoren

Strahlensensibilisierende Substanzen im engeren Sinn steigern die biologische Wirkung ionisierender Strahlung, haben aber bei alleiniger Anwendung selbst keinen toxischen Effekt. Die bekanntesten Radiosensitizer, meist Nitroimidazole (Misonidazol, Metronidazol), agieren als Elektronenfänger und wirken offenbar ähnlich wie Sauerstoff.

Im weiteren Sinn werden unter dem Begriff der Strahlensensibilisatoren auch solche Medikamente verstanden, die an der Zelle einen ähnlichen oder gleichen Wirkungsmechanismus wie ionisierende

12

Strahlung haben und deren Effekt sich mit demjenigen der Bestrahlung addiert. Gemeint sind onkologische Chemotherapeutika.

Folgende **Interaktionen** von chemischen Substanzen (A) mit ionisierender Strahlung (B) werden beobachtet:

- **Additiver Effekt:** Addition der Einzelwirkungen von Zytostatikum und Strahlung (C = A + B).
- **Subadditiver Effekt:** Gesamtwirkung geringer als die Summe der Einzelwirkungen (C < A + B).
- **Überadditiver Effekt:** Gesamtwirkung größer als die Summe der Einzelwirkungen (C > A + B). Nur hier ist es richtig, von Sensibilisierung, gegebenenfalls Potenzierung, zu sprechen.
- **Hemmung:** Gesamtwirkung kleiner als die wichtigste Einzelwirkung (C < A / C < B).

↗ Sensibilisierung bedeutet, daß die Gesamtwirkung mehrerer Agenzien größer ist als die Summe der Einzelwirkungen.

Radiochemotherapie

Onkologische Chemotherapeutika und Bestrahlung werden in der Onkologie zunehmend häufiger miteinander kombiniert. Dies geschieht in unterschiedlicher Weise:

- **Adjuvante Chemotherapie**
  Nach einer Operation oder Bestrahlung erhält der Patient eine Chemotherapie, um mögliche Mikrometastasen in anderen Organen zu bekämpfen (systemischer Effekt).
- **Sequentielle Radiochemotherapie**
  Zunächst erhält der Patient mehrere Kurse einer Chemotherapie, anschließend folgt die Bestrahlung (systemischer Effekt, selten lokale Wirkungsverstärkung).
- **Alternierende Radiochemotherapie**
  Chemotherapie und Radiotherapie werden abwechselnd in sequentiellen Therapieblöcken verabfolgt (lokaler Effekt gesichert, systemische Wirkung in Diskussion).

- **Simultane Radiochemotherapie**
  Chemotherapie und Radiotherapie werden sorgfältig aufeinander abgestimmt und simultan appliziert (lokaler Effekt gesichert, systemische Wirkung in Diskussion).

Als die derzeit erfolgversprechendste Therapieform gilt die **simultane Radiochemotherapie**. Dabei muß allerdings durch Auswahl geeigneter Substanzen sichergestellt sein, daß sich die Wirkungen am Tumorgewebe addieren, nicht aber die Nebenwirkungen am Normalgewebe (Abb. 12-28). Der angestrebte überadditive Effekt scheint gesichert zu sein bei Reduktion der Einzeldosis auf weniger als 2 Gy und Einsatz der Substanzen Cisplatin, Carboplatin, Gemcitabin, Paclitaxel, Topotecan u. ä. Folgende weitere Zytostatika werden ebenfalls eingesetzt: 5-Fluorouracil, Hydroxyharnstoff, CCNU bzw. BCNU (beides Alkylanzien), Adriamycin, Mitomycin C, Bleomycin, Vincristin und Vindesin. Am häufigsten werden in der Radiochemotherapie vier Substanzen eingesetzt:

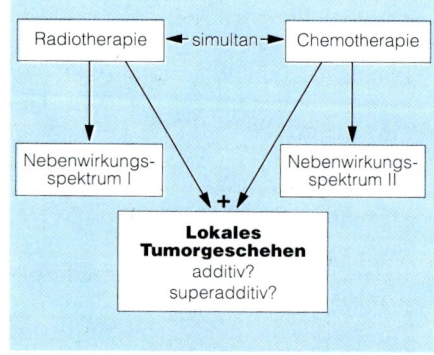

Abb. 12-28 Erstrebtes Wirkungsprinzip der simultanen Radiochemotherapie: Addition der Wirkungen von Radio- und Chemotherapie am Tumor, keine Addition der Nebenwirkungen am gesunden Gewebe (gespreizte Toxizität).

- **Cisplatin** und **Carboplatin**
  führen zu **Quervernetzungen der DNA**, insbesondere bei Guanin-Cytosin Anordnungen. In der Folge werden DNA-, RNA- und Proteinsynthese gestört. Im Gegensatz zu anderen Zytostatika wirken Cisplatin und Carboplatin zellzyklusunspezifisch. Das heißt, sie wirken auch auf ruhende G_0-Zellen einer Zellpopulation. Für Cisplatin wurde in vitro ein strahlensensibilisierender (überadditiver) Effekt nachgewiesen.

- **5-Fluorouracil**
  ist ein starker **kompetitiver Hemmer** der Thymidilatsynthetase, eines für die DNA-Synthese notwendigen Enzyms. Von klinischer Bedeutung ist 5-Fluorouracil bei der Behandlung von kolorektalen Karzinomen, im Rahmen der Kombinationstherapie von Mammakarzinom, Ovarialkarzinom, Blasenkarzinom sowie bei Tumoren im Kopf-Hals-Bereich. Ein subadditiver Effekt zur Strahlenwirkung gilt als wahrscheinlich.

- **Mitomycin C**
  hemmt selektiv die **DNA-Synthese** und wirkt besonders in der späten G_1-Phase und der S-Phase des Zellzyklus. Es wird vermutet, daß Mitomycin C eine gewisse Selektivität gegenüber hypoxischen Zellen besitzt und hier eine Verstärkung der Strahlenwirkung erreicht. Tatsächlich verschlechtert der Verzicht auf Mitomycin C in einigen Therapieprotokollen die Behandlungsergebnisse der Radiochemotherapie.

- **Vindesin**
  hemmt die Bildung des **Spindelapparats**, an dem sich die Chromosomen während der Mitose bewegen. Es bewirkt damit eine Unterbrechung in der Metaphase.

Nahezu alle Zytostatika beeinträchtigen das **blutbildende Knochenmark**. Es muß mit einem Abfall der Erythrozyten, Leukozyten und Thrombozyten gerechnet werden. Dieser ist stärker ausgeprägt als nach Gabe des entsprechenden Zytostatikums allein. Besonders unangenehm bei der Radiochemotherapie ist die Thrombozytopenie (v. a. nach Carboplatin, Adriamycin, Mitomycin C, Vindesin, Ifosfamid).

↗ Bei der Kombination von Radiotherapie und Chemotherapie sind die spezifischen **Toxizitätsspektren** zu beachten, die sich gegenseitig nicht verstärken dürfen.

Weitere Therapieansätze

Der Vollständigkeit halber sei auf weitere Möglichkeiten der Effizienzsteigerung der Radiotherapie verwiesen, die in anderen Kapiteln ausführlicher besprochen werden. Eine detaillierte Darstellung würde hier den Rahmen sprengen.

- Wahl geeigneter Strahlenarten
- Intrakavitäre und interstitielle Brachytherapie (Kap. 18.3.4)
- Therapie mit offenen radioaktiven Stoffen
- Hyperbare Sauerstofftherapie und Radiotherapie in Gewebehypoxie (Kap 12.5.5).

Geeignete Strahlenarten

Das Ziel ist eine begrenzte maximale Energiedeposition im Tumorbereich unter Ausnutzung biologischer Vorteile, wie z. B. der Hoch-LET-Strahlung.

- **Hochvolttherapie**
  Ultraharte Photonen- oder Elektronenstrahlung ist die Standardstrahlung zur Behandlung tiefliegender Prozesse in kurativer und palliativer Absicht.

- **Neutronentherapie**
  Attraktiv wegen der biologischen Vorteile der Hoch-LET-Strahlung (Kap. 12.5.6). Der Nutzen wird relativiert durch den ungünstigen Tiefendosisverlauf (entspricht 250-keV-Röntgenstrahlung), die hohe Nebenwirkungs-

12

rate und noch nicht etablierte Indikationsstellung.

● **Pionentherapie**

Negative π-Mesonen haben einen interessanten Tiefendosisverlauf, geben im durchstrahlten Gewebe eine Strahlung mit niedrigem LET und im Zielgewebe des Tumors eine Strahlung mit hohem LET ab. 273mal schwerer als Elektronen, aber 6,7mal leichter als Nukleonen, dringen sie unter geringer Energieabgabe in den Körper ein, werden gebremst, von positiven Atomkernen eingefangen und geben am Ende ihrer Bahn ihre ganze Ruheenergie ab. Vom Kern werden daraufhin Protonen, α-Teilchen, Neutronen und Photonenstrahlen ausgesandt (Abb. 12-29). Die Energie bleibt dabei auf ein bestimmtes, vorher festgelegtes Volumen beschränkt. Allerdings ist

dieser sogenannte „Bragg Peak" sehr schmal, schmaler als die in der Radiotherapie üblichen Tumorvolumen.

Wegen der geringen Verfügbarkeit dieser Strahlen (in einer „Handvoll" Institutionen auf der ganzen Welt) sind die klinischen Erfahrungen noch begrenzt und Gegenstand hochspezialisierter Forschungsprogramme.

● **Protonentherapie**

Sie ist ebenfalls interessant wegen der Möglichkeit der umschriebenen Energiedeposition auf ein genau vorherbestimmtes Volumen. Die Belastung gesunden Gewebes bleibt gering, da beim Durchtritt des Strahls durch das Körpergewebe nur wenig Energie abgegeben wird.

Die relative biologische Wirksamkeit (RBW) ist nur wenig höher als diejenige von dünn ionisierender Strah-

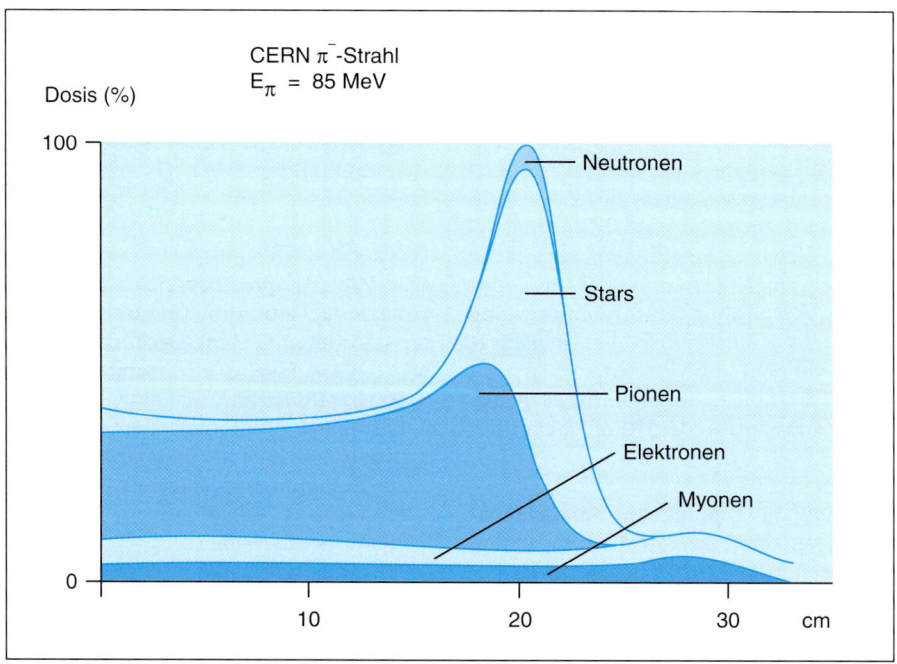

Abb. 12-29 Berechnete Tiefendosiskurve in Wasser für den CERN-π⁻-Strahl (kumulatives Diagramm). Abszisse: Tiefe in cm. Zusammensetzung des Strahls: 63% π⁻, 14% μ⁻, 23% e⁻.

lung. Besonders geeignet zur Radiotherapie von Aderhautmelanomen und von Tumorvolumina, die sich nicht für eine Konformationsbestrahlung (Kap. 18.3.3) eignen. Nachteile: geringe Verfügbarkeit wegen hoher Kosten, ebenfalls sehr schmaler „Bragg Peak".

• **Neutroneneinfang**
Thermische Neutronen werden durch das nicht radioaktive ^{10}B-Isotop eingefangen, wobei Alphateilchen und Lithiumatome emittiert und auf das Gewebe übertragen werden. Voraussetzung dafür ist, daß das inkorporierte Bor selektiv im Tumorgewebe angereichert wird.

↗ **Neutronen, Pionen** und **Protonen** bieten wegen ihres hohen LET interessante Möglichkeiten für die Radiotherapie. In die Klinik werden sie nur für begrenzte Indikationen Eingang finden.

12

13   Grundlagen der Strahlenpathologie

13.1 Wege der Strahlenexposition

Der menschliche Organismus kann radioaktiver Strahlung von außen ausgesetzt sein und radioaktives Material mit der Atmung oder der Nahrung aufnehmen. Entsprechend unterscheidet man folgende drei Expositionspfade:

- **Externe Exposition**
  - durch natürliche Strahlenexposition aus Kosmos und Erdboden (terrestrische Strahlung),
  - aus künstlichen Strahlenquellen (inklusive Medizin und Forschung),
  - Strahlenbelastung durch Reaktorunfälle, Kernwaffenversuche etc.
- **Inhalation**
  - von natürlichem ^{222}Rn (Radon) und ^{220}Rn (Thoron) in gemauerten Häusern, in Bädern, Radonquellen etc.,
  - von ^{210}Pb und ^{218}Po (Polonium) durch Tabakrauchen,
  - von ^{14}C, ^{131}I, ^{137}Cs und ^{134}Cs nach Strahlenunfällen.
- **Ingestion**
  - von natürlichem ^{14}C in der Nahrung,
  - von ^{137}Cs, ^{90}Sr (Strontium), ^{131}I etc. nach Strahlenunfällen bzw. Kernwaffentests.

Welche Körperorgane von der Strahlenexposition besonders betroffen sind, richtet sich nach den chemischen Eigenschaften des Radioisotops bzw. der Art und Partikelgröße. Man spricht von der **speziellen Organaffinität**. Die Art der ausgesandten Strahlung spielt dabei keine Rolle. Jod reichert sich in der Schilddrüse an, Strontium und Plutonium im Knochen, Cäsium und Kalium im ganzen Körper. Plutonium und das ebenfalls radioaktive Zerfallsprodukt ^{90}Y (Yttrium) des ^{90}Sr gehen nach Inkorporation in eine kolloidale Form über

und werden vom retikuloendothelialen System der Leber, der Milz und des Knochenmarks gespeichert.

Besondere Vorsicht ist beim Verzehr von landwirtschaftlichen Produkten geboten, die zum Zeitpunkt des radioaktiven Niederschlags noch nicht geerntet oder zubereitet waren. Innerhalb der sogenannten **Nahrungskette** können sich durch Stoffwechselprozesse ursprünglich unbedenkliche Konzentrationen des radioaktiven Materials in Pflanze und Tier bzw. in einzelnen Pflanzenbestandteilen und Tierorganen anreichern.

Tabelle 13-1 gibt die **Strahlenexposition** in der Bundesrepublik Deutschland wieder. Sie beträgt ca. 4 mSv pro Jahr. 60% davon oder 2,4 mSv entfallen auf die natürliche Strahlenexposition, 40% auf die künstliche Strahlenexposition, wobei die Medizin mit 1,5 mSv den weit überwiegenden Teil ausmacht.

> ↗ 60% der Strahlenexposition in der Bundesrepublick Deutschland kommen aus der Natur.

Strahlenexposition durch Radon

Etwa die Hälfte der natürlichen Strahlenexposition des Menschen, nämlich 1.3 mSv (Tab. 13-1), entfällt auf die Radoninhalation. Radon ist ein gasförmiges radioaktives Zerfallsprodukt der Zerfallsreihen von Thorium und Uran, welche im wesentlichen für die Radioaktivität der Gesteine des Erdbodens, der meisten Baumaterialien sowie der Gewässer verantwortlich sind. Die Edelgase ^{222}Rn (Radon) und ^{220}Rn (Thoron) gelangen hauptsächlich aus dem Bauuntergrund in die Innenluft von Häusern; der Beitrag durch die Baumaterialien

Tabelle 13-1   Strahlenexposition der Bevölkerung der Bundesrepublik Deutschland im Jahr 1988.

Mittlere effektive Dosis	ca. 4 mSv
Natürliche Strahlenexposition: 61%	
Kosmische Strahlung	0,3 mSv
Terrestrische Strahlung	0,5 mSv
Aufenthalt in Häusern (Radoninhalation)	1,3 mSv
Körpereigene Strahlung	0,3 mSv
Summe ca.	2,4 mSv
Künstliche Strahlenexposition: 39%	
Medizin	ca. 1,5 mSv
Forschung/Technik	< 0,02 mSv
Fallout	< 0,01 mSv
Kerntechnische Anlagen	< 0,01 mSv
Beruf	< 0,01 mSv
Unfall im Kernkraftwerk Tschernobyl	ca. 0,04 mSv
Summe ca.	1,6 mSv

selbst und das Leitungswasser spielt eine untergeordnete Rolle. Die physikalische Halbwertszeit ist mit 3.8 Tagen (^{222}Rn) bzw. 1 Minute (^{220}Rn) sehr gering. Als Edelgase werden sie im Körper nicht angereichert; aber durch ihren Zerfall entstehen Metalle, zum Teil wiederum Radionuklide (^{218}Po, ^{210}Pb, ^{214}Wismut), die sich an Luftpartikel anlagern und so eingeatmet werden können. Es handelt sich um Alphastrahler, die in den Bronchien die oberflächlichen Zellen belasten.

↗ Die Bedeutung des Radons und seiner Folgeprodukte für die Strahlenexposition des Menschen wurde lange unterschätzt, dabei macht sie für viele Menschen den Hauptteil der Strahlenexposition aus.

Die Konzentration der Radonzerfallsprodukte in der Luft schwankt beträchtlich. Im Freien ist sie noch am geringsten. Die höchsten Werte wurden meist in Kellern und Erdgeschossen von Häusern (in der Duschkabine während des Duschens!) gemessen. In gut isolierten Häusern mit luftdichten Fenstern und schlechter Belüftung enthält die Raumluft hohe Konzentrationen (Holzhaus in Skandinavien auf felsigem Untergrund).

↗ Das Radon stammt aus natürlichen Quellen, doch die Radonexposition ist zivilisatorisch bedingt.
Und: Gute Raumbelüftung ist aktiver Strahlenschutz.

13.2 Stochastische und nicht-stochastische Schäden

In den Kapiteln 6.3.4 und 12.4 haben wir gesehen, daß Schäden an der DNA, die nicht oder falsch repariert wurden, dreierlei Folgen für die Zelle haben können: **Mutation** oder **Transformation** oder (reproduktiven) **Zelltod.** Entscheidend für die Gesundheitsgefährdung sind Mutation und Transformation: Sie bedingen die sogenannten **stochastischen (zufalls-**

13

mäßigen) Strahlenschäden. Betrifft die Zellveränderung eine Keimzelle, wird die veränderte Eigenschaft auf die Nachkommen vererbt; man spricht dann von Mutation. Betrifft sie eine Somazelle (Körperzelle), spricht man von einer Transformation, die im Verlauf von vielen Jahren oder Jahrzehnten zu einer Krebserkrankung führen kann (Kanzerogenese). Es geht hier also um die (zufällige) Veränderung einer Zelle unter vielen Billionen von Zellen. Bei Verdopplung der Strahlendosis nehmen 2 Zellen unter vielen Billionen Schaden. D.h. bei Erhöhung der Strahlendosis nimmt nicht die Schwere des Schadens zu, sondern die Häufigkeit: Es gibt nicht dramatischere Krebserkrankungen, sondern mehr (Abb. 12-11). Man nimmt an, daß die Zunahme proportional zur Dosis und ohne Schwellenwert (noch unschädliche Dosis) erfolgt.

 Auf **stochastischer Gesetzmäßigkeit** beruhen

- genetische Defekte
- die Krebsinduktion (Kanzerogenese)

Zellabtötung führt zu den sogenannten **deterministischen (nichtstochastischen) Strahlenschäden.** Bei deren Bewertung muß man berücksichtigen, daß das Absterben von Zellen ein natürlicher Prozeß in dem vom Organismus gesteuerten Fließgleichgewicht von Zellerneuerung und Zelluntergang (Apoptose) ist, der in eigentlich allen Geweben stattfindet. Eine strahleninduzierte Erhöhung der Zellsterberate schadet aber nur dann dem bestrahlten Gewebe, wenn die Anzahl der durch Strahlung abgetöteten Zellen verhältnismäßig groß ist, d.h., wenn eine **Schwellendosis** überschritten wird. Oberhalb dieser Schwellendosis nimmt die Schwere des Strahlenschadens mit steigender Dosis zu (vgl. Abb. 12-11).

Auf **deterministischer Gesetzmäßigkeit** beruhen

- akute Strahlenkrankheit
- akute Gewebe- und Organschäden
- nichtkanzerogene Organspätschäden
- Sterilität
- teratogene Mißbildungen nach Bestrahlung in utero

Diese Schäden versucht der Radiotherapeut bei seiner Behandlung zu vermeiden oder doch zumindest gering zu halten.

13.3 Genetische Strahlenfolgen

Genetische Strahlenfolgen beruhen auf **Mutationen** des genetischen Materials von Keimzellen, die zu vererbbaren Strahlenschäden führen. Eine menschliche Zelle enthält 46 Chromosomen, 23 vom Vater und 23 von der Mutter. 44 treten paarweise auf. Die Geschlechtschromosomen bei Frauen heißen XX und bei Männern XY. Die gesamte DNA einer Zelle bezeichnet man als **Genom**, es besteht aus 6×10^9 Basenpaaren. Denjenigen Abschnitt auf der DNA, der für ein Protein kodiert (verschlüsselt), wird als **Gen** bezeichnet. Der Mensch besitzt 50 000 bis 100 000 Gene. Mutationen sind Veränderungen im Genom, d.h. alle Veränderungen der DNA, sei es nun an den Basen, an den Genen oder den Chromosomen.

Seit 1927 ist bekannt, daß ionisierende Strahlen Mutationen hervorrufen können, übrigens nur solche, die auch spontan entstehen. Strahlung erhöht also lediglich die Häufigkeit von Mutationen über die Spontanrate hinaus. Diese Häufigkeit nimmt linear mit der Strahlendosis zu (Abb. 13-1); das wurde für die Taufliege Drosophila, an der 1927 auch die ersten strahleninduzierten Mutationen entdeckt worden waren, nachgewiesen. Entsprechende Beobachtungen machte man auch für Bakterien, Hefen und viele andere Mikroorganismen.

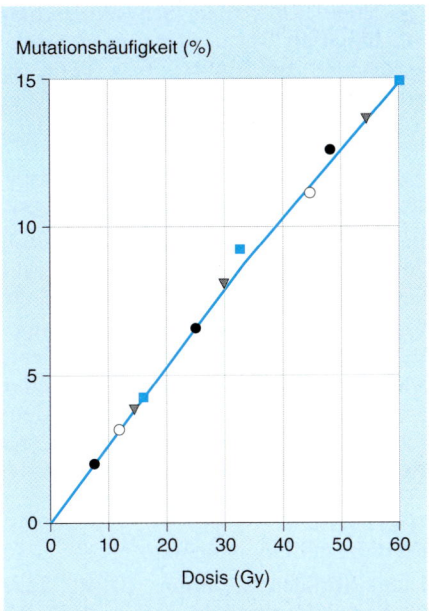

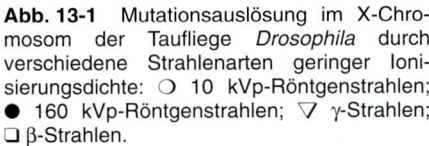

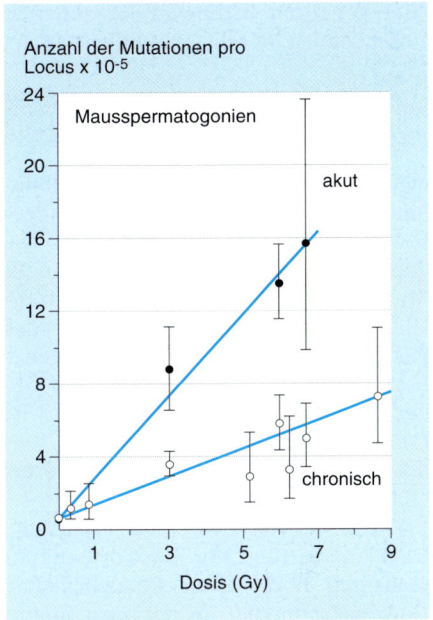

Abb. 13-1 Mutationsauslösung im X-Chromosom der Taufliege *Drosophila* durch verschiedene Strahlenarten geringer Ionisierungsdichte: ○ 10 kVp-Röntgenstrahlen; ● 160 kVp-Röntgenstrahlen; ▽ γ-Strahlen; ❏ β-Strahlen.

Abb. 13-2 Mutationsauslösung in Mäusen nach Bestrahlung männlicher Tiere mit hoher Dosisleistung (akut, 900 mGy/min) und geringer Dosisleistung (chronisch, < 8 mGy/min).

13

↗ Es ist äußerst problematisch, von Befunden an Mikroorganismen oder Insekten Rückschlüsse auf den Menschen zu ziehen.

Ein gigantisches Experiment an 8 Millionen Mäusen (**„Mega-Maus-Projekt"**) suchte nach 7 verschiedenen Mutationen (Fellfarbe und verkrüppelte Ohren). Die Dosis betrug 1–8,5 Gy (≙ Sv). Es bedurfte gewaltiger Mengen von Mäusen, um die sehr geringe Mutationsrate mit hinreichender Genauigkeit darzustellen. Abbildung 13-2 zeigt, daß die Mutationsrate wieder mit der Dosis linear zunahm. Die Mutationen konnten repariert werden, und zwar vor allem bei geringer Dosisleistung: bei chronischer Bestrahlung

über längere Zeiträume war die Mutationsrate dreimal geringer als bei akuter Bestrahlung.

↗ Genetische Defekte durch ionisierende Strahlung wurden an Mikroorganismen, Insekten und Mäusen beobachtet. Am Menschen sind genetische Effekte und Erbkrankheiten durch Strahlen unbekannt.

Entsprechende Daten von strahlenexponierten Menschen fehlen. In Japan wurden 63034 Kinder von Überlebenden der Atombombenabwürfe auf Hiroshima und Nagasaki zwischen 1948 und 1962 systematisch untersucht. Es wurde keine Häufung von genetischen Effekten oder genetisch bedingten Krankheiten einschließlich Krebs gefunden (Kap. 13.5.3).

Aus diesen Daten, und unter Berücksichtigung der unterschiedlichen Anzahl von Genen bei Maus und Mensch, hat man für den Menschen die Verdopplungsdosis für die Mutationsrate abgeschätzt: Sie beträgt etwa 1 Sv und verdoppelt die Anzahl spontan auftretender Mutationen. Die Internationale Strahlenschutzkommission (ICRP) schätzt das Risiko für das Auftreten schwerer genetischer Schäden in allen zukünftigen Generationen mit 1% Sv^{-1}. Dieser Wert ist fünfmal niedriger als das Risiko für tödlich verlaufende, durch Strahlung verursachte Tumorerkrankungen.

Die Dosis von 1 Sv ist als zusätzliche Strahlenbelastung der Keimdrüsen unrealistisch hoch. Zum Vergleich: Die Rate an spontanen Mutationen nimmt allein schon mit dem Alter des Vaters (über 40 Jahre) um das Mehrfache zu (Kap. 12.4.2). Eine nur geringe Zunahme von Kindern älterer Väter würde die Zahl spontaner Mutationen in der Bevölkerung stärker ansteigen lassen als jede unter vernünftigen Annahmen denkbare Strahlendosis.

13.4 Teratogene Schäden

Hierunter versteht man die Strahlenschäden an der ungeborenen Leibesfrucht, wenn sie im Uterus von ionisierender Strahlung getroffen wird.

Je nachdem, auf welcher Entwicklungsstufe der Embryo oder Fetus bestrahlt wird,

- stirbt er ab,
- entwickelt sich ganz normal weiter oder
- zeigt Fehlbildungen, Funktionsstörungen, Mehrfachbildung oder entwickelt eine bösartige Geschwulst.

↗ Vom Alter der Schwangerschaft hängt ab, welcher teratogene Strahlenschaden am Embryo bzw. Fetus zu erwarten ist und ob überhaupt ein solcher befürchtet werden muß (Abb. 13-3).

Blastogenese (Präimplantationsperiode)

In den ersten acht bis neun Tagen nach der Konzeption ist der Embryo am strahlenempfindlichsten. Bereits nach 0,05 Gy wurden an der Maus Todesfälle festgestellt. Stirbt der Embryo nicht, so entwickelt er sich ganz normal weiter (**Alles-oder-nichts-Gesetz**). Beim Menschen liegen verständlicherweise keine Beobachtungen vor.

Organogenese (Periode der Organbildung)

Eine Strahlenexposition 10–60 Tage nach der Konzeption verursacht Fehlbildungen der Organe, in erster Linie Entwicklungsstörungen des **zentralen Nervensystems** (Tab. 13-2). Mit dem Einsetzen der Organbildung – also in den ersten zwei Wochen – ist die Empfindlichkeit für Fehlbildungen und für die Neugeborenensterblichkeit am größten, nimmt dann aber stetig ab. Weniger als 0,05 Gy gelten als unbedenklich. Im Strahlenschutz rechnet man mit einem Risiko von 50%, wenn der Embryo mit 1 Gy bestrahlt wurde.

Fetogenese (Wachstumsphase)

Nach dem 61. Tag nimmt die Fehlbildungsgefährdung der Feten drastisch ab. Eine Ausnahme bildet die **Hirnentwicklung**. Überhaupt ist die Hirnentwicklung für teratogene Wirkungen wesentlich empfindlicher als die Entwicklung der meisten anderen embryonalen und fetalen Gewebe. Das Schadensrisiko des Vorderhirns (mit der Gefahr schwerer geistiger Retardierung) ist zwischen der 8. und 15. Schwangerschaftswoche am höchsten, vor der

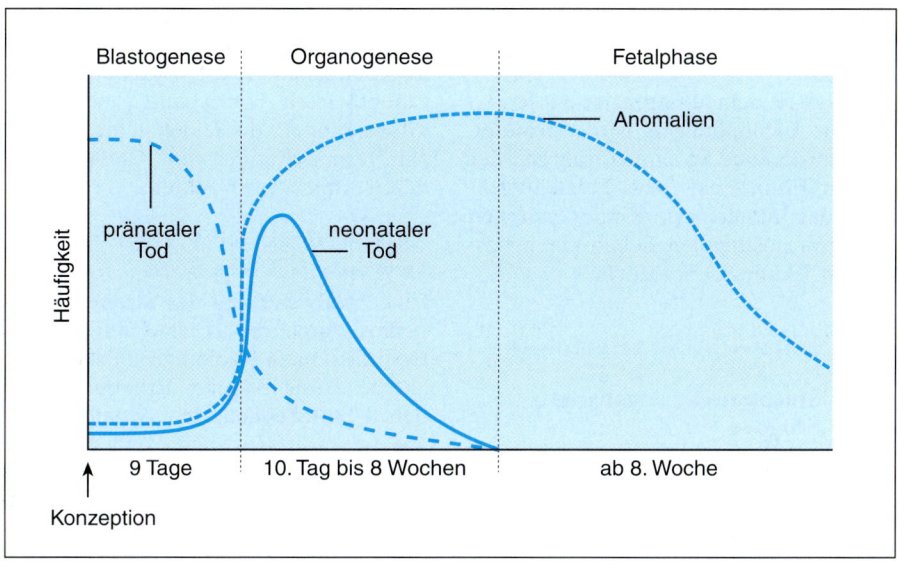

Abb. 13-3 Häufigkeit teratogener Schäden in Abhängigkeit vom Zeitpunkt der Strahlenexposition während der Schwangerschaft.

Tabelle 13-2 Wachstums- und Entwicklungsstörungen (teratogene Schäden).

Entwicklungsstadium	Zeitraum	Effekt
Blastogenese (Präimplantationsperiode)	8.–9. Tag	intrauteriner Fruchttod (Resorption) oder ungeschädigte Embryonen
Organogenese (Organdifferenzierung)	10.–60. Tag	Anomalien: Kleinwuchs, Skelettanomalien, geistige Retardierung, Mikro- und Anenzephalie, Hydrozephalus, Mikro- und Anophthalmus. Karzinogenese, pränataler Fruchttod
Fetalperiode (Wachstumsperiode)	ab 8. Woche	Minderwuchs, Mikroenzephalie, Intelligenzeinbuße, Gleichgewichtsstörung, Sterilität, neonataler Fruchttod
Postnatalperiode	postnatal	Wachstumsverzögerung, Mißbildungen von Augen, Zähnen, weiblicher Brust und Zentralnervensystem

13

8. Woche offenbar noch gering, hält aber bis zur 25. Woche an (vgl. Tab. 13-2 und Abb. 13-3).

Postnatale Periode

Bis zum Abschluß des Wachstums bleiben das zentrale Nervensystem, das Skelett, die Augen, die Zähne und die Brustdrüse weiterhin gefährdet, allerdings mit ständig abnehmender Empfindlichkeit.

↗ Neben dem differenzierten Risiko für Fehlbildungen wird vermutet, daß ionisierende Strahlung während der ganzen Embryonal- bzw. Fetalentwicklung das Risiko des Kindes erhöhen kann, im postnatalen Leben einen bösartigen Tumor zu entwickeln.

13.5 Somatische Strahlenfolgen

13.5.1 Stochastische somatische Schäden

Kanzerogenese

Es gibt offensichtlich keine unschädliche Schwellendosis. Jedenfalls fördert Bestrahlung die Entwicklung bösartiger Tumoren in allen Organen. Dabei sind Magen-Darm-Trakt, Lunge, weibliche Brust und Knochenmark gefährdeter als Schilddrüse, Speiseröhre, Leber und Niere (Tab. 6-2).

↗ Das **wichtigste Strahlenrisiko** für den Menschen ist die Kanzerogenese. Es ist in der Röntgendiagnostik, Strahlentherapie und Nuklearmedizin gleichermaßen zu bedenken. Ursache ist eine Transformation der Somazelle.

An dieser Stelle sei auf Kap. 6.3.4 verwiesen, wo die Kanzerogenese einschließlich Risikokoeffizient ausführlich dargestellt ist.

Risikobewertung des Einsatzes ionisierender Strahlen in der Medizin

Die Diskussion um unerwünschte Wirkungen ionisierender Strahlung mündet zwangsläufig in eine Risikobewertung. Diese muß für die diagnostische Anwendung von anderen Bewertungskriterien ausgehen als in der Strahlentherapie, wo die Strahlenanwendung im allgemeinen bei malignen Erkrankungen erfolgt.

Über das **Nutzen-Risiko-Verhältnis** bei der Diagnostik mit ionisierender Strahlung herrschen bei einem großen Teil der Öffentlichkeit Unwissenheit und Fehlinformationen, die leider immer wieder zur Verunsicherung von Patienten und deren Angehörigen führen.

Risikokoeffizient für das Lebenszeitkrebsrisiko (vgl. Kap. 6.3.4)

Eine Neubewertung des Strahlenkrebsrisikos durch die ICRP (International Commission on Radiological Protection) auf der Basis aktueller Erhebungen bei den Überlebenden der Atombombenabwürfe von Hiroshima und Nagasaki führte zu dem Ergebnis, daß der individuelle **Risikokoeffizient** für das zusätzliche Lebenszeitkrebsrisiko mit tödlichem Ausgang (Mortalität) mit 0,05 pro Sv angegeben werden kann. Wendet man diese Abschätzung zunächst auf die natürliche Strahlenbelastung an (Schwankungsbreite 1–6 mSv pro Jahr, Mittelwert 2,4 mSv pro Jahr in Deutschland mit 80 Mio. Einwohnern), so ergeben sich

$$(0,05 \, / \, \text{Sv}) \times (2,4 \times 10^{-3} \, \text{Sv}) \times 80\,000\,000 = 9600$$

zusätzliche Krebstote pro Jahr durch **natürliche Strahlenexposition**.

Da schätzungsweise 220 000 Bundesbürger jährlich einem Krebsleiden erliegen, läßt sich somit ein Anteil von 4,4% der natürlichen Strahlenexposition zuschreiben. Etwa die Hälfte dieses Risikos geht auf das Radongas zurück, welches ausschließlich Lungenkrebs hervorruft. Der Dosisbeitrag des Radons könnte somit für 5–10% aller auftretenden Lungenkarzinome verantwortlich sein.

Erhebungen des Bundesministeriums für Umwelt, Naturschutz und Reaktorsicherheit beziffern die Summe der **zivilisatorischen Strahlenexposition** mit 1,6 mSv pro Jahr (Tab. 13-1). 1.5 mSv entfallen auf die Medizin. Dies ist ein Mittelwert pro Kopf, wovon 90% auf die Röntgendiagnostik entfallen und nur 10% auf die Strahlentherapie und Nuklearmedizin. Wendet man die Risikobewertung nach ICRP an, so resultiert die röntgendiagnostische bzw. nuklearmedizinische Anwendung ionisierender Strahlen in

$$(0,05 \, / \, Sv) \times (1,2 \times 10^{-3} \, Sv) \times$$
$$80\,000\,000 = 4800$$

zusätzlichen Krebstoten pro Jahr durch röntgendiagnostische Strahlenexposition, bzw.

$$(0,05 \, / \, Sv) \times (0,2 \times 10^{-3} \, Sv) \times$$
$$80\,000\,000 = 800$$

zusätzlichen Krebstoten pro Jahr durch nuklearmedizinische Strahlenexposition.

Es gibt umfangreiche epidemiologische Erhebungen, nach denen die Hälfte aller röntgendiagnostischen und nuklearmedizinischen Untersuchungen an Patienten über 65 Jahre durchgeführt wird. Da die Latenzzeit des strahleninduzierten Karzinoms im allgemeinen länger ist als die Lebenserwartung dieses Kollektivs, würde sich die hypothetische Zahl an strahleninduzierten Karzinomtoten von 5600 auf etwa die Hälfte reduzieren.

Die medizinische Anwendung ionisierender Strahlung ist demnach für weniger als 1,5% aller tödlich verlaufenden Krebsfälle in Deutschland verantwortlich. Die Richtigkeit dieser Berechnungen wird sich allerdings niemals nachprüfen lassen. Es ist nicht möglich, einen solch kleinen Anteil durch eine statistische Methode exakt zu erfassen.

13.5.2 Deterministische somatische Schäden

Hier interessieren uns die akuten und chronischen Folgen einer Strahlenbehandlung. (Akute Hautrötungen wurden auch schon mal bei einer fehlerhaften, nämlich zu langen, Röntgendurchleuchtung gesehen. Es gibt sonst grundsätzlich keine akuten und chronischen Strahlenschäden in Röntgendiagnostik und Nu-

klearmedizin.) Die Wahrscheinlichkeit und die Schwere ihres Auftretens hängen von den folgenden Faktoren ab:

- **Bestrahlungsvolumen:** Großvolumige Bestrahlungen erzeugen mehr Nebenwirkungen als kleinvolumige.
- **Dosis-Zeit-Verhältnis:** Eine hohe, in kurzer Zeit verabfolgte Dosis zeigt eine stärkere Wirkung als eine niedrige oder über einen längeren Zeitraum protrahierte Dosis.
- **Strahlenqualität:** Hochenergetische Strahlung belastet das Gewebe weniger – wegen ihrer geringeren Absorption in Knochen und Weichteilen, ihrer größeren Eindringtiefe und geringeren Streustrahlung – als niederenergetische Strahlung (z. B. Röntgenstrahlen). Strahlungen mit hohem LET sind biologisch effektiver als elektromagnetische Wellenstrahlen.
- **Bestrahlungstechnik:** Einzelfeldtechniken belasten stärker als Mehrfeldoder Bewegungsbestrahlungen.
- **Organsensibilität:** Die Tabellen 14-1, 14-2 und 14-3 (s. Kap. 14.2) zeigen die unterschiedliche Strahlenempfindlichkeit von Organen.
- **Individuellen Faktoren:** Hier wirken sich Lebensalter, Ernährungszustand, Durchblutungsverhältnisse, Blutdruck, Entzündungen und endokrine Faktoren aus.
- **Exogenen Noxen:** Die Strahlenwirkung am Gewebe wird durch Arzneimittel (z. B. onkologische Chemotherapeutika, Folinsäure, Antibiotika, Koffein, Verapamil), durch Alkohol und Nikotin verstärkt.

Akute und chronische Strahlenfolgen

Bezogen auf den Zeitpunkt ihres Auftretens lassen sich akute und späte Strahlenfolgen unterscheiden. Es sind dies Strahlenreaktionen an früh oder spät reagierenden bzw. rasch oder langsam proliferierenden Geweben.

13

Akute Strahlenfolgen

Die Veränderungen entsprechen einer sterilen Entzündung. Sie treten wenige Minuten bis Tage nach der Strahleneinwirkung auf und betreffen die **rasch proliferierenden** und akut reagierenden Gewebe, wie Knochenmark, Lunge, Mund- und Darmschleimhaut (Mausergewebe). Angriffspunkte sind die Stammzellen der Gewebe, die Arteriolen und Venolen bzw. ihre Innervation (Tab. 13-3). Kennzeichen dieser Gewebe sind ein hoher α/β-Wert von 9 bis 13 (vgl. Kap. 12.5.1) und ein rasches Repopulierungsvermögen, ähnlich wie bei Tumoren. Allein die **Behandlungsdauer** entscheidet über die Ausprägung der akuten Strahlennebenwirkungen. Durch Protrahierung, Fraktionierung und durch Bestrahlungspausen („split course") lassen sich akute Strahlenreaktionen vermindern. Dies hat allerdings keinen Einfluß auf die Strahlenspätfolgen.

Chronische Strahlenfolgen (Spätfolgen)

Spätfolgen erscheinen Monate, ja oft erst Jahre nach der Strahlenexposition. Angriffspunkte sind die Stammzellen der **spät reagierenden** Gewebe, die Fibroblasten und das Gefäßsystem (Tab. 13-4). Betroffen sind z. B. Gehirn, Rückenmark, Niere, Leber, Darmwand, Haut, Bindegewebe, Muskulatur und Knochen.

Kennzeichen dieser Gewebe sind ein kleiner α/β-Wert von 0,5 bis 5 (vgl. Kap. 12.5.1), eine geringe Repopulierungs- und Proliferationsaktivität sowie ein hohes Reparaturvermögen für subletale

Tabelle 13-3 Pathophysiologie akuter Strahlenfolgen.

Betroffenes Gewebe	Schädigung
Stammzellen (und strahlensensible Endzellen)	Stammzellverlust und Verlust strahlensensibler Endzellen in Mausergeweben
Kleine Gefäße	Mikrozirkulationsstörungen durch Vasodilatation der Kapillaren und Konstriktion der Venolen Permeabilitätssteigerung von Kapillaren und postkapillären Venolen

Tabelle 13-4 Pathophysiologie chronischer Strahlenfolgen.

Betroffenes Gewebe	Schädigung
Stammzellen (und strahlensensible Endzellen)	Stammzell- und Endzellschaden an Dauergeweben
Bindegewebe	Vermehrung (Fibrose) durch beschleunigte Ausreifung der Fibroblasten
Kapillaren und postkapilläre Venolen	Atonie, Teleangiektasien
Kleine und mittlere Arterien	Intimafibrose, Lipidablagerung, Wandsklerose und Lumeneinengung
Sekundäreffekte	Nekrosen und Ulzera

und potentiell letale Strahlenschäden. Entscheidender Faktor für die Ausprägung der Strahlenspätfolgen ist die **Höhe der Einzeldosis** pro Fraktion, weniger die Gesamtbehandlungszeit. Durch Verminderung der Einzeldosis auf ≤ 2 Gy können Strahlenspätfolgen abgeschwächt werden.

↗ Eine kurze Gesamtbehandlungszeit erhöht die Wirkung am Tumor, aber auch die Strahlenfolgen an den rasch proliferierenden Normalgeweben.
Niedrige Einzeldosen schonen das spät reagierende Gewebe und vermindern die gefürchteten Strahlenspätschäden.

Akutes Strahlensyndrom (Strahlenkrankheit)

Werden mehr als 30% des Körpers mit mehr als 1 Gy bestrahlt, kommt es zur akuten Strahlenkrankheit. Dieser **Schwellenwert** von etwa 1 Gy ist für den Menschen typisch. Die Strahlenkrankheit wurde erstmals nach den Atombombenabwürfen auf Hiroshima und Nagasaki 1945 einer breiten Bevölkerung in ihrer ganzen Tragweite bewußt und dann auch systematisch untersucht. Aber auch bei der friedlichen Nutzung der Kernenergie können wir durch Unfälle mit der Strahlenkrankheit konfrontiert werden (z.B. nach dem Reaktorunfall in Tschernobyl am 26. April 1986).

Etwa 5 bis 15 Minuten nach einem Strahleninsult treten unspezifische Reaktionen auf, wie Übelkeit, Erbrechen, Schweißausbrüche und Flüssigkeitsverlust (**Prodromalsyndrom**). Die weitere Krankheitsentwicklung und die Überlebenswahrscheinlichkeit hängen von der verabreichten Ganzkörperdosis ab (Tab. 13-5).

Im Bereich zwischen 2 und 10 Gy nimmt die **Überlebenszeit** mit der Dosis rasch ab, bedingt durch hämatologische und gastrointestinale Symptome. Nach 10 bis 100 Gy sterben alle Betroffenen

Tabelle 13-5 Klinik und Verlauf des akuten Strahlensyndroms.

Typ	Schwellendosis	Latenzperiode	Morphologische Ursache	Charakteristisches Krankheitsbild	Todeszeitpunkt nach Exposition (ohne Therapie)
Hämatopoetisches Syndrom	1 Gy	2–3 Wochen	Hypoplasie des Knochenmarks	Erbrechen, Übelkeit, Blutungen, Purpura, Infektionen	20–60 Tage
Gastrointestinales Syndrom	5 Gy	3–5 Tage	Schäden des Darmepithels mit Ulzera	Fieber, Durchfall, Erbrechen, Elektrolytverlust, Infektionen	10–14 Tage
Zentralnervöses Syndrom	20 Gy	0,25–3 Stunden	Gefäßveränderungen, Nekrosen der Neuronen, Ödem	Krampfanfälle, Somnolenz, Tremor, Koma	14–36 Stunden

13

nach 3 bis 4 Tagen („3,5-Tage-Phäno-men"). Nach 1000 Gy tritt der Tod inner-halb weniger Sekunden infolge von ZNS-Schäden ein (Abb. 13-4).

Hämatopoetisches Syndrom (Dosis > 1 Gy)

Durch Schädigung der sehr strahlen-empfindlichen Knochenmarkstammzel-len (Vorläuferzellen der Erythrozyten, Leukozyten und Thrombozyten) und der Lymphozyten fällt im peripheren Blut die Zahl der Granulozyten und Lympho-zyten (Leukopenie), der Thrombozyten (Thrombopenie) und gelegentlich auch der Erythrozyten (Anämie) ab (Kap. 14.1).

Gastrointestinales Syndrom (Dosis > 5 Gy)

Zusätzlich zum hämatopoetischen Sy-stem wird das Darmepithel geschädigt. Resorptionsstörungen für Mineralien, Wasser und Nährstoffe sowie Flüssig-keits- und Elektrolytverlust, Erbrechen und Blutungen sind die Folge.

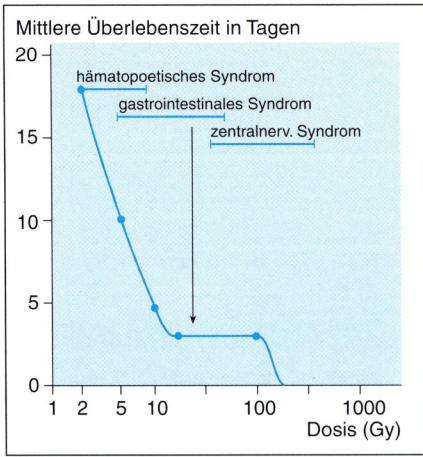

Abb. 13-4 Mittlere Überlebenszeit totalbe-strahlter adulter Mäuse in Abhängigkeit von der Dosis.

Zentralnervöses Syndrom (Dosis > 20 Gy)

Zusätzlich zu den hämatopoetischen und gastrointestinalen Systemen werden die Nerven- und Gliazellen sowie das Gefäß-system so geschädigt, daß mannigfaltige neurologische Ausfälle, wie Konfusion, Somnolenz, Erbrechen, Tremor und Konvulsionen, auftreten. In diesem Krankheitsstadium besteht keine Hei-lungsaussicht mehr.

↗ Nach 4 Gy Ganzkörperdosis sterben 50% der unbehandelten Erwach-senen innerhalb von 30 Tagen an der akuten Strahlenkrankheit (LD 50/30 = **mittlere Letaldosis**). Die **Letaldosis** (alle Betroffenen sterben) beträgt 6 Gy.

13.5.3 Folgen der Atombomben-abwürfe auf Hiroshima und Nagasaki

Am 6. August 1945 fiel die Atombombe (15 kt) auf Hiroshima, am 9. August 1945 die Atombombe (21 kt) auf Nagasaki. Die gesamte freigesetzte Energie entlud sich zu 50% als Druckwelle, zu 35% als Hitze und zu 15% als ionisierende Strahlung. 500 Meter vom Isozentrum entfernt wurden 35 Gy als Gamma-strahlung und 6,04 Gy als Neutronen-strahlung geschätzt, 2 km vom Iso-zentrum entfernt 0,07 Gy bzw. 0 Gy. In Hiroshima waren 350000 Bewohner direkt betroffen, 114000 von ihnen wurden unmittelbar bis zum Jahre 1947 getötet.

Wichtig für die Abschätzung eines jeden Strahlenrisikos sind die Befunde, die bei den Überlebenden dieser Atom-bombenabwürfe bis heute erhoben wer-den konnten [Quelle: Hiroshima Inter-national Council for Medical Care of the Radiation-Exposed (ed.): A-Bomb Ra-diation Effects Digest. Bunkodo Co., Tokyo, 1993]:

- **Malignome**: Das relative Mortalitäts-risiko durch bestimmte Malignome erhöhte sich, z.T. dosisabhängig: Leukämie (außer CLL), Schilddrüsenkrebs, Brustkrebs, Lungenkrebs, Magenkrebs, Kolonkarzinom, Ovarialkarzinom (nicht Osteosarkom). Von 76000 Personen, bei denen die Dosiswerte ermittelt werden konnten, verstarben 5734 insgesamt bis heute an Krebs (ohne Leukämie). Da in einer ähnlich zusammengesetzten unbestrahlten Bevölkerung Japans 5474 Todesfälle durch Krebs zu erwarten waren, sind also die zusätzlichen 260 Fälle auf die Bestrahlung zurückzuführen. 202 Personen verstarben an Leukämie; davon sind 80 Fälle auf die Bestrahlung zurückzuführen. Abbildung 13-5 zeigt die Dosisabhängigkeit, Abbildung 13-6 die Latenzzeiten der Kanzerogenese.

- **Organschäden**: Erhöht war die Rate an Katarakten, Chromosomenaberrationen (in Lymphozyten und in der granulozytären Reihe), Mikrozephalie (bei intrauterin Bestrahlten), gutartigen Schilddrüsenknoten, Hypothyreose, Hypoparathyreoidismus und Wachstumsverzögerungen bei exponierten Kindern.
- **Nicht beobachtet** wurde eine erhöhte Rate an CLL, Osteosarkom, beschleunigtem Altern und Infertilität. Bei 63034 Kindern strahlenexponierter Eltern wurden (im Vergleich mit 55870 Kontrollen) weder genetische Defekte, chromosomale Aberrationen, Malignome und Todesfälle noch Eiweißveränderungen im Blut gehäuft gefunden.

↗ Als Folge der Atombombenabwürfe auf Hiroshima und Nagasaki verstarben bis heute 260 Personen zusätzlich an einem soliden Tumor und 80 Personen zusätzlich an Leukämie.

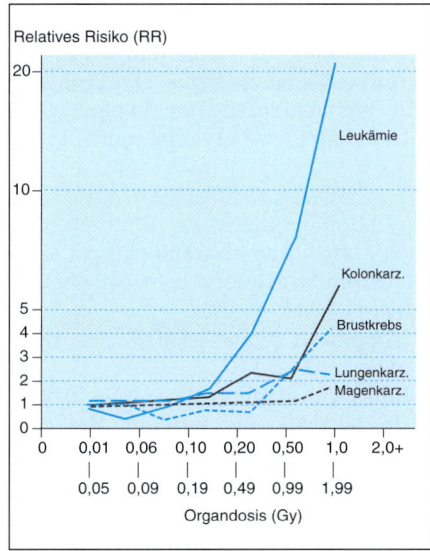

Abb. 13-5 Zu erwartendes relatives Risiko der Kanzerogenese nach Strahlenexposition in Abhängigkeit von der Dosis (Hiroshima und Nagasaki, 1993).

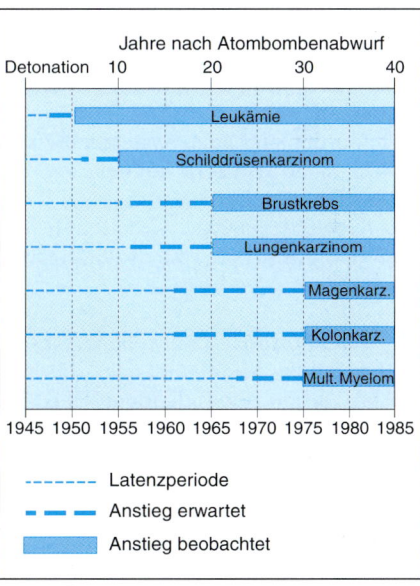

Abb. 13-6 Latenzperiode nach Strahlenexposition bis zur Entwicklung eines malignen Tumors (Hiroshima und Nagasaki, 1993).

13

14 Spezielle Organtoxizität

Auf ionisierende Strahlen reagieren die verschiedenen Normalgewebe unterschiedlich (Tab. 14-1 bis 14-3). Man spricht von spezieller Organtoxizität bzw. **Organsensibilität**. Auch innerhalb desselben Organs laufen unterschiedliche Prozesse ab. An der Niere reagieren z. B. die Stammzellen des Glomerulumendothels und des Tubulusapparats stärker auf ionisierende Strahlung als die kleinen und größeren Blutgefäße, das Bindegewebe und die Nierenkapsel.

- Am gefährdetsten sind solche Gewebe, deren **Stammzellen** und deren **reife Endzellen** strahlenempfindlich sind, wie das lymphatische System.
- An zweiter Stelle stehen Organe mit **sensiblen Stammzellen** und relativ unempfindlichen Endzellen, wie Hoden und Knochenmark.
- Zellsysteme mit **kurzlebigen Endzellen** (z. B. Dünndarmepithel) brechen ebenfalls nach Strahlenexposition rasch zusammen.
- Gefährdet sind auch **Systeme, die sich nicht mehr erneuern können,** wie die Oozyten im reifen Ovar.

Die Gewebetoxizität wird durch die Schwellendosis bzw. die Toleranzdosis beschrieben.

↗ **Toleranzdosis** (Schwellendosis) ist diejenige Strahlenmenge, die nur bei bis zu 5% der Individuen/Gewebe/Zellen innerhalb von 5 Jahren einen Effekt auslöst (TD 5/5).

14.1 Hämatopoetisches System

Knochenmark

Im Knochenmark ist die pluripotente Knochenmarkstammzelle gemeinsame

„Urzelle" für die Erythro-, Granulozyto-, Thrombozyto- und Lymphopoese (Abb. 14-1). Sie, und mehr noch die bereits determinierten Vorläuferzellen, sind hoch strahlensensibel. Mit der weiteren Differenzierung nimmt die Strahlensensibilität ab. Die Zellen im peripheren Blut sind mit Ausnahme der Lymphozyten weitgehend strahlenresistent.

↗ Die Knochenmarkstammzellen und die mittelgroßen Lymphozyten sind die strahlensensibelsten Zellen des hämatopoetischen Systems.

Lymphozyten

Die Lymphozyten aus Thymus, Knochenmark, Milz und Lymphknoten sind unterschiedlich strahlenempfindlich. Bereits 0,05 Gy haben Zelluntergänge zur Folge. Mittlere Lymphozyten reagieren empfindlicher als kleine und diese wiederum sensibler als große. Die Proliferation immunkompetenter Lymphozyten wird durch 0,7–0,8 Gy gehemmt.

Veränderungen im peripheren Blut

Die Veränderungen im Blutbild nach einer Ganzkörperbestrahlung bzw. einer intensiven Strahlentherapie sind charakteristisch (Abb. 14-2):

- Lymphozytopenie (Abfall der Lymphozyten)
- Linksverschiebung der Granulozyten (Vermehrung der unreifen Zellen = Kompensation der Strahlenwirkung auf das Knochenmark)
- Granulozytopenie (Abfall der Granulozyten). Das Risiko besteht in einer erhöhten Infektanfälligkeit. Eine Radiotherapie muß so lange unterbrochen werden, bis wieder 1000 Granulozyten/mm^3 vorhanden sind. Eine

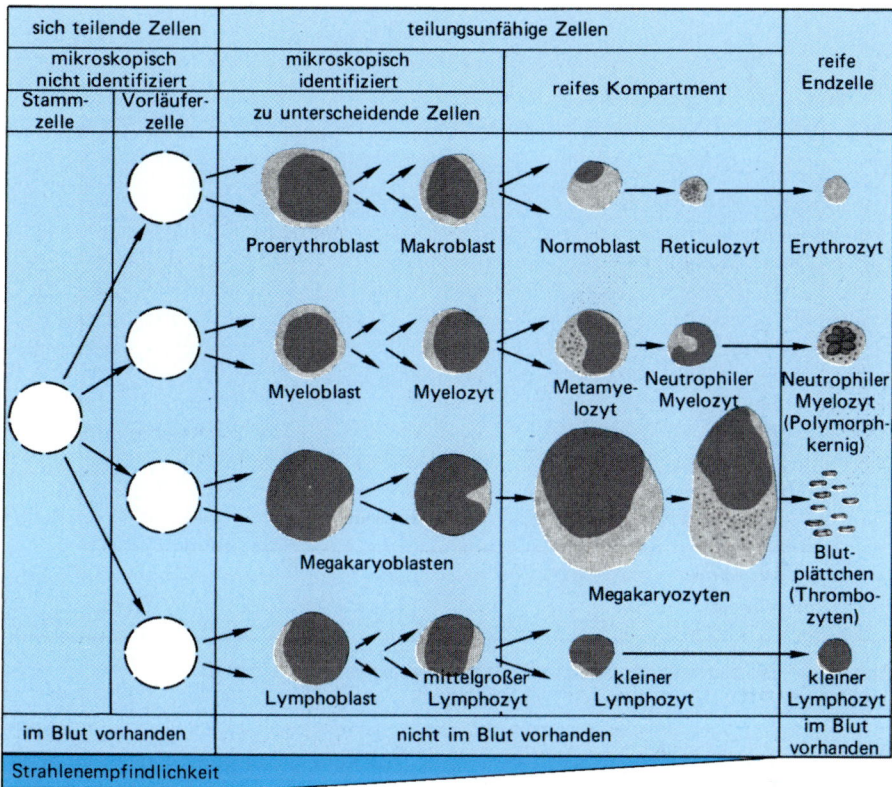

sich teilende Zellen		teilungsunfähige Zellen			
mikroskopisch nicht identifiziert		mikroskopisch identifiziert	reifes Kompartment		reife Endzelle
Stamm-zelle	Vorläufer-zelle	zu unterscheidende Zellen			

Proerythroblast Makroblast Normoblast Reticulozyt Erythrozyt

Myeloblast Myelozyt Metamye-lozyt Neutrophiler Myelozyt Neutrophiler Myelozyt (Polymorph-kernig)

Megakaryoblasten Megakaryozyten Blut-plättchen (Thrombo-zyten)

Lymphoblast mittelgroßer Lymphozyt kleiner Lymphozyt kleiner Lymphozyt

im Blut vorhanden	nicht im Blut vorhanden	im Blut vorhanden

Strahlenempfindlichkeit

Abb. 14-1 Bildung der Blutzellen aus einer gemeinsamen pluripotenten Knochenmarkstamm-zelle.

14

Chemotherapie ist frühestens wieder ab 2500/mm³ möglich.

- Thrombopenie (Abfall der Blutplätt-chen). Risiko: Blutungen. Die kriti-sche Thrombozytenzahl, bei der eine Radiotherapie unterbrochen werden muß, liegt bei 40000/mm³.
- Anämie (Abfall der Erythrozyten). Wegen ihrer langen Lebensdauer (100 Tage) und praktischen Strahlenresi-stenz sinken die Erythrozyten im peri-pheren Blut erst sehr spät ab, und das nur bei totalem Knochenmarkschaden (Panzytopenie).

↗ Die Entwicklung weißer Blutzellen und ihre Ausschwemmung aus dem Knochenmark dauern mindestens 4–6 Tage. Erst danach zeigen sich die Auswir-kungen eines Strahleninsults im **periphe-ren Blut**.

Umgekehrt vergeht ungefähr eine Wo-che, bis nach der Erholung des Knochenmarks (z.B. nach Chemothe-rapie oder Strahlentherapie) peripher wieder reife Blutzellen erscheinen und das Blutbild sich normalisiert.

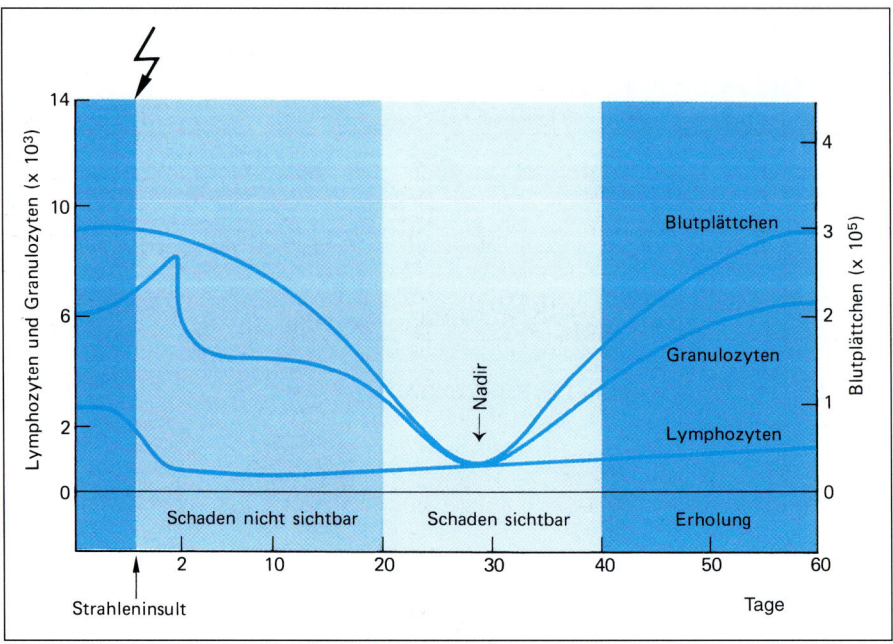

Abb. 14-2   Blutbildveränderungen nach Ganzkörperexposition (ca. 3 Gy).

14.2 Haut und Schleimhäute

Radiodermatitis

Die Radiodermatitis ist Ausdruck eines komplizierten Schadens aus Zelluntergang, gestörtem Nachschub, Repopulation und Gefäßstörung (vgl. Kap. 13.2). Aus der Stammzellschicht der Haut, dem Stratum basale, ist der Zellnachschub in das Stratum spinosum gestört. Dieser dauert normalerweise 21 bis 45 Tage. So zeigt sich zwei bis drei Wochen nach einem Strahleninsult eine Zellverarmung des Stratum spinosum (Radiodermatitis sicca). Kommen noch Permeabilitätsstörungen der Hautgefäße durch das Freisetzen gefäßaktiver Substanzen hinzu, entsteht das Bild der Radiodermatitis exsudativa.

Die **akute Radiodermatitis** äußert sich als:

- Rötung (Erythem) nach ca. 8×2 Gy.

- Trockene Schuppung, Epilation, Schaden von Talg- und Schweißdrüsen (Radiodermatitis sicca) nach ca. 20×2 Gy.
- Feuchte Epitheliolyse (Radiodermatitis exsudativa) nach ca. 30×2 Gy.
- Blutungen, Nekrosen (Radiodermatitis gangraenosa) nach ca. 35×2 Gy.

Nach einer Einzeitbestrahlung mit $6–8$ Gy beobachtet man einen typischen dreiphasigen Verlauf des Erythems (**3-Wellen-Erythem**): Früherythem nach $1–4$ Tagen, Mittelerythem nach $8–22$ Tagen, Spät- oder Haupterythem nach $24–50$ Tagen. Ursache ist der Mechanismus der Vasodilatation, der wellenförmig verläuft (Abb. 14-3).

Die **chronische Radiodermatitis** (Strahlenspätfolge) ist gekennzeichnet durch:

- Pigmentverschiebung (Hyperpigmentierung oder Depigmentierung)
- Dauerepilation

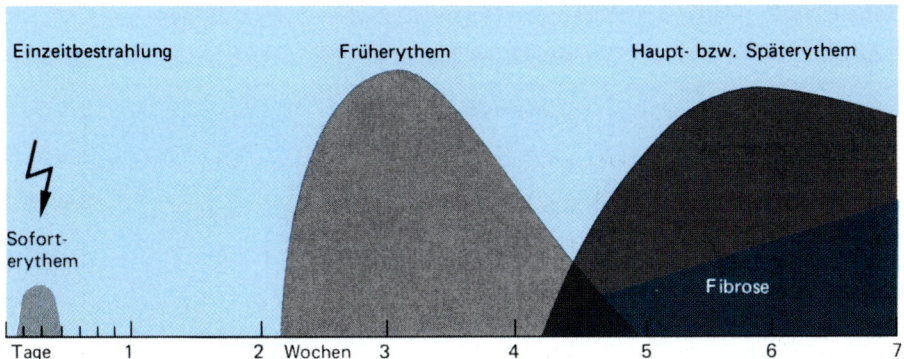

Abb. 14-3 Drei-Wellen-Erythem. Das Soforterythem ist flüchtig und blaßrot, starke Rötung beim Früherythem, bläulich-rote Farbe des Haupt- bzw. Späterythems. Bildung einer Fibrose ab der 4.–5. Woche.

- Hautatrophie (dünne, leicht verletzbare, trockene und unelastische Haut mit wenig oder keinen Talg- und Schweißdrüsen)
- Teleangiektasien (weitgestellte, nicht mehr reagierende Blutgefäße der Haut)
- Subkutane Fibrose, Elastizitätsverlust und Schrumpfung (durch Verminderung des subkutanen Fettgewebes und Vermehrung des Kollagens)
- Ulzera und Narben.

↗ Pigmentverschiebungen, Hautatrophie, Teleangiektasien, Fibrose und

Narben/Ulzera sind die Merkmale des **chronischen Radioderms**.

Mundhöhle und Rachen

Die **akute Mukositis** in Mundhöhle und Rachen hat denselben Pathomechanismus wie die akute Radiodermatitis. Sie äußert sich in Geschmacksverlust, Mundtrockenheit, Verschleimung, schmerzender Schleimhautrötung (Enanthem) und oberflächlichen Schleimhautdefekten. Häufig ist die akute Mukositis superinfiziert, z.B. mit Pilzen (Soor-Stomatitis).

Bei der **chronischen Mukositis** bleiben

14

Tabelle 14-1 Hoch strahlensensible Zellsysteme (Schwellendosis < 5 Gy).

Gewebe	Betroffene Zellart	TD 5/5*
Embryo, Fetus	embryonale (fetale) Zellen	5 cGy
Gonaden: Testis, Ovar	Interphase-Gonozyten primäre Oozyten	20 cGy 200–600 cGy
Lymphatisches System	Lymphozyten	70–80 cGy
Hämatopoetisches System	determinierte Stammzellen des Knochenmarks	100–200 cGy
Dünndarmepithel	Stammzellen des Dünndarmepithels	150–300 cGy

*Toleranzdosis TD 5/5: Effekt bei 5% der Individuen innerhalb von 5 Jahren

Tabelle 14-2 Mäßig strahlensensible Organe (Schwellendosis $\leq$ 25 Gy).

Organ	Betroffene Zellart	TD 5/5*
Augenlinse	Linsenepithel	3–5 Gy
Kindliche Brust	Drüsenepithel	3–6 Gy
Haarfollikel	Stratum germinativum	3–6 Gy
Talg- und Speicheldrüsen	Drüsenepithel	3–6 Gy
Schweißdrüsen	Drüsenepithel	6–8 Gy
Haut	Stratum basale und Stratum spinosum	8–10 Gy
Gefäße	Endothelzellen	10 Gy
Kindlicher Knorpel	Chondroblasten	10 Gy
Lunge	Alveolarepithel	17,5 Gy
Kindlicher Knochen	Osteoblasten	20 Gy
Niere	Tubulusepithel	24 Gy
Leber	Leberzellen	25 Gy

* Toleranzdosis TD 5/5: Effekt bei 5% der Individuen innerhalb von 5 Jahren

Tabelle 14-3 Gering strahlenempfindliche Organe (bei fraktionierter Bestrahlung Schwellendosis 40–50 Gy).

Organ	Betroffene Zellart	TD 5/5*
Herz	Herzmuskelzellen	40 Gy
Dünndarm	Dünndarmepithel	40 Gy
Dickdarm, Magen	Schleimhaut	45 Gy
Schilddrüse	Thyreozyten	45 Gy
Stammhirn, Rückenmark	Gliazellen/Gefäßendothel	45 Gy
Blutgefäße	Gefäßendothel	45 Gy
Hornhaut	Descemet-Membran	50 Gy
Speiseröhre, Harnblase	Schleimhaut, Gefäßendothel	50 Gy

Weitgehend strahlenresistent:
Knorpel, Knochen, Enddarm, Fett, Bindegewebe, Gefäßwände, periphere Nerven

* Toleranzdosis TD 5/5: Effekt bei 5% der Individuen innerhalb von 5 Jahren

durch einen irreversiblen Speicheldrüsenschaden (²/₃ der Speichelproduktion stammen aus der Glandula submandibularis und Glandula sublingualis) Mundtrockenheit, Parodontose und Karies als Spätfolgen zurück sowie als Zeichen der Lymphabflußstörung (infolge subkutaner Fibrosierung) ein Mundbodenödem.

↗ Die Strahlenspätfolgen im Mund-Hals-Bereich sind charakterisiert durch Schleimhautatrophie, irreversiblen Speicheldrüsenschaden, Zahnfleischretraktion mit nachfolgender Parodontose und Karies.

Darm

Die Schleimhaut von Zwölffingerdarm und Dünndarm weist eine hohe Strahlenempfindlichkeit auf (Strahlenenteritis). Die Sensibilität ist geringer bei Dickdarm (Strahlenkolitis), Magenschleimhaut (Strahlengastritis) und Ösophagusschleimhaut (Strahlenösophagitis).

Die **Strahlenenteritis** äußert sich in Übelkeit, Durchfällen, Erbrechen, Meteorismus (Blähungen), Tenesmen sowie Blut- und Schleimabgängen. Besonders ausgeprägt ist sie bei großvolumigen Abdominalbestrahlungen. In der Folge nimmt die Resorption von Fetten und Kohlenhydraten ab und sistiert schließlich. Zusätzlich gehen Wasser, Elektrolyte und Eiweiß über den Darm verloren. Histologisch zeigt sich auf dem Grund der Darmkrypten eine Teilungshemmung bzw. ein **Verlust von Stammzellen**. Der Zellnachschub für die Darmzotten reicht nicht mehr aus, die Zellabstoßung überwiegt, die Zotten werden atrophisch. Auch die Becherzellen entleeren sich, so daß reichlich Schleim in das Darmlumen austritt.

Abbildung 14-4 zeigt schematisch die chronische Enteritis: Zottenatrophie, Fibrose von Submukosa und Darmwand und Gefäßschaden.

↗ Die akute Strahlenenteritis wird durch Tonus- und Motilitätsstörungen der Darmwand sowie durch den Stammzellschaden des Kryptenepithels bestimmt. Die Folgen sind Schleimabgänge, Resorptionsstörungen sowie Wasser-, Eiweiß- und Elektrolytverlust. **Bei Radioenteritis rechtzeitig an parenterale Ernährung (zur Umgehung des Darms über die Vene) denken!**

Die **Strahlenproktitis** (Strahlenreaktion des Rektums) äußert sich in häufigen schleimigen und u. U. blutigen Stuhlentleerungen. Die Toleranzdosis beträgt 45 Gy. Spätfolgen sind Geschwüre und Strikturen. Sie treten fraktionsabhängig und volumenabhängig nach 60–65 Gy auf.

14.3 Akute und chronische Strahlenpneumopathie

Die Lunge wird bei der Radiotherapie von Lungenkarzinomen, Ösophaguskarzinomen, Mammakarzinomen, Mediastinaltumoren und der Lymphogranulomatose mitbestrahlt. Dabei können u. U. eine Strahlenpneumopathie und 1 bis 2 Jahre später eine Lungenfibrose auftreten. Die TD 5/5 beträgt 25 Gy, die TD 50/5 (50% Schäden innerhalb von 5 Jahren) 35 Gy. Diese kritischen Dosen hängen von der verwendeten Dosisleistung und der Einzeldosis ab. Bei Einzeitbestrahlung beträgt die TD 5/5 nur noch 12 Gy.

Vom **bestrahlten Volumen** hängt ab, ob die Strahlenpneumopathie klinisch symptomatisch wird. Von allen Strahlenpneumopathien bzw. Strahlenfibrosen (= Spätform) treten nur 20% im Röntgenbild in Erscheinung, nur 1% ruft klinische Symptome hervor.

Die **akute Strahlenpneumopathie** (fälschlich auch: Strahlenpneumonitis) tritt 4 bis 6 Wochen nach einer Strah-

14

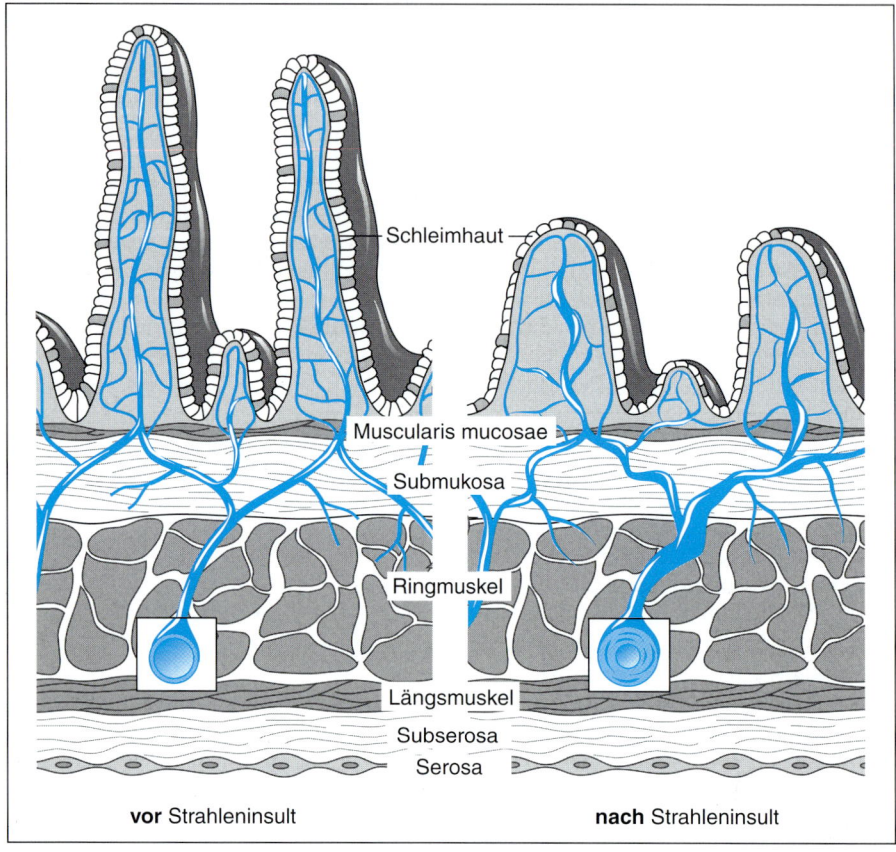

Schleimhaut

Muscularis mucosae

Submukosa

Ringmuskel

Längsmuskel

Subserosa

Serosa

vor Strahleninsult   **nach** Strahleninsult

Abb. 14-4 Strahlenspäteffekte am Dünndarm betreffen hauptsächlich den Gefäßapparat: Die kleinen Arterien und Arteriolen sind sklerosiert, später sekundär erschlafft. Durch den Verlust an Kapillaren entsteht Blutarmut, die differenzierten epithelialen Zellen gehen unter, Fibrose entsteht. Die atrophische Schleimhaut ist durch Geschwürbildung gefährdet.

lentherapie auf; damit ist sie keine eigentliche Frühreaktion. Ihr Verlauf gleicht einer atypischen viralen Pneumonie mit unproduktivem Husten, subfebrilen Temperaturen und Kurzatmigkeit. Auf dem Röntgenbild zeigt sich eine streifig-fleckige Verdichtung, die auch das Bestrahlungsfeld überschreiten kann.

Pathomorphologischer Angriffspunkt sind die Pneumozyten 2. Ordnung und die Kapillarendothelzellen mit typischen Akut- und Spätveränderungen (Abb. 14-5). Die Pneumozyten 2. Ordnung fungieren zum einen als Stammzellen für die die Alveolen auskleidenden Pneumozyten 1. Ordnung, stellen aber auch eine oberflächenaktive Substanz zur Verfügung, den Surfactant-Faktor, der für die Oberflächenspannung der Alveolen verantwortlich ist. Ein Strahlenschaden verursacht deshalb – neben Gefäßveränderungen – einerseits eine Zellverarmung des Alveolarepithels

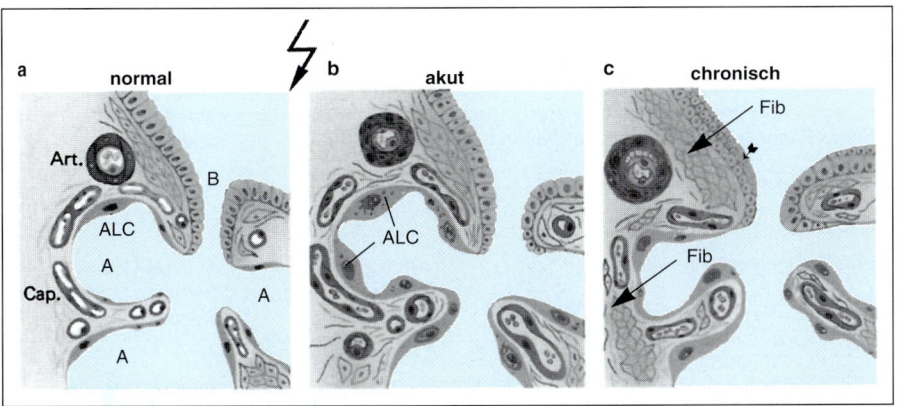

Abb. 14-5 Strahlenspätschäden am Lungenparenchym.
a) Normalgewebe: Alveole (A), Alveolarepithelzelle (ALC), Arterie (Art.), Kapillare (Cap.), Bronchiolus (B).
b) Akute Pneumopathie: Kapillarerweiterung, Endothelschwellung, interstitielles Ödem. Eiweißverlust in den Alveolen führen zu hyalinen Membranen.
c) Chronische Pneumopathie (= Lungenfibrose): ausgeprägte Sklerose der Arteriolen, schwere Fibrose der Alveolarsepten (Fib), Metaplasie des Bronchusepithels (↙).

(durch fehlenden Nachschub an Pneumozyten 1. Ordnung), andererseits einen Kollaps der Alveolen und einen Funktionsverlust der Membranen mit Ödem und Eiweißexsudation.

Die **chronische Strahlenpneumopathie** ist eine **Lungenfibrose**. Sie ist irreparabel und von einer Fibrose der Interalveolarsepten, einer Degeneration des Alveolarepithels sowie chronischer Gefäßsklerose und -obstruktion bestimmt.

Kapillarendothelien und Pneumozyten 2. Ordnung haben die Charakteristika spät reagierender Zellen, nämlich eine Zellzykluszeit von etwa 80 Tagen und eine gute Reparaturkapazität. Somit kann die Lunge durch Fraktionierung und Verkleinerung der Einzeldosis (auf ≤ als 1 Gy) sehr effektiv geschont werden.

↗ Die einzige zuverlässige Prävention der Strahlenpneumopathie bzw. Strahlenfibrose besteht in einer Beschränkung des Bestrahlungsvolumens, der Dosis und der Dosis pro Fraktion.

14.4 Niere

Auf die Niere achtet der Radiotherapeut bei abdominellen Bestrahlungen ganz besonders. Die TD 5/5 wird mit 10–12 × 2 Gy angegeben. Zwei Angriffspunkte kommen für einen Strahlenschaden in Betracht:

- Veränderungen des Gefäßbindegewebes, bedeutungsvoll vor allem am Glomerulum. Endstadium ist die interstitielle Fibrose.
- Zellschäden am Tubulusapparat, wobei der distale Tubulus der sensiblere ist. Mitochondrien und Zellmembranen werden zuerst beeinträchtigt.

Das klinische Bild der **Strahlennephritis** besteht aus:

- Proteinurie (Eiweißausscheidung mit dem Urin)
- Zylindrurie, (Zylinder-Epithelien im Urin als Entzündungszeichen der ableitenden Harnwege)
- Polyurie (häufiger Harndrang)
- Isosthenurie (Niere hat Konzentra-

14

Tabelle 14-4 Unterschiedliche Reaktion männlicher und weiblicher Keimdrüsen auf ionisierende Strahlung.

	Hoden	Ovar
Schwellendosis der sensibelsten Zellen	0,2 Gy	2–6 Gy
Einfluß der Fraktionierung/Protrahierung	z.T. Förderung der Strahleneffekte	Schutzwirkung
Empfindlichstes Fertilitätsstadium	Interphase-Gonozyten (vor Spermatogonienbildung), Fetus und Säugling	primäre Oozyten, Fetus ab 5. Monat, Beginn der Pubertät
Empfindlichkeit des genetisches Materials	Abnahme mit dem Reifungsprozeß	Zunahme mit dem Reifungsprozeß
Zusammenhang von Sensibilität und Lebensalter	unbekannt	Anstieg mit dem Alter
Nachproduktion aus frühen Entwicklungsstadien	möglich	nicht möglich
Hormonbildung	weitgehend resistent, unabhängig von der Keimzellschädigung	hochsensibel, abhängig von der Keimzellschädigung

tionsfähigkeit verloren, Urin bekommt geringeres osmotisches Gewicht)
• Hypertonie (Bluthochdruck).

14.5 Hoden und Ovar

Erwachsene männliche und weibliche Keimdrüsen reagieren ganz unterschiedlich auf ionisierende Strahlung (Tab. 14-4). Auch zwischen den verschiedenen Entwicklungsstadien bestehen große Empfindlichkeitsunterschiede.

↗ Die strahlenbedingten Beeinträchtigungen des Keimepithels, des genetischen Materials und der Hormonbildung unterliegen eigenen Gesetzmäßigkeiten und müssen nicht parallel verlaufen.

Hoden

Das **Samenepithel** des Hodens ist extrem strahlenempfindlich. Bereits nach 1,5 bis 2,0 Gy Gesamtdosis wird dauerhafte Sterilität beobachtet. Dabei ist – im Gegensatz zu nahezu allen anderen biologischen Strukturen – die fraktionierte Bestrahlung wirksamer, d.h. für das gesunde Gewebe gefährlicher, als die Einzeitbestrahlung. Denn erst 5–6 Gy Einzeitbestrahlung erzeugen eine dauerhafte, 2,5 Gy eine immer noch vorübergehende Sterilität.

Am empfindlichsten sind die **frühen Entwicklungsstufen**, nämlich die Gonozyten kurz vor ihrer Teilung zu Spermatogonien (kritische Dosis: 0,2 Gy), weniger die Spermatozyten (Abb. 14-6). Spermatiden und **reife Spermien** sind dagegen relativ strahlenresistent, hier sieht man bis zu 500 Gy praktisch nichts.

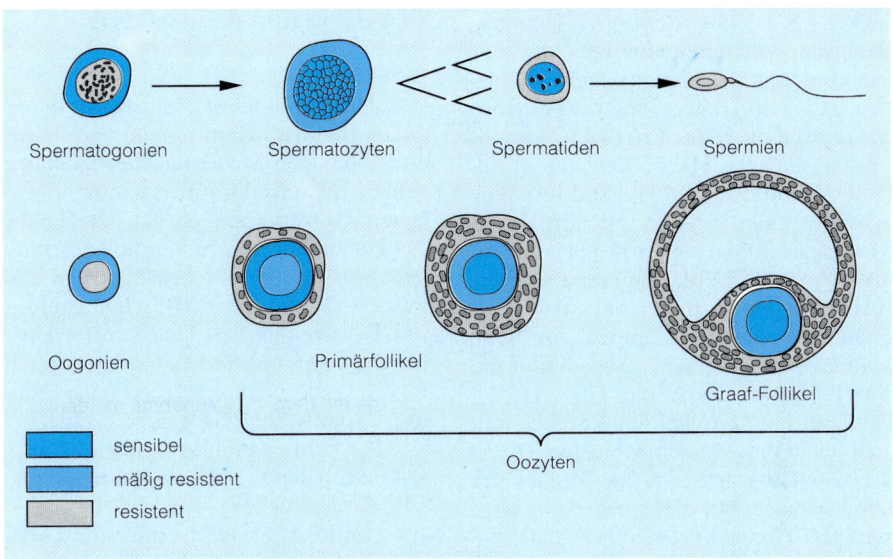

Spermatogonien   Spermatozyten   Spermatiden   Spermien

Oogonien   Primärfollikel

Graaf-Follikel

■ sensibel
■ mäßig resistent
□ resistent

Oozyten

Abb. 14-6 Strahlensensibilitätsmuster der männlichen und weiblichen Keimzellen (Außenkreis) und ihrer genetischen Materialien (Innenkreis).

Die Zeugungsfähigkeit kann also nach einem Strahleninsult noch eine Zeitlang erhalten bleiben, so lange nämlich, bis sich der Nachschub aus den geschädigten Spermatogonien und Spermatozyten erschöpft hat.

Anders verhält es sich mit dem **genetischen Material**. Es erreicht seine größte Strahlenempfindlichkeit im Spermatidenstadium, während Spermatogonien und Spermien sehr widerstandsfähig gegen strahlenbedingte Mutationen sind (vgl. Abb. 14-6).

Die Spermatogenese weist eine beachtliche Erholungsfähigkeit auf. Eine strahlenbedingte Azoospermie kann deshalb erst nach 3 Jahren als irreversibel eingestuft werden. Hinsichtlich der **Beratung von Männern** mit Kinderwunsch ist folgendermaßen vorzugehen:

• Während der Strahlenbehandlung ist eine Befruchtung unbedingt zu vermeiden. Die Spermien könnten, wenn sie aus bestrahlten Spermatiden hervorgegangen sind, genetische Defekte enthalten.

• Es reicht aus, sich über einen Zeitraum von 6 Wochen nach einer Strahlentherapie gegen ungewollte Konzeption zu schützen.

• Nach temporärer Sterilität ist gegen eine Konzeption nichts einzuwenden. Die wiedereinsetzende Spermienproduktion stammt aus Spermatogonien, die, als sie bestrahlt worden sind, gegen Mutationen weitgehend resistent waren.

Im Vergleich zum Samenepithel sind die SERTOLI-Zellen und die LEYDIG-Zellen selbst im therapeutischen Dosisbereich strahlenresistent. Daraus folgt eine weitgehend strahlenresistente **Hormonproduktion**: volle Erhaltung des Geschlechtstriebes und der Geschlechtskraft trotz strahlenbedingter Sterilität (Impotentia generandi).

14

Ovar

Weniger strahlenempfindlich als das Samenepithel des Hodens sind die Ovarien. Aber im Gegensatz zur Spermatogenese sind die **reifen Eizellen** (Oozyten) strahlensensibler als die Oozyten in reifenden Follikeln (vgl. Abb. 14-6). Die Schwellendosis beträgt bei Einzeitbestrahlung 1,7 Gy (temporäre Störungen) bis 6,25 Gy. Bei Fraktionierung sind die Auswirkungen geringer. Auch das **genetische Material** zeigt, anders als beim Mann, eine zunehmende Sensibilität mit dem Reifungsprozeß.

Da die Oozytenbildung bereits mit dem 5. Fetalmonat abgeschlossen ist und der Oozytenvorrat sich im Verlauf des Lebens erschöpft, sinkt mit dem Alter auch die Fähigkeit, einen Strahlenschaden durch das Nachreifen unbeteiligter Oozyten zu kompensieren. Die Strahlenempfindlichkeit der Eierstöcke nimmt also mit dem Alter zu. Unter Umständen können bei jungen Frauen noch nach einer Dosis von 20 Gy Konzeptionen eintreten. Das wäre bei einer 40jährigen nicht der Fall (Tab. 14-4).

Im Gegensatz zum Mann gehen bei der Frau Infertilität und Störung der **Hormonproduktion** Hand in Hand. Darauf beruht die Radiomenolyse, mit der aus onkologischen Gründen die Ovarialfunktion mit Hilfe von Bestrahlungen ausgeschaltet werden kann.

↗ Hoden und Ovar reagieren auf ionisierende Bestrahlung unterschiedlich. Schwellendosis, empfindlichstes Fertilitätsstadium, Fraktionierungseffekt, Einfluß des Lebensalters und die Sensibilität des genetischen Materials unterscheiden sich.
Mit Dosen im therapeutischen Bereich läßt sich bei der Frau die Hormonproduktion stoppen, beim Mann aber nicht.

14.6 Herz und Gefäßsystem

Herz

Das Herz galt lange Zeit als strahlenunempfindlich. Heute sieht man nach großvolumigen **Mediastinalbestrahlungen** bemerkenswerte Störungen: Intimafibrose der Herzkranzgefäße mit der Gefahr des Herzinfarkts, dazu Kardiomyopathie und Myokardfibrose, Schädigungen des Reizleitungssystems (Rhythmusstörungen: Extrasystolie und Tachykardie), Perikarderguß und fibröse Perikarditis. Nach 10×2 Gy können erste EKG-Veränderungen auftreten, nach 20×2 Gy (TD 5/5) Perikarditis und Kardiomyopathie.

Verschiedene **Chemotherapeutika**, z.B. Anthrazykline, sind auch kardiotoxisch und verstärken die unerwünschten Strahlenfolgen am Herzmuskel und Perikard.

Gefäße

Die **großen Gefäße** werden von therapeutischen Dosen kaum beeinträchtigt. Histologisch finden sich zwar Intimafibrosen und Wandsklerosen, doch fallen sie für gewöhnlich funktionell nicht ins Gewicht.

Die **kleineren Gefäße** und **Kapillaren** reagieren dagegen ausgeprägt mit Früh- und Spätveränderungen, die die **Hauptursache** für die mannigfaltigen Organschäden nach Bestrahlungen darstellen. So sind Haut- und Schleimhauterythem auf eine Gefäßerweiterung und die erhöhte Permeabilität der Gefäßwände zurückzuführen. Folgende Veränderungen werden beobachtet:
- Störung der Gefäßinnervation; es folgt eine Weitstellung (Erythem),
- Endothelschwellung und erhöhte Kapillarpermeabilität, Eiweißaustritt in das Interstitium, Ödem,
- Austritt von Blutzellen in die Umgebung durch Instabilität der Kapillarwände.

Erste Effekte sieht man nach 6–8

Gy, Spätveränderungen nach 25–30 ¥ 2 Gy.

Die **Strahlenspätfolgen** an den kleinen Blutgefäßen sind Endothelschaden, Intimafibrose, Wandsklerose und Fibrose der Adventitia (Abb. 14-7). Sie bilden die Grundlage für Thromben, die das Gefäßlumen stark einengen und sogar verschließen können. Arterien verschließen sich eher als Venen.

↗ Die Strahlenspätfolgen an Gehirn, Rückenmark, Darmlumen und manchen anderen Organen lassen sich primär durch den **Gefäßschaden** mit nachfolgender Minderdurchblutung erklären.

14.7 Nervensystem

Bei den Strahlenfolgen am Nervensystem (NS) unterscheidet man zwischen verschiedenen Formen der

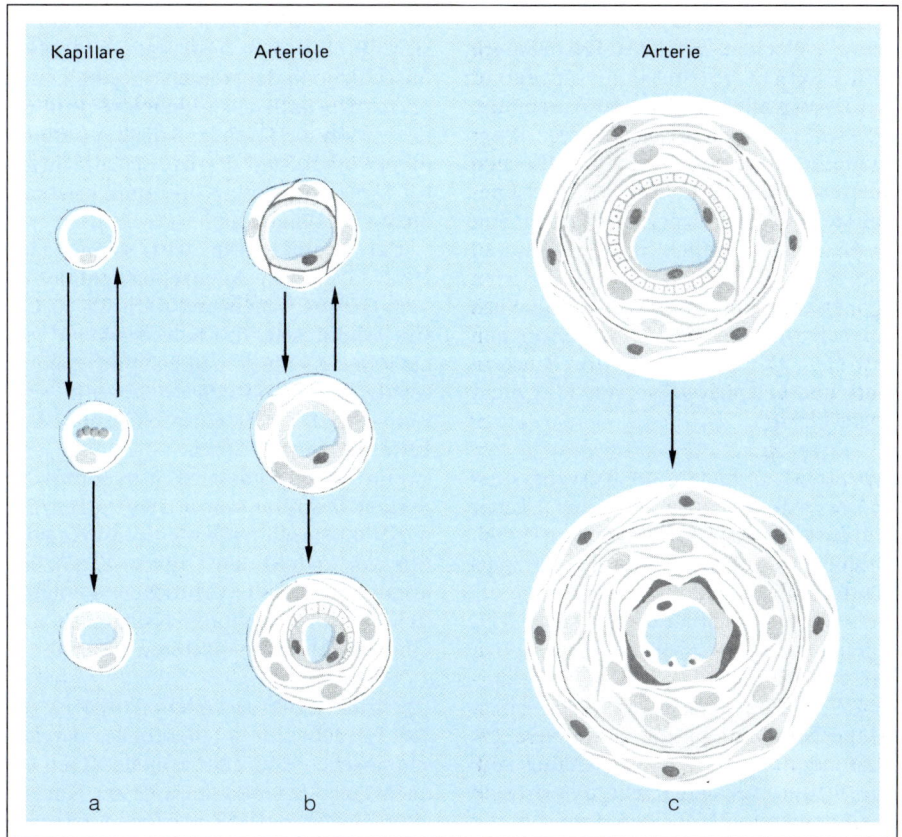

Abb. 14-7   Strahlenfolgen am Gefäßsystem.
a) Kapillaren: Gefäßverengung durch Schwellung der Endothelzellen, Sklerose der Gefäßwand. Später kann ein Thrombus das Lumen komplett verschließen.
b) Arteriolen: Grundsätzlich die gleichen Veränderungen wie an den Kapillaren.
c) Kleine Arterien: Frühveränderungen nicht sehr ausgeprägt. Später Endothelschaden und Sklerose sowie Elastizitätsverlust der Gefäßwand. Fibrose der Adventitia.

- Strahlenenzephalopathie (Gehirn),
- Strahlenmyelopathie (Rückenmark) und
- Strahlenneuropathie (peripherer Nerv).

Die **Strahlensensibilität** der einzelnen NS-Abschnitte ist unterschiedlich. Es handelt sich um spät reagierende Gewebe mit ausgeprägtem Fraktionierungseffekt. Da Nervengewebe nicht repopuliert, sind Bestrahlungspausen sinnlos. Die Toleranzdosis (TD 5/5) für das **Gehirn** beträgt 50 Gy in 25 Fraktionen über 5 Wochen oder 54 Gy in 30 Fraktionen über 7 Wochen. Für das **Rückenmark** wird eine TD 5/5 von 45 Gy angenommen, wobei allerdings kleine Abschnitte, die nicht mehr als fünf Rückenmarksegmente betragen, bis 55 Gy in 7 Wochen tolerieren können. Die TD 5/5 für die **peripheren Nerven** liegt im Bereich von 60–65 Gy in 7 Wochen.

➚ Außer in palliativen Situationen mit sehr begrenzter Lebenserwartung darf die Einzeldosis an Gehirn, Rückenmark und peripheren Nerven 2 Gy nicht überschreiten.

Die Strahlenschäden am Nervensystem treten in drei Phasen auf: einer akuten Frühreaktion (wenige Stunden nach Strahleneinwirkung), einer frühen Spätreaktion (Wochen bis Monate später) und einer späten Spätreaktion (nach Monaten bis Jahren).

Akute Frühreaktionen

Akute Strahlenreaktionen treten 3 bis 4 Stunden nach der Bestrahlung auf. Die Symptome sind uncharakteristisch: Kopfschmerz und Zeichen des erhöhten Hirndrucks, wie Somnolenz, Übelkeit und Erbrechen.

Die **akute Strahlenenzephalopathie** und **Strahlenmyelopathie** sind hauptsächlich durch ein Ödem verursacht und vollständig rückbildungsfähig.

Eine **akute Strahlenmyelopathie** äußert sich nur, wenn eine extra- oder intraspinale Raumforderung vorliegt. Ein beginnender Querschnitt kann dann in eine komplette Querschnittläsion übergehen.

Frühe Spätreaktionen

Durch eine **subakute Enzephalopathie** und **Myelopathie** zeigen sich mehrere Wochen bis Monate nach der Strahlentherapie uncharakteristische, nicht lokalisierbare neurologische Symptome. Sie können sich nach Monaten klinisch zurückbilden. Neuropathologisch finden sich ein örtlicher Untergang der Myelinscheiden in der weißen Substanz, lymphozytäre und plasmazelluläre Infiltrationen um die Gefäße, Schäden des Gefäßendothels und der Blut-Hirn-Schranke, ferner ein Ödem und umschriebene kleine Blutungen und Nekrosen.

Bei Kleinkindern tritt schon nach 20–25 Gy eine **Leukoenzephalopathie** auf, beim Erwachsenen erst nach 35–40 Gy. Ein erhöhtes Risiko besteht, wenn vorher oder nachher auch chemotherapiert wurde. Die üblichen Symptome sind Lethargie, Somnolenz, intellektuelle Defizite, psychomotorische Störungen und (wenn das hypothalamisch-hypophysäre System bestrahlt wurde) Störungen der hypothalamisch-hypophysären Regulation der endokrinen Organe. Zusätzlich können Übelkeit, Erbrechen, Gangunsicherheit, horizontaler Nystagmus und Gliederschmerzen auftreten.

➚ Eine Leukoenzephalopathie ist die Ursache für intellektuelle, psychosomatische und hormonelle Defizite nach einer Strahlentherapie im **Kindesalter** (meist nach Radio- und Chemotherapie).

Die typische subakute Strahlenreaktion des **Rückenmarks** ist das sogenannte **LHERMITTE-Zeichen**: Am Schultergürtel und an den Extremitäten treten Mißempfindungen, wie Kribbeln und Elektrisieren, auf, wenn das Rückenmark und die dort austretenden Nervenwurzeln durch Rumpfbeugen, Kopfbeugen oder durch Anheben der Beine gestreckt werden.

↗ Das LHERMITTE-Zeichen ist eine subakute Strahlenreaktion des Rückenmarks und seiner Nervenwurzeln, die nach Mitbestrahlung langstreckiger Rückenmarkabschnitte auftritt. Die Symptome bilden sich nach Wochen bis Monaten vollständig zurück.

Späte Spätreaktionen

Die **Radionekrose** als schwerste Folge einer Strahlenbehandlung tritt mehrere Monate bis Jahre nach einer Strahlentherapie auf. Sie imponiert als Raumforderung mit weitem, die Nekrose umgebendem und auch über das Bestrahlungsvolumen hinausreichendem Ödem. Radionekrosen sind nicht rückbildungsfähig, sondern für gewöhnlich progressiv und haben eine schlechte Prognose.

Pathogenetisch dominiert der Gefäßprozeß. Hinzu treten direkte Schäden an den Gliazellen und immunologische Veränderungen. Es gibt Hinweise dafür, daß die Veränderungen im Gehirn, im Rückenmark und am peripheren Nerv gleichartig ablaufen.

14.8 Auge

Bei den Strahlenfolgen am Auge sind die verschiedenen anatomischen Abschnitte zu unterscheiden:
- **Strahlenkonjunktivitis**: Conjunctivitis sicca durch Verlust der Becherzellen und Fibrose der großen Tränendrüsen (TD 5/5 = 20×2 Gy).
- **Strahlenkeratitis**: Hornhauttrübung und Hornhauterweichung (ab 25×2 Gy).
- **Strahlenkatarakt**: degenerative Veränderungen des Linsenepithels, dadurch grobvakuoläre Aufquellung der Fasern. Die Strahlenkatarakt beginnt peripher und schreitet subkapsulär fort (TD 5/5 = $3–5$ Gy bei Einzeitbestrahlung).
- **Glaskörperschrumpfung**: durch Permeabilitätserhöhung (ab 25×2 Gy).
- **Strahlenretinopathie**: Auslöser ist wahrscheinlich der Gefäßschaden, aber ebenso direkte Strahlungseinflüsse auf die Sinneszellen (TD 5/5 = $25–28 \times 2$ Gy).

14.9 Skelett

Reifer Knorpel und **ausgewachsener Knochen** gehören zu den strahlenresistentesten Körpergeweben überhaupt. Deshalb sind Radionekrosen des reifen und intakten Knochens oder Knorpels ungewöhnlich. Sie beruhen auf einem Gefäßschaden und werden durch Infektionen, traumatische Läsionen und Operationen begünstigt. Dabei werden die Osteoblasten stärker als die Osteozyten und Osteoklasten geschädigt. Das Mesenchym differenziert nicht mehr zum Osteoblasten, sondern statt dessen zum Fibroblasten bzw. Fibrozyten.

Die TD 5/5 für Hüftkopfnekrosen und radiogene Schenkelhalsfrakturen beträgt 50–52 Gy, auch für pathologische Rippenfrakturen nach Brustwandbestrahlungen. Im Tierexperiment zeigt sich ein ausgesprochener Fraktionierungseffekt (Abb. 14-8).

Wachsender Knorpel und **wachsender Knochen** sind verhältnismäßig sensibel, wobei proliferierende Chondroblasten empfindlicher sind als Osteoblasten. Bereits nach 4–6 Gy treten Störungen auf. Für die Epiphysenfugen und die wachsende Wirbelsäule wurden je nach Lebensalter kritische Dosen von 15–25 Gy ermittelt.

14

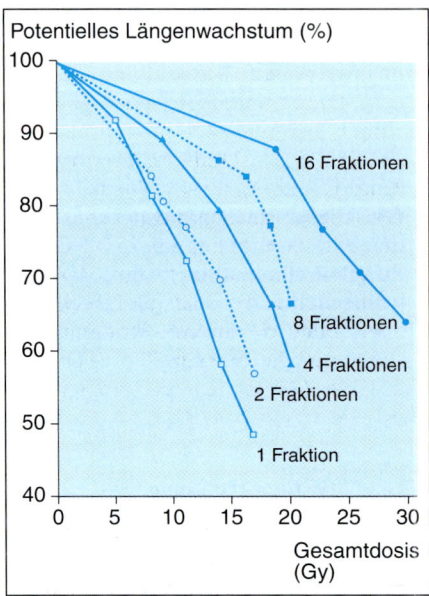

Potentielles Längenwachstum (%)

16 Fraktionen

8 Fraktionen

4 Fraktionen

2 Fraktionen

1 Fraktion

Gesamtdosis (Gy)

Abb. 14-8 Wachstumsstörungen von bestrahlten Rattenoberschenkeln in Abhängigkeit von der Dosis und Fraktionierung. Bei gleicher Dosis ist die Inhibition durch mehrere Fraktionen geringer als durch wenige.

Im Gegensatz zum adulten Knorpel und Knochen sind die Epiphysenfugen und der wachsende Knochen hoch strahlensensibel. Das muß bei Strahlenbehandlungen im **Kindesalter** bedacht werden.

15 Strahlenphysik

15.1 Strahlenarten

Die medizinische Radiologie nutzt die ionisierende Strahlung. Diese Strahlung ist im Gegensatz zu anderen Strahlenarten (Sonnenstrahlen, Wärmestrahlen) in der Lage, Elektronen aus einem Atom herauszulösen (**Ionisierung**).

Innerhalb der ionisierenden Strahlung kann man

- zwischen direkt und indirekt ionisierender Strahlung oder
- zwischen Korpuskularstrahlung (Teilchenstrahlung) und Photonenstrahlung (Wellenstrahlung)

unterscheiden.

↗ **Korpuskularstrahlung** besteht aus Teilchen mit Ruhemasse; sie sind geladen oder ungeladen. **Photonenstrahlung** ist elektromagnetische Strahlung, die aus Teilchen ohne Ruhemasse und ohne Ladung besteht.

- **Direkt ionisierende Strahlung**
  Elektrisch geladene Teilchen (z.B. Elektronen, Protonen, Deuteronen, Alphateilchen) geben ihre Energie unmittelbar durch Stöße an die Materie entlang ihrer Bahn ab.
- **Indirekt ionisierende Strahlung**
  erzeugt zunächst durch Wechselwirkung mit einem Atom des absorbierenden Materials ein geladenes Teilchen, das seinerseits durch Stöße Energie abgeben kann.

Eine Übersicht der ionisierenden Strahlenarten zeigt Tabelle 15-1.

15.1.1 Photonenstrahlung

Zur Photonen- bzw. **elektromagnetischen Wellenstrahlung** gehören

- die Röntgen- und Gammastrahlung,
- die UV-Strahlung,
- das sichtbare Licht,
- die Wärmestrahlen,
- die UKW-, TV- und Radiowellen (Abb. 15-1).

Strahlung ist Energietransport. Dieser **Energietransport** erfolgt nicht kontinuierlich, sondern sprunghaft: Die Emission (Ausstrahlung) und Absorption (Aufsaugung) von Licht durch Atome, die Zu- oder Abnahme der Energie eines Elektrons beim Stoß auf ein an-

15

Tabelle 15-1 Einteilung der ionisierenden Strahlenarten.

Strahlenart	direkt ionisierend (geladene Teilchen)	indirekt ionisierend (ungeladene Teilchen)
Korpuskularstrahlung	Elektronen Protonen Deuteronen Alphateilchen schwere Ionen π-Mesonen (Pionen)	Neutronen π-Mesonen (Pionen)
Photonenstrahlung		Röntgenstrahlen Gammastrahlen

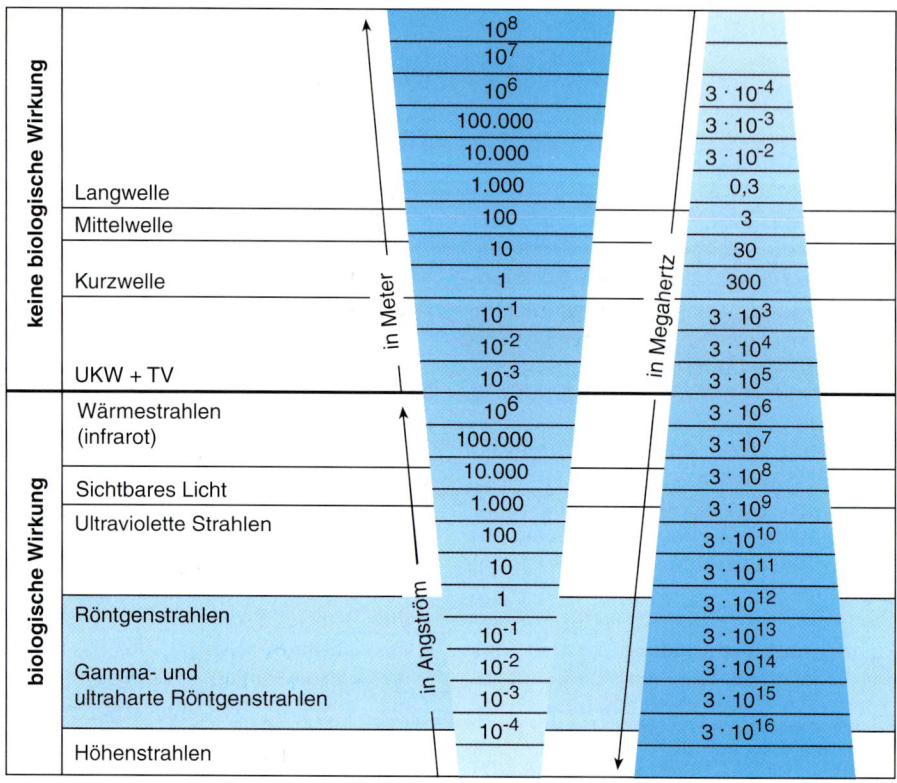

Abb. 15-1 Spektrum elektromagnetischer Wellenstrahlung (Photonenstrahlung): links die Wellenlänge, rechts die Frequenz. 1 Ångström (1 Å) = 10^{-8} cm.

geregtes Atom sowie Ionisations- und Kernzerfallsvorgänge und dergleichen sind **Quantensprünge**. Dabei ändert sich die Energie um kleine, unteilbare Beträge, die **Quanten** oder **Photonen**. Bei der elektromagnetischen Wellenstrahlung spricht man vom Transport solcher Energiepakete. Deshalb bezeichnet man sie als **Photonenstrahlung** oder als **Quantenstrahlung**.

Die Ausbreitungsgeschwindigkeit c aller elektromagnetischen Wellenstrahlen ist gleich und beträgt recht genau 300 000 km/s im Vakuum. Sie ist gleich dem Produkt aus Wellenlänge λ und Frequenz ν:

$$c = \lambda \times \nu$$

Dabei verhalten sich Wellenlänge und Frequenz reziprok, d. h., mit zunehmender Wellenlänge nimmt bei gleichbleibender Energie die Frequenz ab und umgekehrt.

Die Energie E eines Photons (Quants) errechnet sich nach der „Quantentheorie" von Max Planck (1900) aus dem Produkt der Frequenz ν und einer Konstante h, der sogenannten Planckschen Wirkungskonstante:

$$E = \nu \times h$$

Diese Energie wird in eV (Joule) gemessen. Ein Elektron, das durch die Spannung von 1 V beschleunigt wird, besitzt die Energie von 1 eV (Elektronenvolt).

- **Röntgenstrahlung** ist ionisierende Photonenstrahlung, die im COULOMBschen Feld von Atomkernen oder in der Atomhülle entsteht.
- **Gammastrahlung** ist ionisierende Photonenstrahlung, die von angeregten Atomkernen beim Übergang in einen Zustand niedrigerer Energie ausgesandt wird oder die bei Elementarteilchenprozessen entsteht.

↗ Radioaktive, also aus dem Atomkern kommende Photonenstrahlung (= **Gammastrahlung**) unterscheidet sich von der Röntgenstrahlung 1. durch die Art der Entstehung, 2. durch ihr Linienspektrum (im Gegensatz zum Bremsspektrum der Röntgenstrahlung), aber nicht durch die Energie.

15.1.2 Korpuskularstrahlung

Korpuskularstrahlung besteht entweder aus
- geladenen Teilchen (Elektronen, Protonen, Deuteronen, Alphateilchen, π-Mesonen) oder
- ungeladenen Teilchen (Neutronen, π-Mesonen) (Tab. 15-1).

Elektronen lassen sich in Teilchenbeschleunigern (Linear- oder Kreisbeschleunigern) erzeugen; Elektronen entstehen aber auch im Körper nach Wechselwirkung mit der einfallenden Strahlung.

Als **Betastrahlung** bezeichnet man die **Elektronenstrahlung**, die bei der Umwandlung von Atomkernen vom Kern ausgesandt wird. Elektronen können negativ (Negatronen) oder positiv (Positronen) geladen sein.

↗ Mit der Quantendynamik wurde der Dualismus zwischen Teilchen und Welle erkannt. Strahlung, gleich welcher Art besteht somit aus Teilchen. Wir unterscheiden nur noch zwischen

- **Teilchen mit Ruhemasse** m_0 (Korpuskeln), die auch ein ganzes Vielfaches der Elementarladung e beider Vorzeichen besitzen können und in der Geschwindigkeit die Lichtgeschwindigkeit nicht erreichen ($v < c$), und
- **Teilchen ohne Ruhemasse** (Photonen), die sich im Vakuum mit Lichtgeschwindigkeit c ausbreiten.

In Röntgendiagnostik und Strahlentherapie wird Strahlung mit einer Erzeugungsspannung von ca. 8 kV bis 45 MV verwendet. Man spricht von weicher Strahlung (im Energiebereich bis 100 keV), harter (100–1000 keV) und ultraharter Strahlung (über 1 MeV).

15.2 Wechselwirkung von Strahlung mit Materie

15.2.1 Aufbau eines Atoms

Ein Atom ist der kleinste Baustein eines Elements, der noch dessen Eigenschaften besitzt und chemisch nicht weiter zerlegt werden kann. Nach NIELS BOHR (1913) besteht jedes Atom aus einem positiv geladenen **Kern** und einer negativ geladenen **Hülle** aus Elektronen (Abb. 15-2).

Der Atomkern besteht aus Nukleonen (**Protonen** und **Neutronen**). Heute ist man der Meinung, daß Protonen und Neutronen lediglich zwei verschiedene Zustände desselben Nukleons sind, nämlich der positiv geladene bzw. der neutrale Zustand.

Die **Ordnungs**- oder **Kernladungszahl** (**Z**) gibt die Anzahl der Protonen eines Kerns an und ist die Grundlage des Periodensystems der Elemente (DIMITRIJ I. MENDELEJEW und LOTHAR MEYER, 1869). Sie charakterisiert die chemischen

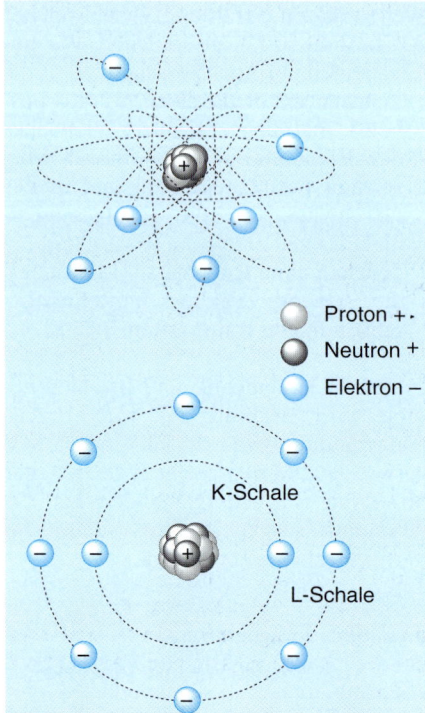

Abb. 15-2 Atommodell nach NIELS BOHR. Der Atomkern besteht aus positiven Protonen (entsprechend der Anzahl der Hüllelektronen) und Neutronen, ist also positiv geladen. Die negativen Hüllelektronen kreisen auf unterschiedlichen Bahnen. Die K-Schale, als die innerste von ihnen, ist mit 2 Elektronen besetzt, die L-Schale mit 8 Elektronen und die M-Schale mit 18 Elektronen.

Eigenschaften eines Atoms und damit auch eines Elements.

Die Summe der Protonen und Neutronen bildet die Masse des Atomkerns (= Massenzahl A ≈ **Atomgewicht**). Die Zahl der Neutronen (N) entspricht bei leichten Elementen etwa der Zahl der Protonen. Schwere Elemente enthalten wesentlich mehr Neutronen als Protonen. Eine Atomart, die durch die Kernladungszahl (Z) und Massenzahl (A), also durch eine bestimmte Protonen-

und Neutronenzahl, eindeutig festgelegt ist (A = Z + N), bezeichnet man als **Nuklid**. Im periodischen System trägt jedes Nuklid links oben die Massenzahl A und links unten die Kernladungszahl Z ($_Z^A$Element$_N$).

Um den Atomkern kreisen in großem Abstand **Elektronen**. Es sind negativ geladene Elementarteilchen mit einer im Vergleich zum Kern verschwindend kleinen Masse (etwas mehr als 1/2000). Die Zahl der Hüllelektronen entspricht der Kernladungszahl. Damit ist das Gesamtatom nach außen elektrisch neutral. Die Elektronen kreisen auf unterschiedlichen Bahnen, die von innen nach außen als K-, L-, M-, N-, O-, P- und Q-Schale bezeichnet werden. Die K-Schale ist mit zwei Elektronen besetzt, die L-Schale mit 8 und die M-Schale mit 18 Elektronen (vgl. Abb. 15-2).

Weitere Elementarteilchen sind:
- **Positron**: gleiche Masse wie Elektron, aber positiv geladen
- **π-Meson**: Pion, 270mal schwerer als ein Elektron, Ladung positiv, negativ oder ungeladen
- **κ-Meson:** Kaon, 970mal schwerer als ein Elektron, Ladung positiv oder negativ
- **Neutrino**: Ruhemasse wahrscheinlich 0, keine Ladung

Änderungen im Kern oder in der Hülle führen zu folgenden Ergebnissen:
- Abgabe oder Aufnahme eines Neutrons: **Isotop**
- Änderung der Kernladungszahl durch Abgabe oder Aufnahme eines Protons: **anderes Element**
- Änderung der Zahl der Hüllelektronen: **Ion**

Ein **Isotop** ist ein Nuklid, das dieselbe Protonenzahl, aber eine unterschiedliche Neutronenzahl hat als ein anderes Nuklid des gleichen Elements.
Radionuklid ist ein Nuklid mit radioaktiven Eigenschaften.

Radioisotop ist das Isotop eines betrachteten Elements mit radioaktiven Eigenschaften.

15.2.2 Elementarprozesse der Ionisation

Anregung und Ionisation

Anregung

Durch von außen zugeführte Energie gelangt ein Atom vom Zustand niedriger Energie in einen solchen höherer Energie. Das kann

- durch Absorption eines Photons,
- durch Zusammenstoß mit einem energiereichen Elektron oder
- durch Kontakt mit einem anderen angeregten Atom

erfolgen. Dabei wird ein Hüllelektron aus einer inneren Schale des Atoms auf eine höhere Schale gehoben. Die Gesamtzahl der Elektronen bleibt dabei gleich. Der **angeregte Zustand** ist für gewöhnlich sehr kurz (im Mittel 10^{-8} s). Dann springt das Elektron in den Urzustand unter Abgabe von Energie (meist als elektromagnetische Wellenstrahlung) zurück.

Angeregte Atome sind reaktionsfreudiger als Atome im Grundzustand, weshalb sie chemische Reaktionen eingehen können, an denen sich nichtangeregte Atome nicht beteiligen.

Ionisation

 Wenn das Gleichgewicht der Ladungen zwischen Atomkern und Atomhülle durch Aufnahme oder Abgabe eines Elektrons gestört wird, bezeichnet man dies als Ionisation.

Ionisation kann geschehen durch

- Stoßionisation: Ein geladenes Teilchen stößt auf ein Atom und gibt dabei einen Teil seiner Energie ab (**direkte Ionisation**).
- Absorption: Elektromagnetische Wellenstrahlung oder Neutronen werden

zunächst von einem Atom absorbiert. Dabei löst sich ein Elektron, das seinerseits ein anderes Atom durch Stoß ionisiert (**indirekte Ionisation**).

Wechselwirkung elektromagnetischer Strahlung mit Materie

Schwächung

Ionisierende Photonenstrahlung erfährt beim **Durchtritt durch Materie** eine Schwächung. Die durchgelassene Strahlung wird um den Betrag reduziert, der bei der Wechselwirkung mit Materie absorbiert und gestreut wird. Schwächung bedeutet also Absorption plus Streuung.

Grundsätzlich ist das Ausmaß der Schwächung bei gleichbleibender Energie der Photonen von

- der Körperdicke,
- der Körperdichte und
- der Kernladungszahl der Atome

abhängig. Umgekehrt nimmt mit steigender Strahlungsenergie die Schwächung ab.

Absorption

Absorption betrachtet lediglich die von der Strahlung auf die Materie übertragene Energie. Energetisch gesehen unterscheiden sich Absorption und Schwächung durch den Anteil an Streuung (COMPTON-Streuung und elastische Streuung, s.u.).

 Schwächung = Absorption + Streuung

Photoeffekt (Photoionisation, Photoabsorption)

Bei der Photoionisation wird die Energie des einfallenden Photons von dem Atom des durchstrahlten Materials vollständig absorbiert, und das Atom emittiert ein Elektron (Abb. 15-3a). Ein Teil der Photonenenergie wird zur Überwindung der Bindungsenergie des emittierten Elektrons aufgewendet (**Photoelektron**),

15

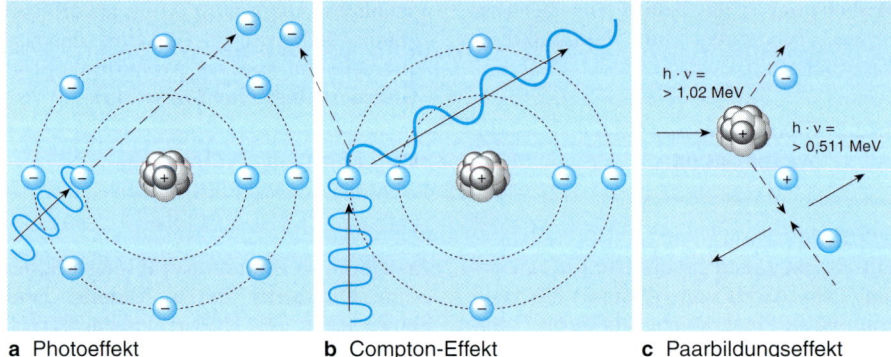

a Photoeffekt   **b** Compton-Effekt   **c** Paarbildungseffekt

Abb. 15-3   Veranschaulichung der verschiedenen Ionisationsvorgänge.

den Rest nimmt das Elektron als kinetische Energie mit. Die losgelösten Photoelektronen treten wiederum in Wechselwirkung mit anderen Atomen.

Photoionisation findet hauptsächlich an den inneren Schalen der Atomhülle statt. Den frei werdenden Platz besetzt ein Elektron aus der äußeren Schale. Die bei der Wiederbesetzung der inneren Elektronenschale frei werdende Energie wird

- entweder in Form eines oder mehrerer Quanten emittiert (als für das jeweilige Atom **charakteristische Strahlung**),
- oder die Energie wird auf ein Elektron einer weiter außen liegenden Schale übertragen, welches dann ebenfalls das Atom verläßt (**AUGER-Effekt**).

Der Photoeffekt spielt v.a. im niedrigen Energiebereich der Röntgendiagnostik, d.h. bis etwa 100 keV, eine Rolle (Abb. 15-4). Eine hohe Ordnungszahl des durchstrahlten Gewebes und niederenergetische, weiche Strahlung begünstigen ihn. In der Röntgendiagnostik ist die Photoabsorption unter dem Gesichtspunkt der Bildqualität erwünscht, da sie **ohne Streuung** abläuft. Praktisch bedeutet dies, daß Materialien mit hoher Ordnungszahl (Knochen, Kontrastmittel) auf einem Röntgenfilm als stark absorbierend sichtbar werden.

↗ Der Photoeffekt spielt praktisch nur in der Röntgendiagnostik eine Rolle. Je höher die Ordnungszahl des durchstrahlten Materials, desto stärker die Absorption.

COMPTON-*Effekt (*COMPTON-*Streuung)*

Der COMPTON-Effekt geschieht in einem Energiebereich, wo alle Hüllenelektronen als schwach gebunden oder als annähernd frei anzusehen sind. Deshalb besteht Abhängigkeit nur von der Elektronendichte des Materials und kaum von der Ordnungszahl Z. So löst ein einfallendes Photon ein schwach gebundenes äußeres Hüllelektron aus einem Atom ab, übergibt an dieses einen Teil seiner kinetischen Energie und wird in einem Winkel von 0–180° gestreut (Abb. 15-3b). Das Photon ist anschließend entsprechend energieärmer. Das Elektron (**COMPTON-Elektron**) entfernt sich in einem Winkel von 0–90° aus dem Atom und löst – ebenso wie die gestreute Primärstrahlung – **weitere Ionisationen** aus. Da seine Bindungsenergie nur schwach war, bleibt diese bei der Energiebilanz außer Betracht.

Der COMPTON-Effekt spielt im Energiebereich von Röntgendiagnostik und Röntgentherapie, d.h. ab etwa 30 keV, eine große Rolle; bei hohen

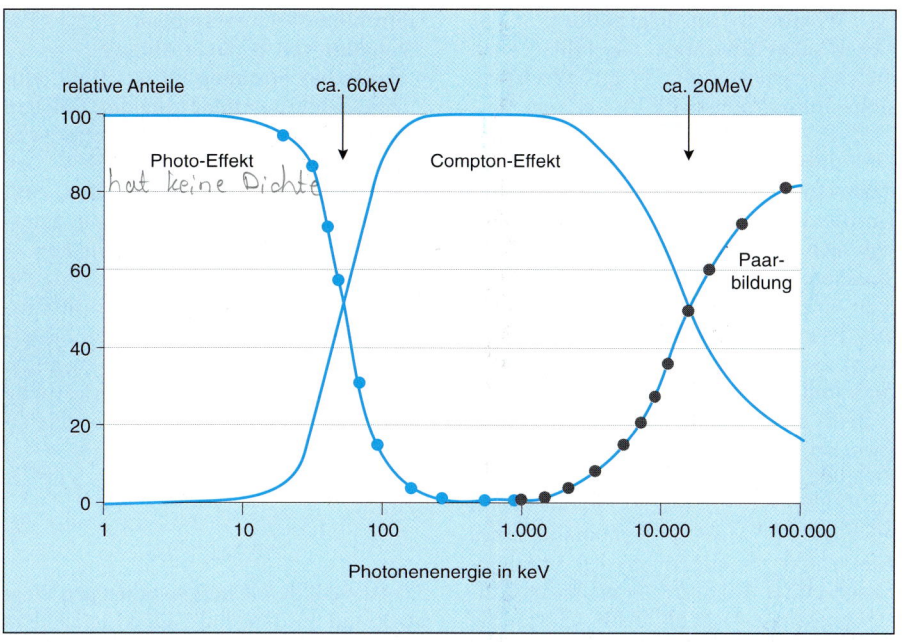

Abb. 15-4 Massenenergieabsorptionskoeffizient der Photonenstrahlung in Abhängigkeit von der Strahlungsenergie.

Energien nimmt er wieder ab (vgl. Abb. 15-4).

In der Röntgendiagnostik mindert der COMPTON-Effekt Kontrast und **Bildgüte** wegen der auftretenden Streustrahlung. Der Strahlenschutz für den Patienten gebietet es, härtere (höherenergetische) Strahlenqualitäten zu verwenden, da weiche (niederenergetische) Strahlen zwar eine ausgezeichnete Bildgüte erbringen, aber in viel stärkerem Ausmaß vom Patienten absorbiert werden und so den Film nicht erreichen. Sollen Organe mit großen Dichtesprüngen (Lunge) untersucht werden, empfiehlt sich die Verwendung harter, energiereicher Strahlung, da die Schwächung durch den COMPTON-Effekt in erster Linie von der Dichte des Absorbers Patient und weniger von der Ordnungszahl der einzelnen Körpergewebe abhängt. Um die negative Auswirkung der COMPTON-Strahlung auf die Bildgüte zu vermindern, werden in der Röntgendiagnostik sog. Streustrahlenraster eingesetzt (Kap. 15.3.4).

↗ Der COMPTON-Effekt spielt sowohl in der Röntgendiagnostik als auch in der Röntgentherapie eine große Rolle. **Die Schwächung der Strahlung hängt** (im Gegensatz zum Photoeffekt) **nicht von der Ordnungszahl, sondern von der Dichte des durchstrahlten Materials ab.**

Paarbildung / Paarvernichtung

Der Paarbildungseffekt beruht auf einer vollständigen **Energieabsorption** der einfallenden Photonenstrahlung. Er kann erst bei Photonenenergien von mehr als 1,022 MeV auftreten. Das bedeutet, daß er im Bereich der Röntgendiagnostik und der Röntgentherapie (Orthovolttherapie bzw. Weichstrahl- oder Hartstrahltherapie) nicht vorkommt.

15

↗ Wichtig ist die Paarbildung in der Hochvolttherapie. Sie bildet auch die Grundlage der Positronen-Emissions-Tomographie (PET).

Das einfallende Quant tritt in der Nähe des Atomkerns mit dem elektrischen Kernfeld in Wechselwirkung. Dabei wandelt sich seine Strahlungsenergie in ein Teilchenpaar um, nämlich in ein Negatron (negativ geladenes Elektron) und in ein Positron (positiv geladenes Elektron). Beide regen sie weitere Atome an oder ionisieren sie.

Trifft das Positron auf ein freies Elektron, so geht es mit diesem wieder in Strahlung über („Paarvernichtung"). Es entstehen zwei Photonen (Quanten) von jeweils 0,511 MeV (= Ruhemasse eines Elektrons), die sich diametral, in entgegengesetzter Richtung, von ihrem Entstehungsort entfernen (Abb. 15-3c), die sogenannte **Vernichtungsstrahlung**.

↗ Vernichtungsstrahlung ist Gammastrahlung, die bei der Wechselwirkung eines Positrons mit einem Elektron entsteht.

Die Wahrscheinlichkeit für das Auftreten von Paarbildung nimmt mit der Photonenenergie und der Ordnungszahl der durchstrahlten Materie zu.

Wechselwirkung geladener Teilchen mit Materie

Geladene Teilchen, die in Materie eindringen, treffen auf einen Wald von Ladungen, verlieren einen Teil ihrer Energie und werden abgebremst. Über das COULOMB-Feld können sie Impuls und Energie mit der Materie austauschen, was zu einer Reihe von Wechselwirkungseffekten führt. Bei **Elektronenstrahlung** spricht man von

- **Stoßbremsvermögen** (S_{col}): inelastische Streuung der Strahlung an Hüllenelektronen,

- **Strahlungsbremsvermögen** (S_{rad}): Erzeugung von Bremsstrahlung,
- **elastischer Streuung** im Kernfeld: einfache Richtungsänderung der Teilchen ohne Energieübertragung; elastische Streuung trägt also nicht zur Dosis bei,
- **inelastischen Zusammenstößen** mit dem Kern (Kernreaktion) mit Energieübertragung an den Stoßpartner.

Die weitaus wichtigsten Effekte für die Strahlentherapie sind das Stoßbremsvermögen und das Strahlungsbremsvermögen, da bei elastischer Streuung keine Energie übertragen wird und inelastische Kernreaktionen in diesem Energiebereich nicht wahrscheinlich sind.

Das gesamte Bremsvermögen S ist die Summe:

$$S = S_{col} + S_{rad}$$

S entspricht dem **Energieverlust pro Wegstück** und wird deshalb auch lineare Energieübertragung (linear energy transfer, **LET**) genannt. Für den Energietransfer am Ort der Wechselwirkung mit der Materie ist nur S_{col} verantwortlich. Die erzeugte Röntgenstrahlung wird erst in weiterer Entfernung vom Ort der Wechselwirkung absorbiert. S_{rad} ist ein Maß für den Wirkungsgrad von Röntgenröhren.

↗ Von den Wechselwirkungen geladener Teilchen mit Materie spielen für die Radiologie das **Stoßbremsvermögen** und das **Strahlungsbremsvermögen** die weitaus wichtigste Rolle.

Schwere geladene Teilchen (Ionen, Protonen, Alphateilchen, schwere Ionen) werden v.a. durch **Stoß gebremst** und übertragen dabei ihre Energie. Bei schweren Teilchen spielt das Strahlungsbremsvermögen keine Rolle mehr, und sie werden weit weniger aufgestreut. Die Ionisationsdichten (LET) von Protonen und Alphateilchen liegen um 100- bzw. 1000mal höher als bei Elektronen.

Wechselwirkung neutraler Korpuskeln mit Materie

Neutronen können mangels Ladung nur mit dem Atomkern durch direkte Stöße (Radius ca. 10^{-15} m) in Wechselwirkung treten. Bei der Wechselwirkung von Neutronen mit Materie ergeben sich folgende Effekte:

- Elastische Streuung
- Inelastische Streuung
- Neutroneneinfang mit Gammaemission bei thermischen Neutronen
- Neutroneneinfang mit Emission geladener Teilchen
- Neutroneneinfang mit Mehrteilchenemission
- Neutroneninduzierte Kernspaltung.

In wasserstoffreichem Material, wozu die gesamte Biomasse zählt, überwiegt die **Streuung** der Neutronen **an den Wasserstoffkernen**. Die dosimetrische Größe ist die sog. „Kerma" (kinetic energy released in material), die auch in Energiedosis überführt werden kann.

15.2.3 Radioaktivität

Radioaktivität beruht auf Instabilität von Atomkernen infolge eines Mißverhältnisses von Protonen- und Neutronenzahl. Radioaktive Atomkerne verfügen potentiell über Energie. Diese kann entweder als **kinetische Energie** mit geladenen Teilchen abgegeben werden, oder sie liegt in Form **elektromagnetischer Strahlungsenergie** als Photonenstrahlung vor (Gammastrahlen).

Radioaktiver Zerfall

Beim radioaktiven Zerfall, d. h. beim Übergang des instabilen Kerns in eine **stabile Konfiguration**, werden im allgemeinen ein Teilchen und ein oder mehrere Photonen emittiert. Die potentielle Energie hängt vom Niveau des Anfangs- und des Endzustandes ab. Sie läßt sich durch sogenannte **Energieschemata** (oder auch **Zerfallsschemata**) darstellen.

↗ Die Radioaktivität einer Substanz ist definiert als die mittlere Anzahl der Zerfälle pro Zeiteinheit. Die im SI-System gültige Einheit ist das Becquerel: 1 Bq = 1 Zerfall/s.

Eine heute nicht mehr zulässige, aber immer noch übliche Einheit ist das **Curie** (Ci). Ein Curie ist definiert als die Aktivität von 1 g ^{226}Ra, in dem pro Sekunde $3{,}7 \times 10^{10}$ Umwandlungen stattfinden. Damit ergeben sich folgende Zusammenhänge:

1 Ci	=	$3{,}7 \times 10^{10}$ Bq	=	37 GBq
1 mCi	=	$3{,}7 \times 10^{7}$ Bq	=	37 MBq
1 µCi	=	$3{,}7 \times 10^{4}$ Bq	=	37 kBq
27 mCi	=	1 GBq		
27 µCi	=	1 MBq		

↗ Eine Radioaktivitätsangabe ohne Nennung des zerfallenen Radionuklids ist sinnlos, da für die biologische Wirkung nicht nur die Anzahl der Zerfälle pro Zeiteinheit, sondern auch die physikalische Halbwertszeit und die Zerfallsart (α, β oder γ) entscheidend sind.

Angeregte Kerne gehen in der Regel nach kurzer Dauer durch Gammaemission wieder in ihren Grundzustand über. Bei einigen Radionukliden, die in der Nuklearmedizin Verwendung finden, beträgt die Lebensdauer bis zu einigen Stunden. Man bezeichnet solche Zustände als **metastabil** und den Übergang von einem instabilen Ausgangsniveau in einen metastabilen Zustand als **isomeren Übergang**.

↗ Isomere Übergänge spielen in der Nuklearmedizin eine große Rolle, da sich auf diese Weise Radionuklide mit Gammastrahlung und kurzer physikalischer Halbwertszeit aus Radionuklidgeneratoren gewinnen lassen

15

Die **physikalische Halbwertszeit** (HWZ$_{ph}$ oder T$_{1/2}$) definiert die Zeitspanne, nach der nur noch die Hälfte der ursprünglich vorhandenen Atomkerne (N$_0$) vorhanden und die ursprüngliche Radioaktivität auf die Hälfte abgeklungen ist.

Die Anzahl der radioaktiven Atomkerne zum Zeitpunkt t wird durch das radioaktive Zerfallsgesetz beschrieben:

$$N = N_0 \times e^{-\lambda t}$$

N$_0$ Anzahl der radioaktiven Kerne zu Beginn
N Anzahl zum Zeitpunkt t
λ Zerfallswahrscheinlichkeit/Zerfallskonstante

Der Zusammenhang zwischen der Halbwertszeit T$_{1/2}$ und der Zerfallskonstante λ lautet:

$$\lambda = \frac{\ln 2}{T_{1/2}}$$

Die **effektive Halbwertszeit** (HWZ$_{eff}$) ist eine für die Dosimetrie wichtige Größe. In ihr ist neben der physikalischen Halbwertszeit (HWZ$_{ph}$) auch die **biologische Halbwertszeit** (HWZ$_{biol}$) berücksichtigt. Sie ist diejenige Zeitspanne, innerhalb derer eine radioaktive Substanz (z. B. eine markierte Substanz = Tracer) aus einem Lebewesen, einem Organ oder einem Kompartiment zu 50 % wieder eliminiert ist.

Zwischen diesen drei Halbwertszeiten besteht folgender Zusammenhang:

$$\frac{1}{HWZ_{eff}} = \frac{1}{HWZ_{ph}} + \frac{1}{HWZ_{biol}}$$

Tabelle 15-2 zeigt eine Zusammenstellung der wichtigsten klinisch genutzten Radionuklide (ohne Positronenstrahler) in der Strahlentherapie und in der Nuklearmedizin.

15.2.4 Entstehung von Röntgenstrahlen

In der Elektronenhülle können sich die Elektronen nur auf ganz bestimmten Bahnen aufhalten. Wird aus einer inneren Schale ein Elektron entfernt, entsteht dort ein „**Elektronenloch**" (Abb. 15-5a). Da das Atom in diesem Zustand nicht existieren kann, wird das Loch sofort mit einem Elektron aus einer höheren Schale wieder aufgefüllt. Dieses „Herunterfallen" eines Elektrons aus einer höheren Schale ist der entscheidende Vorgang. Hierbei gibt das „fallende" Elektron Energie ab, und zwar in Form von elektromagnetischen Wellenquan-

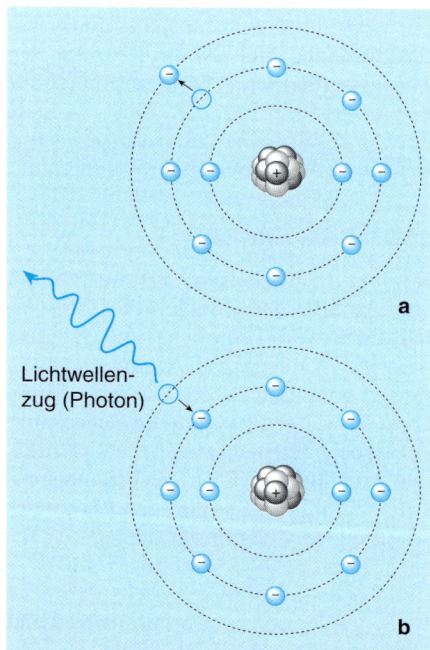

Abb. 15-5 Entstehung von charakteristischer elektromagnetischer Wellenstrahlung.
a) Wird ein Elektron aus einer inneren Schale entfernt, entsteht ein „Elektronenloch".
b) Das „Elektronenloch" wird aus einer höheren Schale aufgefüllt. Hierbei gibt das Elektron Energie in Form elektromagnetischer Wellenstrahlung (Photonen) ab.

Tabelle 15-2 Die wichtigsten klinisch genutzten Radionuklide in Strahlentherapie und Nuklearmedizin (β = Betastrahlung, γ = Gammastrahlung, a = Jahre, d = Tage, h = Stunden).

	Radionuklid	Strahlen-art	Betaenergie	Gammaenergie	Halbwerts-zeit	Bemerkungen
Strahlentherapie	32-Phosphor	β	1,7 MeV	–	14,4 d	offenes Nuklid zur Therapie von Skelettmetastasen bei Prostatakarzinom
	60-Cobalt	β + γ	0,33 u. 0,09 MeV	1,17 u. 1,33 MeV	5,3 a	–
	90-Strontium	β	0,55 u. 0,17 MeV	–	27,7 a	Dermaplatte
	90-Yttrium	β	2,27 u. 0,92 MeV	–	64,0 h	offenes Nuklid zur Therapie von Zysten und Gelenken
	106-Ruthenium/106-Rhodium	β + γ	1,0 MeV	40–2400 keV	368 d	Plaque für Augenmelanome
	125-Jod	γ	–	32 keV	59,2 d	Seeds/Körner
	137-Cäsium	β + γ	0,51 u. 1,18 MeV	662 keV	30,1 d	–
	192-Iridium	β + γ	0,24–0,67 u. 0,17 MeV	296–612 u. 375 keV	73,8 d	häufigstes Nuklid in der Bradytherapie ± Afterloading
	198-Gold	β + γ	0,96 u. 0,31 MeV	410–680 u. 415 keV	2,7 d	Seeds/Körner
	226-Radium	β + γ	460 MeV	186 keV	1620 a	–
Nuklearmedizin	67-Gallium	γ	–	300 keV u. 80–900 keV	78 h	„Tumorgewebe-Sucher"
	99m-Technetium	γ	–	140 keV	6 h	Generatorprodukt
	111-Indium	γ	–	172 u. 247 keV	2,8 d	–
	123-Jod	γ	–	159 keV	13,6 h	–
	125-Jod	γ	–	32 keV	59,2 d	nur f. Radioimmunoassay
	131-Jod	β + γ	0,6 MeV	364 keV	8 d	nur Therapie (Schilddrüse)
	133-Xenon	β + γ	1,0 MeV	30/50/80 keV	5,2 d	Inhalation des Gases (Lungenfunktion)

15

ten (Abb. 15-5b). Die Wellenlänge der so entstandenen Strahlung hängt vom Abstand der beiden Schalen ab. Da unterschiedliche Atome unterschiedliche „Abstände" haben, entstehen für jedes Element **charakteristische Strahlungen**.

Findet der Elektronensprung in den äußeren Schalen statt, entsteht **sichtbares Licht** (Abb. 15-6). Erfolgt er weiter innen, entsteht **UV-Strahlung** und in den innersten Schalen **Röntgenstrahlung**. Wegen des unterschiedlichen Abstands ihrer Elektronenschalen werden für die einzelnen Elemente charakteristische Röntgenstrahlungen erzeugt. Ihr Energiespektrum ist diskontinuierlich und auch in den Röntgenröhren für jedes Anodenmaterial charakteristisch (Abb. 15-7).

Meistens entstehen Röntgenstrahlen jedoch nach einem zweiten Mechanismus: Gerät ein „fremdes" Elektron in die Nähe des Atomkerns, wird es als negativ geladenes Teilchen von dem positiv geladenen Atomkern abgebremst und gibt seine Bewegungsenergie teilweise oder auch ganz in Form von Strahlungsenergie ab, der sogenannten **Bremsstrahlung** (Abb. 15-8). Die Wellenlänge der Bremsstrahlung richtet sich nach dem Grad der Abbremsung: je stärker, desto kurzwelliger. Das Spektrum ist kontinuierlich mit einem Maximum im niedrigen Energiebereich der Röntgenröhre (vgl. Abb. 15-7).

> ↗ In der Röntgenröhre entstehen Röntgenstrahlen durch zwei Mechanismen: Entweder schlagen fremde Elektronen ein Elektronenloch in die innersten Schalen der Elektronenhülle

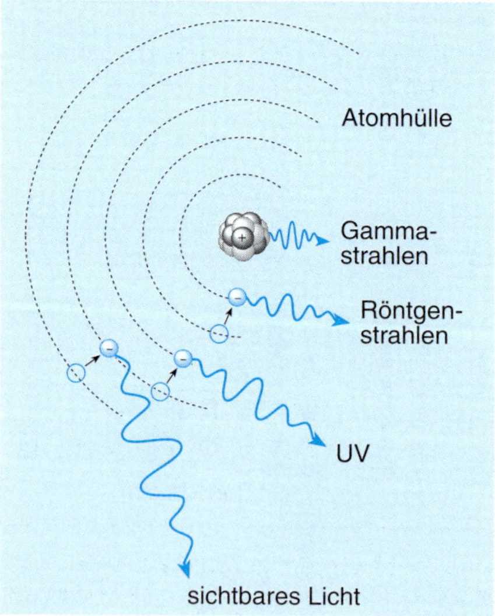

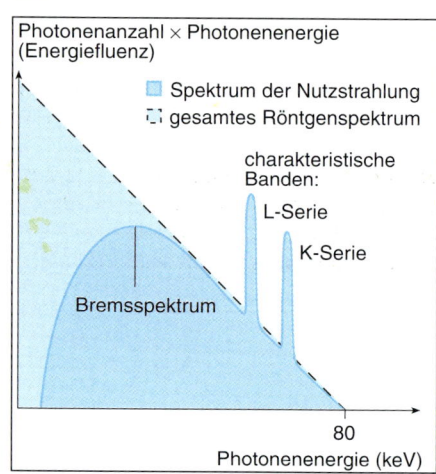

Abb. 15-7 Die Spektren von Röntgenbremsstrahlung und charakteristischer Röntgenstrahlung. Die unterbrochene Linie stellt das Gesamtspektrum der ursprünglich in der Anode entstehenden Bremsstrahlung dar. In der Anode selbst, in der Rückwandung und im Gehäuse werden die niederenergetischen Anteile absorbiert, es verbleibt die Nutzstrahlung (durchgezogene Linie). Die charakteristische Strahlung entsteht durch Herausschießen von Hüllenelektronen aus den Atomen des Anodenmaterials. Die fehlenden Hüllenelektronen werden durch thermische Elektronen wieder aufgefüllt, wobei ein für jedes Anodenmaterial charakteristischer Energiebetrag als Röntgenstrahlung frei wird (schmale Kurvenmaxima).

Abb. 15-6 Entstehungsorte verschiedener elektromagnetischer Strahlen innerhalb eines Atoms.

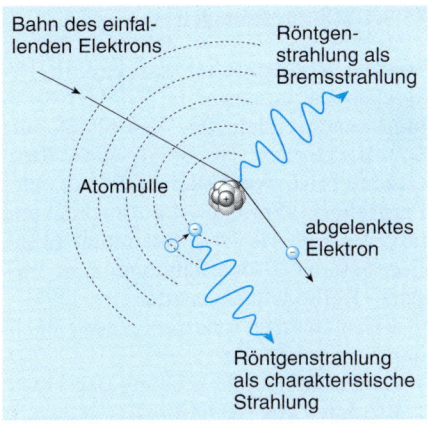

Abb. 15-8 Röntgenstrahlung entsteht entweder als Bremsstrahlung oder als charakteristische Strahlung (siehe Text).

mit der Folge einer **charakteristischen** Röntgenstrahlung, oder die Elektronen werden vom Atomkern abgebremst und übertragen ihre Bewegungsenergie in **Röntgenbremsstrahlung**. Die „fremden" Elektronen stammen aus der **Kathode**, die Röntgenstrahlen werden in den Atomen des **Anoden**materials erzeugt.

15.2.5 Aufbaueffekt

Sekundärelektronen, die durch Röntgen-, Gamma- und Korpuskularstrahlen im Gewebe ausgelöst werden, haben eine relativ große **Reichweite**. Sie hängt von der Energie der die Ionisation auslösenden Strahlung ab und beträgt z. B. in Wasser für ein 1-MeV-Elektron ca. 3 mm, für ein 10-MeV-Elektron ca. 3 cm.

Die Sekundärelektronen bewegen sich (v. a. bei harter Gamma- und ultraharter Röntgenstrahlung) ganz überwiegend in Richtung der einfallenden Photonenstrahlung weiter. Sie sind für die **Energieabgabe** (Dosis) an das Gewebe verantwortlich. Dabei treten zwei Prozesse miteinander in Konkurrenz: Einerseits werden mit zunehmender Eindringtiefe immer mehr Elektronen ausgelöst (Aufbaueffekt), andererseits „verarmt" die Primärstrahlung an Photonen.

Die Lage des **Dosismaximums** ist dabei bestimmt von der Reichweite der sekundär ausgelösten Elektronen im Gewebe und entspricht ihrer mittleren Reichweite (Abb. 15-9). Mit zunehmen-

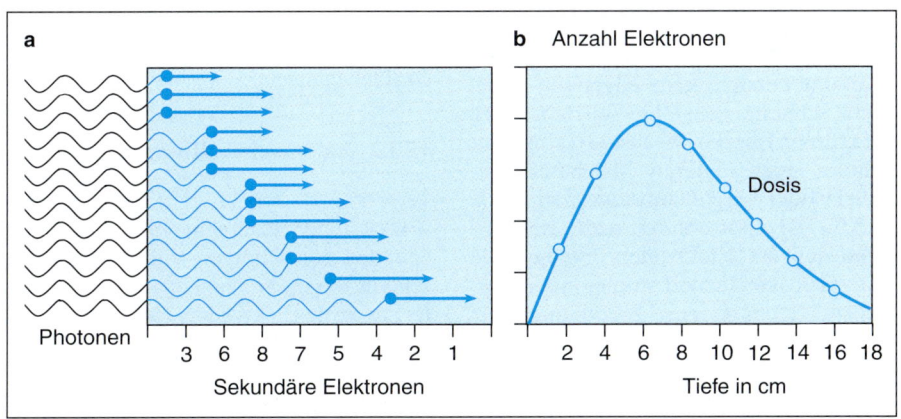

Abb. 15-9 Entstehung des Aufbaueffektes bei hochenergetischer Photonenstrahlung.
a) Die von dem einfallenden Quant (Photon) ausgelösten Sekundärelektronen bewegen sich in Richtung des Primärstrahls weiter, geben auf ihrer Bahn Energie ab (Dosis) und haben eine unterschiedliche Reichweite.
b) Somit wird die Lage des Dosismaximums von der mittleren Reichweite der Elektronen bestimmt.

15

der Strahlungsenergie verlagert sich das Dosismaximum immer mehr in die Tiefe.

Die Energieabgabe im Gewebe steigt oberflächlich zunächst steil an und sinkt nach Erreichen des Dosismaximums wieder langsam ab. Das führt bei hochenergetischer Photonenstrahlung zu einer Entlastung der Körperoberfläche. Die Verhältnisse bei Photonen- und Elektronenstrahlung sind in diesem Punkt unterschiedlich: Mit steigender Strahlungsenergie erhöht sich bei Elektronen die **Oberflächendosis**, während sie bei Photonenstrahlung abnimmt (vgl. Abb. 16-4 und 18-1).

↗ Mit zunehmender Energie verlagert sich das Dosismaximum von Photonen- und Elektronenstrahlen tiefer ins Gewebe. Bei Photonenstrahlen kommt es dabei zu einer Entlastung, bei Elektronenstrahlen zu einer stärkeren Belastung der oberflächlichen Gewebsschichten.

15.3 Erzeugung von Röntgenstrahlen

Röntgenstrahlung oder Röntgenbremsstrahlung entsteht ganz allgemein dann, wenn schnelle geladene Teilchen (z. B. Elektronen) durch Wechselwirkung mit Feldern oder anderen Teilchen abgebremst oder beschleunigt werden (Kap. 15.2.5). Bremsstrahlung wird am effizientesten mit Elektronen erzeugt. Die historisch älteste und immer noch einfachste Technik zur Erzeugung von Röntgenstrahlen ist die Röntgenanlage mit Röntgenröhre. Für Röntgenstrahlung mit einer Energie von 5 keV bis 3 MeV gilt beim Umgang die **Röntgenverordnung**. Die in der Strahlentherapie überwiegend genutzte energiereiche Röntgenstrahlung aus Beschleunigern (> 3 MeV) fällt unter die **Strahlenschutzverordnung**.

15.3.1 Röntgenanlagen

In einer Röntgenröhre wird elektrischer Hochspannungsstrom in Röntgenstrahlung umgewandelt. Die Beschleunigung der Elektronen geschieht nach demselben Prinzip wie in der Bildröhre eines Fernsehers, allerdings mit entsprechend höherer Energie bzw. Spannung (s. u.). Die gesamte Hochspannung liegt zwischen Kathode und Anode.

Röntgenanlagen bestehen aus folgenden Komponenten:
- **Generator** (zur Erzeugung der Hochspannung aus Netzstrom),
- **Röntgenröhre**,
- **Schutzgehäuse** (zum Schutz vor Röntgendurchlaßstrahlung, zur Isolation der Hochspannung, zum mechanischen Schutz der Röhre und zu ihrer Lagerung und Justierung, zur Befestigung von Tiefenblenden, des Lichtvisiers, der Filter, Tubusse und der Dosismeßeinrichtungen),
- **Stativ**,
- **Patientenlagerungsvorrichtung**,
- **Schaltgerät**.

↗ Die Verbindung von Röntgenröhre und Schutzgehäuse ist ein Röntgenstrahler.

15.3.2 Aufbau einer Röntgenröhre

Kathode und Anode

Zweck einer Röntgenröhre ist die Erzeugung von Röntgenstrahlen. Dies geschieht in einem evakuierten Glasgefäß, in das zwei Elektroden eingeschmolzen sind, die Kathode und die Anode (Abb. 15-10). Da im **Vakuum** keine beschleunigungsfähigen Elektronen existieren, müssen sie zunächst erzeugt werden. Dazu wird die Kathode, die einer Lampenglühwendel vergleichbar ist, mit Strom beheizt, bis sie glüht. Dabei treten freie Elektronen aus der Metalloberfläche der Glühwendel in das Vakuum aus.

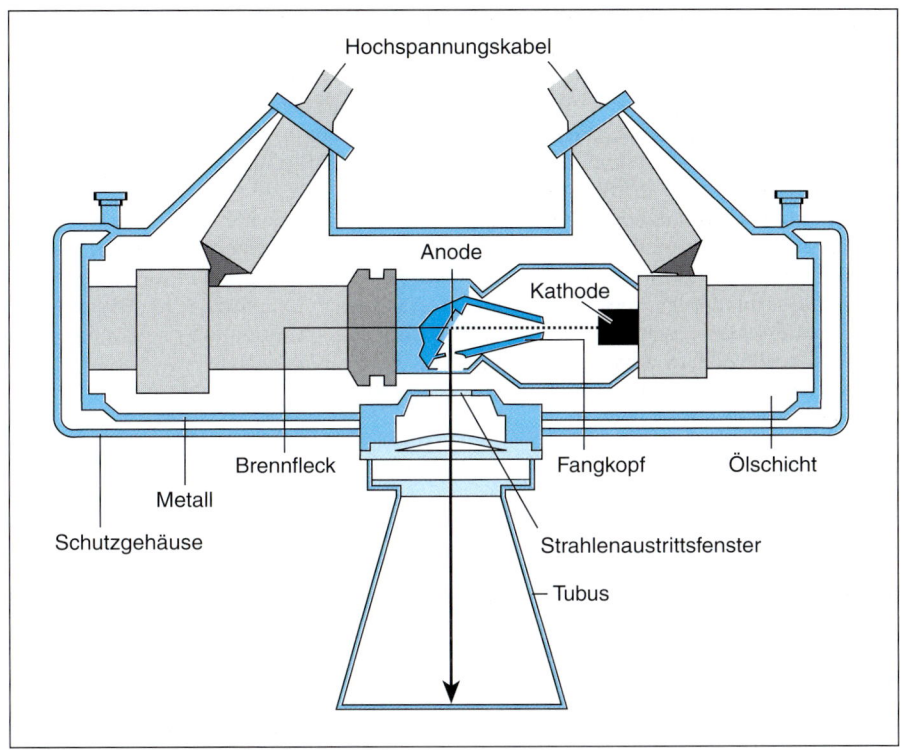

Abb. 15-10 Schematischer Schnitt durch einen Röntgenstrahler für die Tiefentherapie.

An Kathode und Anode wird nun Hochspannung angeschlossen: der Minuspol der hochtransformierten Gleichspannung an die (glühende) Kathode, der Pluspol an die Anode. Die negativ geladenen freien Elektronen erfahren im elektrischen Feld der Röntgenröhre eine **Beschleunigung** in Richtung Anode, bis sie auf die Anode auftreffen. Dort geben sie, schlagartig abgebremst, ihre Energie als Röntgenstrahlen ab.

In der Röntgenröhre existieren zwei Stromkreise: **Kathoden-** oder **Heizstrom** setzt durch Heizung der Kathode hier eine große Zahl von Elektronen frei. Diese Elektronen werden durch die Röhrenspannung beschleunigt und bilden den **Anoden-** oder **Röhrenstrom**.

Kühlung der Röntgenröhre

Wegen der großen Wärmeentwicklung müssen Vorkehrungen getroffen werden, um die Anode vor dem Schmelzen zu schützen.

99 % der Abbremsenergie der Elektronen werden als Wärme abgegeben, nur 1% in Form von elektromagnetischer Strahlung als Licht oder Röntgenstrahlung.

Da sich die Anode im Vakuum befindet, kann kein Kühlmedium zur Anwendung kommen. Moderne Röntgenröhren verfügen deshalb über eine mit einem Elektromotor betriebene, scheibenförmige **Drehanode**, die während der Aufnahme mit 3000–9000 U/min rotiert, so daß

15

177

während der Aufnahmezeit jeweils ein anderer, abgekühlter Anodenteil von den Elektronen getroffen wird.

Eine weitere technische Möglichkeit, die thermische Belastbarkeit der Anode zu verbessern, ohne dabei die Strahlenausbeute zu verringern, ist der Einsatz einer **Verbundanode**. Hier sind verschiedene Anodenmaterialien (Wolfram, Rhenium, Graphit) sandwichartig fest übereinander verbunden. Die Wolfram-Rhenium-Legierung ist wärmestabiler als reines Wolfram, und der Graphit an der Unterseite des Anodentellers leitet die Wärme besonders gut ab.

Brennfleck/Fokus

Brennfleck oder Fokus heißt der Teil der Anode, der vom Elektronenstrahl getroffen wird, an dem also Röntgenstrahlung entsteht.

Aus Gründen der Abbildungsgeometrie sollte der Fokus möglichst klein sein. (Bei der Röntgentherapie spielt demgegenüber die Abbildungsschärfe keine Rolle, deshalb kann hier mit einem größeren Brennfleck als in der Röntgendiagnostik gearbeitet werden.) Der Verkleinerung des Fokus sind aber wegen der Gefahr der Anodenüberhitzung Grenzen gesetzt. Andererseits muß auch eine vernünftige Mindestleistung der Röhre gewährleistet sein, um praktikable Aufnahmezeiten sicherzustellen.

Die häufig eingesetzte technische Lösung dieses Problems ist der **Strichfokus**. Dabei macht man sich den Effekt der perspektivischen Verkürzung zunutze: Die tellerförmige Drehanode ist zum Strahlenaustrittsfenster hin abgeschrägt; zum Objekt (Patient) zu erscheint der flächenhaft ausgedehnte Fokus dann strich- oder punktförmig.

↗ Der Verkleinerung des Brennflecks sind Grenzen gesetzt, wenn die Röhrenleistung hoch bleiben soll.

In sogenannten **Doppelfokusröhren** sind die besprochenen konkurrierenden Einflußgrößen
- größtmögliche Abbildungsschärfe durch kleinen Fokus und
- große Röhrenleistung durch großen Fokus

je nach klinischem Erfordernis wahlweise umschaltbar. Zwei verschieden großen Glühwendeln an der Kathode liegen unterschiedlich angeschrägte Brennfleckbahnen am Anodenteller gegenüber.

15.3.3 Zubehör

Strahlenschutzgehäuse

Vom Fokus breitet sich die Röntgenstrahlung nach allen Seiten gleichmäßig aus. Das Schutzgehäuse schirmt die zur Diagnostik oder Therapie nicht benötigte, also unerwünschte Strahlung nach oben und zu den Seiten hin ab, so daß die Strahlung nur in eine Richtung austreten kann. Zusätzlich umgibt ein Mantel aus Blei und anderen Abschirmmaterialien die Röhre (vgl. Abb. 15-10).

Tiefenblendensystem

Auch zur Patientenseite hin ist eine Eingrenzung des Strahlenaustritts notwendig, da keinesfalls der ganze Patient durchstrahlt werden soll, sondern lediglich die interessierende Körperregion. Dazu dient das Tiefenblendensystem. In ihm sind mehrere strahlenundurchlässige Bleiplatten kulissenartig in mehreren Ebenen übereinander angeordnet. Die horizontal bzw. vertikal angeordneten **Blenden** lassen sich mit Drehknöpfen am Blendenkasten unabhängig voneinander verschieben, so daß rechteckige **Nutzstrahlenbündel** beliebiger Dimension entstehen.

Daneben schirmt das Tiefenblendensystem auch die **extrafokale Strahlung**, die außerhalb des Fokus an der Glaswand der Röhre und an extrafokalen Anodenteilen entsteht und zu geometrischer Verzeichnung und Abbildungsunschärfe führen würde, ab. Durch diese Maßnahmen wird die ursprünglich erzeugte Röntgenstrahlung um den Faktor 100 vermindert: Nur 1% der erzeugten Strahlung findet sich im Nutzstrahlenbündel wieder, der Rest ist ausgeblendet oder abgeschirmt.

↗ Das auf den Patienten eingestrahlte, eingeblendete Strahlenfeld heißt Nutzstrahlenbündel.

Lichtvisier

Auf der Röhrenseite des Tiefenblendensystems ist das Lichtvisier angebracht. Zur korrekten **Feldeinstellung** wird über einen klappbaren Spiegel seitlich ein Lichtstrahl eingespiegelt, der das (unsichtbare) Nutzstrahlenbündel simuliert und so vor der Bestrahlung die Feldbegrenzung am Patienten sichtbar macht.

Filter

Unterhalb des Blendenkastens können zusätzlich **Ausgleichsfilter** zur Untersuchung von Körperregionen unterschiedlicher Strahlendurchlässigkeit angebracht werden. Sie schwächen bei inhomogen gestalteten Körperregionen die Unterschiede in der Strahlenabsorption ab.

Generator

Der Generator liefert die zur Strahlenerzeugung notwendige Hochspannung. Im Prinzip besteht ein Generator aus einem Transformator und einem Gleichrichter, der die Netzspannung von 380 V/50 Hz Wechselstrom in hochgespannten Gleichstrom umformt. Der Generator ist die zentrale Einheit für die Einstellung und **Regelung der Strahlungsparameter**. Über ihn werden Röhrenspannung, Röhrenstrom und Schaltzeit gewählt und geregelt.

Moderne Generatoren zeichnen sich dadurch aus, daß sie über die gesamte Schaltzeit hinweg eine gleichmäßige Hochspannung ohne Spannungseinbrüche erzeugen (12-Puls-Generator, Konverter-Generator, Gleichspannungs-Generator). Bei älteren Generatoren kann sich durch einen unerwarteten Spannungsabfall das erzeugte Strahlenspektrum in einen unerwünschten Bereich mit geringerer Energie verschieben.

↗ Über den Generator werden Strahlenqualität (durch Röhrenspannung) und Strahlenmenge (durch Röhrenspannung und Röhrenstrom) geregelt.

15.3.4 Gesichtspunkte in der Röntgendiagnostik

Die Röntgendiagnostik verwendet Röntgenstrahlung mit einer Energie von 28–120 keV. Folgende Parameter spielen für die Qualität der Abbildung und den Schutz des Patienten zusätzlich eine wichtige Rolle:

- Energiespektrum,
- Filterung,
- Abstand,
- Brennfleckgröße,
- Streustrahlung,
- Halbwertschichtdicke.

Filterung

Röntgenstrahlen enthalten einen relativ großen Anteil **energiearmer Strahlung**. Er verläßt zwar die Röntgenröhre und dringt in den Patienten ein, wird aber dort wegen seiner geringen Durchdringungsfähigkeit nahezu völlig absorbiert. Diese niederenergetische Strahlung trägt zur Bildinformation nichts bei.

↗ Um dem Patienten eine zusätzliche Strahlenbelastung durch sehr weiche, energiearme Anteile zu ersparen, wird die aus der Röntgenröhre austretende Strahlung durch spezielle Filter „aufgehärtet".

15

Diese Filter absorbieren weiche, energiearme Strahlung in weit höherem Maß als harte und energiereiche. Es handelt sich um Aluminium- oder Kupferbleche von wenigen Millimetern Dicke. Die Röntgenverordnung schreibt je nach Gerätetyp und verwendeter Röhrenspannung Mindestfilterungen von 1,5–3,0 mm Aluminiumgleichwert vor (Sonderfall: Mammographie).

Abstandsquadratgesetz

Röntgenstrahlen breiten sich wie alle elektromagnetischen Strahlen geradlinig aus. Dabei gelten die geometrischen Regeln der Zentralprojektion. Für ein rechteckiges Nutzstrahlenbündel gilt, daß sich in doppeltem Abstand die Kantenlängen verdoppeln und die Fläche des Strahlenfeldes sich vervierfacht (Abb. 15-11). Für die Intensität I der Strahlung gilt das Abstandsquadratgesetz:

$$I \sim {}^1/_{r^2}$$

r   Fokus-Objekt-Abstand

Damit reduziert sich die Strahleneintrittsdosis bei einem Absorber (z.B. Patient) konstanter Fläche mit doppeltem Abstand auf ein Viertel. Dies ist für die Strahlenbelastung von Patient und Personal von großer Bedeutung.

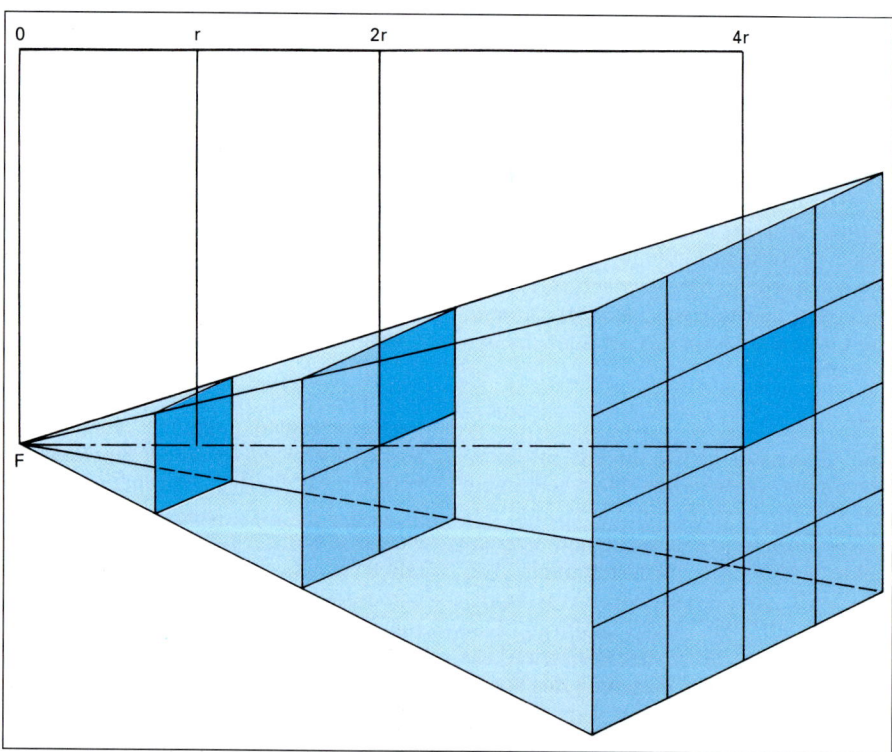

Abb. 15-11   Abstandsquadratgesetz. In der doppelten Entfernung verteilt sich die Strahlenintensität auf die vierfache Fläche, bei vierfacher Entfernung auf die 16fache Fläche. Die Intensität der Strahlung nimmt also im Quadrat der Entfernung ab.

Streustrahlung

Neben den beschriebenen geometrischen Effekten, die eine geradlinig sich ausbreitende Strahlung kennzeichnen, tritt im Absorber Patient infolge des **COMPTON-Effektes** (Kap. 15.2.2) eine Richtungsänderung der Strahlen, also Streuung auf. Darunter leiden die Abbildungsschärfe und der Kontrast des Röntgenbildes. Streustrahlenraster sollen deshalb die unerwünschte Streustrahlung vor dem Auftreffen auf den Film absorbieren (Abb. 15-12). Die Streustrahlenraster befinden sich zwischen dem Patienten und dem Röntgenfilm, also in Untersuchungstischen und Wandstativen, und ebenfalls in Durchleuchtungsgeräten.

↗ Streustrahlenraster halten die im Patienten entstandene Streustrahlung ab, indem sie nur Strahlen passieren lassen, die aus dem Fokus kommen und nicht gestreut sind.

Halbwertschichtdicke

Wenn man von einem einfallenden Strahlenbündel mit der definierten **Strahlenintensität** I_0 (vor Durchstrahlung des Absorbers) ausgeht, d.h. einer bestimmten Strahlenmenge pro Zeit, so läßt sich für die Intensität I (hinter dem Absorber) folgende Beziehung aufstellen:

$$I = I_0 \times e^{-\mu d}$$

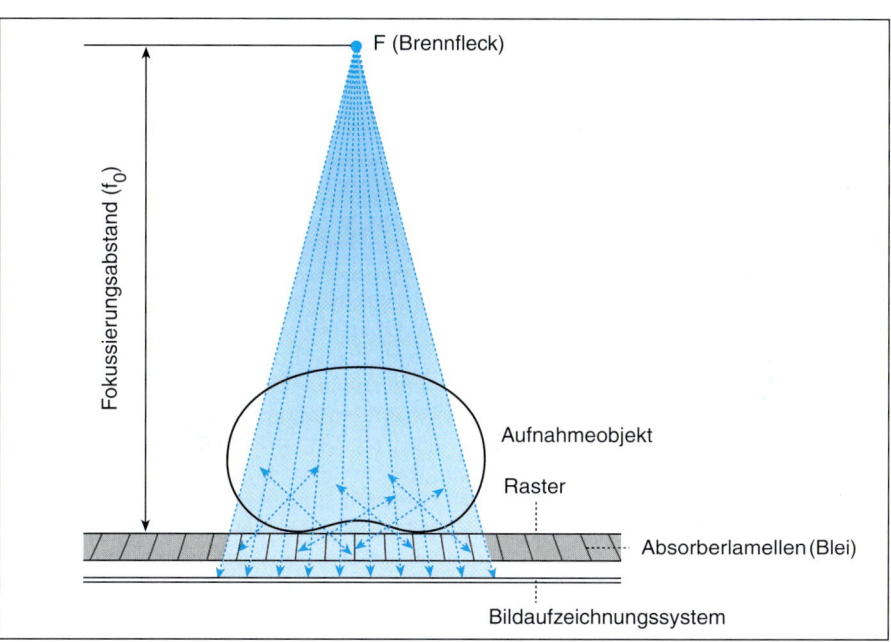

15

Abb. 15-12 Schematische Abbildung eines Streustrahlenrasters. Zwischen Patient und Film sind dünne Bleilamellen angeordnet, deren Zwischenräume sich in ihrer Verlängerung im Brennfleck der Röhre treffen. Dadurch können nur diejenigen Strahlen durch das Raster passieren, die direkt und ungestreut von der Röhre kommen. Strahlen, die im Patient gestreut wurden und quer zu den Bleilamellen einfallen, werden von den Bleilamellen absorbiert. Während der Aufnahme wird das Raster quer zu den Lamellen bewegt, so daß die Lamellen nicht als Schatten auf dem Film erscheinen.

μ linearer Schwächungskoeffizient, eine Materialkonstante

d durchstrahlte Schichtdicke

Die **Schwächung** der Strahlung im Absorber erfolgt exponentiell. Anschaulich heißt dies, daß es für jedes Absorbermaterial, also auch für den Körper des Patienten, eine gewisse Schichtdicke gibt, die die Strahlung auf die Hälfte vermindert. Diese Schichtdicke heißt **Halbwertschichtdicke**. Beachte, daß jede weitere Halbwertschichtdicke größer als die vorherige wird! Das ist Ausdruck der „Aufhärtung" der Strahlung beim Durchtritt durch Material. Nach Durchgang durch zwei Halbwertschichtdicken beträgt I noch etwa $\frac{1}{4}$ I_0, nach drei Halbwertschichtdicken noch etwa $\frac{1}{8}$ I_0. Das heißt, daß es für Röntgenstrahlen – im Gegensatz zu Alpha- und Betastrahlen – keine exakt definierte endliche Reichweite gibt. Photonenstrahlung kann also nicht vollständig abgeschirmt, sondern nur mehr oder weniger wirksam geschwächt werden.

Der **Homogenitätsgrad** einer Strahlung läßt sich über Halbwertschichtdicken bestimmen. Er ist der Quotient aus der ersten und der zweiten Halbwertschichtdicke.

15.3.5 Gesichtspunkte in der Röntgentherapie

Auch für die Röntgentherapie bestehen die Röntgenanlagen aus

- Generator,
- Röntgenröhre,
- Röhrenschutzgehäuse,
- Stativ und
- Schaltgerät,

eventuell mit zugeordnetem Patientenbehandlungstisch (Abb. 15-13). Die Erzeugerspannungen variieren je nach Anwendungsgebiet sehr weit, nämlich zwischen 7 kV (Grenzstrahlen) und 300 kV.

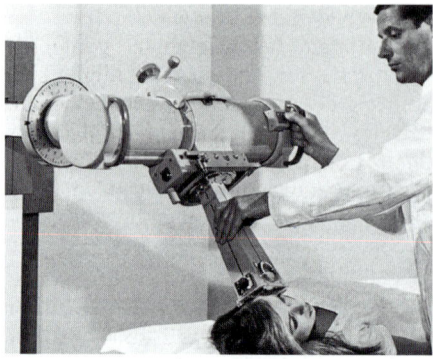

Abb. 15-13 Bestrahlungsgerät für die Hartstrahltherapie. Die Röntgenröhre mit dem Schutzgehäuse läßt sich horizontal, vertikal und um die Trägerachse drehen, zusätzlich kann der Tubus um die Röhrenachse geschwenkt werden.

Der entsprechende Energiebereich von 7–300 keV läßt sich mit einer einzigen Therapieanlage nicht abdecken. Insbesondere muß die Konstruktion des Generators und der Röntgenröhre dem jeweiligen Verwendungszweck angepaßt sein. Röntgenröhren und Generatoren zur

- Weichstrahltherapie,
- Oberflächentherapie und
- Hartstrahltherapie

unterscheiden sich jedenfalls wesentlich (Strahlentherapie vgl. Kap. 17).

Eine Anforderung erfüllen die Therapieanlagen gemeinsam: Sie erzeugen konstant und reproduzierbar eine hohe Dosisleistung im Dauerbetrieb. Das erfordert leistungsstarke Generatoren, hohe Röhrenströme (bis 30 mA) und ausreichende Kühlung.

Da in der Röntgentherapie Abbildungsschärfe nicht gefordert ist, kann zur Erhöhung der Röhrenleistung mit einem größeren Brennfleck als in der Röntgendiagnostik gearbeitet werden.

16 Dosisbegriffe und Dosiseinheiten

Der **Dosisbegriff** in der Radiologie ist ähnlich definiert wie in der Pharmakologie, nämlich als verabreichte „**Menge**" **pro Gramm Materie**. Ziel ist es, mit der Dosis das Ausmaß der biologischen Wirkung vorhersehen zu können. Da die biologische Wirkung ionisierender Strahlung u.a. von
- der im Gewebe absorbierten Energie,
- der Dichte der Ionisierungsprozesse und
- modifizierenden Faktoren (z. B. der zeitlichen Verteilung der Dosisapplikation)

abhängt, sind verschiedene Dosisbegriffe notwendig. Weil die Dosis sich in einem Strahlenfeld örtlich rasch ändern kann, ist sie für kleine Massenbereiche (Massenelemente) definiert.

An der Dosis interessiert allein der **absorbierte Anteil**. Photonen, die ohne Wechselwirkung mit dem Gewebe den Körper wieder verlassen, tragen nicht zur Dosis bei. Die wichtigsten Dosisgrößen sind:
- Ionendosis
- Energiedosis
- Äquivalentdosis

16.1 Ionendosis

Einheit: Coulomb/kg (C/kg)
Die Ionisationsdosimetrie ist eine in der Praxis weitverbreitete Meßmethode. Dabei wird die Anzahl der Ladungen (positiv bzw. negativ) pro Gramm Luft bestimmt, d. h. diejenige Strahlenmenge, mit der ein Objekt **exponiert** wird. Die spezielle Einheit für die Ionendosis (früher R = Röntgen, heute Coulomb/kg) ist an die Meßmethode geknüpft. Den Unterschied zwischen Ionendosis

und Energiedosis veranschaulicht die Abbildung 16-1.

$$\text{Ionendosis} = \frac{\text{Ladung}}{\text{Masse}_{(\text{Luft})}}$$

Die **Standardionendosis** (SID) und die **Hohlraumionendosis** sind Dosisgrößen, die unter speziellen Strahlungsfeldbedingungen definiert wurden. SID (übrigens eine deutsche Spezialdosisgröße) ist diejenige Ionendosis, die an einem Punkt in einem beliebigen Material „frei Luft", d.h. ohne Streustrahlung aus dem Phantommaterial, gemessen wird (bzw. wenn so nicht meßbar, müssen die Streuanteile aus der „Nicht-Luft-Umgebung" durch Korrekturen berücksichtigt werden). Wird die Ionendosis dagegen in einem luftgefüllten Hohlraum gemessen, bezeichnet man sie als Hohlraumionendosis.

Die Ionendosis verliert generell in der Praxis immer mehr an Bedeutung.

16.2 Energiedosis

Einheit: Gray (Gy)
Strahleneffekte sind abhängig von der Energiedosis. Die Energiedosis beschreibt die in einem beliebigen Material **absorbierte** Energie (vgl. Abb. 16-1), bezogen auf die Masse des Materials (das Material ist anzugeben).

$$\text{Energiedosis} = \frac{\text{Energie}}{\text{Masse}_{(\text{des absorbierenden Materials})}}$$

Die Energiedosis (D) ist, von Ausnahmen abgesehen (Kalorimetrie), nicht direkt meßbar. Sie wird aus der Energie-

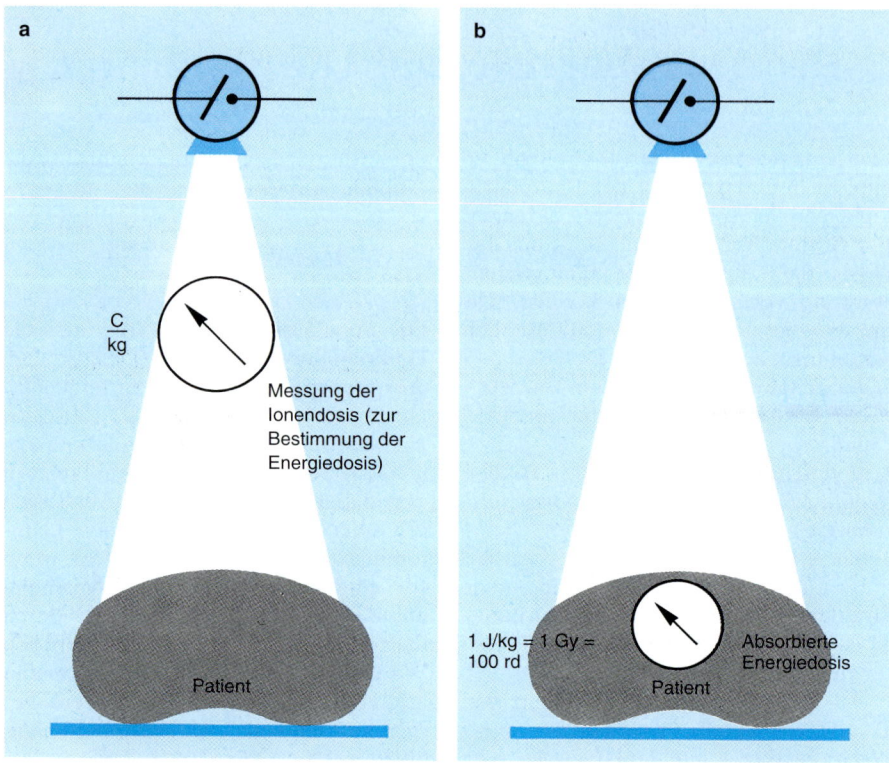

Abb. 16-1 Definition von Ionendosis und Energiedosis.
a) Die abgestrahlte Ionendosis bezeichnet die Ionisation pro Gramm Luft (in Coulomb/kg).
b) Die absorbierte Energiedosis ist nicht direkt meßbar und wird aus der Energiedosis in Luft (Ionendosis) umgerechnet. Heute geben alle Dosimeter auch für Messungen in Luft bereits die Energiedosis (in Gray) an.

dosis in Luft (Ionendosis) unter Berücksichtigung der Absorptionskoeffizienten in den verschiedenen Materialien berechnet:

$$D_{(Material\ 2)} = D_{(Material\ 1)} \times K_{(E,M)}$$

D	Energiedosis
Material 1	Luft
Material 2	Gewebe
K	Umrechnungsfaktor, abhängig von Material und Strahlungsenergie

Der Dosisumrechnungsfaktor K ist dabei abhängig von den Materialsorten 1 und 2 und der Energie der Strahlung. Er unterscheidet sich für die einzelnen Körpergewebe erheblich (Abb. 16-2), vor allem bei Verwendung niedriger Strahlenenergien.

Da zur Bildung eines Ionenpaares eine bestimmte Menge Energie notwendig ist, läßt sich aus der Ionendosis die äquivalente Energiedosis berechnen. Für die Beschreibung des Energiebetrags wurde der spezielle Begriff „**Kerma**" (kinetic energy released in material) eingeführt.

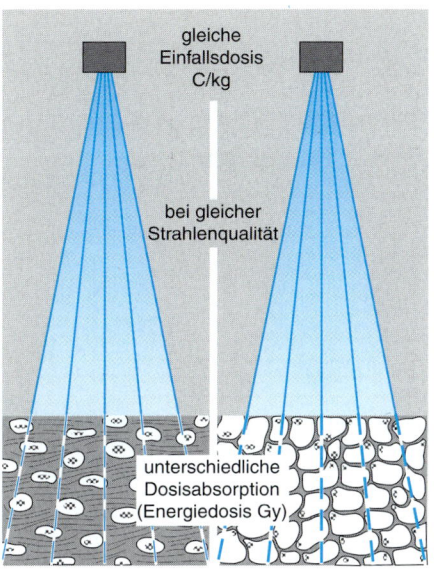

gleiche
Einfallsdosis
C/kg

bei gleicher
Strahlenqualität

unterschiedliche
Dosisabsorption
(Energiedosis Gy)

lockeres Gewebe   dichtes Gewebe

Abb. 16-2 Die gleiche Einfallsdosis bei gleicher Strahlenqualität führt zu unterschiedlicher Dosisabsorption in den verschiedenen Körpergeweben.

Kerma beschreibt die auf geladene Sekundärteilchen übertragene Bewegungsenergie, bezogen auf die Masse/das Volumen des Materials.

$$\text{Energiedosis} = \frac{\text{Bewegungsenergie}}{\text{Masse}_{\text{(des absorbierenden Materials)}}}$$

Die Kerma wird aus meßtechnischen und theoretischen Erwägungen bei niederenergetischer Photonen- oder Teilchenstrahlung und bei Neutronenstrahlungsfeldern der Energiedosis vorgezogen. Die Einheit ist auch das Gray. Oberhalb von etwa 1 MeV unterscheiden sich die Quotienten der Absorptionskoeffizienten (Gewebe : Luft) nur noch wenig. Hier beginnt der für die Strahlentherapie günstige Energiebereich der Hochvolttherapie (Abb. 16-3).

16.3 Äquivalentdosis

Einheit: Sievert (Sv)

Der Begriff Äquivalentdosis wird im **Strahlenschutz** verwendet. Da sich gezeigt hat, daß dieselbe Dosis nicht immer die gleichen biologischen Veränderungen hervorruft, berücksichtigt die Äquivalentdosis die unterschiedlichen, von der jeweiligen Strahlenart abhängigen **Ionisationsdichten**. Nach der geltenden Strahlenschutzverordnung (1991) ist die Äquivalentdosis das Produkt aus der Energiedosis und einem effektiven Qualitätsfaktor q:

$$H = D \times q$$

H   Äquivalentdosis
D   Energiedosis
q   Qualitätsfaktor

Die Werte für den effektiven **Qualitätsfaktor q** tragen der unterschiedlichen biologischen Wirksamkeit dicht und locker ionisierender Strahlung Rechnung. Sie werden jeweils anhand neuer strahlenbiologischer Erkenntnisse durch entsprechende Übereinkunft in den Strahlenschutzkommissionen festgelegt.

Zwischen dem Qualitätsfaktor q und dem linearen Energietransfer (LET) besteht eine Beziehung. Mit steigendem LET nimmt auch der Qualitätsfaktor zu.

B Beispiele für den effektiven Qualitätsfaktor sind:
- Röntgen- und Gammastrahlung, Betastrahlung, Elektronen- und Positronenstrahlung: q = 1
- Neutronenstrahlung nicht bekannter Energie: q = 10
- Alphastrahlung aus Radionukliden: q = 20

Das heißt in praxi: Die Äquivalentdosis für 10 Gy Elektronen ist 10 Sv, für 10 Gy Neutronen beträgt sie dagegen 100 Sv.

Das Konzept der Äquivalentdosis

16

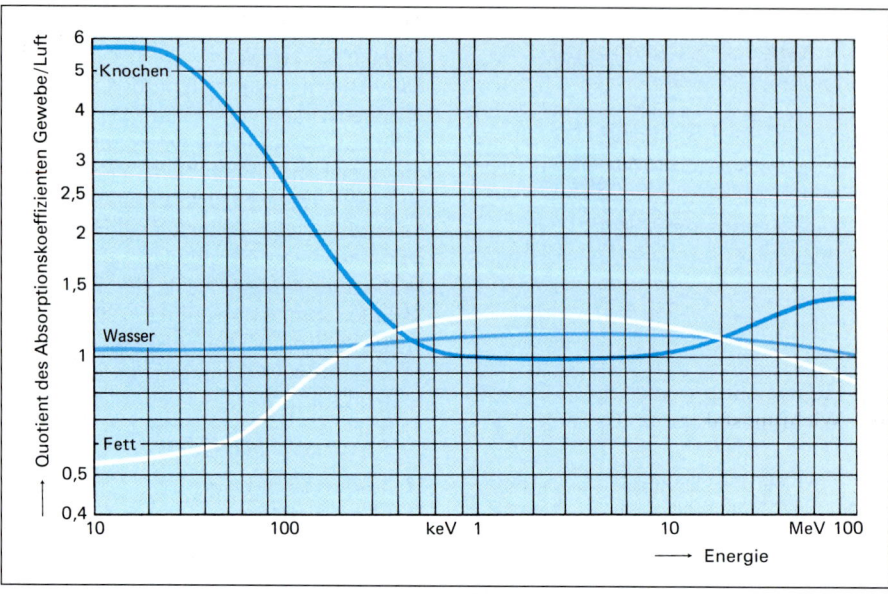

Abb. 16-3 Absorptionscharakteristika für verschiedene Gewebe als Funktion der Photonenstrahlungsenergie. Die für die Strahlentherapie optimale Energiespanne, bei der Wasser, Knochen und Fettgewebe in ähnlicher Weise Strahlung absorbieren, liegt zwischen 700 keV und 20 MeV.

Tabelle 16-1 Die wichtigsten Einheiten in Dosimetrie und Strahlenschutz.

Dosisbegriff	neue SI-Einheit		alte Einheit		Beziehung
	Name	Einheit	Name	Einheit	
Ionendosis (I)	Coulomb/ Kilogramm	C/kg	Röntgen	R	$1\ R = 2{,}58 \times 10^{-4}$ C/kg
Energiedosis (D)	Gray	Gy	Rad	rd	$100\ rd = 1\ Gy$ $(1\ R\ \text{in Luft} \approx 8{,}7\ mGy)$
Äquivalentdosis (H)	Sievert	Sv	Rem	rem	$100\ rem = 1\ Sv$
effektive Äquivalentdosis (H_{eff})	Sievert	Sv	Rem	rem	$100\ rem = 1\ Sv$

wurde in Strahlenschutz ersetzt durch die effektive Äquivalentdosis. Eine Zusammenstellung der wichtigsten Dosiseinheiten findet sich in Tabelle 16-1.

16.4 Effektive Äquivalentdosis

Einheit: Sievert (Sv)

Um eine homogene Ganzkörperbestrahlung und eine Teilkörperbestrahlung hinsichtlich des gesundheitlichen **Risikos** vergleichen zu können, wurde das Konzept der effektiven Äquivalentdosis eingeführt. Dabei wird berücksichtigt, daß einzelne Organe und Gewebe unterschiedlich empfindlich reagieren.

Die effektive Äquivalentdosis (H_{eff}) ist die Summe der Produkte sämtlicher Organdosen (H_T), jeweils mit einem dimensionslosen Wichtungsfaktor (W_T) multipliziert:

$$H_{eff} = \sum_T H_T \times W_T$$

T Gewebe (tissue)
H_T Äquivalentdosis am Gewebe
W_T Wichtungsfaktor des Gewebes

Die **Wichtungsfaktoren** für die einzelnen Organe sind abgeleitet aus der Mortalität, wie sie bei den Überlebenden von Hiroshima und Nagasaki beobachtet wurde (Kap. 13.5.3). Für Schilddrüsenkarzinome bestand zwar eine hohe Inzidenz, aber eine nur geringe Sterberate; damit fällt W_T gering aus.

In Tabelle 16-2 sind heute gültige Wichtungsfaktoren zusammengestellt (siehe auch Strahlenschutz Kap. 47).

16.5 Dosisleistung

Als Dosisleistung (DL) bezeichnet man die Ableitung der Dosis nach der Zeit, also die Angabe, ob eine bestimmte Strahlenmenge konzentriert (akut) in einer kurzen Zeiteinheit oder verdünnt über einen längeren Zeitraum gegeben wird. Wir haben gesehen (vgl. Kap. 12.5.1. 12.5.3, 12.5.4), daß im Hinblick auf die Ausbildung biologischer Effekte durch ionisierende Strahlung der **Zeitfaktor** von eminenter Bedeutung ist. Angaben zur Dosisleistung lassen sich natürlich für alle Dosisgrößen machen: **Ionendosisleistung, Energiedosisleistung, Äquivalentdosisleistung, Kerma-Leistung.** Bedeutung für den Patienten hat die absorbierte Energiedosis pro Zeiteinheit, also z.B. die Energiedosisleistung:

$$\text{Energie-DL} = \frac{\text{Energie}_{(absorbiert)}}{\text{Zeit}}$$

Die Einheit ist Gy/s oder Gy/min oder Gy/h für die Energiedosisleistung.

16.6 Relative biologische Wirksamkeit

Die relative biologische Wirksamkeit (RBW) berücksichtigt, ähnlich wie der q-Faktor, die bei gleicher Dosis, jedoch verschiedener Energie, beobachtete **unterschiedliche Wirksamkeit** einer Strahlenart. Die relative biologische Wirksamkeit wird experimentell bestimmt und ist

Tabelle 16-2 In Deutschland gültige Organwichtungsfaktoren W_T zur Berechnung der effektiven Äquivalentdosis H_{eff} [nach ICRP60, 1991].

Organ	Wichtungsfaktor	
Knochenoberfläche, Haut	je 0,01	gesamt 0,02
Schilddrüse, Brust, Speiseröhre, Leber und die hier nicht genannten restlichen Organe	je 0,05	gesamt 0,30
Rotes Knochenmark, Lunge, Magen und Dickdarm	je 0,12	gesamt 0,48
Keimdrüsen		gesamt 0,20
	Total	1,00

16

die Grundlage für die Festlegung der q-Faktoren (Kap. 16.3).

Der RBW-Faktor ist der Quotient aus einer festgelegten Energiedosis unter Standardbedingungen und der Energiedosis der interessierenden Strahlung, die den gleichen biologischen Effekt auslöst.

$$RBW = \frac{D_{(Standardstrahlung)}}{D_{(Teststrahlung)}}$$

D Energiedosis

Als Standardstrahlung (RBW-Faktor = 1,0) wird eine 200-kV-Röntgenstrahlung zugrunde gelegt. Der RBW-Faktor für hochenergetische Elektronenstrahlung beträgt beispielsweise 0,8–1,0.

Der RBW-Faktor hängt allerdings nicht nur von der Strahlenart und der Strahlenenergie ab, sondern auch von der räumlichen und zeitlichen Dosisverteilung, vom Entwicklungszustand des bestrahlten Gewebes und der beobachteten Strahlenreaktion (vgl. Kap. 12.5.6).

16.7 Weitere Dosisbegriffe in der Radiologie

Weitere spezielle Dosisbegriffe, die in Normen und internationalen Empfehlungen festgelegt wurden oder weitverbreitet gebräuchlich sind, werden nachfolgend aufgeführt:

- **Dosisleistungskonstante (Tγ)**
  Sie ist die Beziehung zwischen der Aktivität eines Radionuklids und der Gammadosisleistung. Sie ist nuklidspezifisch und wird meistens für die Luft-Kerma-Leistung angegeben.

$$T\gamma = \frac{\text{Kerma-Leistung} \times r^2}{\text{Aktivität}}$$

r Abstand von einer punktförmigen Strahlenquelle.
Einheit: $(mGy/h) \times (m^2/\, GBq)$.

- **Kenndosisleistung**
  ist definiert als die Energiedosisleistung (Kerma-Leistung) bei Röntgen-, Gamma- und Elektronenbeschleunigereinrichtungen (oder umschlossenen Radionukliden für die Brachytherapie) in der Achse des Nutzstrahlenbündels im Abstand von 100 cm von der Strahlenquelle (= Fokus) bei einer Feldgröße von 10×10 cm^2.

- **Flächen-Dosis-Produkt (F)**
  In der Röntgendiagnostik dient das F zur Kontrolle der Strahlenexposition des Patienten. Es ist das Flächenintegral der Kerma über eine Schnittfläche durch das Nutzstrahlenbündel der Röntgenröhre.
  Einheit: $Gy \times m^2$

- **Einfallsdosis**
  ist die Dosis, die im Zentralstrahl innerhalb des Fokus-Haut-Abstands „frei Luft" (also ohne irgendwelche streuenden Körper) und im Elektronengleichgewicht gemessen wird. Die Rückstreuung vom Körper des Patienten bleibt dabei außer Betracht.

- **Streufaktoren/Gewebeverhältnisse**
  Zur Beschreibung des Tiefendosisverlaufs perkutaner Photonenstrahlung gibt es neben der relativen Tiefendosiskurve noch weitere relative Dosisgrößen, u.a. die sogenannten Streufaktoren und die verschiedenen Gewebeverhältnisse. Sie alle werden in Luft oder im Phantom gewonnen.

  Rückstreufaktor: Bei der Wechselwirkung von Photonenstrahlung mit Gewebe wird ein Teil der entstehenden COMPTON-Photonen in Rückwärtsrichtung unter Winkeln $> 90°$ zur Strahlrichtung gestreut. Der damit verbundene Energiefluß verläuft entgegen der Strahlrichtung und erhöht deshalb die Meßanzeige an einem bestimmten Meßpunkt. Das Verhältnis der im Tiefendosismaximum eines Phantoms/Gewebes gemessenen Dosiswerte (oder Dosisleistungen) zu den frei in Luft gemessenen absoluten Dosiswerten (oder Dosisleistungen) bezeichnet man als Rückstreufaktor. Entsprechend der Rückstreuung gibt es natürlich auch Seitstreuung und entsprechende Streuzusätze.

Gewebe-Luft-Verhältnis: Das Verhältnis der Dosisleistung im Phantom (Körpergewebe gelte im übertragenen Sinn) mit vorgeschalteter Schicht (Wasser oder Phantomplatte) zur Dosisleistung in Luft unter sonst gleichen geometrischen Bedingungen bezeichnet man als Gewebe-Luft-Verhältnis. Es ist eine Verallgemeinerung der für eine Meßtiefe/Schichtdicke definierten Rückstreufaktoren. Es hängt wie diese von der Feldgröße, der Dicke der Vorschaltschicht, der Art des Phantom-/Gewebematerials und der Strahlenqualität ab.

- **Streuzusatzdosis**
ist die zusätzliche, durch Streuung in der durchstrahlten Materie auftretende Dosis, die sich zur Direktstrahlung (Einfallsdosis) addiert.

- **Oberflächendosis**
ist der auf der Hautoberfläche der Strahleneintrittsseite wirksame Dosisbetrag (Gewebeoberflächendosis). Sie setzt sich aus Einfalls- und Streuzusatzdosis zusammen.

- **Maximaldosis (D_{max})**
ist der höchste Energiedosisbetrag, der im durchstrahlten Volumen auftritt (Energiedosismaximum). Er liegt an einem bestimmten Punkt („hot spot"), und zwar bei einem einzelnen Stehfeld auf oder unter der Haut (Hochvolttherapie), bei Mehrfeldertechnik oder Bewegungsbestrahlungen gewöhnlich im Zielvolumen (Isodosenplan erforderlich).

- **Zielvolumendosis (Herddosis)**
ist die Energiedosis im Zielvolumen. Sie wird entweder an einem vom Arzt zu bestimmenden Punkt oder auf einer

das Zielvolumen einschließenden Isodose kalkuliert. Sie bezeichnet die Dosis im oder um das Zielvolumen.

- **Referenzdosis (D_{ref})**
bezeichnet die an einem bestimmten Punkt, dem **Referenzpunkt**, festgesetzte Energiedosis. Meist liegt der Referenzpunkt im Zielvolumen. Es gibt keine präzisere Dosisangabe, deshalb werden die einzelnen Isodosen (in Prozent) und die Maximaldosis (in Prozent) auf die Referenzdosis (gleich 100%) bezogen.

- **Isodosenlinien**
verbinden im durchstrahlten Objekt alle Punkte mit gleicher Dosis. Isodosenkurven sind Schnitte durch das Strahlenbündel in verschiedenen Ebenen, die die räumliche Dosisverteilung darstellen. Sie werden entweder in Prozentwerten von der Referenzdosis (100%) angegeben, z.B. als 90%-Isodose, oder mit einem absoluten Dosiswert bezeichnet, z.B. 55-Gy-Isodose.

- **Dosisverteilung**
Es handelt sich in der Strahlentherapie für gewöhnlich um eine Verteilung der Energiedosis im dreidimensionalen Raum, bezogen auf ein bestimmtes Material, z.B. Wasser/Muskelgewebe, Lungengewebe, Knochen. Üblich ist die Angabe von Dosisquerverteilungen/Dosisquerprofilen in Ebenen oder auf Linien senkrecht zum Zentralstrahl des Strahlenbündels in beliebigen Gewebe- bzw. Phantomtiefen oder „frei Luft". Oder die Angabe von Tiefendosisverteilungen, entweder absolut oder normiert auf einen Referenzpunkt, auf dem Zentralstrahl oder auf einer Linie parallel zum Zentralstrahl des therapeutischen Strahlenbündels.

- **Tiefendosisverteilung**
ist die Dosisverteilung entlang der Achse des Nutzstrahlenbündels im Körper. Die **relative Tiefendosis D_{rel} (z)** bezeichnet das Verhältnis einer be-

16

stimmten Tiefendosis zu einem Referenzpunkt, z.B. Dosismaximum, in Prozent (Tab. 16-3):

$$D_{rel}\ (z)\ =\ \frac{D_{(z)}}{D_0}$$

$D_{(z)}$ Energiedosis in der Tiefe z
D_0 Bezugswert, z.B. $D_0 = D_{max}$

Abbildung 16-4 zeigt Tiefendosisverläufe für verschiedene Therapiestrahlungen.

- **Austrittsdosis**
  ist die an der Körperaustrittsseite noch wirksame Energiedosis. Sie nimmt mit steigender Strahlenenergie zu und kann unter Umständen die Oberflächendosis an der Körpereintrittsseite übersteigen.
- **Raumdosis** oder **Integraldosis**
  bezeichnet die Summe der gesamten, in den einzelnen Raumelementen des durchstrahlten Volumens absorbierten Energiebeträge. (Gy × cm³). Die Integraldosis ist im physikalischen Sinn eigentlich keine Dosis, sondern eine Energie.

16.8 Tiefendosisverläufe

Der Verlauf der Dosisleistung von der Körperoberfläche an der Strahleneintrittsseite bis in die Tiefe hinein läßt sich durch Tiefendosiskurven darstellen. Die relativen Tiefendosiskurven für die wichtigsten Strahlungen wurden in der Literatur veröffentlicht [z.B. WACHSMANN und DREXLER, 1976]. Tabelle 16.3 zeigt charakteristische Tiefendosiswerte in der Strahlentherapie, Abbildung 16-4 charakteristische Tiefendosisverläufe für verschiedene Strahlenarten in Wasser. Folgende Fakten sind dabei für die Strahlentherapie wichtig (vgl. Kap. 18):

- Zunehmende Energie der Photonenstrahlung bedeutet ein tiefer gelegenes Dosismaximum, der Tiefendosisverlauf wird günstiger. Das Verhältnis von Dosismaximum und Austrittsdosis nimmt ab.
- Ab einer Photonenenergie von 10 MeV wirkt sich eine weitere Erhöhung der Strahlenenergie zwar noch günstig auf den Aufbaueffekt aus (vgl. Kap. 15.2.5), aber kaum noch auf den Tiefendosisverlauf.

Tabelle 16-3 Charakteristische Tiefendosisverläufe für verschiedene Strahlenarten in der Strahlentherapie. Angegeben sind die Gewebetiefe für $D_{rel} = 50\%$ und die Dosiswerte (%) in 10 cm Gewebetiefe. Die relative Tiefendosis D_{rel} errechnet sich aus dem Verhältnis zwischen der Dosis in einer bestimmten Gewebetiefe und dem Dosismaximum (D_{max}).

Strahlenart	Maximal-dosis (D_{max})	D_{rel} 50%	D_{rel}/10 cm	FHA (Fokus-Haut-Abstand)
200-kV-Röntgenstrahlung	Oberfläche	6 cm	30%	40 cm
^{60}Co-Strahlung	0,5 cm	10 cm	52%	60 cm
10-MV-Photonenstrahlung	2,5 cm	18 cm	72%	100 cm
30-MV-Photonenstrahlung	5 cm	26 cm	87%	100 cm
10-MeV-Elektronenstrahlung	2,5 cm	4–4,5 cm	0%	100 cm
14-MeV-Neutronenstrahlung	0,5 cm	11 cm	53%	100 cm

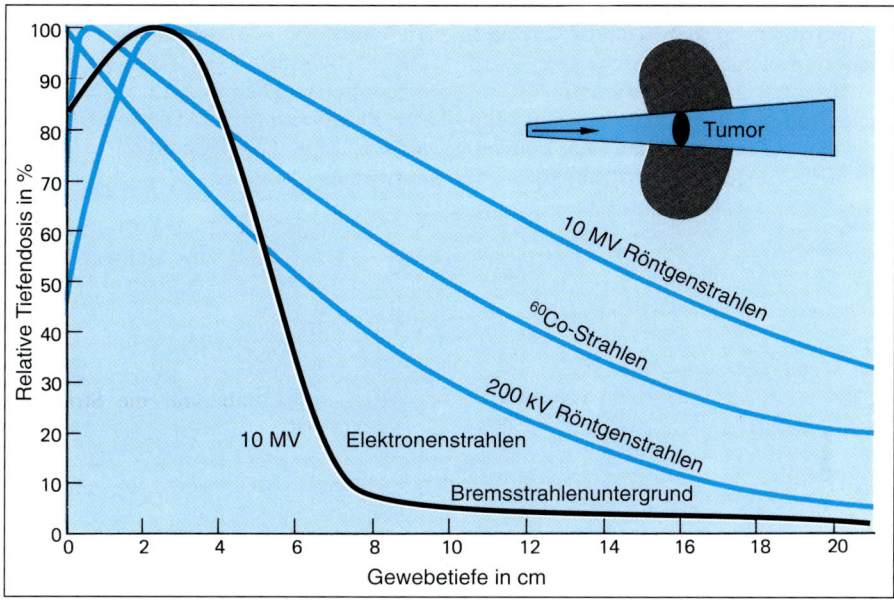

Abb. 16-4 Tiefendosisverläufe verschiedener Photonenstrahlen im Vergleich zu 10-MeV-Elektronenstrahlen in Wasser.

• Streuvorgänge im Gewebe laufen bei hoher Energie vorwiegend in Richtung des Primärstrahlenbündels ab. Dadurch bessert sich mit zunehmender Strahlungsenergie das Dosisquerprofil des Feldes. Der Dosisabfall am Feldrand wird steil im Vergleich zu niedrigen Energien, die einen flachen und unscharfen Feldrand haben.

• Mit zunehmender Feldgröße nimmt auch der Streustrahlenanteil zu. Er stellt eine Zusatzdosis dar. So ist besonders in den tiefen Gewebsschichten eine günstigere Tiefendosis zu beobachten (Abb. 18-2). Diese Phänomen spielt jedoch nur bei der **konventionellen Röntgenstrahlung**, bei Elektronenstrahlen und in gewissem Umfang noch bei der Telekobalttherapie eine Rolle.

• Jede Vergrößerung des FHA verkleinert die Bezugsdosis, begünstigt aber

den relativen Tiefendosisverlauf. Die Penetranz der Strahlung nimmt zu.

• Körperinhomogenitäten verändern (je nach verwendeter Strahlenart) die Tiefendosisverläufe beachtenswert (Abb. 18-8). Achte auf Lungen- und Knochengewebe!

• Die Energieabsorption gleicht sich in den unterschiedlichen Körpergeweben mit zunehmender Photonenenergie an. In bezug auf die Masseneinheit liegt die Energieabsorption im Knochen zwischen 200 kV und 6 MV sogar noch etwas unter der Absorption im Weichteilgewebe (vgl. Kap. 16.2 und Abb. 16-3).

• Elektronenstrahlung zeigt nach Erreichen des Dosismaximums einen steilen Dosisabfall. Somit läßt sich durch den Einsatz von Elektronenstrahlen tiefer gelegenes Gewebe schonen. Der flachere Kurvenauslauf ist durch Brems-

16

191

strahlung verursacht, die von den Elektronen in der Materie erzeugt, aber nur gering geschwächt wird („Bremsstrahlungsschwanz").

- Neutronenstrahlen haben einen ähnlichen Tiefendosisverlauf wie konventionelle, harte Röntgenstrahlen.

Auf die Modifizierungen des Verlaufs der Tiefendosiskurven, wie sie durch Härtungs-, Schwächungs-, Ausgleichs- und Streufilter möglich werden, ist hier nicht der Platz einzugehen. Diesbezüglich sei auf das Kapitel 18 (Bestrahlungsplanung) verwiesen.

17 Gerätekunde

17.1 Röntgentherapie

Die Strahlentherapie mit Röntgenbestrahlungseinrichtungen bezeichnet man als Röntgentherapie oder auch als **konventionelle Therapie** (früher: Orthovolttherapie).

↗ Die Röntgentherapie ist wegen der Unmöglichkeit, eine befriedigende Dosisverteilung im Gewebe zu erreichen, nur noch zur Behandlung von degenerativen Skeletterkrankungen (wo wegen geringer Gesamtdosis Dosisspitzen zu vernachlässigen sind), von kleinen Hauttumoren und oberflächlich gelegenen Metastasen indiziert. Die kurative und palliative Tumortherapie erfolgt heute mit Gammabestrahlungseinrichtungen und Teilchenbeschleunigern.

Der technische Aufbau einer Röntgenanlage ist in Kapitel 15.3.2 beschrieben. Entsprechend dem breiten Anwendungsgebiet variieren die Röhrenspannungen zwischen 7 kV (Grenzstrahlen) und 300 kV. Dieser breite Bereich kann mit einer einzigen Anlage nicht abgedeckt werden. Insbesondere werden die Konstruktionen des Generators und der Röntgenröhre dem Verwendungszweck angepaßt.

Weichstrahltherapie

Die Weichstrahltherapie wird zur Behandlung ganz oberflächlicher Läsionen eingesetzt. Die Abbildung 17-1 zeigt einen Längsschnitt durch eine typische Weichstrahlröhre. Die Röhrenspannung liegt zwischen 10 und 50 kV, die Eigenfilterung der Röhre (Aufhärtung der Strahlung durch Röhrenfenster) wird durch

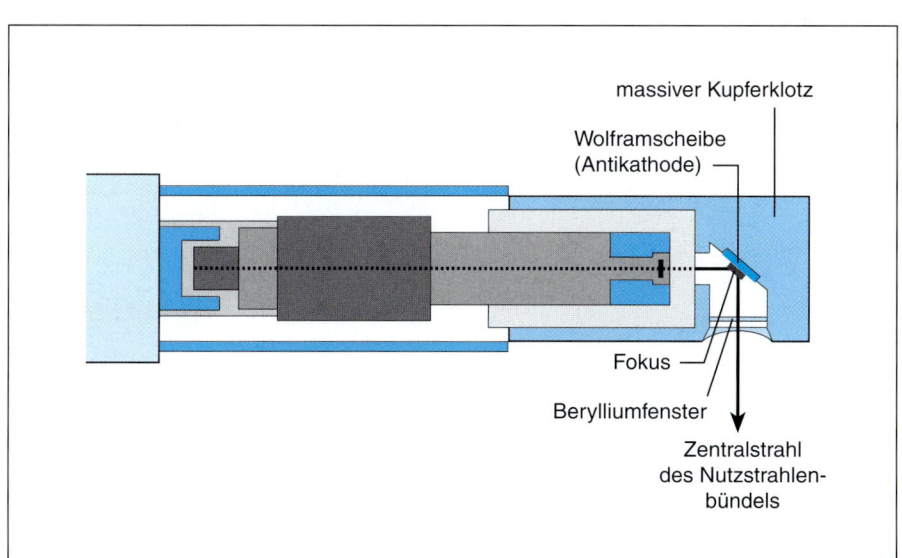

Abb. 17-1 Schematischer Längsschnitt durch eine Röhre für die Weichstrahltherapie.

massiver Kupferklotz

Wolframscheibe (Antikathode)

Fokus

Berylliumfenster

Zentralstrahl des Nutzstrahlenbündels

17

ein hauchdünnes Berylliumfenster möglichst gering gehalten. Der Fokus-Haut-Abstand beträgt in der Regel nicht mehr als 30 cm (Kap. 16.8).

Röhrenspannungen bis 100 kV liefern eine härtere Strahlung für die Oberflächentherapie. Auch hier wird überwiegend mit kurzen Fokus-Haut-Abständen gearbeitet. Der Körper des Patienten wird mit einer Bleigummischürze geschützt. Für die Behandlung von Läsionen in Körperhöhlen gibt es spezielle Röhren, z.B. die Hohlanodenröhre nach CHAOUL. Abbildung 17-2 zeigt schematisch eine transanale Applikation bei Rektumkarzinom.

↗ Um in der Oberflächentherapie eine hohe Hautbelastung und nach wenigen Millimetern Gewebstiefe einen scharfen Dosisabfall zu erreichen, verwendet man:
- Weiche Röntgenstrahlung (10–50 kV).
- Ein dünnes Berylliumblech als Strahlenaustrittsfenster zur Herabsetzung der Röhreneigenfilterung.

- Einen kurzen Fokus-Haut-Abstand (Röhrenfokus nahe dem Strahlenaustrittsfenster).

Hartstrahltherapie

Für die Hartstrahltherapie (auch Orthovolttherapie) dienen Röhrenspannungen von 100–400 kV. Angewendet wird die Hartstrahltherapie zur Behandlung degenerativer Gelenk- und Wirbelsäulenerkrankungen. In den Entwicklungsländern stellt sie oft neben der Chirurgie das einzige Mittel zur Tumorbehandlung dar. Die härtere Strahlenqualität verlangt größere Sicherheitsvorkehrungen und einen aufwendigeren baulichen Strahlenschutz. Zum Gerät gehört ein Satz geeigneter Filter, die durch einen Sicherheitskreis kontrolliert werden (Abb. 17-3).

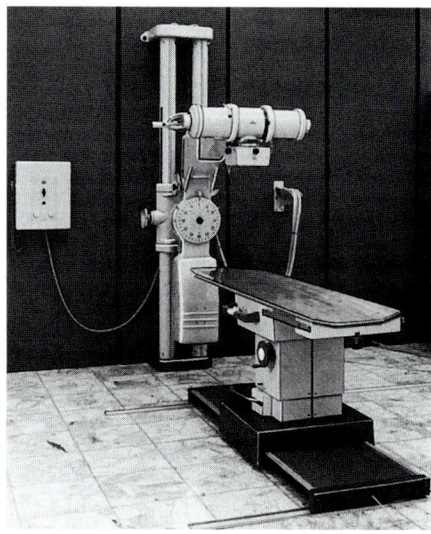

Abb. 17-3 Pendelbestrahlungsgerät (nach KOHLER) für die konventionelle Hartstrahltherapie. Der um die Pendelachse drehbare Pendelarm ist an den Säulenstativfüßen verstellbar. Zusätzlich läßt sich die Röntgenröhre mit dem Schutzgehäuse um die Röhrenlängsachse drehen und um eine Achse parallel zur Pendelachse schwenken.

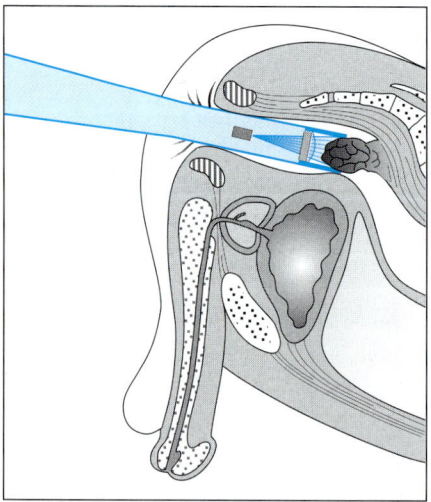

Abb. 17-2 Strahlentherapie eines polypösen Rektumkarzinoms mit einem in den Enddarm eingeführten Körperhöhlenrohr.

Qualitätssicherung

Für Röntgeneinrichtungen zur Behandlung von Menschen hat die Röntgenverordnung u. a. folgendes festgelegt:

1. Messung der Dosisleistung unter üblichen Betriebsbedingungen vor Inbetriebnahme und nach Änderung des Betriebs, welche die Dosisleistung im Nutzstrahlenbündel beeinflussen kann.
2. Prüfung der Übereinstimmung der Dosisleistung im Nutzstrahlenbündel mit den Angaben der Aufzeichnung.
3. Die Messungen nach (1) und (2) und deren Aufzeichnung entfallen, wenn die Dosis während der Therapie fortlaufend gemessen wird.
4. Die Aufzeichnungen nach (1) und (2) sind 30 Jahre aufzubewaren.
5. Die Ortsdosisleistung bei geschlossenem Strahlenaustrittsfenster in 1 m Abstand vom Brennfleck darf nicht höher sein als 1 mSv/h (bis 100 kV) bzw. 10 mSv/h für Röntgenanlagen über 100 kV.

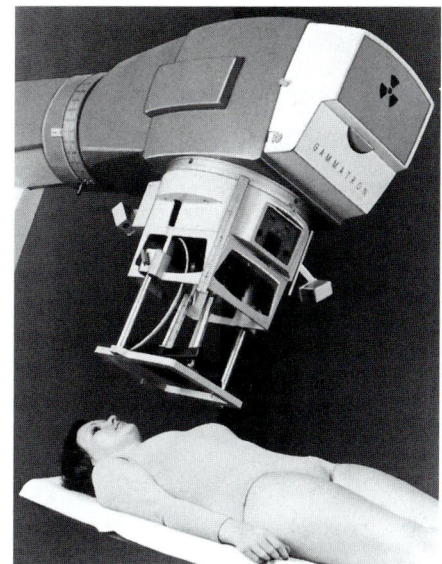

Abb. 17-4 Telekobaltgerät. Man erkennt die Bewegungsmöglichkeiten, außerdem das Blendensystem mit integriertem ausziehbaren Halbschattentrimmer.

17.2 Hochenergie-Strahlentherapie (Hochvolt- bzw. Megavolttherapie)

17.2.1 Telegammatherapie

Die Telegammatherapie (Telecurietherapie) nutzt die Gammastrahlung, die beim Zerfall des radioaktiven Isotops ^{60}Co entsteht (Abb. 17-4).

Mit dem im Kernreaktor durch Neutronenbeschuß des inaktiven ^{58}Co künstlich erzeugten ^{60}Co bestand in den 50er Jahren erstmals die Möglichkeit zur Hochenergie-Strahlentherapie (Hochvolttherapie oder Megavolttherapie). Tiefliegende Tumoren konnten eine ausreichend hohe Strahlendosis erhalten und die Haut durch die Lage des Dosismaximums in 0,5 cm Tiefe entlastet werden. Die physikalischen Eigenschaften des Nuklids ^{60}Co finden sich in Tabelle 17-1 aufgelistet.

↗ Telekobaltgeräte waren die ersten Geräte für eine wirkliche Hochenergie-Strahlentherapie. Sie arbeiten weitgehend störungsfrei und sind aufgrund der einfachen Technik wartungsarm.

Anwendungsgebiete

Grundsätzlich lassen sich mit einem modernen Telekobaltgerät die meisten Indikationen in der Radioonkologie umsetzen. Dazu müssen folgende Bedingungen erfüllt sein:
• Fokus-Achs-Distanz > 80 cm,
• Möglichkeit der isozentrischen Bestrahlung,
• Realisierung von unregelmäßigen Bestrahlungsfeldern (Individualkollimation),

17

Tabelle 17-1 Physikalische Eigenschaften des Nuklids ^{60}Co und typische Bestrahlungsparameter.

^{60}Co	
Halbwertszeit	5,3 Jahre
Gammaenergie	1,17 und 1,33 MeV
spezifische Aktivität	42,2 TBq/g (1,14 kCi/g)
Halbwertschicht in Wasser für 10×10 cm^2 Feldgröße	11–12 cm bei 80 cm Fokus-Achs-Abstand
Quellenstärken	150–300 TBq (4000–8000 Ci)
Quellendurchmesser	1–2 cm
Fokus-Achs-Abstand	60–100 cm

- Verwendung von Keil- und Ausgleichsfiltern,
- Dosismaximum (D_{max}) < 120%, bezogen auf den Referenzpunkt (100%) gemäß ICRU.

Entscheidend ist die Dosisverteilung im Zielvolumen, nicht die Festschreibung eines Indikationskatalogs! Gerade bei Bestrahlungen im Kopf-Hals-Bereich und bei der Therapie des Mammakarzinoms sind – eine differenzierte Planung vorausgesetzt – Telekobaltgeräte, welche die obengenannten Bedingungen erfüllen, unübertroffen.

Aufbau einer Telekobaltanlage

- **Strahlerkopf**

  Der Strahlerkopf (Abb. 17-5) enthält die Strahlenquelle, den Quellenschieber, Abschirmmaterial (Blei), das Blendensystem aus Wolfram und Haltevorrichtungen für Keilfilter und Satellitenblenden sowie Trimmer zum individuellen Formen der Bestrahlungsfelder. Optische Vorrichtungen für die Feldbegrenzung (Lichtvisier), den Zentralstrahl und den Fokus-Haut-Abstand machen aus der Telekobaltanlage ein modernes Bestrahlungsgerät.

- **Strahlenquelle**

  Die Strahlenquelle besteht aus einem mit ^{60}Co-Kügelchen vollgepackten Zylinder von 2–4 cm Länge und einem Durchmesser von 1–2 cm. Die Stirnseite des Zylinders wird bei der Bestrahlung dem Patienten zugekehrt und definiert die Fokusgröße. Die Quelle ist in einem Quellenschieber aus Wolfram oder angereichertem Uran (^{238}U) fixiert. Durch Verschieben oder Drehen des Quellenschiebers (vgl. Abb. 17-5) wird die nicht abgeschirmte Seite der Quelle dem Bestrahlungsfenster und damit dem Patienten zugewandt. Die Öffnung des Quellenschiebers erfolgt gegen die Kraft einer Stahlfeder, die die Quelle auch bei Stromausfall jederzeit wieder in Ruhestellung zurückführt.

- **Stativ**

  Das Stativ ist für die isozentrische Bestrahlungstechnik ausgestattet und erlaubt es, einen raumfesten Achspunkt

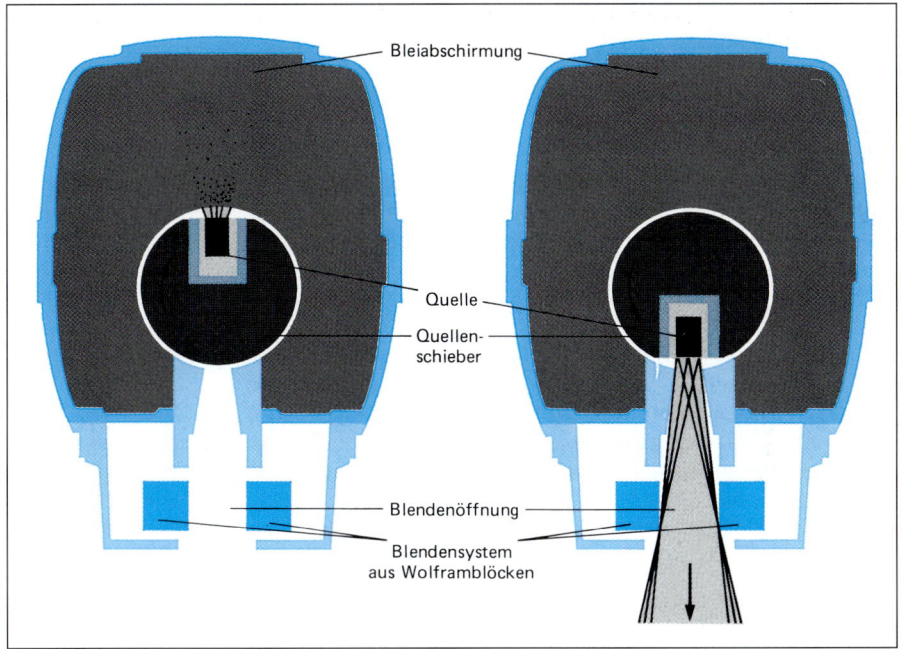

Abb. 17-5 Schematischer Schnitt durch den Strahlerkopf eines Telekobaltgeräts in Verschluß- und Bestrahlungsposition, links verschlossen, rechts geöffnet.

(Isozentrum) von allen Winkelpositionen aus bis auf 2 mm genau zu treffen. Der Achsabstand kann zwischen 60 und 100 cm betragen. Die Einstellgenauigkeit wird durch seitliche und frontale Laserkoordinaten unterstützt.

- **Schaltgerät**
Da die radioaktive Quelle permanent strahlt, bedarf es beim Umgang mit der Telekobaltanlage besonderer Sorgfalt und zusätzlicher technischer, baulicher und organisatorischer Strahlenschutzvorkehrungen.

- **Sicherheitsmaßnahmen**
Die Betriebszustände (Anlage eingeschaltet, Strahlung ein/aus usw.) und Aktionen (Stehfeldbestrahlung, Rotation) werden in einer zentralen Einheit, dem Schaltgerät, kontrolliert und angezeigt. Doppelte Zeitmessung ist obligat. Selbstverständlich wird großer

Wert auf die Kontrolle der Position des Quellenschiebers gelegt. Beim Öffnen des Schiebers ertönt im Behandlungsraum und am Schaltgerät zusätzlich ein akustisches Signal. Zur weiteren Sicherheit befindet sich im Raum ein geräte- und netzunabhängiges Strahlungsmeßgerät, das über große Signalleuchten Strahlung im Raum anzeigt.

Der Quellenschieber läßt sich nur dann in Strahlungsposition bewegen, wenn konsistente Bestrahlungsparameter am Schaltgerät eingegeben worden sind. Eine nachträgliche Änderung dieser Parameter während der Bestrahlung ist nicht möglich. Im Falle einer nicht geplanten Unterbrechung der Behandlung müssen sämtliche Bestrahlungsparameter (abgelaufene Zeit, Winkel, Feldgröße, Filter) erkennbar sein und aufgezeichnet werden.

17

Auch die regelrechte Beendigung einer Behandlung muß von der MTA-R quittiert werden, erst dann nimmt das Schaltgerät wieder neue Bestrahlungsparameter für die folgende Behandlung an.

Im Behandlungsraum und am Schaltgerät befinden sich „Not-Aus-Tasten", die das Gerät immer vom Netz trennen können und die automatische Rückkehr des Quellenschiebers in die Ruheposition bewirken.

↗ Telekobaltgeräte bestechen in der Hochenergie-Strahlentherapie durch ihre unkomplizierte und weitgehend störunabhängige Arbeitsweise. Nachteilig ist, daß die Quelle etwa alle 3 Jahre (wegen abnehmender Aktivität) ausgetauscht und entsorgt werden muß.

17.2.2 Elektronenbeschleuniger

Für die Strahlentherapie kommen grundsätzlich sämtliche geladenen und nichtgeladenen Teilchen in Frage (Tab. 17-2).

Mesonen, Neutronen und Protonen haben eine Reihe günstiger physikalischer und biologischer Eigenschaften.

Allerdings erfordern ihre Bereitstellung und Beschleunigung so teure Anlagen, daß sie für den medizinischen Routinebetrieb kaum in Betracht kommen.

Bauprinzipien von Beschleunigern

Man unterscheidet Direkt- und Mehrfachbeschleuniger. Bei den **Direktbeschleunigern** werden geladene Teilchen (meist Elektronen) in einem einmaligen Akt durch eine Potentialdifferenz ähnlich wie in der Röntgenröhre beschleunigt. Diese Beschleuniger konnten sich nicht durchsetzen.

↗ Verschiedene Prinzipien der Mehrfachbeschleuniger wurden zu technischer Reife entwickelt. Dabei gibt es Bauarten mit geradliniger (linearer) Beschleunigungsstrecke und Teilchenbahn (**Linearbeschleuniger**) und mit kreisförmiger oder spiralförmiger Teilchenbahn (**Kreisbeschleuniger**).

Kreisbeschleuniger

Abbildung 17-6 skizziert die Bauprinzipien. In der klinischen Praxis arbeiten das Betatron und das Synchrotron in verschiedenen Varianten.

Tabelle 17-2 Charakterisierung von geladenen und nichtgeladenen Teilchen, die in der Strahlentherapie verwendet werden.

Teilchen	Ladung	Massen im Vergleich zum Elektron	Energie für Reichweite 10 cm (in MeV)	Energie für 10 cm Halbwertschicht (in MeV)
Elektronen e⁻	− 1	1*	≈ 20	−
π-Mesonen π⁻	− 1	273	≈ 50	−
Neutronen n	0	1839	−	≈ 15
Protonen p⁺	+ 1	1836	≈ 100	−
Alphateilchen α⁺⁺	+ 2	7294	≈ 150	−
6-Kohlenstoff ⁶⁺C	+ 6	≈20 000	≈ 200	−

* Eine Elektronenmasse entspricht 0,51 MeV oder $9,1\times10^{-31}$ kg

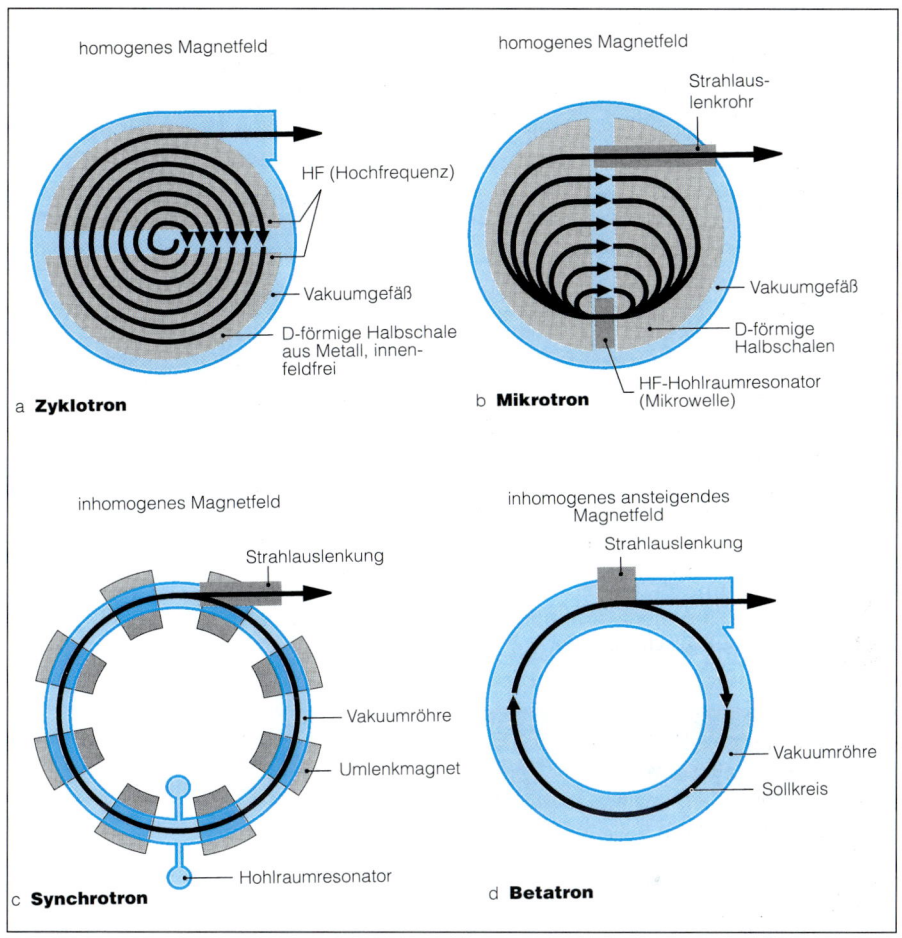

a **Zyklotron**

homogenes Magnetfeld

HF (Hochfrequenz)

Vakuumgefäß

D-förmige Halbschale
aus Metall, innen-
feldfrei

b **Mikrotron**

homogenes Magnetfeld

Strahlaus-
lenkrohr

Vakuumgefäß

D-förmige
Halbschalen

HF-Hohlraumresonator
(Mikrowelle)

c **Synchrotron**

inhomogenes Magnetfeld

Strahlauslenkung

Vakuumröhre

Umlenkmagnet

Hohlraumresonator

d **Betatron**

inhomogenes ansteigendes
Magnetfeld

Strahlauslenkung

Vakuumröhre

Sollkreis

Abb. 17-6 Schematische Darstellung der Strahlenerzeugung im Kreisbeschleuniger:
a) Zyklotron
b) Mikrotron
c) Synchrotron
d) Betatron

17

Das Betatron ist im Bauprinzip ein Transformator, dessen Sekundärspule aus freien Elektronen besteht, die in einem evakuierten Ring (Vakuumröhre) bis auf annähernd Lichtgeschwindigkeit beschleunigt werden.

Die Idee wurde bereits 1922 von WIDEROE und 1933–35 von STEENBECK formuliert. Das erste funktionstüchtige **Betatron** nahm KERST 1941 in Betrieb. Im Betatron werden folgende physikalische Phänomene genutzt:

- Freie geladene Teilchen (der Bremsgeschwindigkeit υ) beschreiben in einem statischen Magnetfeld B (B senkrecht zu υ) Kreisbahnen.
- Im zeitlich veränderten Magnetfeld

(dB/dt) wirkt auf geladene Teilchen die beschleunigte LORENTZ-Kraft.

Bei geeigneter Abstimmung von B und dB/dt (Betatronbedingung) werden Elektronen auf einer Sollkreisbahn beschleunigt. Die klinischen Betatrons arbeiten gewöhnlich mit der Frequenz der Netzspannung. Da die Beschleunigung nur während der Phase des konstant ansteigenden Induktionsstroms erfolgt, ist auch die Dauer eines Beschleunigungspulses kurz. Der Energiezuwachs pro Umlauf beträgt 10–100 eV. Daher sind entsprechend viele Umläufe und lange Strecken (100–1000 km) während der sehr kurzen Beschleunigungszeit zurückzulegen, um Energien von 15–45 MeV zu erreichen. Die Abbildung 17-7 zeigt das in Deutschland gebaute Betatron 500 A.

Synchrotron und **Mikrotron** brauchen das Magnetfeld nur noch zur Führung des Elektronenstrahls und erzeugen zur Beschleunigung der Teilchen eine hochfrequente elektromagnetische Welle (HF), die in einem Hohlraumresonator wirksam wird. Der gepulste Elektronenstrahl erfährt beim Durchtritt durch diesen Resonator wiederholte Beschleunigungen.

Die eigentliche Beschleunigungsstrecke ist bei allen Kreisbeschleunigern im Vergleich zur zurückgelegten Teilchenbahn kurz (vgl. Abb. 17-6). Für höhere Energien werden große Bahnradien, stärkere Umlenkmagneten und somit mehr Masse erforderlich. Die Kosten für die Kreisbeschleuniger steigen damit überproportional zur angestrebten Energie der Teilchen. In den 60er bis 80er Jahren arbeiteten die meisten klinischen Elektronenbeschleuniger nach dem Betatronprinzip. Inzwischen wurden sie wegen

- der geringen Dosisleistung (0,25–1 Gy/min in 1 m Bestrahlungsabstand),
- der kleinen Feldgrößen (oft nur 25 × 25 cm^2),
- der schlechten Feldhomogenität und
- sehr instabiler Dosisleistung

durch die leistungsfähigeren Linearbeschleuniger ersetzt.

Linearbeschleuniger (Linac)

Auch das Prinzip des Linearbeschleunigers geht auf WIDEROE (1928/30) zurück. Es nutzt zur Beschleunigung der Elektronen das elektrische Feld, das zwischen einer Reihe von Ringkondensatoren durch ein hochfrequentes Wechselfeld aufgebaut wird. In den heutigen Linearbeschleunigern ist die Beschleunigungsröhre als eine Reihe von Hohlraumresonatoren (englisch: cavities) zu verstehen, in der (zeitlich richtig abgestimmt auf die Geschwindigkeit der Elektronen) jeweils eine Komponente des elektrischen Feldes in axialer Richtung beschleunigt wird.

Dieses hochfrequente elektrische Feld hat eine Frequenz von 3 GHz; es ist eine

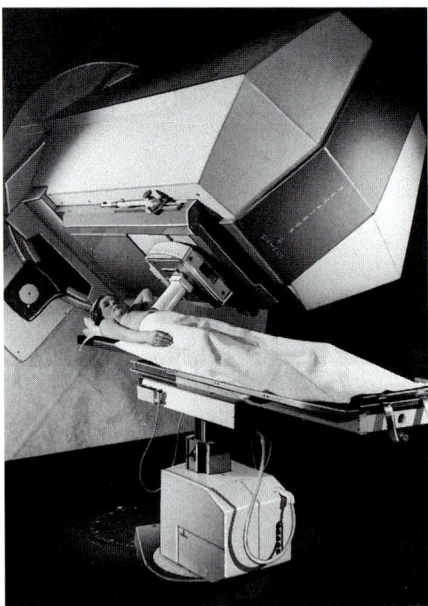

Abb. 17-7 Betatron 500 A mit kontinuierlich variabler Energie von 5 bis 43 MeV.

Radarschwingung mit einer Wellenlänge im Vakuum von 10 cm. Medizinisch genutzte Beschleuniger sind hochautomatische, rechnergesteuerte und rechnerüberwachte Systeme. Sie bestehen aus fünf Komponenten:

- **Modulator**
  mit Hochfrequenzgenerator (Magnetron, Klystron), der sich entweder im Stativ oder in einem Schaltschrank befindet.
- **Energieversorgung.**
- **Beschleunigungseinheit**
  in der Gantry (Tragarm) mit Elektronenquelle (Injektor, Elektronenkanone), Kühlaggregat, Vakuumpumpe und Beschleunigungsrohr.
- **Strahlerkopf**
  mit Umlenkmagnet, Photonentarget, Feldausgleichsfilter, Kollimatorsystem, Lichtvisier und Strahlmonitor.
- **Bedienungspult**
  mit Verifikationssystem zur automatischen Protokollierung der Bestrahlungsparameter.

Man unterscheidet bei Linearbeschleunigern zwischen dem Wanderwellen- und dem Stehwellenprinzip.

Wanderwellenbeschleuniger: Der Wanderwellenbeschleuniger läßt sich am einfachsten mit dem Bild des „surfenden" Elektrons erklären. In das Beschleunigungsrohr von Abbildungen 17-8 und 17-9 wird von links die Hochfrequenz, d. h. eine elektrische Welle, über den Hohlleiter eingespeist (dasselbe geschieht

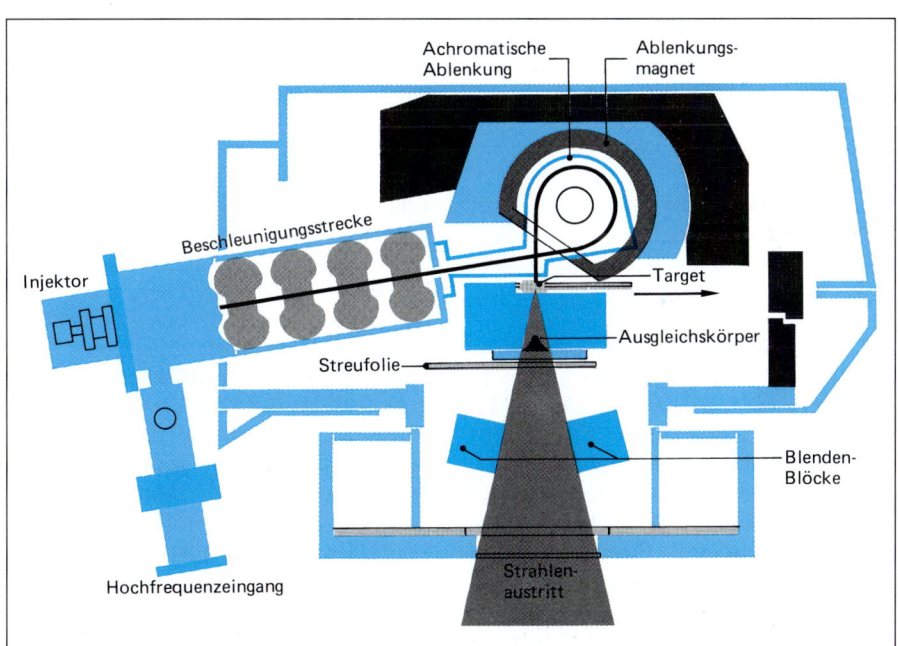

Abb. 17-8 Prinzipieller Aufbau eines Linearbeschleunigers: Von einem Injektor werden Elektronen in die Beschleunigerstrecke (wave guide) eingeschossen. Nach ihrem Austritt erleben sie (je nach Fabrikat) eine Umlenkung von 270° oder 90°. Schiebt man ein Target in das Strahlenbündel ein, entsteht ultraharte Röntgenbremsstrahlung. Das Kollimatorsystem begrenzt das Strahlenbündel auf die gewünschte Feldgröße.

17

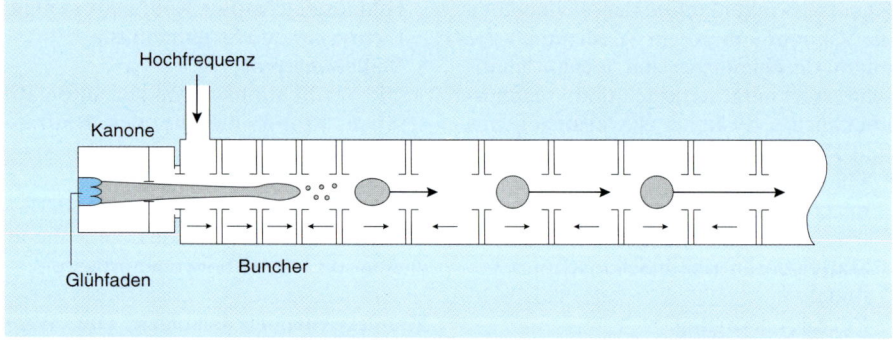

Abb. 17-9a Prinzip des Elektronen-Bunchings im Wanderwellenbeschleuniger (Details s. Text).

grundsätzlich auch beim Stehwellenbeschleuniger). Nun schießt der Injektor die zu beschleunigenden Elektronen ein. Bei phasenrichtiger Injektion finden sich die Elektronen kurz vor dem Kamm der elektrischen Welle wieder und werden in Richtung Strahlenaustrittsfenster getrieben, ähnlich also den Wellenreitern, die sich mit den Wellenkämmen Richtung Strand treiben lassen. Durch dieses Mitziehen der (anfangs, wenn sie aus der Elektronenkanone kommen) langsamen Elektronen durch die Wanderwelle auf 99% Lichtgeschwindigkeit sind die Elektronen noch nicht alle gleich schnell bzw. noch nicht „phasenstabil". Das besorgt jetzt der Buncher (Bündeler).

Damit beim Wanderwellenprinzip die einlaufende Welle nicht am „Fenster" reflektiert wird und durch Interferenzen die Beschleunigung stört, muß dort ein „Wellensumpf" zugeschaltet werden, der, ähnlich wie in der Natur der Sandstrand, die Hochfrequenzenergie der elektrischen Welle absorbiert. Klinische Wanderwellenbeschleuniger haben Rohrlängen von ca. 2 m. Auf dieser kurzen Strecke muß also dieselbe Energie auf die Elektronen übertragen werden wie beim Betatron über etwa 400 km. Dies benötigt während der Beschleunigung (Pulsdauer) die enorme Leistung von einigen Megawatt.

Die dazu notwendigen Hochfrequenzgeneratoren **(Magnetron** oder **Klystron)** und Hochfrequenzverstärker wurden erst durch die technische Entwicklung leistungsstarker Radarsender verfügbar. Beide sind Spezialausführungen sogenannter Laufzeitröhren, in denen die **Laufzeiten der Elektronen** durch die Röhre zur Erzeugung von Schwingungen ausgenutzt werden.

Magnetrons können Mikrowellen von einigen Kilowatt Dauerleistung erzeugen, im Pulsbetrieb sogar bis zu 10 Megawatt. Für kleine und mittlere Elektronenenergien (bzw. Linacs) werden sie bevorzugt. Sie sind preiswerter als ein Klystron, haben aber auch eine deutlich kürzere Lebensdauer.

Klystrons werden für höhere Elektronenenergien, d.h. bei „großen Linacs" eingesetzt, namentlich die Zweikammerklystrons. Durch gepulste Bündelung des eigentlich kontinuierlichen Elektronenstroms werden wesentlich verstärkte Hochfrequenzschwingungen möglich.

Stehwellenbeschleuniger: Beim Stehwellenbeschleuniger wird die Hochfrequenzenergie am Ende des Beschleunigungsrohrs nicht vernichtet, sondern reflektiert. Auf der gesamten Strecke bildet sich damit eine stehende Welle wie bei den Schwingungen einer Saite aus (vgl.

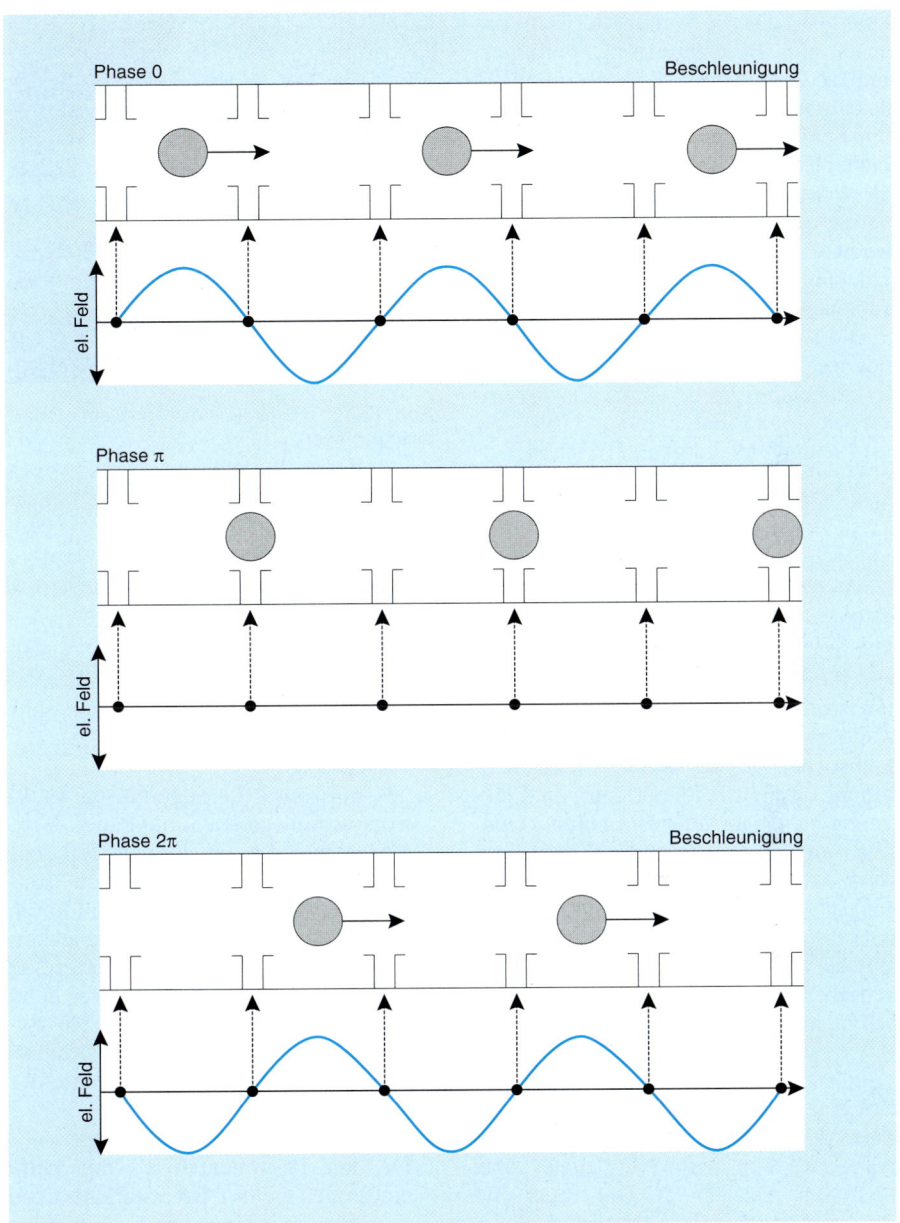

Abb. 17-9b Schematische Phasenbilder im Stehwellenbeschleuniger für eine einfache Sinus-welle.

Abb. 17-9). Da die Wellentäler nicht nur nichts zur Beschleunigung beitragen, sondern im Gegenteil die Elektronen mit gleicher Energie in die rückwärtige Richtung beschleunigen würden, haben trickreiche Konstruktionen diese Täler der HF-Welle in sogenannte Kopplungsresonanten (coupling cavities) verlagert. Sie liegen außerhalb der eigentlichen Beschleunigungsstrecke. Die von der Elektronenkanone (Elektroneninjektor) eingeschossenen Elektronen werden durch die wechselnden Schwingungsimpulse der stehenden Welle rückwärts in Vorwärtsrichtung beschleunigt, bis sie fast Lichtgeschwindigkeit erreichen.

Als Konsequenzen ergeben sich im Vergleich zur Wanderwelle ein geringerer Energiebedarf und größere Feldstärken zur Beschleunigung. Ein weiterer Vorteil liegt darin, daß die Baulänge der Beschleuniger um etwa 40% veringert werden kann. Allerdings sind die Feldstärken in den Beschleunigungsrohren wesentlich höher als beim Wanderwellenprinzip. Dadurch kann es (selbst bei geschlossener Elektronenkanone) wegen Feldemission von Elektronen zu einem unerwünschten „Dunkelstrom" von Elektronen kommen. Auch ist die Gefahr von Hochspannungsüberschlägen bei sehr hohen Feldstärken groß: Stehwellenbeschleuniger müssen mit deutlich besserem Vakuum betrieben werden als Wanderwellenbeschleuniger.

Das Stehwellenprinzip ermöglicht eine wesentlich kompaktere Bauweise der Linacs im Vergleich mit dem Wanderwellenprinzip (vergleiche Abb. 17-10 mit Abb. 17-7!). Der Preis sind außerordentlich hohe Feldstärken, die in den Beschleunigungsrohren aufrechterhalten werden müssen. Die Folge können Elektronendunkelstrom (Abhilfe: größere Sorgfalt bei der Oberflächenbearbeitung der Innenflächen

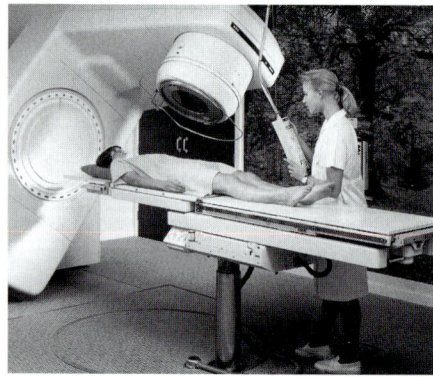

Abb. 17-10 Patienteneinstellung am Linearbeschleuniger.

der Rohre) und Hochspannungsüberschläge (Abhilfe: stabiles Vakuum gewährleisten!) sein.

Strahlerkopf

Der Strahlerkopf eines Linacs, gleich ob Stehwellen- oder Wanderwellenbeschleuniger, birgt eine Reihe von sehr wichtigen Funktionen (Abb. 17-12).

- **Umlenkung**
  des horizontal herangeführten Elektronenstrahls in Richtung Patient bzw. Isozentrum, d. h. um 90° oder 270°, mit magnetischen Umlenksystemen. Einfache 90°-Umlenkmagnete sind kaum noch in Gebrauch, da die Möglichkeiten zur Fokussierung eines heterogenen Elektronenstrahls unzureichend sind. Am häufigsten werden **270°-Systeme** verwendet, die aus einer Kombination verschiedener Magnetfelder bestehen (Abb. 17-11).

- **Erzeugung von Bremsstrahlung**
  für den Photonenbetrieb mit Hilfe eines oder mehrer **Bremstarget(s)**. Sie bestehen aus einem (z.B. Wolfram) oder mehreren sandwichförmig angeordneten Metallen mit hoher Ordnungszahl Z. Dann ist die Ausbeute an Bremsstrahlung besonders hoch (~ 50%). Dickere Targets bringen eine

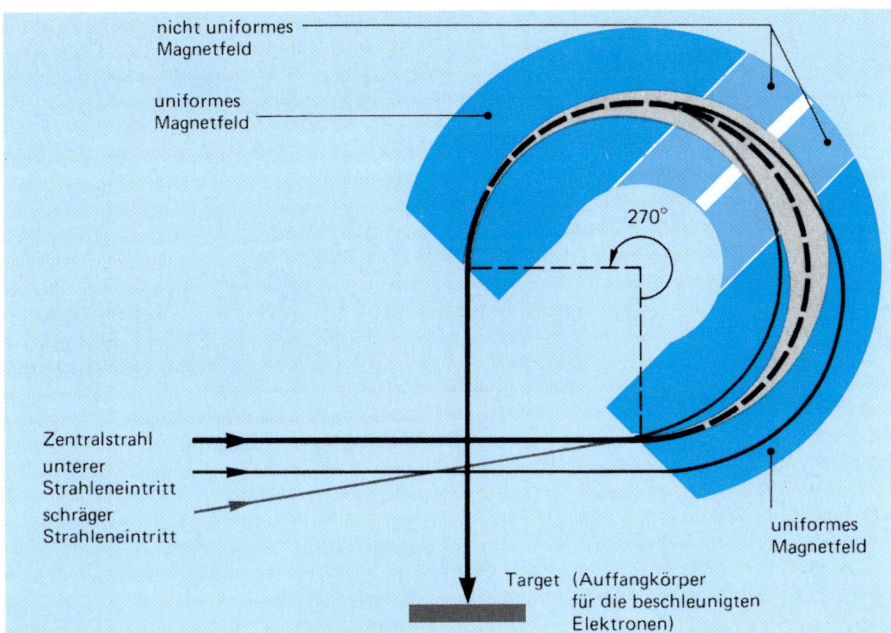

nicht uniformes
Magnetfeld

uniformes
Magnetfeld

270°

Zentralstrahl

unterer
Strahleneintritt

schräger
Strahleneintritt

uniformes
Magnetfeld

Target (Auffangkörper
für die beschleunigten
Elektronen)

Abb. 17-11 Funktion des Bending-Magneten. Der Wechsel von uniformen und nichtuniformen Magnetfeldern korrigiert die mit unterschiedlicher Energie einstrahlenden Elektronenbündel auf einen stabilen Zentralstrahl mit einheitlicher Energie.

besonders gute Bremsstrahlenausbeute, werfen aber beachtliche Kühlungsprobleme auf. Die Targetkühlung ist aus Sicherheitsgründen in das Sicherungssystem der Beschleuniger integriert (vgl. Abb. 17-12 und 17-13). Hinter dem Target und vor dem Photonenausgleichskörper befindet sich ein Elektronenfänger (Beam stopper), der im Target entstandene COMPTON-Elektronen oder durch das Target durchgetretene Elektronen aus dem Photonenstrahl absorbiert.

• **Feldausgleich/Homogenisierung**
Das primäre Elektronenstrahlbündel, das den Umlenkmagneten verläßt, ist etwa 3 mm breit, also fein gebündelt, und eignet sich nicht zur Therapie. Es wird über eine oder mehrere **Streufolien** oder im Scan-Verfahren auf die gewünschte Feldgröße aufgeweitet

und geglättet. Dies wird als Feldausgleich bzw. Feldhomogenisierung bezeichnet (vgl. Abb. 17-12). Die **Scanning-Methode**, die auch in der Kathodenstrahlröhre oder im Fernsehapparat genutzt wird, verstreicht den feinen Elektronenstrahl über das Bestrahlungsfeld. Gegenüber der Streufolie hat sie den Vorteil, daß
1. die spektrale Verteilung der primären Elektronen nicht beeinflußt wird und
2. keine Bremsstrahlung durch den Feldausgleich auftritt. Sie ist aber technisch aufwendiger und erschwert die Dosimetrie.
Für den Photonenbetrieb erfolgt der Feldausgleich über einen kegelförmigen Ausgleichskörper. **Photonenausgleichskörper** haben 5 Einflüsse auf das Bremsstrahlenbündel: Aufstreu-

17

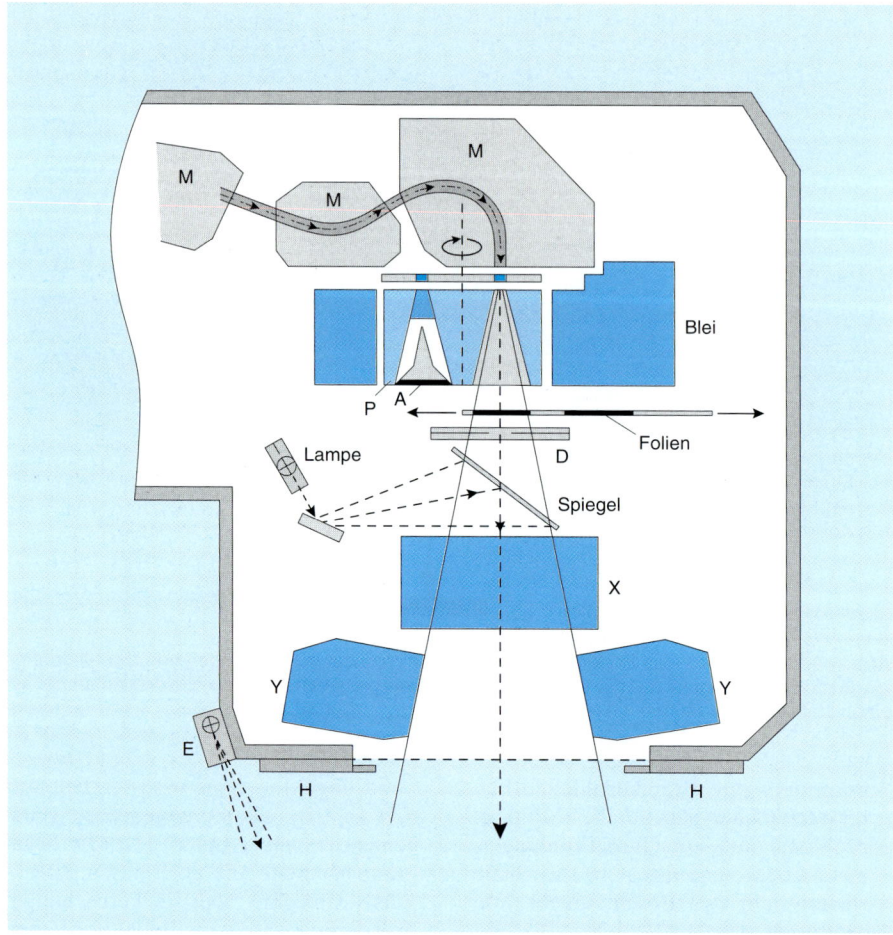

Abb. 17-12 Strahlerkopf eines medizinischen Elektronen-Linearbeschleunigers. M: Slalom-magnete für die Strahlumlenkung, D: Doppeldosismonitor, P: Primärkollimator, A: Photonenaus-gleichskörper mit vorgeschaltetem Beam hardener und Elektronenfänger, Folien: Ausgleichsfoli-en für Elektronen, E: Entfernungsmesser, H: Halter für Tubusse und Filter, X, Y: Kollimatorblen-den, Lampe und Spiegel: Lichtvisier).

ung des Strahlenbündels, Absorption weicher Strahlungsanteile (Aufhär-tung), Schwächung, Erniedrigung der mittleren Photonenenergie durch COMPTON-Streuung und Paarbildung, und sie kontaminieren den Strahl mit Elektronen und eventuell Neutronen. Je nach Dicke und Ordnungszahl Z dominiert der eine oder andere Effekt. Photonenausgleichskörper mit nie-driger Ordnungszahl (Aluminium, Eisen etc.) oder hoher Ordnungszahl Z haben beide Vor- und Nachteile; sie bestehen deshalb heute aus compu-teroptimierten Sandwichanordnungen aus Aluminium, Eisen, Nickel, Wolfram und Blei, die auf die jeweiligen Energien eingestellt sind. Sie härten den Photonenstrahl vor allem in der Feldmitte auf **(Beam hardening)**, vermindern aber Paarbildung und die Bildung von COMPTON-Elektronen weitgehend, die den Tiefendosisverlauf ungünstig beeinflussen und die Hautbelastung steigern würden.

- **Kollimation**
des Therapiestrahls, und zwar sowohl im Elektronen- als auch im Photonenmode. Elektronen: **mehrstufiges Kollimatorsystem** aus Primärkollimator (zwischen erster und zweiter Streufolie), beweglichem Hauptkollimator (beide werden auch für den Photonenstrahl genutzt) und zusätzlichen Elektronenkollimatoren (beweglichen oder starren Elektronentubussen). Photonen: Fester Primärkollimator aus Blei und Wolfram definiert das maximale Bestrahlungsfeld, einstellbarer Photonenkollimator unterhalb des Ausgleichskörpers entweder in herkömmlicher Konstruktion oder als Lamellenkollimator (multileaf) formt es (schneidet das Bestrahlungsfeld zu). **Multileaf-Kollimatoren** besitzen bis zu etwa 80 schmale, parallel verlaufende Wolframlamellen von 3–10 mm Dicke, die entweder manuell oder rechnergesteuert-motorisch bewegt werden (Abb. 18-17). Sie sind die Voraussetzung für die dynamische Therapie (s. dort). Ihre Lamellenkonfiguration reicht nach unserer Erfahrung noch nicht aus für eine Feinkollimation im Kopf-Hals- und Prostatabereich.

- **Strahlmonitoring**
Das Monitorsystem befindet sich unterhalb der Streufolien (für den Elektronenbetrieb) bzw. unterhalb des Ausgleichskörpers (für den Photonenbetrieb) und besteht aus zumindest zwei unabhängigen, räumlich getrennten Durchstrahl-Ionisationskammern

(= **Doppelmonitorsystem**). Beide Monitorsignale werden vom internen Sicherheitskreis ständig miteinander verglichen. Größere Abweichungen in der Monitoranzeige lassen das Interlocksystem den Strahlungsvorgang unterbrechen. Die Summensignale von je zwei der insgesamt vier D-förmigen Halbkammern der Monitore dienen der Dosismessung und steuern die Dosisleistung des Gerätes. Strahlmonitore werden als offene und geschlossene Ionisationskammern betrieben. **Offene Kammern** verändern ihre Anzeige bei Wechsel von Temperatur und Luftdruck, schwächen aber den Strahl weniger. **Geschlossene Ionisationskammern** sind stabil gegenüber Temperatur- und Luftdruckschwankungen, verändern aber das Strahlenbündel durch Absorption, Streuung und Verschiebungen des Spektrums.

Der **Sicherheitsüberwachung** dienen folgende Maßnahmen:
- Abschaltung des Strahls bei Abweichungen in den Anzeigen des Doppelmonitorsystems.
- Akustische Überwachung der Monitorimpulse, die an einem elektromechanischen Zähler an der Bedienkonsole angezeigt werden.
- Überwachung der Bestrahlungszeit, die aus der Vorgabe der Monitoreinheiten und der Solldosisleistung des Linacs berechnet wird, mit einer Quarzuhr.

- **Lichtvisier**
für den Photonenmode, das auch bei der Einstellung von Elektronenfeldern zugeschaltet werden kann.
- **Schwächung/Formung von Photonenfeldern durch Keilfilter**
Die Gerätehersteller bieten externe Keilfilter (allgemein gebräuchlich), die am Strahlerkopf unten angebracht werden, **motorische Keilfilter** (im

Strahlerkopf integriert) und sogenannte **dynamische Keilfilter** (gerade
zur Serienreife gelangt) an. Dynamische oder virtuelle Keilfilter beruhen
auf dem dynamischen Verstellen der
Halbblenden des Photonenkollimators
während der Bestrahlung; sie bestehen
also nicht aus Absorbermaterial.

↗ Im Strahlerkopf eines Linacs werden sieben Aufgaben gelöst: Umlenkung des Elektronenstrahls um
270 °C, Erzeugung von Photonenstrahlung durch Bremstargets, Feldausgleich
und Feldhomogenisierung durch Streu-
folien/ Scanning oder Photonenausgleichskörper, Strahlkollimierung, Messung der Dosis/Dosisleistung über ein
Doppelmonitorsystem, Ausleuchtung des
Therapiestrahls mit einem Lichtvisier
und Keilfilterung.

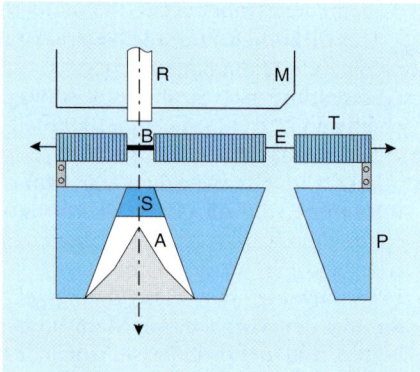

Abb. 17-13 Bremsstrahlungserzeugung im
Strahlerkopf von Linearbeschleunigern. R:
Strahlrohr, M: Umlenkmagnet, B: Bremstarget
aus Wolfram, E: Primärstreufolie für den Elektronenbetrieb, T: Targethalterung mit Anschluß
an eine Wasserkühlung, P: Primärkollimator,
A: Ausgleichskörper für den Photonenbetrieb,
S: Elektronenfänger.
Die das Bremstarget passierenden Elektronen
werden im Elektronenfänger (Beam stopper)
aufgefangen, der gleichzeitig als Beam hardener verwendet wird. Primärkollimator und Targethalterung werden beim Wechsel der Strah-
lungsart gemeinsam verschoben.

17.2.3 Geräte zur Neutronenerzeugung

Neutronengenerator

Im Neutronengenerator werden Kerne
des schweren Wasserstoffs (Deuterium)
mit relativ bescheidenen Energien zwischen 150 und 500 keV auf ein Target aus
überschwerem Wasserstoff (Tritium)
geschossen. Es werden entweder **Gas-
Targets** verwendet, also ein kontinuierlicher Strom von Tritium, oder **metallische Targets** aus Titan- oder Aluminium-
folien, in die Tritium hineindiffundiert
wurde. Durch Kernverschmelzung nach
der Gleichung:

$$d + t \rightarrow {}^4He + n + Energie$$

d Deuterium
t Tritium
He Helium
n Neutronen

entstehen Neutronen der Energie, die
der Kernreaktion entsprechen (14–15
MeV). Es werden Dosisleistungen bis
0,1 Gy/min in 1 m Abstand erreicht. Das
metallische Tritiumtarget wird bei der
Reaktion verbraucht und muß nach
20–200 Strahlstunden ausgetauscht werden (vgl. Abb. 17-14).

Zyklotron

Zur Neutronengenerierung wird auch
das sogenannte **Isochronzyklotron** benutzt, mit dem Protonen, Deuteronen,
^{3}Helium- und ^{4}Helium-Kerne beschleunigt werden können. Das Zyklotron ist
ein Kreisbeschleuniger, dessen Prinzip in
Abbildung 17-6 skizziert ist. Im Gegensatz zum Neutronengenerator mit nur
einer Energie werden hier Kernreaktionen gewählt, bei denen die Neutronen-
energie von der Energie der eingeschossenen Teilchen abhängt, also wählbar
ist. Die Reaktion erfolgt nach der Gleichung:

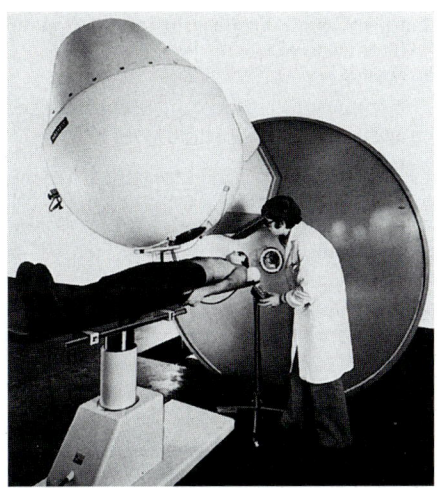

Abb. 17-14   Neutronengenerator.

$$d_{(Zyklotron)} + Be \rightarrow n_{(E)}$$

d   Deuterium
Be   Beryllium
$n_{(E)}$ Neutronen einer bestimmten
          Energie

Damit sind einerseits die gewonnenen Neutronen nicht mehr monochromatisch (Nachteil), andererseits kann ihre Maximalenergie weit über 15 MeV hinaus gesteigert werden (Vorteil). Ein weiterer Vorteil gegenüber den Generatorneutronen ist die Vorwärtsbündelung der Neutronen, wodurch sich eine deutlich höhere Dosisleistung (0,75 Gy/min) ergibt.

Die die Teilchen beschleunigende Hochfrequenz läßt sich auf zwei Wegen steuern. Wird die Frequenz verändert, so handelt es sich um ein **Synchrozyklotron**, weil die Frequenz mit der Teilchenenergie „synchronisiert" wird. Zyklotrons, bei denen das Magnetfeld für höhere Teilchenenergien, also nach außen hin zunimmt, heißen **Isochronzyklotron**. Neben der Produktion von Neutronen dienen Zyklotrons der Herstellung kurzlebiger

Radionuklide für die Nuklearmedizin und von Positronenstrahlen für Medizin und Forschung.

↗ Die hohen Erwartungen, die in die Neutronentherapie aufgrund ihrer günstigen strahlenbiologischen Eigenschaften am Tumorgewebe gesetzt wurden, haben sich nicht erfüllt. Ausschlaggebend dafür sind der trotz hoher Investitionskosten doch unbefriedigende Tiefendosisverlauf einerseits und die starken Nebenwirkungen am gesunden Körpergewebe andererseits (vgl. Kap. 12.5.6 und 12.6.3, Strahlenbiologie).

17.3 Charakterisierung von Strahlenbündeln in der Strahlentherapie

Wie das Skalpell in der Hand des Chirurgen, kann der Strahl bei der Teletherapie oder Brachytherapie geschickt und kunstvoll geführt werden, aber auch – und das hoffen wir alle nicht – unsorgfältig ohne Enthusiasmus. Hier ist für Begriffsbestimmung zu sorgen und aufzuzeigen, wie der Therapiestrahl modifiziert werden kann.

Definitionen (nach DIN 6814-8)
- **Strahlenfeld** (kurz: Feld)
  Gesamtheit aller vom Fokus ausgehenden Strahlen innerhalb des Raumes, der durch die vom Fokus ausgehenden (von den Kanten des Blendensystems vorgegebenen bzw. diese tangierenden) Randstrahlen begrenzt wird (Abb. 17-15). Das Strahlenfeld wird durch die Feldgröße beschrieben. Es ersetzt den früher gebräuchlichen Begriff „Nutzstrahlenbündel".
- **Primärstrahlungsbereich** (nicht: Nutzstrahlenbereich)
  Raum innerhalb der von der Primärstrahlenquelle ausgehenden und über die wirksamen Kanten des Blenden-

17

systems verlaufenden geometrischen Strahlen. Die Primärstrahlenquelle hat im Gegensatz zum punktförmigen Fokus (s. Strahlenfeld) stets eine endliche Ausdehnung, der Bereich ist also weniger fokussiert als das Strahlenfeld. Der Primärstrahlungsbereich ist also in seitlicher Ausdehnung stets größer als das Strahlenfeld.

- **Strahlenfeldachse**
Geometrischer Strahl, der vom Fokus ausgehend durch die geometrische Mitte der Feldfläche verläuft.

- **Zentralstrahl**
Geometrischer Strahl, der vom Fokus ausgehend durch den Mittelpunkt der Feldfläche des **größten einblendbaren Strahlenfeldes** verläuft. Bei symmetrisch eingeblendeten Feldern fällt der Zentralstrahl mit der Strahlenfeldachse zusammen.

- **Halbschattenbreite**
Abstand zweier Punkte, die auf einer die Strahlenfeldachse schneidenden Geraden in einer Feldebene liegen und zwischen denen am Rand des Primärstrahlungsbereiches die relative Dosis (von einem Referenzwert) auf einen zu spezifizierenden Wert abnimmt.

- **Fokus** (in der Strahlentherapie)
Als punktförmig idealisierte Primärstrahlungsquelle, von der also die Strahlung ausgeht. Der Fokus einer **Röntgenröhre** liegt auf dem Brennfleck des Anodentellers; man unterscheidet zwischen thermischem und optischem Brennfleck. Bei **Gammabestrahlungseinrichtungen** läßt sich der Fokus in der 1–2 cm durchmessenden Strahlenquelle wegen der vergleichsweise schlechten Strahlgeometrie nur sehr arbiträr-geometrisch lokalisieren. In den **Elektronenbeschleunigern** wird der Fokus beim Elektronenmode auf der Streufolie (oder bei Verwendung von Mehrfachstreufolien zwischen Primär- und Sekundärfolien) zu ideali-

sieren sein, beim Photonenmode im Bremstarget.

- **Feldebene**
Ebene senkrecht zum Zentralstrahl, anzugeben im Abstand vom Fokus.

- **Feldfläche**
Schnittfläche des Strahlenfeldes mit einer Feldebene.

- **Feldgröße**
Die Größe des Strahlenfeldes wird durch Angabe einer charakteristischen Fläche in einer anzugebenden Feldebene beschrieben, wenn möglich unter Verwendung der X- und Y-Koordinaten.

- **Geometrische Feldgröße**
Die Feldfläche wird durch eine oder mehrere Mittellinien/Durchmesser charakterisiert.

- **Nennfeldgröße**
Geometrische Feldgröße im normalen Bestrahlungsabstand im Isozentrum.

- **Dosimetrische Feldgröße**
Feldgröße, bei der die interessierende Fläche durch die 50%-Isodosenkurve in der betrachteten Feldebene eingegrenzt ist, wobei die Dosisquerteilung auf die Energiedosis auf der Strahlenfeldachse in derselben Feldebene normiert ist.

- **Äquivalente Feldgröße**
Geometrische Feldgröße, bei der bei gleichem Fokus-Oberflächen-Abstand die Tiefendosisverteilung und die Dosisleistung bzw. die spezifische Dosis im interessierenden Dosispunkt in genügender Nährung gleich sind wie bei einer gegebenen geometrischen Feldgröße.

- **Feldpforte**
Schnittfläche eines Strahlenfeldes mit der Körperoberfläche, bei Bewegungsbestrahlungen gesamte, vom Strahlenfeld überstrichene Fläche auf der Körperoberfläche. Entsprechend sind Eintrittsfeldpforte und Austrittsfeldpforte definiert.

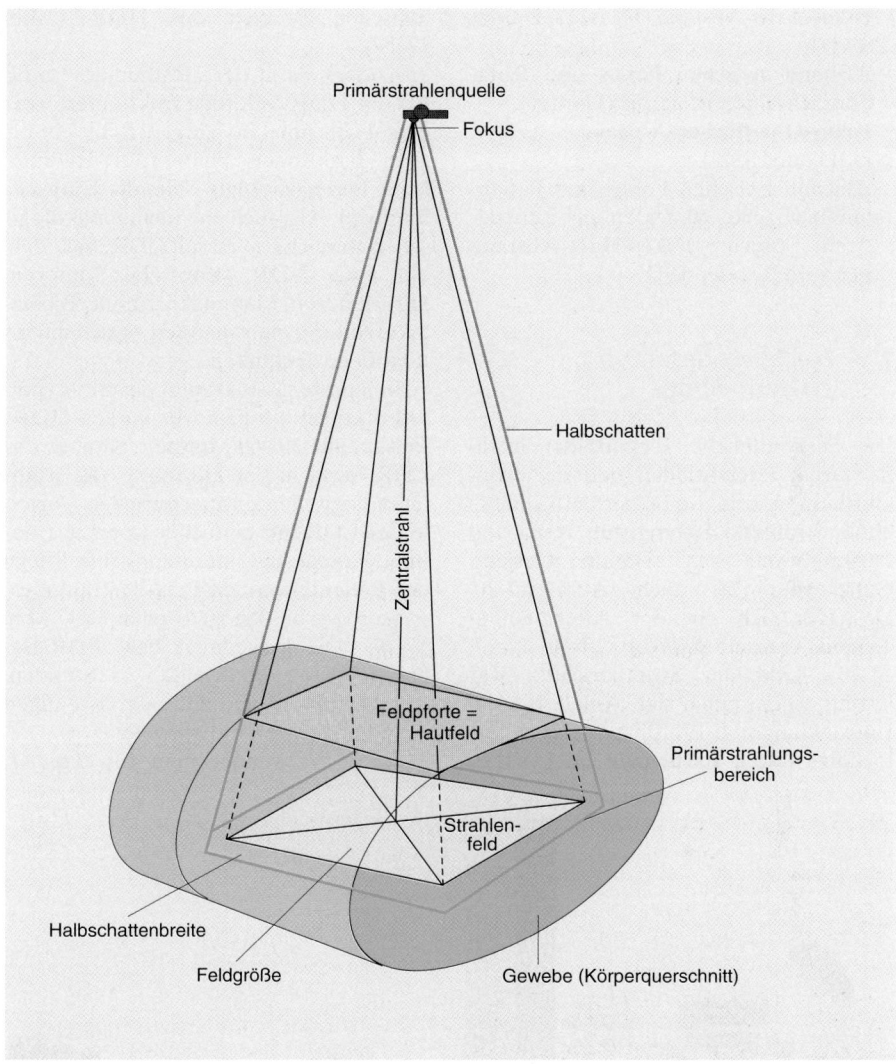

Abb. 17-15 Definition von Strahlenfeldern.

• **Isozentrum**
Raumfester Punkt, in dem sich die vertikalen und die horizontalen Dreh- bzw. Symmetrieachsen schneiden. Es ist der Mittelpunkt der kleinsten Kugel, durch den der Zentralstrahl eines symmetrisch eingeblendeten Strahlenfeldes bei Einbeziehung aller Tragarm-rotationswinkel des Gerätes, aller Blendendrehwinkel sowie aller Strahlungsarten und -energien verläuft.
• **Fokus-Isozentrum-Abstand**
Abstand zwischen Fokus und Isozentrum.

- **Fokus-Achs-Abstand** (FAA, FAD oder SAD)
  Abstand zwischen Fokus und Rotationsachse des Tragarms (Gantry).
- **Fokus-Oberflächen-Abstand** (FOA, FOD oder SSD)
  Abstand zwischen Fokus und Patientenoberfläche, gemessen im Zentralstrahl (auch: Fokus-Haut-Abstand FHA, FHD oder SSD).

17.4 Nachladeverfahren (Afterloading)

Die herkömmliche Technik der intrakavitären, interstitiellen und der Kontakttherapie bringt eine verhältnismäßig hohe Strahlenbelastung für Arzt und Personal mit sich (Hände, Gesicht, Ganzkörper), s. auch Abb. 17-20. Das läßt sich mit der Afterloading-Technik vermeiden (Abb. 17-16, 17-17, 17-18). Und der Strahlenschutz war letzten Endes auch der Anlaß für die Entwicklung und Einführung des Afterloadings (AL). Es begann im gynäkologischen Bereich mit HDR (Abb. 17-19).

Anders als in der „Radiumära" muß bei der HDR-Methode fraktioniert werden: 4- bis 6mal im Vergleich mit ein bis zwei Fraktionen beim LDR-Radium. Nach und nach folgte dann die Entwicklung des AL auch im nichtgynäkologischen Bereich, zuerst mit LDR, bald darauf auch HDR (Kopf-Hals-Tumoren, Hirntumoren, Mammakarzinom, Prostatakarzinom); meist handelt es sich um interstitielle Techniken.

In jüngster Zeit kommt das PDR (pulsed dose rate) hinzu: Mit kurzen HDR-Pulsen, alle 30–60 Minuten, ahmt es das LDR nach, in der Hoffnung, die strahlenbiologischen und technischen Vorteile des LDR mit einfacher Logistik (mobiler Patient bzw. strahlungsfreie Pflege des Patienten in den Puls-Bestrahlungspausen) verbinden zu können (vgl. Abb. 17-19). Die Liegedauer bzw. PDR-Behandlungszeit beträgt 20–36 Stunden; das Verfahren befindet sich an einigen wenigen Zentren in Erprobung.

Heute verwendet man für das AL

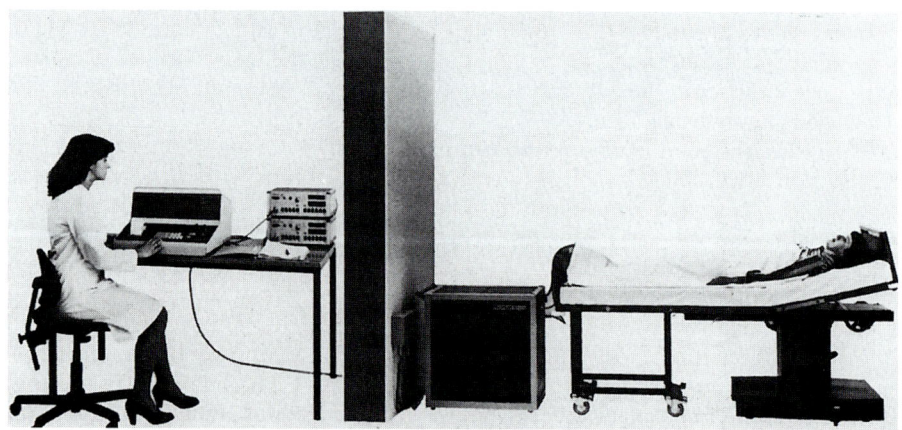

Abb. 17-16 Nachladeverfahren in der gynäkologischen Strahlentherapie. Die Applikatoren sind gelegt und über Schläuche mit dem Tresor verbunden, der das radioaktive Material enthält. Außerhalb des Raums, hinter einer Strahlenschutzwand, befindet sich das Bedienungspult. Von hier wird die Strahlenquelle aus dem Tresor in die Applikatoren gesteuert und wieder zurückgezogen.

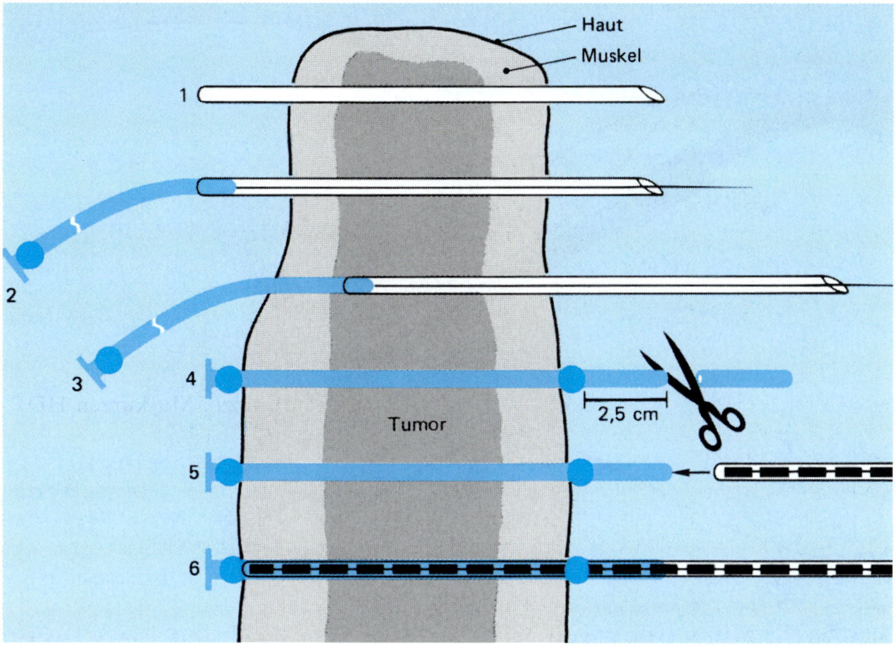

Abb. 17-17 Interstitielle Therapie mit [192]Iridium-Drähten nach dem Afterloading-Verfahren:
1. Eine Kanüle aus rostfreiem Stahl wird eingeführt.
2. Ein Nylonschlauch wird an das stumpfe Nadelende angesetzt und mit einem durch die Kanüle durchgezogenen Führungsfaden fixiert.
3. Indem man die Nadel entfernt, wird der Plastikschlauch in den Tumor eingezogen.
4. Fixierung des Plastikschlauchs an der Körperoberfläche mit zwei aufgesetzten Knöpfen.
5. Der ^{192}Ir-Draht wird mit einer Pinzette in den Plastikschlauch eingeführt.

nahezu punktförmige Gammastrahler ([192]Iridium) oder kurze Linienquellen von nur wenigen Millimetern Länge und 1 Millimeter Durchmesser. Mit ihnen sind heute selbst die Koronargefäße zugänglich. Daneben sind weiterhin noch [60]Co- und ^{137}Cs-Quellen in Gebrauch.

Technik

Zunächst werden die nichtaktiven Applikatoren (Tuben, Hülsen) in die gewünschte Position gebracht, mit Röntgenaufnahmen auf korrekten Sitz hin überprüft und fixiert. Aufgrund der sich jetzt ergebenden Geometrie und des gewünschten Zielvolumens erstellen Arzt und Physiker gemeinsam einen Bestrahlungsplan mit Anzahl, Lage und Liegedauer der Präparate bzw. den Positionen und der entsprechenden Aufenthaltsdauer der AL-Quelle. Erst dann schiebt das AL-Gerät die Quelle(n) ferngesteuert durch Hohlsonden in Position. Das Personal befindet sich zu diesem Zeitpunkt außerhalb des strahlengeschützten/strahlenabgedichteten Raums. Der Strahler führt nun kontinuierliche oder diskontinuierliche Bewegungen zu den vorbestimmten Positionen durch. Da optimaler Strahlenschutz gewährleistet ist, können selbst hohe Aktivitäten appliziert werden (Abb. 25-3). Dies reduziert

17

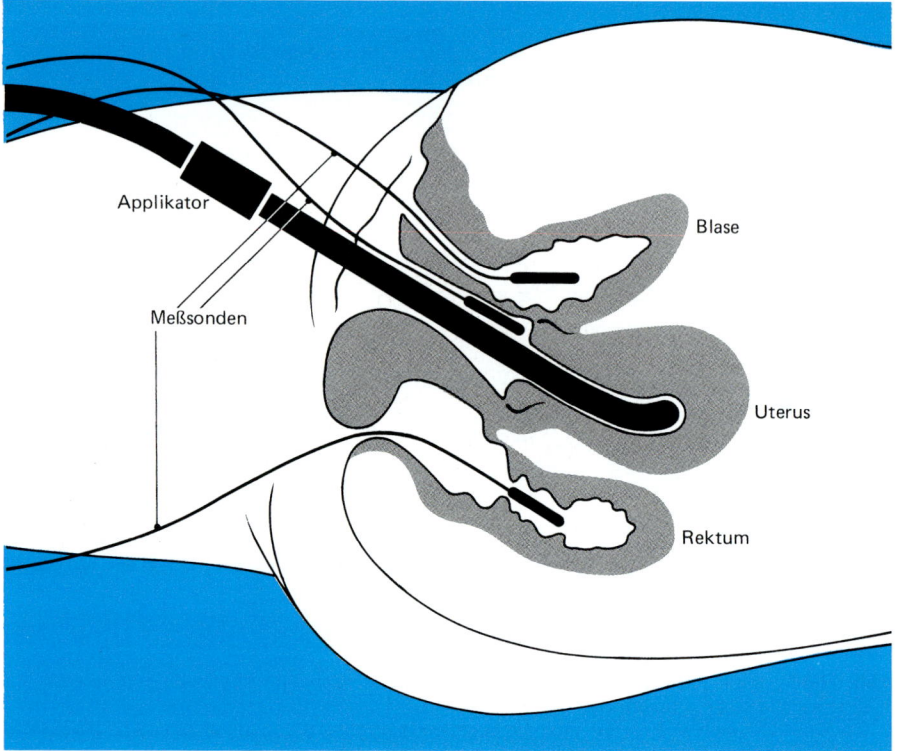

Abb. 17-18 Nachladeverfahren (Afterloading) in der gynäkologischen Strahlentherapie. Längsschnitt durch das weibliche Becken mit Applikator in der Uterushöhle. Verschiedene Meßsonden registrieren die Strahlendosis an den benachbarten Organen Vagina, Blase und Rektum.

die Liegedauer der Patienten gegenüber der herkömmlichen Radiumtherapie und gegenüber der LDR-Therapie im nichtgynäkologischen Bereich beträchtlich.

↗ Das Nachladeverfahren im Kontaktbereich und bei der intrakavitären sowie interstitiellen Brachytherapie gewährleistet gegenüber der herkömmlichen Brachytherapie

1. eine optimale und korrigierbare Positionierung der Strahler/der Quelle,
2. eine prospektive Dosimetrie/Bestrahlungsplanung,
3. eine Verkürzung der Liegedauer des Patienten im Strahlen-Operationsbereich,

4. die Eliminierung jeglicher Strahlenexposition für Arzt und Personal.

Anwendungsbereiche

Zugängliche Bereiche für Manipulation mit Tuben, Schläuchen und Strahler! Gegebenenfalls müssen die Schläuche intraoperativ, z.B. im Abdomen, gelegt werden. Grundsätzlich gleichen die Indikationen denjenigen der herkömmlichen Brachytherapie:

- Intrakavitäre Therapie von Uteruskorpus, Uteruszervix und Scheide;
- Mammakarzinom: nur zur lokalen Dosisaufsättigung nach Tumorektomie im Gesunden, verbunden mit einer Homogenbestrahlung der Brust;

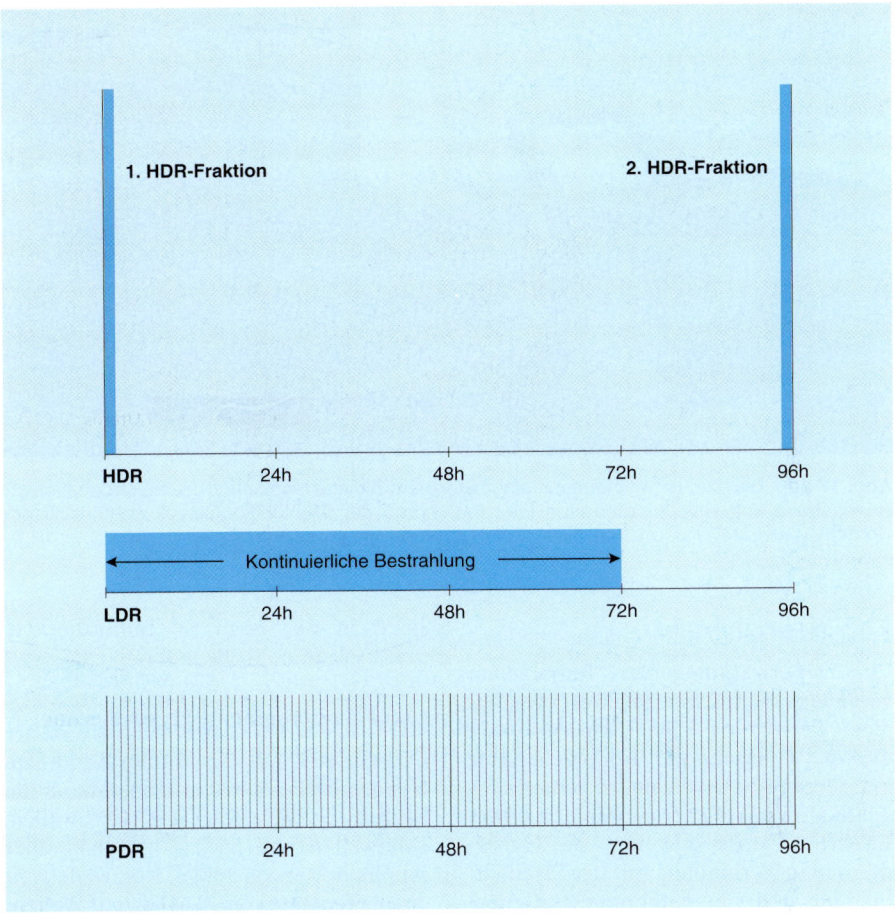

Abb. 17-19 HDR-, LDR- und PDR-Brachytherapie in der Übersicht.
HDR = 1 × 5−10 Gy pro Fraktion, alle 5−8 Tage;
LDR = kontinuierliche RT von 30 Gy/3 Tage;
PDR = 72 Pulse à 1 Gy in 72 Stunden.

17

- Kopf-Hals-Bereich: Lymphknotenmetastasen (auch als alleinige palliative Therapie), Mundhöhlen-, Zungen-, Lippen-, Nasopharynxkarzinome u. a.;
- Hirntumoren;
- Intraabdominale Primärtumoren und Tumorrezidive, z.B. auch an der Beckenwand;
- Extremitätentumoren;
- Intraluminale Radiotherapie bei Ösophagus-, Gallengangs- und Bronchialkarzinom: in kurativer Intention als Boost zur perkutanen Teletherapie;
- Intraarterielle Therapie nach Angioplastie, Stentimplantation oder nach Endarteriektomie in peripheren Gefäßen und Koronarien zur Stenoseprophylaxe.

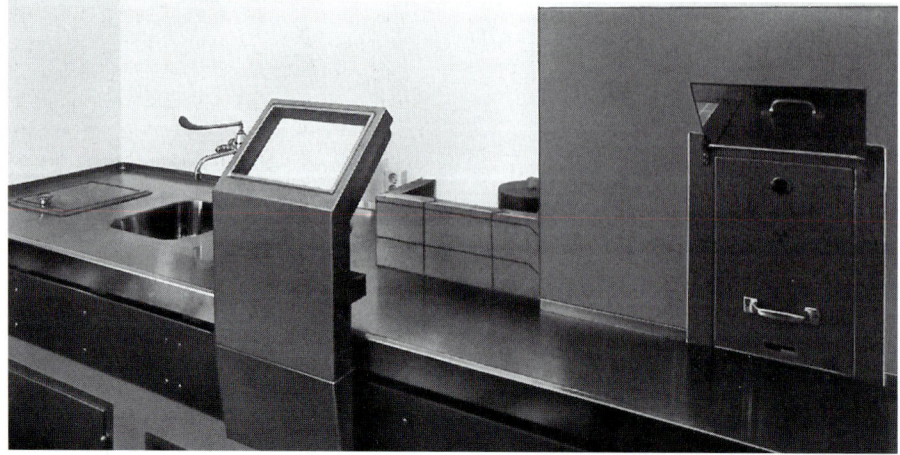

Abb. 17-20 Bleiburg mit Wandtresor, eingelassenem Bleiglasfenster und Transportbehälter zur Handhabung von Radiumpräparaten (seit Einführung der Afterloadingtechnik überflüssig geworden).

17.5 Hyperthermie

Eine Überwärmung der Tumorzellen verändert sie bis hin zu ihrer vollständigen Zerstörung. Eine Temperatur von **41,5–42 °C** macht die Tumorzellen für ionisierende Strahlen und Chemotherapeutika empfindlicher **(sensibilisierender Effekt)**. Deshalb setzt man die Hyperthermie in Verbindung mit der Strahlentherapie und Chemotherapie (seltener) in der kurativ und palliativ ausgerichteten Tumorbehandlung ein. Temperaturen von **42,5–43 °C** und höher zerstören die Tumorzellen **(tumorizider Effekt)**.

17.5.1 Ganzkörperhyperthermie

Es gab Versuche mit der sogenannten **Ganzkörperhyperthermie**. Der Tumorpatient wird in einer abgeschlossenen Kammer mit Heißluft, Heißwasser oder Mikrowellen überwärmt. Diese Behandlung war zur Sensibilisierung bei systemischer Chemotherapie konzipiert. Sie belastet den Patienten jedoch sehr stark, ist risikoreich, nur begrenzt anwendbar und

spielt in der heutigen Tumortherapie praktisch keine Rolle mehr.

17.5.2 Lokoregionale Hyperthermie

Die gezielte, auf den Tumor begrenzte Hyperthermie gewinnt zunehmend an Bedeutung. Sie erfolgt mit Mikrowellen, Kurzwellen und auch Ultraschall über Applikatoren von außen. Kurzwellen mit einer Frequenz von 10 MHz und Wellenlängen zwischen 20 und 30 m dringen tiefer in den Körper ein als Mikrowellen (bis 1 GHz, Dezimeterwelle). Probleme bereiten die Ankopplung der Elektroden an den Körper und die relativ hohe Erwärmung der Haut und des Unterhautfettgewebes. Deshalb ist eine Wasserkühlung der Hautoberfläche notwendig.

Die **perkutane Hyperthermie** hat ihre Berechtigung in der Oberflächen- und Halbtiefentherapie, z.B. im Halsbereich bis 4 cm Tiefe (Abb. 17-21). Die Probleme bei der **Tiefenhyperthermie** (Abb. 17-22) können noch nicht als gelöst betrachtet werden. Insbesondere erreicht

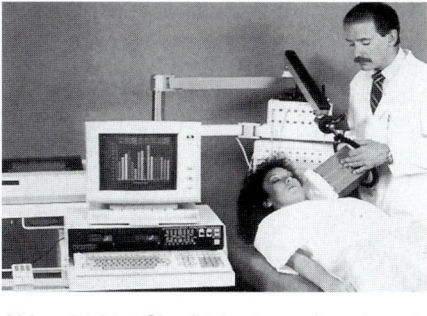

Abb. 17-21 Oberflächenhyperthermiegerät mit 400−2540 MHz (Mikrowellenbereich). Der Applikator mit einem die Oberfläche kühlenden Wasserkissen wird am Hals plaziert.

keine der perkutanen Techniken im Beckenbereich und Abdomen zuverlässig Temperaturen von > 42 °C. Praktisch unmöglich gestaltet sich zudem die Temperaturmessung in einem größeren Bereich von behandeltem Tumor- und Normalgewebe, denn die Messungen erfolgen nur punktuell und invasiv über eingestochene Meßsonden.

17.5.3 Interstitielle Hyperthermie

Für die definierte Überwärmung tiefliegender Tumoren eignet sich die **interstitielle Hyperthermie**. Vergleichbar der interstitiellen Radiotherapie (Kap. 17.4) werden über Kunststoffschläuche oder -nadeln Mikrowellenantennen, Implan-

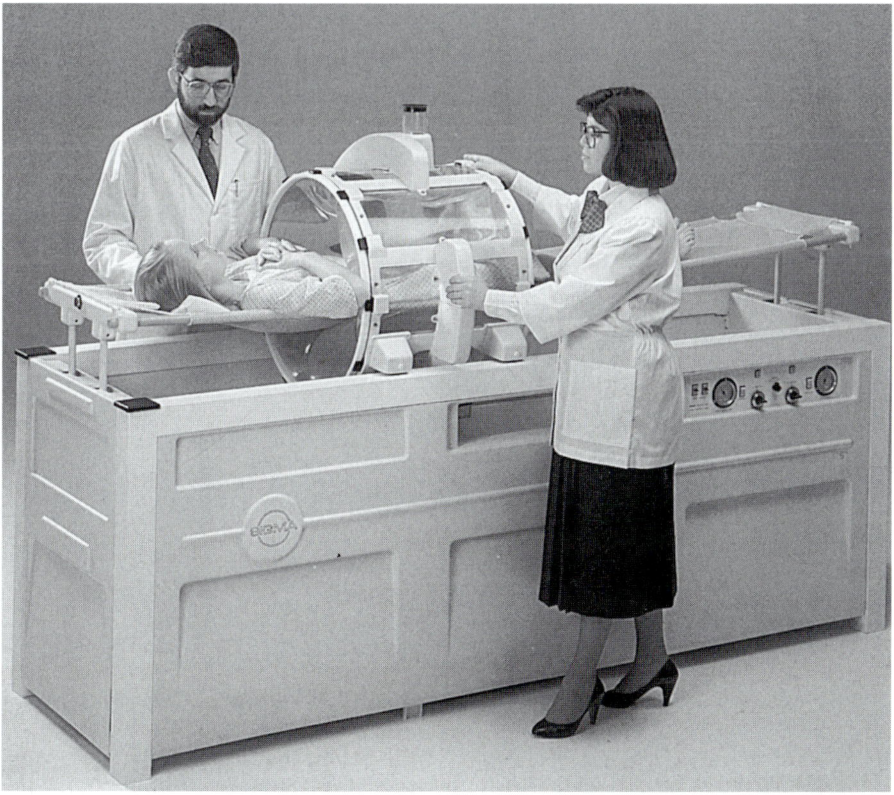

Abb. 17-22 Hyperthermiegerät für den Tiefenbereich, hier Hyperthermie im Abdominalbereich.

tate für Radiowellenerzeugung oder heiße bzw. erhitzbare Metall-Seeds direkt in und um den Tumor plaziert. In gleicher Weise erfolgt die Plazierung von Meßsonden. Die simultane Temperaturmessung kontrolliert und steuert die Behandlung. Auf diese Weise erreicht man zuverlässig eine gleichmäßige Überwärmung umschriebener Gewebebezirke.

IV

Die Strahlenbehandlung

18 Bestrahlungsplanung

Die Strahlentherapie beginnt immer mit der Aufstellung eines exakten Bestrahlungsplans.

↗ Die Bestrahlungsplanung umfaßt alle medizinischen, physikalisch-technischen, biologischen und organisatorischen Vorbereitungsschritte für eine Radiotherapie.

Der Bestrahlungsplan beinhaltet:
- Die Sicherung der Tumordiagnose und der Tumorausbreitung (Typing, Grading und Staging).
- Die Erarbeitung einer Behandlungsstrategie.
- Die Lokalisation der Bestrahlungsfelder oder Verifikation der radioaktiven Strahler am Therapiesimulator.
- Die Erstellung von Patientenquer- und -längsschnitten mit den modernen Schnittbildverfahren CT, MRT und Ultraschall.
- Den physikalisch-technischen Bestrahlungsplan, im allgemeinen erstellt mit einem computerunterstützten Bestrahlungsplanungssystem.
- Die Verifizierung des Zentralstrahls, des Strahlenfeldes, des Bestrahlungsvolumens und der Bestrahlungstechnik und gegebenenfalls die Optimierung der Bestrahlungsparameter.

18.1 Behandlungsstrategie

Bevor der Patient oder die Patientin den Simulatorraum betritt, sollte die Behandlungsstrategie festliegen und zwischen Arzt, Physiker und MTA-R abgestimmt sein (Planungsbesprechung). Folgende Fragen sind zu klären:

- Besteht eine kurative oder eine palliative Behandlungsindikation?
- Ist eine alleinige Radiotherapie oder eine Kombinationsbehandlung vorgesehen?
- Soll prä- oder postoperativ bestrahlt werden?
- Ist eine Teletherapie (von außen) oder eine Brachytherapie (von innen) vorgesehen?
- Welches Zielvolumen ist vorgesehen?
- Welche Bestrahlungstechnik ist vorgesehen?
- Ist eine Radiochemotherapie oder eine Radiohyperthermie geplant?
- Soll die Behandlung ambulant oder stationär erfolgen?
- Ist eine supportive (unterstützende) Therapie erforderlich?
- Lassen Ernährungs- und Allgemeinzustand des Patienten überhaupt die Behandlung zu?
- Wurde der Patient über die vorgesehene Behandlung ausreichend aufgeklärt, und ist er einverstanden?

18.2 Behandlungsvolumina

Die strahlentherapeutischen Behandlungsvolumina, die in Empfehlungen und Normen (DIN 6814-8) definiert sind, decken sich mit den onkologischen Volumina (Tumorvolumen, Tumorausbreitungsgebiet).

↗ Die strahlentherapeutischen Volumina richten sich nach den onkologischen Volumina.

Onkologische Volumina

Tumorvolumen: Volumen, in dem mit diagnostischen Methoden (oder postoperativ) Tumoren, einschließlich lokoregionaler Lymphknotenmetastasen, oder andere Metastasen nachweisbar sind. Die Klassifizierung erfolgt nach dem TNM-System (vgl. Kap. 5.7.1).

Tumorausbreitungsgebiet: Volumen außerhalb des Tumorvolumens, von dem angenommen werden muß, daß es Tumorzellen enthält, obwohl diese nicht nachweisbar sind. Das radiotherapeutische Zielvolumen muß dieses Volumen erfassen.

Strahlentherapeutische Volumina

Diese Darstellung entspricht dem ICRU-Report 50 (1993) und der DIN-Norm 6814-8 (1995).

Klinisches Zielvolumen: Volumen, das räumlich zusammenhängende onkologische Volumina umschließt, in denen ein bestimmtes radioonkologisches Behandlungsziel erreicht werden soll. Ist beabsichtigt, in diesen räumlich zusammenhängenden Volumina unterschiedliche (Energie-)Dosen (in Gy) zu applizieren, so werden entsprechend unterschiedliche klinische Zielvolumina festgelegt. Dies sind die **Zielvolumina I., II. und III. Ordnung:**

- I. Ordnung: Primärtumor mit Sicherheitssaum
- II. Ordnung: benachbarte regionäre Lymphknoten mit Sicherheitssaum
- III. Ordnung: juxtaregionäre Lymphknoten (entspricht N3 nach der TNM-Klassifikation) oder Körperhöhlen (Abdominalhöhle bei Ovarialkarzinom, zerebrospinaler Liquorraum bei Medulloblastom).

Planungszielvolumen (kurz: Zielvolumen): Klinisches Zielvolumen mit Sicherheitssaum für Veränderungen, die sich im Verlaufe der Strahlentherapie ergeben, z. B. Lageänderungen, unterschiedlicher Füllungszustand eines Hohlorgans, Verschiebungen infolge nicht exakt reproduzierbarer Patientenpositionierung. Das Planungszielvolumen ist in der Regel größer als das klinische Zielvolumen.

Behandeltes Volumen: Von der Minimaldosis (= Zielvolumendosis = Herddosis) umschlossener Teil des Planungszielvolumens. Das behandelte Volumen ist größer oder gleich dem Planungszielvolumen. Im Idealfall sollten beide Volumina deckungsgleich sein.

Bestrahltes Volumen: Körpervolumen, dessen Mitbestrahlung unerwünscht, aber nicht zu umgehen ist (Restvolumen).

Risikobereich: Normalgewebe innerhalb des bestrahlten Volumens, für das ein Risiko von Nebenwirkungen oder Spätfolgen durch die Strahlenbelastung beachtet werden muß. Wenn der Risikobereich einem Organ entspricht, wird dieses als **Risikoorgan** bezeichnet.

↗ Das klinische Zielvolumen entspricht dem onkologischen Tumorvolumen und Tumorausbreitungsgebiet. Das Planungszielvolumen berücksichtigt einen Sicherheitssaum und sollte im Idealfall auch das behandelte Volumen sein.

18.3 Grundsätzliches über strahlentherapeutische Methoden

Dieser Abschnitt dient der Klassifizierung der verschiedenen Behandlungsmethoden in der Radioonkologie.

Perkutane Therapie (Teletherapie)

Die Strahlenquelle befindet sich außerhalb des Körpers. Von Teletherapie spricht man, wenn der Fokus-Haut-Abstand mindestens 10 cm beträgt.

Zur perkutanen Therapie (Teletherapie) zählen:

- Die Röntgentherapie (Weich- und Hartstrahltherapie).
- Die Telegammatherapie (mit ^{60}Co).
- Die Hochvolttherapie (Megavolttherapie, nach DIN 6814-8: Hochenergie-

therapie) mit Kreis- oder Linearbeschleunigern.

Brachytherapie

Der Abstand zwischen Strahlenquelle und dem klinischen Zielvolumen beträgt weniger als 10 cm. Im engeren Sinn werden unter Brachytherapie die Kontakttherapie, die intrakavitäre und die interstitielle Therapie mit umschlossenen Strahlern verstanden.

- **Kontakttherapie:** Die umschlossene Strahlenquelle bzw. der Applikator wird in Kontakt mit der äußeren oder inneren Oberfläche des Patienten gebracht (Haut, Epipharynx, Augapfel, intraoperative Radiotherapie).
- **Intrakavitäre Therapie:** Ein Bestrahlungstubus oder ein offener bzw. umschlossener Strahler wird in eine Körperhöhle eingebracht (Gebärmutterhöhle, Scheide, Blase). Hierher gehört auch die intraluminale Therapie (Radiotherapie in einem schlauchförmigen Lumen, z. B. Ösophagus, Gallengang).
- **Interstitielle Therapie:** Die Strahlungsquelle oder der Applikator wird direkt in das Tumorgewebe und das unmittelbare Nachbargewebe implantiert.

18.3.1 Teletherapie: Einflüsse auf die Dosisverteilung

Die Intensität einer Primärstrahlung nimmt mit der Eindringtiefe infolge Ausbreitung, Abbremsung und Streuung ab. Der Tiefendosisverlauf wird von den Faktoren Strahlenart, Feldgröße, Fokus-Haut-Abstand, Filterung, Körperinhomogenitäten und Bestrahlungstechnik beeinflußt.

Strahlenart

Der Tiefendosisverlauf ist für Korpuskular- und Photonenstrahlung unterschiedlich. Für **Photonenstrahlung** gilt folgendes:

- Mit steigender Strahlenenergie nimmt die Tiefendosis zu vgl. Abb. 16-4, 18-1).
- Streuvorgänge im Gewebe laufen bei hoher Energie vorwiegend in Richtung des Primärstrahlenbündels ab. Dadurch bessert sich mit zunehmender Strahlungsenergie das Dosisquerprofil des Feldes. Der Dosisabfall am Feldrand wird steil im Vergleich zu niedrigen Energien, die einen flachen und unscharfen Feldrand haben.
- Die Energieabsorption gleicht sich in den unterschiedlichen Körpergeweben mit zunehmender Photonenenergie an. In bezug auf die Masseneinheit liegt die Energieabsorption im Knochen zwischen 200 kV und 6 MV sogar noch etwas unter der Absorption im Weichteilgewebe (vgl. Abb. 16-3).

Im Gegensatz zur Photonenstrahlung ist die Energieabgabe einzelner geladener **Korpuskularteilchen** beim Eintreten in Materie nicht „zufällig", sondern erfolgt kontinuierlich. Damit besitzen die Korpuskularstrahlen auch eine bestimmte, genau definierbare Eindringtiefe. Der Tiefendosisverlauf von Korpuskularstrahlung ist abhängig von

- der kinetischen Energie des Teilchens,
- der Masse des Teilchens,
- der Zahl der positiven oder negativen Ladungen des Teilchens,
- der Dichte des absorbierenden Materials und
- der Ordnungszahl des absorbierenden Materials.

Prinzipiell würde man für **Elektronen** einen ähnlichen Tiefendosisverlauf wie für Protonen und Neutronen erwarten. Dies ist aber nicht der Fall (vgl. Abb. 12-29, 16-4, 18-1) .

↗ 1. Bei energiereichen schweren Teilchen nimmt die Eindringtiefe der Strahlung ins Gewebe mit der Energie zu, mit der Masse der Teilchen und mit der Dichte/Ordnungszahl des absorbie-

renden Materials jedoch ab. Die Energieabgabe kann u. U. (Protonen) mit der Eindringtiefe zunehmen (bis zum „Bragg peak").
2. Bei Elektronen nimmt die gemessene Tiefendosis mit der Eindringtiefe sehr viel rascher ab als bei energiereichen schweren Teilchen.

Die energiereichen Elektronen erfahren beim Eindringen in das Gewebe zunächst nur eine geringfügige Abbremsung. Wegen ihrer kleinen Masse werden sie jedoch aus ihrer Bahn abgelenkt. Infolge der dadurch bedingten „schrägen" Bahnen erhöht sich die Energieabgabe pro Längeneinheit in Richtung des primären Strahlenbündels. Die Dosis steigt unmittelbar nach dem Eindringen in die Materie an (Dosisaufbau, nicht zu verwechseln mit dem Aufbaueffekt bei Photonenstrahlung, bei dem eine „Wolke" von Sekundärelektronen aufgebaut wird, vgl. Kap. 15.2.5). Dieser Effekt wird durch die Erzeugung von energiereichen Sekundärelektronen noch verstärkt.

Anders als bei energiereichen schweren Teilchen nimmt die gemessene Tiefendosis mit zunehmender Eindringtiefe ab. Da die Wege der meisten Elektronen nicht mehr geradlinig in die Materie hineinlaufen, gelangen nur wenige Elektronen an Orte, die der maximalen Reichweite der Elektronen bei geradliniger Bahn entsprechen. Mit abnehmender Energie nimmt diese Streuung stark zu.

Bei Elektronen ist zusätzlich meist ein sogenannter **Bremsstrahlenuntergrund** zu beobachten. Er ist durch die von Elektronen in der Materie erzeugte Bremsstrahlung verursacht, die nur wenig geschwächt wird (vgl. Abb. 16-4).

Der **Tiefendosisverlauf** von Elektronen ist charakterisiert durch die Lage des Dosismaximums (D_{max}, ausgedrückt in cm Wasser- oder Gewebetiefe, $\triangleq$ ca. $1/6$ des Zahlenwertes für die Elektronen-

energie an der Oberfläche), die 50%-Tiefe ($D_{50} \approx 2\,D_{max}$), die **therapeutische Reichweite** (D_t, vom Arzt festzulegen: 80–95%) und die **praktische Reichweite** ($D_p \approx 3\,D_{max}$).

↗ Mit steigender Elektronenenergie erhöht sich (im Gegensatz zur Photonenstrahlung) die Oberflächendosis, während sich das Dosismaximum (wie bei der Photonenstrahlung) in die Tiefe verlagert (Abb. 18-1).

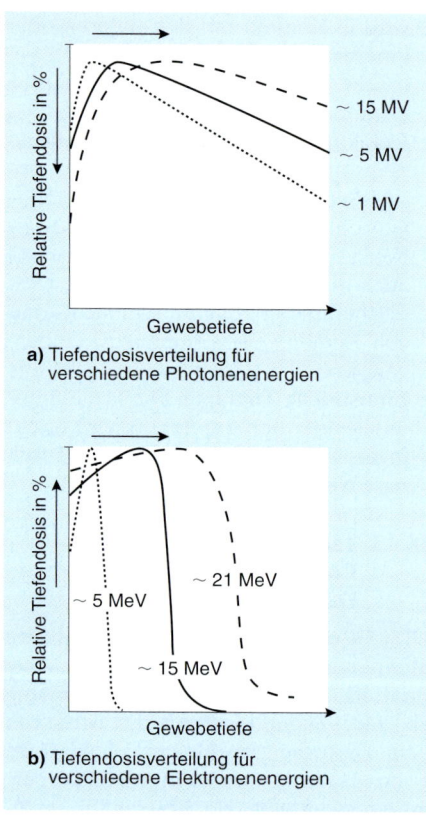

a) Tiefendosisverteilung für verschiedene Photonenenergien

b) Tiefendosisverteilung für verschiedene Elektronenenergien

Abb. 18-1 Tiefendosisverläufe im Gewebe für Photonen- und Elektronenstrahlung im Vergleich. Photonen **(a)**: Mit steigender Energie wandert das Dosismaximum in die Tiefe, und die Oberflächendosis sinkt durch Aufbaueffekt. Elektronen **(b)**: Mit steigender Energie wandert das Dosismaximum auch in die Tiefe, aber die Oberflächendosis nimmt zu.

Feldgröße

Mit zunehmender Feldgröße nimmt auch der Streustrahlenanteil zu. Er stellt eine Zusatzdosis dar. So ist besonders in den tiefen Gewebsschichten eine günstigere Tiefendosis zu beobachten (Abb. 18-2).

Dieses Phänomen spielt jedoch nur bei der **konventionellen Röntgenstrahlung**, stark bei Elektronenstrahlen und in gewissem Umfang noch bei der Telekobaltstrahlung eine Rolle. Und auch hier ist der Streuzusatz ab einer Feldgröße von 200 cm² praktisch zu vernachlässigen.

Bei **ultraharter Röntgenstrahlung** wird der Tiefendosisverlauf von der Feldgröße kaum noch beeinflußt.

Für **Elektronenstrahlen** gilt, daß mit abnehmendem Bündeldurchmesser das Dosismaximum von der Tiefe an die Oberfläche wandert und der Dosisabfall zur Tiefe hin weniger steil erfolgt. Nur bei im Verhältnis zur Elektronenreichweite genügend großen Feldern bilden sich ausreichend gestaltete Isodosenkurven aus. Kleine Feldgrößen eignen sich also nur für die Bestrahlung ganz oberflächlicher Herde.

Feldbegrenzung

Bei der Benutzung von **Photonenstrahlung** des unteren und mittleren Energiebereichs, wie Röntgen- und Kobaltstrahlung, beobachten wir einen sogenannten Halbschatten am Rand des Bestrahlungsfelds (vgl. Abb. 17-15, 18-3). Diese Randunschärfe bedeutet, daß die Dosis an der Feldgrenze nicht scharf abfällt, sondern mehr oder weniger „ausläuft". Das hat zwei Gründe:
1. Die **Strahlenquelle** ist nicht punktförmig, sondern hat eine endliche Größe

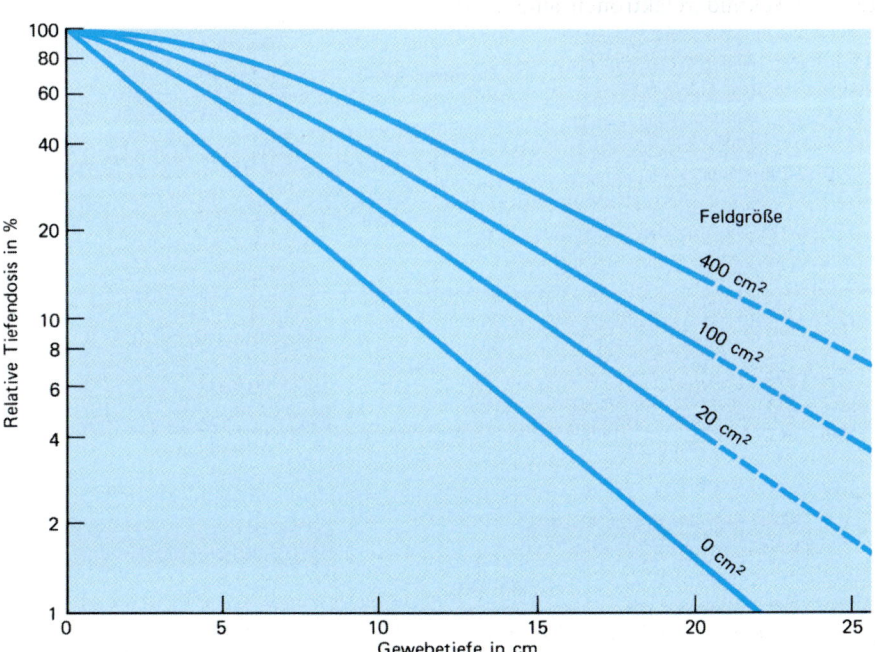

Abb. 18-2 Bei konventioneller Röntgenstrahlung (Halbwertschicht 1 mm Cu) wird der Tiefendosisverlauf mit zunehmender Feldgröße günstiger.

18

(mm² bzw. cm²). Den Fokus als (idealisierte) punktförmige Primärstrahlenquelle gibt es ja nicht. Ein Kollimatorsystem wird den Strahlenkegel also

nicht ausreichend einzublenden vermögen. Wird die Strahlenquelle größer, nimmt auch die Randunschärfe zu (Abb. 18-3). In die modernen Tele-

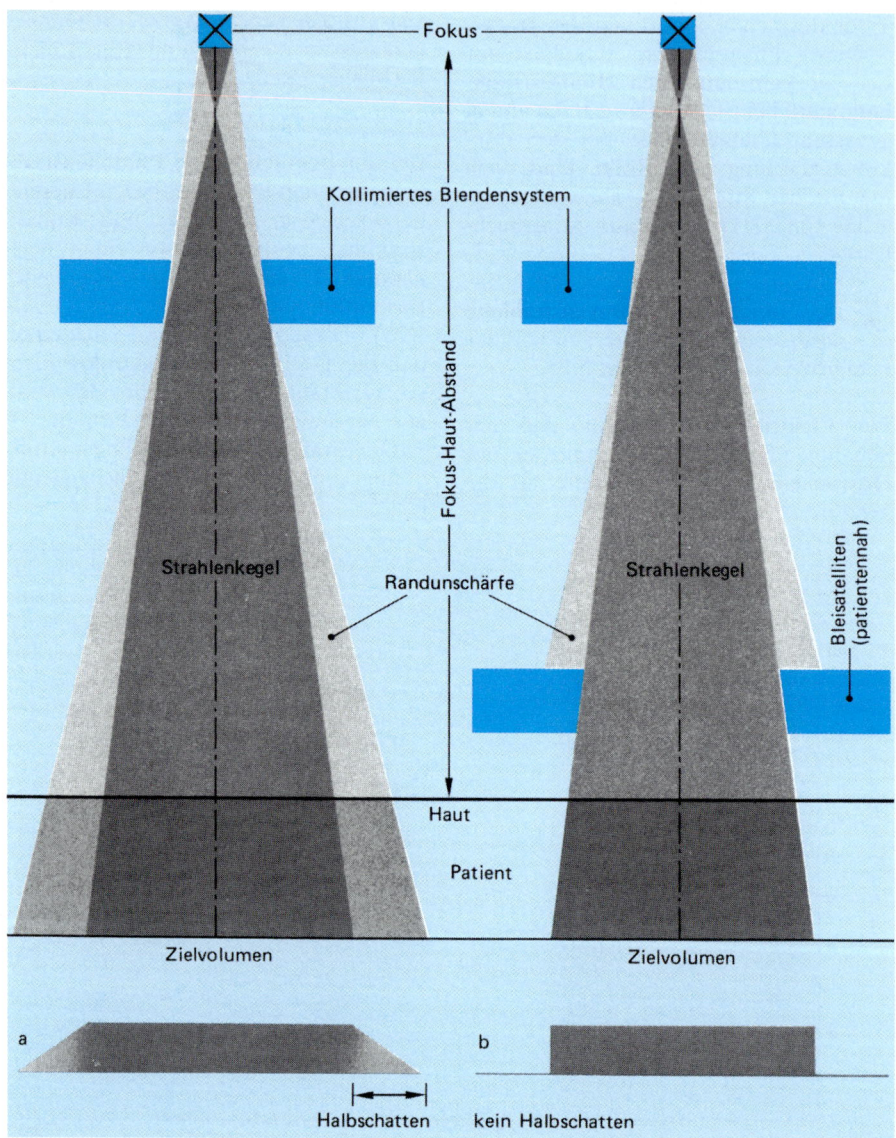

Abb. 18-3 Bei nicht punktförmiger Quelle wird der Strahlenkegel vom Blendensystem des Bestrahlungsgerätes nicht ausreichend eingeblendet **(a)**. Der entstehende Halbschatten (Randunschärfe) muß patientennah durch Bleisatelliten abgedeckt werden **(b)**.

curiegeräte setzt man deshalb möglichst kleine Strahlenquellen ein, um den Halbschatten schmal zu halten. Der Halbschatten kann zusätzlich mit Bleisatelliten (Trimmern), die patientennah den Rand des Feldes begrenzen, vermindert werden (vgl. Abb. 18-3). Oftmals sind bereits kollimierte Bleisatelliten am Blendensystem angebracht.

2. Strahlung niedriger Energie streut im Gewebe stark. Damit wird, im Gegensatz zur harten Strahlung, die Feldbegrenzung unscharf, und diese Unschärfe nimmt zu, je tiefer man ins Gewebe hineinkommt. Die Randunschärfe macht sich natürlich am Isodosenverlauf bemerkbar. Die Konsequenz muß deshalb sein, mit möglichst kleiner Strahlenquelle und hoher Photonenenergie zu arbeiten.

↗ An den Feldrändern entstehen Halbschatten, weil die Strahlenquelle kein punktförmiger Fokus ist. Halbschatten sind insbesondere bei der Röntgentherapie und bei Telekobaltgeräten zu beachten.

Bei **schnellen Elektronen** ist das Problem des Dosishalbschattens am Feldrand besonders groß. Es wird in der Praxis leider wenig beachtet:

- Die Dosiskurven zeigen eine charakteristische seitliche Ausweitung über den Feldrand hinaus, die Pinsel- oder Flaschenform hat (Abb. 18-4).

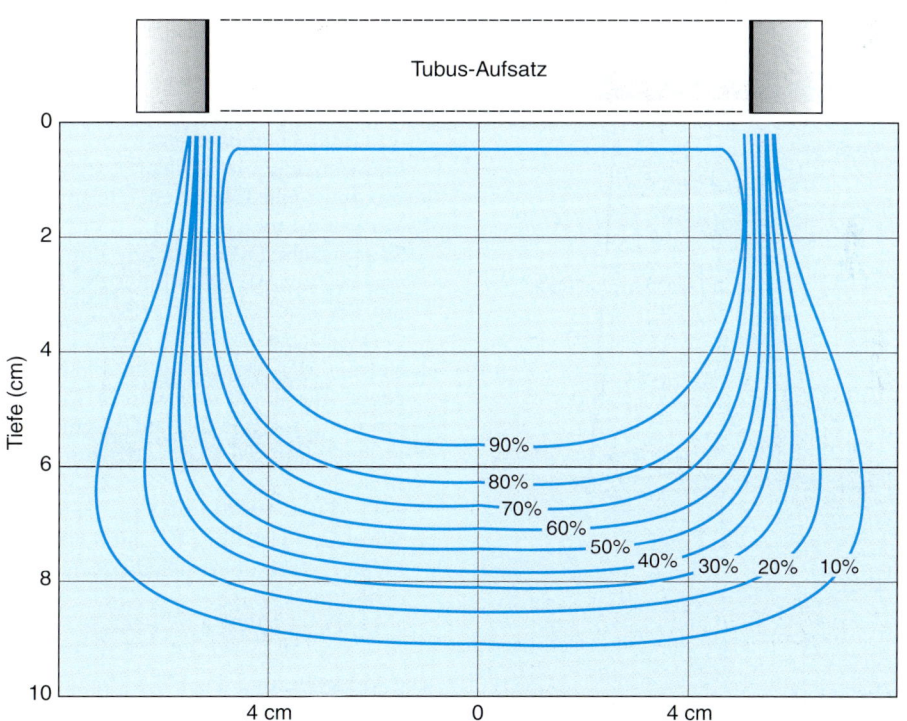

Abb. 18-4 Pinselförmiger Isodosenverlauf von 18-MeV-Elektronen, gemessen in Wasser. Feldgröße 10×10 cm, Fokus-Oberflächen-Abstand 100 cm. Deutlich ist die Aufstreuung der Isodosen zur Tiefe hin.

• Um eine stärkere Bündelung des Elektronenstrahls zu erreichen, bedient man sich nach unten offener Tubusse. Sie müssen fest auf die Haut aufgesetzt werden. Trotzdem wird die gewählte „therapeutische Isodose" erst im Abstand von 1–2 cm vom Tubusrand erreicht (Abb. 18-4, 18-5).

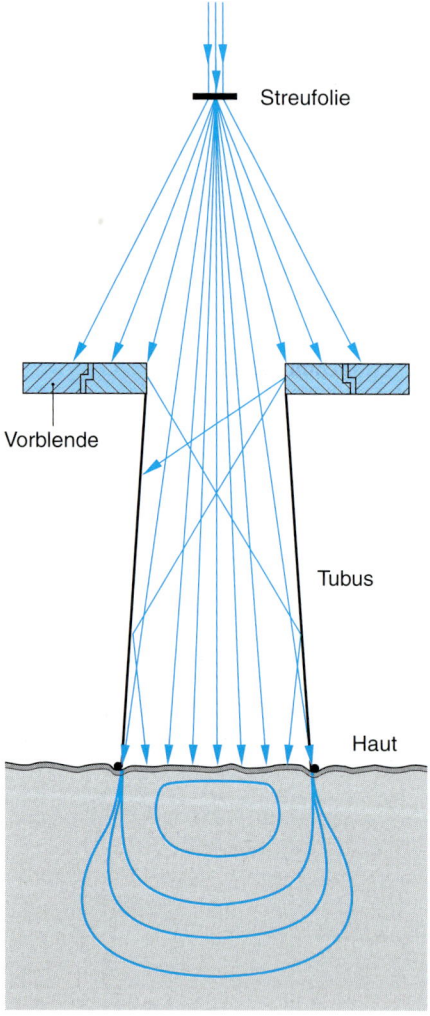

Abb. 18-5 Darstellung der Feldbegrenzung durch einen Elektronentubus und der Streuung der Elektronen an den Tubuswänden.

Streufolie

Vorblende

Tubus

Haut

• Durch patientenfern (auf oder in dem Elektronentubus) angebrachte Feldabdeckungen (meist aus Blei) wird der Tiefendosisverlauf unkalkulierbar, zumal hierbei Bremsstrahlung erzeugt wird. Ähnlich, nicht ganz so einschneidend, wirken patientennahe Individualkollimatoren. Das macht dann den ordinierten Tiefendosisverlauf zunichte, und die Maximaldosis wird bereits in der Haut erreicht. Vorsicht deshalb beim Einbringen von feldformverändernden Absorbern!

↗ Keine Bestrahlung ohne vorherige Elektronendosimetrie von individuell ausgeblendeten/kollimierten Elektronenfeldern!

Fokus-Haut-Abstand (FHA)

Die Dosisleistung einer Strahlung nimmt mit dem Quadrat der Entfernung (r) von der Strahlenquelle ab (vgl. Abb. 15-11). Man bezeichnet diese Gesetzmäßigkeit als Quadratabstandsgesetz:

Dosisleistung ~ $1/r^2$. Die praktische Relevanz zeigen die folgenden 3 Beispiele:

1. Vergrößert man den FHA (oder SSD: Source Scin Distance) nur um 1 cm von 100 auf 101 cm, nimmt die Dosis um 2% ab:
   $$D_{100}/D_{101} = 100^2/101^2 = 0,98$$
2. Beträgt der ursprüngliche FHA dagegen nur 10 cm und wird er wiederum um 1 cm, nämlich auf 11 cm, vergrößert, fällt die Dosis aber um etwa 17% ab:
   $$D_{10}/D_{11} = 10^2/11^2 = 0,83$$
3. Wird der FHA um 1 cm auf 9 cm verkleinert, vergrößert sich die Referenzdosis um 23%:
   $$D_9/D_{10} = 10^2/9^2 = 1,23$$

Die Vergrößerung des FHA (bei gleichbleibender Dosisleistung der Strahlenquelle)

↗

• vermindert die Referenzdosisleistung im Gewebe und

- verbessert den Tiefendosisverlauf im Gewebe. Die Penetranz der Strahlung nimmt zu.

Umgekehrt wird bei Verkleinerung des FHA die Referenzdosis zwar größer, der Tiefendosisverlauf aber ungünstiger, nämlich flacher. Die Penetranz der Strahlung nimmt ab. Veränderungen eines großen FHA wirken sich weniger stark aus als diejenigen eines kleinen FHA.

Bei niedrigen Strahlenenergien spielt auch die Absorption in Luft eine Rolle, und zwar bei größeren Fokus-Haut-Abständen. Die weichen Komponenten der Strahlung werden durch Luft weggefiltert: Der Tiefendosisverlauf wird flacher, die relative Tiefendosis größer. Bei ultraharter Röntgenstrahlung dagegen ist die Aufhärtung der Strahlung durch Luft zu vernachlässigen.

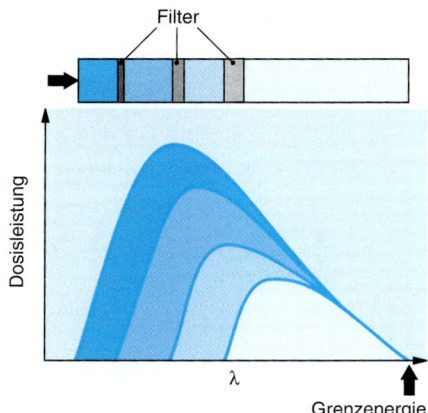

Abb. 18-6 Filterung: Sie bewirkt, daß die Strahlenqualität homogener und härter, die Dosisleistung geringer, die Grenzenergie (rechte Kurvenseite) jedoch nicht verändert wird.

Filterung

In der Strahlentherapie werden verschiedene Filter verwendet: Härtungsfilter, Schwächungsfilter und Streufilter. Durch Filterung nimmt die Dosisleistung ab.

- **Härtungsfilter**
  Sie haben den Zweck, die mittlere Photonenenergie anzuheben. Sie schwächen die niederenergetischen Komponenten stärker als die hochenergetischen (Abb. 18-6). Die niederenergetischen Strahlen sind therapeutisch nutzlos und würden nur zu einer unerwünschten Hautbelastung führen. Deshalb wird sowohl in der konventionellen Röntgentherapie als auch in der Röntgendiagnostik die Anwendung von (Härtungs-)Filtern vorgeschrieben.

  Härtungsfilter bewirken, daß die Strahlenqualität homogener und härter wird, die Dosisleistung aber abnimmt. Die Grenzwellenlänge bleibt unverändert.

- **Schwächungsfilter**
  Diese verändern die Teilchenflußdichte über die Feldfläche unterschiedlich. So haben **Keilfilter** den Zweck, einen Neigungswinkel der Isodosenlinien hervorzurufen (Abb. 18-7). Der Winkel, den die 50%-Isodose mit der Horizontalen bildet, bezeichnet die Keilfilterstärke: z.B. 15°-, 30°-, 45°-Keil etc. Als Material verwendet man Blei oder Messing, auch Legierungen aus Materialien mit hoher Ordnungszahl Z. Neben manuellen (von außen einschiebbaren) und motorischen (im Kopf des Beschleunigers integrierten) Keilfiltern bieten die Linac-Hersteller heute auch „dynamische Keilfilter" an (Kap. 17.2.2). Soll die Strahlung nicht nur über die Feldbreite, sondern auch über die Feldlänge geschwächt werden, benutzt man einen sogenannten Doppelkeil. Eine solche Auslenkung von Isodosenlinien ist dann erwünscht, wenn bei Kreuzfeuerbestrahlung unzulässige Dosisspitzen auftreten würden (Abb. 18-9).

18

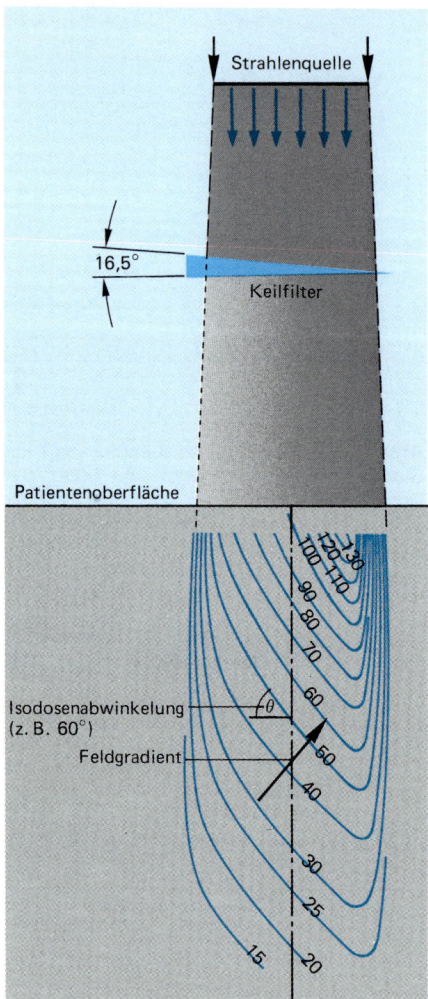

Abb. 18-7 Abwinkelung des Isodosenverlaufs einer ⁶⁰Co-Strahlung im Gewebe durch Keilfilter.

Ausgleichsfilter gleichen Verzerrungen der Tiefendosisverteilung aus, die bei der Bestrahlung von unregelmäßigen Körperkonturen, von unregelmäßigen Körperquerschnitten und bei ungünstigem Strahleneinfall auftreten würden. Sie werden aus Knetmasse, Wachs, Plexiglas oder Metallplättchen gefertigt. Im Idealfall bilden sie das genaue Negativ der Körperoberfläche.

↗ Schwächungsfilter (Keil- und Ausgleichsfilter) vermeiden örtliche Dosisspitzen durch Homogenisierung der Dosisverteilung im Zielvolumen. Sie gewährleisten eine nebenwirkungsarme Strahlentherapie.

- **Streufilter**
  Sie bewirken eine homogene Teilchenflußdichte über die Feldfläche (z. B. die Streufolie(n) nach Austritt des schmalen Elektronenstrahls aus einem Teilchenbeschleuniger, Kap. 17.2.2).

Körperinhomogenitäten

Körperinhomogenitäten spielen für die Dosisverteilung im Röntgenbereich und bei der Elektronentherapie eine beträchtliche Rolle (Abb. 18-8).

Konventionelle Röntgentherapie: In Abhängigkeit von der Energie kann die im Knochen absorbierte Dosis ein Mehrfaches von der im Weichteilgewebe betragen. Und hinter dem stark belasteten Knochen (Gefahr der Osteoradionekrose!) bildet sich ein Schatten aus. Grund ist die Photoabsorption. Die Wahrscheinlichkeit der Photoabsorption wächst mit der dritten Potenz der Ordnungszahl Z. Mit steigender Strahlenenergie nehmen dagegen die Absorptionsunterschiede zwischen Knochen, Muskelgewebe und Fett ab (vgl. Abb. 16-3).

Elektronenstrahlung: Auch Elektronenstrahlung wird vor allem im niedrigen Energiebereich vom Knochen stark absorbiert, und zwar von oberflächlichen Knochenanteilen. In der Tiefe werden die Elektronen größtenteils von ihrer ursprünglichen Bahn abgelenkt (gestreut); hier spielt die Knochenabsorption der Elektronen keine Rolle. Wegen der unterschiedlichen Streuung in verschieden dichten Geweben kann es bei Elektronbestrahlung zu Dosisüberhöhun-

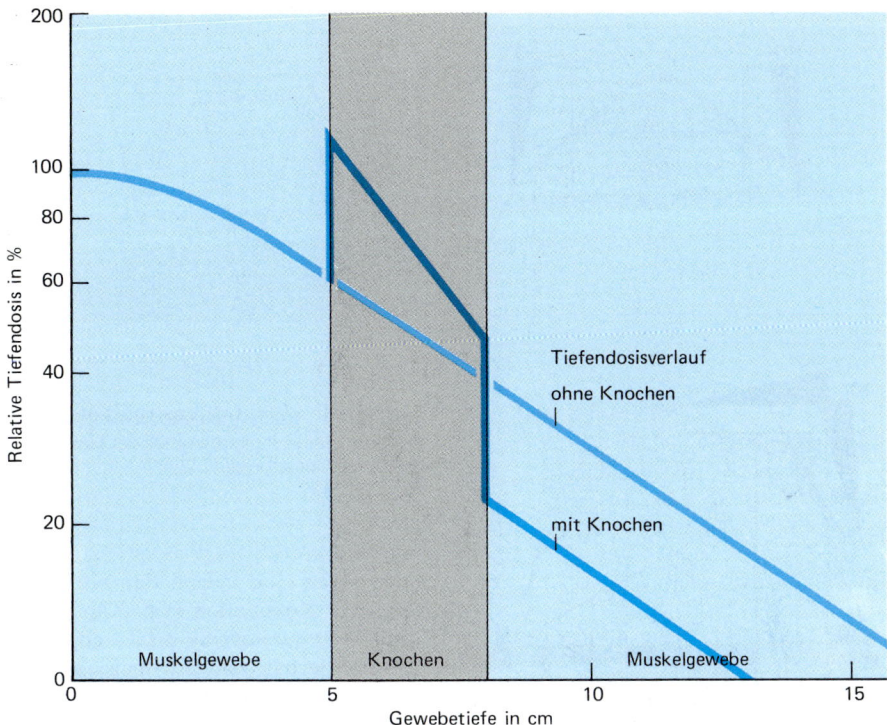

Abb. 18-8 Tiefendosisverlauf einer niederenergetischen Photonenstrahlung bei Einlagerung von Knochen in Muskelgewebe: hohe Strahlenabsorption im Knochen, Dosiseinbruch hinter dem Knochen.

gen, sogenannten Hot spots, kommen. Die durch Streuung im Knochen erzeugte Dosis addiert sich zur Dosis im Weichteilgewebe und Knochengewebe.

- Bei Verwendung von Röntgen- und Elektronenstrahlen bewirkt die relativ hohe Energieabsorption im Knochen nicht nur einen Dosisschatten hinter dem Knochen, sondern auch ein Risiko für Osteoradionekrosen wegen unkalkulierbarer Dosisspitzen (vgl. Abb. 18-8).
- Die mit Luft gefüllte Lunge stellt wegen ihrer geringen Strahlenschwächung an die Bestrahlungsplanung besondere Anforderungen. Ohne Be-

rücksichtigung entsprechender Korrekturfaktoren käme es zu einer erheblichen Überdosierung des Lungenparenchyms bzw. benachbarter Strukturen.

18.3.2 Modifizierung und Individualisierung von Strahlenfeldern

Die Bestrahlungsgeräte liefern im allgemeinen optimal kollimierte und so gut als möglich fokussierte, nichtsdestotrotz aber **rechteckige Strahlenbündel** mit der Folge von rechteckigen Strahlenfeldern. Erst in jüngster Zeit besteht bei den Elektronenbeschleunigern die Option für einen Multileaf-Kollimator. Elektro-

18

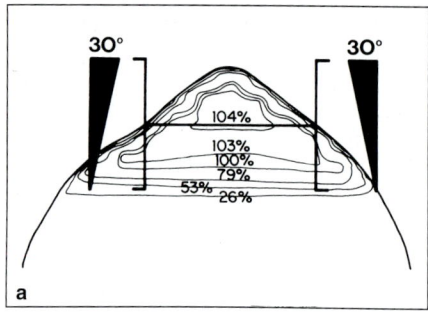

a

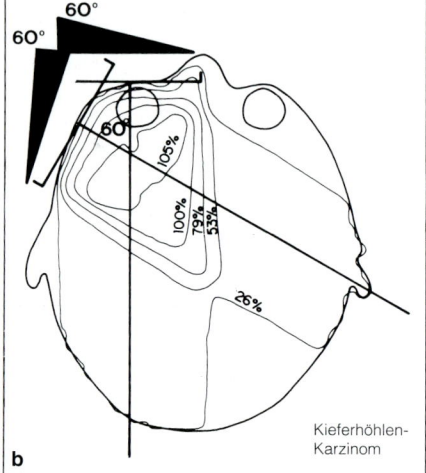

Kieferhöhlen-
Karzinom

b

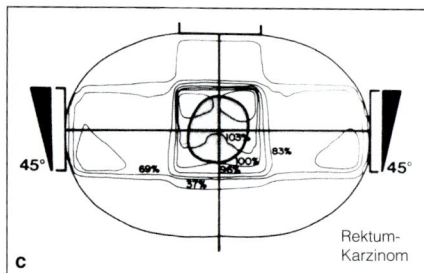

Rektum-
Karzinom

c

Abb. 18-9 Keilfilteranwendungen:
a) bei stark abfallender Körperkontur (Gegenfeldbestrahlung),
b) bei spitzen Abwinkelungen der Zentralach-
sen und
c) bei ungleicher Verteilung der Felder über
den Körperumriß (Kreuzfeuerbestrahlung).

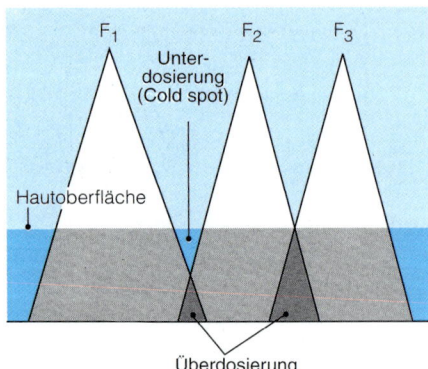

Abb. 18-10 Beim Aneinandersetzen von Bestrahlungsfeldern gibt es unter der Haut Über-
oder Unterdosierungen.

nenstrahlen sind wegen der Schwierigkeit ihrer Kollimation (vgl. Kap. 18.3.1,
Abb. 18-5) geräteseitig noch weniger in-
dividualisierbar, nämlich meist nur mit
einigen quadratischen und runden **Tu-
bussen**. Rechteckige Felder entsprechen
bei der überwiegenden Zahl der Indikationen nicht mehr dem therapeutischen
Standard. Der Therapeut sollte seinen
Ehrgeiz in einer individualisierten Strahlentherapie materialisieren, d.h. in diesem Fall, möglichst wenig Rechteckfel-
der verwenden. Das heißt aber auch:
komplexe Mehrfelder- und Bewegungs-
techniken.

Sekundäre Kollimation

Photonenmodus

Für die Modifizierung der Außenkontur
des Strahlenfeldes kommen in Betracht:
Standardblöcke und Individualkollimatoren. **Standardblöcke** („Trimmer") aus
Schwermetall-Legierungen werden am
Gerät bajonettartig eingehängt (Telekobaltgerät, dann oftmals teilkollimiert)
oder als Würfel, Quader, Dreiecke etc.
an einer **Satellitenblende** (Abb. 18-11)
verschraubt oder einfach auf die Loch-

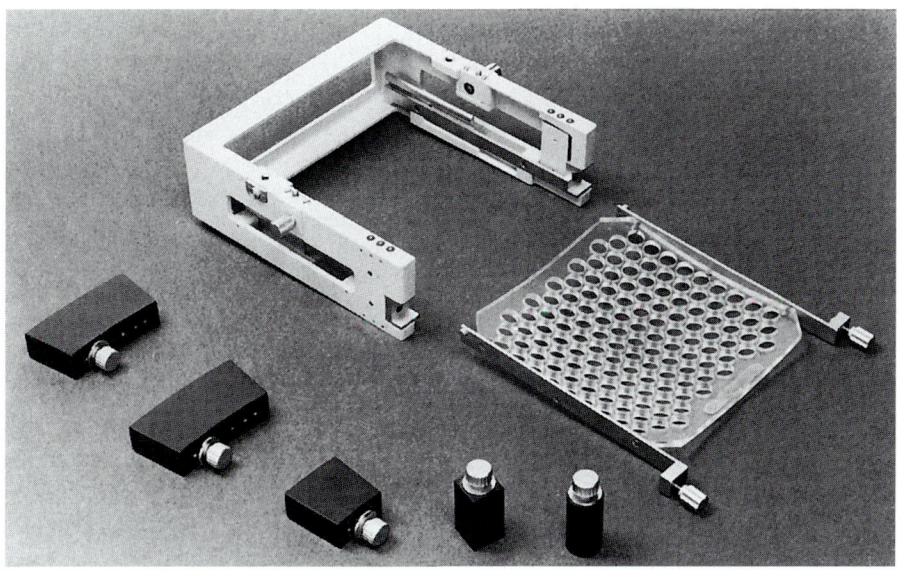

Abb. 18-11   Satellitenblende eines Telekobaltgeräts mit anschraubbaren Bleisatelliten.

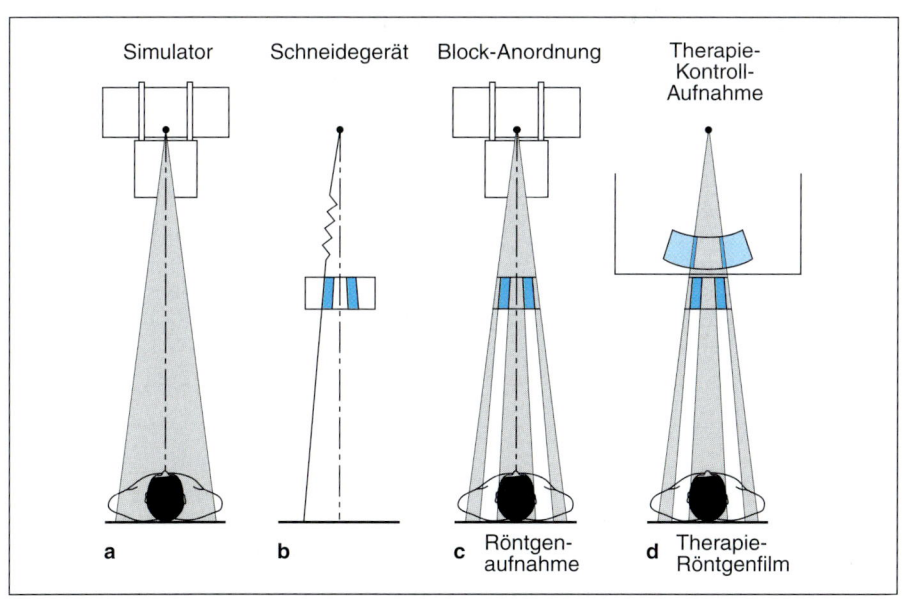

Abb. 18-12   Herstellung von Individualabsorbern (Individualkollimatoren).
a) Großfeldaufnahme am Simulator,
b) Ausschneiden der Gußform in Bestrahlungsgeometrie,
c) Einpassen des Absorbers am Simulator,
d) Einschub am Bestrahlungsgerät und Verifikationsaufnahme.

platte (Template) eines Beschleunigers gestellt. Sie sind nicht fokussiert gearbeitet und kollimieren das Bestrahlungsfeld natürlich nur unvollkommen. (In Abb. 18-3 hat der Zeichner die patientennahen Standardblöcke der Divergenz des Strahlenbündels angepaßt, was nicht der Realität entspricht.) Satellitenblenden werden, abhängig von der jeweiligen Tradition, auch als **Blockblenden** bezeichnet, wie auch Standardblöcke mit Standardsatelliten wesensgleich sind.

Multileaf-Kollimatoren wurden bereits mit der Gerätekunde (vgl. Kap. 17.2.2) besprochen. Die einzelnen Lamellen lassen sich manuell oder computergesteuert motorisch bewegen. Sie sind, indem sie auf einem Kreissegment bewegt werden, hervorragend fokussiert. Unseres Erachtens sind die treppchenförmigen Konturen, die die Felder bekommen, im Kopf-Hals- und z.B. Prostatabereich noch zu grob, um zu befriedigen (Abb. 18-14).

Individualkollimatoren, nach einem Vorbild aus Styropor o.ä. aus einer Metall-Legierung gegossen, stellen das Optimum des heute Erreichbaren an Fokussierung dar (= Individualblöcke = Individualblenden). Die Legierung aus Wismut, Blei und Zinn hat einen erstaunlich niedrigen Schmelzpunkt (70–80 °C). Abb. 18-12 zeigt das Prinzip, Abb. 18-13 die Anwendung bei einer Großfeldbestrahlung. Die Blöcke werden auf Trägerplatten aus dünnem, 4–6 mm starkem Polykarbonat justiert und dann fest montiert. Kontrollen und gegebenenfalls Nachjustierung sichern den korrekten Sitz.

↗ Die Optimierungssequenz lautet: Standardsatelliten < Multileaf-Kollimator < Individualkollimator.

Elektronenmodus

Die Individualkollimation folgt demselben Prinzip wie die Kollimierung der Photonenfelder. Nur bestehen die Abdeckungen für gewöhnlich aus zwei Materialien, nämlich einem mit niedriger Ordnungszahl Z (z.B. Wachs) zur Absorption der Elektronen und darunter einem mit hoher Ordnungszahl Z zur Schwächung der dabei entstehenden Röntgenbremsstrahlung. Die Kollimatoren werden in den Elektronentubus patientennah eingesetzt. Erst wenn dieses Gebilde dosimetriert worden ist, darf bestrahlt werden.

Modifizierung der Dosisquerverteilung

Keilfilter gehören zur Hohen Schule der Radiotherapie (Kap. 18.3.1).

Ausgleichskörper (Ausgleichsfilter, vgl. Kap. 18.3.1) stehen dem nicht nach, sie gleichen abfallende oder sonst gravierend unebene Körperkonturen im Hinblick auf eine optimierte Tiefendosisverteilung im Gewebe aus. Patientenfern am Gerät fixiert, bezeichnet man sie als **Kompensatoren**, bei direkter Auflage auf die Haut als **Moulagen**. Im zweiten Fall wird Wachs oder anderes plastisches Material verwendet.

18.3.3 Bestrahlungstechniken (Teletherapie)

Die Bestrahlungstechnik bestimmt wie kein anderer Parameter sonst die Dosisverteilung im Gewebe. Hier und in der biologischen Bestrahlungsplanung (Bestrahlungsvolumina, Dosis-Zeit-Verhältnis) zeigt sich die „Hohe Schule der Strahlentherapie".

Einzelstehfeldbestrahlung

Einzelne Stehfelder sind für die Oberflächen- und Halbtiefentherapie (bis maximal 3 cm Tiefe) adäquat. Das Dosismaximum D_{max} liegt entweder in der Haut (Weichstrahl- und Oberflächentherapie mit Röntgenstrahlen) oder in 5 mm (Telekobalt) bis mehr als 3 cm Tiefe (Photonen- und Elektronenstrahlen eines Linacs).

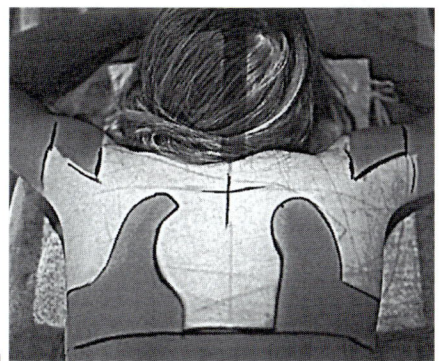

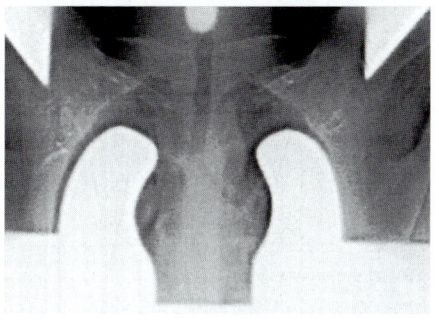

a

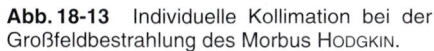

b

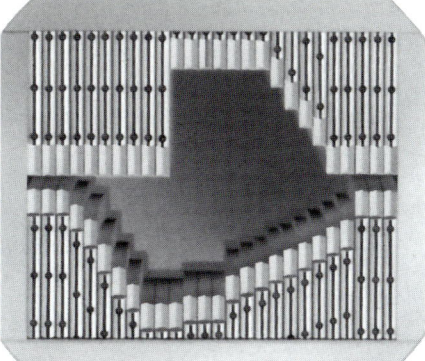

b

Abb. 18-13 Individuelle Kollimation bei der Großfeldbestrahlung des Morbus HODGKIN.
a) Patientin unter dem Großfeld in Bauchlage. Humerusköpfe, Lungen und untere Thoraxwand wurden abgedeckt.
b) Verifikationsaufnahme (Portalfilm) mit der Therapiestrahlung des Linearbeschleunigers.

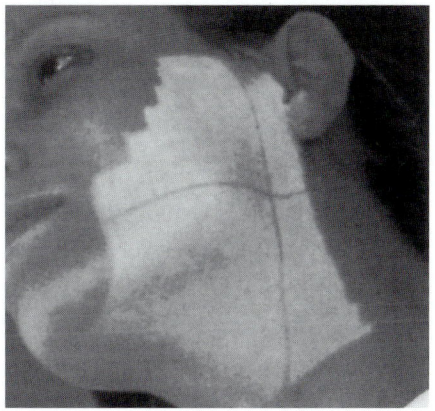

Abb. 18-14 Individuelle Feldformung mit einem Lamellenkollimator.
a) Prinzip.
b) Praktisches Beispiel: ausgeleuchtetes Feld bei Tonsillenkarzinom.

Indikationen: Hauterkrankungen, Lymphknotenbestrahlungen einseitig am Hals, supraklavikulär, retrosternal, in der Leiste und bei Kindern die Elektronenbestrahlung der Neuroachse bei Medulloblastom.

Einstellung

Stehfelder werden entweder mit festem Fokus-Haut-Abstand (Linac: 100 cm oder Telekobaltgerät: 60 cm bzw. 80 cm) eingestellt (= sog. **Festfeld**) oder bei definiertem Isozentrum mit individuellem Fokus-Haut-Abstand, z. B. 74 cm bzw. 94 cm **[isozentrisches (Achs-)Stehfeld]**.

Probleme ergeben sich beim Aneinandersetzen mehrerer Felder (Abb. 18-10). Die Divergenz der Strahlung verursacht entweder durch Feldüberschneidung eine Dosisüberhöhung (Hot spot), oder es zeigt sich, wenn man eine Lücke auf der Haut läßt, ein Dosiseinbruch (Cold spot).

Lösungsmöglichkeiten sind in Abbildung 18-15 zusammengestellt.

• Die Feldbegrenzungen berühren sich

18

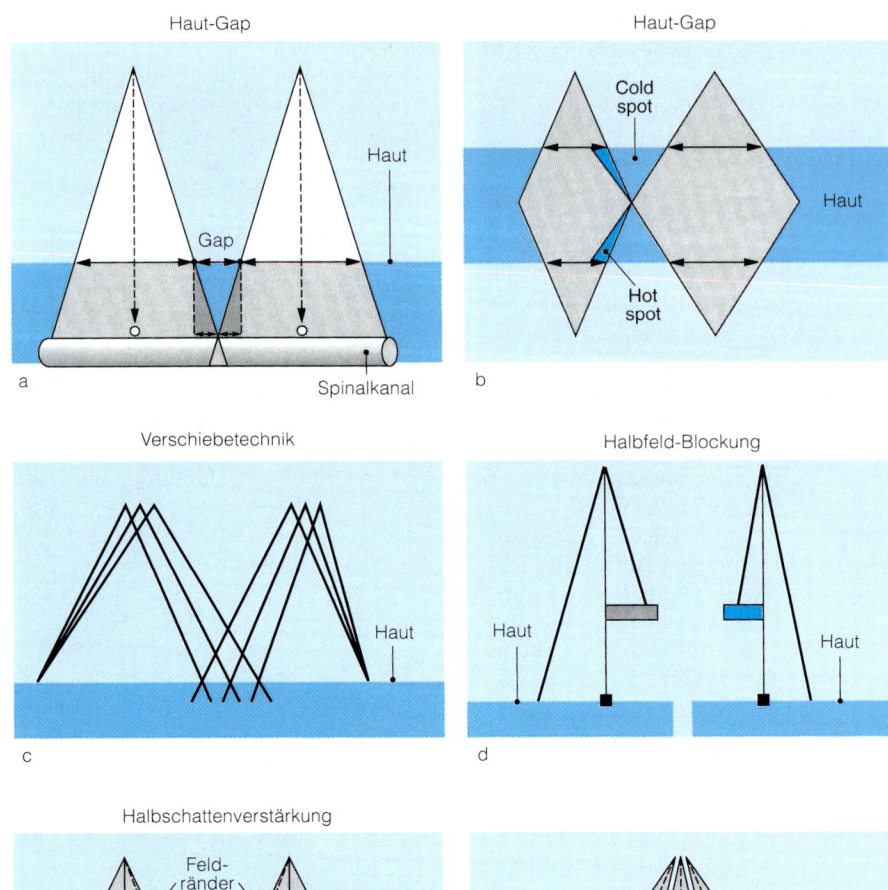

Abb. 18-15 Möglichkeiten von Feldanschlüssen bei Stehfeldbestrahlungen.
a) Feldanschluß am Herd,
b) Hot spots trotz „Gap" bei opponierenden Feldern,
c) bewegliche Feldanschlüsse,
d) Halbfeldblockungen (half beam blocks),
e) Halbschattenverstärkung,
f) Ausschwenken der angesetzten Felder.

erst am Herd bzw. an der oberflächlichsten Begrenzung des Zielvolumens (a).

- Verschiebbare Feldanschlüsse (c) verwischen die Überdosierung über einen größeren Bereich = Verschiebetechnik.
- Halbfeldabblockungen (Half beam block) in der Feldmitte (d) sorgen für einen senkrecht einfallenden Randstrahl (Zentralstrahl des ausgeblockten Feldes), so daß ein überschneidungsfreier Feldansatz gelingt.
- Erzeugung oder Verstärkung des Halbschattens an den Feldrändern, z. B. durch Transmissionsblöcke. Dies verringert die Dosisüberhöhung, vermeidet sie aber nicht ganz (e).
- Ausschwenken des angesetzten Feldes (f) um den doppelten Betrag der Felddivergenz. Dies verhindert die Feldüberschneidung ebenfalls (z.B. kranial abgewinkeltes Supraklavikularfeld bei Bestrahlung der Brustwand bei Mammakarzinom).

↗ Hot spots und Cold spots lassen sich durch überlegte Feldanordnungen vermeiden.

Mehrfelderbestrahlung

Gegenfeldbestrahlung

Die Felder sind exakt opponierend angebracht, so daß sich die beiden Zentralstrahlen überlagern bzw. ineinander verlaufen, z.B. am Hals (vgl. Abb. 18-9a). Man bezeichnet diese Feldanordnung auch als koaxial oder koplanar und erreicht damit eine homogene Durchstrahlung des Zielvolumens, allerdings mit einer unnötigen Mitbelastung großer Bezirke gesunden Gewebes (großes Restvolumen). Die Einstellung erfolgt entweder über feste/unveränderte Fokus-Haut-Abstände (z.B. 80 cm oder 100 cm), was heute unüblich ist, oder isozentrisch mit individuell festgelegten FHÄ, die sich aus der Lage des Isozentrums ergeben. Die isozentrische Einstellung hat den Vorteil, daß

- der FHA nur noch einmal eingestellt werden muß und bei Einstellung des Gegenfeldes die Gantry nur noch um 180° zu drehen ist und
- die Felder bei strenger Gegenfeldtechnik immer koaxial und koplanar stehen.

Bei größeren Körperdurchmessern und niedrigen Photonenenergien „hängen" die Summationsisodosen in der Körpermitte durch. Dabei sind beim Strahleneintritt in Oberflächennähe zwei Dosismaxima zu beobachten. Erst bei sehr hohen Strahlenenergien liegt das Dosismaximum annähernd in der Körpermitte (Abb. 18-20).

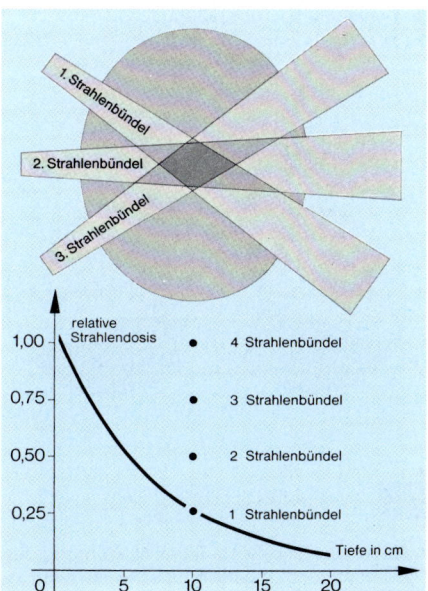

Abb. 18-16 Prinzip der Mehrfeldertechnik: Das Dosismaximum liegt im Zielvolumen, außerhalb davon nimmt die Dosisbelastung ab.

18

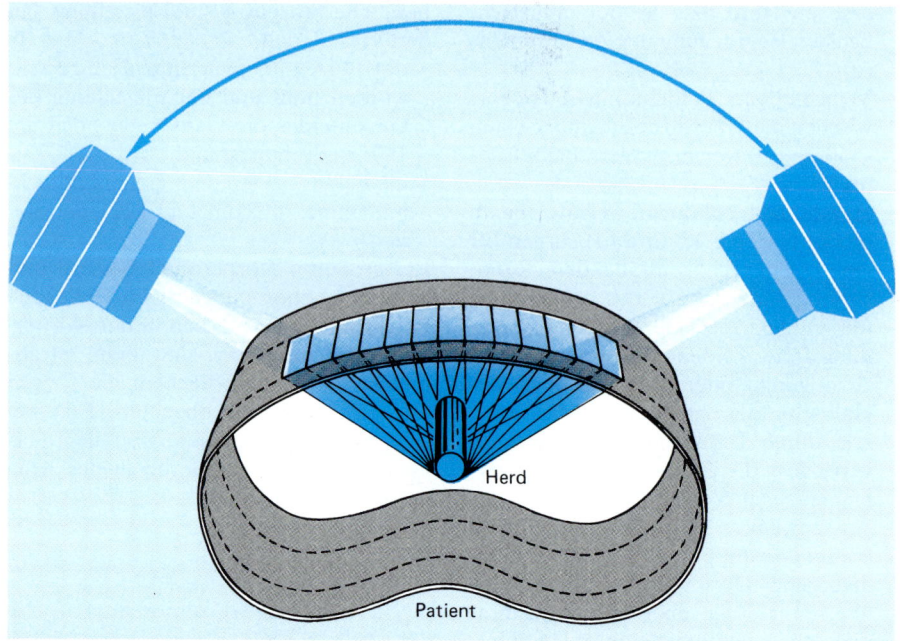

Abb. 18-17 Prinzip der Rotations- und Pendelbestrahlung: Dosiskonzentration im Herd, geringe Belastung des umgebenden Gewebes.

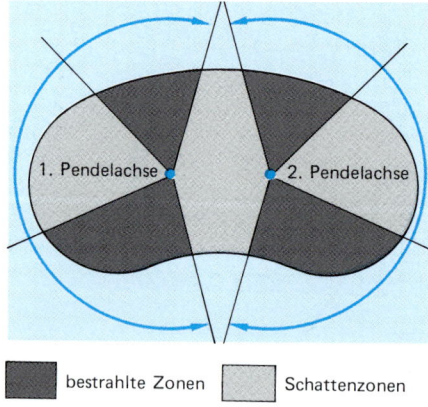

bestrahlte Zonen   Schattenzonen

Abb.18-18 Skip-Scan-Technik: Während des Bewegungsvorgangs wird über einem nicht zu bestrahlenden Segment die Strahlung abgeschaltet.

Kreuzfeuerbestrahlung

Gemeint ist die Bestrahlung mit zwei oder mehreren Einzelstehfeldern, deren Zentralstrahlachsen gegeneinander abgewinkelt, aber auf den Tumor im Körperinnern bzw. das Isozentrum (Kap. 17.3) gerichtet sind. Auf diese Weise wird im Zielvolumen eine hohe Dosis erreicht. Im umgebenden gesunden Gewebe und an den Strahlenein- und -austrittsseiten ist die Strahlenbelastung gering. Das Dosismaximum liegt im Zielvolumen (vgl. Abb. 18-16).

Im Bereich spitzer Winkel, bei Zweifeldertechniken und bei ungleicher Verteilung der Felder über die Körperzirkumferenz bilden sich im Isodosenverlauf Hot spots aus, die man mit Keilfiltern vermeiden kann (vgl. Abb. 18-9a–c).

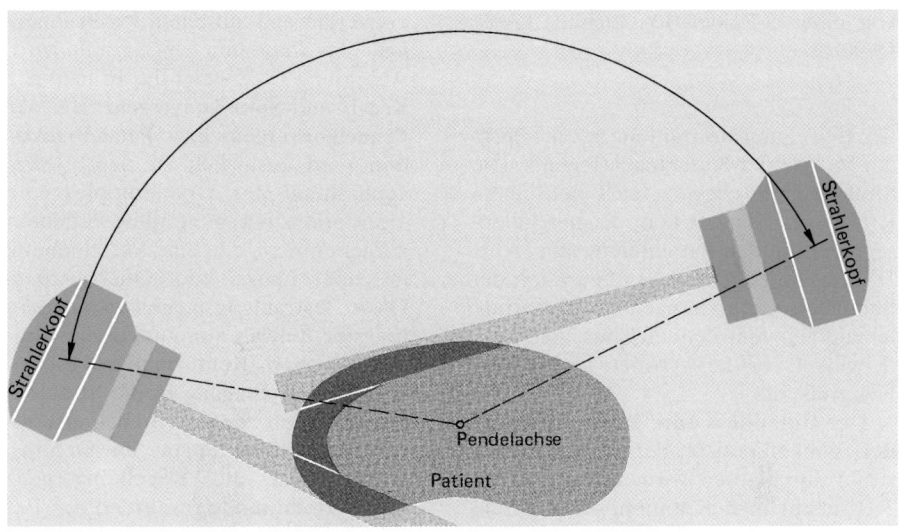

a

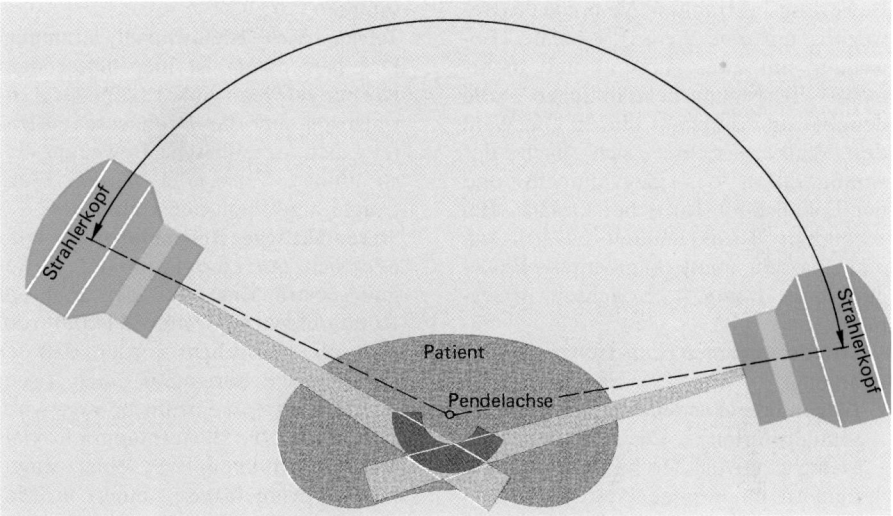

b

Abb. 18-19   Prinzip der Tangentialrotation:
a) schalenförmiges Zielvolumen an der Körperoberfläche,
b) schalenförmiges Zielvolumen im Körperinnern.

18

Die **Einstellung** erfolgt tunlichst isozentrisch, d.h. mit variablen FHA, aber
festem FAA (auf das Isozentrum).
Stehen sich die Stehfelder 2:2 jeweils koplanar gegenüber, spricht man
von einer 4-Felder-Box-Technik, sind
nur 2 Felder opponierend und ein drittes
in 90° dazu isozentrisch angeordnet,

239

von einer 3-Felder-Box-Technik (Abb. 18-9c).

Bewegungsbestrahlungen

Die Bewegungsbestrahlung ist eine Form der Mehrfelder-Kreuzfeuer-Technik. Die Strahlenquelle bewegt sich auf einem Kreisbogen bzw. einem Kugelschalensegment um den Patienten herum (Abb. 18-17). Die Lage und Konfiguration der Summenisodosen hängen von der Strahlenenergie, vom Pendelradius, vom Pendelwinkel, von der Achstiefe und von der Feldgröße ab.

Der **Rotations- oder Pendelwinkel** ist der Winkelbereich, der vom Zentralstrahl durchlaufen wird. Bewegung um 360° nennt man Rotation, die Bestrahlung mehrerer Segmente bezeichnet man als z. B. zwei- oder viersegmentale Bewegungsbestrahlung. Monoaxiale (Bewegung um eine Achse), biaxiale (Bewegung um zwei Achsen) und mehraxiale Bewegungsbestrahlungen sind denkbar und durchaus üblich. Die Wahl des Winkels richtet sich nach der Konfiguration des Zielvolumens und der Lokalisation kritischer Organe. Bei Abbildung 18-18 handelt es sich um eine biaxiale quattrosegmentale Bewegungsbestrahlung (= 2 Achsen, 4 Segmente).

Weitere Formen der Bewegungsbestrahlung:

- **Tangentiale Pendelbestrahlung** (Tangentialrotation): Der Zentralstrahl ist nicht auf die Drehachse gerichtet, sondern um wenige Grad nach lateral ausgelenkt (Abb. 18-19). Auf diese Weise können schalenförmige Zielvolumina an der Oberfläche (beispielsweise an der Brustwand) und in der Körpertiefe (beispielsweise um die paraaortalen Lymphknoten) ideal bestrahlt werden.
- **Konvergenzbestrahlung** bezeichnet eine Bewegungsbestrahlung, bei der aus verschiedenen Richtungen im Raum konvergierend auf einen Punkt innerhalb des Patienten eingestrahlt wird. Abbildung 18-21 zeigt das Prinzip der **Kegel-** und **Spiralkonvergenz**. Bei der **Pendelkonvergenz** bzw. **Pendeltranslation** wird zusätzlich zu dem Bewegungsablauf des Strahlerkopfes eine Translationsbewegung des Patienten vorgenommen, d.h. eine Verschiebung in seiner Längs- oder Querrichtung. Diese Bestrahlungstechniken haben in jüngster Zeit als stereotaktische Konvergenz- bzw. Konformationsbestrahlung wieder Eingang in die Strahlentherapie gefunden (z.B. bei arteriovenösen Fehlbildungen im Gehirn). Dabei wird die Kegelkonvergenz durch Tischdrehung während des Bestrahlungsvorgangs realisiert, und setzt sich aus vielen Einzeleinstellungen zusammen.

- **Telezentrische Kleinwinkelbestrahlung:** Das Isozentrum ist hier hinter dem Körper gelegen (Abb. 18-22), der Zentralstrahl auf die Drehachse gerichtet (auch: exzentrische Bewegungsbestrahlung). Verwendet werden Elektronen- und Photonenstrahlen.
- **Stereotaktische Bestrahlung:** Es handelt sich um eine Form der Bewegungsbestrahlung, bei der mehrere Rotationssektoren um ein Isozentrum dadurch verwirklicht werden, daß der Patient auch horizontal durch Tischdrehung im Isozentrum bewegt wird. Gemeint ist die Bestrahlung sehr kleiner Zielvolumina, z.B. einer singulären Hirnmetastase, einer arteriovenösen Mißbildung = Blutschwamm im Gehirn.

Dynamische Konformationstherapie/ Strahlentherapie

Die verschiedenen Techniken dienen dazu, ein Zielvolumen I. Ordnung möglichst eng umschließend/konformierend so zu bestrahlen, daß die Dosis außerhalb des Zielvolumens steil abfällt und

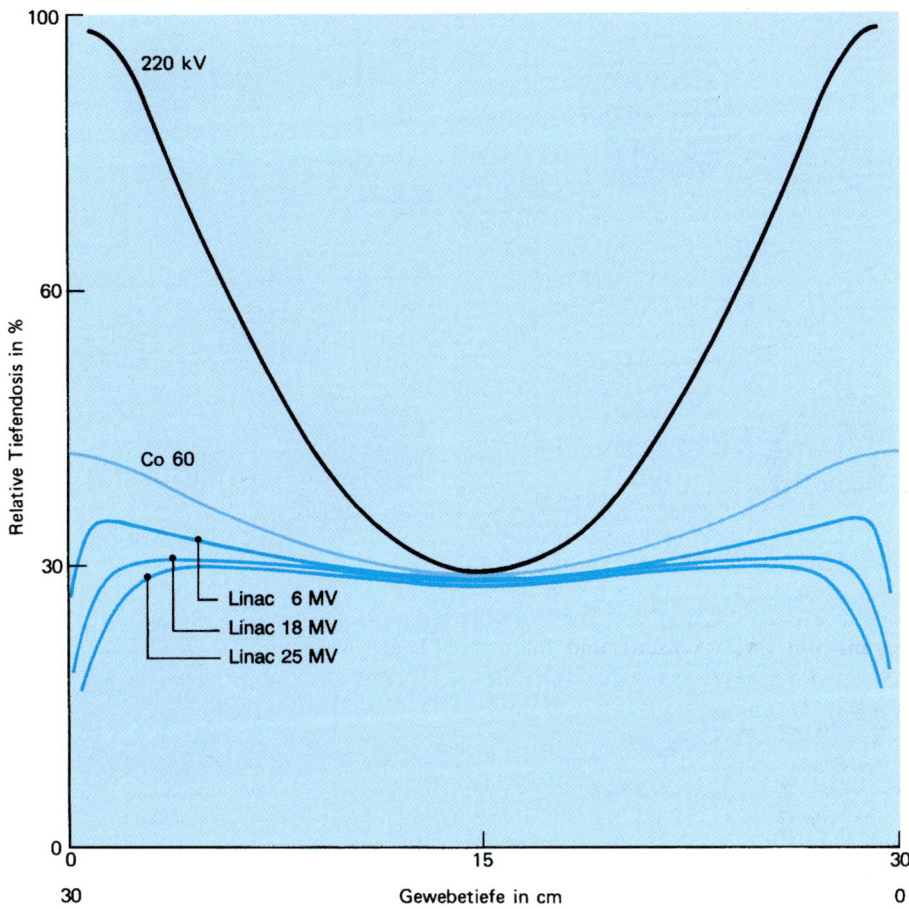

Abb. 18-20 Dosisverteilung bei parallel opponierenden Stehfeldern: Isodosen-„Durchhang" bei niedriger Energie; entsprechend oberflächlich gelegene Dosismaxima. Bei hohen Energien nur noch unwesentliche Dosisüberhöhung nahe der Oberfläche.

damit umgebendes Risikogewebe optimal geschont wird. Konformierende Techniken werden bereits bei Mediastinaltumoren, beim Prostatakarzinom und bei Hirntumoren eingesetzt.

Konformation läßt sich auf verschiedene Weise erreichen:
- Durch individuell geformte Blöcke/Individualkollimatoren.
- Durch mehraxiale, evtl. mehrsegmentale Bewegungsbestrahlungen.
- Durch dynamische Strahlentherapie.

Dynamische Strahlentherapie
bedeutet die gleichzeitige Veränderung eines oder mehrerer Bestrahlungsparameter während des Bestrahlungsvorgangs: Feldgröße ($\triangleq$ virtueller Keil-

18

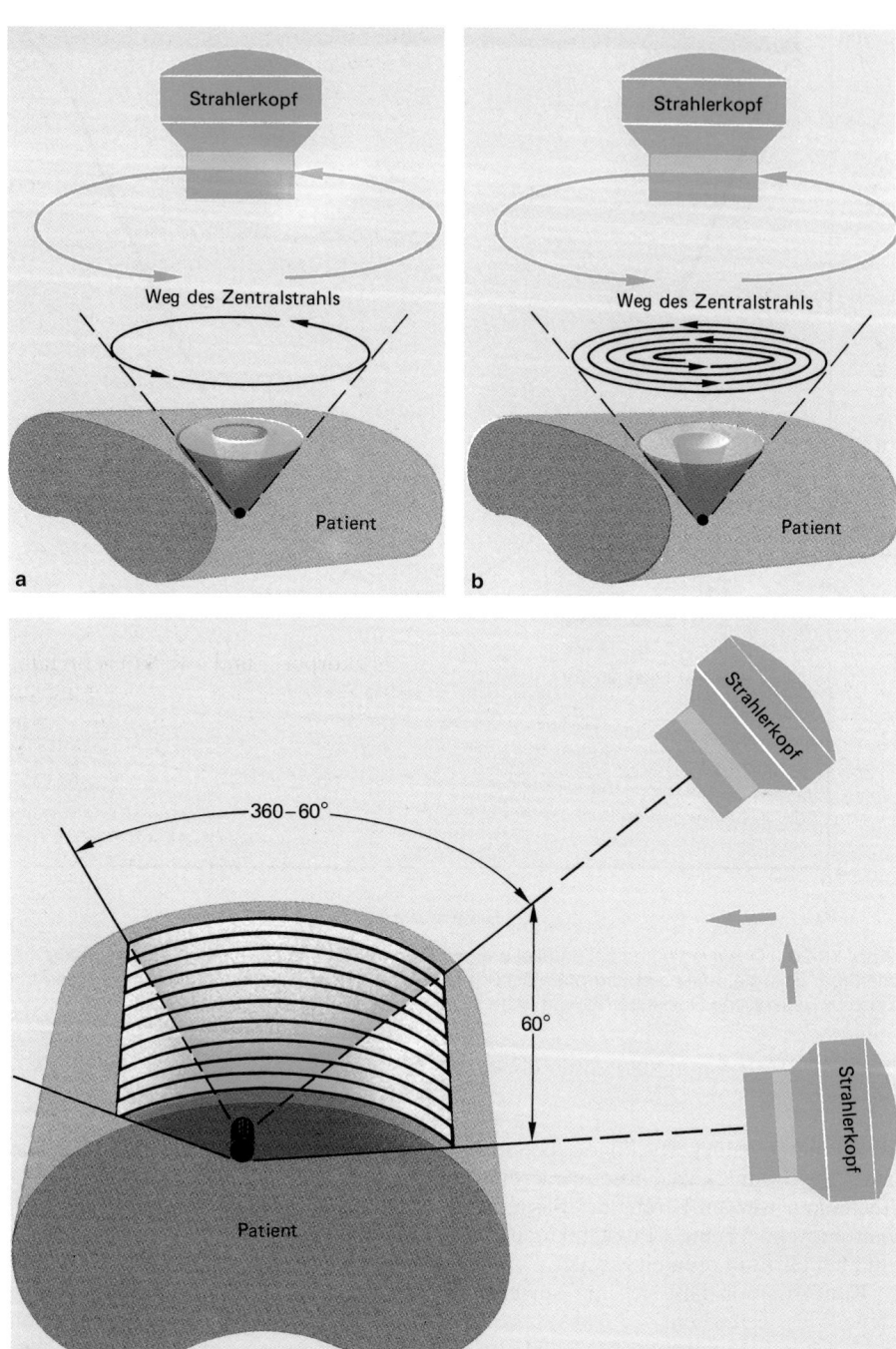

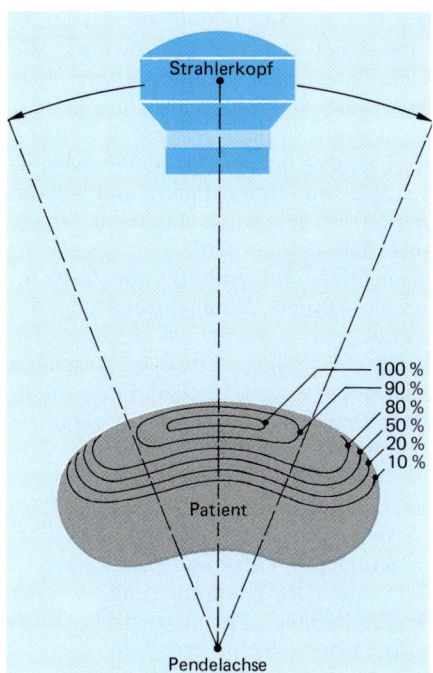

Abb. 18-22 Telezentrische Kleinwinkelbe-strahlung mit Elektronen: schalenförmiges Zielvolumen an der Körperoberfläche, Drehachse hinter dem Körper gelegen, Zentralstrahl auf die Achse gerichtet.

filter) ± Feldkontur (mit Multileaf-Kolli-mator) ± Tischposition ± Gantry-(Tragarm-)Drehung ± Dosisleistung des Gerätes. Erste Versuche wurden bereits 1937 voneinander unabhängig in Deutschland, Japan und in der Türkei unternommen.

Großfeldbestrahlungen

Sie dienen der Bestrahlung ausgedehnter Zielvolumina „in einem Stück" mit dem Ziel, das Feldanschlußproblem (vgl.

Abb. 18-10 und 18-15) mit Unter- oder Überdosierungen zu umgehen. Unabdingbarer, integraler Bestandteil der Großfeldbestrahlungen sind individuell gefertigte Abdeckungen kritischer Organe, wie Lunge, blutbildendes Knochenmark, Nieren, Herz, Leber etc.

Folgende Großfeldtechniken sind onkologisch-taktisch zu unterscheiden:

• Primärtumor (Zielvolumen ZV I. Ordnung) und große Abschnitte des Lymphabflußgebietes (ZV II. und III. Ordnung) sollen im Zusammenhang behandelt werden.

• Bestrahlung einer befallenen Lymphknotenstation und benachbarter Lymphknotenstationen (Extended Field) bei lymphoretikulären Systemerkrankungen (Morbus HODGKIN, Non-HODGKIN-Lymphome). Wir nennen die Begriffe Mantelfeld und umgekehrtes Y-Feld (vgl. Abb. 18-13).

• Ganzkörper- und Teilkörper-/Halbkörperbestrahlungen zur systemischen Strahlentherapie: Vernichtung von restlichen Leukämiezellen und Knochenmarkstammzellen als Konditionierung vor Knochenmarktransplantation; Teilkörperbestrahlung zur Immunsuppression bei Autoimmunkrankheiten; Abschnittsbestrahlungen (Halbkörper) zur Schmerzbehandlung ausgedehnter Metastasierungen.

• Ganzhautelektronentherapie bei Mycosis fungoides und anderen kutanen Lymphomen. Diese Technik ist sehr aufwendig, entstehen doch trotz der Vielfelderfernbestrahlung mehrere Schattenzonen am Körper, die alle lokal geboostet (zusätzlich bestrahlt) werden müssen: Schulter, Achselhöhlen, Leisten, Hand- und Fußflächen, Analfalte, Submammärbereich.

18

◄ **Abb. 18-21** Möglichkeiten der Konvergenzbestrahlung:
a) Kegelkonvergenz,
b) Spiralkonvergenz,
c) Pendelkonvergenz bzw. Pendeltranslation.

Intraoperative Bestrahlung

Bestrahlung eines **Operationsfeldes** durch direktes Aufsetzen eines Bestrahlungstubus mit einer Strahlenqualität begrenzter Reichweite, entweder prä- oder postoperativ bzw. vor oder nach Entfernung des Primärtumors und seiner Lymphabflußgebiete. Der Operationssitus wird dargestellt, z. B. bei geöffnetem Bauch/Thorax und **luxierten kritischen Strukturen**, wie Darm bzw. Lunge. Die Strahlung kurzer Reichweite (z. B. Elektronen) soll hinter dem Zielvolumen befindliche Strukturen entlasten. Dadurch läßt sich eine sehr hohe Dosis ohne Schaden für das gesunde Gewebe einstrahlen.

Strahlenqualität: weit überwiegend **Elektronenstrahlen** eines Beschleunigers mit wählbarer Energie. 100 kV-Röntgenstrahlung wird *selten* verwendet. **Moulagen** mit integrierten Strahlern, die im Afterloading-Verfahren eingeführt werden, stellen eine höchst elegante Technik dar für fraktionierte Bestrahlungen postoperativ bei geschlossenem Abdomen (**Flab-Methode**).

18.3.4 Bestrahlungstechniken (Brachytherapie)

Die Therapie mit umschlossenen Radionukliden empfiehlt sich immer, wenn am Tumor eine Dosiserhöhung vorgenommen oder der Tumor allein ohne seine Ausbreitungswege bestrahlt werden soll. Die radioaktiven Präparate können direkt am Herd plaziert werden.

➚ Bei der **Oberflächenkontakttherapie** legt man einen Gamma- oder Betastrahler direkt auf die Körperoberfläche. Bei der **intrakavitären Therapie** führt man die radioaktiven Präparate in natürliche oder künstliche Hohlräume ein. Bei der **interstitiellen Therapie** werden die radioaktiven Präparate direkt in den Tumor selbst implantiert.

Die Therapie mit umschlossenen Strahlern eignet sich für Geschwülste, die leicht zugänglich an der Körperoberfläche oder in Hohlorganen liegen oder die operativ freigelegt werden können. Sie hat auch in der Ära der Hochvolttherapie ihre Berechtigung und wird in den letzten Jahren wieder vermehrt genutzt. Die Gründe sind:

- eine hohe Integraldosis im Zielvolumen, geringe Volumenbelastung des Patienten,
- nur geringfügige Dosis im gesunden Gewebe wegen raschen Dosisabfalls zur Peripherie hin (dadurch minimale Nebenwirkungen),
- optimale strahlenbiologische Voraussetzungen durch Möglichkeit der Dosisprotrahierung (hoher Elektivitätsfaktor, Kap. 12.5.4 und 12.6).

Bei der Dosisprotrahierung in der Brachytherapie kommen drei Dosisleistungsbereiche in Betracht:

Low dose rate (LDR)
Bis zu 1 Gy/h werden in der Gynäkologie bei der intrakavitären Therapie mit ^{226}Ra, ^{137}Cs und ^{60}Co eingesetzt sowie im nichtgynäkologischen Bereich in der interstitiellen Therapie mit ^{226}Ra, ^{198}Au, ^{192}Ir und ^{125}I.

Medium dose rate (MDR)
Die Dosisrate beträgt 1–10 Gy/h und findet z. B. auch bei der Radiojodtherapie der Schilddrüse mit ^{131}I Anwendung.

High dose rate (HDR)
Mehr als 10 Gy/h werden bei der Brachytherapie mit ^{192}Ir (im Afterloading-Betrieb) und bei der perkutanen Strahlentherapie mit Linearbeschleunigern und Telekobaltgeräten verwendet.

➚ Fraktionierung und Protrahierung nutzen die Reparaturfähigkeit des normalen Körpergewebes aus, ohne die Tumorzerstörung zu gefährden.

Oberflächenkontakttherapie

^{90}Sr-Präparate

Liegt das Zielvolumen so oberflächlich, daß die Strahlung nur wenige Millimeter eindringen muß (z. B. in der Dermatologie und Ophthalmologie), verwendet man Betastrahler. Die Dosis fällt zur Tiefe hin besonders steil ab. Die Abbildung 18-23 zeigt eine sogenannte Dermaplatte, einem Bulbus aufgesetzt. Die Präparate ^{90}Strontium/^{90}Yttrium sind meist in Silberblech eingewalzt, das von einer 0,1 mm dicken Silberschicht umgeben ist. Zum Korrosionsschutz wird dieses Präparat mit Gold bedampft. Es befindet sich in einem Plexiglas- oder Metallträger, der an der Strahlenaustrittsseite etwas übersteht, um den direkten Hautkontakt zu vermeiden. An der Rückseite kann der Applikator mit einer Spezialzange an einem Griff gefaßt werden. Diese enthält zum Schutz der Hand des Arztes an ihrem Schaft eine 1 cm dicke Plexiglasplatte (Abb. 18-24).

Von der Energie, der Halbwertszeit und der spezifischen Aktivität (Aktivität/Masse) her eignet sich ^{90}Sr/^{90}Y besonders. ^{90}Strontium zerfällt mit einer Halbwertszeit von 28 Jahren in ^{90}Yttrium, mit dem es nach kurzer Zeit im radioaktiven Gleichgewicht steht. Therapeutisch genutzt wird lediglich die Betastrahlung des ^{90}Yttrium (Energie 2,25 MeV).

^{106}Ru/^{106}Rh-Plaques

Attraktiv an diesem Betastrahler (1–2% Gammaanteil) ist die relativ große therapeutische Reichweite von etwa 7 mm. ^{106}Ruthenium-Plaques werden deshalb zur Kontaktbestrahlung von Aderhaut-

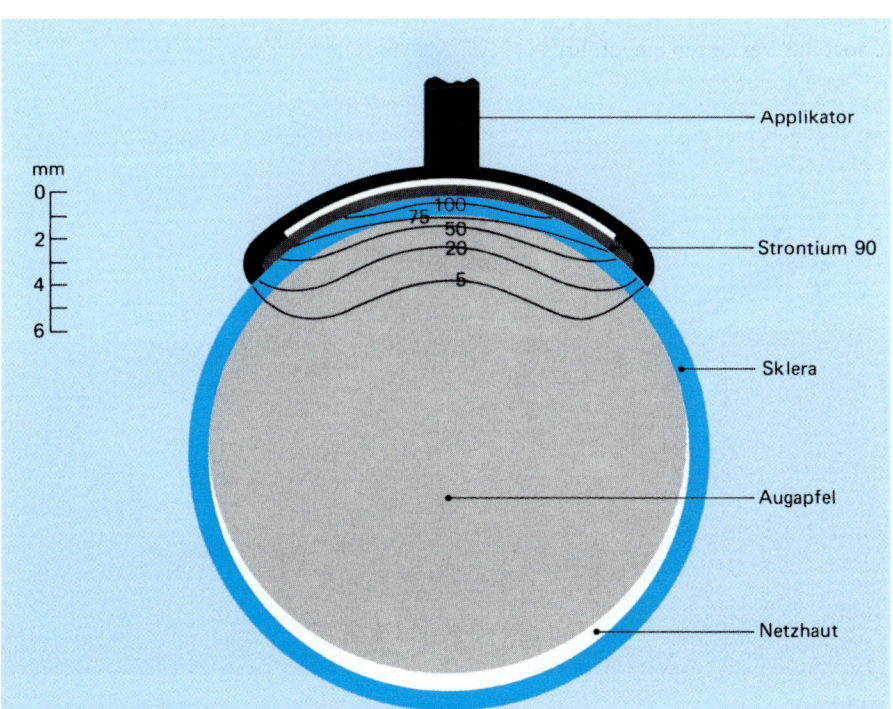

Abb. 18-23 Position einer Dermaplatte (^{90}Sr/^{90}Y-Präparat) am Auge mit Isodosenverlauf.

18

245

melanomen des Auges bis zu einer Tumordicke von 7 mm eingesetzt. Man appliziert in diesen Fällen 100–150 Gy an der Tumorspitze, was an der Tumorbasis einer Maximaldosis von 1000–1200 Gy entspricht. Die Dosisleistung beträgt 6–8 Gy/Std.

Die schalenförmigen Augenapplikatoren werden operativ eingesetzt, am Bulbus vernäht und nach 5–6 Tagen wieder entfernt. Sie sind 1 mm dünn, der radioaktive Teil selbst 0,2 mm, und bestehen ansonsten aus Reinsilber. Der Boden ist 0,7 mm dünn und sorgt dafür, daß nur noch etwa 3% der Dosis nach hinten abstrahlen. Auch die vorderen Augenabschnitte werden nur noch von einer unwesentlichen Dosis getroffen.

Moulagen

In plastisch formbares Material (Plastilin, Schaumgummi o.ä.) können Gammastrahler (Iridiumdrähte, Kobaltperlen, Radiogold- oder Radiojod-Seeds vgl. Kap. 15.2.3) eingelassen und direkt der Hautoberfläche aufgelegt werden. Moulagen lassen sich z.B. auch im Rachen ideal anpassen. Die maximale Eindringtiefe der therapeutisch nutzbaren Strahlung beträgt 10 mm.

Intrakavitäre Therapie
Herkömmliche Applikation

Das ^{226}**Radium** wurde bereits kurz nach seiner Entdeckung im Jahre 1898 in die Therapie eingeführt. Seine Halbwertszeit von 1620 Jahren gewährleistet eine konstante Aktivität. Es liegt meist als wasserunlösliches Sulfat vor.

Zum Schutz gegen Kontamination und gegen das Entweichen von Radongas sind die Präparate in Platin-Iridium-Röhrchen eingekapselt, die außerdem der Filterung dienen. Alphastrahlung wird vollkommen absorbiert. Betastrah-

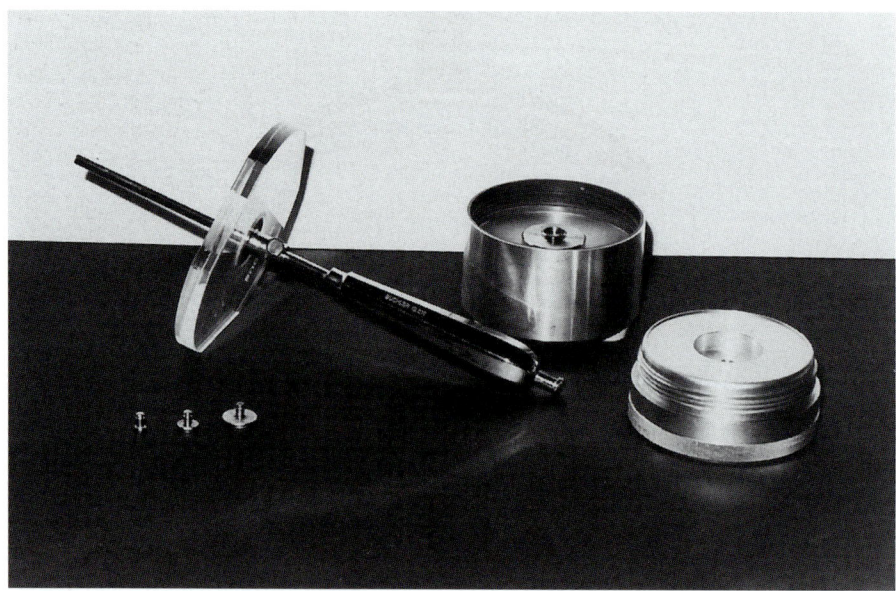

Abb. 18-24 Applikator für ^{90}Strontium-Dermaplatten mit Strahlenschutzscheibe. Daneben aufgeschraubter Tresor für radioaktives Material. Im Vordergrund links drei radioaktive Dermaplatten unterschiedlicher Größe.

lung wird bei der üblichen Filterung von 0,5 mm weitgehend, bei einer Wandstärke von 1 mm fast vollständig weggefiltert.

Die gebräuchlichsten Radiumpräparate enthalten 5–10 mg Radium, was einer Aktivität von 200 bis 400 MBq entspricht. Mehrere solcher Röhrchen sind in einem Träger aufgereiht, der je nach seinem Verwendungszweck geformt ist (Zylinder, Ei, Platte-Stift-Kombination). Bei der Packmethode des Uteruskorpus werden mehrere eiförmige oder zylindrische Radiumträger in die Uterushöhle eingeführt. Sie sind jeweils mit einem aus der Vagina herausführenden Faden versehen, um sie wieder entfernen zu können (Abb. 18-25). Eine Bleiburg zum Hantieren mit [226]Ra zeigt Abbildung 17-20.

↗ Mit Einführung der Afterloading-Verfahren ist die Radiumtherapie aus der Klinik verdrängt worden.

↗ Das Nachladeverfahren zur intrakavitären oder interstitiellen Brachytherapie gewährleistet eine exakte Positionierung der Strahler (Röntgenkontrolle der inaktiven Behältnisse), dadurch eine prospektive Dosimetrie, die

Eliminierung jeglicher Strahlenbelastung für das Personal und eine große Sicherheit für den Patienten.

Interstitielle Therapie

Für die interstitielle Therapie werden radioaktive Nadeln, Seeds oder Drähte bzw. inaktive Röhrchen oder Schläuche als Platzhalter für das radioaktive Material direkt in das Tumorgewebe eingebracht. Es gibt zwei Formen:
- **Permanente Implantation** – die Strahlungsquelle verbleibt zeitlebens in situ
- **Temporäre Implantation** – die Strahlungsquelle wird nach Behandlungsende aus dem Gewebe entfernt.

Nur Nadeln, die an Fäden befestigt sind, Seeds in einer besonderen Trägervorrichtung und im Nachladeverfahren eingebrachte Präparate lassen sich wieder entfernen.

↗ Bei der **permanenten Implantation** verwendet man Radionuklide mit niedriger Aktivität und kurzer Halbwertszeit (aus Strahlenschutzgründen), bei der **temporären Implantation** solche mit hoher Aktivität und langer Halbwertszeit (sie werden wiederverwendet).

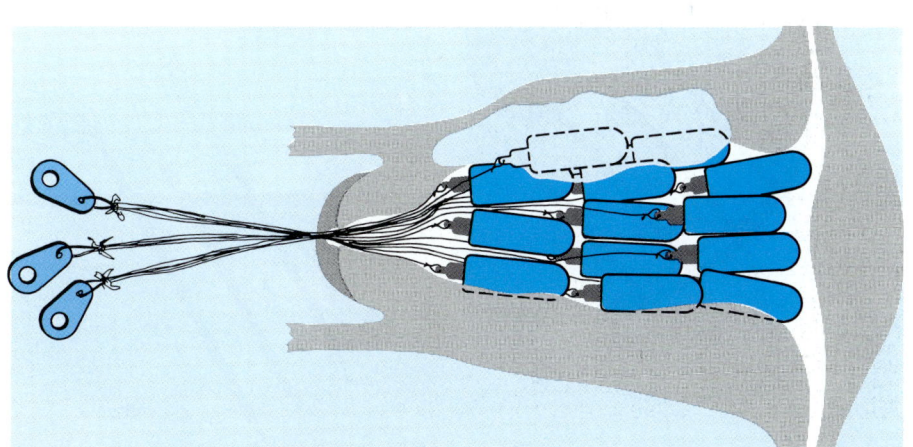

Abb. 18-25 Bei der intrakavitären Therapie des Korpuskarzinoms wird die Uterushöhle mit mehreren eiförmigen oder zylindrischen Radiumträgern gefüllt.

18

Radiumnadeln sind die älteste Applikationsform. Sie sind zwischen 15 und 50 mm lang und müssen mit Hilfe eines angehefteten Fadens wieder entfernt werden (Abb. 18-26).

Radiogoldkörner bestehen aus einem Goldkern (^{198}Au) und einer dünnen Platinhülle. Sie werden mit einer „Pistole" ins Gewebe implantiert. Diese Radiogold-Seeds haben eine Aktivität von 200–400 MBq (5–10 mCi). Man verteilt sie z. B. auf dem Äquator des als Kugel imponierenden Tumors und setzt jeweils ein Seed an die beiden Pole (Abb. 18-27). Der Patient muß zum Schutz seiner Umgebung vor Strahlung etwa 12 bis 14 Tage abgeschirmt im Krankenhaus verbleiben.

Radiojod-Seeds bestehen aus einer Titankapsel, die an ihren beiden Enden radioaktives ^{125}I an ein Ionenaustauscherharz absorbiert enthält. In der Mitte des Seeds befindet sich eine inaktive Goldkugel, mit der sich das Seed unter Röntgendurchleuchtung darstellen läßt. Die Seeds werden intraoperativ über exakt plazierte Hohlnadeln eingebracht (Abb. 18-28).

Drähte oder **Ketten** aus ^{192}Ir müssen wegen ihrer langen Halbwertszeit wieder entfernt werden. Man appliziert sie im Nachladeverfahren (vgl. Abb. 17-17). Heute sind Ketten mit ^{192}Ir-Seeds kommerziell erhältlich und werden, individuell zugeschnitten, bei allen Indikationen zur interstitiellen Radiotherapie eingesetzt, z. B. Kopf-Hals-Tumoren einschließlich Halslymphknoten, Mammakarzinome, Prostatakarzinome, Analkarzinome, gynäkologische Tumoren (Abb. 18-29).

Umgang mit radioaktiven Präparaten

Radioaktive Präparate sind grundsätzlich verschlossen in einem **Strahlenschutztresor** feuersicher aufzubewahren, um einer Verschleppung der Aktivität vorzubeugen und eine Kontamination von Kleidungsstücken und Räumen zu verhindern.

Die **Manipulation** mit (umschlossenen) radioaktiven Präparaten erfolgt

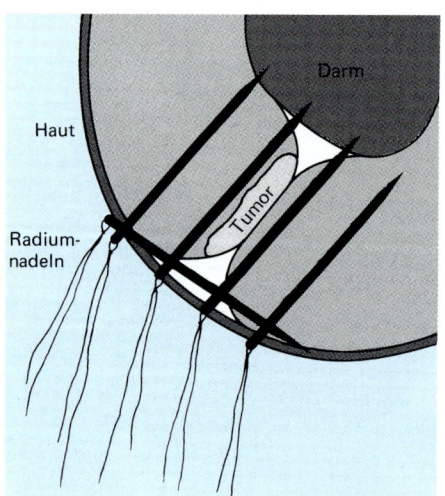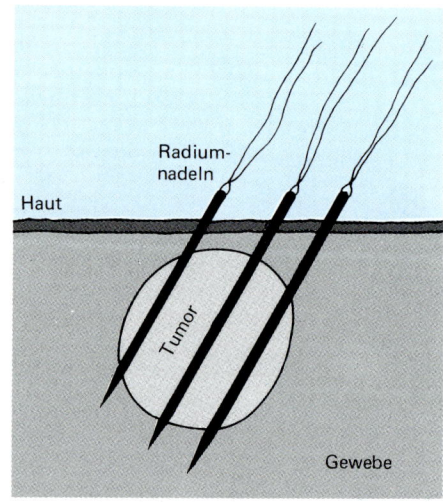

Abb. 18-26 Interstitielle Therapie. Applikation von Radiumnadeln zur temporären Implantation.

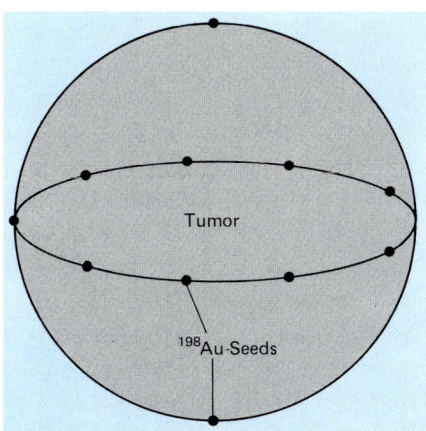

Abb. 18-27 Spickung eines kugelförmigen Tumors mit Radiogold-Seeds (Permanentimplantation).

hinter einer sogenannten Bleiburg mit eingelassenem Bleiglasfenster (vgl. Abb. 17-20). Niemals dürfen Präparate mit der bloßen Hand berührt werden. Man verwendet Fernbedienungsinstrumente. Bei der Radiumapplikation am Patienten werden der Operateur mit einem Strahlenschutzstuhl und das Personal mit Bleiwänden, die mehr als 5 cm dick sind, geschützt. Andere Präparate erfordern einen geringeren Strahlenschutz. So werden bei der ^{125}I-Applikation allenfalls Röntgenschürzen getragen.

Die **Sterilisation** der Präparate erübrigt sich im allgemeinen, weil die ionisierende Strahlung eine Eigensterilisation bewirkt.

Beim Umgang mit radioaktiven Präparaten ist größte Sorgfalt geboten. Verlorene Präparate oder ein undichter Präparatbehälter können eine Kontamination von Räumen und Personen zur Folge haben. Die Strahlenschutzverordnung schreibt, z.B. für ^{226}Ra-Präparate, eine regelmäßige **Prüfung der Dichtigkeit** der Präparatebehälter durch dafür autorisierte Personen vor.

Zwischenfälle beim Umgang mit Radionukliden

Diese haben insofern eine besondere Dimension, als die Quellen ionisierender Strahlung nicht einfach abgeschaltet werden können. Der Eindämmung der Gefahren dienen v.a. die von der Strahlenschutzkommission geforderten regelmäßigen Belehrungen. Hinzu kommen die auf die Arbeiten im Betrieb abgestimmten Strahlenschutzanweisungen, Unfallmerkblätter sowie Alarm- und Löschpläne. Zusätzlich sollte das Verhalten bei Unfällen und Störfällen mit praktischen Übungen trainiert werden.

Bei Zwischenfällen handelt es sich für gewöhnlich um eine Kontamination, d.h., eine Verunreinigung von Räumen und Gegenständen, u.U. auch von Luft, Wasser und Boden, durch radioaktive Substanzen. Um die Kontamination der Umgebung zu vermeiden, sind folgende Maßnahmen erforderlich:

- Strahlenschutzbeauftragten rufen;
- Absperrung des Gefahrenbereichs, Maßnahmen zur Gefahrenbegrenzung einleiten;
- Personendosis der beteiligten Personen mit Taschendosimeter bestimmen (notfalls Abschätzung aus Ortsdosisleistung und Aufenthaltsdauer);
- Verletzte Personen aus Gefahrenbereich bringen, Erste Hilfe leisten;
- Dekontamination: Schutzkleidung mit Folie abdecken oder auswechseln. Inkorporationskontrolle (Ausscheidungsanalyse, Ganzkörperzähler). Chromosomenanalyse ("biologisches Dosimeter", vgl. Kap. 12.4.2).

18.4 Patientenquer- und -längsschnitte

Ein äußerst wichtiger Schritt und Voraussetzung der Bestrahlungsplanung ist die Anfertigung der Patientenquerschnitte (meist Transversalschnitte) mit

18

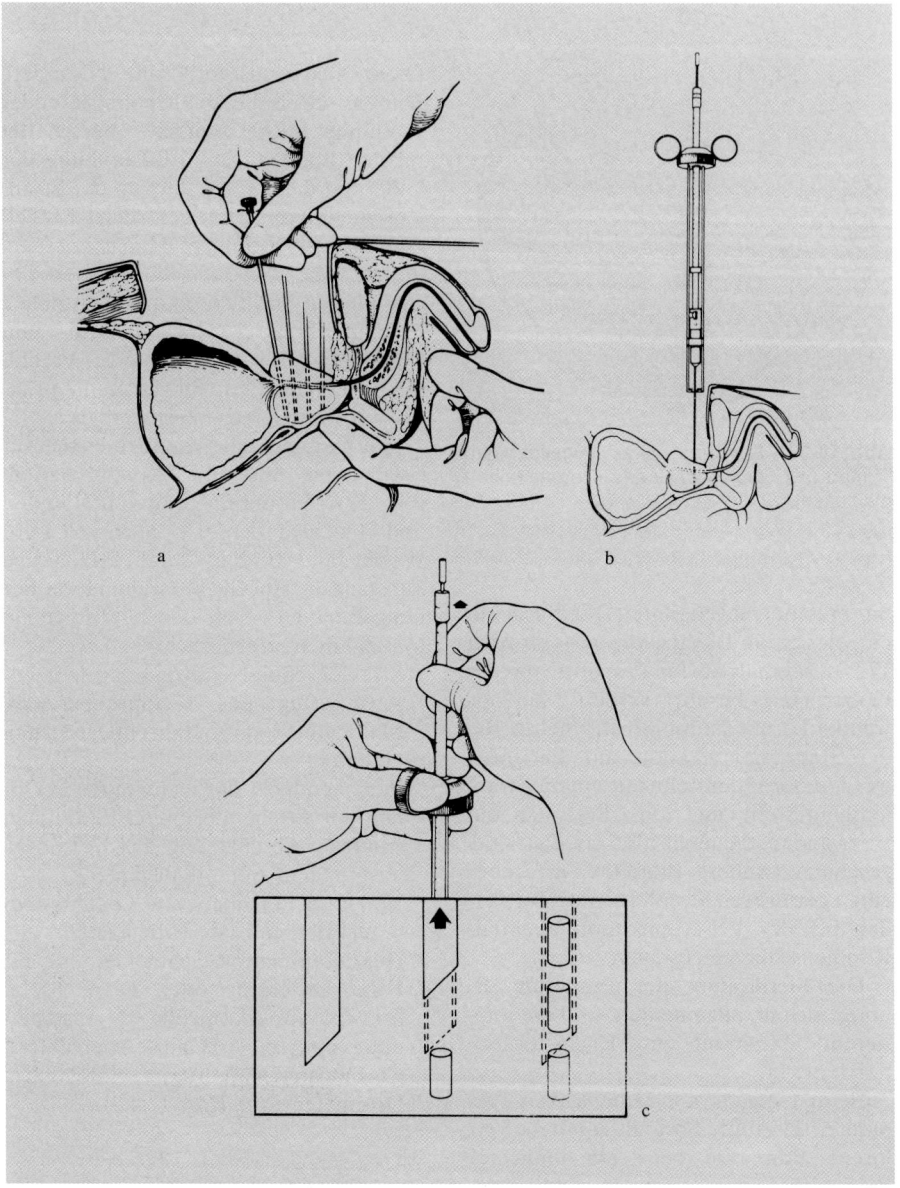

Abb. 18-28 Applikation von ^{125}Jod-Seeds beim Prostatakarzinom.

a) Mehrere Kanülen werden im Abstand von 1 cm eingeführt.

b) Ein Applikator, der eine mit ^{125}I-Seeds geladene Kartusche enthält, wird nacheinander an je eine Kanüle angesetzt.

c) Nach Implantation des ersten Seeds werden die Kanülen bei gleichzeitigem Ausstoß weiterer Seeds in regelmäßigen Abständen zurückgezogen, bis der Tumor vollständig mit Seeds durchsetzt ist (Permanentimplantation).

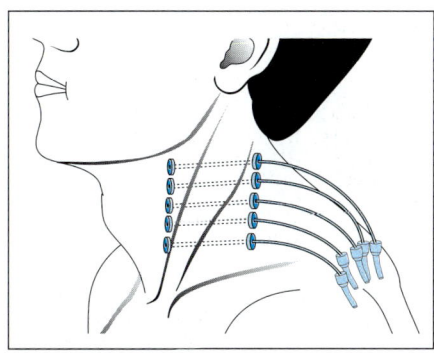

Abb. 18-29 Prinzip der interstitiellen Afterloading-Behandlung am Hals. Die Plastikschläuche mit den ^{192}Ir-Ketten sind in situ, das Nachladegerät ist abgekoppelt.

Organkonturen, Körperinhomogenitäten und Angabe des Tumor- und Zielvolumens. Gleichgültig, auf welche Weise solche Patientenquerschnitte (oder Längsschnitte) angefertigt werden, wichtig ist, daß sich der Patient dabei in Bestrahlungsposition befindet, d. h., auf einer Tischplatte, die derjenigen des Bestrahlungstisches entspricht. Andernfalls stimmt die anatomische Topographie während der Bestrahlung nicht mit derjenigen bei der Bestrahlungsplanung überein. In vielen Fällen müssen im Verlauf der Strahlenbehandlung neue Schnitte erstellt und der physikalisch-technische Bestrahlungsplan revidiert werden, wenn sich z. B. der Tumor verkleinert oder unter Umständen der Patientenquerschnitt verändert hat (Gewichtsabnahme!). Meist müssen zumindest drei (zusätzlich im oberen und unteren Anteil des Zielvolumens je ein Querschnitt), oft sogar fünf und mehr Querschnitte abgenommen werden (bei der stereotaktischen Bestrahlung oder Konformationsbestrahlung sogar in wenigen Millimetern Abstand).

Für die Abnahme/Anfertigung von Körperquerschnitten eignen sich:

- Umrißzeichengerät (Abb. 18-30),
- Sonographie (Ultraschalltomographie) (Abb. 18-31), vor allem aber
- Computertomographie und
- Magnetresonanztomographie.

Im ersten Fall müssen die Organe über Maßstabaufnahmen oder anhand von anatomischen Atlanten in den Körperumriß gezeichnet werden – ein kompliziertes, zeitraubendes und dazu relativ ungenaues Verfahren.

Computertomographie (CT) und Kernspintomographie (MRT) liefern optimale Querschnitte für jede Körperregion. Die Bildinformationen können manuell mit dem Stift, halbautomatisch mit Hilfe eines Datenträgers (Diskette) oder direkt (online) in den Rechner zur Planung übernommen werden. Diese Technik gewährleistet höchste Präzision und bedeutet eine beträchtliche Zeitersparnis.

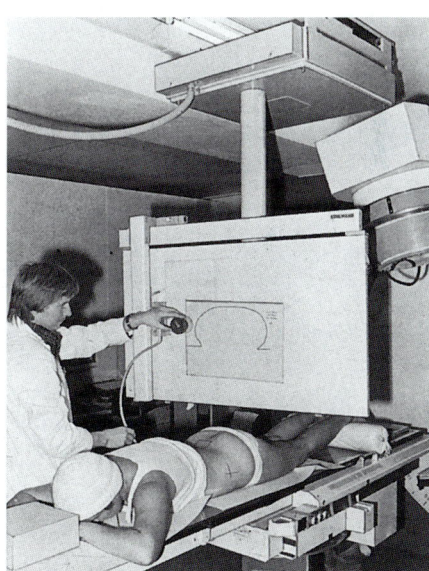

18

Abb. 18-30 Umrißzeichengerät. Die Umrißzeichnung der ausgewählten Körperquerschnitte stellt die Grundlage für die weitere individuelle Bestrahlungsplanung dar.

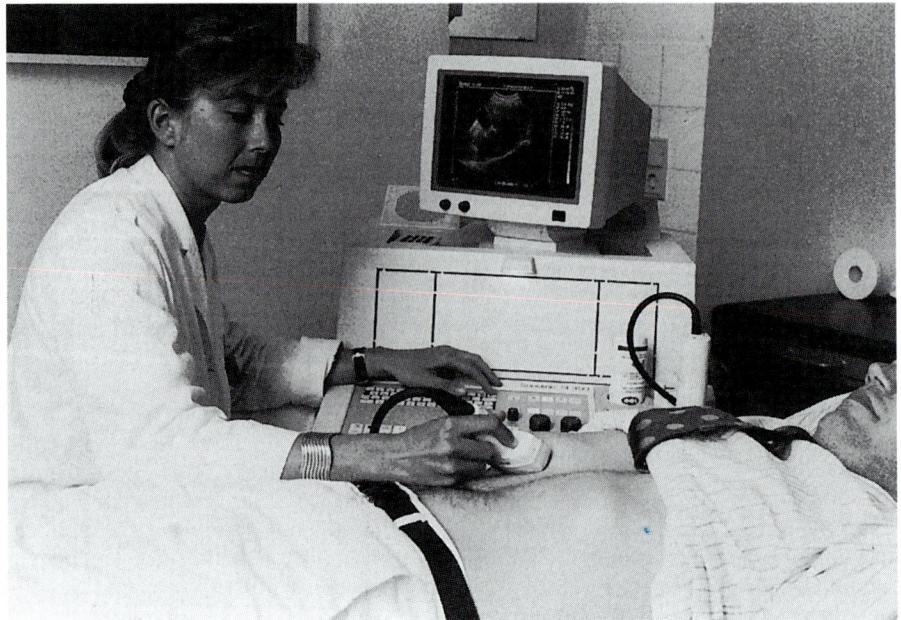

Abb. 18-31 Ultraschall-B-Scanner zur Unterstützung bei der manuellen Erstellung von individuellen Patientenquerschnitten.

18.5 Sonographie (Ultraschalltomographie)

Bei der Sonographie werden Reflexionen von Schallwellen zur Bildgebung genutzt (Abb. 18-32). Ein Schallkopf, auf die Körperoberfläche aufgesetzt und mit einem speziellen Gel „akustisch angekoppelt" (vgl. Abb. 18-31), sendet Schallsignale aus, die von den verschiedenen Organen und Geweben unterschiedlich reflektiert, gestreut oder absorbiert werden. Das reflektierte Signal erreicht wieder den Schallkopf, der nicht nur Sender, sondern auch Empfänger ist. Es regt dort elektrische Impulse an, die nach elektronischer Verarbeitung ein Bild entstehen lassen (vgl. Abb. 18-31).
- Es entsteht ein bewegtes Bild auf dem Bildschirm, das als

- statisches Bild festgehalten und weiterverarbeitet werden kann.

Diese sogenannte Real-time-Sonographie (B-Mode) wird am häufigsten in der Abdominaldiagnostik, am Hals oder an den Extremitäten eingesetzt. Neben dieser zweidimensionalen Darstellung als **B-Bild** gibt es noch die eindimensionale **A-Mode**-Darstellung, bei der die registrierten Echos als vertikale Auslenkung des Elektronenstrahls als Kurve auf dem Oszilloskop abgelesen werden. Beispiele: Echoenzephalographie, transossäre Untersuchung der Nasennebenhöhlen, Untersuchung der Netzhaut in der Augenheilkunde.

Ultraschall entsteht durch Umwandlung elektrischer Schwingungen in mechanische Schwingungen: An-

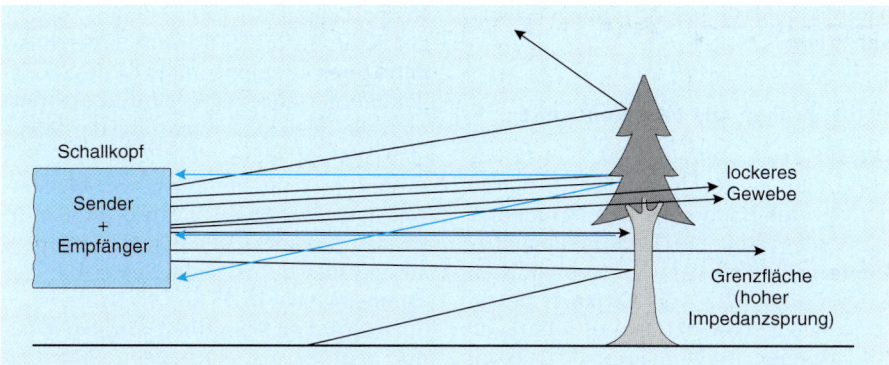

Abb. 18-32 Prinzip der Sonographie. Ausgesendete Schallwellen werden an Grenzschichten reflektiert oder passieren das Gewebe oder werden gestreut. Reflektierte (blaue) Schallwellen treffen wieder auf den Schallkopf, der nicht nur Sender, sondern auch Empfänger ist.

stoßen eines Teilchens zu Schwingungen um seine Ruhelage, Anstoßen eines Nachbarteilchens und damit Weitergabe von kinetischer Energie. Die Ultraschallausbreitung ist also an Materie gebunden (Abb. 18-33).

Im diagnostischen Ultraschall werden Frequenzen zwischen 1 und 15 MHz verwendet. Dieser Frequenzbereich läßt keine biologischen Nebenwirkungen erwarten. Tabelle 18-1 stellt den Zusammenhang mit anderen Schallbereichen her.

Zwischen Geweben mit sehr hohen Impedanzunterschieden (z. B. Wasser/Luft, Weichteile/Knochen) ist nahezu keine Schall-Leitung möglich. So werden luft- oder gasgefüllte Organe, wie die belüftete Lunge oder gashaltige Darmschlingen, ebenso wie Knochen nicht durchschallt: Sie stellen Barrieren für den Ultraschall dar. Auch der Schallkopf muß deshalb mit Gel an die Körperoberfläche luftfrei „akustisch angekoppelt" werden.

↗ Je höher der Impedanzsprung zwischen zwei Geweben, desto mehr

Energie wird reflektiert, desto weniger Energie wird weitergeleitet.

Für die Bestrahlungsplanung weniger interessant sind weitere Einsatzmöglichkeiten des Ultraschalls: **Doppler- und Farbduplexsonographie** (dem B-Bild wird eine farbliche Kodierung der Flußrichtung und -geschwindigkeit in Gefäßen hinzugefügt) und die **Endosonographie** (durch die Ösophaguswand bei Ösophaguskarzinom oder Herzdarstellungen; transrektal bei Prostata- und Rektumkarzinom; transvaginal zur Untersuchung des kleinen Beckens der Frau).

Tabelle 18-2 faßt die Bedeutung der Sonographie für die Bestrahlungsplanung zusammen.

18.6 Computertomographie (CT)

Die Computertomographie zerlegt den menschlichen Körper in Scheiben von 1–10 mm Dicke. Im Gegensatz zur Übereinanderprojektion der Gewebestrukturen bei der konventionellen Röntgenaufnahme und der geometrischen Verzerrung beim Ultraschall sind die Quer-

18

schnitts- und Organdarstellung projektionsfrei.

18.6.1 Aufbau und Funktionsweise

Die CT (HOUNSFIELD 1967, Nobelpreis 1979) stellt ein Röntgenschichtverfahren dar, das zum Bildaufbau einen Computer verwendet (Abb. 18-34). Strahlung einer **Röntgenröhre** passiert den menschlichen Körper und wird von Organen unterschiedlich geschwächt. Das resultierende Bild ist eine dreidimensionale Rekonstruktion. Dazu werden Körperquerschnitte mit einem Fächer von Röntgenstrahlen abgetastet. Für jeden Querschnitt rotiert die Röntgenröhre um die Körperlängsachse. Ein gegenüberliegender Kranz von elektronischen **Strahlendetektoren** (xenongefüllte Ionisationskammern oder Halbleiterdetektoren) mißt die Intensitätsminderung der Röntgenstrahlung hinter dem Patienten. Ein Computer stellt Millionen von Messungen der verschiedenen Absorptionen in kleinen Volumeneinheiten des Körpers an und fügt sie zu einem Schnittbild zusammen (Abb. 18-35 und 18-36).

Nach jedem Schnittbild wird der Tisch mit dem zu untersuchenden Patienten um einige Millimeter in Längsrichtung (eben um die gewählte Schichtdicke) verschoben und nach demselben Prinzip ein weiteres Schnittbild angefertigt. Die

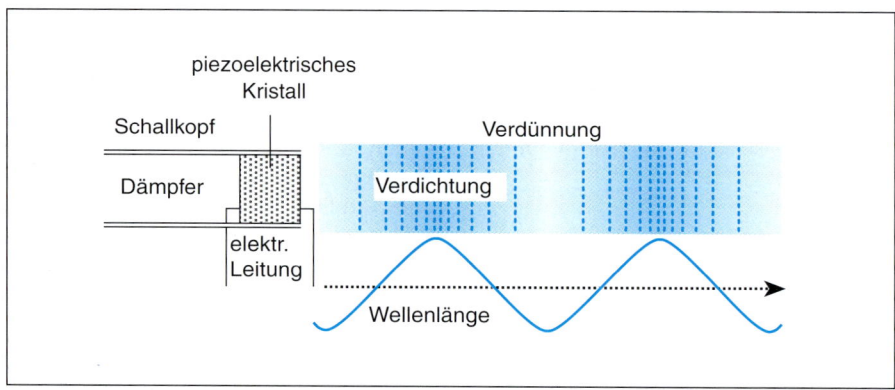

Abb. 18-33 Funktionszeichnung der Ultrasonographie.

Tabelle 18-1 Schallbereiche in Schwingungsphasen pro Zeiteinheit (Hertz = Hz).

Infraschall:	< 16 Hz (unterhalb der akustischen Wahrnehmbarkeitsgrenze)
Hörbarer Schall:	16–20 000 Hz (menschlicher Wahrnehmbarkeitsbereich)
Ultraschall:	> 20 000 Hz (> 0,02 MHz) (oberhalb der menschlichen Wahrnehmbarkeitsgrenze)
Hyperschall:	> 10 000 MHz

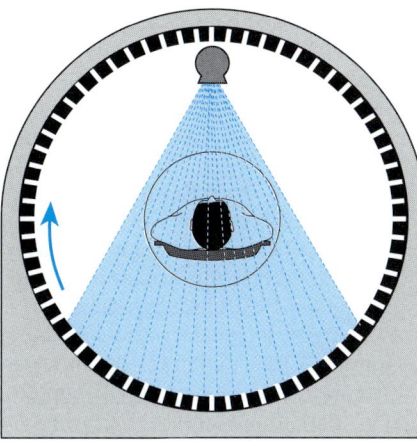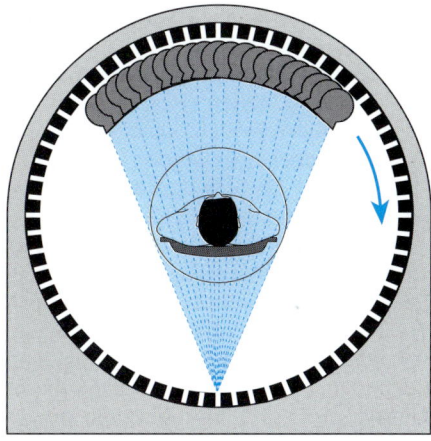

Abb. 18-34 Funktionszeichnung der Computertomographie. Die wichtigsten Bestandteile eines CT-Gerätes sind eine schnell rotierende Röntgenröhre, eine Vielzahl von elektronischen Strahlendetektoren und ein Computer. Der Patient liegt auf einem Tisch zwischen Röntgenröhre und Detektor, und die Röntgenröhre rotiert um den Patienten.

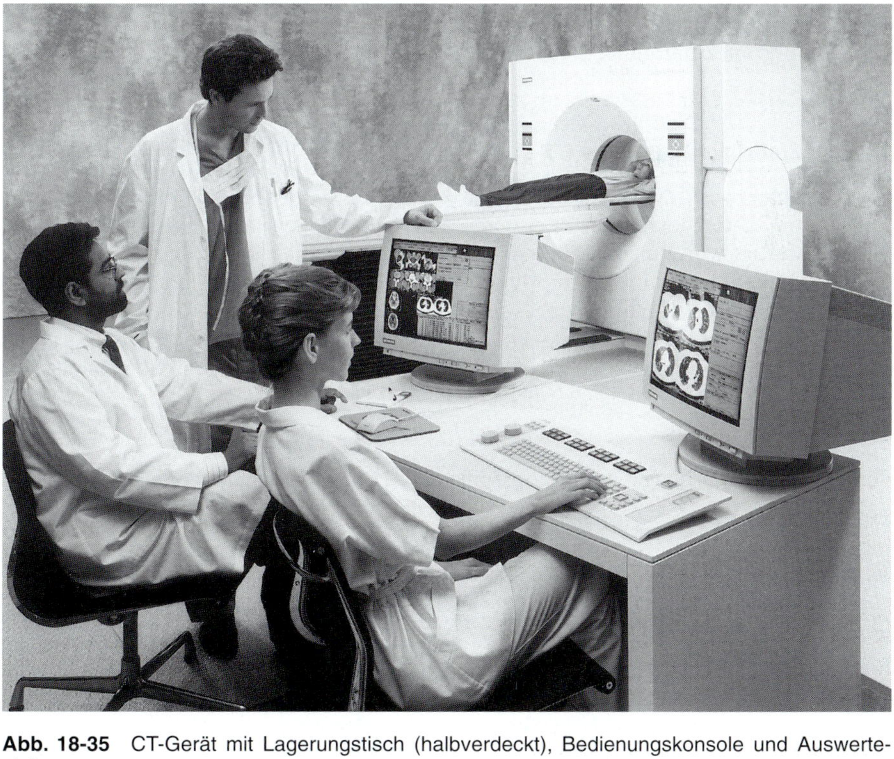

Abb. 18-35 CT-Gerät mit Lagerungstisch (halbverdeckt), Bedienungskonsole und Auswerteplatz.

Scheiben sind je nach Informationsbedarf 2, 4 oder 8 Millimeter dick. Und statt der drei Dichtegruppen, die man bei der konventionellen Röntgennativdiagnostik unterscheiden kann (Luft/Fett, Wasser, Knochen), werden über 2000 verschiedene Dichtewerte erfaßt und in bis zu 20 Graustufen abgebildet.

CT-Scanner der „vierten Generation" arbeiten mit einem Ring von bis zu 3000 Szintillationsdetektoren, so daß nur noch der Fächerstrahl rotieren muß; die Untersuchungszeit pro Schnitt beträgt 1–5 Sekunden. Man kann mit einigen dieser Geräte auch die **Spiraltechnik** durchführen (Spiral-CT, Abb. 18-37). Der Tisch wird hierbei kontinuierlich vorgeschoben. Aus den gewonnenen Daten läßt sich ein **lückenloses** dreidimensionales Bild, das durch keine Atemexkursionen verzeichnet ist, rekonstruieren – Voraussetzung für moderne stereotaktische und konformierende Bestrahlungen.

18.6.2 Tumorlokalisation am CT

Gewöhnlich bringt der Patient CT-Bilder mit, die unter diagnostischen Bedingungen angefertigt worden sind. Sie müssen Tumorvolumen und Tumorausbreitungsgebiet eindeutig erkennen lassen. Anderenfalls ist eine neue CT-Untersuchung unter optimalen diagnostischen Bedin-

gungen vor Beginn der Planung vom Radioonkologen anzufordern. Die weiteren Planungsschritte laufen in den einzelnen Institutionen unterschiedlich ab. Bei uns hat sich folgende Vorgehensweise bewährt:

1. Lokalisation von Zentralstrahl, Isozentrum und erstem Vorschlag zu(r) Feldgröße(n) am **Therapiesimulator**. Dokumentation mit Lokalisationsaufnahmen in Bestrahlungsgeometrie.
2. **Planungs-CT**, idealerweise an einem Spiral-CT bzw. einem CT der modernsten Version, wobei die Tischplatte der Patientencouch derjenigen am Simulator und am Bestrahlungsgerät entsprechen sollte. Die **CT** erfolgt in Bestrahlungsposition, also beispielsweise in Bauchlage, mit erhobenen Armen oder aufgesetzter Maske und justiert im Laserkoordinatensystem. Feldmittelpunkt, Feldgrenzen und die Laseranzeichnung markieren wir auf der Haut mit Angiographiekathetern oder Fäden, die mit Röntgenkontrastmittel getränkt wurden, oder mit Kontrastmittelpaste. Ist dann die Untersuchung gefahren, projizieren wir nachträglich in die Schnittbilder Linien hinein, die die Feldmittelpunkte miteinander verbinden oder die Feldrandstrahlen anzeigen. Moderne Softwareprogramme können dabei bereits die Divergenz der Randstrah-

Tabelle 18-2 Stellenwert der Sonographie in der Bestrahlungsplanung.

Vorteile:	• Billig, jederzeit einsetzbar und wiederholbar • Unproblematische Ausmessung von Lymphknoten, Zysten und der Brustwanddicke (bei Mammakarzinombestrahlungen) • Differenzierung von Zysten und soliden Prozessen • Leichte Erlernbarkeit
Nachteile:	• Strahlrichtung (transversal, sagittal oder schräg) sehr schwierig oder nicht reproduzierbar • Geometrische Verzeichnung der Organe und der Topographie • Keine vollständige Querschnitterstellung möglich

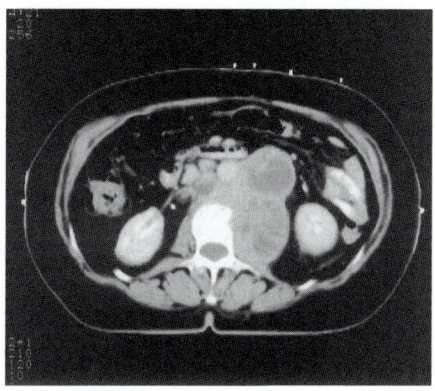

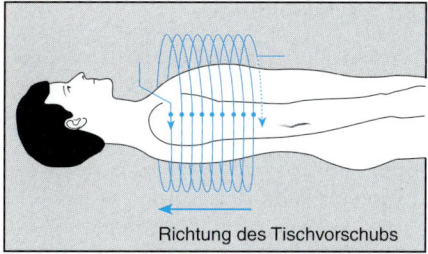

Richtung des Tischvorschubs

Abb. 18-37   Skizze des Bildaufbaus bei der Spiralcomputertomographie.

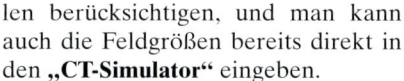

Abb. 18-36   CT-Querschnitt.

len berücksichtigen, und man kann auch die Feldgrößen bereits direkt in den „**CT-Simulator**" eingeben.

3. Definition des Tumorvolumens/ Tumorausbreitungsgebietes am Bildschirm/auf den CT-Bildern durch Arzt, Physiker und Planungs-MTA-R. Daraus resultieren Zielvolumen und die Ansprache von kritischen Organen.
4. Erarbeitung des Planungszielvolumens und der Bestrahlungstechnik einschließlich Feldgrößen und Feldkonfigurationen durch den Physiker am Bestrahlungsplanungssystem. Der Entwurf des Bestrahlungsplans gibt nun auch das bestrahlte Volumen und die Dosisbelastung von Risikoorganen an (Abb. 18-38).
5. Herstellung von Individualkollimatoren, sofern Multileaf-Kollimation nicht möglich oder suboptimal. Absprache zwischen Physiker und Arzt.
6. Definitive Lokalisation mit Einpassung der Kollimatoren am Therapiesimulator durch Planungs-MTA-R und Arzt.

 Das Planungs-CT und die CT ersetzen den Therapiesimulator nicht.

18.6.3 Qualitätsanforderungen an die CT-Simulation

- Beste Abbildungsqualität, individuelle und auf die Situation ausgerichtete Schichtdicke (keine Kompromisse an die Bildgüte bei der Definition des Tumorausbreitungsgebietes!).
- Radioonkologe und Planungs-MTA-R führen unter eigener Regie und bei Kenntnis der Behandlungsstrategie das Planungs-CT durch.
- Der Patient befindet sich in Bestrahlungsposition inkl. Lagerungshilfen auf einer Untersuchungscouch, die in ihren geometrischen Gegebenheiten der Patientenliege am Therapiegerät entspricht.
- Es wird der gesamte Körperumfang im Bestrahlungsbereich abgebildet.

18.7 Magnetresonanztomographie (MRT)

Die Querschnittbilder bei der MRT kommen durch die Relaxation von künstlich aufgerichteten H^+-Dipolen zustande; die Schnittebenen sind frei im Raum wählbar; es werden keine Röntgenstrahlen benötigt.

18

18.7.1 Funktionsweise

1. Wasserstoff (H⁺) ist ein schwach positiver Magnet. Der Körper als Ganzes ist aber nicht magnetisch, weil die Milliarden an kleinen **Dipolen** im Körper ungeordnet vorliegen (Prinzip: Chaos). Wird der Körper in ein sehr starkes Magnetfeld gebracht (Abb. 18-39), richten sich diese „Kleinstmagneten" parallel oder antiparallel aus (Abb. 18-40). Ein riesiger **Ringmagnet**, Herzstück des MRT-Gerätes, erzeugt diese enorme Feldstärke, die ca. um den Faktor 10000 stärker als das Erdmagnetfeld ist.
2. Jetzt drehen sich die Protonen (H⁺) wie ein Kreisel (Abb. 18-41) um die eigene Achse **(Spin)**, jedes mit unterschiedlicher Geschwindigkeit. Diese beeinflußt die Umgebung.

↗ Das äußere Magnetfeld richtet die H⁺-Dipole auf und bewirkt die Beschleunigung und Gleichschaltung. Diese Ordnung ist Voraussetzung für weitere Phänomene, z. B. das der Resonanz.

3. Treffen nun Impulse mit derselben Frequenz, mit der sich die Dipole drehen (42 MHz), auf die Protonen, lösen sie **Resonanz** aus (vergleiche das Klirren von Gläsern bei bestimmten Geräuschen bzw. Schwingungen im Raum). Die Protonen senden ihrer-

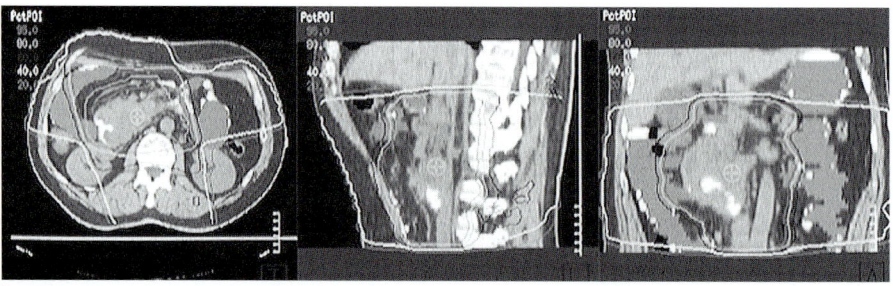

a

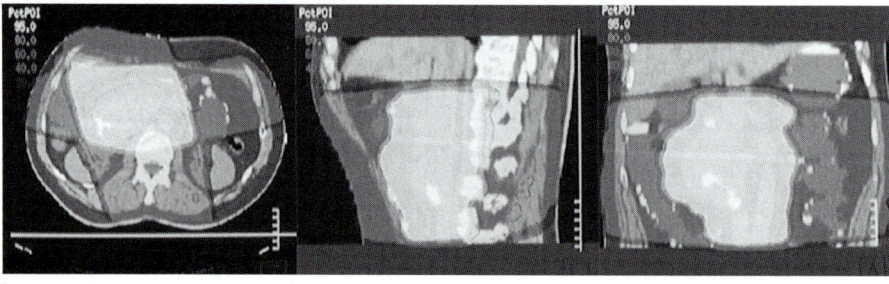

b

Abb. 18-38   Dreidimensionale Bestrahlungsplanung bei Pankreaskopfkarzinom mit CT.
a) Definition des klinischen Zielvolumens und der kritischen Organe (Nieren, Rückenmark) in Transversal-, Sagittal- und Frontalschnitten. Auch die projektierten Strahleneintrittspforten sind zu sehen.
b) Isodosenausdruck im „Colour flash". 3 Projektionsebenen. ZV-umschließende 90 bis 95%-Isodose, Dosiskonzentration im Tumorgebiet. Die Nieren erhalten partiell 20–40% der Referenzdosis.

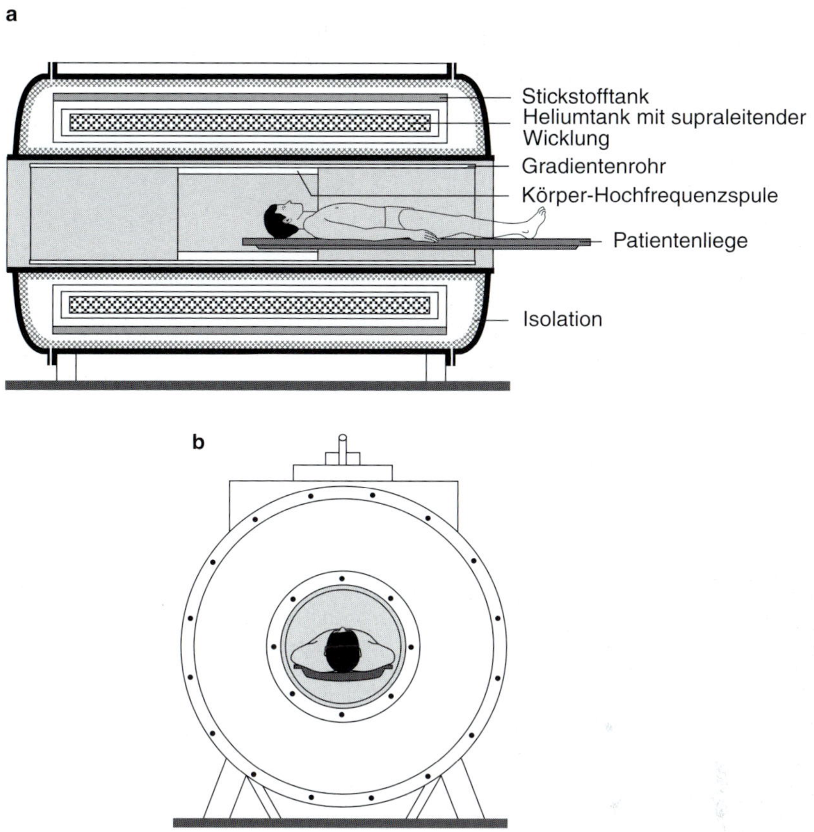

Abb. 18-39 Funktionszeichnungen zur Magnetresonanztomographie.
a) Längsschnitt.
b) Querschnitt.

seits registrierbare Schwingungen aus; es findet ein Energieaustausch statt (Abb. 18-42). Die Hochfrequenzimpulse stammen von Hochfrequenzspulen (Gradientenspulen) im Innern des Hauptmagneten; sie senden und empfangen Impulse. Das Resultat kann ein Übergang von mehr Protonen in den energiereichen antiparallelen Zustand (Umklappen der Spins um die Z-Achse) oder Kippung auf 90° etc. sein.

4. Nach der Anregung verlieren die angeregten Objekte ihre Energie wieder und bewegen sich auf zweierlei Wegen in den Ausgangszustand zurück. Sie strahlen dabei Energie in Form elektromagnetischer Wellen ab. Dieser Vorgang heißt **Relaxation** und wird durch die Zeitkonstanten T1 und T2

18

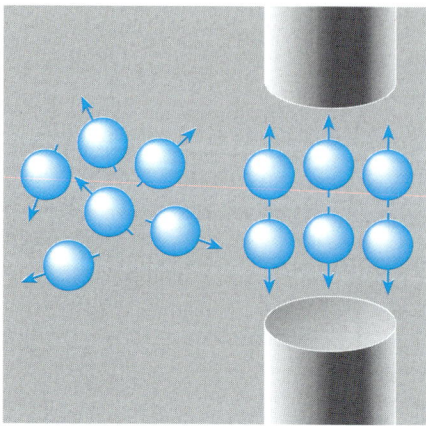

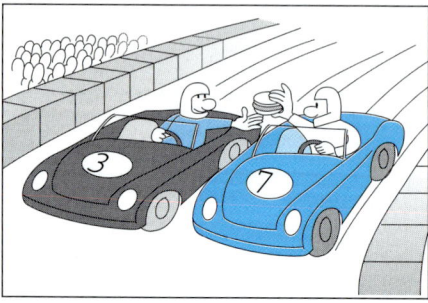

Abb. 18-42 Ein Energieaustausch kann erfolgen, wenn Protonen und Hochfreqenzimpuls dieselbe Frequenz haben (nach SCHILD).

Abb. 18-40 Die willkürliche Ausrichtung (links) der Protonen ändert sich im starken externen Magnetfeld (rechts): Sie richten sich parallel oder antiparallel aus (nach SCHILD).

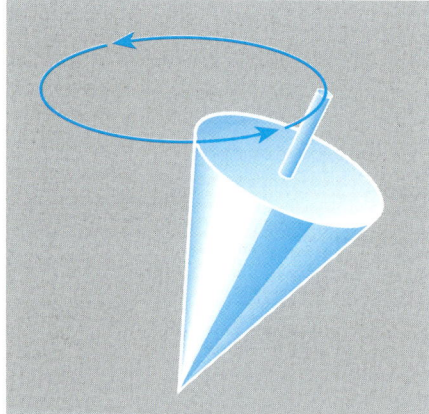

Abb. 18-41 Ein rotierender Kreisel fängt an zu taumeln, wenn er angestoßen wird. Die Protonen in einem starken Magnetfeld führen dieselbe Art von Bewegung aus, die als Präzession bezeichnet wird (nach SCHILD).

beschrieben. T1 (longitudinale Relaxationszeit, etwa 500 ms) spiegelt die Erholung der Längsmagnetisierung wider; sie ist gewebeabhängig, bei Fett

z. B. sehr viel kürzer als bei Wasser. T2 (transversale Relaxationszeit = Querrelaxation, 40–50 ms Dauer) spiegelt die Erholung von der Transversalmagnetisierung wider; sie verläuft ohne Energieaustausch und ist auch gewebeabhängig.

5. Der **Detektor** ist wie ein Rundfunkempfänger, der die vom Patienten ausgesendeten Signale (Radiowellen) empfängt, verstärkt und die den Signalen aufgeprägte Ortskodierung entschlüsselt. Diese Daten werden zu Schwarzweißbildern verarbeitet. Die MRT hat ihre großen Vorzüge in der Weichteildiagnostik und in der Neuroradiologie erwiesen (Abb. 18-43 a + b, vgl. Kap. 8.4).

18.7.2 MRT
in der Bestrahlungsplanung

Die **MRT** ziehen wir bei Hirntumoren, Prozessen an der Schädelbasis, Rückenmarkprozessen und Weichteilsarkomen vor. Die Angiographiekatheter werden hierbei mit Gadolinium, einem ferromagnetischen Kontrastmittel, gefüllt. Dann entspricht das Vorgehen demjenigen bei der CT-Simulation. Zu beachten ist aller-

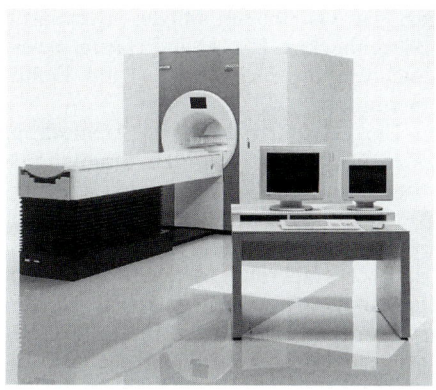

Abb. 18-43a MRT-Gerät mit Lagerungstisch und Auswerteeinheit. Beachte die Dimension des Gerätes, das den riesigen Ringmagneten enthält!

dings, daß vor allem in der sagittalen Projektion und an den Bildrändern die Geometrie bis zu mehr als 15% verzerrt ist. Manchen Prozeß wird man deshalb unter Umständen noch einmal am CT überprüfen müssen. Bei der **stereotaktischen Präzisionsbestrahlung** ziehen wir – um die geometrische Verzerrung zu vermeiden – die CT vor und beziehen uns hier auf die kontrastmittelaufnehmenden Tumoranteile.

Neuerdings lassen sich diese Nachteile der MRT ausschalten, indem man die wichtigen Informationen der MRT mit denen des CT fusioniert: Das Ergebnis ist ein Summationsbild.

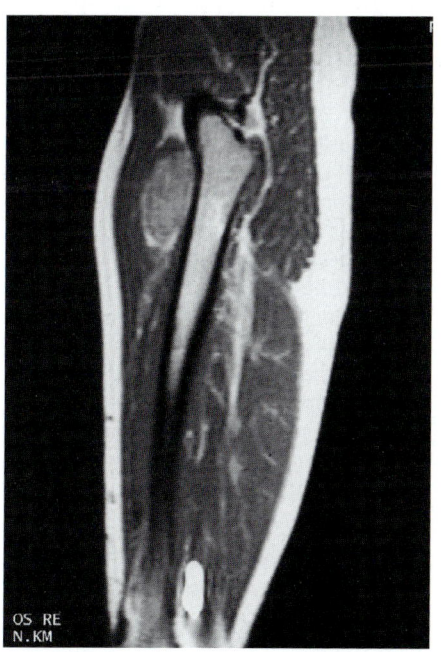

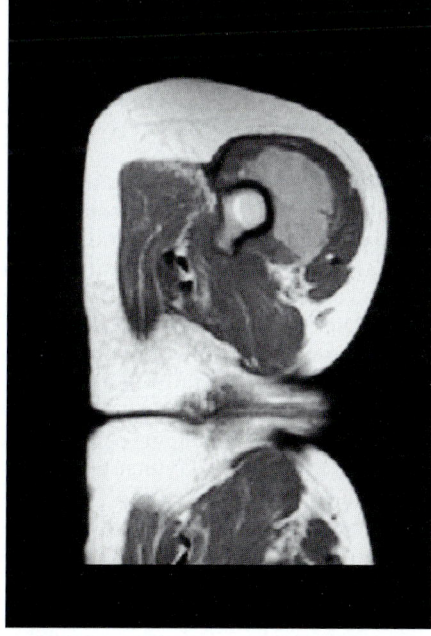

Abb. 18-43b Darstellung eines Weichteilsarkoms in der MRT, links Longitudinalschnitt (auch frontale Ebene genannt), rechts Querschnitt. Der Prozess ist 7 cm lang und 6 cm breit, was ohne die zweite Ebene nicht erkennbar wäre. Neben dem Tumor ist die (helle) Markhöhle des Oberschenkelknochens angeschnitten; der schwarze Saum darum herum ist die Kortikalis des Knochens.

18.8 Therapiesimulator

18.8.1 Aufbau und Funktionsweise

Es handelt sich um eine speziell und ausschließlich für die Bestrahlungsplanung entwickelte Röntgenanlage. Ihr Zweck ist die Lokalisation, Simulation und Dokumentation der Bestrahlungsbedingungen. Dazu gehören insbesondere die Größe, Einstrahlrichtung und Anpassung der Bestrahlungsfelder an anatomische Strukturen, die Einstellung des Fokus-Haut-Abstands, gegebenenfalls die Variierung des Fokus-Achs-Abstands und die Lokalisation des Isozentrums.

Der Therapiesimulator besteht aus (Abb. 18-44):

- **Tragarm** (Gantry) mit **Strahlerkopf** (enthaltend die Röntgenröhre); ersterer ist um eine horizontale Drehachse, letzterer um eine vertikale Drehachse drehbar.
- **Bildempfänger** in Opposition zur Röntgenröhre mit Kassettenhalterung, koplanar in der X- und Y-Achse verfahrbar.
- **Patientencouch** mit horizontaler Tischplatte, die ebenfalls horizontal frei schwimmend oder motorisch in der X- und Y-Achse zu bewegen und um eine vertikale Drehachse voll rotierbar ist. Die Tischsäule wurde auf einer drehbaren Bodenplatte exzentrisch montiert: Das gestattet eine Tischverschiebung in Z-Form.
- **Generator** und **Schaltpult**. Alle Funktionen des Gerätes können patientennah und aus Gründen des Strahlenschutzes fernbedient werden.

Bei der Lokalisation der Bestrahlungsfelder hat es sich bewährt, Knochenstrukturen während der Durchleuchtung als **anatomische Orientierungspunkte** aufzusuchen und zu den Feldgrenzen, dem Zentralstrahl und damit zum Zielvolumen in Beziehung zu bringen. Kontrastmittelfüllungen der Hohlorgane, wie Ösophagus, Magen, Dickdarm, Nierenbecken, Ureter und Harnblase erleichtern die Orientierung und Dokumentation.

Eine Meßblende wird im Strahlerkopf vorgehalten und auf den Simulationsröntgenaufnahmen abgebildet. Sie markiert als Schattenbild die Feldbegrenzung, das Durchleuchtungsfeld und gibt den Zentralstrahl über ein diagonales Fadenkreuz an. Der eingeblendete Maßstab erleichtert die Berechnung des **Vergrößerungsfaktors**, mit dem die Aufnahme angefertigt wurde. Die Angabe bezieht sich auf die **Achsebene**, d.h., die Feldebene, die senkrecht zum Zentralstrahl durch die Drehachse des Geräts verläuft.

↗ Der Therapiesimulator ist eine speziell für die Bestrahlungsplanung konstruierte Röntgenanlage. Sie unterscheidet sich von anderen Röntgengeräten

- durch die Realisierungs- und Dokumentationsmöglichkeit aller denkbaren Einstrahlrichtungen am liegenden und von all dem unbehelligten Patienten – mit Ausnahme der Rotationsbestrahlung,
- durch die im Strahlerkopf integrierte Meßblende, die Durchleuchtungsfeld, Feldgröße und Feldmittelpunkt angibt,
- durch die Tatsache, daß alle von der Nullposition abweichenden Drehungen, Längs-, Quer- oder Höhenverstellungen optisch abgelesen werden können.

18.8.2 Arbeitsweise am Therapiesimulator

Die Lagerung auf der Patientencouch erfolgt wie später bei der Strahlenbehandlung (Kap. 19) in entspannter Position mit Lagerungshilfen und ausgerichtet auf die Laserkoordinaten. Der Patient ist über den Sinn der Simulation und Loka-

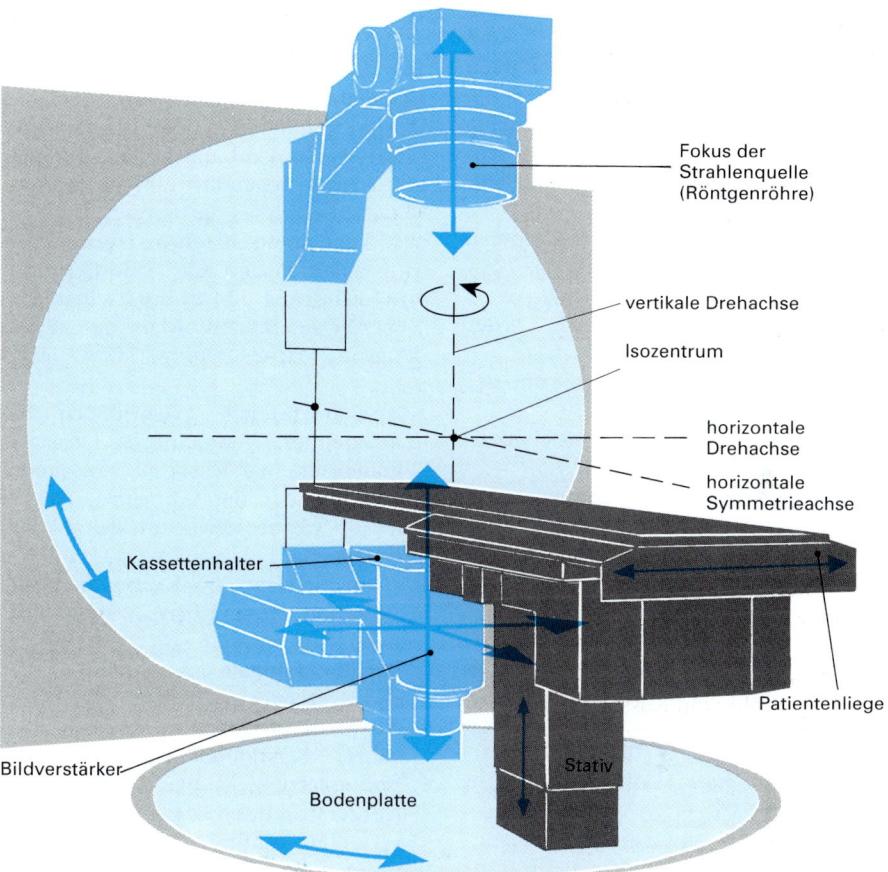

Fokus der
Strahlenquelle
(Röntgenröhre)

vertikale Drehachse

Isozentrum

horizontale
Drehachse

horizontale
Symmetrieachse

Kassettenhalter

Patientenliege

Bildverstärker

Stativ

Bodenplatte

Abb. 18-44 Therapiesimulator mit diagnostischer Röntgenröhre für Durchleuchtung und Röntgenaufnahmen sowie Bildverstärker. Eingezeichnet sind die verschiedenen Bewegungsmöglichkeiten und das Isozentrum.

lisation sowie über den Arbeitsablauf zu unterrichten.

Bevor man beginnt, werden alle Funktionen in die Nullposition gefahren. Wurden die Feldgröße, die Blendendrehung und die Einstrahlrichtung schon festgelegt bzw. nach Bestrahlungsplan reproduziert, werden zuerst der Zentralstrahl, dann die Kontur des Bestrahlungsfeldes und schließlich die Laserkoordinaten auf der Haut des Patienten (ggf. auf einer Bestrahlungsmaske, auf einem Vakuumkissen oder einem anderen Hilfsmittel) mit Tinte, Markerstift oder als Tätowierung aufgezeichnet. In unserem Haus werden auch die Konturen der Blöcke/Individualkollimatoren auf die Haut aufgezeichnet. Im Planungsprotokoll vermerkt die Planungs-MTA-R alle eingestellten Parameter.

18

↗ Nicht vergessen! Nach Beendigung einer jeden Feldlokalisation und bevor der Patient die Liege verlassen hat:

- Protokollierung von Fokus-Achs-Abstand, Fokus-Haut-Abstand, Tischhöhe und Tiefe des Isozentrums (Plausibilitätskontrolle);
- Protokollierung der Gantry-Drehung, Blendendrehung, Tischdrehung, Position der Bodenplatte;
- Protokollierung von Längs- oder Querverschiebungen;
- Protokollierung der Feldgröße und der Feldeinschübe;
- Protokollierung aller Hilfsmittel inklusive Kissen und Armhaltung;
- Überprüfung der Anzeichnungen auf Haut oder Maske;
- Bestrahlungstermin vereinbaren und mitgeben!

Spezialfall I: Erstsimulation vor Durchführung des Planungs-CT: Wir begnügen uns mit einem Vorschlag für die Lage des Isozentrums und zeichnen am Patienten nur das Zentralkreuz (für den Zentralstrahl) und die Laserkoordinaten ein. Im übrigen: s. Kap. 18.6.2.

Spezialfall II: Endsimulation nach fertiggestelltem oder korrigiertem Bestrahlungsplan:

1. Korrektur der Markierungen für die Laserkoordinaten nach Einstellung der Tischhöhe bzw. des Fokus-Haut-Abstandes.
2. Korrektur oder Fixierung von Zentralstrahl und Feldaußenkonturen.
3. Einpassen der Blöcke. Markierung auf der Haut. Die Konfiguration und die Lage des Multileaf-Kollimators zeichnen wir erst am Bestrahlungsgerät ein.
4. Entsprechendes gilt für die Positionierung der Lagerungshilfen.

18.9 Physikalisch-technischer Bestrahlungsplan

Er beinhaltet die vollständige räumliche Dosisverteilung im Körper, wobei sämtliche Wechselwirkungen der Primär-, Streu- und Sekundärstrahlung mit der Materie berücksichtigt werden. Entsprechend den unterschiedlichen technischen Möglichkeiten und den Anforderungen an Genauigkeit gibt es unterschiedliche Näherungsmethoden. Man unterscheidet grob zwischen 2D- und 3D-Algorithmen.

- **Zweidimensionale Algorithmen** berechnen die geometrische Dosisverteilung in einer Ebene (= zweidimensional) unter der Annahme, daß in dieser Ebene der Zentralstrahl des Feldes/aller Felder liegt. Dabei werden Form und Größe des Körperabschnitts außerhalb dieser Ebene nicht berücksichtigt.
- **Dreidimensionale Algorithmen** berücksichtigen zusätzlich vor allem die Streustrahlungsbeiträge aus dem ganzen bestrahlten Körpervolumen. Voraussetzung ist die Kenntnis aller Körperstrukturen, die auf die Dosisverteilung Einfluß nehmen. 3D-Algorithmen sind sehr rechenintensiv; die genaueste Berechnung ermöglicht das sog. Monte-Carlo-Simulationsverfahren. Erst die modernen leistungsfähigen Rechner machen die 3D-Planung bzw. -Berechnung möglich.

18.9.1 Bestrahlungsplanungssysteme

Das computergestützte Bestrahlungsplanungssystem (Abb. 18-45) besteht aus Geräten (Hardware) und Programmen (Software).

Hardware

Die Hardware umfaßt einen Rechner, eine Tastatur, ein oder mehrere Sichtschirme, Digitalisiertableau zur Kontur-

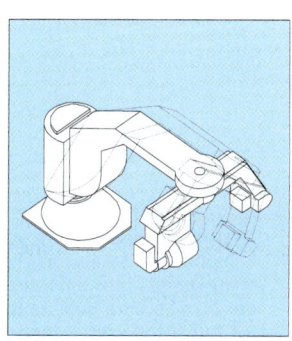

Abb. 18-45 Bestrahlungsplanungssystem mit Digitalisierungstableau, Tastatur, Rechner, Sichtschirm, Floppylaufwerk und Maus.

eingabe manuell erstellter Patienten- querschnitte, Floppylaufwerke zur Da- tenübernahme (z.B. von CT-Daten), Drucker, Maus oder Trackball, even- tuell Multiformatkamera und Netzadap- ter zur Kommunikation mit weiteren Arbeitsplätzen, wie CT, Simulator, Be- schleuniger, Demonstrationsraum u.a.

Software

Die Software enthält die gemessenen und strukturierten Basisdaten der Be- strahlungsanlagen der Abteilung (ein- schließlich Brachytherapiemethoden), eine Reihe von Berechnungsalgorith- men, die unter einer sogenannten Be- nutzeroberfläche arbeiten, und unter Umständen Hilfsprogramme, die die Vernetzung mit anderen Arbeitsplätzen organisieren. Unter Algorithmen sind Rechenverfahren zu verstehen; sie er- mitteln bei vorgegebener Bestrahlungs- technik (entweder perkutane Strahlen- bündel oder implantierte Strahler) die Dosisverteilung im individuellen Patien- tenquer- bzw. -längsschnitt mit einer To- leranz von ≤ 2%. Voraussetzungen sind
- unverzerrte Wiedergabe von Körper- kontur und Körperregionen (CT!),
- Topographie von Organen und Risiko- organen mit Angabe der Dichtewerte (CT!),
- Rechenalgorithmus, der die Dosis- verteilung aufgrund der dichteabhän- gigen Schwächung (Schwächungskoef- fizient) und Streuung korrekt berech- nen kann.

↗ Ein Bestrahlungsplanungssystem be- steht aus einer zentralen Rechner-

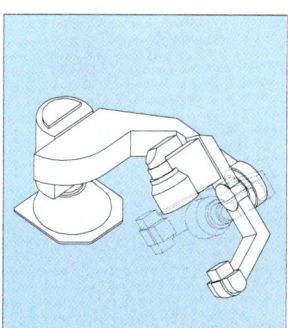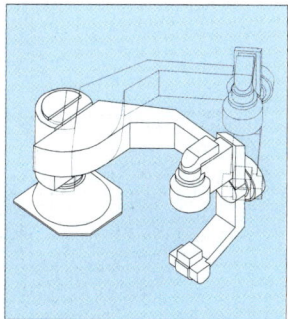

Abb. 18-46 Speziell für die Brachytherapie konzipierter Therapiesimulator. Er besitzt eine zwei- te Gantry, wodurch Rotationen um eine dritte Achse möglich werden. Die Daten werden online in das Planungssytem übertragen.

18

einheit, einem oder mehreren Monitoren, einem Digitalisierungstableau mit Maus und einem Ausgabegerät (Drucker und Plotter). Hinzu kommt natürlich die geeignete Software.

Die Bestrahlungsplanungssoftware im engeren Sinn ist zweigegliedert. Sie besteht aus Rekonstruktionsalgorithmen, die aus den Kontur- und Querschnittsinformationen über den Patienten (manuell, CT, MRT) ein zwei- oder dreidimensionales Dichteverteilungsraster (Rixel oder Voxel) erstellen. Für die Brachytherapie-Bestrahlungsplanung kann die Lage der Quellen bzw. Applikatoren aus Röntgenaufnahmen oder CT-Schnitten manuell eingegeben oder direkt online aus einem speziellen Simulator in das System überführt werden (Abb. 18-46).

Der andere Bereich befaßt sich mit der Absorption und Streuung der Bestrahlungsfelder im Patienten. Wegen der beachtlichen Rechenleistung, die heute bereits Tischrechner bereitstellen, ist eine echte dreidimensionale Dosisberechnung für beliebige, auch nicht koplanare Bestrahlungsfelder (= nicht exakt opponierend) kein Problem mehr.

Dateneingabe/Datenverarbeitung

Schnittstellen (Interface) dienen der Dateneingabe, insbesondere der CT- (eventuell MRT-)Schnitte. Sie lesen auch die Bilddaten, meist von Disketten oder online direkt vom Computertomographen, in das Rechensystem ein. Dazu braucht man ein Einlesegerät und Konversionsprogramm für die verschiedenen CT-Typen.

Über das **Digitalisierungstableau** können Patientenkontur und CT-Darstellungen mit der Hand eingegeben werden.

Auf einem **Farbschirm** werden die errechnete Dosisverteilung im Patientenquerschnitt zwei- oder dreidimensional bildlich (Abb. 18-38, 18-47) und gra-

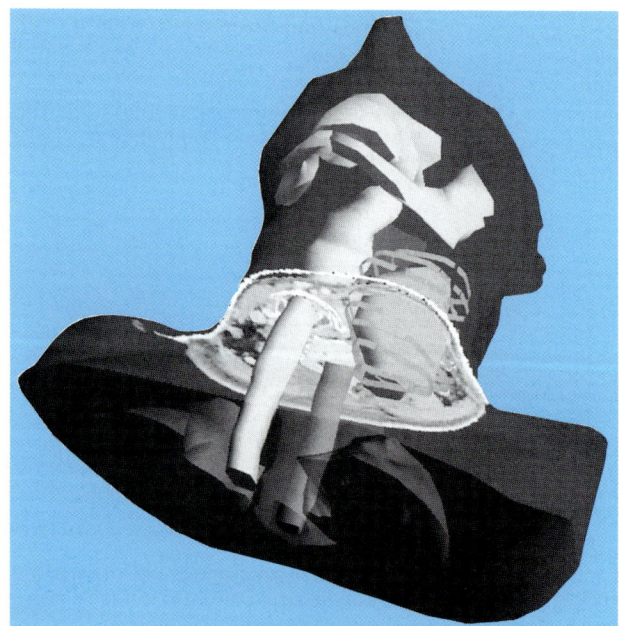

Abb. 18-47 3D-Darstellung der Körperkontur, der Mundhöhle, des Nasen-Rachen-Raums, der Luftröhre, der Speiseröhre (nur unterer Anteil) und der Lungenspitzen. Das Tumorvolumen an der linken Halsseite ist von Isodosenlinien umgeben.

phisch dargestellt. Am Bildschirm lassen sich sehr einfach die Bestrahlungsbedingungen verändern und optimieren. Systeme mit hoher Rechenleistung reagieren bei der Optimierung sehr schnell auf Veränderungen der Bestrahlungsparameter. Es gibt auch schon erste Ansätze, die Optimierung des Bestrahlungsplans zu automatisieren. Ebenso gibt es Ansätze, klinisch und strahlenbiologisch wichtige Größen, wie Zeitverhalten, Volumeneinfluß und Isoeffektbereiche, zu berechnen und darzustellen.

Drucker/Plotter

Das Ergebnis der Berechnung gibt das System auf einer Liste mit allen notwendigen Bestrahlungsdaten und als Isodosendarstellung auf einem Querschnitt bzw. einer 3D-Darstellung aus (Abb. 18-47). Im vernetzten Betrieb können die endgültigen Bestrahlungsparameter direkt in die Patientendatei überführt werden. Nach ihrer Kontrolle und Freigabe durch Physiker und Arzt stehen sie den Bestrahlungsgeräten (Voreinstellung, Verifikationssystem), der Simulation, den verschiedenen Arbeitsplätzen und der Bettenstation zur Verfügung.

↗ Der Bestrahlungsplan besteht aus dem Datenblatt mit allen Bestrahlungsparametern und dem Isodosenplan, der Tumorvolumen, klinisches Zielvolumen, behandeltes Volumen, bestrahltes Volumen und die kritischen Organe enthält.

18.9.2 Bestrahlungsplan und -protokoll

Der **Bestrahlungsplan** enthält in schriftlicher und bildlicher Form alle für eine korrekte Durchführung der Strahlenbehandlung notwendigen Angaben. Das **Bestrahlungsprotokoll** dokumentiert die einzelnen Bestrahlungsfraktionen und den Vollzug des Bestrahlungsplans. Arzt und Physiker haben den physikalisch-

technischen Bestrahlungsplan erarbeitet und gemeinsam unterschrieben; damit ist er ein Dokument: Nichtautorisierte Änderungen, wie Überschreiben, Ausstreichen, Ausradieren etc., haben zu unterbleiben. Der Bestrahlungsplan sollte aus Praktikabilitäts- und Sicherheitsgründen immer beim Bestrahlungsprotokoll sein; wir haben beide zu einem Formblatt vereinigt (Abb. 18-48). In unserer Klinik protokollieren die MTRA nämlich trotz automatischer Maschinenprotokollierung weiterhin die Bestrahlungsdaten zusätzlich per Hand. Grund: Sicherheitsbedürfnis. Bestrahlungsplan einschließlich Isodosenplan, Lokalisations- und Verifikationsaufnahmen, der Bestrahlungsplanung dienende Röntgen-, CT- und MR-Bilder und Befunde sowie das Bestrahlungsprotokoll sind 30 Jahre aufzubewahren.

Bevor der Patient zur **Ersteinstellung** den Bestrahlungsraum betritt, sollten MTRA und Facharzt den Plan studiert und sich mit ihm vertraut gemacht haben. Der Inhalt des Bestrahlungsplans und die geforderten Angaben zur Dokumentation im Bestrahlungsprotokoll wurden in Veröffentlichungen der ICRU (Internationale Kommission für radiologische Einheiten und Messungen) und des DIN-Ausschusses für Radiologie festgelegt. Es sind dies:

- Bestrahlende Institution
- Name, Vorname und Geburtsdatum des Patienten
- Diagnose
- Bestrahlungsgebiet
- Patientenlage und Lagerungshilfen
- Bestrahlungsgerät und Strahlenqualität
- Bestrahlungsmethode
- Feldbezeichnung/Feldnummer
- Feldgröße in der X- und Y-Achse
- Tubusse, Filterung, Keilfilter, Satelliten
- Stellung von Gantry (Tragarm) und Blende in Winkelgraden

18

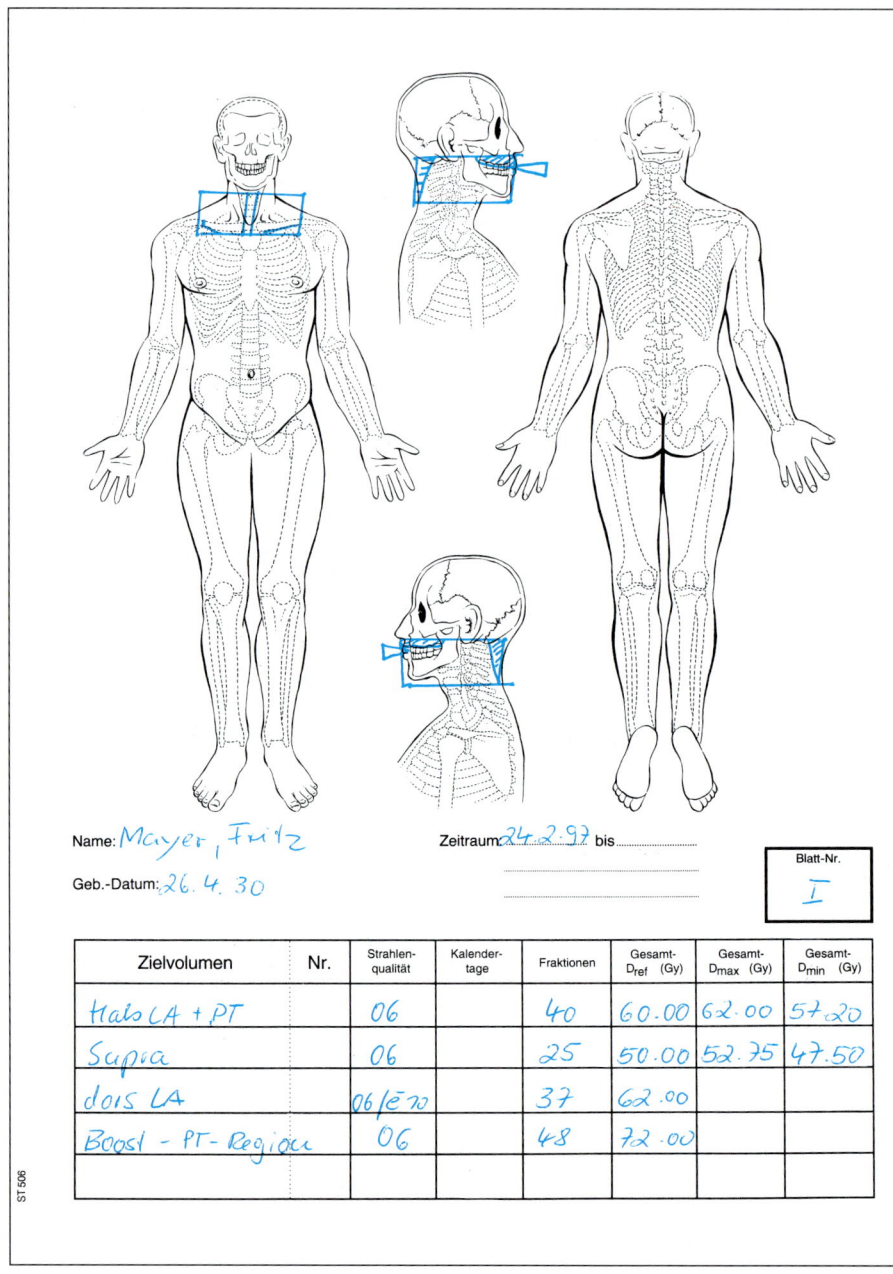

Name: Mayer, Fritz

Geb.-Datum: 26. 4. 30

Zeitraum: 24.2.97 bis ....

Blatt-Nr.

I

Zielvolumen	Nr.	Strahlen-qualität	Kalender-tage	Fraktionen	Gesamt-D_{ref} (Gy)	Gesamt-D_{max} (Gy)	Gesamt-D_{min} (Gy)
Hals LA + PT	06			40	60.00	62.00	57.20
Supra	06			25	50.00	52.75	47.50
dors LA	06/ē 20			37	62.00		
Boost - PT - Region	06			48	72.00		

ST 506

Abb. 18-48 Der Bestrahlungsplan und das Bestrahlungsprotokoll enthalten alle erforderlichen physikalisch-technischen Angaben für die Strahlenbehandlung.

Bestrahlungsplan

☐ **Mevatron KD**

☐ **Mevatron XE**

☒ **Mevatron 67**

☐ **Konventionelle Therapie**

Diagnose: *Zungenrand-Ca.*
→ Def. Radiotherapie

Histologie / Cytologie: *Plattenep.-Ca G2*

Tumorstadium: *cT4 N2c M0*

Feldnummer	1	2	3	2a/3a	2b/3b	2c/3c
Zielvolumen (-Nummer)	supric vcl	Hals LA + PT sd ds	LA + PT ds	PT Sdlg. sd/ds	do/s LA sd/ds	Boost
Patientenlage Strahlrichtung	RL	RL	RL	RL	RL	RL
Photonen / Elektronen (MeV)	06	06	06	06	ē 10	06
Keilfilter Filterung / Einschübe	– LS	1E	1E	1E	– –	
Fokus-Haut-Abstand* (Isoz., MfG)	100	93.5	50.		100	
Tischhöhe / Tischdrehung	– –	–	–	–	– –	
Gantry-Winkel	0°	90°	270°	90°/270°	90°/270°	
Kollimator-Winkel	0°	0°	0°	0°		
Rotation Startwinkel / Gesamt	– –	–	–	–	– –	
Blendeneinstellung längs*/quer* Tubus	19×8	15×12	15×12	15/12	10/10	
Hautfeldgröße längs*/quer*					6/10	
Durchmesser* im Zentralstrahl		Ø 13 cm				
Achstiefe* / Referenztiefe*	3 cm	6,5 cm	6,5 cm			
Tabellenrechnung (TMR, PDD)						
Referenzdosis D_ref (Gy)	2.00	1.50		1.50	2.00	1.50
Maximaldosis D_max (Gy) / (%)	2.11 106%	1.55		103%		
Minimaldosis D_min (Gy) / (%)	1.90 95%	1.43		95%		
Bestrahlungszeit Kiks	204	080 1E	0.80 1E			
Fraktionierung	1×tgl.	2×tgl.		2×tgl.	1×tgl.	2×tgl.
Referenzdosis gesamt (Gy)	50.00	39.00		27.00	22.00	12.00
Maximaldosis gesamt (Gy)	52.75	40.20				
Minimaldosis gesamt (Gy)	47.50	37.10				

(I)ndividualblock   * in cm   Datum:
(S)tandardblock
(E)inschub   Unterschriften:
(P)lexiglasplatte (Arzt, Physiker)
(L)ochplatte
(M)oulage

7.5.97
R. Müller

8.5.97

Bestrahlun

1997

	Gerät	Fraktion	Datum	Feldnummer	Zielvolumen zu Beginn jedes neuen Blattes nur einmal explizit angeben, sonst genügt die Zielvolumen-Nummer	Energie MeV	Keilfilter-Nr. Filterung
Einstellung / Patientenlagerung / Foto/Feldskizze		1	24.2	1	Supra vd	06	–
		8⁰⁰		2	Hals LA + PT Sd	06	–
				3	ds	06	–
		2		2	Hals LA + PT Sd	06	–
		15⁴⁰		3	ds	06	–
		3	25.2	1	Supra vd	06	–
		7⁴⁰		2	Hals LA + PT Sd	06	–
				3	ds	06	–
		4		2	Hals LA + PT Sd	06	–
		15²⁰		3	ds	06	–
		5	26.2	1	Supra vd	06	–
		8⁰⁰		2	Hals LA + PT Sd	06	–
				3	ds	06	–
		6		2	Hals LA + PT Sd	06	–
		14⁵⁰		3	ds	06	–
		7	27.2	1	Supra vd	06	–
		8²⁰		2	Hals LA + PT Sd	06	–
				3	ds	06	–
		8		2	Hals LA + PT Sd	06	–
		16⁰⁰		3	ds	06	–
		9	28.2	1	Supra vd	06	–
		8⁰⁰		2	Hals LA + PT Sd	06	–
				3	ds	06	–
		10		2	Hals LA + PT Sd	06	–
		16⁰⁰		3	ds	06	–
		11	3.3	1	Supra vd	06	–
		7⁴⁰		2	Hals LA + PT Sd	06	–
				3	ds	06	–

II

Gantry-Winkel	Kollimator-Winkel	Rotation Start / Gesamt	Blendeneinstellung Tubus	Referenzdosis D_ref Einzel (Gy)	Gesamt (Gy)	D_max (%)	D_min (%)	Bestrahlungszeit Klks	MTA	Arzt	Anordnungen
0°	0°	–	8/73					204			
0°	0°	–	22/					080			
70°	0°	–	/15					080	Le		
0°	0°	–	22/					080			
70°	0°	–	/15					080	Le		
0°	0°	–	8/73					204			
0°	0°	–	22/					080			
70°	0°	–	/15					080	Le		
0°	0°	–	22/					080			
70°	0°	–	/15					080	Le		
0°	0°	–	8/73					204			
0°	0°	–	22/					080			
70°	0°	–	/15					080	Le		
0°	0°	–	22/					080			
270°	0°	–	/15					080	Le		
0°	0°	–	8/73					204			
0°	0°	–	22/					080			
270°	0°	–	/15					080	Le		
0°	0°	–	22/					080			
270°	0°	–	/15					080	Le		
0°	0°	–	8/73					204			
0°	0°	–	22/					080			
270°	0°	–	/15					080	Le		
0°	0°	–	22/					080			
70°	0°	–	/15					080	Le		
0°	0°	–	8/79					204			
10°	0°	–	2/					080			
270°	0°	–	/15					080	L		

18

- Fokus-Achs-Abstand
- Lage des Isozentrums (reproduzierbar aus dem Fokus-Haut-Abstand)
- Tischhöhe und Tischdrehung
- Einstrahl- bzw. Oberflächendosis
- Referenzdosis
- Dosis im Zielvolumen (D_{min}) und Maximum (D_{max}) pro Fraktion und gesamt
- Bestrahlungszeit bzw. Monitoreinheiten

- Fraktionierung
- Bemerkungen
- Ort, Datum, Unterschrift von Arzt und Physiker

Das Bestrahlungsprotokoll enthält zusätzlich Datum und fortlaufende Numerierung der Bestrahlungstage/Fraktionen, Photos der Patientenposition, der Feldeinzeichnung auf der Haut sowie die Unterschrift der MTA-R.

19   Die tägliche Strahlenbehandlung

Erst durch den Patienten gewinnt unsere tägliche Arbeit Inhalt und Sinn. Es gehört deshalb zum Wichtigsten in der Ausbildung, daß die **Grundzüge des Umgangs mit Patienten** erlernt und erfahren werden. Dieses Thema darf im praktischen und theoretischen Unterricht nicht zu kurz kommen.

19.1 Erste Begegnung

Die meisten Patienten kommen in eine Strahlenklinik mit **Furcht** und einer emotionalen **Abwehrhaltung**, gerade beim ersten Mal. Man hat manches, leider nicht nur Positives, über Strahlentherapie gehört: daß der Krebs sehr weit fortgeschritten ist, wenn bestrahlt werden muß; daß man hier nur Todkranken begegnet; daß man riesigen Maschinen in einem unterirdischen Bunker ausgeliefert ist; daß man schwere Verbrennungen zu befürchten hat; daß man selbst nur eine Nummer unter einer riesigen Zahl von Bestrahlungspatienten ist; daß die Ärzte wenig Zeit haben etc. Der Patient fühlt sich aber nicht als ein Fall unter vielen, sondern erlebt seine schwere Krankheit als **Einzelschicksal** und als etwas Neues, Überraschendes, das ihn gerade „aus voller Gesundheit heraus" getroffen hat. Abgefunden hat er sich noch nicht damit. Warum mußte gerade er diese Krankheit bekommen? Wie wird die Zukunft aussehen? Wird er wieder in seinem Beruf arbeiten, seinen finanziellen Verpflichtungen nachkommen können? Was wird aus seiner Familie und seinem Besitz? Kurz: Der Krebspatient ist vorerst nur mit sich und seiner Situation befaßt, die er wie kaum ein anderer Kranker zuerst einmal pessimistisch beurteilt. Er kommt trotzdem nicht ganz ohne Hoffnung. Nach Überwindung des „ersten psychischen Schocks" wird er immer zuversichtlicher, weil Ärzte, Röntgenassistenten und das Pflegepersonal ihm helfen und sich Gewöhnung einstellt.

Deshalb ist es wichtig, daß der Patient bereits bei der Anmeldung eine freundliche, zuvorkommende und **vertrauensvolle Atmosphäre** vorfindet. Er soll fühlen, daß er willkommen ist. Der Stil einer Institution zeigt sich bereits in der Art, wie und mit welcher Gründlichkeit die Personalien abgefragt werden, ob die Terminplanung klappt und wie lang die Wartezeit ist. Ein Neuankömmling sollte nicht im Flur herumstehen müssen, sondern vom ersten, der ihn sieht, zur Anmeldung oder in das Wartezimmer geleitet werden.

Bei der **Aufnahme** der Personalien dürfen die Angaben zum Beruf und zur familiären Situation nicht fehlen. Denn gerade diese Informationen erleichtern es, fortan den Patienten nicht nur beim Namen, sondern auch in der passenden Art und Weise anzusprechen. Man weiß, wen man vor sich hat. Die Berufsangabe auf der Krankengeschichte gibt den leichtesten Einstieg in ein persönliches Gespräch und vermittelt das Gefühl, nicht nur aus dem Blickwinkel der Krankheit betrachtet zu werden.

Im **Wartezimmer** begegnet der Neuankömmling anderen Patienten, die bereits seit längerer Zeit täglich hierherkommen, sich schon etwas kennen und hier Bescheid wissen. Sie tauschen ihre Eindrücke, ihre neuesten Erlebnisse, ihr Krankheitsbild – ob es sich gebessert oder verschlechtert hat – und ihr Urteil über die sie behandelnden Röntgenassistentinnen („Schwestern") und Ärzte

19

aus. Unser neuer Patient wird sich erst einmal soweit wie möglich zurückhalten, sich hinter etwas Lesbarem verschanzen und beobachten. Neuere Zeitschriften sollten übersichtlich geordnet bereitliegen. Ein Blumenstrauß schafft eine freundliche und aufmunternde Atmosphäre. Dann nimmt die Röntgenassistentin den Patienten persönlich in Empfang und stellt sich und vielleicht den einen oder anderen Mitpatienten vor. Dabei wirft sie einen Blick auf die Ordnung der Stühle, der Zeitschriften und der Garderobe. Solche Verantwortungsbereich und solche Zonen menschlichen Miteinanders gilt es sich immer wieder zu vergegenwärtigen.

↗ Laß die Gegensprechanlage ruhen und verstauben – sie ist zwar bequem, spart Dir aber nur unwesentlich Zeit und dies auf Kosten von Mitmenschlichkeit und Einflußvermögen!

Mitunter müssen Patienten wegen unpassenden Benehmens im Wartezimmer ermahnt werden. Man tue dies in freundlicher, möglichst emotionsloser Form und bestimmt, aber nicht anmaßend. Für das Picknick und unentwegte Raucher gibt es andere Örtlichkeiten, und Patienten auf Krankentragen oder in Betten gehören nicht in das Wartezimmer für ambulante Patienten.

19.2 Aufklärung über Behandlungsrisiken

Jede Behandlung hat ihre **Nebenwirkungen,** manche auch ihre **Komplikationen.** Beides bezeichnet man als Risiken. Nebenwirkungen sind die in ihrer Art recht genau voraussehbaren Begleiterscheinungen. Eines unserer wirksamsten und vielseitigsten Medikamente, das Aspirin® (Acetylsalicylsäure), senkt beispielsweise bei einem grippalen Infekt das Fieber

sehr rasch, wirkt stark entzündungshemmend und schmerzstillend. Doch sind auch die Nebenwirkungen zu bedenken: Während Schweißausbrüche, Hitzegefühl und Schwere im Kopf noch harmlose Erscheinungen sind, fällt die Beeinträchtigung der Blutgerinnung (in bestimmten Situationen durchaus erwünscht) schwerer ins Gewicht. Eine gar nicht so seltene Behandlungskomplikation wäre die Bildung eines Magengeschwürs mit all seinen Folgen einer neuen, eigenständigen Erkrankung, die eine neue Behandlung mit wieder eigenen Behandlungsrisiken erfordert. Als gefürchtete Komplikation eines chirurgischen Eingriffs kann eine Lungenembolie wegen der plötzlich verordneten mehrtägigen Bettruhe auftreten. **Komplikationen einer Behandlung** sind nicht kalkulierbar, also individuell nicht voraussehbar. Dagegen lassen sich akute und chronische Nebenwirkungen nach einschlägiger ärztlicher Erfahrung ungefähr voraussagen.

Bestrahlungsfolgen sind heute dank der modernen Hochvoltgeräte, durch neue Behandlungstechniken, eine ausgefeilte Bestrahlungsplanung und durch eine gute Begleitbehandlung wesentlich seltener geworden. Doch lassen sie sich nicht ganz ausschließen.

Akute Strahlenfolgen treten während oder unmittelbar nach der Strahlenbehandlung auf und bilden sich für gewöhnlich wieder zurück.

Chronische Nebenwirkungen treten an den langsam reagierenden Geweben auf, und zwar später. Ab dem 90. Tag nach Strahlentherapie bezeichnet der Kliniker Nebenwirkungen als chronische Strahlenfolgen. Sie bleiben zum großen Teil asymptomatisch, fallen also dem Patienten kaum auf, sie können aber auch erheblich beeinträchtigen.

Komplikationen der Behandlung selbst oder ihrer akuten und chronischen Nebenwirkungen sind Blutungen (aus einem zerfallenden Tumor), die Herzinsuffizienz nach Mediastinalbestrahlung, die Querschnittslähmung durch Rückenmarkschädigung etc.

Über all diese Risiken müssen die Ärzte aufklären. Das Aufklärungsgespräch selbst und dessen Inhalt sind zu dokumentieren. Die diesbezüglichen Anforderungen stiegen im Lauf der Jahre ständig. Reichte es vor zehn Jahren noch aus, über die häufigsten Nebenwirkungen aufzuklären, verlangt die Rechtsprechung heute bereits, daß auch Risiken im Promillebereich angesprochen und aufgeschrieben werden.

Es hat sich bewährt, daß nach dem Aufklärungsgespräch der Patient ein auf die jeweilige Behandlungssituation eingehendes Informations- und Dokumentationsblatt über die Patientenaufklärung (Abb. 19-1) erhält, auf dem er alle wichtigen Punkte noch einmal nachlesen kann. Das Merkblatt sollte über den Zweck der Strahlenbehandlung, ihre Vorbereitung, Durchführung und die zu erwartenden Nebenwirkungen informieren, Verhaltenshinweise geben und auf eine Begleitbehandlung vorbereiten. Über besonders einschneidende Nebenwirkungen müssen die Ärzte gesondert und besonders ausführlich aufklären. Dabei ist wichtig, daß der Patient nicht durch die Mitteilung beängstigender Nebenwirkungen und Komplikationen verunsichert wird, sondern eine Vorstellung von dem tatsächlichen Risiko bekommt. Prozentuale Anhaltswerte helfen da wenig, besser geeignet sind Angaben wie „häufig", „manchmal", „selten", „ganz selten", „extrem selten" etc.

Abbildung 19-1 zeigt ein besonders häufig benutztes Merkblatt. Es wird vom Patienten, der damit in die Behandlung einwilligt, und dem aufklärenden Arzt unterschrieben und in die Krankengeschichte eingeheftet. Bei der Behandlung von Kindern sind die Eltern in gleicher Weise zu unterrichten. Sie geben

das schriftliche Einverständnis zur Behandlung ihrer Kinder.

Häufig fragen die Patienten bei den Bestrahlungsassistenten, wenn Nebenwirkungen auftreten. In solchen Fällen sollte man sachlich informieren und beruhigen. Es können bereits Hinweise zur Hautpflege und zu diätetischen Vorsichtsmaßnahmen gegeben werden. Bei länger anhaltenden Beschwerden ist der Arzt zu rufen, der in schweren Fällen ein linderndes Medikament verschreibt.

↗ Nebenwirkungen und Komplikationen sind Risiken einer Strahlenbehandlung. Wenn Du erfahren bist, informiere sachlich – weißt Du nicht weiter, verweise an den Arzt.

19.3 Vorbereitung der Bestrahlung

Bevor ein Patient den Simulatorraum zur Bestrahlungsplanung oder den Bestrahlungsraum betritt, ist dieser sauber und ordentlich herzurichten. Es liegen keine Bleiabdeckungen, Moulagen oder Verbandreste herum. Der Bestrahlungstisch und das Kopfkissen werden mit einer neuen Papierserviette abgedeckt. Im Simulatorraum sind Bariumreste, Bleibuchstaben, Kassetten etc., die für den vorher untersuchten Patienten benötigt wurden, zu entfernen. Wenn sich alles am dafür bestimmten Platz befindet, muß man nicht suchen oder Materialien aus dem Nachbarraum holen. **Peinliche Ordnung** erleichtert nicht nur die Arbeit, sondern hinterläßt auch beim Patienten einen soliden und vertrauenerweckenden Eindruck.

Patienten, die im Bereich des Rachens und der Mundhöhle bestrahlt werden, müssen die **Zahnprothesen** entfernen. Metallene Kronen und Brücken sind gegen die Wange mit kleinen Plastikschläuchen oder Watterollen abzudek-

19

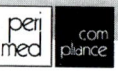

DOKUMENTIERTE PATIENTENAUFKLÄRUNG®

Basisinformation zum ärztlichen Aufklärungsgespräch

RT 4
D

Klinikeindruck/Stempel

Strahlenbehandlung bei Brustdrüsenerkrankungen

Patientendaten/Aufkleber

Liebe Patientin, lieber Patient,

zu Ihrer Behandlung gibt es mehrere Möglichkeiten, nämlich Operation, Strahlentherapie, Hormontherapie und zytostatische Chemotherapie, die auch miteinander kombiniert werden. Nach gewissenhafter Prüfung empfehlen wir jetzt die Strahlentherapie. Sie bietet Ihnen die besten Heilungschancen.

Vor der Behandlung wird die Ärztin/der Arzt mit Ihnen über Notwendigkeit und Möglichkeiten der geplanten Maßnahme sprechen. Sie müssen naheliegende Risiken und Folgen kennen, damit Sie sich entscheiden können. Dieses Aufklärungsblatt soll Ihnen helfen, sich auf das Gespräch vorzubereiten.

Was sollten Sie über eine Strahlenbehandlung wissen?

Wie wirken Strahlen?

Die ionisierenden Strahlen sollen krankhaft veränderte Zellen gezielt zerstören. Gelingt dies, bildet sich die Geschwulst entweder völlig zurück, verkleinert sich deutlich oder stellt zumindest ihr Wachstum ein.

Der Erfolg der Behandlung hängt davon ab, wie empfindlich das kranke Gewebe auf die Strahlen reagiert und wie gut das gesunde Gewebe die Strahlen verträgt.

Welche Vorbereitungen sind nötig?

Zunächst beurteilt der Arzt die Ausdehnung des Krankheitsherdes durch sorgfältige körperliche Untersuchungen und mit speziellen Untersuchungsmethoden (z. B. Röntgen, Ultraschall, Computer- und Kernspin-Tomographie). Er legt dann das zu bestrahlende Zielgebiet fest.

Die günstigsten Eintrittspforten für die Bestrahlungen findet er am Computer-/Kernspin-Tomographen und mit Hilfe eines speziellen Röntgengerätes (**Therapie-Simulator**). Für gewöhnlich wird das zu behandelnde

Zielgebiet über verschiedene Strahlrichtungen angegangen, um das gesunde Gewebe zu schonen.

Ist dann die richtige Einstellung festgelegt, werden die Eintrittsfelder der Strahlenbündel auf der Haut eingezeichnet. Diese Hautmarkierungen dürfen auf keinen Fall entfernt werden; sie sind notwendig, um an jedem Bestrahlungstag die exakte Einstellung zu gewährleisten.

Die für Sie persönlich geeignete Bestrahlungsmenge (Dosis), die tägliche Bestrahlungsdauer und die Zahl der notwendigen Behandlungen errechnen Arzt und Physiker nach eingehender Beratung.

Häufig werden Einstellhilfen und zu Ihrem Schutz speziell für Sie entworfene Abdeckungen (z.B. aus Blei) angefertigt. Diese Maßnahmen sichern den Behandlungserfolg und gewährleisten, daß Nebenwirkungen gering bleiben. Dazu kann ein Zeitaufwand von mehreren Tagen erforderlich sein.

Sind zur Planung der Strahlenbehandlung Röntgenkontrastmittel notwendig, können in seltenen Fällen Unverträglichkeitsreaktionen auftreten, z.B. an den Atmungsorganen, an den Nieren, am Nerven- und am Herz-Kreislaufsystem. Schwere lebensbedrohliche Zwischenfälle sind aber extrem selten.

Dokumentierte Patientenaufklärung · Herausgeber: Dr. med. D. Straube · Fachgebietshrsg.: Prof. Dr. med. H. Renner, Prof. Dr. med. R. Sauer · © 1996 by perimed Compliance Verlag, 91058 Erlangen · **Nachdruck – auch auszugsweise – und fotokopieren verboten.** **Bestell-Nr.** 610-054 · **Bestell-Adresse:** perimed Compliance Verlag Dr. Straube GmbH, Weinstr. 70, 91058 Erlangen, Tel. 09131/609-202, Fax 609-217

Red. 05/96
Dr. 07/96/BM-DP

Abb. 19-1 Informations- und Dokumentationsblatt über die Patientenaufklärung.

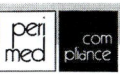

DOKUMENTIERTE PATIENTENAUFKLÄRUNG®

Strahlenbehandlung bei Brustdrüsenerkrankungen

Wie wird die Behandlung durchgeführt?

Die medizinisch-technische Assistentin lagert Sie jeweils so auf dem Bestrahlungstisch, wie es bei der Vorbereitung als am günstigsten für Sie herausgefunden wurde. Dazu dienen die Markierungen auf der Haut und die verschiedenen Lagerungshilfen.

Bitte bewegen Sie sich dann nicht mehr! Bleiben Sie während der Bestrahlung ruhig und unverkrampft in der verordneten Stellung! Die Bestrahlung selbst ist schmerzlos und dauert nur wenige Minuten.

Kann die Strahlenbehandlung ambulant erfolgen?

Ob die Behandlung -zumindest teilweise- ambulant durchgeführt werden kann, hängt von der Behandlungsmethode, den zu erwartenden Nebenwirkungen, der erreichten Bestrahlungsdosis und von Ihrem Allgemeinzustand ab. Falls eine ambulante Behandlung vorgesehen ist, fragen Sie Ihren Arzt nach Verhaltensmaßnahmen. Und fragen Sie auch nach einer eventuellen vorübergehenden **Einschränkung Ihrer Straßenverkehrstauglichkeit**: Sie dürfen dann kein Fahrzeug (Kraftfahrzeug, Zweirad, Motorrad etc.) führen, ferner nicht an Industriemaschinen arbeiten.

Welche Begleitbehandlung ist vorgesehen?

Sie erhalten vom Arzt einen Puder, den Sie zur Pflege der Haut zweimal täglich auf die bestrahlten Stellen dünn auftragen sollen. Treten später stärkere Hautreizungen auf, wird eine spezielle Salbenbehandlung eingeleitet.

Zur Unterstützung Ihres Allgemeinbefindens und zur Verminderung von Nebenwirkungen sind unter Umständen weitere Medikamente, Spritzen oder Infusionen notwendig.

Wirkung und Verträglichkeit der Strahlenbehandlung überprüfen wir mit regelmäßigen ärztlichen Untersuchungen, Blut- und Röntgenkontrollen.

Was Sie selbst tun können?

Nach jeder Bestrahlungssitzung sollten Sie längere Zeit ruhen, am besten in frischer Luft. Achten Sie auf ausreichende und ausgeglichene Ernährung. Günstig sind häufige kleinere Mahlzeiten. Vermeiden Sie dabei fettreiche, aber auch blähende, schwerverdauliche Kost. Wir empfehlen reichlich Eiweiß und Kohlenhydrate. Trinken Sie viel. Nehmen Sie sich zum Essen Zeit!

Um die Nebenwirkungen möglichst gering zu halten, dürfen Sie

- den bestrahlten Hautbereich nicht waschen, dort keine Sprays, Deos oder andere alkoholische Lösungen verwenden,

- die bestrahlte Haut keiner zusätzlichen Reizung durch Sonne, Höhensonne, Infrarotlicht, heiße Luft sowie keinen anderen mechanischen Reizungen, wie Massagen, enge Wäsche etc., aussetzen,

- nicht rauchen,

- keinen Alkohol trinken.

Nehmen Sie gewissenhaft die angeordneten Begleituntersuchungen wahr, wie Röntgen- und Blutuntersuchungen. Erkundigen Sie sich beim Arzt, was Sie selbst zur Förderung des Heilungsprozesses unternehmen können.

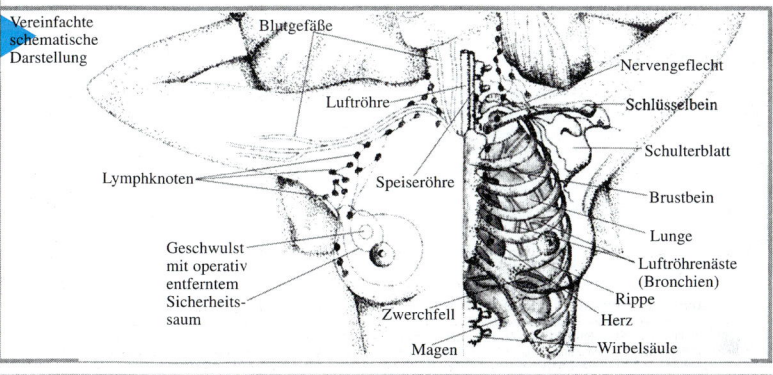

Vereinfachte schematische Darstellung — Blutgefäße — Nervengeflecht — Luftröhre — Schlüsselbein — Schulterblatt — Lymphknoten — Speiseröhre — Brustbein — Lunge — Geschwulst mit operativ entferntem Sicherheitssaum — Luftröhrenäste (Bronchien) — Rippe — Zwerchfell — Herz — Magen — Wirbelsäule

19

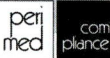

DOKUMENTIERTE PATIENTENAUFKLÄRUNG®

Strahlenbehandlung bei Brustdrüsenerkrankungen

Mit welchen Nebenwirkungen ist zu rechnen?

Hochleistungsfähige Geräte, eine aufwendige Bestrahlungsplanung und eine gewissenhafte, stets überwachte Durchführung der Bestrahlung gewährleisten eine schonende Behandlung. Trotz größter Sorgfalt lassen sich dennoch Nebenwirkungen nicht immer vermeiden:

- Strahlenkater, d.h. Kopfschmerzen, leichte Übelkeit und Erbrechen, oder Müdigkeit sind möglich;

- Appetitlosigkeit und Gewichtsverlust gehören zu den seltenen Begleiterscheinungen;

- Trockenheit, leichte Rötung und Entzündung der Haut kommen regelmäßig vor, stärkere Hautreizungen, Risse und nässende Wunden jedoch selten;

- Gewebswasseransammlung kann zur Schwellung der bestrahlten Brust führen;

- Schluckbeschwerden infolge einer Reizung der Speiseröhrenschleimhaut können vorübergehend auftreten;

- Entzündliche Veränderungen der angrenzenden Lungenabschnitte, der Luftröhre und der Bronchien kommen gelegentlich vor, die meist ohne Beschwerden verlaufen. Vorübergehend können sich Atemnot, Husten und Fieber einstellen, die für einige Monate anhalten können;

- Weiße Blutkörperchen und Blutplättchen fallen meist nur gering ab.

Die genannten Nebenwirkungen lassen sich mit Medikamenten lindern. Bei gleichzeitiger oder vorausgegangener zytostatischer Chemotherapie treten sie häufiger und stärker auf. Sie bilden sich nach Abschluß der Strahlentherapie ganz oder teilweise zurück.

Welche Spätfolgen können auftreten?

Die gewollte Zerstörung des kranken Gewebes kann zu dauerhaften Spätfolgen am gesunden Gewebe führen und unter Umständen sogar eine Operation nach sich ziehen. Art und Schwere der Spätfolgen hängen von der Lage und Ausdehnung des bestrahlten Gebietes ab. Zu nennen sind:

- Verhärtungen und sehr selten Formveränderungen der bestrahlten Brust;

- Entzündung der bestrahlten Brust mit Überwärmung sowie Gewebswasseransammlung (Schwellung);

- Hautverfärbung, Verhärtung und Schrumpfung des Unterhautgewebes und der Muskeln;

- Schwellungen unterschiedlicher Stärke im Bereich des Arms der erkrankten Seite;

- Abfall der weißen Blutkörperchen, der Blutplättchen, selten auch der roten Blutkörperchen, insbesondere, wenn der Strahlentherapie eine Chemotherapie vorausging. Folge: Blutarmut, Anfälligkeit für Infektionen, Blutungen (blaue Flecken ohne besonderen Anlaß, Zahnfleischbluten bis hin zu lebensbedrohlichen Darm- und Hirnblutungen);

- Wundheilungsstörungen im bestrahlten Gebiet nach späteren Operationen oder Verletzungen;

- selten Schädigung des Herzmuskels (Folge: Herzschwäche) und der Herzkranzgefäße (Folge: Herzinfarkt, Angina pectoris);

- selten örtlich begrenztes Absterben von Knochengewebe (Nekrose), vorwiegend an den Rippen mit zeitweiligen Schmerzen;

- sehr selten Mißempfindungen durch Beeinträchtigungen des Rückenmarks oder des Armnervengeflechtes;

- äußerst selten unvollständige und vollständige Lähmungen aufgrund eines Rückenmark- oder Nervenschadens.

Das natürliche Risiko, in späteren Jahren eine Zweitgeschwulst (einschließlich Leukämie) zu entwickeln, ist durch die Bestrahlung geringfügig erhöht. Dies gilt insbesondere bei Kombination mit zytostatischer Chemotherapie.

Bei bestehender Schwangerschaft oder bei späterem Kinderwunsch sprechen Sie mit dem Arzt über die Risiken für Sie und das Kind.

Sind Nachuntersuchungen nötig?

Nach Abschluß der Strahlenbehandlung sind regelmäßige Nachuntersuchungen notwendig, die wir in enger Abstimmung mit den zuweisenden Ärzten und Ihrem Hausarzt durchführen werden. Wir empfehlen die erste Kontrolluntersuchung 4 bis 6 Wochen nach der Strahlenbehandlung.

Haben Sie alles gefragt?

Im Aufklärungsgespräch sollten Sie nach allem fragen, was Ihnen wichtig erscheint, z.B.:

- Wie notwendig und dringlich ist die Behandlung?

- Gibt es andere Behandlungsmöglichkeiten?

- Bestehen für mich persönliche Risiken, die im Aufklärungsblatt nicht erwähnt sind?

- Welche Maßnahmen (z.B. Infusionen, Einspritzungen, Medikamente) sind zur Vorbereitung oder während der Behandlung erforderlich?

DOKUMENTIERTE PATIENTENAUFKLÄRUNG® RT 4 D

Strahlenbehandlung bei Brustdrüsenerkrankungen

Was der Arzt unbedingt wissen sollte...

Da eine gleichzeitige oder vorangegangene Behandlung anderer Art Nebenwirkungen und Spätfolgen einer Strahlenbehandlung verstärken kann, beantworten Sie bitte die nachstehenden Fragen:

1. Wurden Sie schon einmal mit Strahlen behandelt? ❏ nein ❏ ja

2. Haben oder hatten Sie eine medikamentöse Tumorbehandlung mit Zytostatika oder Hormonen? ❏ nein ❏ ja

3. Nehmen Sie zur Zeit andere Medikamente ein? ❏ nein ❏ ja

   Wenn ja, welche und wieviel?_____
   _____

4. Leiden Sie unter Störungen des Stoffwechsels (z. B. Diabetes, Schilddrüsenüberfunktion) oder wichtiger Organe (z. B. Nieren, Herz, Nervensystem)? ❏ nein ❏ ja

5. Bei Frauen: Ist eine Schwangerschaft ausgeschlossen? ❏ nein ❏ ja

6. Rauchen Sie? ❏ nein ❏ ja

7. Trinken Sie Alkohol? ❏ nein ❏ ja

Einwilligungserklärung:

❏ Über die geplante Strahlenbehandlung hat mich

Frau/Herr Dr._____
in einem ausführlichen Gespräch umfassend aufgeklärt. Dabei konnte ich alle mir wichtig erscheinenden Fragen über Art und Bedeutung der Behandlung, über die in meinem Fall speziellen Risiken und möglichen Nebenwirkungen, über Spätfolgen, über Neben- und Folgeeingriffe sowie über mögliche Behandlungsalternativen stellen.

❏ Ich habe **keine weiteren Fragen**, fühle mich **ausreichend aufgeklärt** und **willige** nach ausreichender Bedenkzeit in die geplante Strahlenbehandlung **ein**.

_____   _____
Datum   Unterschrift der Patientin/des Patienten/
                      des Betreuers

Ärztliche Anmerkung zum Aufklärungsgespräch

(z.B. individuelle risikoerhöhende Umstände, Behandlungsbesonderheiten, gleichzeitiger Einsatz von Chemotherapie oder anderen strahlensensibilisierenden Substanzen, besondere Fragen seitens des Patienten, mögliche Nachteile im Falle einer Behandlungsverweigerung)

_____
_____
_____
_____
_____
_____
_____
_____
_____
_____
_____
_____
_____
_____
_____
_____

❏ Die Patientin/der Patient bittet um Bedenkzeit und um Verschiebung des Behandlungstermins.

oder

❏ Die Patientin/der Patient lehnt nach erfolgter Aufklärung die vorgeschlagene Strahlentherapie ab. Über die möglichen Nachteile der Ablehnung wurde sie/er informiert. Gründe für die Ablehnung

_____
_____
_____

_____   _____
Datum   Unterschrift der Ärztin/des Arztes

19

ken. Dies vermindert die Strahlenreaktion an der Schleimhaut. Soll ein Patient mit Blasen- oder Prostatakarzinom bestrahlt werden, muß er vorher die **Blase entleeren**. Damit hat man bei der Bestrahlungsplanung und nachher während der Bestrahlung selbst immer dieselben anatomischen Verhältnisse. Die zu bestrahlenden Körperpartien sind so weit zu **entkleiden**, daß sie mühelos gelagert werden können, aber nicht weiter. Gegebenenfalls decke man die Genitalregion mit einem Tuch oder einer Papierserviette ab. Im übrigen sollten wir vermeiden, halbentkleidete Patienten über längere Zeit warten zu lassen. Auch sollten sie sich auf dem Weg zum oder aus dem Bestrahlungsraum nicht begegnen: Wahren wir die Intimsphäre unserer Kranken!

Wenn der Patient das erste Mal den Simulator- oder Behandlungsraum betritt, kann die Assistentin ihm mit einigen freundlichen Worten die **Furcht vor den großen Maschinen nehmen**. Sie erklärt ihm den Vorgang der Lokalisation bzw. Bestrahlung, daß beides schmerz- und geräuschlos ist, weist ihn gegebenenfalls auf den Bewegungsablauf der Geräte hin und erläutert, warum Ärzte und Personal während der Bestrahlung den Raum verlassen müssen. Gerade für Kinder ist es wichtig, alles ruhig und detailliert zu erklären; sie haben bisher im Krankenhaus mit „weißen Kitteln" oft schlechte Erfahrungen gemacht – schmerzhafte Injektionen, Blutabnahmen, Punktionen. Und immer wieder wurde gesagt, es tue nicht weh. Jeder Patient fragt, wie lange eine Bestrahlung dauere. Man sage es ihm und kläre sogleich noch einmal über **begleitende Maßnahmen** auf, die der Arzt verordnet hat. Patienten richten sogenannte banale Fragen lieber an die Therapieassistentin als an den Arzt.

19.4 Einstellung der Bestrahlungsfelder am Patienten

Die Übertragung der Bestrahlungspläne in den täglichen Bestrahlungsablauf ist eine höchst verantwortungsvolle Tätigkeit. Diese teilen sich praktischerweise zwei MTA-Rs, während die dritte die Eingabe der Daten an der Bedienungskonsole vornimmt. Bei der Ersteinstellung am Bestrahlungsgerät ist der Arzt vom Simulator oder die Planungsassistentin zugegen und weist Geräte-MTA-R und Gerätearzt ein.

Lagerung

Wir empfehlen für die einzelnen Bestrahlungsindikationen Standardpositionen. Für gewöhnlich befindet sich der Patient dabei in Rücken- oder Bauchlage. Folgendes Vorgehen hat sich bewährt:

- Alle Geräteparameter in Nullposition bringen, die gewünschte Feldgröße kann schon eingestellt werden.
- Lagerungstisch soweit als möglich herunterfahren, eventuell eine Fußbank oder eine Stufe zur Erleichterung des Aufsteigens anstellen.
- Lagerungshilfen am Tisch anbringen (Maske, Armschiene etc.).
- Der Patient lagert sich so auf der Bestrahlungscouch, wie es am Simulator als am günstigsten herausgefunden und wie es dann auf dem Bestrahlungsplan in Wort und Bild festgehalten wurde (Art der Kissen, Knierolle, Arm- und Beinpositionierung etc.)
- Zuerst wird der Patient geradegelegt, entsprechend dem Verlauf des Längslasers, auf den die entsprechende Längslinie am Patienten in Einklang zu bringen ist. Es empfiehlt sich, immer zuerst den Laser in der Medianebene einzustellen. Er verläuft dann über den Nasenrücken, die Kinnspitze, das Jugulum, die Sternumspitze, (manchmal auch über) den

Bauchnabel und die Symphyse. In der Rükkenlage wurde der Laser entlang den tastbaren Dornfortsätzen der Wirbelsäule und entlang der Analfurche markiert.

- Nun wird der Tisch so weit in die Höhe gefahren, daß die Seitenlaser am Patienten sichtbar werden und auf die in der Lokalisation eingezeichneten Längsmarkierungen eingerichtet werden können. Damit schließt man eine Drehung des Patienten um seine Längsachse aus der Nullposition aus.

↗ Die Ausrichtung des Patienten entlang dem Längslaser und den Seitenlasern braucht oftmals (adipöse Patienten!) viel Geduld und Zeit. Man muß sich diese Zeit nehmen.

- Soll der Zentralstrahl nicht in der Medianlinie des Patienten verlaufen, ist der Tisch entsprechend der Angabe im Bestrahlungsplan nach rechts oder links zu verschieben (beachte die Lateral-Tisch-Anzeige!). In manchen Fällen muß nun der Tisch um 90° gedreht werden.

Feldeinstellung

Inzwischen hat die MTA-R an der Bedienkonsole die Feldausleuchtung und den Abstandsanzeiger freigegeben. Dann sieht man den Zentralstrahl des Feldes in Übereinstimmung mit dem Feldmittelpunkt des **Einstellfeldes**. Mancherorts ist es auch üblich, zuerst den Zentralstrahl auf die Feldmitte einzustellen und dann die Lateralverschiebung des Tisches an der Anzeige zu kontrollieren. Gibt es Differenzen, muß am Simulator „nachlokalisiert" werden. Ist aber alles stimmig, sind noch folgende Schritte notwendig:

- Vergleich des Fokus-Haut-Abstands am Patienten mit der Angabe im Bestrahlungsplan. Bei Einstellungen mit

festen Fokus-Haut-Abständen, was heute als unüblich gilt, ist nun dieser auf der Haut einzustellen und bei jedem Feld zu wiederholen. Üblicherweise stellt man **isozentrisch** ein. Dann braucht der Tisch nicht mehr höhenverstellt zu werden, denn in der Lokalisation wurden die Laseranzeichnungen am Patienten bereits in der Position des Isozentrums vorgenommen.

↗ Wurde der Patient isozentrisch lokalisiert und passen die Laserkoordinaten mit den Lasermarkierungen am Patienten überein, stimmt auch der Fokus-Haut-Abstand. Gibt es Abweichungen gegenüber der Angabe im Bestrahlungsplan → Nachlokalisation.

- Nun folgen Kollimatordrehung entsprechend Angabe und gegebenenfalls
- Gantry-Drehung. Jetzt stimmt die auf der Haut eingezeichnete Feldkontur mit der Feldausleuchtung überein. Oft bleibt die Gantry beim 1. Feld in der Nullstellung und braucht noch nicht gedreht zu werden. Dann entspricht die Einstellung auf dem Einstellfeld schon der ersten Bestrahlungsfeldeinstellung.
- Anbringen der Feldformungen: Satelliten (Multileaf-Einstellung), Keilfilter, Ausgleichskörper/Moulagen.
- Verlassen des Raumes, Schließen der Strahlenschutztüren.
- Bestrahlung.
- Die Einstellung des Gegenfeldes erfordert im allgemeinen nur die Gantry-Drehung um 180° und die Gegendrehung des Kollimators mit entsprechendem Wechsel der Einschübe.
- Entsprechend wird beim dritten, vierten und weiteren Feldern vorgegangen: zuerst Gantry-Einstellung und dann Kollimatordrehung (Abb. 19-2).
- Anfertigung eines Portal-Films (Verifikationsaufnahme). Dazu blenden wir

19

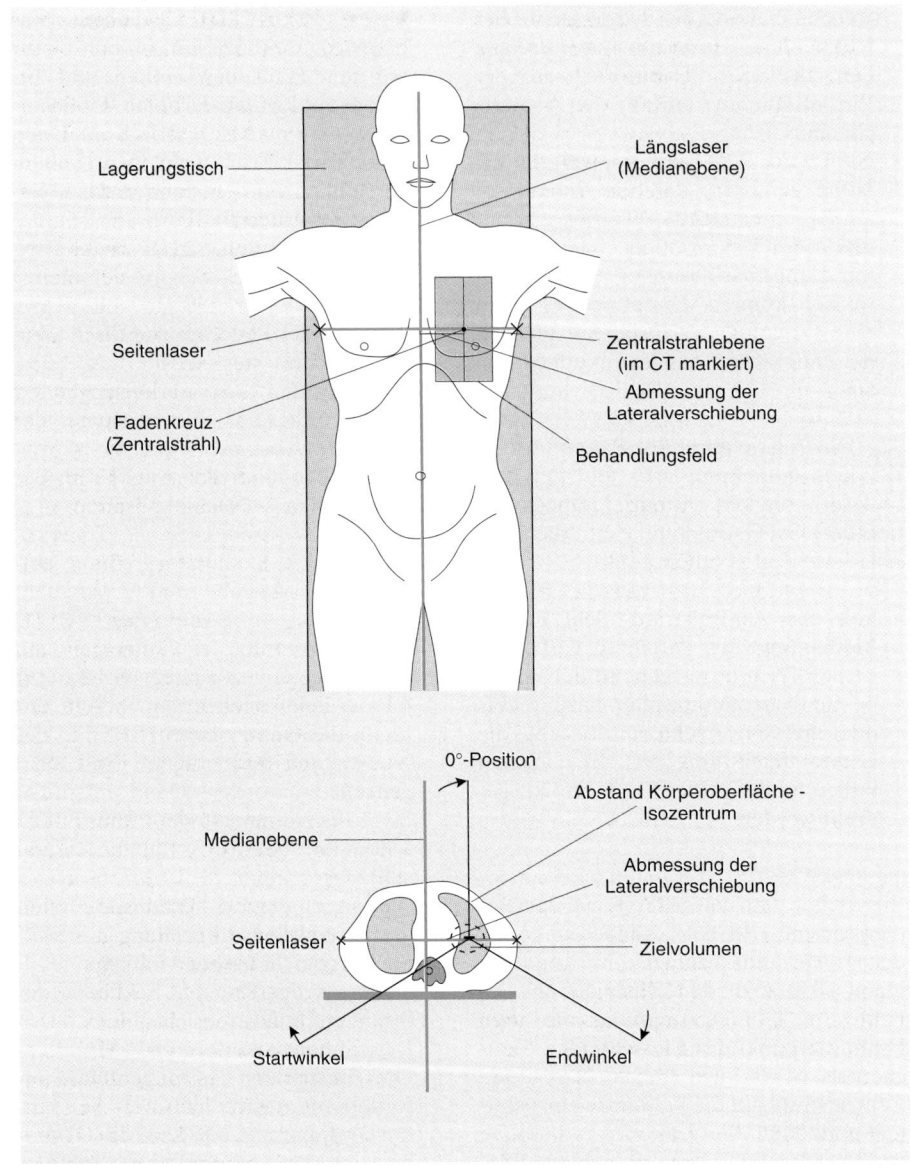

Abb. 19-2 Schematische Darstellung der wesentlichen Hautmarkierungen am Patienten, die zu einer korrekten Lagerung und Feldeinstellung erforderlich sind, gezeigt an dem Beispiel einer Rotationsbestrahlung.

282

das Feld anfangs für einige wenige Kicks (Monitoreinheiten) auf, um die Umgebung des Strahlenfeldes erkennen zu können, dann wird auf die geplante Feldgröße eingeblendet und der Rest der für die Aufnahme notwendigen Kicks gegeben. Ein einfacheres Verfahren stellt das Portal-Imaging dar (Kap. 19.6).

Rotations-/Bewegungsbestrahlung

Die Einstelltechnik entspricht der isozentrischen Mehrfeldertechnik.

- Geräteparameter in Nullstellung, die gewünschte Feldgröße kann am Kollimator eingestellt werden.
- Lagerungshilfen.
- Ausrichten des Patienten im Laserkoordinatensystem.
- Einstellung des Einstellfeldes (Zentralstrahl und Fadenkreuz decken sich), evtl. nach Lateralverschiebung des Tisches.
- Ablesen/Kontrolle des individuellen Fokus-Haut-Abstands.
- Einstellung der Gantry auf den vorgesehenen Startwinkel der Rotation.
- Probelauf mit ausgeleuchtetem Feld.

↗ Aus Sicherheitsgründen wird am positionierten Patienten ein Probelauf (mit ausgeleuchtetem Feld) vom Startwinkel bis zum Endwinkel vorgenommen: Ausschluß von Kollisionen mit Patient oder Tisch, Kontrolle des Schutzes von Risikoorganen (z. B. Augen).

Großfeldbestrahlungen

Gemeint sind Einstellungen, die nicht isozentrisch vorgenommen werden können, weil die Feldgröße bei der bisher besprochenen 100-cm-Geometrie (Fokus-Achs-Abstand 100 cm, bei Telekobalt 80 cm) nicht ausreicht. Die Vorgehensweise unterscheidet sich von Haus zu Haus stark; darum sind hier nur Hinweise sinnvoll.

- **Mantel-, umgekehrtes Y-, Ganzabdomen-Feld**: Die Einstellungen werden mit standardisiertem Fokus-Tisch-Abstand geplant und realisiert. Bei einem Abstand zwischen Fokus und Tischplatte von z. B. 140 cm läßt sich an jedem Gerät eine entsprechende Tischhöhe definieren, die dann an der Tischhöhenanzeige abzulesen ist. Vorher lagert man den Patienten in Rücken- oder Bauchlage und richtet ihn, wie oben beschrieben, im Laserkoordinatensystem aus.

  Das Gegenfeld wird, nachdem sich der Patient umgedreht hat, entsprechend eingestellt: Laserkoordinaten → Zentralstrahl auf Fadenkreuz → Tischhöhe einstellen auf 140 cm Abstand vom Fokus zur Tischplatte → Einschübe (Individualkollimator, Filter, Ausgleichskörper).

- **Kraniospinale Bestrahlung** (Abb. 19-3): Lagerung in Bauchlage mit Schädelmaske, Ausrichtung im Laserkoordinatensystem (auch Seitenlaser, wie üblich). Nun zerfällt die Methode in zwei unabhängige Einstellungen:

  1. Neurokranium (Primärtumor plus Ganzschädel bis $C_2–C_4$) über laterale Gegenfelder, die isozentrisch eingestellt werden. Die Felder sind durch Kollimatordrehung um 5–7° der Strahlendivergenz des Spinalfeldes anzupassen (vgl. Abb. 19-3). Schonung des Gesichtsfeldes durch Individualkollimatoren (Multileaf-Kollimation ist ungenügend und unsicher bezüglich kritischer Strukturen, s. Kap. 22.4 in Spezielle Onkologie der Organtumoren). Tägliche Verschiebung der Feldanschlüsse zwischen C_2 und C_4 durch Variieren der Feldhöhe bei gleichbleibendem Isozentrum. Damit verstreicht sich die Unsicherheit bezüglich Hot spots einerseits und Cold spots am Feldanschluß andererseits über

19

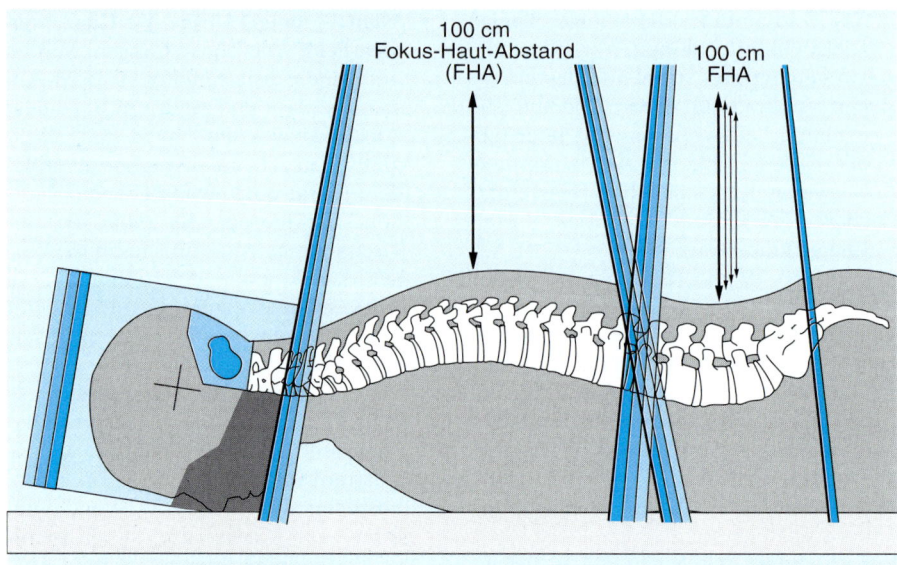

100 cm
Fokus-Haut-Abstand
(FHA)

100 cm
FHA

Abb. 19-3 Feldanordnung für die kraniospinale Bestrahlung: seitliche Schädel- und dorsale Spinalkanalfelder. Vier Feldanschlüsse werden zur Verwischung des Hot spot realisiert.

einen größeren Bereich (**Verschiebetechnik**).

2. Spinalachse von C_2–C_4 bis S_2, d.h. der ganze Durasack, über ein oder zwei große dorsale Stehfelder von 4 bis 6 cm Breite. Ob das Spinalfeld in zwei Einzelfelder unterteilt werden muß, hängt von der Größe des Patienten, von der Geometrie des Gerätes und von der hausüblichen Technik ab. Wir lagern den Patienten für die Bestrahlung der Spinalachse völlig um, d.h., wir legen ihn in größtmöglichem Abstand vom Fokus, nämlich auf den Fußboden. Das läßt zwar keine Ausrichtung im Laserkoordinatensystem zu, vermeidet aber den zweiten Feldanschluß im lumbosakralen, besonders für Strahlenspätfolgen sensiblen Bereich. Abb. 19-4 zeigt weitere Möglichkeiten, das Feldanschlußproblem zwischen Neurokranium und Spinalachse zu lösen.

Die Strahlentherapie der gesamten **kraniospinalen Achse** ist indiziert bei Medulloblastom (Kap. 22.4), Ependymom vom Malignitätsgrad III und IV, einzelnen Pinealistumoren und primären malignen Lyphomen des ZNS. Bei anderen Hirntumoren und bei Leukämien wird die Indikation zur Bestrahlung der gesamten Neuroachse vom Tumorzellnachweis im Liquor abhängig gemacht.

• **Ganzkörper- und Ganzhautbestrahlung:** Die Positionierung des Patienten variiert von Haus zu Haus sehr stark. Jeweils hat sich das Vorgehen standardisiert. Ganzkörperbestrahlung vor Knochenmarktransplantation: opponierende seitliche Großfelder in hockender oder liegender Position/Patientendurchzug durch das Strahlenfeld auf einem Wagen/Swiping-Technik, wo das Großfeld über den Patienten hinwegbewegt wird etc. Die Elektronenganzhautbestrahlung wird bei

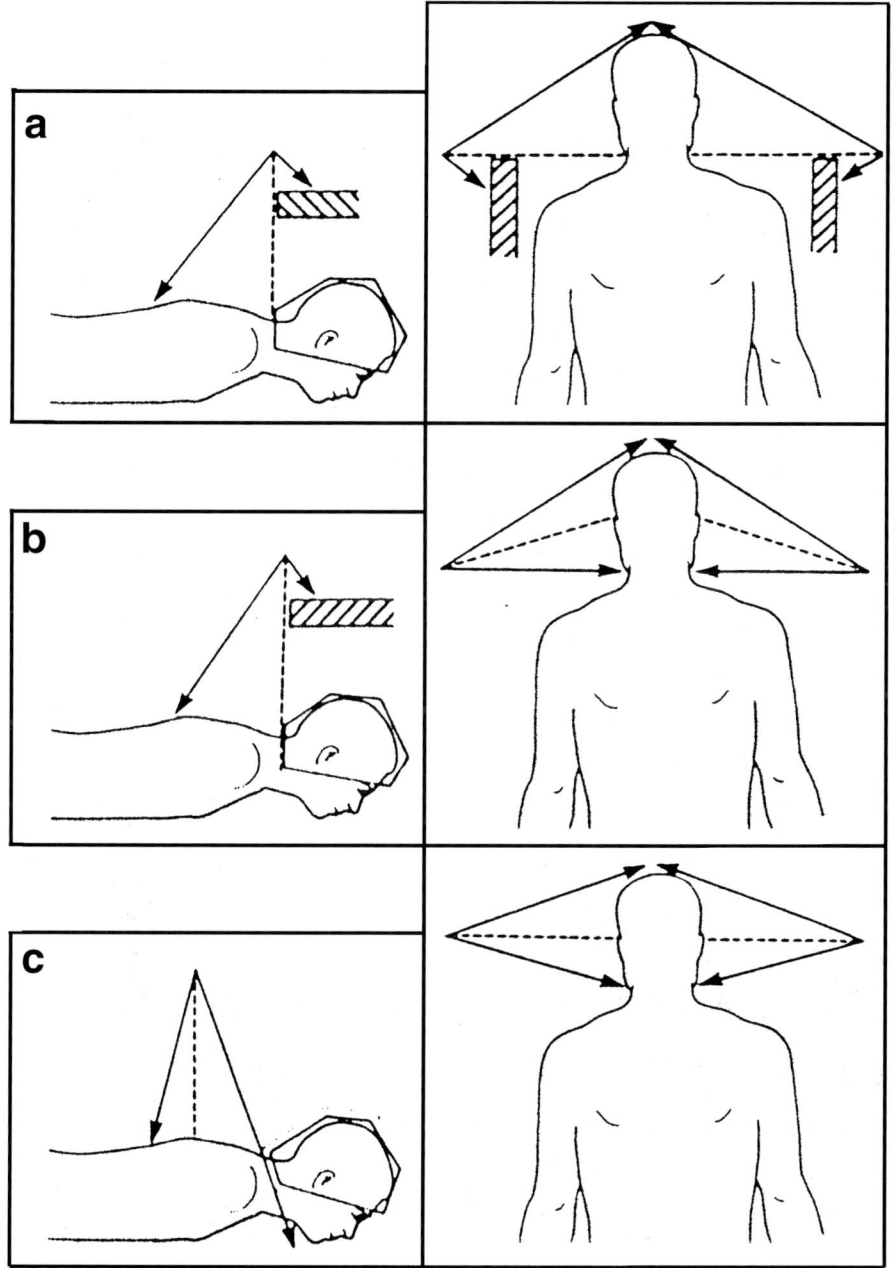

Abb. 19-4 Feldansätze bei der kraniospinalen Bestrahlung wegen Medulloblastom.
a) Halbfeldabblockung der Schädel- und spinalen Felder.
b) Ausschwenkung der Schädelfelder, „half beam block" auf das Spinalfeld.
c) „Gap" auf der Haut, Rotation der Schädelfelder.

den malignen Lymphomen der Haut erklärt.

19.5 Einstell- und Lagerungshilfen

Diese Hilfsmittel erleichtern die Reproduzierbarkeit der täglichen Einstellung des Bestrahlungsfeldes, die tägliche Realisierbarkeit des Bestrahlungsplans und die Dokumentation.

Optischer Abstandsanzeiger

Die Meßbänder und andere mechanische Maßstäbe an den alten Bestrahlungssytemen sind längst durch optische Entfernungsmesser ersetzt worden: am Therapiesimulator, an einem CT-Simuator (CT zur Bestrahlungsplanung, Kap. 18-6), an den Telekobaltgeräten und Elektronenbeschleunigern. Sie projizieren einen Bereich von 20–30 cm auf die Oberfläche des Objekts. Wo sich das Fadenkreuz der ausgeleuchteten Feldgröße mit dieser Skala schneidet, ist die Zentimeterangabe des augenblicklichen Fokus-Objekt-Abstands.

Bestrahlungsmaske

Die **Bestrahlungsmaske** (Abb. 19-5) hat sich bei Bestrahlungen im Kopf- und

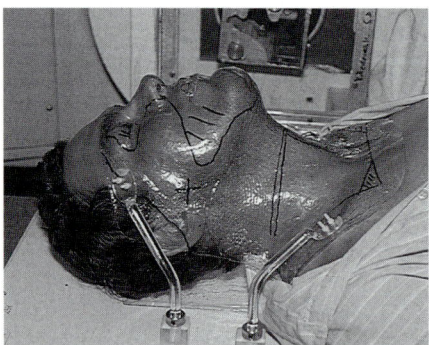

Abb. 19-5 PVC-Bestrahlungsmaske zur Bestrahlung im Kopf-Hals-Bereich. Sie liegt dem Patienten hautnah an. Alle Feldmarkierungen wurden darauf angebracht.

Halsbereich durchgesetzt, aber auch bei schwierigen Einstellungen im Bereich des Thorax, des Beckens und der Extremitäten. Verschiedene Systeme sind im Gebrauch. Wir bevorzugen Masken aus durchsichtigem thermoplastischen Material. Sie werden über einem Gipsabdruck des betreffenden Körperteils in einer sogenannten Tiefziehmaschine und unter Hitzeeinwirkung für jeden Patienten individuell geformt. Die direkt am Patienten mit Gipsbinden oder ähnlichem während der Lokalisation geformten

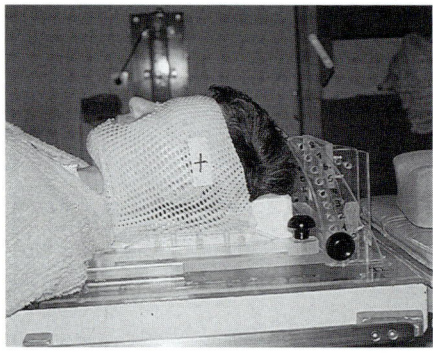

a

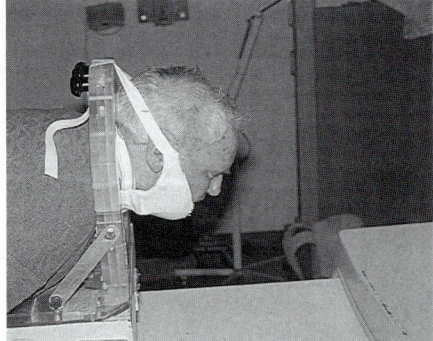

b

Abb. 19-6
a) Kopffixierung mit undurchsichtigen, nach Modellierung an der Patientin rasch trocknenden und versteifenden Binden (ORFIT).
b) Kopffixierung zur Bestrahlung eines Hypophysenadenoms mittels NEOFRAKT (Polyurethan-Hartschaum).

Masken (Abb. 19-6) sind schneller hergestellt und natürlich auch kostengünstiger. Welcher Maskentyp auch immer zur Anwendung kommt, die Maske ist ein wesentlicher Faktor der Qualitätssicherung in der Strahlentherapie. Sie läßt beim stabilisierten Patienten die Verwendung kleinerer Strahlenfelder zu als beim nichtimmobilisierten Patienten und trägt zudem alle für die Bestrahlung wichtigen Markierungen. Damit entfallen Einzeichnungen am Patienten selbst. Der Patient bleibt voll sozial integriert und ist nicht – wie leider noch vielerorts üblich – durch Anzeichnungen auf der Haut, für jedermann sichtbar, als Bestrahlungspatient identifizierbar.

Stereotaxiering

Gänzlich – auch um Millimeterbruchteile unbeweglich – fixiert ist der Kopf in einem **Stereotaxiering** (Abb. 19-7). Dieser Ring verbleibt – wie übrigens die erwähnte Bestrahlungsmaske auch – während aller Schritte der Bestrahlungsplanung (Computertomographie, eventuell Magnetresonanztomographie, Lokalisationen und Nachlokalisationen am Therapiesimulator) am Patienten und ist für gewöhnlich mit einer Schraubvorrichtung direkt am Schädelknochen fixiert. Damit zeigt sich bereits der gravierende Nachteil des Stereotaxierings: Nur eine einzige Bestrahlung oder allenfalls wenige, kurzzeitig aufeinanderfolgende Bestrahlungsfraktionen können gegeben werden, dann muß man ihn wegen Infektionsgefahr abnehmen. Inzwischen ist es möglich geworden, Stereotaxiehalterungen ausreichend immobilisierend, aber unblutig zu befestigen, damit auch fraktionierte Bestrahlungen über einen längeren Zeitraum möglich werden. Die Fixationsorte sind Mundhöhle/Gebiß (Beißblock), Nasenrücken, äußere Gehörgänge, Hinterkopf (angeformte Gipsschale).

Ältere Einstellhilfen am Telekobaltgerät

Gegenpunktanzeiger **(Backpointer)** weisen auf den Austritt des Zentralstrahls an der dem Strahlenfeld abgekehrten Körperseite. Die Konstruktion besteht aus einem Bügel, der um den Patienten herumreicht und am Kopf des Bestrahlungsgeräts befestigt ist (Abb. 19-8). Eine Nadel oder eine Lichtmarke bezeichnet dabei den Zentralstrahl. Will man keinen Gegenpunktanzeiger verwenden, muß man das Bestrahlungsgerät um 180° drehen und den Zentralstrahl des Strahlenbündels auf die eigentliche Austrittsstelle des Zentralstrahls richten. Bei Bestrahlungsgeräten mit Strahlenfänger befindet sich die Lichtquelle der Gegenpunktanzeige im Strahlenfänger selbst. Seitenpunktanzeiger **(Sidepointer)** findet man an allen für die Bewegungsbestrahlung geeigneten Geräten (vgl. Abb. 19-8). Damit wird bei der Lagerung die Rotation des Patienten um seine Längsachse ausgeschlossen. Bogenlotanzeiger **(Pin and arc)** sind Halbkreisbögen, die einerseits parallel zum Zentralstrahl verschiebbar am Strahlerkopf angebracht werden, andererseits einen radial beweglichen Stab tragen (Abb. 19-9). Ist der Stab auf die Markierung Null eingestellt, deutet seine Spitze auf den Zentralstrahl am Ort der Drehachse des Gerätes. Die Verschiebung des Kreises und des Stabes liest man auf Skalen ab. Die Abstände zwischen Berührungspunkt und Hautoberfläche können in beiden Richtungen eingestellt werden.

Alle diese Einstellhilfen, Backpointer/Sidepointer/Pin and arc, stammen aus der „alten Kobaltära" und werden heute kaum noch eingesetzt.

Laser-Koordinaten-System

Die modernen Bestrahlungsräume sind statt dessen mit Laser-Koordinaten ausgestattet, die sich von oben und beiden Seiten als lange Linien auf den liegenden Patienten projizieren und sich in einer

19

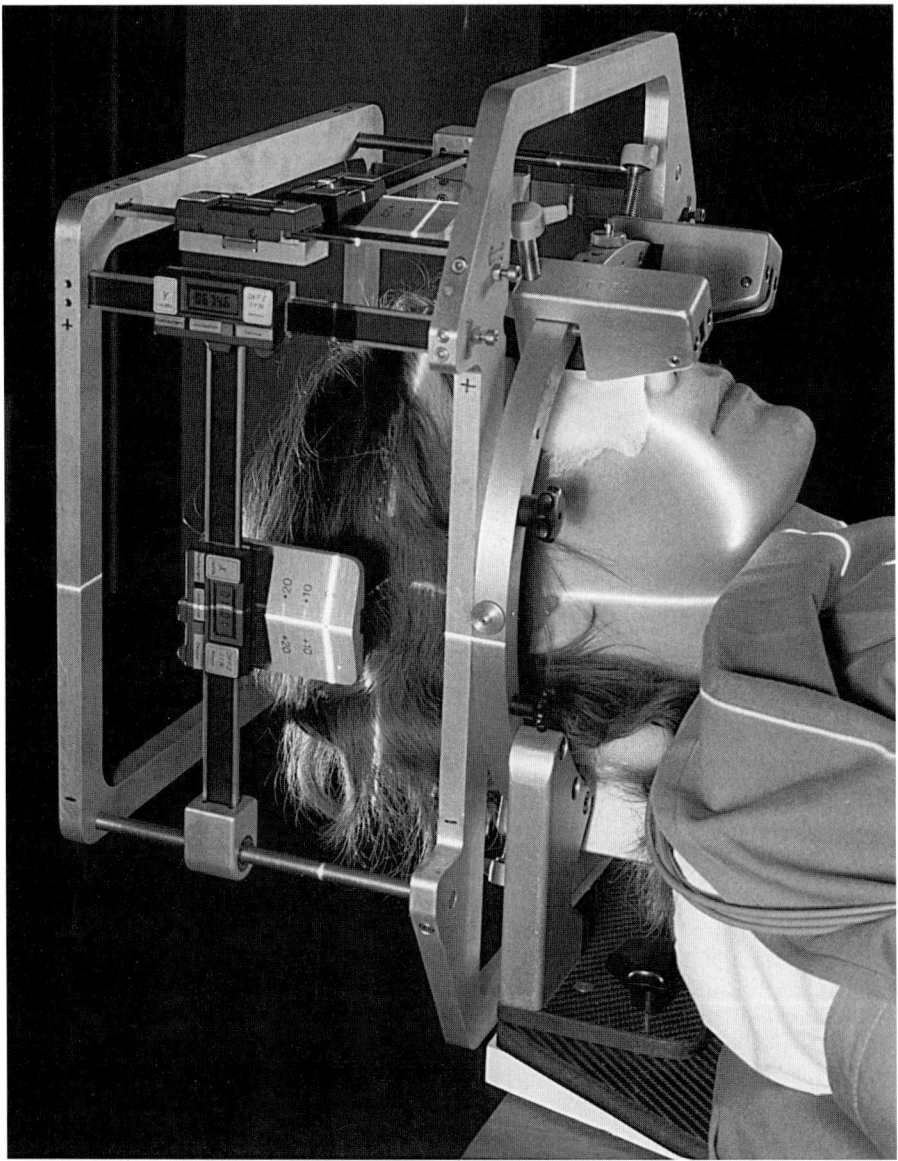

Abb. 19-7 Stereotaxiering zur vollständigen Immobilisierung des Kopfes. Er wird zur stereotaktischen Brachytherapie von Hirntumoren und zur sogenannten stereotaktischen Konvergenzbestrahlung benutzt.

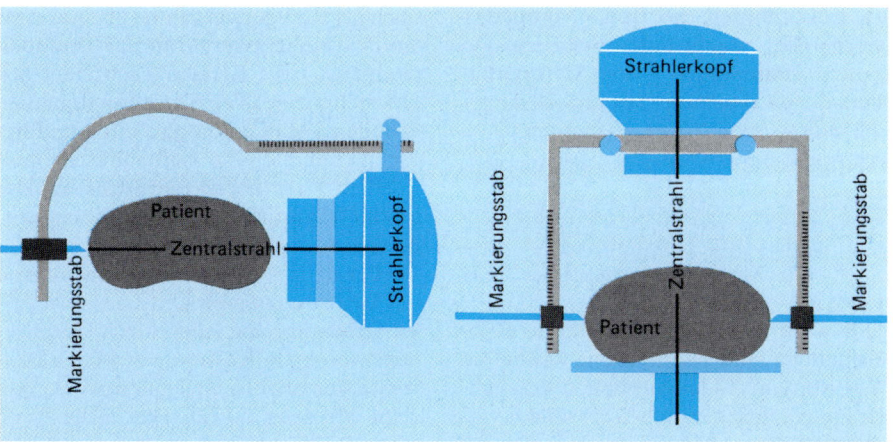

Abb. 19-8 Einstellhilfen: Backpointer (links) und Sidepointer (rechts) an einem Bestrahlungsgerät. Der Gegenpunktanzeiger markiert den Austritt des Zentralstrahls auf der dem Eintritt abgekehrten Patientenoberfläche. Der Seitenpunktanzeiger gewährleistet immer dieselbe Patientenlage in bezug auf die Patientenlängsachse.

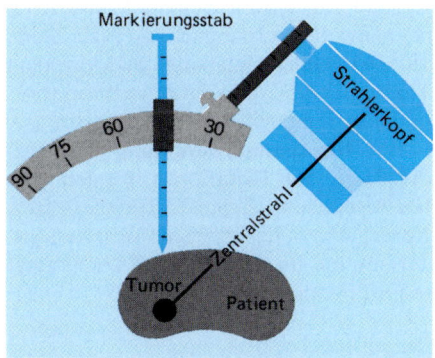

Abb. 19-9 Einstellhilfe: Bogenlotanzeiger (Pin and arc). In der Nullstellung deutet der Metallstab auf den Zentralstrahl am Ort der Drehachse des Gerätes.

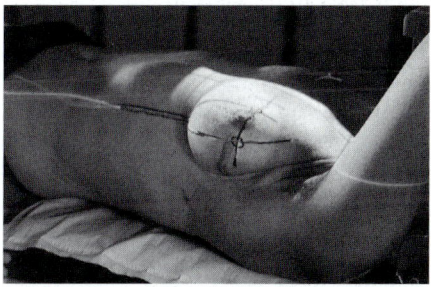

Abb. 19-10 Laser-Koordinaten-System

Vakuumkissen

Vakuumkissen und -matratzen sind mit Kunststoffperlen, Sago, Reis oder ähnlichem gefüllt. Sie lassen sich konturgetreu der Patientenoberfläche anformen und eignen sich auch zur Fixierung von Kleinkindern. Heute narkotisiert man aber lieber die nicht zu kontrollierenden Kinder für die Bestrahlung. **Kurzzeitnarkosen** sind inzwischen so gut steuerbar, daß wir sie ohne Skrupel auch über mehrere Wochen bei jeder Bestrahlungssitzung durchführen. Des weiteren sind

Längsachse treffen und kreuzen. Man zeichnet die Koordinaten bei der Lokalisation auf den Patienten auf, kontrolliert die Anzeichnung bei der Ersteinstellung am Bestrahlungsgerät und kann den Patienten dann täglich ohne Mühe in diesem Koordinatensystem ein- und ausrichten (Abb. 19-10)

19

als Einstellhilfen die vom Orthopädie-mechaniker angefertigten **Schienen** und andere **Halterungen** sowie Styroporkä-sten, die für den Patienten jeweils ausge-schäumt werden **(Cast)**, zu nennen.

19.6 Sicherung und Dokumen-tation der Einstellung von Bestrahlungsfeldern

Jede auch noch so gewissenhafte Feld-einstellung muß gesichert und dokumen-tiert werden. Zu leicht können sich Feh-ler einschleichen: durch Wechsel der ver-antwortlichen MTA-R am Gerät, durch Gebrauch eines zu dicken Stiftes beim Nachzeichnen, durch Unsicherheit am Montag, wenn die Farbe am bestrah-lungsfreien Wochenende verlorenging etc. Die Sicherungen dienen nicht nur dem Patienten, sondern auch MTA-R und verantwortlichem Arzt.

Verifikationssysteme

Sie sind im Rahmen der computerunter-stützten Therapie und Datenvernetzung schon fast eine Selbstverständlichkeit. Das Verifikationssystem erhält die rele-vanten Bestrahlungs- und Gerätedaten entweder online von der Bestrahlungs-planung eingespielt oder von Hand eingegeben, wenn die Abteilung noch nicht vernetzt ist. Stimmen nun z.B. Feldgröße, Felddrehung, Einschübe (Keilfilter, Individualkollimatoren etc.), Gantry-Winkel und Tischdaten nicht mit den Solldaten überein, wird der Strahl nicht freigegeben.

↗ Das Verifikationssystem kann die Lagerung des Patienten bis heute noch nicht überwachen. Diese hängt allein von Deiner Sorgfalt ab!

Feldkontrollaufnahmen

Verifikationsaufnahmen (Portal films) bilden den durchstrahlten Körperbe-reich als Röntgenaufnahme ab, und zwar am Bestrahlungsgerät mit der Therapie-strahlung. (Mit Elektronenstrahlen las-sen sich keine Verifikationsaufnahmen erstellen.) Man erhält also mit dem Pho-tonenstrahlbild eine Aufnahme, die hin-sichtlich ihres korrekten Sitzes mit der Lokalisationsaufnahme verglichen wer-den kann.

Hierfür gibt es Filme mit einem brei-ten Belichtungsspielraum und sehr stei-ler Gradation. Sie sind einzeln verpackt oder werden in Kassetten zwischen Blei-verstärkerfolien eingelegt. Im wesentli-chen besorgen die im Blei ausgelösten COMPTON-Elektronen die Filmschwär-zung. Der Kontrast und die Abbildungs-schärfe sind gering, doch zur Beurteilung der Feldlage im allgemeinen ausrei-chend. Bei hohen Strahlenenergien sind allerdings meist nur noch lufthaltige Organe gegenüber Weichteil- und Kno-chengewebe auszumachen (vgl. Abb. 18-13b). Neuerdings kann man mit dem Therapiestrahl auch durchleuchten (por-tal beam imaging).

Bei **Bewegungsbestrahlung** läßt sich die Lage der Rotationsachse lediglich bei feststehender Strahlerquelle verifi-zieren. Dazu fertigt man Verifikations-aufnahmen im seitlichen und senkrech-ten Strahlengang an.

Portal-Imaging-Systeme

Sie dienen der Online-Überwachung der Bestrahlung per „Durchleuchtung mit dem Therapiestrahl". Jeweils mehrere „Kicks" eines Beschleunigers im Photo-nenmodus werden zu einem Bild sum-miert. Zum Schluß ergibt sich ein Sum-mationsbild der ganzen Bestrahlung eines Feldes. Portal-Imaging-Systeme sind fest am Beschleuniger installiert. Man unterscheidet Portal-Imaging-Tech-nologie

- mit Flüssigkeitsionisationskammer (Abb. 19-11a) und
- mit Leuchtschirmtechnik und CCD-

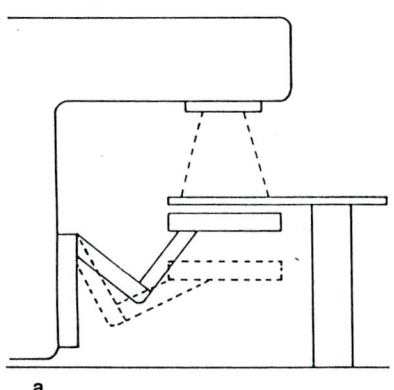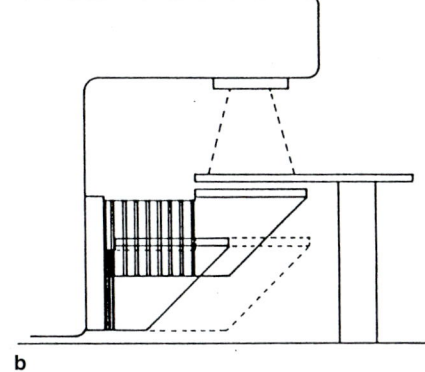

a   **b**

Abb. 19-11   Portal-Imaging-System mit Flüssigkeitskammer (a), mit Leuchtschirmtechnik und CCD-Kamera (b). Das CCD-System benötigt wegen der starren Spiegelanordnung auch im versenkten Zustand etwas mehr Platz.

Kamera (Compact Chip Display-Kamera), die etwas mehr Platz benötigt (Abb. 19-11b).

Beide Detektoren werden auf der dem Fokus gegenüberliegenden Strahlenaustrittsseite des Patienten angebracht, die Leuchtschirmtechnik mit CCD-Kamera nur an Beschleunigern ohne Beam stoppers. Dieses System braucht nämlich mehr Platz als die flache Flüssigkeitsionisationskammer. Die CCD-Kamera ist so lichtstark, daß sie selbst das geringe Leuchten des Leuchtschirms aufnehmen, digitalisieren und kontrastverstärken kann. Strahlendosen von nur wenigen cGy reichen für ein kontrastreiches Bild bereits aus; davon läßt sich zur Dokumentation in wenigen Minuten eine Hard-Copy für die Krankenakte ziehen. Einige Systeme bieten auch die Möglichkeit, Portal-Aufnahmen mit einem vorher eingespeisten Referenzbild (z.B. Lokalisationsaufnahme) oder mit früheren Portal-Images zu vergleichen. Dazu definiert man innerhalb der Referenzbilder bestimmte Orientierungspunkte und Konturen, die im Live-Bild verglichen werden. Bei intolerablen Abweichungen

vom Soll unterbricht der Computer die Bestrahlung automatisch.

Bestrahlungsprotokoll

s. Kap. 18.9.2.

Tagesprotokoll aller Bestrahlungen

Der Gesetzgeber schreibt vor, daß unabhängig vom Bestrahlungsprotokoll des einzelnen Patienten alle Bestrahlungen eines Tages nach Geräten getrennt in einem Tagesprotokoll zusammengestellt werden. Das übernehmen die modernen Verifikationssysteme automatisch mit einem Ausdruck am Tagesende.

Für gewöhnlich liegt an jedem Bestrahlungsgerät auch ein Buch für die Tagesprotokolle aus. Nachdem die MTA-R die durchgeführte Bestrahlung im Bestrahlungsprotokoll des Patienten dokumentiert hat, trägt sie folgende Daten in das Tagesprotokoll ein: Patientennamen und -vornamen, bestrahlte Region, Anzahl der Felder, Strahlenqualität, Energie bzw. Röhrenspannung bzw. mAs-Produkt, Dosis, Bestrahlungszeit bzw. Monitorzahl.

19

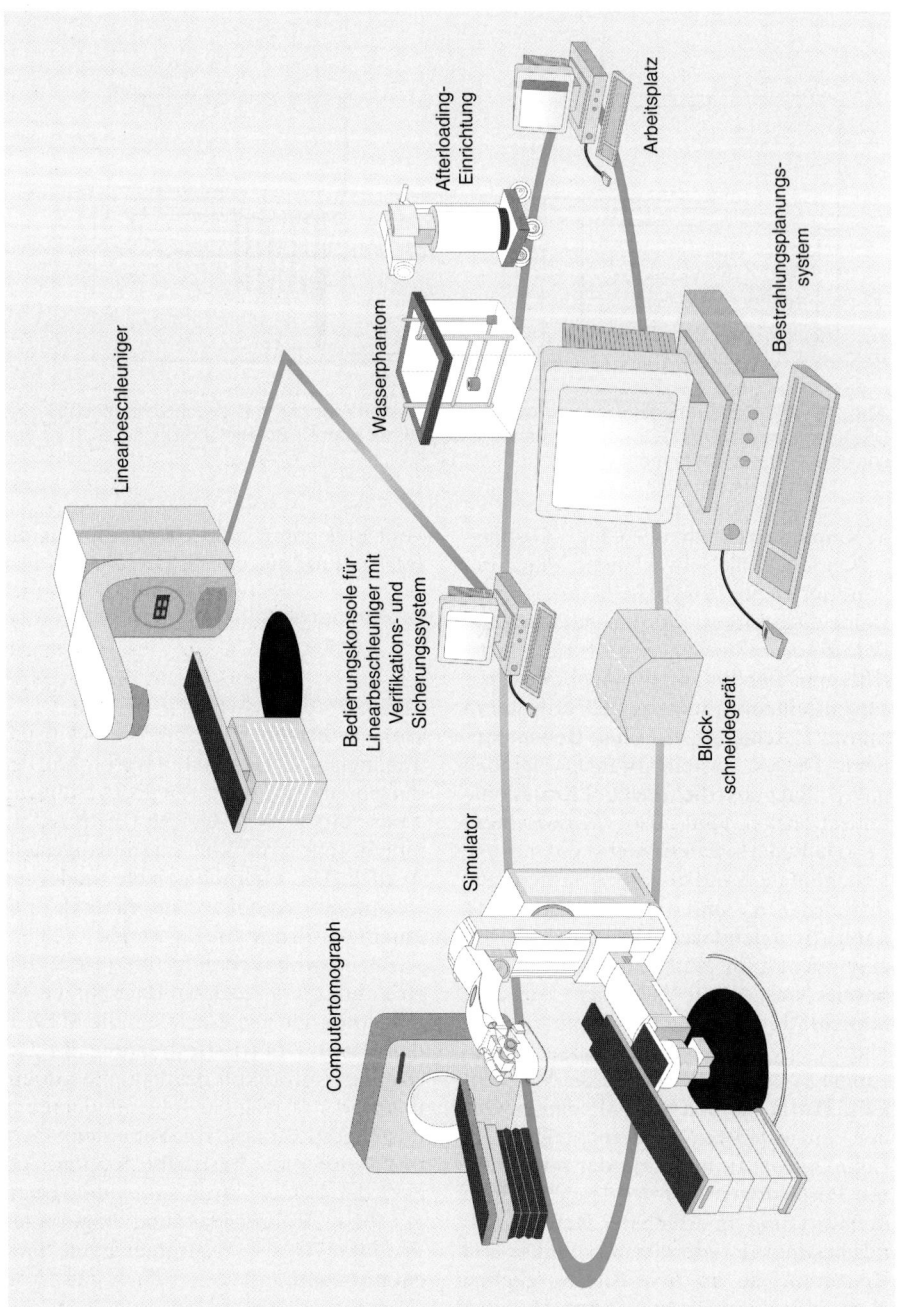

Abb. 19-12   Vernetzung wichtiger Funktionen in der Strahlentherapie. Die Patienten- und Behandlungsdaten sind an jedem Arbeitsplatz verfügbar.

20 Psychologische Begleitung des Patienten

20.1 Allgemeines

Menschen, die sich nicht regelmäßig mit Krebspatienten befassen, tun sich im Umgang mit ihnen schwer. Das betrifft nicht nur medizinische Laien, sondern gerade auch die Angehörigen der medizinischen Pflege- und Assistenzberufe, nicht ausgeschlossen die Ärzte selbst. Der Krebspatient trägt wie kein anderer das Stigma einer unberechenbaren, tückischen und – so meint man – unweigerlich zum Tod führenden Krankheit. Ungeachtet allen Fortschritts bei der Behandlung bösartiger Tumoren denken immer noch viele Menschen, daß „Krebs = Tod" sei. Häufig werden in den Ausbildungsstätten von einigen Lehrkräften Resignation und therapeutischer Nihilismus verbreitet. So ist man dem Tumorpatienten gegenüber gehemmt und weiß nicht, worüber man sich mit ihm unterhalten soll. Denn über die Krankheit will man nicht sprechen, weiß man doch nicht genau, ob der Patient die Diagnose und seine individuelle Prognose kennt und in welch schwierige Situation man gegebenenfalls durch Nachfragen kommen kann. Krebspatienten wird immer noch in geradezu grotesker Weise ausgewichen, vor allem dann, wenn es schlecht geht und die Kräfte schwinden. Familienangehörige, Freunde und Berufskollegen spielen mitunter ein lächerliches Theater vor und lügen in schamloser Weise. All das geschieht in der gutgemeinten Absicht, den Patienten nicht mit einer „Wahrheit" belasten zu wollen, die er nach aller Einschätzung nicht ertragen kann.

Die Erfahrung lehrt aber, daß unsere Patienten sehr wohl von ihrer Krankheit wissen. Sie sprechen ihre Sorgen, Ängste und objektiven Beschwerden nur deshalb nicht öfter ihren Angehörigen gegenüber aus, weil sie diese schonen wollen oder – was noch häufiger ist – auf eine Front der Verleugnung, Abwiegelung und Ablehnung stoßen. Dabei kommen die Tumorkranken – wie alle anderen Patienten mit scheinbar gutartigen Erkrankungen auch – hilfsbedürftig zu uns und suchen Vertrauen. Sie freuen sich über ein spontanes, unverkrampftes, nicht routiniertes und nicht abgegriffenes Wort, Zuneigung, Verständnis, ein persönliches Gespräch und überhaupt jemanden, der einfach einmal zuhört.

Ein kleines Gespräch ergibt sich meist ganz zwanglos. Bei der täglichen Begegnung reichen dafür wenige Worte. Eine besondere Vorbereitung oder Einstimmung oder gar psychologische Ausbildung braucht es dafür nicht. Allerdings sollten Unvoreingenommenheit, Einfühlungsvermögen in die Welt des Kranken und die Bereitschaft, auch einmal auf ein längeres Gespräch einzugehen, ohne es selbst dominieren zu wollen, vorhanden sein. Dann werden wir Vertrauen gewinnen und auch für uns selbst profitieren. Es gilt, die Verkrampfung des zuerst unsicheren Patienten zu lösen und einen gewissen Grad der Vertrautheit zu erreichen.

Das eigentliche Gespräch über persönliche Dinge, wie Familie, Beruf, Prognose der Krankheit, Zukunftssorgen etc., müssen und sollen wir nicht suchen. Es wird uns angetragen, und wir sollten es aufnehmen.

20

Die Patienten in der Strahlentherapie wissen ganz Unterschiedliches über ihre Krankheit und Zukunftsaussichten. Das hängt ab von der Art der Vorbehandlung, der Dauer der Krankengeschichte und der bisher erfahrenen Zuwendung. Auf typische Situationen wollen wir im folgenden eingehen.

20.2 Der aufgeklärte Patient

Er erfuhr von den Ärzten die Diagnose, Ausbreitung und Prognose seiner Krankheit. Er denkt und plant mit. Oft kennt er seine Untersuchungsbefunde sehr gut, weiß die Laborwerte und ist mit den medizinischen Fachausdrücken vertraut.

Leider stellen die vollumfänglich informierten Patienten in unserem Krankengut immer noch die Minderheit dar. Mit ihnen bereitet das Gespräch keinerlei Schwierigkeiten. Man ist offen und teilt auf Befragen das mit, was man für korrekt hält und wozu man befugt und befähigt ist. Der Arzt informiert über den augenblicklichen Krankheitsstand, über zusätzliche Untersuchungsbefunde, über Prognose und weitere diagnostische und therapeutische Maßnahmen.

Das Wissen um die eigene Krebserkrankung und die Fähigkeit, es zu verarbeiten und zu meistern, sind bei den Patienten sehr unterschiedlich ausgebildet. Diejenigen nämlich, die auch üblicherweise mit schwierigen Situationen fertig werden, können sich noch am ehesten auf die neuen Gegebenheiten und auf die völlig veränderten Zukunftsaussichten einstellen. Solche gefestigten Persönlichkeiten ruhen auf bewährten Lebensgrundsätzen, wozu oftmals auch eine intakte Glaubensbindung gehört. Als besonders hilfreich erweisen sich eine intakte Familie, ein ungebrochenes Verhältnis zu Freunden, zu Bekannten und zum Hausarzt sowie ganz allgemein Kontaktfreude und Mitteilungsbedürfnis. Gläubige Menschen haben es leich-

ter, auf die letzten Fragen des Lebens eine gültige Antwort zu finden. Aber natürlich gibt es auch hier Ausweglosigkeit und Verzweiflung. Die moderne Theologie hat zudem den Glauben nicht erleichtert, sondern im Gegenteil einige Grundfesten, die für unsere Eltern und Großeltern noch als unumstößlich galten, erschüttert.

Recht selten bis kaum erlebt man, was von Gegnern einer situationsbezogenen Aufklärung immer wieder ins Feld geführt wird, daß nämlich Patienten nach Mitteilung ihrer Diagnose psychisch und physisch zusammenbrechen. Ihre Zahl fällt entgegen der landläufigen Meinung überhaupt nicht ins Gewicht. Es handelt sich für gewöhnlich um Menschen, die – stark emotional ausgerichtet – auch andere Konfliktsituationen nicht so einfach meistern und unangenehmen Fakten am liebsten ausweichen. Sie wirken auf uns verschlossen, wortkarg, mitunter mürrisch oder auch überaus ängstlich. Argwöhnisch beobachtende oder Ärzte und Personal gegeneinander ausspielende Patienten haben wir kaum erlebt. Verständlicherweise fällt es hier schwer, Kontakt zu finden. Wenn wir aber verstehen, was hinter einem verschlossenen Wesen stecken kann, werden wir unsere Patienten mit anderen Augen sehen und nicht gekränkt sein, wenn unsere Bemühungen scheinbar ohne Anerkennung bleiben.

20.3 Der verdrängende, nicht informierte Patient

Er ist am häufigsten anzutreffen. Scheinbar an seinem Schicksal nicht interessiert, geht er grundsätzlichen Gesprächen aus dem Weg und nimmt im allgemeinen Untersuchungen und Therapievorschläge unwidersprochen hin. Mit ihm werden die Bestrahlungsassistenten kaum nennenswerte Schwierigkeiten haben. Wenn er nach seiner Krankheit fragt, dann nur, um eine beruhigende Antwort zu erhalten. Typisch ist beispielsweise die Frage: „Herr Doktor, ich wollte schon immer mal fragen, habe ich eigentlich Krebs?" Die verneinende Antwort wird dabei dem Befragten geradezu in den Mund gelegt.

20.4 Der vorsätzlich nicht aufgeklärte Patient

Während im vorangegangenen Fall der Patient von seinem Zustand wenig weiß, weil er unangenehme Tatsachen verdrängt und deshalb einem klärenden Gespräch mit dem Arzt ausweicht, wird er hier **auf Wunsch** der Angehörigen oder/ und des Arztes **nicht informiert**. Immer wieder ist das Argument zu hören, daß ein Patient die Mitteilung seiner Krebsdiagnose nicht bewältigen könne, der Genesungswille gebrochen würde, Suizidgefahr bestehe. Dem Patienten wird erklärt, daß er eine chronische Entzündung, ein nicht heilendes Geschwür, eine Granulomatose oder ähnliches habe. Deshalb sei eine Bestrahlung bzw. Chemotherapie notwendig. Im Wartezimmer begegnet er dann Leidensgenossen, die ebenfalls ein Geschwür, einen Abszeß, eine chronische Entzündung oder ähnliches haben. Dabei meinte er gerade noch, daß nur er an einer solch seltenen und unerklärlichen Krankheit leide.

Der behandelnde Arzt wird von dem zuweisenden Kollegen und den Angehörigen beschworen, unter keinen Umständen Näheres zu sagen und bei der vermittelten Diagnose zu bleiben. So haben alle um den Patienten ein **Lügengebäude** gebaut, das ihn von seiner Umwelt isoliert. Daß man sich schließlich in Widersprüche verwickelt, ist nicht zu umgehen. Und ein Vertrauensverhältnis wird sich bestimmt nicht entwickeln.

Trotzdem wissen 90% dieser Patienten von ihrer Erkrankung. Sie haben gelernt, zwischen den Zeilen zu lesen, haben ein unbedachtes Wort aufgefangen, weil das ausgeklügelte Informationssystem nicht klappt. Mitunter gelang ein Blick in die Unterlagen, eine verschlossene Mitteilung an den Hausarzt wurde geöffnet. Der Patient fragt nicht mehr, weil das sowieso sinnlos ist. Manche Patienten erscheinen argwöhnisch, mißtrauisch und unleidlich. Sie werden beschuldigt, sich widerrechtlich Informationen beschaffen zu wollen.

Wie gehen wir vor?

Glücklicherweise hat in den letzten Jahren ein **Sinneswandel** eingesetzt. Unter den mit Krebspatienten beschäftigten Ärzten, Theologen und Psychologen herrscht weitgehend Einmütigkeit darüber, daß man einen Patienten nicht bevormunden darf, der entscheidungshaft die Lebensspanne zwischen Geburt und Tod leben möchte. Das gilt auch für Patienten, für die es keine wirksame Therapie mehr gibt, deren Kräfte schwinden und die dies auch merken. Man darf sie um die letzte Phase ihres Lebens, nämlich um ihren Tod, nicht betrügen. KÜBLER-ROSS hat in ihrem bekannten Buch „Interviews mit Sterbenden" diese wichtigen, vor dem Tod ablaufenden Phasen eindrucksvoll dargestellt.

Die sachgerechte **Patientenaufklärung** ist zwar Sache des Arztes, doch sind die Röntgenassistenten in diesen Prozeß einbezogen. Ihnen obliegt die tägliche Führung im wesentlichen allein. Sie können sich sehr gut ein Bild von den charakterlichen Voraussetzungen des Patienten verschaffen, über seine familiäre und soziale Situation, sein geistiges Auffassungsvermögen und seinen Allgemeinzustand. Das verlangt Einfühlungsvermögen. Folgende Grundsätze sollen die Richtung weisen:

• Wir klären denjenigen Patienten auf, **der** dies wünscht und so weitgehend, **wie** er dies wünscht. Dabei wird ein geschickter Arzt auch denjenigen erkennen, der seinen Wunsch nach Information nicht auszudrücken vermag und gefährdet ist, wegen seiner Zurückhaltung unbemerkt nebenherzulaufen.

- Patientenaufklärung kann Vertrauen wecken, sollte zur Mitarbeit anregen, darf aber niemals Hoffnung zerstören. Jeder Mensch lebt von Hoffnung, sie zu nehmen ist frevlerisch. Man wird also unter Umständen dem Patienten die Prognose seines Leidens etwas günstiger darstellen, als sie tatsächlich ist. Wir werden vielleicht nicht alles, was wir wissen, sagen. Aber alles, was wir sagen, sollte wahrhaftig sein.
- Bei der Krebsaufklärung ist behutsames, schrittweises Vorgehen angezeigt. Man sollte nicht „mit der Tür ins Haus fallen". Oft wird man in einem ersten Gespräch vorsichtig auf ein nachfolgendes vorbereiten, indem man zuerst nur in groben Zügen das Umfeld absteckt.
- Das grundsätzliche Gespräch zwischen Arzt und Patient verlangt eine ruhige, ungestörte Stunde. Nachfolgende Gespräche sind im allgemeinen weniger zeitintensiv und können sich auf wenige Sätze des täglichen Umgangs beschränken.
- Nichtärztliche Mitarbeiter sollten Gespräche über Diagnose und Prognose nicht ohne vorherige Absprache mit dem zuständigen Arzt führen. Dieser wird seinerseits die Mitarbeiter und Mitarbeiterinnen über ein wichtiges Gespräch informieren.

20.5 Vom Sterben

Alle verdrängen den Tod, das ist natürlich und betrifft Kranke und Betreuende gleichermaßen. Man kann es ohne Vorwurf aussprechen: Dem Tod zu begegnen heißt, sich mit einem Feind auseinanderzusetzen; und einem Feind begegnen wir nicht gern. Beim Betreuer kommt noch die Belastung durch die eigene Hilflosigkeit hinzu. Sterbenden beizutreten, bedeutet ja mehr, als für das medizinisch Notwendige zu sorgen.

Der Schwerkranke kämpft gegen die Krankheit und somit gegen ihre natürliche Folge, den Tod. Welcher Art dieser Kampf ist, kann im einzelnen nie überzeugend in Worte gefaßt werden, es sei denn mit „Nichtaufgeben", „Sich nicht hängen lassen", „Gegen die Krankheit angehen". Und man muß sich schon vorbereiten, wenn man die Eventualität des Sterbens ansprechen will. Unser ganz vorläufiger Eindruck ist, daß sich Menschen mit starker Diesseitsbezogenheit mehr vor dem **Sterbevorgang** fürchten als Kranke mit Glaubenserfahrung, die sich mehr mit dem **Tod** auseinandersetzen, mit dem Danach.

Uns fällt zwar selten die Pflicht zu, mit Sterbenden zu sprechen. Das bleibt Einzelpersonen mit besonderer Beziehung oder Erfahrung vorbehalten. Hat nämlich der irreversible Vorgang einmal eingesetzt, entzieht sich der Sterbende immer mehr und wird zunehmend ein anderer. Der Besucher, auch der Arzt oder die Krankenschwester oder MTRA, steht vor unbeschreiblicher Einsamkeit, Abhängigkeit, Bedürftigkeit oder Ausweglosigkeit. Allenfalls fallen noch Andeutungen, kaum mehr verständlich, und wenn doch, dann in schwer entschlüsselbaren Bildern. Hilflosigkeit befällt jeden von uns. Mancher fürchtet sich. Trotzdem werden wir immer wieder gefragt, wie man mit Menschen umgehe, die nicht mehr sprechen können, die unter Umständen auch nicht mehr bei Bewußtsein sind. Dazu stellen wir folgendes fest:

1. Wenn der Sterbende noch bei Bewußtsein ist, geht es um einen situationsbezogenen Dialog. Hier werden ganz praktische Dinge gefragt, und wir antworten ganz praktisch. Klärende Worte mit der Familie, Sorgen um die Zukunft von „Haus und

Hof", Benachrichtigungen/Informationen, Bank- und Geschäftsgänge, Erläuterungen von medizinischen Abläufen etc. stehen an. Hier können wir sogar ganz praktisch helfen. Vielleicht fallen vielen Menschen die Sterbebesuche so schwer, weil sie zu viel erwarten, falsche Vorstellungen und Ziele haben und weil sie einem solchen Gespräch zu viel Bedeutung beimessen. Man sollte alle Vorstellungen fallenlassen und gewissermaßen absichtslos hingehen, um ganz bei dem Menschen und nicht „bei uns selbst" zu stehen.

2. Wenn der Sterbende zwar noch bei Bewußtsein ist, aber nichts mehr sagen kann, reduziert sich die Kommunikation auf Sprachzeichen. Oder man äußert etwas, ohne daß eine Antwort kommt. Es gestaltet sich unglaublich schwierig zu sprechen, wenn die Reaktion ausbleibt. Dies muß erlernt werden.

3. Ist der Sterbende nicht mehr bei Bewußtsein, ist eigentlich nichts mehr zu tun, und man braucht dabei auch kein schlechtes Gewissen zu haben. Hier gibt es aber für die Seelsorge noch einige Möglichkeiten. Zur Sicherheit weisen wir darauf hin, daß der Schwerkranke bzw. Bewußtlose sehr viel länger das um ihn herum Geschehende wahrnimmt, als er selbst irgendein Lebenszeichen geben kann. Man sollte deshalb in Gegenwart eines Bewußtlosen nie unbedachte Äußerungen tun.

20.6 Auskünfte an Angehörige

Was bisher über Patienteninformation gesagt wurde, gilt sinngemäß auch für Auskünfte an Angehörige. Sie sind, wenn nicht anders vereinbart, Sache der Ärzte und bedürfen der Zustimmung des Patienten.

Oft werden wir in Gespräche mit Angehörigen über die geeignete psycho-

logische Begleitung des Patienten verwickelt. Hier vertreten wir den Grundsatz, daß man mit Angehörigen nur in Gegenwart des betroffenen Patienten sprechen soll. Das seit alters her Übliche, nämlich heimlich mit Angehörigen zu sprechen und sich mit ihnen zu verbünden, ist unfair und nicht Rechtens. Oftmals lehnen Patienten die Auskunft an Angehörige sogar ab.

Wir teilen die immer wieder geäußerte Ansicht, daß der Arzt einem Angehörigen gegenüber die ganze Schwere der Erkrankung darlegen müsse und der Patient „zu schonen sei", nicht. Zwar muß die Familie für die nächste Zeit gewappnet sein, unaufschiebbare Entscheidungen treffen und unter Umständen mit dem Patienten bestimmte Angelegenheiten ordnen. Ein schwerkranker Patient sollte auch keine finanziellen Verpflichtungen eingehen, die er aufgrund seiner begrenzten Prognose nicht einlösen kann, z. B. im Zusammenhang mit Hausbau, Betriebserweiterung, Kauf neuer Maschinen, eines neues Autos etc. Aber die Patient-Arzt-MTA-R-Krankenschwester-Beziehung fördert eine solche Verhaltensweise nicht. Mißtrauen und Antipathie sind normale Reaktionsweisen, wenn man merkt, daß „hinter vorgehaltener Hand" bzw. „hinter dem Rücken" gesprochen wird.

Zur Klarstellung: Nicht nur Auskünfte an Freunde, Berufskollegen und Krankenkassen fallen unter die Schweigepflicht der Betreuenden, zu der sich Ärzte, Krankenschwestern, Röntgenassistentinnen und Sekretärinnen verpflichtet haben, sondern auch die Weitergabe von Daten an Angehörige, welcher Art auch immer. In einem offenen Klima erübrigt sich eine derart anfechtbare Angehörigeninformation von selbst. Dann nämlich, wenn Patient, Ärzte, Röntgenassistenten und Krankenschwestern gemeinsam den Kampf gegen die Tumorerkrankung aufnehmen.

20

21   Notfallmaßnahmen

21.1 Allgemeine Maßnahmen

Notfallpatienten sind Personen, bei denen erhebliche Störungen der lebenswichtigen Körperfunktionen, also der Atmung, des Bewußtseins und des Kreislaufs bestehen oder zu befürchten sind, sofern nicht unverzüglich Hilfe eintrifft. Diese lebensbedrohlichen Störungen können mannigfaltige, ganz unterschiedliche Ursachen haben, deren genaue differentialdiagnostische Abklärung in einer solchen Notfallsituation natürlich nicht an erster Stelle steht. Es gilt vielmehr, Sofortmaßnahmen einzuleiten, die die lebensbedrohlichen Vitalfunktionsstörungen beheben bzw. verhüten. Diese Sofortmaßnahmen gelten weitgehend unabhängig von der auslösenden Primärerkrankung. Ihnen liegt die sogenannte „ABCD-Regel" zugrunde.

A: Atemwege freimachen

Hierzu zählt das Reinigen von Mund und Rachen durch Auswischen der Mundhöhle, durch Absaugen und gegebenenfalls Entfernen von Zahnprothesen. Das anschließende Überstrecken des Halses nach hinten und Vorschieben des Unterkiefers (ESMARCH-Handgriff, Abb. 21-1) vermeidet oder verhindert das Zurückfallen der Zunge auf die hintere Rachenwand, woraufhin meist schon die Spontanatmung wieder einsetzt. Geschieht dies nicht, muß unverzüglich mit der Beatmung begonnen werden.

B: Beatmung einleiten

Die Atemspende erfolgt, wenn keine weiteren technischen Hilfsmöglichkeiten vorhanden sind und kein geschultes Personal (Arzt, Rettungssanitäter) zur

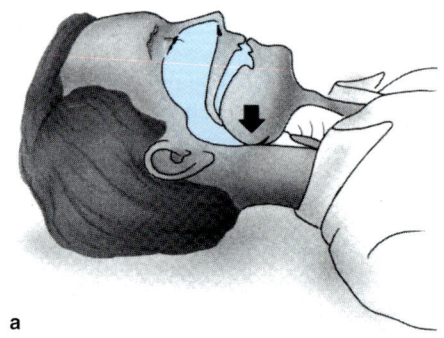

a

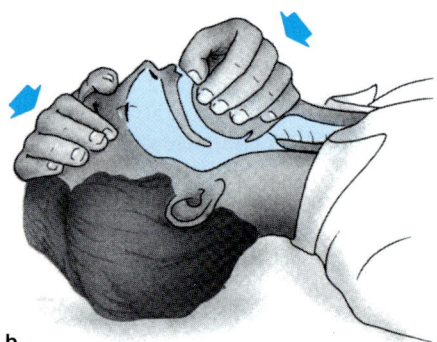

b

Abb. 21-1 Auswirkung der beiden Handgriffe (ESMARCH) auf die Luftwege. a) Ohne Handgriff. b) Mit Handgriff.

Stelle ist, zunächst über eine Mund-zu-Nase- oder Mund-zu-Mund-Beatmung. Die Frequenz der Beatmung soll beim Erwachsenen etwa 12–16 pro Minute und beim Kind 20–30 pro Minute betragen. Als häufigste Komplikation bei unsachgemäßer Beatmung (häufig ist der Kopf nicht genügend überstreckt) tritt eine Überblähung des Magens mit der Gefahr der Aspiration (Einatmung) von Mageninhalt und Speichel ein. Wenn man den Brustkorb beobachtet, kann die Beatmung kontrolliert werden: Beim

Ausatmen des Verletzten sinkt der Brustkorb, beim Einatmen hebt er sich.

Am sichersten und einfachsten erfolgt die Beatmung durch endotracheale Intubation (Einführen eines Tubus in die obere Luftröhre). Das medizinische Assistenzpersonal sollte den Arzt bei dieser wichtigen Notfallmaßnahme unterstützen können. Bei darüber hinaus bestehendem Herz-Kreislauf-Stillstand muß unverzüglich mit der kardialen Wiederbelebung begonnen werden.

C: Cor (Herz-Kreislauf) wiederbeleben

Die kardiale Wiederbelebung mit Herzdruckmassage erfolgt durch hierzu besonders autorisiertes und geschultes Personal. Zur äußeren Herzmassage liegt der Patient auf einer flachen, harten Unterlage. Der Helfer kniet neben ihm und drückt bei gestreckten Ellbogengelenken mit seinen beiden aufeinandergelegten Handwurzeln kräftig senkrecht auf das untere Drittel des Brustbeins, so daß es beim Erwachsenen 4–5 cm gegen die Wirbelsäule verschoben wird (Abb. 21-2). Zur künstlichen Aufrechterhaltung des Kreislaufs sind 60–80 Herzdruckmassagen pro Minute erforderlich. Vor Beginn der Herzmassage müssen 3–5 kräftige Beatmungsstöße gegeben werden. Stehen zwei Personen zur Verfügung, übernimmt der eine die Herzmassage und der andere die Atemspende. Nach jeweils 5 Herzdruckmassagen erfolgt eine Beatmung. Herzmassage und Atemspende werden so lange durchgeführt, bis der Herzschlag wieder spontan einsetzt oder der Tod des Patienten bestätigt ist (Arzt!).

D: Drugs (Medikamente) geben

Medikamente werden vom Arzt verordnet, je nach Maßgabe der Herz-Kreislauf-Situation und unter Berücksichtigung der für den Notfall verantwortlichen Ursache.

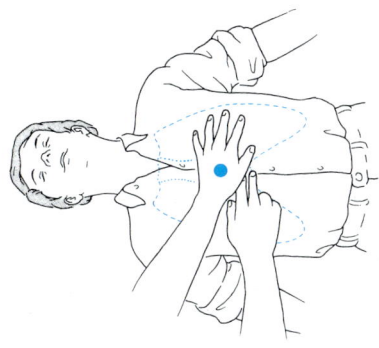

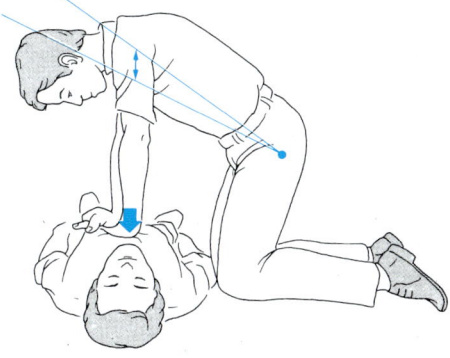

● untere Sternumhälfte

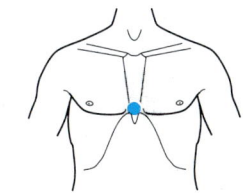

Druckpunkt

Abb. 21-2 Externe Thoraxkompression (Herzmassage).

21.2 Kontrastmittelzwischenfälle

In der Strahlentherapie sind Kontrastmittelzwischenfälle selten. Sie treten besonders nach intravenöser Gabe von jod-

21

haltigen Kontrastmitteln (KM) auf und beruhen auf einer Überempfindlichkeitsreaktion gegenüber Jod und seinen chemischen Trägersubstanzen. Besonders gefährlich und deshalb heute weitgehend verlassen ist die Anwendung sogenannter ionischer KM. Hier kreist das Jod in ionisierter Form im Organismus, und diese KM sind darüber hinaus gegenüber den Körperflüssigkeiten hyperton (wasseranziehend durch erhöhten osmotischen Druck). Heute verwendet man grundsätzlich nichtionische KM mit einer festeren Jodbindung und niedriger Osmolarität.

Zum KM-Zwischenfall kommt es folgendermaßen: Röntgenkontrastmittel können, wie zahlreiche andere Substanzen auch, aus den Gewebsmastzellen Histamin freisetzen. Die Histaminfreisetzung ist ein explosionsartig verlaufender, von der Konzentration des Pharmakons abhängiger Vorgang, der besonders bei parenteraler Verabreichung auftritt. Zwei Reaktionsweisen werden beobachtet:

- **Typ I: allergische Sofortreaktion.** Die Symptome treten bereits während der Injektion oder wenige Minuten danach auf: Blutdruckabfall, Herzjagen, Atemnot, Asthmaanfälle, Lungen- und Kehlkopfödem, krampfartige Leibschmerzen, tonisch-klonische Krämpfe, Atemstillstand und Bewußtlosigkeit.
- **Typ II: verzögerte allergische Reaktion.** Dazu gehören die erst nach 6–8 Stunden auftretenden Hautveränderungen, wie Juckreiz, Ausschlag, Hitzegefühl, Quaddeln und ein allgemeines Krankheitsgefühl, Muskel- und Gelenkschmerzen, Fieber sowie eine beschleunigte Blutsenkung.

Vor der Anwendung eines KM muß der Arzt klären, ob der betreffende Patient ein erhöhtes Risiko für einen Kontrastmittelzwischenfall hat. Das ist der Fall
- bei Allergikern,

- wenn früher schon einmal ein KM-Zwischenfall aufgetreten ist,
- wenn innerhalb der letzten drei Monate KM gegeben wurde,
- bei schweren Erkrankungen, wie Bewußtlosigkeit, frischer Herzinfarkt und Lungenentzündung.

Bei Patienten mit einem solchermaßen erhöhten Risiko fordern viele Kliniken eine Prophylaxe mittels Histaminrezeptorblockade. Dies bedeutet, daß die möglichen Nebenwirkungen einer Histaminfreisetzung medikamentös unterdrückt werden, beispielsweise durch Dimetinden + Cimetidin, mindestens 10 Minuten vor Kontrastmitteleinsatz. Zusätzlich werden Cortisonpräparate gegeben. Dem Assistenzpersonal müssen die vom Arzt üblicherweise verwendeten Medikamente, deren Darreichungsform und Dosierung bekannt sein.

21.3 Notfallausrüstung

Eine Notfallausrüstung gehört in jede Poliklinik, auf jede Station, in jede diagnostische Einheit (Therapiesimulator, Computertomographie, Magnetresonanztomographie) und in jede Therapieabteilung einer Strahlenklinik. Dort, wo die Versorgung von Notfallpatienten nicht zur täglichen Routine gehört, ist die regelmäßige Übung der primären Notfallversorgung dringend angeraten. Für das medizinische Personal muß die Notfallausrüstung der Abteilung jederzeit erreichbar sein. Ihr Bestand, die Funktionstüchtigkeit der Geräte und das Verfallsdatum der Medikamente sind regelmäßig zu kontrollieren. Die Notrufnummern der Klinik (Notarzt, Anästhesieabteilung, Intensivstation) muß jeder Beschäftigte kennen.

In die Notfallausrüstung gehören Absauggerät, Sauerstoff-Flasche, Beatmungsbeutel mit Masken, Intubationsbesteck, Nasenkatheter, Blutdruckapparat mit Stethoskop, Infusionsbesteck (Kanülen, Einmalspritzen zu 5 ml und 10 ml, Ampullensägen, Klemmen, Schere, Alkohol, Tupfer, Pflaster, Verbandmaterial) sowie die wichtigsten Medikamente. Der Zugriff zu einem Defibrillator, einem EKG-Gerät und einem Tracheotomiebesteck sollte gewährleistet sein.

Medikamente aus folgenden sechs Gruppen sind vorrätig zu halten: Infusionslösungen, Herz-Kreislauf-Mittel, bronchienerweiternde Medikamente (Bronchodilatatoren), Schmerzmittel (Analgetika), Beruhigungsmittel (Sedativa und Hypnotika) sowie sonstige, z. B. Steroide, H_1- und H_2-Blocker.

V

Spezielle Onkologie der Organtumoren

22 Hirntumoren

Häufigkeit

- Dritthäufigster Tumor im Erwachsenenalter (5–10% aller bösartigen Tumoren), zweithäufigster Tumor im Kindesalter nach den Leukämien (20–40% aller bösartigen Tumoren).
- Die Angaben zur Inzidenz schwanken zwischen 5 und 16/100000 Einwohner.

Diagnose

CT und MRT haben alle bisherigen invasiven und nichtinvasiven Verfahren verdrängt. Im Bereich des Großhirns sind CT und MRT annähernd gleich zuverlässig. In der hinteren Schädelgrube, an der Schädelbasis und am Hirnstamm bildet die MRT besser und zuverlässiger ab.

Histologie

- 58% Gliome (Astrozytome, Oligodendrogliome, Ependymome, Mischtumoren, Glioblastome, Plexuspapillome), 20% Meningeome, 14% Hypophysenadenome, 7% Neurinome (meist N. acusticus).
- Die sekundären Hirntumoren (Hirnmetastasen) gehen in diese Zusammenstellung nicht ein. Ihr Anteil an den intrakraniellen Tumoren beträgt 30–40%.

22.1 Gliome

Allgemeines Vorkommen hauptsächlich im Erwachsenenalter. Bei Kindern Astrozytome der hinteren Schädelgrube und des Hirnstamms, selten Ependymome.

Symptomatologie

Uncharakteristische Symptome erhöhten Hirndrucks (Kopfschmerzen, Erbrechen, Schläfrigkeit), neurologische Ausfälle, lokalisierte oder generalisierte Krampfanfälle.

Histologie

- Ausgang der Tumoren von den Gliazellen (dem Stützgewebe des Gehirns).
- Ependymome auf dem Boden der Innenauskleidung (Ependym) der Hirninnenräume.
- Nach WHO Einteilung in vier Malignitätsgrade. Low grade: Malignitätsgrade I und II. High grade: Malignitätsgrade III und IV.

Ausbreitung

Infiltrativ im Hirngewebe, bei Glioblastomen (Gliome des Malignitätsgrads IV) und Ependymomen ganz selten Abtropfmetastasen im Spinalkanal. Fernmetastasen möglich, wenn operativ ein atrioventrikulärer Shunt (Kurzschluß zwischen Ventrikelsystem und Blutbahn) zur Hirndruckentlastung angelegt wurde.

Therapie

- **Chirurgie:** Entfernung des Tumors, soweit funktionell möglich. Dies ist kurativ nur bei pilozytischen Astrozytomen (= Gliome vom Malignitätsgrad I) möglich. Alle anderen Gliome rezidivieren immer, z. T. erst nach mehreren Jahren.
- **Radiotherapie:** Immer angezeigt (ausgenommen nach Totalentfernung pilozytischer Astrozytome), unabhängig vom Ausmaß der Resektion, von Typing und Grading.
  - **Zielvolumen:** Primärtumor, Sicherheitssaum bei malignen Gliomen (III/IV) 3 cm, sonst je nach Histologie 1–2 cm.

– **Technik:** Rückenlage, Fixierung des Kopfes, am besten mit Bestrahlungsmaske.

– **Feldanordnung:** je nach Tumorsitz entsprechend Abbildung 22-1, unter Umständen Keilfilter und Individualabsorber.

– **Dosis:** 50–54 Gy Gesamtdosis bei Low-grade-Gliomen, 55–60 Gy bei High-grade-Gliomen, konventionelle Fraktionierung von 1,6–1,8 Gy auf die 90–95%-Isodose (Abb. 22-2). Im Maximum sollte die Gesamtdosis 66 Gy bei Glioblastomen und 56 Gy bei Low-grade-Gliomen nicht überschreiten.

– **Fraktionierung:** konventionell, 5 × wöchentlich. Alternative Fraktionierungsschemata (Hyperfraktionierung, Akzelerierung, Hypofraktionierung) bei High-grade-Gliomen ohne Vorteil. Bei Low-grade-Astrozytomen Hypofraktionierung (ED 1,8 Gy) vermeiden!

– **Begleitmedikation:** Kortikoide bei Hirnödem mit Symptomen.

• **Chemotherapie:** Die Nitrosoharnstoffderivate ACNU, BCNU und CCNU können zusammen mit der Radiotherapie bei High-grade-Gliomen die mediane Überlebenszeit um zwei Monate verlängern, Stellenwert anderer Chemotherapeutika noch nicht definiert.

Nebenwirkungen der Radiotherapie

• Akut: Hirndruck und Hirnödem (selten).

• Chronisch: Hirnödem, das nicht auf das Bestrahlungsfeld begrenzt sein muß, und Hirnnekrose nach mehr als 56 Gy Gesamtdosis. Erhöhtes Risiko bei Einzeldosen von mehr als 1,8 Gy im Zielvolumen.

Prognose

Die Prognose der Hirntumorpatienten hängt vom Malignitätsgrad, vom Patientenalter, vom Allgemeinzustand, vom Vorhandensein neurologischer Symptome, vom Ausmaß der Resektion und von der Art der Therapie ab. Die WHO-Klassifikation bezieht sich nicht nur auf das pathohistologische Tumorgrading, sondern berücksichtigt auch die Überlebenschancen der Patienten. Die mediane Überlebenszeit beträgt beim

WHO-Grad I	5 – 10 Jahre
WHO-Grad II	2 – 5 Jahre
WHO-Grad III	12 – 18 Monate
WHO-Grad IV	6 – 8 Monate

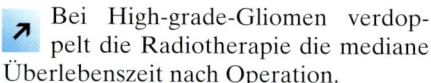 Bei High-grade-Gliomen verdoppelt die Radiotherapie die mediane Überlebenszeit nach Operation.

22.2 Meningeom

Häufigkeit

10% aller intrakraniellen Neoplasien. Häufig benigne, selten anaplastisch.

Therapie

• **Chirurgie:** Angestrebt wird die komplette Tumorentfernung. Dies ist häufig an der Hirnoberfläche möglich, im Bereich der Schädelbasis selten.

Abb. 22-1 Grundsätze der Feldanordnung bei der Hirntumorbestrahlung. ▶

a) Frontaler, mittig gelegener Tumor: seitliche Stehfelder.

b) Ausgedehnter zentraler Tumor: große seitliche Stehfelder, unter Umständen Ganzschädelbestrahlung, Dosisaufsättigung über einen Boost.

c) Frontaler, seitlich gelegener Tumor: beste Gewebeschonung über ventrales und seitliches Stehfeld mit Keilfiltern.

d) Parietaler Tumor: 3-Felder-Anordnung mit Keilfiltern an den opponierenden Feldern.

e) Frontal-mittig gelegener, schmaler Tumor: 3-Felder-Box mit Keilfilterung der seitlich opponierenden Felder.

f) Kleiner zentraler Tumor, z.B. Hypophysenadenom: Rotationsbestrahlung.

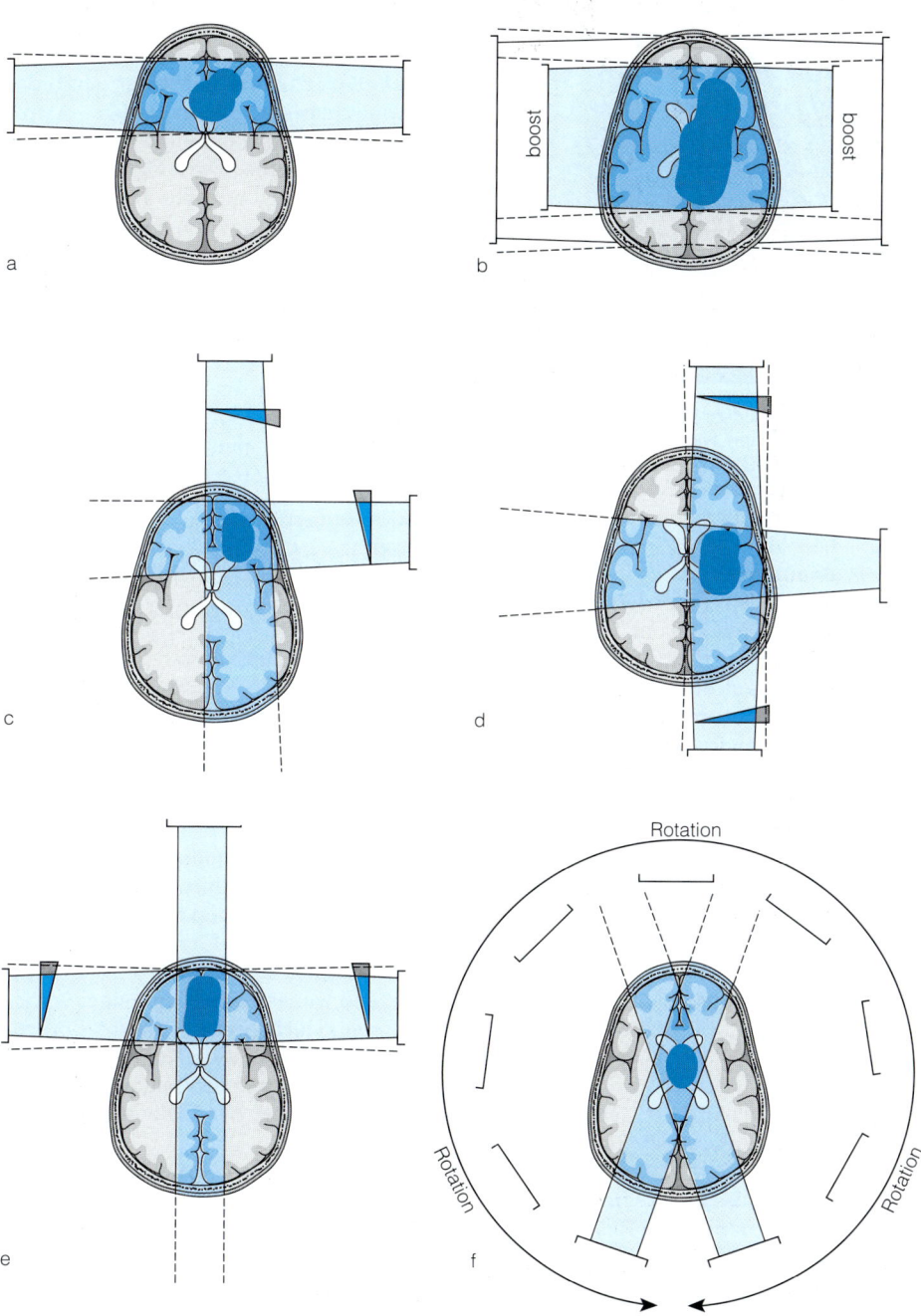

a

b

boost   boost

c

d

e

f

Rotation

Rotation

Rotation

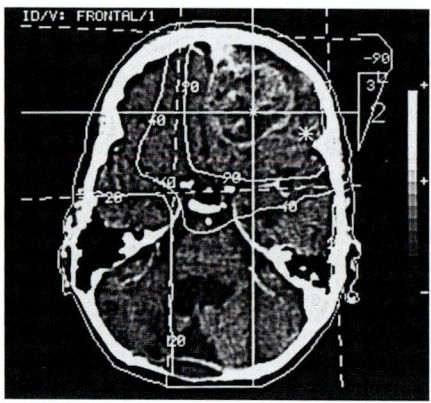

Abb. 22-2 Isodosenverlauf bei einem links frontal gelegenen Hirntumor, einem inoperablen malignen Gliom. Die CT-Planung erfolgte gemäß dem Beispiel in Abbildung 22-1c.

- **Radiotherapie**
  - Postoperativ indiziert bei Meningeomen mit hohem Rückfallrisiko, nämlich bei Resttumor, bei Tumorinfiltration der Nachbarstrukturen und bei ungünstigen histologischen Kriterien (anaplastisches Meningeom);
    Nicht indiziert nach kompletter Entfernung eines benignen Meningeoms.
  - **Zielvolumen:** ausreichender Sicherheitsabstand von unter Umständen mehr als 3 cm.
  - **Dosis:** 55–60 Gy in 6–6,5 Wochen mit Einzeldosen von 1,8 Gy (Maximum 2,0–2,1 Gy) pro Fraktion.

Prognose

- Bei anaplastischen Meningeomen ohne Radiotherapie: Tumorrückfälle bereits nach 2–4 Monaten.
- Nach kompletter Tumorresektion oder inkompletter Resektion und postoperativer Bestrahlung langjährige Verläufe und Dauerheilungen.

22.3 Hirntumoren im Kindesalter

Allgemeines

Typisch für das Kindesalter sind das Medulloblastom, niedergradige Astrozytome am Hirnstamm und in der hinteren Schädelgrube sowie Optikusgliome, Kraniopharyngeome und Pinealistumoren. Alle diese Tumoren haben eine bessere Prognose als im Erwachsenenalter. Das Medulloblastom wird in Kapitel 22.4 gesondert besprochen.

Ausbreitungsmuster

Pinealistumoren metastasieren ebenso wie Medulloblastome über den Liquorraum bis in den Spinalkanal. Die übrigen Tumoren infiltrieren lediglich lokal.

Ausbreitungsdiagnostik

- MRT des Spinalkanals.
- Liquorzytologie (Suche nach Tumorzellen im zentrifugierten Liquor).

Therapie

- **Chirurgie**
  - Tumorentfernung so vollständig wie funktionell möglich.
  - Tumoren des Hirnstamms sind nicht operabel, allenfalls biopsierbar.
- **Radiotherapie**
  - Grundsätzlich indiziert, außer nach vollständiger chirurgischer Entfernung eines pilozytischen Astrozytoms (WHO-Grad I).
  - Alleinige Bestrahlung von Optikus- und Chiasmagliomen ohne vorherige chirurgische Exstirpation gerechtfertigt: hohe Kontrollrate, objektive Tumorrückbildungen, in einem Drittel der Fälle Visusverbesserung.
  - **Zielvolumen:** Primärtumor mit schmalem Sicherheitssaum. Bei Keimzelltumoren Bestrahlung des gesamten Liquorraums (wie beim Medulloblastom).
  - **Technik:** Lagerung in Bestrahlungsmaske, für gewöhnlich in Rücken-

lage. Zur Bestrahlung der gesamten Neuroachse und des gesamten Neurokraniums Bauchlage empfehlenswert.

– **Dosis:** 50–60 Gy in 6–8 Wochen, ED 1,6–1,8 Gy. Keimzelltumoren erfordern 50–55 Gy am Primärtumor und 30–35 Gy an der kraniospinalen Achse. Bei Vorliegen eines Glioms sollte in bezug auf das Patientenalter die Gesamtdosis folgendermaßen modifiziert werden:
  $\leq$ 1 Jahr: 40–45 Gy/5–6 Wochen,
  > 1 Jahr: 45–50 Gy/5–7 Wochen,
  $\geq$ 3 Jahre: 50–60 Gy/7–9 Wochen.
– **Begleitmedikation:** Kortikoide und Antiemetika, Infusionstherapie/Elektrolyte nach Bedarf.
- **Chemotherapie**
  – Die am häufigsten verwendeten Substanzen sind BCNU, Methotrexat (intravenös und intrathekal), Vincristin, Procarbazin und Ara-C.
  – Die kombinierte Behandlung mit Operation und obligatorischer Radiotherapie wird empfohlen für Keimzelltumoren und höhergradige Astrozytome.

Nebenwirkungen der Radiotherapie

- Akut: Hirnödem, Somnolenz, Übelkeit, Erbrechen (sämtlich medikamentös beherrschbar).
- Spätfolgen: Leukoenzephalopathie, Intelligenzdefizite, psychomotorische Störungen, Wachstumsbehinderung. Diesbezüglich hohes Risiko nach großvolumiger Bestrahlung mit > 40 Gy und Einzeldosen von > 1,6 Gy/90%-Isodose.

Prognose

- Höhergradige Gliome, nicht biopsierte/inoperable Hirnstammgliome und Pinealistumoren: Die Prognose wird zurückhaltend gestellt, langjährige Verläufe kommen vor.

- Niedergradige Gliome des Kleinhirns: Dauerheilungen möglich.
- Optikus- und Chiasmagliome: langjährige Verläufe mit stationärem oder rückläufigem Tumorgeschehen. Visusverbesserung durch die Radiotherapie in bis zu 30% möglich.
- Keimzelltumoren: Dauerheilungen.

22.4 Medulloblastom

Das Medulloblastom gehört zu den primitiven neuroektodermalen Tumoren (PNET) wie das Ependymoblastom, das Neuroblastom, das Pinealoblastom und einige primitive Gliome.

Häufigkeit

- 3–5% aller intrakraniellen Tumoren, aber 20–25% der Hirntumoren im Kindesalter.
- 80% entwickeln sich vor dem 15. Lebensjahr; ausgesprochen selten im Erwachsenenalter.

Symptomatologie

Abhängig von der Lokalisation (im Kleinhirnwurm, am 4. Ventrikel oder in den Kleinhirnhemisphären): Gangunsicherheit, Schwindel, Nackensteifigkeit, Lähmungen des N. abducens (seltener der Hirnnerven VII und VIII), Kopfschmerz, Erbrechen.

Ausbreitungsmuster

- Lokal invasives Wachstum bis zu Einklemmungserscheinungen des Kleinhirns.
- Absiedlungen subarachnoidal, im Ventrikelsystem und im spinalen Liquorraum in bis zu 30% der Fälle.
- Fernmetastasen außerhalb des Nervensystems in 5–30% beschrieben, und zwar in Lymphknoten, im Skelett und in der Lunge.

22

Ausbreitungsdiagnostik

- MRT des gesamten Liquorraums.
- Liquorzytologie (mikroskopische Untersuchung des Liquorzentrifugats).
- Röntgenaufnahmen der Lunge.

Tumorklassifikation [nach CHANG, 1969]

T1: Tumor von weniger als 3 cm Größe im Dach des 4. Ventrikels oder in einer zerebellaren Hemisphäre.

T2: Tumor von mehr als 3 cm Größe mit Infiltration einer benachbarten Struktur oder mit teilweisem Ausfüllen des 4. Ventrikels.

T3a: Tumor von mehr als 3 cm Größe mit Infiltration von 2 benachbarten Strukturen oder mit vollständigem Ausfüllen des 4. Ventrikels.

T3b: Infiltration in den Boden des 4. Ventrikels oder in den Hirnstamm und Ausfüllen des 4. Ventrikels.

T4: Ausdehnung durch den Aquädukt in den 3. Ventrikel und/oder kaudalwärts in das obere Halsmark.

M0: Keine Metastasen, keine Tumorzellen im Liquor cerebrospinalis.

M1: Mikroskopisch Tumorzellen im Liquor cerebrospinalis, keine makroskopisch soliden Metastasen.

M2: Makroskopische Metastasen in dem zerebralen/zerebellaren Subarachnoidalraum oder in den ersten 3 Ventrikeln.

M3: Spinale Metastasen.

M4: Metastasen außerhalb des ZNS.

Therapie

- **Chirurgie**
  - Keine Dauerheilungen nach alleiniger Operation.
  - Weitgehende Tumorentfernung anzustreben, jedoch nicht vollständige Tumorentfernung auf Kosten neurologischer Ausfälle (hoch strahlensensibler Tumor).
  - Bei erhöhtem Hirndruck atrioventrikulärer Shunt zur Liquorableitung sinnvoll.

- **Radiotherapie**
  - Die Radiotherapie stellt beim Medulloblastom die wichtigste Behandlungsmaßnahme dar. Erst durch die simultane Bestrahlung des Tumorbetts und des gesamten Liquorraums wurden Dauerheilungen erreicht.
  - Bestrahlungsvolumen und Bestrahlungsdosis dürfen nicht zugunsten einer Chemotherapie verringert werden. Die postoperative, nämlich vor der Radiotherapie angesetzte Chemotherapie darf die Strahlenbehandlung nicht gefährden.
  - **Zielvolumen:** Primärtumorbereich mit Sicherheitssaum und gesamten kraniospinalen Raum (Abb. 19-3).
  - **Technik:** Bauchlage, Fixierung in Maske.
    Bestrahlung des Hirnschädels über seitlich opponierende Felder sinnvoll zur optimalen Schonung des Gesichtsschädels. Direktes Stehfeld auf die Spinalachse. Adaptation der Schädelfelder an das spinale Feld durch Rotation um 5–7° kranialwärts, (vgl. Abb. 19-3 und 19-4). Tägliche Verschiebung der Feldanschlüsse zwischen C_{2-3} und C_{4-5}. Individualabsorber für den Gesichtsschädel.
  - **Dosis:** 55–56 Gy/7–8 Wochen auf die hintere Schädelgrube, 36–40 Gy/ 4–6 Wochen auf den gesamten Liquorraum. Einzeldosis: 1,6–1,8 Gy, 5× wöchentlich. Dosisreduktion bei Kindern unter 3 Jahren kritisch, weil in Studien nicht evaluiert.

- **Chemotherapie**
  - Heute üblicherweise zwischen Operation und Radiotherapie eingesetzt.
  - Gebräuchlichste Medikamente: Vincristin, mittelhochdosiertes Methotrexat, CCNU und Prednison.
  - Prognoseverbesserung durch Chemotherapie bei Kindern unter 2 Jah-

ren, bei makroskopischem Resttumor und hoher histologischer Entdifferenzierung möglich. Generelle Anwendung bisher ohne dokumentierten Vorteil.

Nebenwirkungen der Radiotherapie

- Akute Reaktion wie bei der Bestrahlung anderer Tumoren.
- Durch kraniospinale Bestrahlung Leuko- und Thrombozytopenie zu erwarten, verstärkt durch Chemotherapie.
- Sollten hämatologische Nebenwirkungen der Chemotherapie den Beginn der Radiotherapie zu verzögern drohen, ist mit der Boost-Bestrahlung der hinteren Schädelgrube zu beginnen.
- Spätfolgen: Wachstumsverzögerungen durch Insuffizienz der hypothalamischen Achse und Beeinträchtigung der Wirbelkörperwachstumsfugen. Leukoenzephalopathie, Intelligenzeinbuße und psychomotorische Störungen bei zu hoher Gesamt-/Einzeldosis ($\geq 1,6$ Gy) und verstärkt, wenn Methotrexat simultan oder unmittelbar vor der Radiotherapie gegeben wurde.
- Die durch Methotrexat induzierte Leukoenzephalopathie ist von der radiogenen nicht zu unterscheiden.

Prognose

Durch optimale Abstimmung von Operation und Radiotherapie werden Überlebensraten nach zwei Jahren von 60–70%, nach fünf Jahren von 40–60% und nach 10 Jahren von 30–40% erreicht. Spezialisierte Strahlenkliniken erreichen Überlebensraten nach fünf Jahren von nahe 80%. Voraussetzung: optimale Lagerung und engmaschige Qualitätskontrolle.

22.5 Hypophysenadenome

Häufigkeit

10% aller intrakraniellen Tumoren. Autopsiestatistiken berichten über 10–20% klinisch okkulter, zufällig entdeckter Adenome.

Symptomatologie

Bis zu Beginn der 70er Jahre konsultierten 80% der Patienten zuerst den Augenarzt wegen Sehstörungen. Heute kommen nur noch 30% der Patienten mit Visusbeschwerden, die anderen fallen wegen hormoneller Störungen auf.

Diagnose

- Nachweis eines Hormonexzesses in den vier hypophysären Achsen: Wachstumshormon, ACTH, Prolaktin, thyreotropes Hormon.
- Hormoninaktive Adenome werden erst spät durch Verdrängungserscheinungen (z. B. Visusausfälle) diagnostiziert. Es sind große Tumoren = „Giant adenomas" = Makroadenome.
- Als bildgebendes Verfahren kommt nur die MRT in Betracht (Abb. 22-3).

Ausbreitung

- Für gewöhnlich Ausgang vom Vorderlappen der Hypophyse mit Beeinträchtigung der Hormonproduktion.
- Wenn nicht rechtzeitig erkannt, Ausbreitung in den extrasellären Raum. Visusstörungen, wenn Ausdehnung > 1,5 cm über die Sella hinaus.

Klassifizierung

- Die frühere histologische Klassifizierung in chromophobe (78%), eosinophile (15%), basophile (5–6%) und gemischte Adenome ist inkomplett, biologisch unsinnig und wurde verlassen.
- Heute wird endokrinologisch und immunhistochemisch klassifiziert:

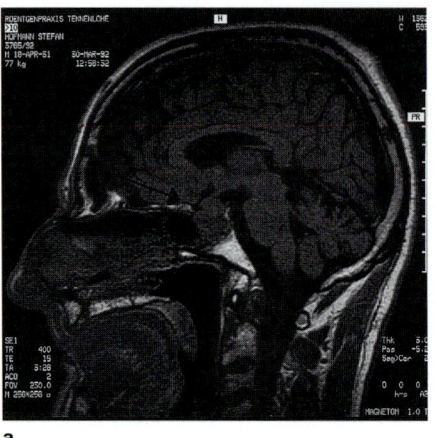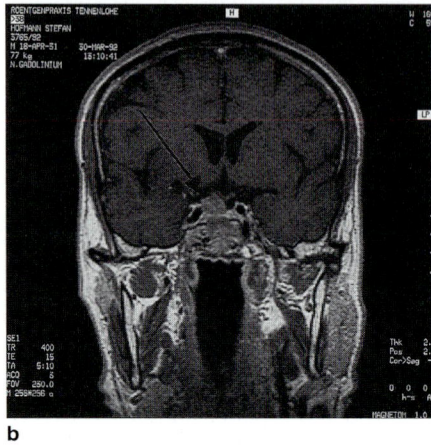

a   b

Abb. 22-3 Großes Hypophysenadenom, sogenanntes Giant adenoma. MRT in sagittaler (a) und frontaler (b) Projektion. Man erkennt unter anderem die suprasellare Ausdehnung und das Umwachsen von A. carotis und Sehnerv.

– Prolaktinproduzierende Adenome (28–30%) = Prolaktinom.
– Wachstumshormonproduzierende Adenome (16–25%) = Akromegalie.
– ACTH-produzierende Adenome (15–20%) = CUSHING-Syndrom.
– Wachstumshormon- und prolaktinproduzierende Adenome (2–5%).
– Unklassifizierbare, mehrfach hormonproduzierende Adenome (1 bis 3%) und
– Hormoninaktive Adenome (10 bis 25%).

Therapie

• **Chirurgie**
– Selektive Adenomektomie durch moderne mikrochirurgische Verfahren auf transsphenoidalem und transkraniellem Weg.
– Niedrige Morbidität und Letalität mit diesen Techniken, zuverlässige Erfolgskontrolle mit endokrinologischen Tests.

• **Radiotherapie**
– Indikation zur alleinigen Radiotherapie bei hormoninaktiven Makroadenomen.
– Postoperative Radiotherapie angezeigt in folgenden Fällen:
  – Invasives Wachstum in Nachbarstrukturen.
  – Nicht vollständig normalisierter Hormonspiegel bei Akromegalie (< 2 ng/ml Wachstumshormon unter Glukosebelastung).
  – Diffuses Wachstum bei ACTH-produzierenden Adenomen.
  – Unvollständige Operation bei Prolaktinomen, wenn eine Dopaminbehandlung nicht in Frage kommt.
  – Rezidive.
  – Grundsätzlich ist eine alleinige Radiotherapie auch bei Prolaktinomen und bei Akromegalie sinnvoll, und zwar gleich effektiv wie die Operation. Die Hormonspiegel sinken jedoch frühestens

nach einem halben Jahr langsam ab.

- **Technik:** Lagerung in Bestrahlungsmaske. Üblicherweise Rotationstechnik (Abb. 22-1), bei Makroadenomen Mehrfeldertechnik (keine Gegenfelder!).
- **Dosis:** 50 Gy/Referenzpunkt (< 56 Gy D_{max}), ED 1,6–1,8 Gy, 5 × wöchentlich, bei makroskopisch vollständig entfernten Adenomen. 56 Gy (< 60 Gy D_{max}) bei Makroadenomen (Giant adenomas).

- **Hormontherapie**
  - Dopaminagonisten (Bromocriptin, Lisurid und Pergolid) bei ACTH- und prolaktinsezernierenden Adenomen als Alternative zu Operation und Strahlentherapie.
  - Keine Hormontherapie und statt dessen Operation/Radiotherapie bei
    - schlechter Verträglichkeit,
    - Ineffektivität,
    - suprasellären Tumoren und
    - geplanter Schwangerschaft.

Nebenwirkungen der Radiotherapie

- Bei der angegebenen Dosierung keine schwerwiegenden Nebenwirkungen.
- Akut: sehr selten Elektrolytentgleisungen.
- Chronisch: Zwischenhirninsuffizienz, klinisch manifest erst nach mehreren Jahren.

Prognose

- Unter adäquater Therapie nicht unmittelbar lebensbedrohliche Erkrankung.
- Lokalrezidive bei 5% der hormonaktiven Mikroadenome nach Operation oder Radiotherapie.

- Lokalrezidive bei 50% der invasiven Adenome nach Operation, 5–7% nach Operation + Radiotherapie.
- Sehr langsame Verkleinerung von Makroadenomen nach Radiotherapie.

22.6 Andere

Im Vergleich zu den bisher besprochenen Tumoren sind die folgenden relativ selten: Ependymome, Plexustumoren, die verschiedenen Formen der Pinealistumoren, Neurinome, Neurofibrome, sarkomatöse Tumoren der Meningen, Gefäßtumoren, Kraniopharyngeom und maligne Lymphome.

Therapie

- Grundsätzlich chirurgisch und/oder Radiotherapie, abhängig von der Tumorgröße und dem Wachstumsverhalten.
- Beim Kraniopharyngeom wegen der Unmöglichkeit einer vollständigen Tumorentfernung und entsprechend hohem Rezidivrisiko in jedem Fall postoperative Radiotherapie angezeigt.
- Maligne Lymphome antworten bereits auf eine Cortison-Monotherapie hervorragend, sind aber trotz hoher kompletter Remissionsraten unter Radiotherapie nur selten heilbar. Ganzhirnbestrahlung bis C_2 einschließlich mit 50 Gy, anschließend Boost. Indikation zur totalspinalen Radiotherapie oder systemischen Chemotherapie strittig.
- Germinome: Totalbestrahlung der Neuroachse mit 30 Gy, Boost auf Primärtumor bis 45–50 Gy/Referenzpunkt.

23 Tumoren des Auges und der Orbita

Es gibt intraokuläre Tumoren und solche der okulären Adnexe (Organe der Orbita). Hier geht es um das Retinoblastom, das maligne Melanom, die Lymphome und Pseudolymphome sowie sehr seltene andere Tumoren. Die Strahlentherapie von gutartigen Erkrankungen handeln wir in den Kapiteln 41 und 43 ab, Basaliome und Spinaliome der Augenlider bei den Hauttumoren und die intraokulären und intraorbitalen Metastasen bei der Palliativtherapie.

23.1 Retinoblastom

Häufigkeit

- Häufigster intraokulärer Tumor im Kindesalter.
- Inzidenz: 6/100000 Lebendgeborene.
- Familiäre Häufung bei 40% (dominant vererbter, autosomaler Gendefekt: Retinoblastomlocus auf Chromosom 13).

Symptomatologie

Leukokorie (weißer Pupillenreflex), Schielen (zwischen dem 6. und 24. Lebensmonat), Sehstörungen, häufig bilateral.

Diagnostik

Sonographie, CT und MRT.

Therapie

- **Chirurgie**
  - Bei größerem Tumor Enukleation des befallenen Augapfels.
  - Bei beidseitigem Befall Enukleation des stärker befallenen Auges, manchmal beidseitige Enukleation nicht zu umgehen.

- Bei kleinen Tumoren: Radiotherapie.
- **Radiotherapie**
  - Indikation für die perkutane Radiotherapie: kleine, papillen- oder makulanahe Tumoren im hinteren Netzhautanteil. Auch bei größeren, nicht unmittelbar lebensbedrohenden Tumoren, sofern Sehkraft erhalten werden kann, primäre Strahlentherapie angezeigt.
  - Indikation zur Brachytherapie mit ^{106}Ru/^{106}Rh- oder ^{125}I-Applikatoren: Rezidiv- oder persistierende Tumoren nach perkutaner Strahlentherapie (Boost).
  - **Zielvolumen:** hintere zwei Drittel des Bulbus.
  - **Technik:** Rückenlage in Bestrahlungsmaske oder Augenfixation mit Vakuumkontaktlinsen. Seitliche(s) Stehfeld(er) mit Linac-Photonen 4–6 MV (Abb. 23-1).
  - **Dosis:** 40–50 Gy in 4–5 Wochen, Einzeldosis 1,8 Gy.

Nebenwirkungen der Radiotherapie

Zweittumoren bei Gesamtdosen von > 55 Gy möglich.

Prognose

- Einseitiger Befall: 5-Jahres-Überlebensrate 97%.
- Beidseitiger Befall: 5-Jahres-Überlebensrate 90%.
- Infiltration von Orbita, Sehnerv oder Aderhaut: 5-Jahres-Überlebensrate 50%.
- Radiotherapie kann bei bilateraler Erkrankung in 75% der Fälle das Auge erhalten.

23.2 Malignes Melanom

Häufigkeit

- 75% der primären Augentumoren.
- Maligne Melanome (MM) der Konjunktiva (Lymphknotenmetastasen!) und der Aderhaut haben eine gänzlich unterschiedliche Prognose.

Therapie

- **Chirurgie**
  - Enukleation, wenn totaler Sehverlust oder völlige Netzhautablösung besteht (Prognose schlechter als bei einem unbehandelten Patienten).
  - Blockexzisionen bei kleinen, vorderen und relativ flachen Läsionen (Bulbuserhalt).
- **Radiotherapie**
  - Präoperative Bestrahlung vor Enukleation mit 4 × 5–6 Gy in 4 Tagen häufig angewendet, aber in ihrer Effektivität bisher unbewiesen (Studien!).
  - **Plaque-Technik** mit ^{106}Ru/^{106}Rh-, ^{125}I-, ^{60}Co- oder ^{192}Ir-Applikatoren. Üblicherweise applizierte Einzeitdosis: 80–100 Gy (sogar 160 Gy) an der Tumorspitze, Dosis in 1 mm Gewebetiefe 450 Gy (bis 800–1000 Gy). Die Dosis von 80 Gy/Tumorspitze kann gegebenenfalls nach 6 Monaten wiederholt werden. Vorteil: Bulbus- und Visuserhalt.

Prognose

- Nach Blockexzision, Enukleation und bulbuserhaltender Brachytherapie identische 5-Jahres-Überlebensraten von 40%.
- Günstige Prognose der konjunktivalen MM.

23.3 Maligne Lymphome und Pseudolymphome

Maligne Lymphome

- Häufiger in der Orbita, außerordentlich selten intraokulär.
- Diagnose schwierig; 40–50% disseminieren zur generalisierten Erkrankung.
- Lokale Kontrolle der intraokulären,

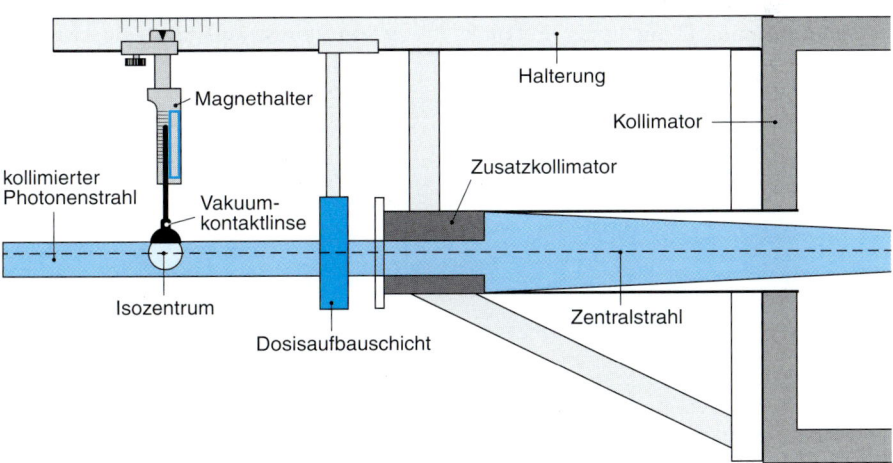

Abb. 23-1 Bestrahlung von Retinoblastomen. Fixierung des Auges bzw. der Augen durch Vakuumkontaktlinsen in zentraler Position. Indirekte Fixierung des Auges am Kollimatorhalter, Universitätsstrahlenklinik Essen.

Labels in figure: kollimierter Photonenstrahl, Magnethalter, Vakuum-kontaktlinse, Isozentrum, Dosisaufbauschicht, Halterung, Kollimator, Zusatzkollimator, Zentralstrahl

konjunktivalen und intraorbitalen Lymphome mit 30–40 Gy Gesamtdosis in 4–5 Wochen.
- Keine chirurgische oder chemotherapeutische Indikation.

Pseudolymphome
- Gutartige, reaktive, unspezifische Entzündungsreaktion mit lymphozytärer Infiltration.
- 20–25% gehen in ein malignes Lymphom über.
- Perkutane Radiotherapie mit 15–20 Gy/2 Wochen kontrolliert die Erkrankung ohne Spätfolgen.

23.4 Tumoren der okulären Adnexe und der Orbita

Allgemeines
Es handelt sich um Basalzellkarzinome und Plattenepithelkarzinome der Augenlider, um Karzinome der großen und kleinen Tränendrüsen, maligne Lymphome der Orbita, Rhabdomyosarkom und Metastasen.

Karzinome der Tränendrüsen
- Seltene Tumoren mit hoher Letalität (30%).
- Chirurgische Entfernung wegen Multizentrizität und anatomischer Erschwernisse selten radikal.
- Postoperative Radiotherapie des Tumorbetts mit 60–65 Gy/6–8 Wochen erforderlich.
- Bestrahlung auch des klinisch unauffälligen Lymphabflusses mit 50 Gy/6 Wochen bei Vorliegen großer Tumoren.

Rhabdomyosarkom
- Relativ häufig im Kleinkindesalter mit rasch einsetzender Protrusio des Auges und Lidschwellung.
- Das intraorbital begrenzte Rhabdomyosarkom hat eine bessere Prognose als Rhabdomyosarkome anderer Lokalisationen.
- Chirurgie: nur Biopsie zur Diagnosesicherung sinnvoll.
- Therapie besteht aus teils sequentieller, teils simultaner **Radiochemotherapie**. Nach zwei Zyklen VACA (Vincristin, Adriamycin, Cyclophosphamid, Actinomycin D) oder VAIA (Austausch von Cyclophosphamid gegen Ifosfamid): Remissionsbeurteilung. Davon abhängig Dosis der nachfolgenden hyperfraktionierten und akzelerierten Strahlentherapie zwischen 45 und 55 Gy (unter Umständen Ganzhirnbestrahlung).

24 Kopf-Hals-Tumoren

24.1 Grundsätzliches/ TNM-Klassifikation

- Der HNO-Bereich unterteilt sich anatomisch-funktionell in die oberen Atemwege (Nase/Nasennebenhöhlen, Nasopharynx, Larynx und Trachea) und die obere Schluckstraße (Mundhöhle, Oro- und Hypopharynx und Speiseröhre) (Abb. 24-1).
- Ätiologisch und prognostisch sind die Unterschiede zwischen den Tumoren im HNO-Bereich beträchtlich.

- Die Stadieneinteilung nach dem TNM-System wechselte in den vergangenen Jahren mehrmals. Dadurch gibt es Verwirrungen. Die Klassifizierung der Lymphknotenmetastasen des Halses (Tab. 24-1) ist für alle Tumorlokalisationen gleich, gibt aber zu Kritik Anlaß.
- Die therapeutischen Strategien wechselten in den letzten Jahren:
  1. Abkehr von radikalchirurgischen, verstümmelnden Eingriffen.
  2. Risikoadaptierte, die Funktion

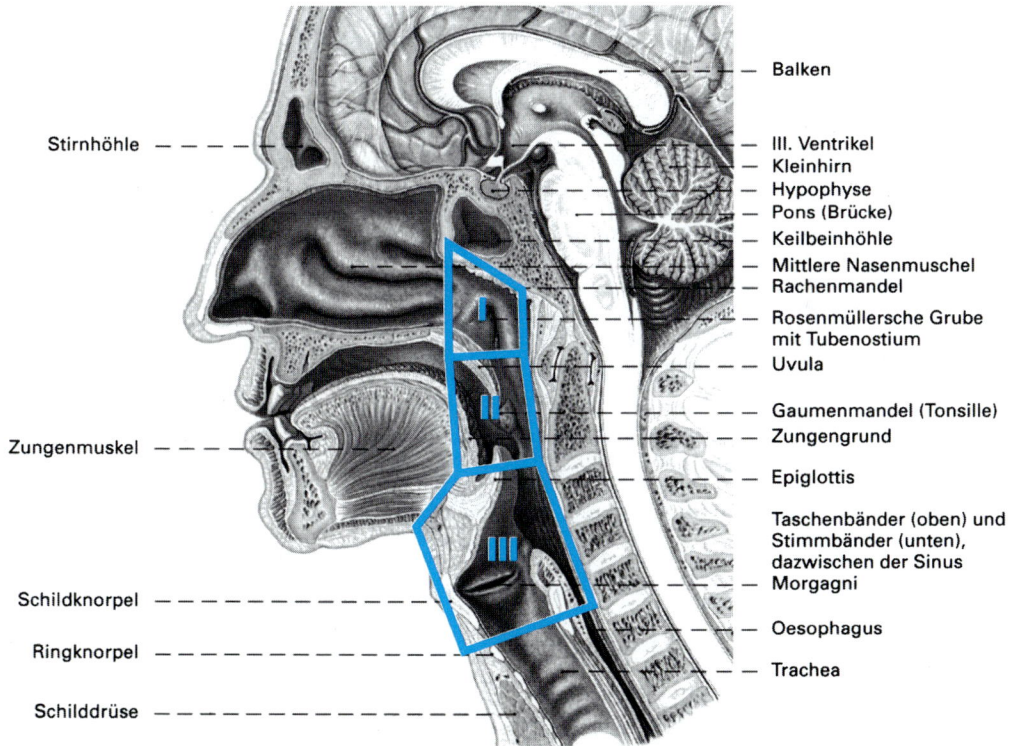

Balken — Stirnhöhle — III. Ventrikel — Kleinhirn — Hypophyse — Pons (Brücke) — Keilbeinhöhle — Mittlere Nasenmuschel — Rachenmandel — Rosenmüllersche Grube mit Tubenostium — Uvula — Zungenmuskel — Gaumenmandel (Tonsille) — Zungengrund — Epiglottis — Taschenbänder (oben) und Stimmbänder (unten), dazwischen der Sinus Morgagni — Schildknorpel — Oesophagus — Ringknorpel — Trachea — Schilddrüse

Abb. 24-1 Unterteilung des HNO-Bereichs in Nasenrachen (Epipharynx, I), Meso- oder Oropharynx (II), Hypopharynx (III), Mundhöhle, äußere Nase und Nasennebenhöhlen.

Tabelle 24-1 Stadieneinteilung der Lymphknotenmetastasen bei Tumoren im Kopf-Hals-Bereich.

Die Definitionen der N-Kategorien für alle Kopf- und Halsbezirke außer der Schilddrüse:
Nx: regionale Lymphknoten können nicht beurteilt werden
N0: keine regionalen Lymphknotenmetastasen
N1: Metastase in solitalem ipsilateralen Lymphknoten, 3 cm oder weniger in größter Ausdehnung
N2: Metastase(n) in solitärem ipsilateralen Lymphknoten, mehr als 3 cm, aber nicht mehr als 6 cm in größter Ausdehnung, oder in multiplen ipsilateralen Lymphknoten, keine mehr als 6 cm in größter Ausdehnung, oder in bilateralen oder kontralateralen Lymphknoten, keine mehr als 6 cm in größter Ausdehnung
N2a: Metastase in solitärem ipsilateralen Lymphknoten, mehr als 3 cm, aber nicht mehr als 6 cm in größter Ausdehnung
N2b: Metastasen in multiplen ipsilateralen Lymphknoten, keine mehr als 6 cm in größter Ausdehnung
N2c: Metastasen in bilateralen oder kontralateralen Lymphknoten, keine mehr als 6 cm in größter Ausdehnung
N3: Metastase(n) in Lymphknoten, mehr als 6 cm in größter Ausdehnung

schonende Halslymphknotenchirurgie.

3. Signifikante Verbesserung radiotherapeutischer Resultate durch simultane Radio-Chemotherapie.

24.2 Nasopharynxtumoren

Allgemeines

- Vorwiegend Männer betroffen.
- Histologie: Plattenepithelkarzinome, lymphoepitheliales Karzinom vom Typ SCHMINCKE-REGAUD, maligne Lymphome.
- Ätiologische Faktoren weitgehend unbekannt. Epstein-Barr-Virus-Infektion bei Schmincke-Tumoren.

Symptomatologie

- Leitsymptome: Halslymphknotenmetastasen, plötzliche einseitige Schwerhörigkeit (durch Verlegung der Tuba EUSTACHII mit nachfolgender Minderbelüftung des Mittelohres).
- Spätsymptome: Hirnnervenausfälle, Kopfschmerz im Scheitelbereich, behinderte Nasenatmung, nasale Sprache, Blutungen.

Ausbreitung

Lokal fortschreitend in hintere Nase, Schädelbasis, Wirbelsäule, frühzeitiger Verschluß der Tube(n). Lymphknotenmetastasen am Hals.

Ausbreitungsdiagnostik

- Endoskopie des Nasopharynx, auch in Narkose.
- Röntgen-Schichtaufnahmen des Nasopharynx.
- CT, besser MRT der Schädelbasis in der Frontalebene.
- Ultraschall beider Halsseiten zur Suche nach Lymphknotenmetastasen bei negativem Tastbefund.
- Thoraxaufnahmen.
- Bestimmung des EPSTEIN-BARR-Virus-Titers (EBV, im positiven Fall beim lymphoepithelialen Karzinom SCHMINCKE-REGAUD Verlaufsbeurteilung möglich).

Tumorklassifikation

T1: Tumor auf einen Unterbezirk des Nasopharynx begrenzt.

T2: Tumor infiltriert mehr als einen Unterbezirk des Nasopharynx.

T3: Tumor infiltriert Nasenhöhle und/
oder Oropharynx.

T4: Tumor infiltriert Schädelbasis und/
oder Hirnnerv(en).

Therapie

- **Chirurgie**
  - Bioptische Sicherung der Diagnose.
  - Kurative Eingriffe am Primärtumor technisch sehr aufwendig und onkologisch unsinnig.
  - Beidseitige Halslymphknotenausräumung (funktionell) bei N+-Fällen nach Erreichen einer kompletten Remission am Primärtumor durch Radiotherapie.
- **Radiotherapie**
  - Primäre Radiotherapie des Primärtumors (bei großen Primärtumoren Radiochemotherapie) und des Lymphabflusses an beiden Halsseiten.
  - **Zielvolumen:** Primärtumor und Schädelbasis, hinterer Anteil der inneren Nase, obere Hälfte des Mesopharynx, dazu gesamter zervikaler Lymphabfluß.
  - **Technik:** Rückenlage. Fixierung in Bestrahlungsmaske. Seitlich opponierende Felder. Nach 60 Gy Boosterung des Primärtumorbereichs mit komplexeren Techniken, z.B. 3–4-Felder-Techniken, Konformation. Aufsättigung des dorsalen Lymphabflusses nach Rückenmarkschonung mit schnellen Elektronen.
  - **Dosis:** 70–76 Gy/Referenzpunkt (ED 1,8 Gy) am Primärtumor. 50 Gy Zielvolumendosis an den Halslymphknoten bei N0, 60 Gy bei N+, Boosterung von N3-Metastasen u. U. sinnvoll.
  - **Begleitmedikation:** Sondennahrung über PEG (2500–3000 kcal/Tag). Hausspezifische Supportivtherapie.

Nebenwirkungen der Radiotherapie

- Akut: Mundtrockenheit, Geschmacksverlust, Exanthem, schmerzhafte Mukositis, Appetitverlust.
- Chronisch: Xerostomie, behinderte Kieferöffnung durch Fibrose der Kaumuskulatur (Masseterfibrose).

Prognose

- Mäßig wegen frühzeitiger lokoregionaler und hämatogener Metastasierung.
- Rezidivfreies 5-Jahres-Überleben: 40–45%.

24.3 Oropharynx- und Hypopharynxkarzinome

Allgemeines

Vordere Gaumenbögen, weicher Gaumen, Uvula, Tonsille und Tonsillenloge, Zungengrund und laterale sowie hintere Rachenwand bis auf Höhe Epiglottis bilden den Oropharynx, der darunterliegende Rachen (vor allem die Sinus piriformes) den Hypopharynx (Abb. 24-1).

Häufigkeit

- Häufigste maligne Tumoren im HNO-Bereich.
- Männer häufiger als Frauen betroffen (4:1).
- Altersgipfel: 50–70 Jahre.

Ätiologie

Nikotin und Alkohol: Plattenepithelkarzinome fast ausschließlich bei Alkoholikern und starken Rauchern.

Symptomatologie

- Rauher Hals, Schluckbeschwerden, Kloßgefühl, Foetor ex ore (starker Mundgeruch), Heiserkeit, überschießende Speichelsekretion.
- In das Ohr ziehende Schmerzen sowie Kieferklemme zeigen einen weit fortgeschrittenen Tumor an.

- Leitsymptome: Halslymphknotenmetastasen bei sehr kleinen Oro- und Hypopharynxkarzinomen.

Ausbreitungsdiagnostik
- Biopsie zur histologischen Sicherung.
- Endoskopie/Mikrolaryngoskopie, Ösophagoskopie wegen häufiger Doppelkarzinome (20 %).
- Ultraschall der Halsseiten bei negativem Palpationsbefund.
- Röntgenaufnahmen des Thorax.
- Ultraschall der Leber und beider Halsseiten.

Tumorklassifikation

T1: Tumor ≤ 2 cm in größter Ausdehnung, auf einen Unterbezirk begrenzt.

T2: Tumor > 2 cm, infiltriert mehr als einen Unterbezirk des Oro- oder Hypopharynx.

T3: Tumor > 4 cm, infiltriert mehr als einen Unterbezirk des Oro- oder Hypopharynx (Fixierung des Hemilarynx).

T4: Tumor infiltriert Nachbarstrukturen, wie Knorpel, Knochen und Weichteile des Halses.

Stadiengruppierung

Stadium 0	= Tis	N0	M0
Stadium I	= T1	N0	M0
Stadium II	= T2	N0	M0
Stadium III	= T3	N0	M0
	T1–3	N1	M0
Stadium IV	= T4	jedes N	M0
	jedes T	N2–3	M0
	jedes T	jedes N	M1

Therapie
- Grundsätzlich kombinierte chirurgisch-radiotherapeutische Behandlung.
- Lokale Exzision eines kleinen Tumors mit Laser; Alternative: alleinige Radio-(Chemo-)Therapie.
- Bei lokaler Inoperabilität (ohne Verstümmelung) **Radiochemotherapie** mit simultaner Gabe von Cisplatin und 5-Fluorouracil (5-FU).
- Dosis: 60–70 Gy am Primärtumor (ED 1,8–2 Gy/Referenzpunkt), 50 Gy an beiden Halsseiten bei N0, 60–65 Gy bei N+.
- Grundsätzlich Neck-Dissektion bei kompletter Remission des Primärtumors, wenn prätherapeutisch N2 oder N3.
- Auch nach kurativer Resektion des Primärtumors und N0-Situation Bestrahlung beider Halsseiten (50 Gy).
- Eine Induktions-Chemotherapie präoperativ oder präradiotherapeutisch (neoadjuvant) hat weder die Remissionsrate noch die Prognose verbessern können.

Nebenwirkungen der Radiotherapie
- Akut: Mundtrockenheit, Geschmacksverlust, Exanthem, schmerzhafte Mukositis, Appetitverlust.
- Chronisch: Xerostomie, behinderte Kieferöffnung durch Fibrose der Kaumuskulatur (Masseterfibrose).

Prognose
- 5-Jahres-Überlebensrate gesamt etwa 35 %.
- 5-Jahres-Überlebensrate bei operablen Karzinomen 50–60 %.
- Die simultane Radiochemotherapie erreicht bei inoperablen Karzinomen dieselbe 5-Jahres-Überlebensrate wie die kurative Resektion (R0) von operablen Karzinomen.

Nachsorge
- Klinische Untersuchung mit Endoskopie in den ersten zwei Jahren vierteljährlich, dann halbjährlich.
- Thoraxaufnahmen und Lebersonographie in halbjährlichem Abstand.

24.4 Karzinome der Mundhöhle und der Lippen

Allgemeines

Hierzu zählen die Tumoren der Mundschleimhaut, des oberen und unteren Alveolarfortsatzes mit Gingiva, des harten Gaumens, der vorderen zwei Drittel der Zunge, des Mundbodens und der Lippen (Abb. 24-1).

Ätiologie

- Lippenkarzinome: Rauchen, starke Sonneneinstrahlung bei trockener und pigmentarmer Haut.
- Mundhöhlenkarzinome: Zigaretten- und Pfeifenrauchen, Tabakkauen, hochprozentiger Alkohol. Potenzierender Effekt von Nikotin und Alkohol. Schlechte Mundhygiene. Mechanische Beeinträchtigungen durch Prothesen und abgebrochene Zähne.

Ausbreitung

- Lippe: späte regionale Metastasierung in submentale und submandibuläre Lymphknoten.
- Mundhöhle: Metastasierung in die Halslymphknoten gleich häufig wie bei Oropharynxkarzinomen.

Tumorklassifikation

T1: Tumor ≤ 2 cm, auf Lippe beschränkt.
T2: Tumor 2–4 cm, auf Lippe beschränkt.
T3: Tumor > 4 cm, auf Lippe beschränkt.
T4: Befall von Nachbarstrukturen, wie Knochen, Weichteile des Halses oder äußere Zungenmuskulatur und Haut.

Stadiengruppierung

Identisch mit der Stadieneinteilung bei Oro- und Hypopharynxkarzinomen (Kap. 24.3).

Therapie

- Prämaligne Läsionen werden exzidiert.

- **Mundhöhle**
  - Kleine Tumoren werden chirurgisch oder strahlentherapeutisch (Spikkung) behandelt.
  - Tumoren des Stadiums III und IV erfordern eine chirurgisch-strahlentherapeutische Kombinationsbehandlung.
  - Simultane Radiochemotherapie (mit Cisplatin und 5-FU) als therapeutische Alternative zur radikalen Operation im Stadium II–IV.
  - Auch nach kurativem primärchirurgischen Eingriff und pN0: elektive Halslymphknotenbestrahlung mit 50 Gy Gesamtdosis.
  - Neck-Dissektion nach kompletter Remission von Primärtumor und N2–3 durch Radiochemotherapie
  - Die neoadjuvante Chemotherapie (präoperativ oder präradiotherapeutisch) konnte weder Remissionsraten noch Prognose verbessern.
- **Lippenkarzinom**
  - Leider auch im Frühstadium überwiegend chirurgische Therapie üblich (Keilexzision, Verschiebeplastik), dadurch schlechte Kosmetik und Funktion.
  - Primäre Radiotherapie (Elektronen- oder interstitielle Radiotherapie) bei umschriebenen Prozessen mit gleich sicheren, aber kosmetisch besseren Ergebnissen.
  - Suprahyoidale Lymphknotenausräumung bei Verdacht auf Lymphknotenmetastasen sowie bei Primärtumoren von > 3 cm Durchmesser.
  - Postoperative Bestrahlung von nicht im Gesunden exzidierten Karzinomen und nachgewiesenen Lymphknotenmetastasen, keine elektive Lymphabflußbestrahlung bei T1–2.
- **Radiotherapie**
  Zielvolumen, Technik und Dosierung entsprechen denen bei Oro- und Hypopharynxkarzinomen. Brachytherapie von Lippenkarzinomen.

Prognose

- Mundhöhlenkarzinome: 5-Jahres-Überlebensrate im Mittel 40–65%, bei frühzeitiger Erkennung höher.
- Lippenkarzinom: 5-Jahres-Überlebensrate je nach Tumorstadium 40–95%.

24.5 Larynxkarzinome

Allgemeines

Man unterscheidet zwischen glottischen Karzinomen der Stimmlippen (60–65%), supraglottischen Karzinomen (30–35%) und subglottischen Karzinomen (5%).

Männer sind häufiger als Frauen betroffen (12:1). Dieses Verhältnis verschiebt sich in den letzten Jahren zuungunsten der Frauen wegen des rasch zunehmenden Nikotinmißbrauchs bei Frauen.

Ätiologie

Zigarettenabusus: Larynxkarzinom bei Nichtrauchern praktisch unbekannt. 10–20 Zigaretten/Tag erhöhen das Risiko gegenüber dem Nichtraucher auf das 18fache, 30–40 Zigaretten/Tag auf das 33fache.

Nichtmehrraucher haben selbst nach 15 Jahren das Risiko des Nichtrauchers noch nicht wieder erreicht.

Symptomatologie

- Leitsymptom: chronische Heiserkeit bei glottischen Karzinomen ist ein ausgesprochenes Frühsymptom, bei supraglottischen und subglottischen Tumoren ein Spätsymptom.
- Metastasen der regionalen Halslymphknoten bei glottischen Karzinomen ausgesprochen selten, häufiger bei supraglottischen und subglottischen Karzinomen.
- Paratracheale und mediastinale Lymphknotenmetastasen bei subglottischen bzw. subglottisch sich ausbreitenden Karzinomen häufig.

Ausbreitungsdiagnostik

- Endoskopie/Mikrolaryngoskopie unabdingbar.
- Bei supraglottischen und subglottisch sich ausbreitenden Karzinomen Sonographie beider Halsseiten bei N0.
- Thoraxaufnahmen und Sonographie der Leber.

Tumorklassifikation

Hier wird nur die T-Einteilung des glottischen Karzinoms aufgeführt.

T1: Tumor auf Stimmband/Stimmbänder begrenzt (kann auch vordere oder hintere Kommissur befallen), normale Stimmbandbeweglichkeit.

T1a: Tumor auf ein Stimmband begrenzt.

T1b: Tumorbefall beider Stimmbänder.

T2: Tumor breitet sich auf Supraglottis und/oder Subglottis aus und/oder Tumor mit eingeschränkter Stimmbandbeweglichkeit.

T3: Tumor auf den Larynx begrenzt, Stimmbandfixation.

T4: Tumor infiltriert durch den Schildknorpel und/oder breitet sich auf andere Gewebe innerhalb des Larynx aus.

Therapie

- **Chirurgie**
  - Mikrochirurgische Abtragung, verschiedene Formen der Teilresektion bis zur totalen Laryngektomie, abhängig vom Tumorstadium.
  - Endolaryngeale Tumorentfernung als alleinige therapeutische Maßnahme beim Carcinoma in situ des Stimmbands.
  - Elektive Neck-Dissektion ab T3 oder bei palpatorisch oder sonographisch verdächtigem Befund.
- **Radiotherapie:** therapeutische Alternative zur Chirurgie im Stadium T1 und T2: gleiche lokale Kontrollrate von 80–95%. Bei T3/T4-Karzinomen ist der Chirurgie der Vortritt zu lassen.

– **Halslymphabflußbestrahlung:** elektiv ab T3/T4 immer; postoperativ, sofern nur ein Lymphknoten befallen ist, therapeutisch bei nicht operiertem Palpationsbefund (N+).
– **Zielvolumen:** bei T1/T2 kleines „Larynxfeld" (3×3 bis 5×5 cm, Isodosenplan!), bei T3/T4 Primärtumor und beidseitiger Halslymphabfluß.
– **Technik:** Rückenlage/Bestrahlungsmaske; opponierende Stehfelder, unter Umständen mit Keilfiltern, Aufsättigung des dorsalen Lymphabflusses mit Elektronen oder komplexer Photonentechnik nach Rückenmarkschonung.
– **Dosis:** am Primärtumor 60–65 Gy bei T1, 70 Gy bei T2; am Lymphabfluß 50 Gy bei N0 (bzw. postoperativ) und 60–65 Gy bei N+; Einzeldosis 1,5–1,8 Gy.

Prognose

- Glottische Karzinome
  – Dauerheilungen im Stadium I über 90%, 5-Jahres-Symptomfreiheit bei fortgeschrittenen Tumoren 50–60%.
  – Erhalt der Stimmfunktion bei 65–88% der Patienten.
- Supraglottische Karzinome
  – 5-Jahres-Symptomfreiheit 70–80%, wenn keine Lymphknotenmetastasen vorhanden, sonst 30–50%.

24.6 Karzinome der Speicheldrüsen

Symptomatologie

- Palpabler Tumor der Speicheldrüsen.
- Hinweise auf Malignität sind Verbindung mit Haut und Umgebung, Schmerzen, rasches Wachstum, Fazialislähmung, Lymphknotenschwellung.
- Frühzeitig regionale Lymphknotenmetastasierung.

Diagnostik

- Definitive Histologie oftmals erst intraoperativ erhältlich (Adenokarzinome, mukoepidermoidale Karzinome, adenoid-zystische Karzinome = Zylindrome).
- Palpation und bei N0 Sonographie der beidseitigen Halslymphknotenketten.
- Röntgenaufnahmen der Lunge, Sonographie der Leber.

Tumorklassifikation

T0: Kein Anhalt für Primärtumor.
Tis: Carcinoma in situ.
T1: Tumor < 2 cm.
T2: Tumor 2–4 cm.
T3: Tumor > 4 cm, aber nicht größer als 6 cm.
T4: Tumor > 6 cm in größter Ausdehnung.

Therapie

- Primär chirurgische Behandlung: totale Exstirpation der Drüse, Neck-Dissektion.
- Radiotherapie nach nicht sicher kurativer Tumorresektion indiziert, auch bei Inoperabilität und Rezidiv. Alle undifferenzierten Malignome inklusive der adenoid-zystischen Karzinome erfordern eine postoperative Bestrahlung.
- Radiotherapeutische Technik: Bestrahlung der Speicheldrüsenloge ipsilateral mit Elektronenstrahlen oder gewinkelten Keilfilterfeldern (55–65 Gy). Ipsilaterale Lymphabflußbestrahlung über vd/dv-Felder bei N0 mit 50 Gy, bei N+ mit 60 Gy, evtl. Boost bei N2–3.
- Geringe Nebenwirkungen der Radiotherapie.

24.7 Karzinome der inneren Nase und der Nasennebenhöhlen (NNH)

Allgemeines

- Beide Geschlechter gleich häufig betroffen.
- Adenokarzinome wahrscheinlich durch Holzstaubexposition ausgelöst (Eiche, Buche), Ätiologie der anderen Karzinome unbekannt.
- Überwiegend Plattenepithelkarzinome, seltener Adenokarzinome, adenoid-zystische Karzinome, undifferenzierte Karzinome.
- Gelegentlich Sarkome, maligne Lymphome, maligne Melanome, Plasmozytome.
- Metastasierung in die regionalen Lymphknoten retropharyngeal und in die tiefen Halslymphknoten (15 bis 20%).
- Tumoren der äußeren Nase sind Hauttumoren.

Symptomatologie

- Symptome erst spät bei Überschreiten der primären anatomischen Region.
- Einseitige Behinderung der Nasenatmung, blutig-eitriger Schnupfen, Foetor, Auftreibung der Wange, Vorwölbung des Gaumens, Lockerung der Zähne.
- Protrusio bulbi (Herausdrängung des Augapfels), Doppelbilder, Tränenträufeln.

Diagnostik

- Röntgenübersichts- und Schichtaufnahmen der Nasennebenhöhlen durch die modernen Schnittbildverfahren CT (Knochenstrukturen) und MRT (Weichteilstrukturen) weitgehend verdrängt.
- Endoskopie der Kieferhöhlen.
- Probeexzision, Probeeröffnung der Kiefer- und Siebbeinhöhle.

Tumorklassifikation der Kieferhöhlenkarzinome

T1: Tumor auf die antrale Schleimhaut begrenzt ohne Arrosion oder Destruktion des Knochens.

T2: Tumor mit Arrosion oder Destruktion der Infrastruktur einschließlich des harten Gaumens und/oder des mittleren Nasengangs.

T3: Tumor infiltriert Wangenhaut oder dorsale Wand der Kieferhöhle oder Boden/Wand der medialen Orbita oder vordere Siebbeinhöhle.

T4: Tumor infiltriert infraorbitale und/ oder eine der folgenden Strukturen: Lamina cribriformis, hintere Siebbeinzellen, Sinus sphenoidalis, Nasopharynx, weicher Gaumen, Fossa pterygopalatina oder Fossa temporalis, Schädelbasis.

N-Status s. Kap. 24.1.

Therapie

- Primär chirurgische Therapie mit z.T. umfangreichen Teilresektionen des Oberkiefers.
- Günstigste Ergebnisse nach präoperativer Bestrahlung (dann intraoperativ je ein Drittel der Patienten ohne Tumor, mit fraglichem Resttumor bzw. mit Resttumor).
- Wenn keine Vorbestrahlung, dann postoperative Radiotherapie erforderlich. Bei Befall der hinteren Siebbeinzellen und der Schädelbasis Radiotherapie des zervikalen Lymphabflußgebietes beidseits erforderlich.
- Neck-Dissektion bei tastbaren zervikalen Lymphknotenmetastasen.
- Primäre Radiotherapie bei unreifen Sarkomen und malignen Lymphomen, u.U. als Radio-Chemotherapie.

Radiotherapeutische Technik

- Zielvolumen
  - Bei einseitigem Befall: Kieferhöhle, Nasenhaupthöhle, ipsilaterale Ethmoidalzellen.

– Bei beidseitigem Befall: gesamtes NNH-System beidseits.
– Lymphabflußbestrahlung bei Befall der mittleren und hinteren Siebbeinzellen.
• Technik
  – Einseitiges NNH-System: vorderes und seitliches Stehfeld mit Keilfiltern.
  – Beidseitiges NNH-System: breites ventrales Stehfeld, Schonung der Augen, soweit als möglich, zwei seitliche Stehfelder
    oder
    seitliche, mit Individualkollimatoren geformte Stehfelder, die Teile der Bulbi abdecken. Additive Dosisaufsättigung der Siebbeinzellen und der Nasenhaupthöhle mit ventral zwischen den Augen angesetztem Kleinwinkelpendel.
• Dosis
  – 65–70 Gy/Referenzpunkt (ED 1,8–2,0 Gy) bei definitiver Radiotherapie.
  – 60 Gy/Referenzpunkt postoperativ (Karzinome) bzw. bei Plasmozytom.
  – 50 Gy/Referenzpunkt präoperativ und bei malignen Lymphomen.

Prognose

• Mäßig, da oftmals erst spät entdeckt.
• Je nach histologischem Typ 5-Jahres-Überlebensraten von 25–45%.

25 Lungentumoren

25.1 Allgemeines

Epidemiologie

- Bronchialkarzinome sind die häufigsten Tumoren in den westlichen Industrieländern. Ihre Inzidenz steigt kontinuierlich.
- Männer häufiger befallen, Anteil der Frauen steigend auf 1:3.
- Ätiologisch verantwortlich: exogene Noxen, an erster Stelle die Inhalation von Tabakrauch. Anzahl der täglich gerauchten Zigaretten, Dauer des Rauchkonsums und Rauchgewohnheiten bestimmen das Lungenkrebsrisiko (s. Kap. 6.4.1).
- Die Bedeutung des Passivrauchens wird kontrovers beurteilt.

Symptomatologie

- Frühdiagnose selten, da Tumorwachstum lange symptomlos.
- Uncharakteristischer Reizhusten, Bronchitiden (Raucherhusten).
- Spätsymptome sind Bluthusten, Fieber, Atemnot, Thoraxschmerzen, Leistungsknick, Gewichtsabnahme.
- Nicht selten sind Fernmetastasen das erste Symptom: Kopfschmerzen, neurologische Ausfälle (Hirnmetastasen), Skelettschmerzen, vergrößerte periphere Lymphknoten, endokrine oder rheumatische Symptome (paraneoplastische Symptome).

Diagnostik

- Spezielle Anamnese/körperliche Untersuchung/Basislaboruntersuchungen.
- Thoraxröntgenaufnahmen in 2 Ebenen (Durchleuchtung) und Lungen-CT (Abb. 25-1).
- CT des Mediastinums (konventionelle Schichtung weitgehend verlassen).
- Sputumzytologie.
- Bronchoskopie (flexible Fiberoptik) zur visuellen und bioptischen Diagnosesicherung mit Bürstenzytologie.
- Präoperative Mediastinoskopie zur Beurteilung der Lymphknoten im oberen Mediastinum.
- Sonographie/CT des Oberbauchs zum Ausschluß von Leber- oder retroperitonealen Lymphknotenmetastasen.
- Skelettszintigraphie, „Nach-Röntgen" verdächtiger Herde.
- Knochenmarkbiopsie bei kleinzelligem Karzinom.
- Schädel-CT bei kleinzelligem Karzinom.

Histologie

- Plattenepithelkarzinom 35–50%.
- Kleinzellig-anaplastisches Karzinom 15–25%.

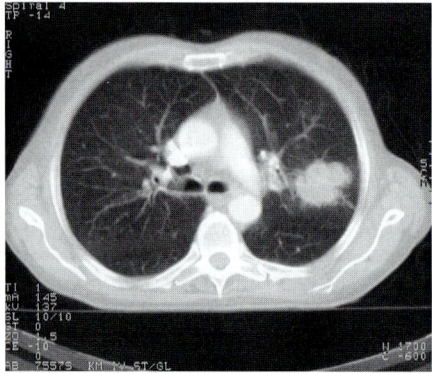

Abb. 25-1 Nichtkleinzelliges Bronchialkarzinom im linken Unterlappen: polyzyklischer Knoten mit „Krebsfüßchen" in das benachbarte Lungenparenchym, Lymphknotenmetastase im linken Hilus. Angeschnitten sind die Trachealbifurkation, der rechte Hauptbronchus, die Aorta ascendens und descendens und Teile der Arteria pulmonalis. (Spiral-CT, Lungenfenster).

- Adenokarzinom 20–30%.
- Großzelliges Karzinom 10–15%.

Unter prognostischen und therapeutischen Gesichtspunkten unterteilt man die Lungenkarzinome in zwei Gruppen:
- Kleinzellige Karzinome.
- Nichtkleinzellige Karzinome.

Differentialdiagnose

- Gutartige Lungentumoren, wie Hamartome, Chondrome, Lipofibrome, Teratome und Adenome.
- Lungenmetastasen anderer Primärtumoren (schwierige Differentialdiagnose bei Adenokarzinomen).
- Andere chronische Lungenerkrankungen, wie Tuberkulose, Mykose, Lungenabszeß, Lungeninfarkt, interstitielle Lungenerkrankungen.

Ein peripherer Lungenrundherd ist in der Hälfte der Fälle ein Karzinom und muß deshalb zur diagnostischen Sicherung entfernt werden.

Therapeutische Grundsätze

- Histologie und Tumorstadium bestimmen das therapeutische Konzept.
- Bedeutsame Einflußfaktoren sind Patientenalter und Aktivitätsindex: Als prognostisch ungünstig gelten KARNOFSKY-Index unter 50%, Gewichtsverlust über 10% und Alter über 70 Jahre. Das sind auch relative Kontraindikationen gegen intensive Chemo- oder Radiotherapie.

25.2 Nichtkleinzellige Karzinome

- Im Gegensatz zum kleinzelligen Karzinom spät metastasierend.
- Lokoregionales Geschehen steht im Vordergrund, damit auch die Wichtigkeit örtlicher Behandlungsmaßnahmen.
- Therapeutisch kann vielfach bei fortgeschrittenem Tumorstadium eine abwartende Haltung gerechtfertigt sein.

Tumorklassifikation

Die Stadieneinteilung nach dem TNM-System ist nur für die nichtkleinzelligen Karzinome sinnvoll (Tab. 25-1).

Therapie

- **Operation**
  - Radikal-chirurgischer Eingriff = Behandlung der ersten Wahl im Stadium I–IIIA.
  - Standardverfahren sind Lobektomie, Pneumonektomie und erweiterte Pneumonektomie (erhöhte postoperative Letalität).
  - Nur ca. 30% der Patienten können kurativ (R0) reseziert werden.
  - Organerhaltende Operationen, wie Manschettenresektion und Segmentresektion, haben funktionelle Vorteile und sind indiziert bei fortgeschrittenem Patientenalter, eingeschränkter ventilatorischer Reserve und Palliativoperationen.
  - Palliative (nicht kurativ ausgerichtete) Operation bei zerfallenden Karzinomen mit Abszeßbildung, Tumorblutung, unbeeinflußbaren Schmerzen etc.
- **Radiotherapie**
  - Als primäre kurative Behandlungsmaßnahme (65–75 Gy am Primärtumor, 60 Gy am Lymphabfluß) nur bei Operationsverweigerern indiziert oder bei technischer und funktioneller Inoperabilität.
  - Postoperative Radiotherapie indiziert bei nichtkurativer Resektion (Tumor am Absetzungsbronchus, Grenzlymphknoten tumorbefallen) und bei mediastinalem Lymphknotenbefall. Keine Indikation bei N0-Situationen!
  - Bei PANCOAST-Tumor (in die Umgebung infiltrierender Lungenspitzentumor) Kombination von präoperativer Radiotherapie, Operation und postoperativer Radiotherapie angezeigt.

25

Tabelle 25-1   TNM-Klassifikation der nichtkleinzelligen Bronchialkarzinome.

Primärtumor

Tx	Primärtumor kann nicht beurteilt werden, oder Nachweis von malignen Zellen im Sputum oder bei Bronchialspülungen
T0	kein Anhalt für Primärtumor
Tis	Carcinoma in situ
T1	Tumor 3 cm oder weniger in größter Ausdehnung, umgeben von Lungengewebe oder viszeraler Pleura, Hauptbronchus frei
T2	Tumor mehr als 3 cm in größter Ausdehnung, oder Befall des Hauptbronchus 2 cm oder weiter distal der Carina, Infiltration der viszeralen Pleura, partielle Atelektase der Lunge
T3	Infiltration einer der folgenden Strukturen: Brustwand (einschließlich Tumoren des Sulcus superior), Zwerchfell, mediastinale Pleura, parietales Perikard; oder Tumor im Hauptbronchus weniger als 2 cm distal der Carina, aber Carina selbst nicht befallen, oder totale Atelektase der ganzen Lunge
T4	Infiltration einer der folgenden Strukturen: Mediastinum, Herz, große Gefäße, Trachea, Ösophagus, Wirbelkörper, Carina oder maligner Pleuraerguß

Regionäre Lymphknoten

Nx	regionäre Lymphknoten können nicht beurteilt werden
N0	keine regionären Lymphknotenmetastasen
N1	Metastasen in ipsilateralen peribronchialen Lymphknoten und/oder in ipsilateralen Hiluslymphknoten (einschließlich einer direkten Ausbreitung des Primärtumors)
N2	Metastasen in ipsilateralen mediastinalen und/oder subcarinalen Lymphknoten
N3	Metastasen in kontralateralen mediastinalen, kontralateralen hilären, ipsi- oder kontralateralen Skalenus- oder supraklavikulären Lymphknoten

Fernmetastasen

Mx	das Vorliegen von Fernmetastasen kann nicht beurteilt werden
M0	keine Fernmetastasen
M1	Fernmetastasen

Stadiengruppierung

okkultes Karzinom	Tx	N0	M0
Stadium 0	Tis	N0	M0
Stadium I	T1	N0	M0
	T2	N0	M0
Stadium II	T1	N1	M0
	T2	N1	M0
Stadium IIIA	T1	N2	M0
	T2	N2	M0
	T3	N0, N1, N2	M0
Stadium IIIB	jedes T	N3	M0
	T4	jedes N	M0
Stadium IV	jedes T	jedes N	M1

- Palliative Indikationen bei tumorbedingten Beschwerden, wie Blutungen, Schmerzen und Stenose. Dann Dosisreduktion um 15–20 Gy.
- **Zielvolumen:** Primärtumor, ipsilaterale peribronchiale, hiläre und mediastinale sowie kontralaterale mediastinale Lymphknoten. Routinemäßige Bestrahlung der supraklavikulären Lymphknoten umstritten: angezeigt bei Karzinomen der Oberlappen, und zwar bei rechtsseitigem Tumor beidseits, bei linksseitigem Tumor ipsilateral.
- **Technik:** individuell angesetzte, geformte und gewichtete Felder entsprechend CT-Planung (1cm-Schnitte). Eine grundsätzliche Empfehlung gibt Abbildung 25-2. Günstig ist auch die Vierfelder-Box-Technik (optimale Erfassung des Zielvolumens) mit Gewichtung der vd/dv-Felder zu den seitlich opponierenden Feldern im Verhältnis von etwa 2:1.
- **Dosis:** mit Shrinking-field-Technik 50 Gy (bei N0)–60 Gy (bei N2) Zielvolumendosis auf Mediastinum, zusätzliche 10–15 Gy auf Primärtumor. Postoperativ bei mikroskopischem Resttumor 50 Gy ausreichend. Einzeldosis: 1,8 Gy (Maximum ≤ 2,15 Gy).
- Endobronchiale Brachytherapie als Palliativmaßnahme bei obstruierenden Prozessen (Abb. 25-3).
- **Radiochemotherapie**
  - Zur Erhöhung des lokalen Strahleneffekts.
  - Im simultanen und sequentiellen Ansatz Steigerung der Remissionsqualität und der Überlebenszeit bei lokoregional begrenzten Tumorstadien.
  - Gebräuchliche Chemotherapeutika: Cisplatin, Ifosfamid, Vindesin, 5-FU, Mitomycin C, Etoposid.

- **Chemotherapie**
  - Palliative Zielsetzung.
  - Remissionen in der Regel nur partiell und kurz dauernd (im Mittel 6–8 Monate).
  - Begrenzt wirksam sind Adriamycin, Platinverbindungen, Cyclophosphamid, Etoposid, Ifosfamid, Mitomycin C und Vinca-Alkaloide.

Nebenwirkungen der Radiotherapie

- Akut: Tracheitis, Bronchitis, Pneumopathie, Herzrhythmusstörungen, Perikarderguß.
- Chronisch: Schleimhautatrophie in Trachea und Bronchien, Lungenfibrose, Perikarderguß, Reizleitungsstörungen des Herzens, Myokardfibrose, Durchblutungsstörungen des Herzens wegen Koronarsklerose.

Prognose

- Nach kurativer Operation: 5-Jahres-Überlebensrate 25% (Stadium I = 40–50%, Stadium II = 30%). Prognose bei Plattenepithelkarzinom geringfügig besser.
- Alleinige Radiotherapie mit kurativer Zielsetzung: Überlebensraten nach einem Jahr 30%, nach drei Jahren 10–20%, nach fünf Jahren 5–7%.
- Mediane Überlebenszeit inoperabler und mit palliativer Intention bestrahlter Patienten beträgt ca. ein Jahr.
- Mediane Überlebenszeit von inoperablen und nicht erfolgreich behandelbaren Patienten: 4–6 Monate.

25.3 Kleinzellige Karzinome

- In 85% der Fälle früh disseminiert.
- Im allgemeinen Vorrang der Systemtherapie gegenüber der Lokaltherapie.
- Kurative Resektion bei kleinen Karzinomen, u.U. mit begrenztem regionalem (hilärem) Lymphknotenbefall (Stadium I–II), sinnvoll, sofern kurativ (R0) resektabel.

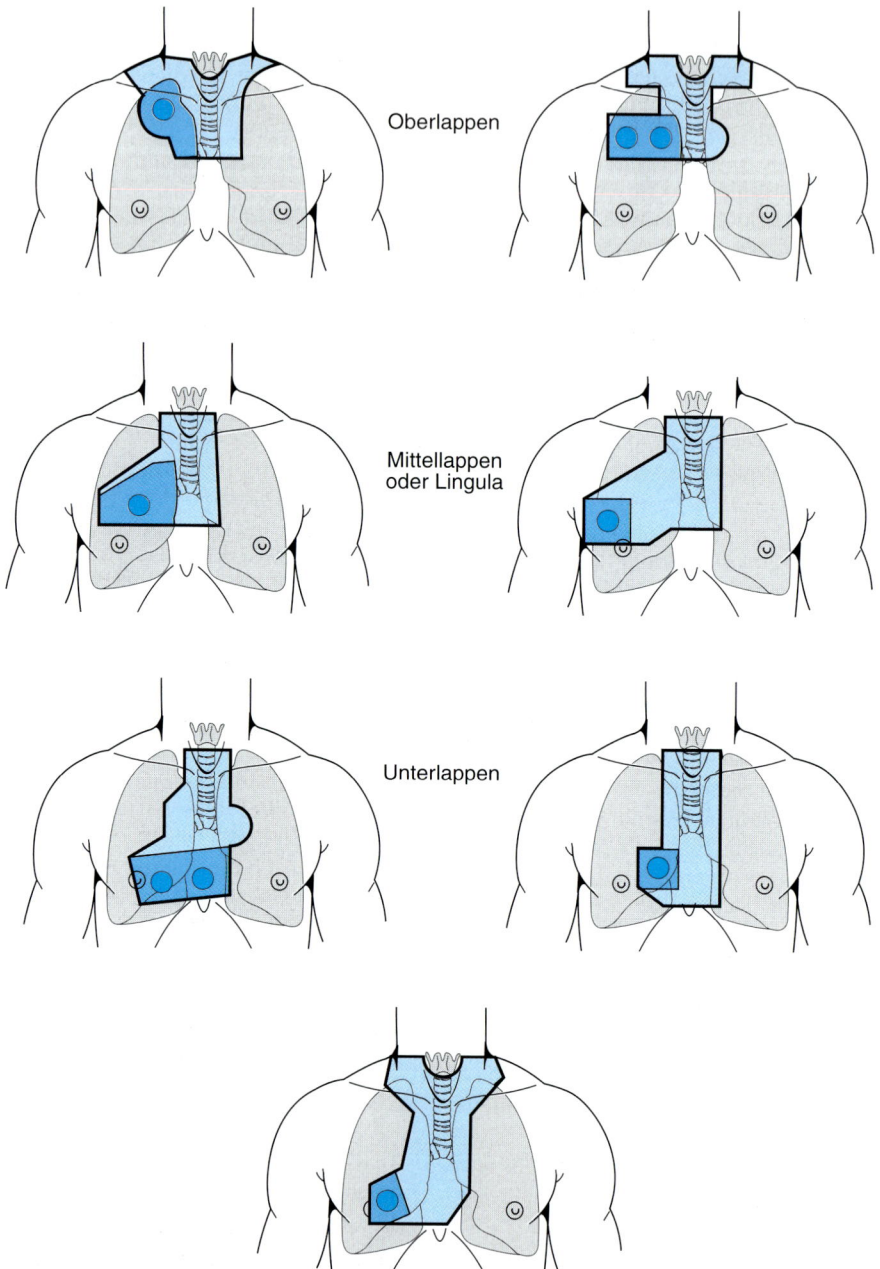

Oberlappen

Mittellappen
oder Lingula

Unterlappen

Abb. 25-2   Beispiele für Zielvolumina bei der Bestrahlung des Bronchialkarzinoms, abhängig vom Sitz des Primärtumors. Primärtumor und vergrößerte Lymphknoten erhalten eine höhere Dosis (Boost).

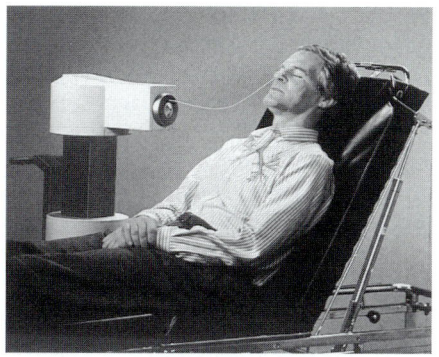

Abb. 25-3a Patient während Afterloading-Behandlung eines nichtkleinzelligen Bronchialkarzinoms (endobronchiale Brachytherapie). Auf dem Oberhemd wurde die Lage des Bronchialbaums angedeutet.

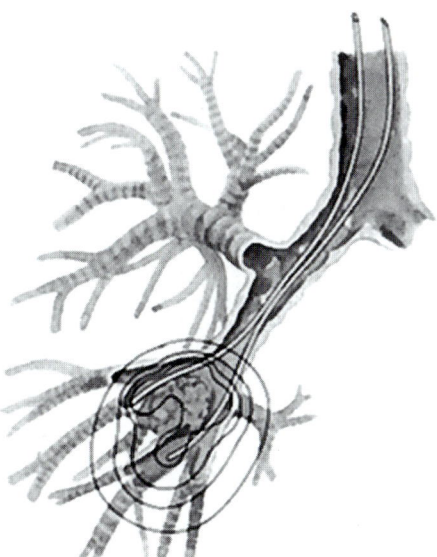

Abb. 25-3b Zwei Afterloading-Sonden liegen um ein Bronchialkarzinom im rechten Unterlappen. Skizzierte Isodosenlinien. Die Einzeldosis in 5 mm Gewebetiefe beträgt für gewöhnlich 5–10 Gy und wird 3–6mal wiederholt.

Tumorklassifikation

TNM-Klassifikation nicht angebracht, da zum Zeitpunkt der Diagnose bereits 85% der Patienten im Stadium III–IV nach UICC. Statt dessen Unterteilung in „begrenzte" und „ausgedehnte" Erkrankung.

- **„Limited disease" (LD)**
  - Primärtumor auf eine Thoraxhälfte beschränkt.
  - Ipsilaterale hiläre, mediastinale und supraklavikuläre Lymphknoten.
  - Kontralaterale mediastinale Lymphknoten.
  - Rekurrens- und/oder Phrenikusparese.
  - Kleiner ipsilateraler Pleuraerguß ohne Tumorzellen.
- **„Extensive disease I" (ED I)**
  - Kontralaterale hiläre und supraklavikuläre Lymphknoten.
  - Thoraxwandinfiltration.
  - Pleuritis carcinomatosa (Pleuraerguß mit Tumorzellen).
  - Lymphangiosis carcinomatosa der Lunge.
  - Obere Einflußstauung (Vena-cava-superior-Syndrom).
  - Tumoreinbruch in große Blutgefäße.
- **„Extensive disease II" (ED II)**
  - Lungenmetastasen kontralateral.
  - Weitere hämatogene Metastasen (Gehirn, Leber, Knochen etc.).

Therapie

Therapeutische Optionen durch hohe Empfindlichkeit gegenüber Radio- und Chemotherapie grundsätzlich gut. Allerdings rasche sekundäre Resistenzentwicklung (s. Kap. 11.2) gegen Chemotherapie.

- **Chirurgie**
  - Zur Diagnosesicherung Biopsie aus Primärtumor/Exstirpation suspekter peripherer Lymphknoten.
  - Kurativer Behandlungsansatz bei kleinen (vorwiegend peripher gelegenen) Karzinomen mit sehr be-

25

grenztem (hilärem) Lymphknoten-befall indiziert (Stadien I und II).

- **Radiotherapie**
  - Alleinige Radiotherapie nur in Palliativsituationen zu rechtfertigen.
  - Ergänzend zur Polychemotherapie (üblicherweise als sequentielle **Radiochemotherapie**) zur Konsolidierung und Verbesserung der lokoregionalen Remission mit 45–55 Gy im Zielvolumen. Dadurch Reduktion der lokoregionalen Rezidive von 80–85% nach Chemotherapie auf 25–30%.
  - Die additive Radiotherapie (zur Chemotherapie) verlängert neben der rezidivfreien auch die absolute Überlebenszeit, insbesondere die der prognostisch günstigen Fälle: bei „Limited disease" 2-Jahres-Rezidivfreiheit nach kombinierter Behandlung 17%, nach Chemotherapie allein 7%.
  - **Prophylaktische Hirn-Homogenbestrahlung** (40 Gy, konventionelle Fraktionierung) nach zytostatisch erzielter Vollremission senkt die Rate an Hirnmetastasen, Überlebensgewinn allerdings fraglich.
  - **Zielvolumen:** Primärtumor und ipsilateral hiläre sowie beidseitig mediastinale und supraklavikuläre Lymphknoten.
  - **Technik:** Homogenbestrahlung mit Individualkollimatoren, vorzugsweise Vierfelder-Box-Technik. Randrezidive häufig, deshalb Mitbestrahlung des ursprünglichen, d.h., vor der Chemotherapie vorhandenen Tumorvolumens bis 40 Gy.
  - **Dosis:** Dosiserhöhung um 10 Gy im Zielvolumen gegenüber den herkömmlichen 45 Gy scheint krankheitsfreies und absolutes Überleben zu verbessern. Einzeldosis: 1,8 Gy ($D_{max} \leq 2,15$ Gy), 5 × wöchentlich.

Bei der prophylaktischen Hirnbestrahlung Einzeldosis von 2 Gy nicht überschreiten! Akzelerierte Fraktionierung mit 10 × 3 Gy obsolet wegen Spätwirkungen bei Langzeitüberlebenden.

- **Chemotherapie**
  - Wichtigste Therapie und erster Behandlungsschritt.
  - Wirksame Substanzen: Adriamycin, Methotrexat, Platinverbindungen, CCNU, Cyclophosphamid, Ifosfamid, Etoposid, Vincaalkaloide (Vindesin, Vinblastin).
  - In der Regel Kombinationsbehandlung mit 2–3 Medikamenten in gestaffelten, möglichst nicht kreuzresistenten Zyklen (Medikamente, gegen die nicht gleichzeitig Resistenz besteht).
  - Standardtherapie: 4–6 Behandlungszyklen, z.B. die Kombinationen ACO oder EVA oder PVP-16, IVP-16. Remissionsentwicklung nach 1–2 Zyklen.
  - Remissionsraten etwa 80% (50% komplette Remissionen) im Stadium LD und 60% (25%) im Stadium ED.
  - Beginn der sequentiellen Radiotherapie nach abgeschlossenem ersten oder zweiten Kurs der Chemotherapie. Simultane Radiochemotherapie wäre anzustreben! Wert einer Erhaltungschemotherapie nicht erwiesen.
- **Zusammenfassende Therapieempfehlung**
  - Stadium LD: kombinierte Chemo- und Radiotherapie.
  - Stadium ED: Chemotherapie, Radiotherapie ergänzend als palliative Maßnahme am „Ort der Not".
  - Prophylaktische ZNS-Bestrahlung bei Patienten im Stadium LD und kompletter Remission nach Chemotherapie.

Nebenwirkungen der Radiotherapie

- Zur Mediastinalbestrahlung vgl. Kapitel 25.2 (nichtkleinzellige Karzinome).
- Spätfolgen nach Ganzhirnbestrahlung (Intelligenzeinbuße, psychomotorische Störungen, Hirnödem) zu vernachlässigen, seitdem wieder mit 1,8–2,0 Gy Einzeldosis konventionell fraktioniert wird. 36 Gy als prophylaktische Ganzhirnbestrahlung (keine sichtbaren Hirnmetastasen vorhanden) ausreichend.

Prognose

- Lebenserwartung ohne Therapie 3 Monate, nach erfolgloser Therapie 1,5 Monate.
- Mediane Überlebenszeit nach Chemo-Radiotherapie
  - LD: 12–18 Monate,
  - ED: 6–10 Monate.
- Langzeitüberlebende (> 2 Jahre) nur nach Operation und/oder Radiotherapie, nicht nach alleiniger Chemotherapie.

25

26 Mediastinaltumoren

Übersicht

- Unter Mediastinaltumoren im engeren Sinn versteht man die gutartigen und bösartigen Neubildungen des vorderen, mittleren und hinteren Mediastinums, sofern es sich **nicht um folgende Erkrankungen** handelt (diese werden in den entsprechenden Spezialkapiteln abgehandelt):
  - Maligne Lymphome.
  - Zentrale Lungentumoren.
  - Trachealkarzinome.
  - Ösophaguskarzinome.
  - Metastasen anderer Primärtumoren.
- Entdeckung oftmals zufällig bei Röntgenuntersuchungen oder im fortgeschrittenen Stadium durch Symptome infolge des lokal verdrängenden oder infiltrierenden Tumorwachstums, wie Schluckstörung, venöse Einflußstauung, dumpfer Tumorschmerz, aber auch durch paraneoplastisches Syndrom (malignes Thymom!).

Differentialdiagnose

Die Tumorlokalisation erlaubt differentialdiagnostische Rückschlüsse.
- Vorderes Mediastinum: Tumoren der Schilddrüse, Thymome, Weichteilsarkome, gutartige Tumoren, wie Lipome, Teratome und Dermoide.
- Mittleres Mediastinum: Zysten des Perikards, der Pleura, bronchogene Zysten, Teratome, maligne Lymphome.
- Hinteres Mediastinum: vom Nervengewebe ausgehende Tumoren, Ösophaguszysten und Ösophaguskarzinome.

Diagnostik
- Allgemeine und spezielle Anamnese/körperliche Untersuchung/Basislaboruntersuchungen.

- Bildgebende Verfahren
  - Thoraxaufnahmen in 2 Ebenen, gegebenenfalls rotierende Durchleuchtung (vgl. Abb. 8-6).
  - CT des Mediastinums (und Oberbauchs) als konkurrenzloses Staging-Verfahren hat die konventionelle Hilus- und Mediastinaltomographie verdrängt (vgl. Abb. 8-7 und 26-1).
  - Skelettszintigraphie bei malignen Thymomen und Weichteilsarkomen.
  - Lebersonographie zum Metastasenausschluß.
- Mediastinoskopie.
- Anteriore oder mediane Probethorakotomie im Zeitalter der CT und MRT sind die absolute Ausnahme.

Tumorklassifikation
- Es gibt keine TNM-Klassifikation für die verschiedenen Mediastinaltumoren.
- Die Klassifikation kann für die epithelialen Thymustumoren entsprechend einem Vorschlag von BERGH erfolgen:
  Stadium I: allseits intakte Tumorkapsel. Tumorinfiltration **in** die Kapsel, aber kein Kapseldurchbruch,
  Stadium II: kapselüberschreitendes Tumorwachstum in das mediastinale Fettgewebe,
  Stadium III: invasives Tumorwachstum in Nachbarorgane und/oder intrathorakale Metastasen.

26.1 Maligne Thymome

Allgemeines
- Häufigste Mediastinaltumoren.
- Prognose richtet sich nach dem Ausbreitungsverhalten: 1/3 der Fälle

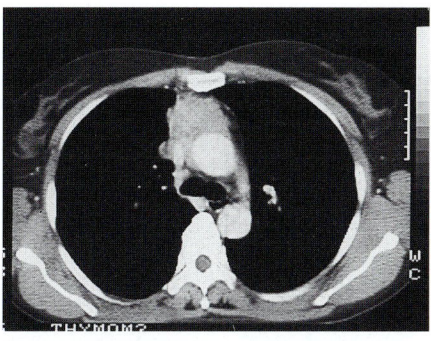

a

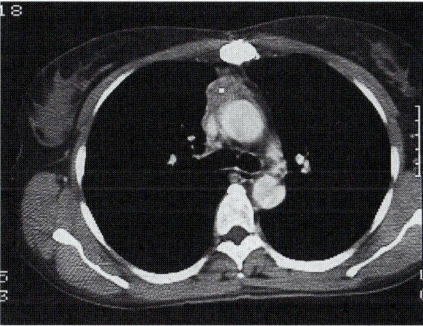

b

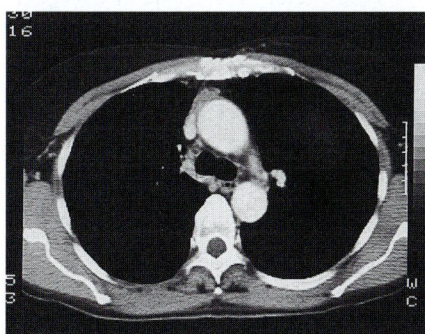

c

Abb. 26-1 Computertomographische Verlaufskontrolle eines malignen Thymoms unter Strahlentherapie (postoperativer Befund).
a) 11/89: postoperativer Befund vor Radiotherapie: retrosternale Raumforderung von 5 × 4 cm.
b) 4/90: Bestrahlungsabschluß (Tumorrückbildung um > 50%).
c) 4/92: zwei Jahre nach Strahlentherapie noch vollständige Tumorrückbildung. Keine Chemotherapie.

wächst in das Perikard, in die Pleura oder Lunge ein.
- Histologische Klassifizierung oftmals erst während der Operation möglich (Thorakotomie vielfach als Notfallmaßnahme unumgänglich).

Histologische Klassifikation

Die gängigste Einteilung der malignen Thymome basiert auf pathohistologischen Kriterien:
- Lymphozytisches Thymom.
- Epitheliales Thymom.
- Gemischtes (lymphoepitheliales) Thymom.
- Spindelzelliges Thymom.

Therapie

- **Chirurgie**
  – Die transthorakale, möglichst komplette chirurgische Exstirpation des Tumors, unabhängig von seinem Invasionsgrad, ist die Behandlung der ersten Wahl.
  – Die Prognose für abgekapselte, nichtinvasive Thymome, die nicht mit einer Myasthenia gravis (60% aller Thymome) vergesellschaftet sind, ist ausgezeichnet.
  – Die operativen Ergebnisse für invasive Tumoren, unabhängig vom Vorhandensein einer Myasthenia gravis, sind schlecht.
- **Radiotherapie**
  – Ausgezeichnete postoperative Zusatztherapie bei invasiven Thymomen (vgl. Abb. 26-1). Thymome besitzen im allgemeinen eine gute Strahlensensibilität.
  – Postoperative Strahlentherapie ab Stadium II unverzichtbar, auch in einigen Fällen des Stadiums III angezeigt. Kontroverse Meinungen zur Indikation nach kompletter Tumorentfernung (für gewöhnlich Stadium I).
  – Präoperative Radiotherapie bei bereits präoperativ feststehendem Sta-

26

dium III sinnvoll: Tumorinvasion in die großen Gefäße, den Herzbeutel etc. kann sich zurückbilden, und ein operables Stadium kann erreicht werden.

– **Zielvolumen:** gesamtes Mediastinum und Teil der beteiligten Lunge. Boost auf umschriebene Risikobezirke nach R1/R2-Resektion.

– **Technik:** individuelle Position, Kollimation und Gewichtung der Bestrahlungsfelder anhand von CT-Schnitten (Abb. 26-2). Einfach, sicher und effektiv: 4-Felder-Box. Eventuell Rotationsbestrahlung des Boosts.

– **Dosis:** prä- und postoperativ 45–50 Gy im Zielvolumen, Einzeldosis 1,8–2,0 Gy am Referenzpunkt ($D_{max} \leq 2,15$ Gy), 5 × wöchentlich. Boost: 10–15 Gy.

• **Chemotherapie**
– Geringe Erfahrungen, vermutlich kein Gewinn zu erwarten.
– Wirksame Substanzen: CAP (Cyclophosphamid, Adriamycin, Cisplatin) und CAV (Vincristin statt Cisplatin).
– Bei Fernmetastasen palliative Chemotherapie.

Nebenwirkungen der Radiotherapie

• Bei der vorgeschlagenen Einzel- und Gesamtdosierung unwesentlich (vgl. Kap. 25.2).
• Nach ausgedehnten thoraxchirurgischen Eingriffen Risiko für Perikarditis, koronare Verschlußkrankheit, Myokarditis und Lungenfibrose erhöht.

Prognose

• Prognostische Faktoren sind die Invasivität (Malignität), das Vorhandensein einer Myasthenia gravis als paraneoplastisches Syndrom und Fernmetastasen. Der histologische Subtyp spielt prognostisch keine Rolle.

• Nichtinvasive (benigne) Thymome: 5- und 10-Jahres-Überlebensrate von 80–90% bzw. 70–90%.
• Invasive (maligne) Thymome: 5- und 10-Jahres-Überlebensrate von 50–60% bzw. 30%.
• Stadium III: 5-Jahres-Überlebensrate < 50%.

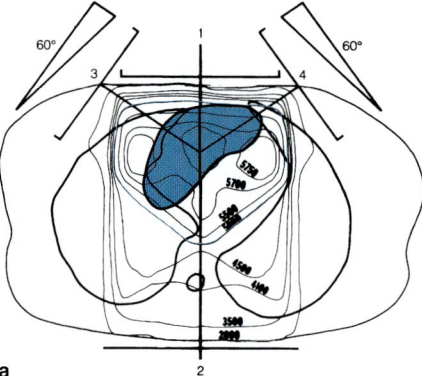

a

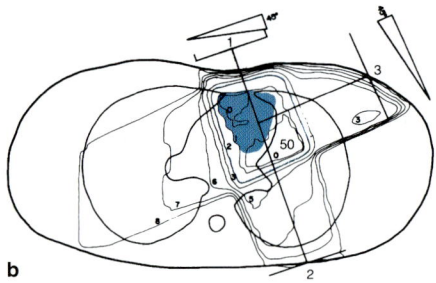

b

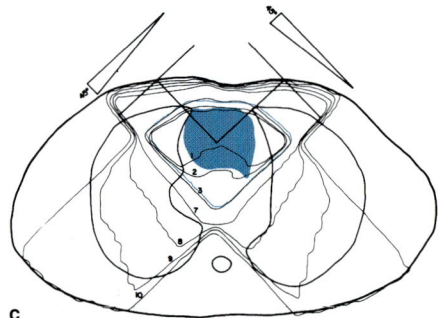

c

26.2 Andere Mediastinaltumoren

- Die anderen Mediastinaltumoren sind außerordentlich selten, wenn man von den retrosternal wachsenden Schilddrüsentumoren, den malignen Lymphomen, den Ösophaguskarzinomen und den Trachealkarzinomen einmal absieht.

- Die Teratome bilden noch den größten Anteil neben den übrigen benignen und malignen Tumoren (s. o., Differentialdiagnose).
- Im Kindesalter dominieren die Tumoren des hinteren Mediastinums (Neuroblastome).
- Sekundärtumoren (Metastasen) werden hier nicht besprochen.

26

◄ **Abb. 26-2** Bestrahlungstechniken bei malignem Thymom nach B. EMAMI (1987). 50-Gy-Isodose um den Tumor besonders hervorgehoben.
- **a)** 4-Felder-Technik. ap/pa-Felder bis 43 Gy, 2:1 gewichtet. Dann Felder 3 und 4 als Boost mit Keilfiltern.
- **b)** 3-Felder-Box mit Keilfiltertechnik. Nur der Primärtumor wird bestrahlt.
- **c)** Bestrahlung des vorderen Mediastinums mit zwei gewinkelten Feldern und Keilfiltertechnik.
- **d)** (Nicht dargestellt) Abänderung von Plan a: ap/pa-Felder 2:1 gewichtet bis 30 Gy. Weitere Dosierung über seitliche Felder, ap/ds/sd-Kombination oder gemäß Plan c.

27 Mammakarzinom

Epidemiologie

- Häufigster maligner Tumor der Frau, 25% der gesamten weiblichen Krebssterblichkeit.
- Inzidenz stark schwankend: im Mittel 75/100000 Frauen pro Jahr (90 in USA, Deutschland, Schweiz und Österreich, nur < 20 in Japan und Entwicklungs- bzw. Schwellenländern).
- 1/100000 Männer pro Jahr betroffen.
- Erkrankungsgipfel zwischen dem 50. und 70. Lebensjahr (> 70%), selten vor dem 30. Lebensjahr.

Ätiologie

- Vermutet: Fette (Adipositas), Hormone (längere Östrogenexposition durch frühere Menarche und spätere Menopause), Viren, genetische Faktoren (BRCA I-, BRCA II-, BRCA III-Onkogene).
- Tabelle 27-1 stellt bekannte Risikofaktoren beim Mammakarzinom zusammen: familiäre Belastung, Alter bei der ersten Geburt, Menarchenalter, frühere Karzinome der Brust oder im gynäkologischen Bereich u. a.

Symptomatologie

- Tastbare Knoten in der Brust, zu 80% durch die Patientinnen selbst bemerkt.
- Schmerzen, Druck, Spannungsgefühl und diffuse Verhärtung der Brust.
- Orangenhaut, Entzündung, Einziehung der Haut.
- Einziehung, Verlagerung oder Formveränderung der Mamille.
- Sekretion aus der Mamille.
- Lymphknotenvergrößerungen, sehr selten als Leitsymptom (Erstmanifestation des Karzinoms).
- Allgemeinsymptome durch Fernmetastasen.

Diagnostik

- Tripeldiagnostik
  - Inspektion, Palpation, Prüfung der Mamillensekretion,
  - Mammographie (immer beidseits), heute auch schon MRT-Mammographie,
  - Drillbiopsie (seltener: Feinnadelpunktion).
- Wichtigstes und beweisendes Diagnostikum: Tumorexstirpation, nach Mög-

Tabelle 27-1 Bekannte Risikofaktoren beim Mammakarzinom.

Faktor	Risiko		relatives Risiko (geschätzt)
	hoch	gering	
familiäre Belastung	Mutter/Schwester	nicht bekannt	
	1 Person		3 ×
	2 Personen		9 ×
Familienstand	ledig	verheiratet	2 ×
Alter bei 1. Geburt	älter (> 35 J.)	jünger (< 20 J.)	3 ×
Menarche	früh (< 12 J.)	spät (> 16 J.)	2 ×
proliferierende Mastopathie	ja	nein	5 ×
ionisierende Strahlen	> 90 cGy	< 90 cGy	5 ×
frühere Adenokarzinome			
– Brust	ja	nein	5 ×
– gynäkologisch/kolorektal	ja	nein	3 ×

lichkeit im Gesunden, zur histologischen Sicherung.

- Weiterführende Untersuchungen:
  - Lage und Nachbarschaftsbeziehung des Tumors in der Brust.
  - Lymphknotenbefall in der Achselhöhle und dessen topographische Zuordnung (3 Lymphknotenebenen).
  - Bestimmung der Hormonrezeptoren (für Östrogene und Progesteron) im Primärtumor und in eventuellen Lymphknotenmetastasen (positiver Befund: > 10 fmol).

Histologie

- Intraduktale oder intralobuläre Entstehung.
- Nichtinvasive Karzinome: Das CLIS (Carcinoma lobulare in situ) ist häufig nur eine Epithelatypie und beidseitig. Das DCIS (duktales Carcinoma in situ) ist ein intraepitheliales Karzinom und häufig schon okkult infiltriert, also kein präinvasives Karzinom mehr.
- Invasive Karzinome: weit überwiegend Adenokarzinome verschiedener Spielarten (medullär, papillär, kribriform, muzinös etc.), sehr selten Plattenepithelkarzinome.

Ausbreitung

- Lokal infiltrierend in und durch die Brustwand und entlang der Lymphspalten der Haut.
- Lymphogen aus den äußeren Quadranten in die Achselhöhle, aus den inneren Quadranten auch in die parasternalen Lymphknoten.
- Hämatogen (oft auch ohne Lymphknotenbefall) in das Skelett (Skelett-Typ = günstigere Prognose) oder in Leber, Lunge, Gehirn, Ovar etc. (viszeraler Typ = schlechtere Prognose).

Ausbreitungsdiagnostik

- Bildgebende Diagnostik:
  - Thoraxaufnahmen in 2 Ebenen.
  - Mammographie der Gegenseite.
  - Skelettszintigraphie (gezielte Skelettröntgenaufnahmen bei verdächtigen Befunden oder bei Skelettschmerzen).
  - Sonographie der Leber.
- Labordiagnostik
  - Kleines Blutbild und Basisserumchemie.
  - Tumormarker CEA, CA 15-3 und CA-125.
- Weiterführende Diagnostik
  - CT des Abdomens und des Schädels nicht zwingend.
  - Aussagefähigkeit der Knochenmarkpunktion noch nicht definiert (Nachweis okkulter Metastasen mit Hilfe monoklonaler Antikörper).

27.1 Primärbehandlung

Tumorklassifikation

- Tabelle 27-2 bringt die TNM-Klassifikation der Mammakarzinome in Kurzfassung. Dazu die folgenden Anmerkungen:
  - Die Brustwand schließt die Rippen, die Interkostalmuskeln und den vorderen Serratusmuskel ein, nicht aber die Pektoralismuskulatur.
  - Die regionalen Lymphknoten sind die ipsilateralen axillären Lymphknoten aller drei Ebenen, die intrapektoralen (ROTTER) sowie die ipsilateralen retrosternalen Lymphknoten entlang der A. mammaria interna (Abb. 27-1).
  - Jede andere Lymphknotenmetastase (z. B. supraklavikulär, zervikal oder kontralateral) wird als Fernmetastase (M1) klassifiziert.

Therapie

- Chirurgie
  - Jedes Mammakarzinom wird primär kurativ (im Gesunden) exstirpiert. Ausnahmen: inflammatori-

Tabelle 27-2 TNM-Stadieneinteilung des Mammakarzinoms gemäß UICC (1987), p = pathohistologisch gesichert.

Tis	in situ			
T1	≤ 2 cm Tumordurchmesser			
	T1a	≤ 0,5 cm		
	T1b	> 0,5–1 cm		
	T1c	> 1–2 cm		
T2		2–5 cm Tumordurchmesser		
T3		> 5 cm Tumordurchmesser		
T4		Infiltration von Brustwand/Haut		
	T4a	Brustwand		
	T4b	Hautödem/Ulzeration, Satellitenknoten der Haut		
	T4c	a und b		
	T4d	entzündliches Karzinom		
N1		beweglich axillär	pN1	
			pN1a	nur Mikrometastasen ≤ 0,2 cm
			pN1b	Makrometastasen
			i	1–3 Lymphknoten, > 0,2 cm bis < 2 cm
			ii	≥ 4 Lymphknoten, > 0,2 cm bis < 2 cm
			iii	Kapseldurchbruch, < 2 cm
			iv	Kapseldurchbruch, ≥ 2 cm
N2		fixiert axillär	pN2	
N3		retrosternale Lymph- knotenmetastasen	pN3	

sches Mammakarzinom, ausgedehnt exulzerierendes Mammakarzinom, internistische Inoperabilität (Alter).

– Brusterhaltende Operationen (Tumorektomie, Segmentektomie, Quadrantektomie) mit obligatorischer Nachbestrahlung inzwischen etabliert bei Primärtumoren bis ca. 3 cm im Durchmesser. Entscheidend für die Kosmetik ist weniger die Primärtumorgröße als vielmehr das Tumor-Brust-Verhältnis. In jedem Fall: Tumorektomie im Gesunden!

– Die „eingeschränkt radikale Mastektomie" nach PATEY gilt leider für die Mehrheit der Operateure noch als Standardoperation.

– Sorgfältige Exploration/pathologisches Staging der Achselhöhle, unabhängig vom Ausmaß der Operation am Primärtumor: 8–10 Lymphknoten müssen entfernt und untersucht werden.

– Hormonrezeptorbestimmung (s.o.) im Primärtumor und in eventuellen Lymphknotenmetastasen.

• Postoperative Radiotherapie
– **Nach brusterhaltenden Operationen**, unabhängig von der Größe des Eingriffs immer.

– Nach Mastektomie bei Tumorstadien T1 und T2 mit Faszien- oder Muskelinfiltration und Hauteinziehung, generell bei T3 und T4.

– Bestrahlung des **parasternalen und supraklavikulären Lymphabflußgebiets** bei zentralem und medialem Tumorsitz (unabhängig vom axillären Lymphknotenbefall) und bei axillärem Lymphknotenbefall (unabhängig vom Tumorsitz in der Brust).

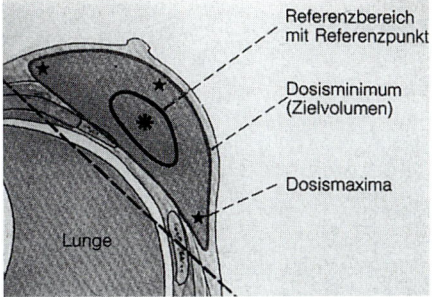

Abb. 27-2 Dosierungskonzept an der Brust: 1,8 Gy (gesamt 50 Gy) in Brustmitte am Referenzpunkt (2 cm unter der Haut). Dosismaxima von mehr als 10% (Linac) und 20% (Telekobalt) sind nicht statthaft.

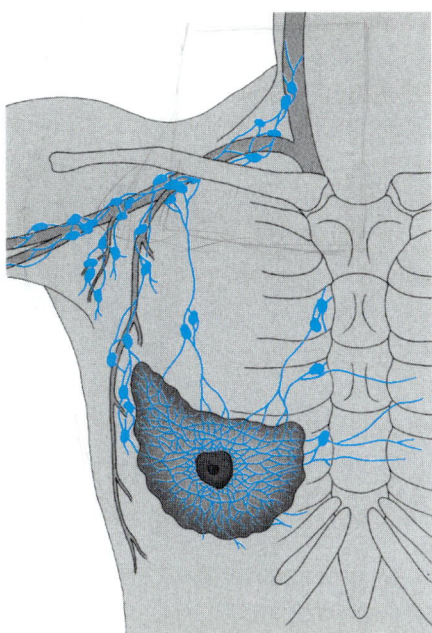

Abb. 27-1 Lymphogene Metastasierung des Brustkrebses: Die lateralen Quadranten der Brust drainieren in die axillären, die medialen in die retrosternalen Lymphknoten. Befall der supraklavikulären Lymphknoten gilt als Fernmetastasierung. Beachte die direkte Lymphbahn in die infraklavikulären (ROTTERschen) Lymphknoten!

– Bestrahlung der Achselhöhle nur bei ausgedehntem Befall (> 10 befallene Lymphknoten und/oder Tumordurchbruch durch die Lymphknotenkapsel) diskutabel oder nach unzureichender Achselhöhlenexploration (< 8 untersuchte Lymphknoten).

– **Technik**
Brustwand: zangenförmige Bestrahlung mit 4–6-MV-Photonen oder Mischtechnik mit Elektronen 10–12 MeV (Eindringtiefe mit CT oder Ultraschall festlegen!) oder Photonen-Bewegungsbestrahlung.
Parasternalregion: direktes Stehfeld, halbe Dosis mit Photonen, halbe

Dosis mit Elektronen 10–15 MeV (Tiefenlokalisation mit CT).
Supraklavikularregion: Photonen-Stehfelder.

– **Dosis:** in der erhaltenen Brust: 50 Gy mit 1,8 Gy Einzeldosis, 5 × wöchentlich am Referenzpunkt in Brustmitte, 45 Gy auf der das Zielvolumen umschließenden Isodose (Abb. 27-2).

– **Boost:** im allgemeinen nach Segment- oder Quadrantenresektion nicht nötig. Indiziert nach Tumorektomie oder generell bei ausgedehntem In-situ-Anteil (EIC = extensive intraductal component) oder bei nicht eindeutiger R0-Resektion: Dosis 10–20 Gy.
Technik: entweder direktes Elektronenfeld (ca. 6 × 6 cm) oder interstitielle Afterloading-Bestrahlung (Abb. 27-3).

– **Lymphabflußgebiet (parasternal +/- supraklavikulär):** Dosis: 50 Gy mit 1,8–2 Gy Einzeldosis, 5 × wöchentlich. Bei tastbaren Knoten supraklavikulär: Boost mit 5–10 Gy (Gegenfeldbestrahlung dann von Anfang an zwingend).

– **Nach Mastektomie:** 50 Gy Zielvolumendosis an Brustwand und

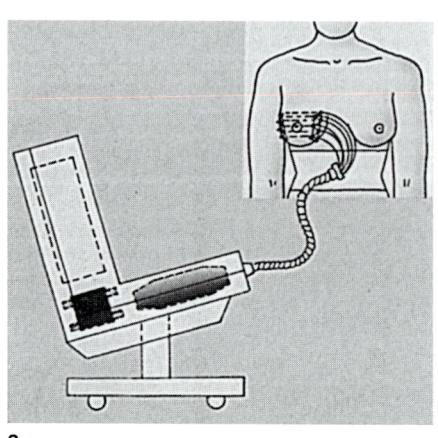
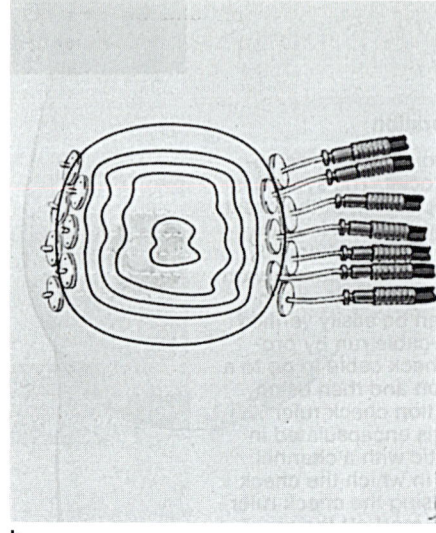

a   b

Abb. 27-3 Interstitielle Dosisaufsättigung (Boost) bei der brusterhaltenden Behandlung des Mammakarzinoms.
a) Anschluß am Afterloading-System,
b) ^{192}Ir-Ketten in Großaufnahme.

Lymphabflußgebiet. Boosterung einer eventuellen Risikoregion bis 60–65 Gy, ED: 1,8–2 Gy.

- Radiochemotherapie
  – Sequentielle oder simultane Radiochemotherapie bei inflammatorischem Mammakarzinom oder ausgedehnt exulzerierendem Tumor.
  – Anschließende Mastektomie zu erwägen, sofern keine Fernmetastasen auffindbar.
- Chemotherapie/Hormontherapie
  – Wirksame Kombinationen: CMF (Cyclophosphamid, Methotrexat, 5-Fluorouracil), EC (Epirubicin, Cyclophosphamid), MMM (Mitoxantron, Mitomycin C, Methotrexat).
  – Indikation zur adjuvanten Chemotherapie bei prä- und perimenopausalen Frauen mit 1–3 befallenen Achsellymphknoten.

– Bei rezeptornegativen prämenopausalen Patientinnen ohne axillären Lymphknotenbefall (pN0) wird gegenwärtig die Indikation zur adjuvanten Chemotherapie geprüft.
– Indikation zur adjuvanten Antiöstrogentherapie (20 mg Tamoxifen/Tag) bei postmenopausalen rezeptorpositiven Patientinnen mit begrenztem Lymphknotenbefall.
– Alle anderen Einsatzmöglichkeiten der Hormon- und Chemotherapie in der Prä- oder Postmenopause bei fehlendem, mäßigem oder starkem Lymphknotenbefall und ihre jeweilige Kombinationen sind experimenteller Art und von fraglichem Wert.

Nebenwirkungen der Radiotherapie

- Im allgemeinen wesentlich überschätzt. Großteil der Patientinnen völlig beschwerdefrei und im Falle der Brusterhaltung mit befriedigendem bis sehr gutem kosmetischen Ergebnis.

- Lungenmantelfibrose, Rippenreizungen bzw. -frakturen, Lymphödem des Arms und Plexusschädigung in weit unter 1% der Fälle, adäquate Technik und Dosierung vorausgesetzt.
- Ödem, Pigmentierung und Fibrose der belassenen Brust verstärkt nach Chemotherapie, bei alkohol- und nikotinkonsumierenden Patientinnen und nach zu hoher Gesamt- und Einzeldosis (> 2 Gy).
- Geringfügige Einschränkung der Knochenmarkreserve für eine „mitlaufende" oder später folgende Chemotherapie.

Prognose

- 10-Jahres-Rezidivfreiheit zwischen 18 und 75% und 10-Jahres-Gesamtüberlebensraten zwischen 22 und 80%, abhängig vom axillären Lymphknotenstatus und von der Tumorgröße.
- Positiver Hormonrezeptor-Status korrigiert innerhalb derselben TN-Kategorie die Prognose nach oben, ein negativer Rezeptor-Status nach unten.
- Das Menopausenalter hat sich nicht als unabhängiger prognostischer Parameter bestätigt, denn prämenopausale Patientinnen sind häufig hormonrezeptornegativ, postmenopausale häufig rezeptorpositiv.
- Lokoregionale Rezidive, ossäre und viszerale Fernmetastasen treten nicht selten erst nach 5, 10 und mehr Jahren auf. Nach 25 Jahren sterben noch 20% der Patientinnen an Metastasen ihres Mammakarzinoms.

27.2 Lokales und lokoregionales Rezidiv

Systematik

- Lokalrezidive teilt man in Narbenrezidive (Tumorknoten in der Narbe, günstige Prognose) und Brustwandrezidive ein.
- Keine Lokalrezidive sind: ausgedehnter „Cancer en cuirasse" (Lymphangiosis carcinomatosa), inflammatorische Brustwandrezidive oder ein isolierter, homolateraler maligner Pleuraerguß. Dies sind Zeichen der hämatogenen Metastasierung.
- Regionale Rezidive gehen von tumorbefallenen Lymphknoten in der Achselhöhle oder entlang der A. mammaria interna aus.
- Ein Befall der supraklavikulären Lymphknoten gilt als Fernmetastasierung.

Risiko-Einteilung

- Niedrigrisiko-Gruppe: rezeptorpositive Patientinnen; postoperatives tumorfreies Intervall > 2 Jahre; nicht mehr als drei Tumorherde, jeweils < 3 cm im Durchmesser.
- Hochrisiko-Gruppe: rezeptornegative Patientinnen; postoperatives tumorfreies Intervall < 2 Jahre; mehr als drei Tumorherde oder Tumorherde > 3 cm im Durchmesser (Schweiz. Arbeitsgruppe f. Klinische Krebsforschung).

Diagnostik

- Bioptische/histologische Sicherung.
- Bestimmung der Hormonrezeptoren.
- Metastasendiagnostik wegen häufig bereits vorhandener Fernmetastasen:
  - Thoraxaufnahmen in 2 Ebenen,
  - Lebersonographie,
  - Skelettszintigraphie/Skelettröntgen suspekter Herde,
  - Knochenmarkhistologie.

Therapie

- Chirurgische Sanierung: wenn immer

möglich, histologisch R0 anzustreben. In allen diesen Fällen postoperative Radiotherapie erforderlich; bei „high risk"-Patientinnen auch Chemotherapie zu erwägen.

- Lokalisierte, operierte und inoperable Rezidive werden bestrahlt. Zielvolumen sind die Brustwand und das regionale Lymphabflußgebiet inklusive Supraklavikularregion.
- **Zielvolumendosis:** > 50 Gy, individuell adaptiert.
- Ausgedehnte lokoregionale Rezidive erhalten eine simultane Radiochemotherapie, z.B. mit CMF oder Cisplatin und 5-FU.
- Wert einer adjuvanten Chemo- oder Hormontherapie noch nicht bekannt.

Prognose

- Bei 50% der Patientinnen manifestiert sich innerhalb eines Jahres, bei 70–80% innerhalb von zwei Jahren die Fernmetastasierung.
- 20–25% der Patientinnen leben nach saniertem lokoregionalen Rezidiv 5 Jahre.
- Langfristige Heilungen möglich, vor allem bei Narbenrezidiven und „low risk"-Situationen mit langem symptomfreien, postoperativen Intervall.

27.3 Systemisch metastasiertes Mammakarzinom

Allgemeines

- Etwa 60% aller kurativ operierten, eventuell postoperativ bestrahlten und adjuvant chemo- bzw. hormontherapierten Patientinnen erleben im weiteren Verlauf systemische Metastasen, vorwiegend im Skelett, in Haut, Lymphknoten, Lunge und Leber.
- Patientinnen mit metastasiertem Mammakarzinom sind nicht mehr heilbar. Operative, radiotherapeutische und chemotherapeutische Mög-

lichkeiten müssen ökonomisch und zurückhaltend eingesetzt werden. Oberstes Ziel ist eine beschwerdefreie Patientin.

- Bei zwei Drittel aller Patientinnen lassen sich objektivierbare Tumorrückbildungen von zwei- bis mehrjähriger Dauer erzielen.

Risikogruppen

- Hochrisiko-Gruppe (high risk): Metastasierung in viszerale Organe, tumorfreies postoperatives Intervall < 2 Jahre, schnelle Wachstumskinetik, schlechter Allgemeinzustand, Hormonrezeptoren negativ, Lebensalter < 55 Jahre.
- Niedrigrisiko-Gruppe (low risk): Metastasen in Haut, Lymphknoten, Pleura, Skelett, tumorfreies postoperatives Intervall ≥ 2 Jahre, langsame Wachstumskinetik, guter Allgemeinzustand, hochpositive Hormonrezeptoren und Patientinnenalter > 55 Jahre.

Diagnostik

- Individualisierte onkologische Diagnostik zur Bilanzierung (Festlegung von Verlaufsparametern).
- Ausschluß von komplizierenden internistischen Begleiterkrankungen.
- Ausschluß einer Frakturgefahr im Skelettbereich.

Therapie

- Hormontherapie
  - Einsatz bei „low risk"-Patientinnen.
  - Therapie: bis zur dokumentierten Tumorprogression (zumindest aber 5 Jahre).
  - Mittlere Remissionsdauer: 10–12 Monate.
  - Methoden der Hormontherapie: Antiöstrogene (Tamoxifen), Aromatasehemmer als Second-Line-Therapie (Aminoglutethimid = Orimethen / spezifischer: Formestan = Lentaron i.m. oder Anastrozol =

Arimidex oral), Gestagene (Medroxy-Progesteronacetat, Megestrolacetat).

- Zytostatische Chemotherapie
  - Einsatz bei „high risk"-Patientinnen.
  - Therapie bis zur dokumentierten Progression (in Einzelfällen Therapieende nach 6–12 Zyklen bei stabiler Remission).
  - Mittlere Remissionsdauer: 8–10 Monate.
  - Verfügbare Mittel: vgl. Kapitel 27.1.
- Radiotherapie
  - Frakturgefährdete Skelettmetastasen: 10–12 × 3 Gy ZV-Dosis in 2–3 Wochen an nichttragenden Skelettabschnitten bzw. bei schlechter Lebenserwartung, sonst 40–50 Gy ZV-Dosis in konventioneller Fraktionierung (→ bessere Rekalzifizierung).
  - Postoperative Radiotherapie nach stabilisierender Operation mit gleicher Dosierung.

- Hirnmetastasen: Ganzhirnbestrahlung mit 40 Gy (2 Gy Einzeldosis, unter Umständen lokaler Boost) bei Patientinnen mit relativ günstiger Prognose, sonst 10–12 × 3 Gy.

Prognose
- Mittlere Remissionsdauer pro erfolgreicher Therapiephase: knapp 1 Jahr.
- Mittlere Überlebenszeit ab generalisierter Metastasierung und erfolgreich gestaffelter Therapie: > 2 Jahre.
- Patientinnen, die in eine Remission kommen, leben zu einem Drittel > 3 Jahre, 15% > 5 Jahre.
- „Low risk"-Frauen leben länger als „high risk"-Patientinnen.
- Grundsatz: Nur die Remission bringt Überlebensgewinn. D.h., daß eine erfolglose Chemotherapie nicht fortgesetzt und nicht durch eine andere, ebensowenig erfolgversprechende ersetzt werden sollte.

27

28   Gastrointestinale Tumoren

28.1 Ösophaguskarzinom

Häufigkeit/Inzidenz

- Große geographische Unterschiede wie bei keinem anderen Tumor (ethnographische und sozioökonomische Gründe).
- Inzidenz in Deutschland, Österreich, der Schweiz und den USA (weiße Bevölkerung) 5/100000 bei Männern und 1,6/100000 bei Frauen (Geschlechtsverhältnis 3:1). Schwarze Bevölkerung der USA 16,9 bzw. 4,5/100000. Noch höhere Inzidenz in China, dem Iran und Zentralafrika.

Ätiologie

- Zusammenhang mit hochprozentigem Alkohol- und Tabakabusus (Verschlucken von Rückständen).
- Heiße Getränke oder Speisen, Nitrosamine.
- Unterernährung, PLUMMER-VINSON-Syndrom (Schmerzen beim Schlucken infolge Atrophie der Schleimhaut von Rachen und Speiseröhre).
- Verätzungen, Endobrachyösophagus (englisch: BARRETT's esophagus = Geschwüre und Schrumpfung des distalen Ösophagus wegen Auskleidung mit Magen- oder Dünndarmschleimhaut).

Symptomatologie

- Schluckstörungen (zuerst für Fleisch), Gewichtsabnahme, Bluterbrechen.
- Spätsymptome sind Schmerzen (hinter der Brust, zwischen den Schulterblättern = Mediastinalinfiltration), Heiserkeit und Husten.

Histologie

Plattenepithelkarzinome (90%); Adenokarzinome, adenoid-zystische Karzinome sowie andere recht selten.

Ausbreitungsmuster

- Direkte Invasion in das Mediastinum, das Tracheobronchialsystem (Fisteln) und die großen Gefäße.
- Lymphknotenmetastasen sehr frühzeitig (> 70%), und zwar unabhängig vom Primärtumorsitz in den supraklavikulären, oberen/mittleren/unteren mediastinalen und oberen abdominalen (zöliakalen) Lymphknoten.
- Hämatogene Metastasen in Leber, Lunge und Skelett.

Diagnostik

- Primärtumor
  - Ösophagoskopie mit gezielter Biopsie,
  - Ösophaguskontrastmittelpassage (vgl. Abb. 8-9),
  - Endosonographie (Bestimmung der Tumordicke bzw. Infiltrationstiefe).
- Ausbreitungsdiagnostik
  - Basislaboruntersuchungen (Leber!),
  - Thorax-Röntgen in 2 Ebenen,
  - Computertomographie von Thorax, Mediastinum (und Oberbauch),
  - Oberbauchsonographie.

Tumorklassifikation (pTNM)

- Primärtumor
  Tis: Carcinoma in situ.
  T1: Tumor infiltriert Lamina propria oder Submukosa.
  T2: Tumor infiltriert Muscularis propria.
  T3: Tumor durchsetzt die gesamte Ösophaguswand und infiltriert Adventitia.
  T4: Tumor infiltriert Nachbarstrukturen
- Regionale Lymphknoten
  Nx: regionale Lymphknoten können nicht beurteilt werden.

N0: keine regionalen Lymphknoten-metastasen.

N1: regionale Lymphknotenmetasta-sen.

- Fernmetastasen

M0: Keine Fernmetastasen.

M1: Fernmetastasen vorhanden oder Lymphknotenmetastasen jeweils der regionalen Lymphknotensta-tionen, z. B. am Truncus coeliacus.

Therapie

- Grundsätzlich ist jede Therapie, gleichgültig ob chirurgisch, radiothera-peutisch oder chemotherapeutisch, we-gen der frühzeitig einsetzenden lym-phogenen und hämatogenen Metasta-sierung als palliativ anzusehen.
- Die kleinen, nichtmetastasierten, oft-mals durch Zufall entdeckten Karzino-me (T1–2N0) sind chirurgisch und (weniger sicher) radiotherapeutisch heilbar: kurative Behandlung.
- Tumoren des mittleren und unteren Ösophagusdrittels werden mit der ab-dominothorakalen **Ösophagusexstirpa-tion** behandelt, die Passage durch Magen- oder Dickdarmhochzug wie-derhergestellt.
- Karzinome im oberen Drittel wegen zu kurzer Distanz bis zum Ösophagus-mund häufig inoperabel, kommen zur **Radiotherapie/Radiochemotherapie**.
- Bei „kurativem Ansatz", d. h., klinisch okkulten Lymphknoten- und Fernme-tastasen, sind chirurgische und radio-therapeutische Verfahren gleichwer-tig.
- **Palliative Therapie** (bei bereits prä-operativ bekannten Lymphknoten-und Fernmetastasen):
  - Radiotherapie / Radiochemothera-pie der Primärtumorregion (läng-stes symptomfreies Intervall).
  - Bougierung, endoskopische Tumor-abtragung mit Laser, Afterloading-Bestrahlung.
  - Stentimplantation (Endoprothese).
  - Am sinnvollsten: Kombinationsbe-handlung aus Laserabtragung, Af-terloading-Therapie, perkutaner Radiotherapie und gegebenenfalls Stenteinsatz.
- Wichtigste **Supportivbehandlung**: ente-rale Ernährung sicherstellen mit PEG, sonst parenterale Ernährung.

Radiotherapie

- Kurativ bei kleinen Tumoren, nahezu gleich effektiv wie Operation. Thera-pie der Wahl bei allen inoperablen Situationen.
- **Zielvolumen:** Primärtumor mit 3 cm Sicherheitssaum longitudinal und 2 cm lateral; Lymphabflußbestrahlung (su-praklavikulär, mediastinal, Ober-bauch) bei palliativen Indikationen ohne nachgewiesenen Überlebensvor-teil.
- **Technik**
  - Rotationsbestrahlung (nur zur Lo-kaltherapie, z. B. Boost).
  - vd/dv-Stehfelder bis Rückenmark-toleranz, dann seitlich opponieren-de oder als „Mercedes-Stern" ange-ordnete Felder (Abb. 28-1).
  - 3-Felder-Technik (vgl. Abb. 28-1).
  - Boost im HDR-Afterloading-Ver-fahren (Abb. 28-2).
- **Dosis:** 50 Gy (palliativ), 60–70 Gy („kurativer Ansatz") im Zielvolumen. 1,8 Gy (Maximum 2,0 Gy) Einzeldosis. Afterloading-Boost: $3-6 \times 6$ Gy/5 mm Gewebetiefe.
- **Radiochemotherapie:** simultan 5-Fluo-rouracil (5-FU) und Cisplatin in der ersten und fünften Bestrahlungs-woche. Dadurch höhere Remissions-raten, aber kein nachgewiesener Über-lebensvorteil.

Prognose

- Allgemein schlecht: 5-Jahres-Über-lebensraten um 15–20% nach kura-tiver Tumorresektion (55–60% nach 2 Jahren).

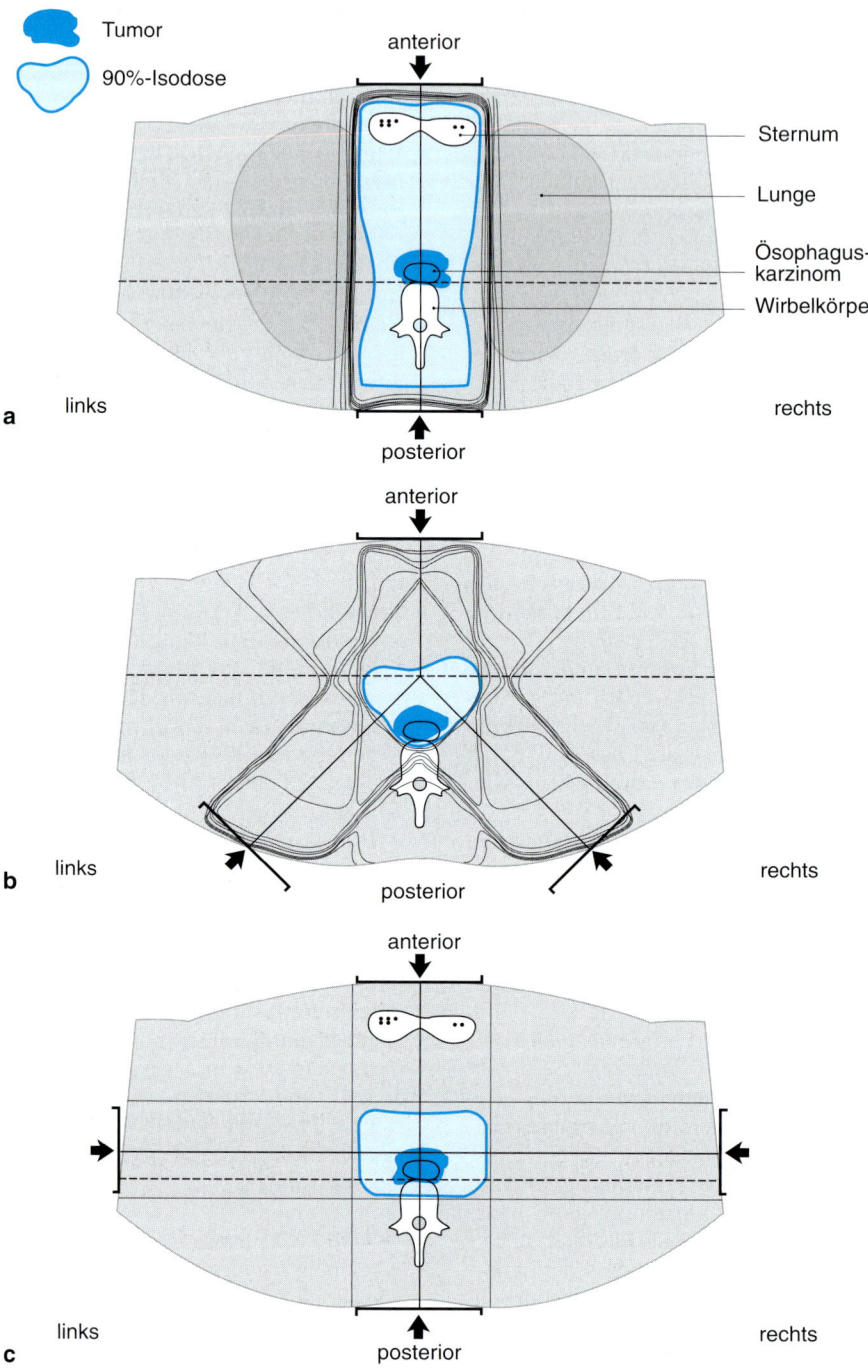

Tumor

90%-Isodose

anterior

Sternum

Lunge

Ösophagus-
karzinom

Wirbelkörper

a links

posterior

rechts

anterior

b links

posterior

rechts

anterior

c links

posterior

rechts

– Gute Prognose nur bei zufällig bzw. bei Vorsorgeuntersuchungen entdeckten limitierten Karzinomen.
– Palliative Radiotherapie: mediane Überlebenszeit beträgt 12 Monate.

28.2 Magenkarzinom

Häufigkeit

- In Europa stark rückläufige Erkrankung.
- Inzidenz: 12–15/100 000 pro Jahr, Bevorzugung des männlichen gegenüber dem weiblichen Geschlecht (2:1).

Ätiologie

- Erbliche Disposition und exogene Faktoren: Geräuchertes, Salzverbrauch, bakterielle Besiedlung (Assoziierung mit Heliobacter-Infektion und dadurch verursachte Gastritis) und andere exogene Karzinogene begünstigen vermutlich den intestinalen (prognostisch günstigeren) Karzinomtyp.
- Langjährige perniziöse Anämie begünstigt Karzinomentstehung.

Symptomatologie

- Uncharakteristisch: „unbestimmtes Oberbauchgefühl" (Völlegefühl, Übelkeit, Erbrechen).
- Spätsymptome: Blutungen (Teerstuhl), Anämie, Gewichtsverlust.
- Differentialdiagnose
  – Benignes Magenulkus.

– Nichtepitheliale benigne oder maligne Tumoren (maligne Lymphome, Sarkome etc. < 10%).

Histologie

- Überwiegend Adenokarzinome unterschiedlichen Differenzierungsgrads.
- Klassifizierung nach LAUREN, therapeutisch und prognostisch von allergrößter Wichtigkeit.
  – **Intestinaler Typ:** weniger infiltrierend wachsend, bestimmter gegen die Umgebung abgegrenzt, prognostisch günstiger, Häufigkeit durch Umweltfaktoren beeinflußt, verantwortlich für die unterschiedliche Magenkrebshäufigkeit in den verschiedenen Kulturen.
  – **Diffuser Typ:** diffuse Ausbreitung, frühzeitige Metastasierung, ungünstige Prognose, von Umwelteinflüssen unabhängig.

Diagnostik

- Gastroskopie (Möglichkeit der Biopsie) **und** Doppelkontrastuntersuchung des Magens (für „blinde Flecken" und diffus wachsendes Karzinom) unverzichtbar.
- Ausbreitungsdiagnostik: Thoraxaufnahmen in 2 Ebenen, Oberbauchsonographie, Basislaboruntersuchungen, Tumormarker CEA und CA 19-9 zur Verlaufskontrolle.

Tumorklassifikation

- Wachstumsform nach BORRMANN (Abb. 28-3).

28

◀ **Abb. 28-1** Bestrahlungstechnik des Ösophaguskarzinoms und seiner Lymphabflußgebiete. Die Toleranz von Rückenmark und Lungenparenchym ist zu beachten.
a) Opponierende Gegenfelder allenfalls bei absolut palliativer Indikation und Teilbestrahlung des Ösophagusverlaufs zulässig: Das Rückenmark enthält die volle Tumordosis, meist noch 5–10% mehr.
b) 3-Felder-Plan: optimale Schonung des Rückenmarks, nicht der Lunge. Bei Kombination von Plan a und b bessere Lungenschonung.
c) 4-Felder-Box: Die ap/pa-Felder werden gegenüber den seitlichen 2:1 gewichtet. Die obligatorische Bestrahlung aller Felder pro Tag garantiert eine Protektion von Lunge und Rückenmark durch kleine tägliche Einzel- (0,6 Gy bzw. 1,2 Gy) und reduzierte Gesamtdosis (20 Gy bzw. 40 Gy) bei einer Zielvolumendosis von etwa 60 Gy.

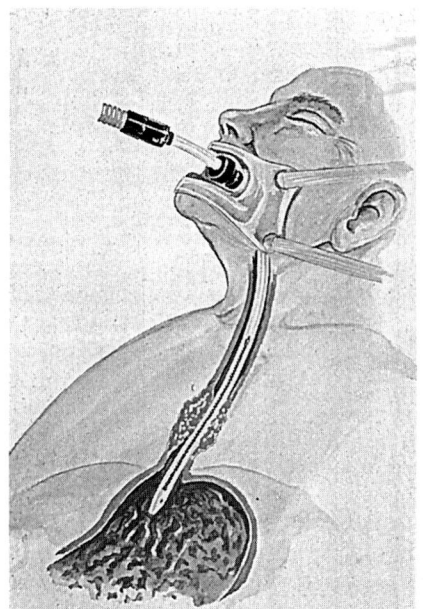

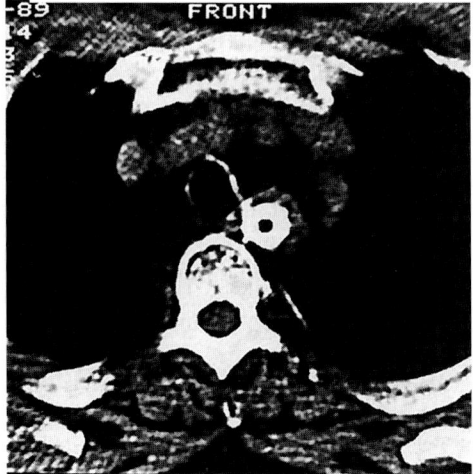

a

b

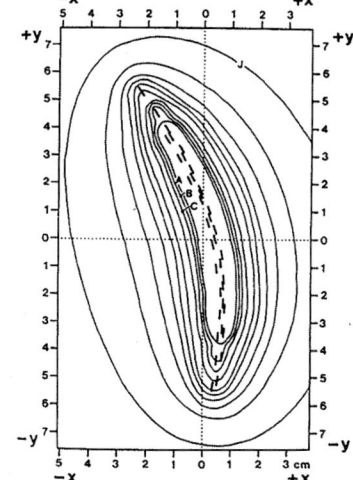

c

Abb. 28-2 Brachytherapie des Speiseröhrenkrebses im Afterloading-Verfahren.
a) Sonde mit Strahlenquellen in situ.
b) Liegende Sonde im CT-Bild. Man erkennt rechts vor dem Wirbelkörper den Ösophagus mit liegender Sonde (zentrale Bohrung). Hinter dem Sternum (vorn) die normalen Gefäßstämme.
c) Isodosenverlauf: steiler Dosisabfall zur Peripherie. Gewöhnlich wird auf 5 mm Gewebetiefe dosiert.

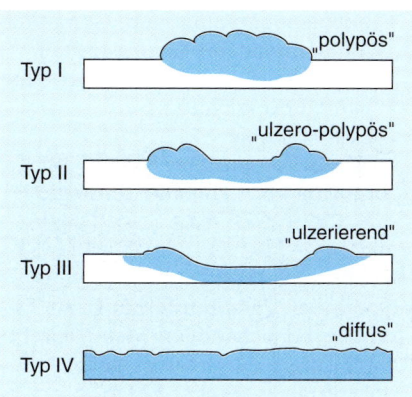

Abb. 28-3 Wachstumsformen des Magenkarzinoms. Einteilung gemäß der BORRMANN-Klassifikation.

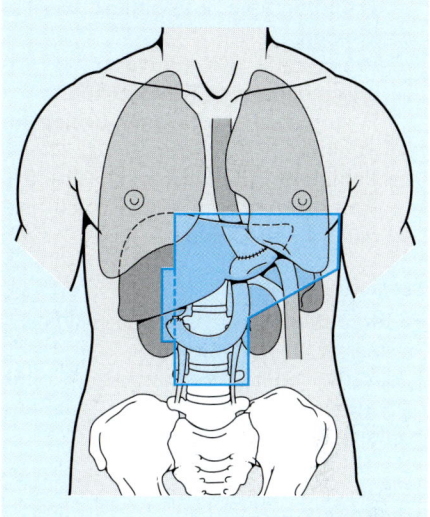

Abb. 28-4 Das prä- oder postoperative Bestrahlungsvolumen beim Magenkarzinom umfaßt die Magenloge, die Anastomosen, das Duodenum und die Lymphknotenstationen perigastrisch, paraaortal, in der Leberpforte, in der Milzpforte und retropankreatisch.

- TNM: für den Primärtumor ähnlich derjenigen des Ösophaguskarzinoms (Kap. 28.1).

Therapie

- Chirurgie
  - Therapeutische Domäne.
  - Subtotale Magenresektion: Durchführbarkeit abhängig von Tumorsitz und Tumortyp (intestinaler Typ, BORRMANN-Typ I).
  - Gastrektomie: alle übrigen Typen des Magenkarzinoms, da beim diffusen Typ selbst in frühen Stadien große Sicherheitsabstände einzuhalten sind.
  - Palliative Operationen bei Magenausgangsstenose, Blutungen, Schmerzen etc.
- Radiotherapie/Radiochemotherapie
  - Prä- oder postoperativ sinnvoll für operativ nicht erreichbare Lymphknotenketten (z.B. im Bereich der Zwerchfellschenkel).
  - Intraoperative Elektronenbestrahlung mit 15–20 Gy senkt, insbesondere in Verbindung mit einer postoperativen perkutanen Radiotherapie, die lokale Rezidivquote und hat

in Japan einen günstigen Effekt auf die Gesamtüberlebensrate.
  - Postoperative Radiochemotherapie (45 bis 50 Gy ZV-Dosis + 5-FU und Methyl-CCNU bzw. Mitomycin C, Feldanordnung wie in Abb. 28-4) bringt mehr Langzeitüberlebende (vgl. Abb. 28-7).
  - Radiotherapie und Radiochemotherapie als Palliativmaßnahme effektiv.
- Chemotherapie
  - Das Magenkarzinom ist der chemosensibelste aller gastrointestinalen Tumoren.
  - Wirksame Kombinationen: Cisplatin/5-FU, EAP (Etopsid/Adriamycin/Cisplatin), FAM (5-FU/Adriamycin/Mitomycin C), FAMTX (5-FU, Adriamycin, Methotrexat), die z.T. auch mit der perkutanen

Radiotherapie kombiniert werden können.
– Präoperativ (neoadjuvant) bei primär inoperablen Karzinomen.
– Postoperativ (adjuvant) bisher ineffektiv.
– Palliative Indikationen: 30–40% Remissionen, mittlere Remissionsdauer 8–10 Monate.

Prognose

- Gesamtkollektiv: 5-Jahres-Überlebensrate 10–15%.
- Kurativ operierte Patienten ohne Lymphknotenmetastasen: 5-Jahres-Überlebensrate 50%.

28.3 Lebertumoren

Allgemeines

- Hepatozelluläres Karzinom (HCC) als häufigstes primäres Lebermalignom mit 1–2% aller Malignome vergleichweise selten, mit 20–30% der häufigste Tumor in Teilen Asiens und Afrikas.
- Cholangio- und Zystadenokarzinome sind noch seltener (5–10% aller Leberkarzinome).
- Ätiologisch für das HCC kommen Hepatitis-B-Infektionen, die chronische Hepatitis C (unsicher), die chronisch-aktive autoimmune Hepatitis, einige Stoffwechselerkrankungen, Aflatoxine (Schimmelpilztoxine in der Nahrung = gesicherte chemische Kanzerogene), der chronische Alkoholabusus und die Leberzirrhose in Betracht.

Diagnose/Differentialdiagnose

- Differentialdiagnostisch sind benigne Lebertumoren, wie Adenome, Hämangiome, Leberzysten, parasitäre Erkrankungen und sekundäre Lebertumoren (Metastasen anderer Tumoren), auszuschließen.
- Primärtumordiagnostik

– Lebersonographie und Computertomographie mit Kontrastmittel.
– MRT, auch als MR-Angiographie, heute unverzichtbar.
– Laparoskopie.
– Alpha-Fetoprotein (AFP) als Tumormarker, Hepatitisserologie A, B, C.

Therapie

- Operative Tumorentfernung im Gesunden beim heutigen Stand der Leberchirurgie durchaus möglich, Metastasenfreiheit vorausgesetzt.
- Lebertransplantation an spezialisierten Zentren.
- Palliative Strahlentherapie bei Kapselspannung und Schmerzen (Radiochemotherapie mit 5-FU, Cisplatin, Adriamycin, Mitomycin C in Erprobung).
- Palliative Chemotherapie mit bisher wenig überzeugenden Remissionsraten von allenfalls 20–30% bei einer Remissionsdauer von 4–6 Monaten.
- Regionale Chemotherapie, transarterielle Chemoembolisation, perkutane Injektion von absolutem Alkohol als weitere palliative Maßnahmen.

Prognose

Schlecht, 5-Jahres-Überlebenszeit <10%.

28.4 Karzinome des Pankreas und der Gallenwege

Häufigkeit

- Pankreaskarzinom: Inzidenz in Mitteleuropa zunehmend, 5–6/100000 pro Jahr (5–8% der Krebstodesfälle), Männer doppelt so häufig wie Frauen betroffen.
- Karzinome der Gallenblase und Gallenwege: seltene Erkrankung, Frauen doppelt so häufig wie Männer betroffen.

Ätiologie

- Pankreaskarzinom: Ernährungsgewohnheiten, wie Kaffee- und Fettkonsum, chronische Entzündungen (Cholezystitis, Pankreatitis), Alkohol und Nikotin wurden angeschuldigt, konnten aber bisher nicht bestätigt werden.
- Gallenblasen-/Gallenwegskarzinom: Zusammenhang mit chronischen Entzündungen von Gallenblase und Gallenwegen gegeben (Gallensteine!).

Symptomatologie

- Ikterus nur beim papillennahen Karzinom als Frühsymptom.
- Spätsymptome: Leistungsknick, tastbarer Tumor, Gewichtsverlust, Rückenschmerzen, Verschlußikterus.

Diagnostik

- Klinische Untersuchung, Routinelabor.
- Oberbauchsonographie.
- Abdominale Computertomographie mit Kontrastmittel.
- Endoskopische retrograde Choledocho-Pankreatikographie (ERCP).
- Perkutane transhepatische Cholangiographie (PTC).
- Tumormarkerbestimmung (CEA, CA 19-9) beim Pankreaskarzinom.
- Feinnadelbiopsie, sonographisch/CT/endoskopisch gesteuert, zur histologischen Sicherung.
- Thoraxröntgen in zwei Ebenen.

Therapie

- Chirurgie
  - Operables Papillen- oder Pankreaskopfkarzinom: Duodenopankreatektomie (WHIPPLE-Operation).
  - Operables Korpus-Schwanz-Karzinom: Links-rechts-Resektion.
  - Verschiedene palliative Maßnahmen beim inoperablen Pankreaskarzinom.

- Gallenblasenkarzinome bei Diagnose oft bereits inoperabel.
- Chirurgische Möglichkeiten bei Karzinomen im proximalen und medialen Choledochusdrittel bzw. im Bereich der Hepatikusgabel begrenzt. Hepatikojejunostomie, meist mit Leberresektion und radikaler Entfernung der regionalen Lymphknoten verbunden, bringt 5-Jahres-Überlebenszeiten von allenfalls 10%.
- Radiotherapie des Pankreaskarzinoms
  - Postoperative Radiochemotherapie (40–45 Gy ZV-Dosis + 5-FU) erbrachte bei resektablen Pankreaskarzinomen einen Überlebensgewinn nach 2 Jahren (42% gegenüber 15%) und nach 5 Jahren (14% gegenüber 5%).
  - Durch präoperative Radiochemotherapie eindrucksvolle Tumorverkleinerungen möglich. Überlebensvorteil fraglich, da bei inoperablen Tumoren häufig bereits Lebermetastasen vorhanden.
  - Intraoperative Elektronenbestrahlung mit 12–15 (20) Gy als Boost zur postoperativen Perkutanbestrahlung: erfolgversprechendes Konzept für die Zukunft.
  - Palliative Radiotherapie/Radiochemotherapie bei Schmerzen, Ikterus etc. effektiv, besonders zusammen mit intraoperativer ^{125}Jod-Spickung.
  - Effektive Substanzen für die Radiochemotherapie: 5-FU, Cisplatin, Mitomycin C, Adriamycin, Gemcitabine (s. auch Abb. 28-7).
- Radiotherapie der Gallenwegskarzinome
  - Alleinige Radiotherapie mit 50 bis 60 Gy ZV-Dosis (Einzeldosis 1,6 bis 1,8 Gy) mit identischen Ergebnissen wie Operation + Nachbestrahlung (Ausnahme: papillennahe Tumoren).

28

– Palliatives Therapiekonzept in folgender Reihenfolge:
1. perkutane transhepatische Galleableitung,
2. perkutane Radio-(Chemo-)Therapie mit integrierter Afterloading-Therapie (3–6 × 6 Gy/5 mm Gewebetiefe),
3. Stentapplikation zur Prophylaxe einer narbigen oder tumorbedingten Gallengangstenose.

- Chemotherapie
  Beim Pankreaskarzinom mit FAM- oder EAP-Schema (s. Magenkarzinom) überraschende Remissionen im neoadjuvanten präoperativen Ansatz.

Prognose

- Papillenkarzinom: 20–30% 5-Jahres-Heilungen.
- Pankreaskarzinom: insgesamt 5-Jahres-Überlebensrate < 5%.
- Gallenwegskarzinome: 5-Jahres-Überlebensrate < 5%.

28.5 Kolorektale Karzinome

Häufigkeit

- Inzidenz: 25 (Männer) bzw. 20 (Frauen)/100 000 Einwohner pro Jahr.
- Einige der häufigsten bösartigen Tumoren (Altersgipfel zwischen dem 50. und 70. Lebensjahr).

Ätiologie

- Fett- und fleischreiche, ballaststoffarme Kost (vgl. Kap. 6.3.2).
- Risikoerkrankungen: Familiäre Polyposis coli, Colitis ulcerosa, Adenome (Adenom-Karzinom-Sequenz).

Tumorlokalisation/Symptomatologie

- Art und Zeitpunkt des Auftretens von Symptomen hängen von der Tumorlokalisation ab.
- 55–65% der Karzinome sind im Enddarm (Rektosigmoid), 15–20% im Colon ascendens, 10–15% im Colon transversum und 10% im Colon descendens lokalisiert.
- Frühsymptome gibt es nicht.
- Spätsymptome sind sichtbarer Blutabgang, Stuhlunregelmäßigkeit (paradoxe Diarrhö), Hypermotorik des Darms (Tenesmen), Stuhlverhalt, Anämie und Gewichtsabnahme.

Diagnose

- Frühdiagnose durch Nachweis von okkultem Blut im Stuhl (Haemoccult®-Test), rektale digitale Untersuchung, Koloskopie. Diese Vorsorgeuntersuchungen sind ab dem 40. Lebensjahr zu empfehlen.
- Bei bestehendem Verdacht: Koloskopie mit Biopsie und Doppelkontrasteinlauf des Kolons.
- Prätherapeutische Ausbreitungsdiagnostik
  – CT (mit Kontrastmittel) des Abdomens.
  – Oberbauchsonographie.
  – Thorax-Röntgenaufnahmen in 2 Ebenen.
  – (Zystoskopie beim Mann, gynäkologische Untersuchung bei der Frau).
  – Basislaboruntersuchungen: Leberenzyme, Tumormarker CEA (eventuell CA 19-9).

Aufgabe des Pathologen

- Histologische Klassifikation: 98% Adenokarzinome (G1–G4).
- Bestimmung der lokoregionalen Tumorausbreitung nach TNM bzw. Dukes-Astler-Coller.
- Postoperative Beurteilung der Kurativität des chirurgischen Eingriffs (R0–R2) durch Objektivierung der Sicherheitsabstände und Untersuchung der Lymphknoten bzw. Grenzlymphknoten.

Tabelle 28-1 Stadieneinteilung des Kolon- und Rektumkarzinoms entsprechend UICC 1987 (DUKES-Klassifikation zum Vergleich).

Kolon, Rektum

T1: Submukosa tumorbefallen
T2: Muscularis propria tumorbefallen
T3: Subserosa, nicht peritonealisiertes/perirektales Gewebe tumorbefallen
    T3a: Infiltration des Perirektums < 5 mm
    T3b: Infiltration 5–10 mm
    T3c: Infiltration > 10 mm
T4: Viszerales Peritoneum/andere Organe oder Strukturen
N1: Lymphknoten $\leq$ 3 perikolisch/perirektal
N2: Lymphknoten > 3 perikolisch/perirektal
N3: Lymphknoten an benanntem Gefäßstamm

Stadiengruppierung:				
Stadium 0	Tis	N0	M0	
Stadium I	T1	N0	M0	DUKES A
	T2	N0	M0	DUKES A
Stadium II	T3	N0	M0	DUKES B[1]
	T4	N0	M0	DUKES B[1]
Stadium III	jedes T	N1	M0	DUKES C[1]
	jedes T	N2, N3	M0	DUKES C[1]
Stadium IV	jedes T	jedes N	M1	

Anmerkung: [1] DUKES B setzt sich zusammen aus einer Gruppe mit besserer (T3N0M0) und schlechterer (T4N0M0) Prognose, ebenso DUKES C (jedes TN1M0 und jedes TN2,3M0).

28

Tumorklassifikation

- Lange Zeit war in den USA die DUKES-Klassifikation in der Modifizierung von ASTLER und COLLER maßgebend. In Europa neigte man eher der TNM-Klassifikation zu.
- Tabelle 28-1 zeigt die TNM-Klassifikation. Bei der Stadiengruppierung ist die Beziehung zur DUKES-Klassifikation angegeben.
- Ausschlaggebend für die postoperative Therapie ist die pTNM-Einteilung.

Therapie

- Chirurgie
  - Ziel: Monoblockentfernung des tumortragenden Darmanteils mit dem zugehörigen Lymphabflußgebiet im Mesokolon bzw. entlang den Gefäßstämmen.
  - **Kolonkarzinom:** für gewöhnlich Hemikolektomie, aber Kontinenzerhaltung durch Beibehaltung des natürlichen Darmausgangs.
  - **Rektumkarzinom:** anteriore Rektumresektion angestrebt unter Beibehaltung des natürlichen Darmausgangs (erforderlicher Sicherheitsabstand: 3 cm). Abdominoperineale Rektumexstirpation bei Tumorlokalisation von weniger als 6–8 cm ab ano mit definitivem endständigen Sigma-Anus-praeter.
  - Operative Qualitätskriterien: vollständige Entfernung des Mesorektums, R0-Resektion, Entfernung und Aufarbeitung von > 12 Lymphknoten.
  - Lokale Tumor- und Vollwandexzision bei kleinen Rektumkarzinomen, die auf die Darmwand beschränkt sind und ein sehr geringes Metastasenrisiko haben, möglich.

– Synchrone Lebermetastasen (bei Operation vorhanden) sollten im Gesunden reseziert werden. Dann Prognose unbeeinträchtigt gegenüber den Tumorstadien ohne Lebermetastasen.

- Radiotherapie
  - **Postoperativ** beim **Rektumkarzinom** ab T3 und im Falle von Lymphknotenmetastasen (N1–3) etabliert beim **Kolonkarzinom** in Diskussion.
  - Die postoperative Radiotherapie senkt die lokale Rezidivrate in den Stadien II u. III auf das Niveau von 5%.
  - Die **postoperative Radiochemotherapie** (ZV-Dosis 50 Gy, eventuell Boost auf Risikobereich, + 5-FU) senkt nicht nur die lokale Rezidivrate, sondern verlängert auch das 5-Jahres-Überleben von 40–45% auf 60–75%.
  - **Präoperative Radiotherapie/Radiochemotherapie** mit 5-FU kann inoperable Karzinome in ein operables Stadium überführen. Weitestgehende Tumordestruktion durch simultane Radiochemotherapie erreichbar.
  - **Zielvolumen:** Primärtumorgebiet in der hinteren Beckenhälfte inklusive der pararektalen und iliakalen Lymphknotenketten und des Sakrums. Obergrenze: L4/5, Untergrenze: Analkanal, nach Rektumexstirpation Einschluß des Perineums (Abb. 28-5).
  - **Technik:** 4-Felder-Box in Bauchlage, auch zur Mobilisierung des Dünndarms aus dem kleinen Becken. Täglich Bestrahlung aller Felder.
  - **Dosis:** präoperativ 45–50 Gy ZV-Dosis (Einzeldosis 1,8 Gy, 5 × wöchentlich), Maximum auf 55 Gy begrenzen.
    Postoperativ 45–50 Gy (im Boost-Bereich 56–60 Gy), Einzeldosis 1,8 Gy, 5 × wöchentlich.

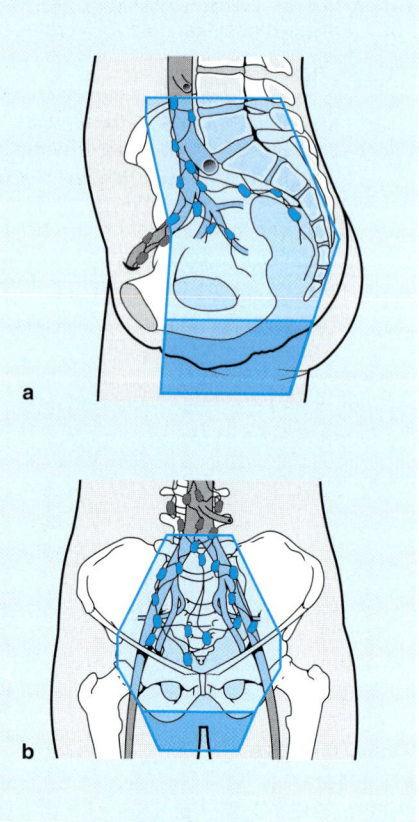

Abb. 28-5 Zielvolumina bei der prä- und postoperativen Bestrahlung des Rektumkarzinoms. Nach Rektumexstirpation wird der Damm in die 4-Felder-Box eingeschlossen (dunkelfarbiges Volumen). Kranial erkennt man den Abgang der Arteria mesenterica inferior.

- Chemotherapie
  - Im Rahmen der Radiochemotherapie neoadjuvant oder postoperativ: 1000 mg/m^2 5-FU als kontinuierliche 24-h-Infusion an den Tagen 1–5. Alternativ möglich: 500 mg/m^2 5-FU als i.v.-Bolus an den Tagen 1–5. 2 Kurse simultan zur Radiotherapie in der 1. und 5. Behandlungswoche, 4 Kurse danach.

– Adjuvant beim Kolonkarzinom ab Stadium III, Dauer: 6 Monate.
– Beim metastasierten Kolon- und Rektumkarzinom Behandlungsversuch indiziert bei raschem Tumorwachstum, kurzem rezidivfreiem Intervall und tumorbedingten Beschwerden.
– Standardtherapie: 5-Fluorouracil/Folinsäure (auch als Hochdosistherapie), eventuell kombiniert mit Levamisol oder Alpha-Interferon.
– Remissionen bei manifesten Metastasen: 20–25% partielle Remissionen, Dauer 6–8 Monate.
– Leberperfusionsbehandlung mit 5-FU/Folinsäure als adjuvante Maßnahme nach R0-Resektion von kolorektalen Karzinomen im Stadium III sinnvoll, auch bei Lebermetastasen mit Remissionsraten bis 60%.

Prognose

• Stadium I (DUKES A): 5-Jahres-Überlebensrate > 90%, Lokalrezidive 0–3,5%.
• Stadium II (DUKES B): 5-Jahres-Überlebensrate 70–80%, Lokalrezidive ohne Radiochemotherapie 20%.
• Stadium III (DUKES C): 5-Jahres-Überlebensrate < 50%, Lokalrezidive ohne Radiochemotherapie 25–30%.
• Tumorzelldissemination / Tumoreinschnitt während der Operation und aboraler (zum Anus hin) Sicherheitsabstand ≤ 10 mm erhöhen das Lokalrezidivrisiko auf 40–55%.
  Diese Daten beziehen sich auf das Rektumkarzinom, beim Kolonkarzinom sind die Angaben um jeweils 5–10% zu erhöhen.

Nachsorge

• Zunächst dreimonatig, ab 3. Jahr halbjährlich.
• Endoskopie, Sonographie, CT des Abdomens, Röntgenthorax, Routinelabor mit CEA-Tumormarker.

28.6 Analkarzinom

Häufigkeit

Selten: < 2% aller kolorektalen Karzinome, 3–4% der Karzinome unterhalb der peritonealen Umschlagsfalte im Rektum-Anal-Bereich.

Ätiologie

Risikofaktoren sich chronische Infektionen, Fisteln, Fissuren, Kondylome, Hämorrhoiden, Morbus CROHN, sexuell übertragbare Krankheiten, Infektionen mit Herpes-simplex-Virus II und Papillomavirus, HIV-Infektion sowie Zervixkarzinom. Rezeptiver Analverkehr (homosexuelle Männer) erhöht das Risiko 2,7fach.

Symptomatologie

• Schmerzen beim Stuhlgang, Juckreiz, Blutungen, tastbare Leistenlymphknoten.
• Spätsymptome sind Stenose, Inkontinenz, Gewichtsverlust.

Ausbreitungsmuster

• Lokales Wachstum zum Rektum bzw. Damm, Infiltration von Vagina, Blase etc.
• Lymphknotenmetastasen inguinal beidseits, iliakal beidseits und bis hinauf in die Paraaortalregion (Abb. 28-6).
• Frühzeitig hämatogene Metastasierung in Leber und Lunge.

Diagnostik

• Inspektion und digitale Austastung des Analkanals und des Rektums, Palpation der Leistenlymphknoten.
• Biopsie.
• Proktoskopie.
• CT des Abdomens.
• Sonographie der Leisten und des Oberbauchs.
• Koloskopie/Kolon-Doppelkontrastuntersuchung mit der Frage: Zweittumor?

28

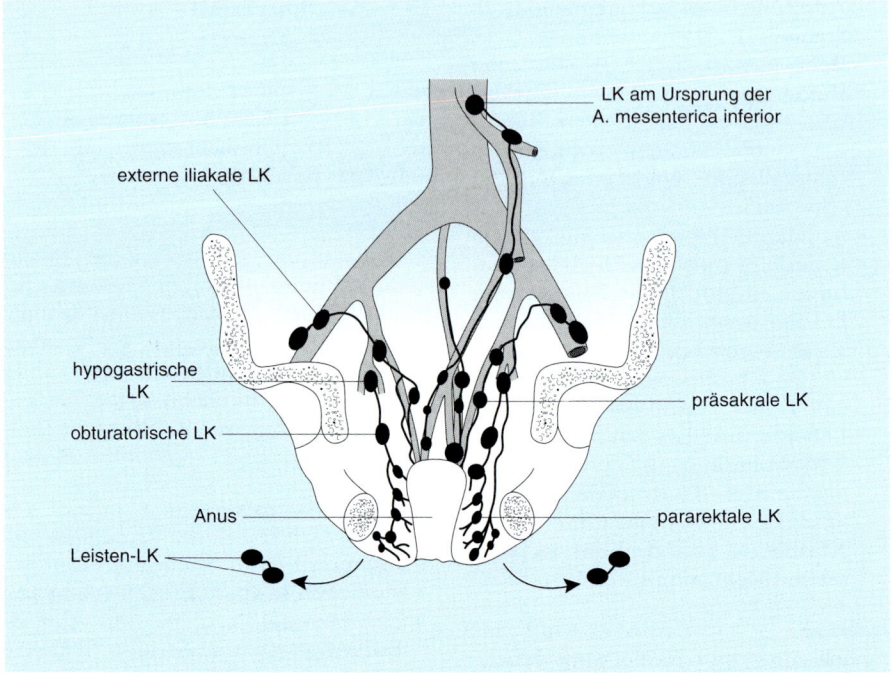

Abb. 28-6 Lymphabflußgebiet des Analkanals. Bei der Strahlentherapie des Analkanalkarzinoms sind diese Lymphbahnen in das Zielvolumen einzubeziehen.

- Thorax-Röntgenaufnahmen in 2 Ebenen.
- Dokumentation der Tumorausdehnung.

Tumorklassifikation

- Man unterscheidet zwischen Karzinomen des **Analkanals** (er reicht von 2 cm oberhalb der Linea dentata bis zum Übergang in die behaarte perianale Haut) und des **Analrandes** (letztere werden wie Hauttumoren klassifiziert und behandelt).
- Histologisch > 90% Plattenepithelkarzinome. Die histologische Diagnose Adenokarzinom ist stets auf Rektumkarzinom verdächtig.
- TNM-Einteilung der Analkanalkarzinome (Kurzfassung)
  T1: ≤ 2 cm

T2: > 2–5 cm
T3: > 5 cm
T4: Infiltration von Nachbarorganen
N1: Perirektale Lymphknoten befallen
N2: Unilaterale Lymphknoten entlang der A. iliaca interna bzw. inguinal
N3: Perirektale und inguinale Lymphknotenmetastasen sowie bilateral an A. iliaca interna/inguinal.

Therapie

- Simultane Radiochemotherapie (Abb. 28-7) unter kurativer Zielsetzung heute als Behandlungsverfahren der ersten Wahl etabliert. 50 Gy ZV-Dosis auf Primärtumor sowie inguinale und iliakale Lymphknoten, Einzeldosis 1,8 oder 2,0 Gy pro Tag, 5 × wöchentlich.
- Interstitielle Boost-Behandlung mit

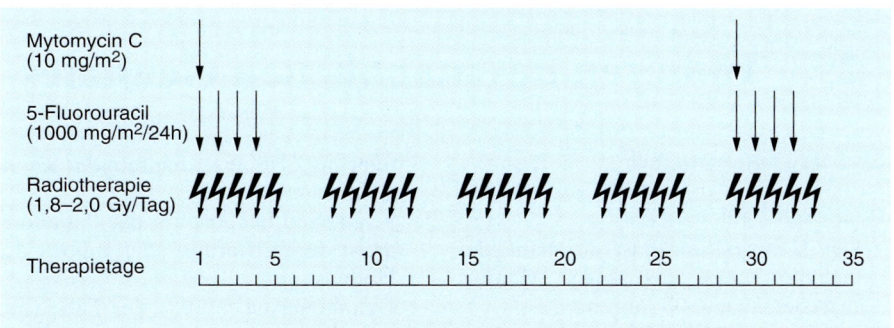

Abb. 28-7 Radiochemotherapie des Analkarzinoms. Simultan zur konventionell fraktionierten Radiotherapie werden in der ersten und fünften Woche 10 mg Mitomycin C/m² Körperoberfläche als Kurzinfusion und 1000 mg 5-FU/m² Körperoberfläche als 24-Stunden-Infusion gegeben.

28

[192]Iridium im Nachladeverfahren (10–15 Gy mit LDR) oder perkutan 6–10 Gy, sofern palpatorischer Verdacht auf Resttumor.

- 80–90% komplette Tumorremissionen nach simultaner Radiochemotherapie mit 5-FU und Mitomycin C. Tumorrückbildung dauert u. U. bis 3 Monate nach Therapieende (cave zu frühzeitige Remissionsbeurteilung!).
- Abdominoperineale Rektumexstirpation mit endständigem Anus praeter bei unvollständiger oder fehlender Tumorremission nach Radiochemotherapie (in 10–15% der Fälle zu erwarten).
- Analrandkarzinome bis 2 cm im Durchmesser werden exzidiert, sonst

ebenso wie Analkanalkarzinome einer simultanen Radiochemotherapie unterzogen.
- Als Palliativmaßnahmen kommen Radiotherapie und Chemotherapie in Betracht.

Prognose
- Die 5-Jahres-Überlebensrate beträgt etwa 75%.
- 85% Sphinktererhalt bei den geheilten Patienten (10–15% entwickeln Lokalrezidive und müssen rektumexstirpiert werden).
- 10–20% der Patienten erleiden Fernmetastasen. Die Remissionsrate auf die palliative Chemotherapie beträgt 50–60%.

29 Tumoren des männlichen Genitales

Häufigkeit/Epidemiologie

- Der Keimzelltumor ist der häufigste maligne Tumor des jungen Mannes zwischen 20 und 35 Jahren.
- Inzidenz: 7–8/100000 pro Jahr, Tendenz steigend. Selten bei den Schwarzen Afrikas und der USA, häufiger bei sozial Höherstehenden.
- Seminome: Altersgipfel 25–40 Jahre.
- Nichtseminomatöse Hodentumoren: Altersgipfel 20–30 Jahre.
- Risiko bei Kryptorchismus 10- bis 40mal höher, und zwar bei Leistenhoden 80:1 und bei intraabdominaler Hodenretention 20:1. Korrektur des Kryptorchismus vor dem 10. Lebensjahr normalisiert das Risiko.
- **Ätiologie**
  - Chemische Agenzien führen vermutlich über eine Hodenatrophie zum Hodentumor, v.a. Pestizide und Herbizide, Schmieröle, auf Chrom basierende Farben, Chromate, Schwermetalle.
  - Viruserkrankungen (z.B. Mumps) und Traumen fördern das Auftreten.
  - Frühe Pubertät und hormonelle Überstimulation der Spermatogonien erhöhen Risiko.
  - Genetische Disposition vermutet (Zwillingsbruder oder Sohn eines Hodentumorträgers sind 4- bis 8mal stärker gefährdet).

Symptomatologie

- Schmerzlose Schwellung des Hodens (Knoten).
- 5% der Keimzelltumoren entstehen primär retroperitoneal, mediastinal oder im ZNS aus versprengten Keimzellanlagen.
- Schmerzen bei 30–50% der Patienten, meist durch Blutung oder Infarkt des Hodens.
- Gynäkomastie in 10% der Fälle (nur bei nichtseminomatösen Tumoren).
- Infertilität in 3% der Fälle.
- Rückenschmerzen und Allgemeinsymptome sind Zeichen der fortgeschrittenen Tumorerkrankung.

Tumorausbreitung

- Primär lymphogene Metastasierung des **Seminoms** in die lumbalen Lymphknoten auf Höhe der Nierengefäßabgänge.
- Primär hämatogene Metastasierung der nichtseminomatösen Hodentumoren (= **Hodenkarzinome**, maligne Teratome), mit oder ohne Lymphknotenmetastasen, bevorzugt in die Lunge, selten in Leber und Gehirn.

Diagnostik

- Inspektion/Palpation/Sonographie der Hoden.
- Untersuchung der abdominalen und supraklavikulären Lymphknoten.
- Gynäkomastie?
- Tumorsicherung durch operative Freilegung des Hodens und Biopsie.
- Ausschluß eines Carcinoma in situ bzw. einer testikulären intraepithelialen Neoplasie (TIN = Vorstufe des Keimzelltumors) im Gegenhoden, erforderlichenfalls durch Biopsie.
- Laboruntersuchungen: Basisdaten, zusätzlich Beta-HCG und Alpha-Fetoprotein (als Tumormarker).
- Bildgebende Diagnostik
  - Thorax-Röntgenaufnahmen in 2 Richtungen.

– Abdominale Computertomographie (bei negativem Befund bipedale Lymphographie zur Beurteilung der Lymphknotenfeinstruktur).

– Thorax-Computertomographie zum Ausschluß von Lungenmetastasen.

– Ultraschalluntersuchung des Abdomens.

• Fertilitätsuntersuchung (Spermiogramm) und prätherapeutische Kryokonservierung des Spermas.

Histologische Tumorklassifikation

• **Seminome:** reines Seminom, spermatozytisches Seminom, undifferenziert anaplastisches Seminom (therapeutisch bislang ohne Konsequenz).

• **Nichtseminomatöse Hodentumoren:** embryonales Karzinom, Teratokarzinom (embryonales Karzinom mit Teratom). Teratom (reif oder unreif). Chorionkarzinom (sehr selten, nämlich unter 0,5%), Beta-HCG produzierend. Dottersacktumoren bei Kindern.

• Die meisten nichtseminomatösen Hodentumoren sind Mischformen mit mehr oder weniger ausgeprägten Seminomanteilen (Synopsis vgl. Abb. 29-1).

Klinische Tumorklassifikation

• **pTNM**

pTis: Intratubulärer, präinvasiver Tumor.

pT1: Begrenzung auf Hoden und Rete testis.

pT2: Tumordurchbruch durch Tunica albuginea oder in den Nebenhoden.

pT3: Tumor infiltriert Samenstrang.

pT4: Tumor infiltriert Skrotum.

29

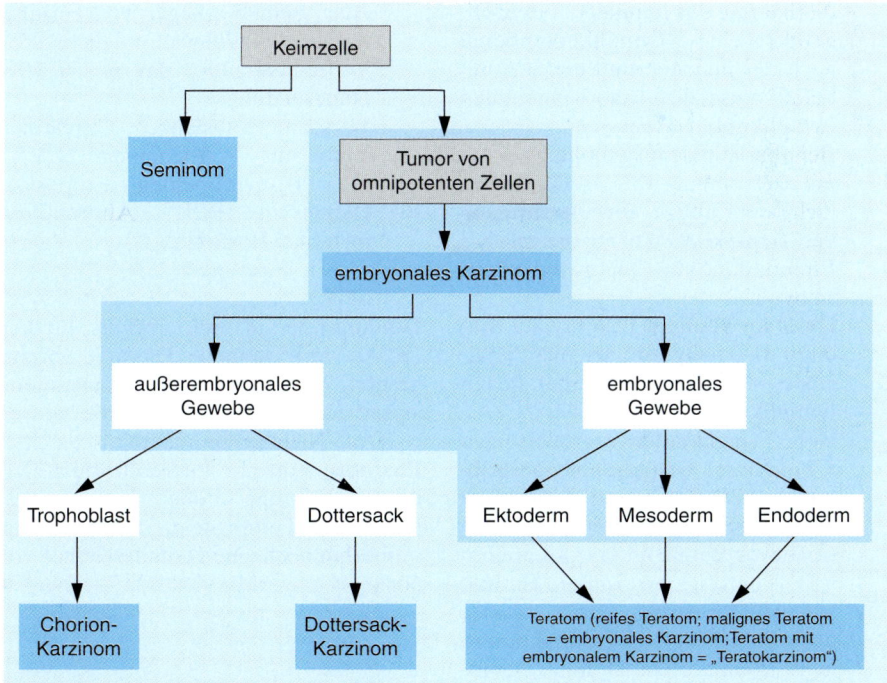

Abb. 29-1 Synopsis der Hodentumoren.

pN1: Solitäre Metastase ≤ 2 cm.

pN2: Solitäre Metastase > 2 bis 5 cm oder multiple Metastasen ≤ 5 cm.

pN3: Lymphknotenmetastasen > 5 cm.

- **Stadiengruppierung** (TNM 1992)

Stadium I:	pT1, 2	N0	M0
Stadium II:	pT3, 4	N0	M0
Stadium III:	jedes pT	N1	M0
Stadium IV:	jedes pT	N2	M0
	jedes pT	jedes N	M1

Therapie

- **Chirurgie**
  - Transinguinale Orchiektomie bei allen Hodentumoren = erster therapeutischer Schritt.
  - Retroperitoneale Lymphadenektomie (nach Möglichkeit mit Aufrechterhaltung der Potenz) bei Nichtseminomen.
- **Radiotherapie**
  - Beim Seminom **postoperative Radiotherapie** der lumbalen, bei nachgewiesenem Lymphknotenbefall auch der iliakalen und bei Skrotalbefall zusätzlich der inguinalen Lymphknoten.
  - Bei abdominalem Lymphknotenbefall Bestrahlung des **Mediastinums** nicht mehr üblich, aber Bestrahlung der Supraklavikularregion an der Einmündung des Ductus thoracicus sinnvoll.
  - **Dosis** im Stadium I 26 Gy, im Stadium II 30 Gy auf die nichtbefallenen, 40–45 Gy auf die befallenen Lymphknoten.
  - Bei Lymphknotenvergrößerungen > 2 cm durch **Ganzabdomenbestrahlung** mit 25–30 Gy und Boosterung der Stammlymphknoten auf 40 Gy (massiver Befall: 45 Gy) lokoregionale Kontrolle erreichbar. Einfluß auf die Fernmetastasierungsrate noch ungeklärt. Bei Lymphknotenmetastasen > 5 cm ist eine Chemotherapie vorzuziehen.
  - Bei **nichtseminomatösen Hoden-**

tumoren spielt die Radiotherapie heute nur noch als therapeutischer Boost (nach unvollständigem Tumoransprechen auf Chemotherapie oder auf Regionen mit massivem Lymphknotenbefall) eine Rolle.

- Patienten mit erhöhtem α-Fetoprotein werden (trotz der histologischen Diagnose Seminom) wie Patienten mit einem nichtseminomatösen Hodentumor behandelt; Seminompatienten mit erhöhtem β-HCG oder erhöhter LDH erhalten die Therapie des Seminoms.
- **Chemotherapie**
  - Adjuvante Therapie der ersten Wahl bei nichtseminomatösen Hodentumoren ab Stadium II.
  - Bevorzugte Therapie der Seminome in den fortgeschrittenen Tumorstadien ab Lymphknotengröße > 5 cm.
  - Auch beim Vorliegen von Fernmetastasen Heilungen möglich: 80% Vollremissionen, davon 50–70% Dauerheilungen.
  - Wirksame Substanzen: Cisplatin + Vinblastin + Bleomycin (CVB), oder Platinverbindung + Etoposid + Bleomycin (PEB). Alternativzytostatika: Ifosfamid.

Prognose

Heilungsrate in den frühen Stadien (K < 5 cm), optimale Therapie vorausgesetzt, 98%; wenn nur Lungenmetastasen > 90%; bei weiteren Metastasen > 80%. Nichtseminome mit schlechter Prognose (massiv fortgeschrittene Erkrankung, sehr hohe Tumormarker β-HCG, α-Fetoprotein, LDH) haben immerhin noch eine Heilungschance von 50%.

29.2 Prostatakarzinom

Häufigkeit/Epidemiologie

- Zweit- bis dritthäufigstes Malignom beim Mann.
- **Inzidenz:** im Mittel 45/100 000 pro Jahr. 20/100 000 bei unter 50jährigen, 800/100 000 bei über 80jährigen.
- Nicht alle Karzinome sind klinisch und prognostisch relevant: 75–80jährige haben nur 1% klinisch manifeste, aber > 40% latente Karzinome, die längst nicht alle klinisch manifest werden.
- Es gibt geographische Risikofaktoren: Prostatakarzinome in Skandinavien häufig, in Ostasien und bei Juden selten.
- Ätiologisch keine Rolle spielen der sozioökonomische Status, die Vererbung und benigne Hyperplasien.

Symptomatologie

- Frühstadien sind asymptomatisch, da sie sich im harnröhrenfernen Teil der Prostata entwickeln.
- Symptome sind Zeichen der fortgeschrittenen Erkrankung: Harndrang, Pollakisurie vor allem nachts, unvollständige Blasenentleerung mit Nachträufeln, schwacher Strahl, Blut im Urin, Harnverhaltung, Schmerzen. Abbildung 29-2 erklärt die lokalen Symptome durch die enge Nachbarschaft der Prostata zu Harnröhre, Blasenhals und Rektum.
- Schmerzen (im Skelett), Gewichtsverlust, Skrotal- und Beinödeme (durch Lymphblockade) sind Zeichen der weitfortgeschrittenen, metastasierten Erkrankung.

Pathohistologie

- Adenokarzinome verschiedenen Differenzierungsgrads.
- Entstehung meist aus peripherer Zone, und zwar > 80% multifokal.
- Lokale Ausbreitung über die Prostatakapsel hinaus, in die Samenblasen, später in Nachbarorgane.
- Lymphknotenmetastasen periprostatisch, in der Obturatorloge, iliakal und präsakral, später auch lumbal.
- Erste hämatogene Metastasen im Beckenskelett (vermutlich durch Strömungsumkehr des Blutes beim Husten und Pressen).

Diagnostik

- Rektale Untersuchung auf Größe, Form, Konsistenz und Abgrenzbarkeit.
- Ultraschall transrektal und ultraschallgesteuerte Biopsie sind unerläßliche Basisuntersuchungen.
- Bildgebende Verfahren
  - CT des Abdomens, auch MRT.
  - Ausscheidungsurographie (Anhebung des Blasenbodens, Ureterstenose?).
  - Thoraxaufnahmen in 2 Ebenen.
  - Skelettszintigraphie (dann gezielte Röntgenuntersuchung suspekter Herde).
  - Oberbauchsonographie (Lebermetastasen?).

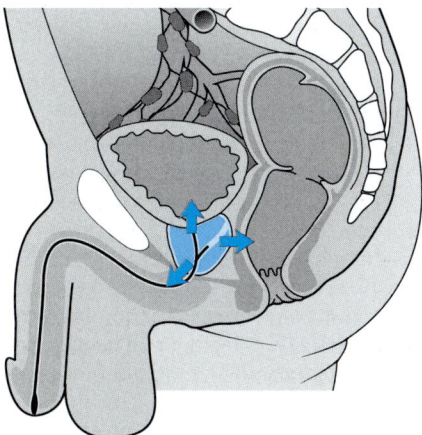

Abb. 29-2 Sagittalschnitt durch den Beckenbereich. Beachte die enge Nachbarschaft der Prostata zu Blasenhals, Harnröhre und Rektumvorderwand!

- Laboruntersuchungen: Nieren-/Leber-/Knochenparameter. Tumormarker: PSA (prostataspezifisches Antigen), PAP (prostataspezifische alkalische Phosphatase), alkalische Leukozytenphosphatase.
- (Knochenmarkbiopsie).

Tumorklassifikation (TNM 1992 und American Joint Committee of Cancer)

T: Primärtumor.

Tx: Primärtumor kann nicht beurteilt werden.

T0: Kein Anhalt für Primärtumor.

T1: Klinisch nicht erkennbarer Tumor, weder tastbar noch mit bildgebenden Verfahren sichtbar.

T1a: Tumor als zufälliger histologischer Befund („incidental carcinoma") in 5% oder weniger des resezierten Gewebes.

T1b: Tumor als zufälliger histologischer Befund („incidental carcinoma") in mehr als 5% des resezierten Gewebes.

T1c: Tumor bioptisch verifiziert nach und erhöhter PSA.

T2: Tumor begrenzt auf Prostata.

T2a: Tumor befällt eine Hälfte des Lappens oder weniger.

T2b: Tumor befällt mehr als die Hälfte eines Lappens, aber nicht beide Lappen.

T2c: Tumor in beiden Lappen.

T3: Tumor breitet sich durch die Prostatakapsel in extrakapsuläres Gewebe aus.

T3a: Einseitige extrakapsuläre Ausbreitung.

T3b: Beidseitige extrakapsuläre Ausbreitung.

T3c: Tumor infiltriert Samenblase(n).

T4: Tumor ist fixiert oder infiltriert andere benachbarte Strukturen als Samenblasen.

T4a: Tumor infiltriert Blasenhals, Sphincter externus und/oder Rektum.

T4b: Tumor infiltriert Levatormuskel und/oder ist an der Beckenwand fixiert.

N-Regionale Lymphknoten

Regionale Lymphknoten sind die Lymphknoten des kleinen Beckens, die im wesentlichen den Beckenlymphknoten unter der Bifurkation der Aa. iliacae communes entsprechen. Lateralität beeinflußt die N-Klassifikation nicht.

M-Fernmetastasen

MX: Das Vorliegen von Fernmetastasen kann nicht beurteilt werden.

M0: Keine Fernmetastasen.

M1: Fernmetastasen.

M1a: Nichtregionale(r) Lymphknoten.

M1b: Knochen.

M1c: Andere Lokalisation(en).

Therapie

- T1–2bN0M0: Prostatektomie oder Radiotherapie.
- T3/4N0M0: Radiotherapie + endokrine Behandlung (Orchidektomie und/oder Antiandrogene).
- T1–4N+ M+: primär endokrine Behandlung ± Radiotherapie.
- **Radiotherapie**
  - Perkutane Radiotherapie der Prostata mit 65 (T1/T2) bis 70 Gy (T3/ T4) und mehr (Konformationsbestrahlung) in 7–8 Wochen, Einzeldosis 1,8 Gy, 5 × wöchentlich.
  - Interstitielle Radiotherapie (für T1/ T2-Karzinome) mit ^{125}Jod oder transperineal mit ^{192}Iridium heute weitgehend wieder verlassen wegen befürchteter Dosisinhomogenitäten mit der Folge von lokalen Rezidiven und Strahlenfolgen am Rektum.
  - Bestrahlung der pelvinen Lymphknoten ab T3 oder G3/4 oder PSA > 10 µg/l oder N+. Dosis: 55–60 Gy

(65 Gy als Boost) mit 1,8 Gy Einzelddosis, 5 × wöchentlich.
- Biopsien zur Therapiekontrolle nicht vor Ablauf von 18 Monaten nach Radiotherapie! Vereinzelte Tumorzellen im Biopsat sind prognostisch bedeutungslos.
- Postoperative Radiotherapie des lokal fortgeschrittenen Karzinoms senkt die lokale Rezidivrate (regelhaft nach R1-Resektion). Dosis: 60–65 Gy mit 1,8 Gy Einzeldosis.
- Palliativbestrahlung von Skelettmetastasen mit 45–50 Gy (konventionell fraktioniert), sofern Stabilisierung erwünscht, sonst 10- bis 12mal 3 Gy.
- Prophylaktische Mamillenbestrahlung vor endokriner Behandlung mit 12 Gy/3–4 Tage zur Prophylaxe der Gynäkomastie (s. Kap. 43.9).
- **Endokrine Therapie**
  - Ablativ mit Orchiektomie sicher und billig; aus psychologischen Gründen aber oft verweigert, weil nicht wieder rückgängig zu machen; Feminisierung und Depressionen sind die Folgen.
  - Antiandrogene: durch periphere Androgenblockade ähnlicher Effekt wie Orchiektomie, aber nach Absetzen Wiedereintritt der normalen Funktion.
  - Komplette Androgenblockade mit LHRH-Analoga (Erschöpfung der hypothalamischen Achse = medikamentöse Orchiektomie) + Antiandrogene (Abb. 29-3).

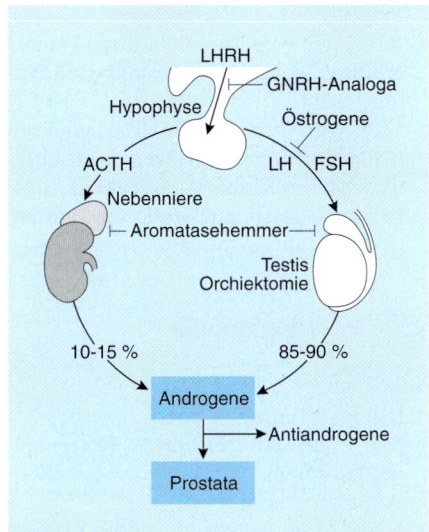

Abb. 29-3 Regelkreis der endokrinen Steuerung der Prostata und deren therapeutische Beeinflußbarkeit. → = Steuerung, ⊢— = Hemmung.

  - Aromatasehemmer in klinischer Prüfung.
- **Chemotherapie**
  - Palliative Indikation bei gesicherter Hormonresistenz und nachgewiesener (symptomatischer) Tumorprogression.
  - Wirksame Substanzen (objektivierbare Remissionsraten von 5–10%, Ansprechrate 30–35%): Cisplatin, Cyclophosphamid, Doxorubicin, Epirubicin, Vindesin, MTX, Estramustin (oral applizierbar).

Tabelle 29-1 Überlebensraten bei Prostatakarzinom.

	5 Jahre	10 Jahre	15 Jahre
T1N0	75%	65%	50%
T2N0–2	70%	60%	40%
T3–4N0–3	60%	30%	20%

Prognose

- Abhängig vom Tumorstadium, Tumorgrading, Patientenalter und Behandlungserfolg.
- PSA-Wert ermöglicht Therapiekontrolle (z.B. muß der Wert nach kurativer Therapie auf < 2 µg/l abfallen).
- Prognosedaten aus stark schwankenden Literaturangaben in Tabelle 29-1).

29.3 Peniskarzinom

Allgemeines

- Seltener Tumor.
- Meist gut differenziertes Plattenepithelkarzinom.
- Alterskarzinom.
- Nach Beschneidung (Zirkumzision im Säuglingsalter) praktisch unbekannt.
- Verhütung durch operative Sanierung von Phimosen im Knabenalter und Genitalhygiene.

Ausbreitung

- Lymphogene Metastasierung in Leiste und iliakale Lymphknoten.
- Hämatogene Metastasierung spät.

Diagnostik

- Inspektion/Palpation.
- Direkter Nachweis durch Biopsie.
- Bildgebende Ausbreitungsdiagnostik.

- Abdominales CT (Lymphknoten- oder Lebermetastasen?).
- Thoraxaufnahmen in 2 Ebenen.
- Sonographie der Leisten und des Oberbauchs.

Therapie

- Behandlung des Primärtumors durch Penisamputation; alternativ Radiotherapie (56–60 Gy ZV-Dosis in kleinen Einzelfraktionen. Cave Urethrastenose und Weichteilnekrose).
- Elektive Leistenlymphknotenentfernung oder prophylaktische Leistenlymphknotenbestrahlung umstritten.
- Bei jungen Patienten und auf das Präputium beschränktem Tumor Zirkumzision, postoperative Radiotherapie und engmaschige Überwachung.
- Bei Rezidiv und regionalem Lymphknotenbefall radikale Chirurgie + Bestrahlung.
- Elektive Bestrahlung des Lymphabflusses inguinal und iliakal mit 50 Gy ZV-Dosis.
- Therapeutische Lymphabflußbestrahlung mit 60–65 Gy und Shrinking-field-Technik.
- Palliative Chemotherapie wenig erfolgreich.

Prognose

5-Jahres-Überlebensrate rund 50%.

30 Tumoren des weiblichen Genitales

30.1 Zervixkarzinom

Häufigkeit/Epidemiologie

- Dritthäufigstes weibliches Genitalkarzinom nach dem Endometrium- und Ovarialkarzinom (2,5% aller Karzinome der Frau = sechsthäufigstes Karzinom) mit einer Inzidenz von 10 bis 30/100 000 pro Jahr je nach Bevölkerungsgruppe.
- Inzidenz und Letalität kontinuierlich abnehmend dank Vorsorgeuntersuchungen, Behandlung der Vorstadien, Sexualhygiene, Lebensbedingungen.
- Vermutlich durch Geschlechtsverkehr vermittelte oder propagierte Erkrankung.
- Papillomavirus Typ 16 und 18 sowie Herpes-simplex-Virus Typ 2 möglicherweise nicht nur assoziiert, sondern ursächlich beteiligt.
- Risikofaktoren:
  - Frühe und intensive sexuelle Aktivität bzw. häufig wechselnde Partner (Prostituierte: 4fach erhöhtes Risiko).
  - Niedriges soziales Milieu.
  - Vitamin-A- und Vitamin-C-Mangel sowie Zigarettenrauchen als Kofaktoren.
  - Mangelhafte Genitalhygiene der Sexualpartner.
  - Familienanamnese und hormoneller Status ohne Einfluß.

Symptomatologie

- Frühe Tumorstadien asymptomatisch (echte Frühdiagnose nur durch Vorsorgeuntersuchung asymptomatischer Frauen).
- Vaginaler Ausfluß, Blutung.
- Ischiasschmerz, Unfähigkeit des Beinausstreckens im Liegen, Lymphödem, Urämie, Stuhlprobleme, Gewichtsabnahme und Anämie sind Zeichen für fortgeschrittenes Tumorwachstum.

Pathohistologie

- 90% Plattenepithelkarzinome, 10% Adenokarzinome, < 1% Sarkome.
- Tumorausbreitung entlang dem Zervikalkanal in das Uteruskorpus, Übergriff auf Vagina, Infiltration der Parametrien und der Nachbarschaftsorgane (Abb. 30-1).
- Primär lymphogene Metastasierung: im FIGO-Stadium I ca. 15%, im Stadium II ca. 30% und in den Stadien III und IV 40–50%.

Diagnostik

- Inspektion/Palpation/gynäkologische Untersuchung.
- Direkter Nachweis durch Zytologie/Abstrich mit PAPANICOLAOU-Färbung (Pap IV = verdächtig, Pap V = beweisend).
- Biopsie, Konisation (kegelförmige Gewebeentfernung um den Muttermund), Kolposkopie (10–20fache Vergrößerung).
- Bildgebende Verfahren zur Ausbreitungsdiagnostik:
  - Thoraxröntgenaufnahmen in 2 Ebenen.
  - Ausscheidungsurographie (Harnaufstau?).
  - CT von Becken und Abdomen.
  - (Lymphographie, Ultraschall).
- Präoperative Abklärung: Zysto- und Rektoskopie.
- Vor Radiotherapie Kolonkontrasteinlauf (Divertikulose?).

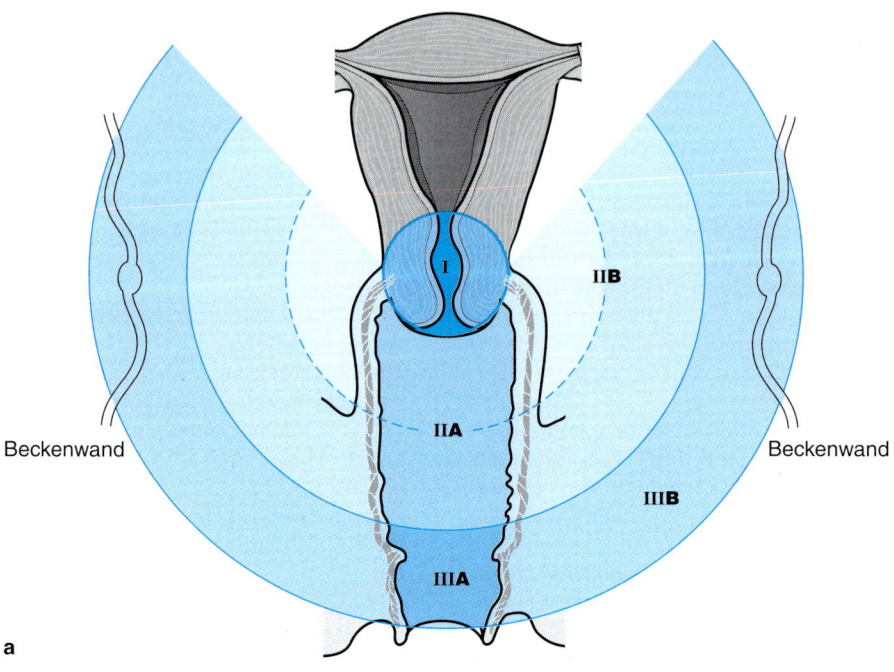

a

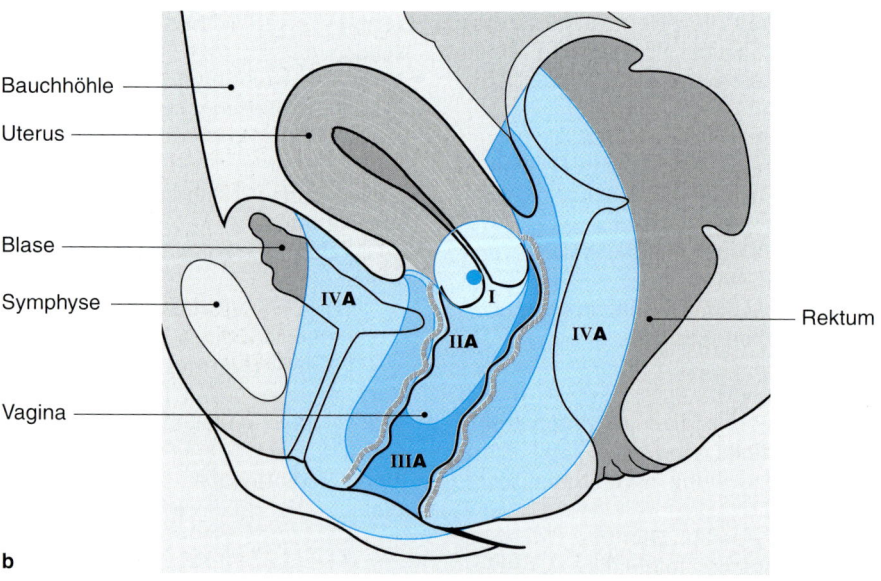

b

Tumorklassifikation

Vereinheitlichte Klassifikation von FIGO (Fédération Internationale de Gynécologie et d'Obstétrique) und TNM (Tab. 30-1). Es handelt sich um eine klinische, nicht um eine pathologische Einteilung.

Therapie

• Chirurgie
 – In den Frühstadien chirurgische

Verfahren von den meisten Kliniken bevorzugt, obwohl mit der kombinierten Radiotherapie (intrakavitäre und perkutane Bestrahlung) identische Resultate zu erreichen sind.
 – Konisation zur Diagnosesicherung, bei Carcinoma in situ und FIGO Ia auch therapeutisch ausreichend.
 – Extrafasziale, abdominelle Hyster-

Tabelle 30-1 Stadieneinteilung des Zervixkarzinoms nach TNM (UICC, 1987) und FIGO (1988).

TNM-Kategorien	FIGO-Stadien	Befund
Tx		Primärtumor nicht beurteilbar
T0		kein Anhalt für Primärtumor
Tis	0	Carcinoma in situ
T1	I	Zervixkarzinom begrenzt auf Uterus
T1a	Ia	präklinisches invasives Karzinom, ausschließlich durch Mikroskopie diagnostiziert
T1a1	Ia1	minimale mikroskopische Stromainvasion
T1a2	Ia2	Tumor mit einer invasiven Komponente von 5 mm oder weniger in der Tiefe, gemessen von der Basis des Epithels, und 7 mm oder weniger in horizontaler Ausbreitung
T1b	Ib	Tumor größer als in T1a2
T2	II	Zervixkarzinom infiltriert jenseits des Uterus, aber nicht bis zur Beckenwand und nicht bis zum unteren Drittel der Vagina
T2a	IIa	Übergang auf die Vagina
T2b	IIb	Infiltration des Parametriums
T3	III	Zervixkarzinom breitet sich bis zur Beckenwand aus und/oder befällt das untere Drittel der Vagina und/oder verursacht Hydronephrose oder stumme Niere
T3a	IIIa	Tumor befällt unteres Drittel der Vagina, keine Ausbreitung zur Beckenwand
T3b	IIIb	Tumor breitet sich bis zur Beckenwand aus und/oder verursacht Hydronephrose oder stumme Niere
T4	IVa	Tumor infiltriert Schleimhaut von Blase oder Rektum und/oder überschreitet die Grenzen des kleinen Beckens
Nx		regionale Lymphknoten können nicht beurteilt werden
N0		keine regionalen Lymphknotenmetastasen
N1		regionale Lymphknotenmetastasen
M1	IVb	Fernmetastasen

◀ **Abb. 30-1** Schematische Darstellung der Ausbreitung des Zervixkarzinoms. FIGO-Klassifikation der Tumorstadien I–IVa (vgl. Tab. 30-1).

ektomie und elektive Lymphadenektomie im Stadium FIGO Ia.

– Radikaloperation nach WERTHEIM-MEIGS bei FIGO Ib–IIb mit geringer parametraner Infiltration: Sie beinhaltet die Entfernung von Uterus einschließlich Parametrien, Adnexen (unter Umständen Ovarien), oberem Vaginalabschnitt und beidseitigen iliakalen Lymphknoten.

– Patientinnen im Stadium IIIb und IV sind keine Kandidatinnen für eine primäre Operation.

• Radiotherapie

– Als alleinige Behandlung immer kombiniert intrakavitär und perkutan. Bei frühen Stadien steht die Brachytherapie, bei späteren die perkutane Radiotherapie im Vordergrund, heute dann kombiniert mit einer Chemotherapie (Radiochemotherapie).

– **Postoperative Radiotherapie** immer indiziert, sofern die Histologie des Operationspräparates einen Lymphknotenbefall oder eine R1- oder R2-Situation ergab. Dosis: 45–50 Gy in konventioneller Fraktionierung, Boost von 5–10 Gy auf Risikogebiet, bei Lymphknotenbefall Einschluß der Paraaortalregion.

– **Alleinige Radiotherapie im Stadium FIGO I–IIb (früh)**

1. Perkutantherapie des kleinen Beckens mit 40 Gy, Einzeldosis 1,8–2,0 Gy (bei Box-Technik ≤ 1,8 Gy), vier- (wenn Brachytherapie integriert) bis fünfmal wöchentlich (Abb. 30-2).

2. Afterloading mit ^{192}Iridium nach 20 Gy, besser: wöchentlich in die Perkutantherapie integriert, wobei mit ein oder zwei Einlagen begonnen wird (Abb. 30-3); Dosis: 6 × 6 Gy im Abstand von einer Woche = 36 Gy am Punkt A (2 cm kranial und lateral des Muttermundes), entsprechend 6 × 2 Gy = 12 Gy am Punkt B (Beckenwand).

3. Ausblendung der Mittelstrukturen nach 20–30 Gy bei der Perkutanbestrahlung anhand der CT-Planung, um die Toleranzdosen an Blase und Rektum nicht zu überschreiten (Abb. 30-4).

– **Alleinige Radiotherapie für Stadien FIGO IIb (spät) und III**

1. Perkutantherapie des kleinen Beckens mit 50 Gy, Einzeldosis ≤ 1,8 Gy, 5 × wöchentlich.

2. Afterloading mit ^{192}Iridium nach 30 Gy Perkutandosis, besser: wöchentlich in die Perkutantherapie integriert, wobei mit ein oder zwei Einlagen begonnen wird: 3 ×

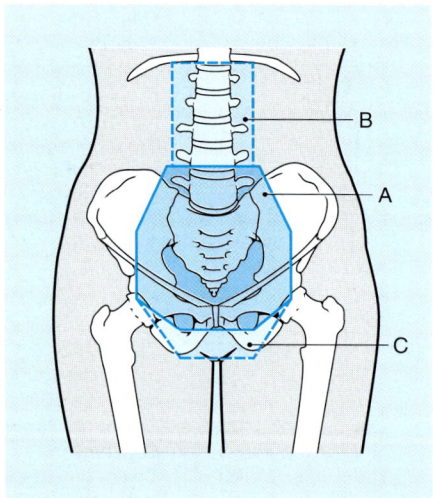

Abb. 30-2 Strahlentherapieplanung des Zervixkarzinoms: Die Bestrahlung erfolgt über opponierende Gegenfelder ap-pa, besser: mit 4-Felder-Box-Technik. Das Standardfeld umfaßt die Primärtumorregion und die Lymphknotenstationen im kleinen Becken einschließlich der iliakalen Gruppe (A). Bei Befall dieser Gruppe kann die Bestrahlung auf die paraaortale Gruppe ausgedehnt werden (B). Bei Befall der Vagina muß das Bestrahlungsfeld die gesamte Scheide einschließlich des Introitus umfassen (c).

6 Gy im Abstand von einer Woche =
18 Gy am Punkt A, entsprechend
3 × 2 Gy = 6 Gy am Punkt B
(Beckenwand).
3. Perkutanbestrahlung der Parametrien; Weiterführen bis 50 Gy mit
integriertem Afterloading; gegebenenfalls perkutane Boosterung auf
der befallenen Seite.
4. Wenn nach 30 Gy keine Tumorrückbildung eingetreten ist, Weiter-
führung der Perkutanbestrahlung
bis 60–65 Gy (eventuell kleinvolu-
mig bis 70 Gy).
– Während der Afterloading-Thera-

pie wird die Dosis an Blase und
Rektum an mehreren Punkten mit-
gemessen (vgl. Abb. 17-18).
– Computerisierte Bestrahlungsplanung aufgrund von CT-Querschnit-
ten muß im Verlauf der Behandlung
entsprechend der Tumorrückbildung adaptiert werden.
• Chemo-/Hormontherapie
– Wirksame Zytostatika sind u. a. Cisplatin, Carboplatin, Ifosfamid, Bleomycin, Vinblastin und 5-Fluoro-
uracil.
– Einsatz präoperativ bei ausgedehnten Tumoren in Erprobung, sinn-

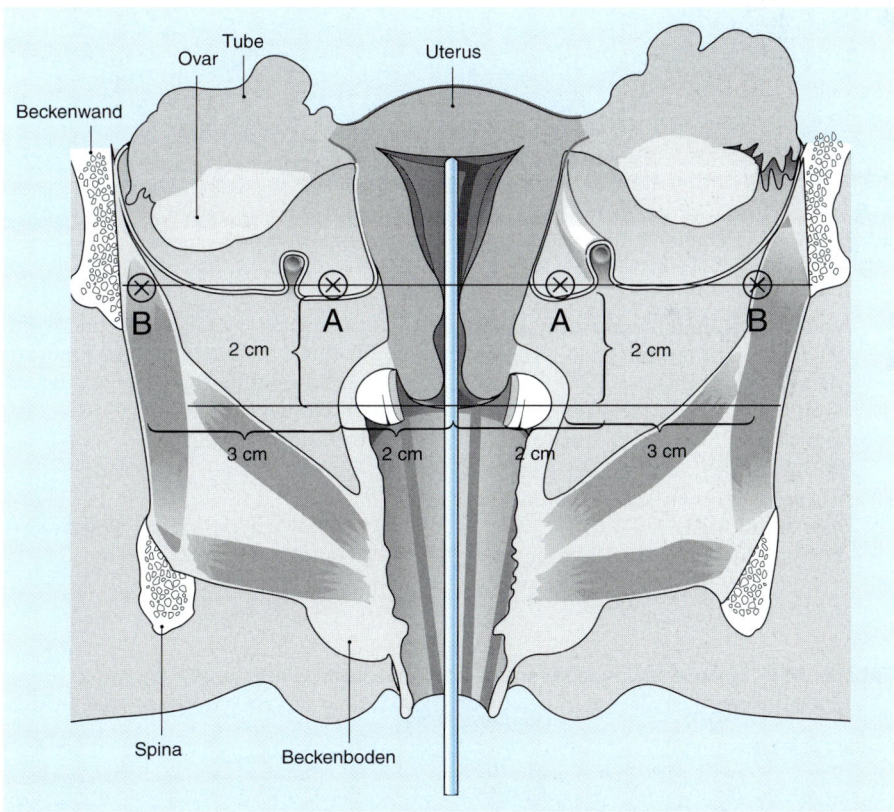

Abb. 30-3a Dreikanaliger Applikator zur intrauterinen und intravaginalen Bestrahlung („Stift-
und-Platte-Kombination"). Die Ovula spreizen das Scheidengewölbe. Eingetragen sind die
Dosisreferenzpunkte des Manchester-Systems A (2 cm lateral und kranial des Muttermundes)
und B (3 cm von A, lateral an der Beckenwand).

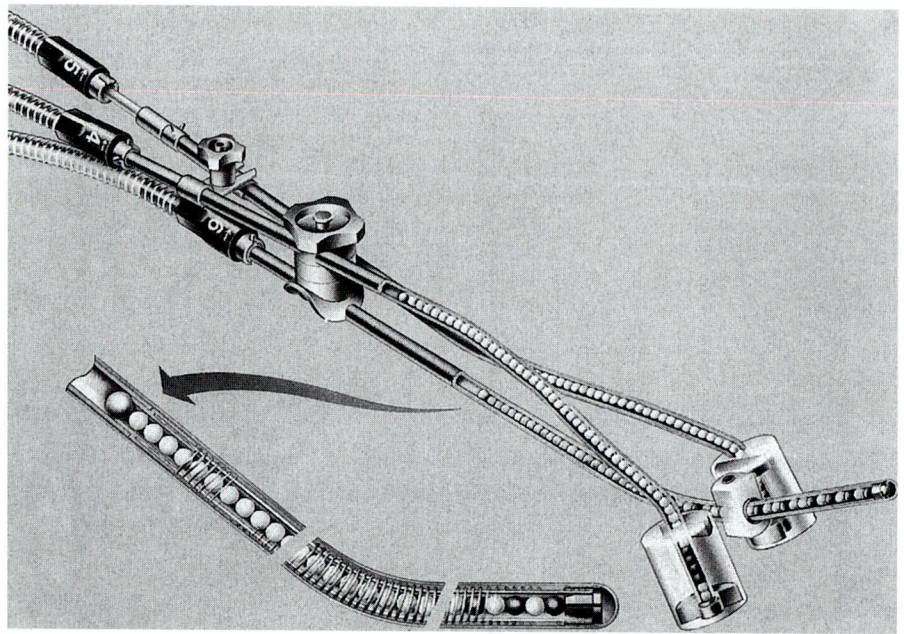

Abb. 30-3b Alle drei Kanäle können unterschiedlich mit aktiven Quellen (schwarz) beladen werden.

voller im Rahmen einer simultanen Radiochemotherapie (hohe Tumorrückbildungsrate).
– Simultane Radiochemotherapie, meist mit Cis-/Carboplatin und 5-Fluorouracil, bevorzugt für die fortgeschrittenen inoperablen Tumorsituationen.
– Postoperative Chemotherapie der-

zeit nur in Studien gerechtfertigt. Ihr Einsatz statt einer postoperativen Strahlentherapie bedarf der individuellen Begründung.
– Hormone unwirksam.

Prognose

Die 5-Jahres-Überlebensraten des Zervixkarzinoms zeigt Tabelle 30-2.

Tabelle 30-2 5-Jahres-Überlebensraten bei Zervixkarzinom.

FIGO	Überlebensrate
Ia	95–100%
Ib	80–90%
IIa	60–70%
IIb	55–65%
IIIa/IIIb	25–50%
IVa	10%

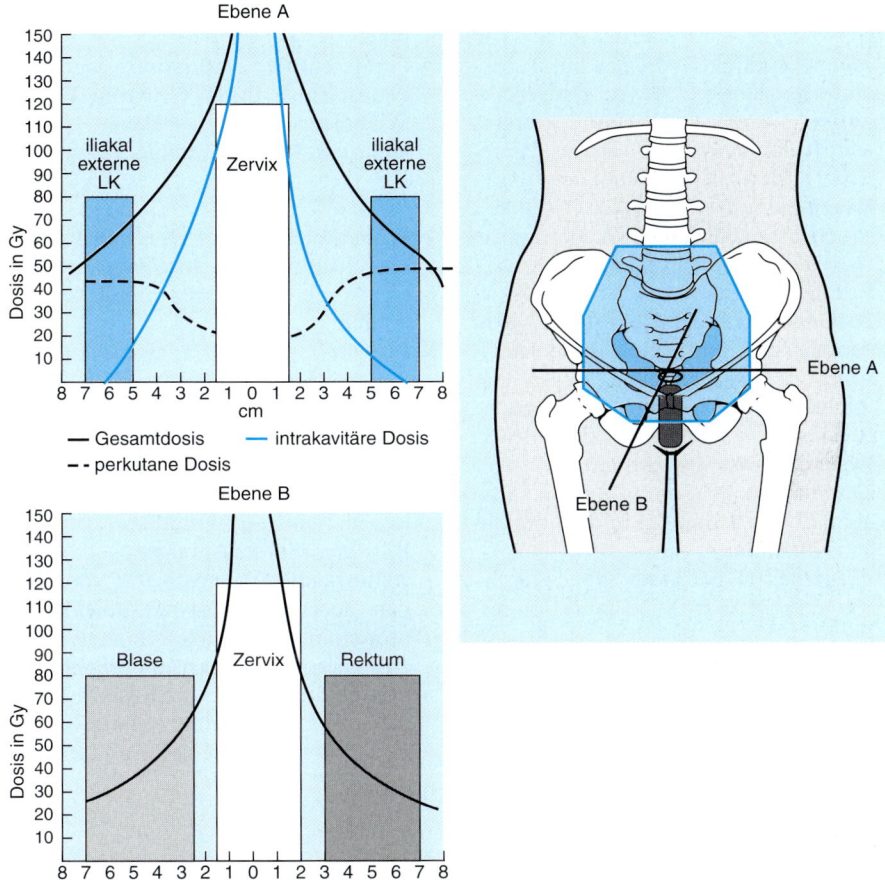

Ebene A

Dosis in Gy

150
140
130
120
110
100
90
80
70
60
50
40
30
20
10

iliakal externe LK   Zervix   iliakal externe LK

8 7 6 5 4 3 2 1 0 1 2 3 4 5 6 7 8
cm

— Gesamtdosis   — intrakavitäre Dosis
-- perkutane Dosis

Ebene B

Dosis in Gy

150
140
130
120
110
100
90
80
70
60
50
40
30
20
10

Blase   Zervix   Rektum

8 7 6 5 4 3 2 1 0 1 2 3 4 5 6 7 8
cm

Ebene A

Ebene B

30

Abb. 30-4 Dosisverteilung im kleinen Becken bei der kombinierten intrakavitären (6 × 6 Gy) und perkutanen Strahlentherapie (20 Gy auf das kleine Becken, 40 Gy mit Mittelabsorber) des Zervixkarzinoms. Die Gesamtdosis ergibt sich aus der Überlagerung der intrakavitär und perkutan eingestrahlten Dosis. Sie ist zentral am Primärtumor sehr hoch und fällt zur Beckenwand hin ab. Frontaler Schnitt A, sagittaler Schnitt B. Die Toleranzdosis von Blase und Rektum ist als Säulendiagramm angegeben. Vergleiche die Dosis an den iliakalen Lymphknoten einerseits und an Blase/Enddarm andererseits!

30.2 Korpuskarzinom (Endometriumkarzinom)

Häufigkeit/Epidemiologie

- Häufigstes weibliches Genitalkarzinom, Inzidenz: 15–30/100 000 pro Jahr (zunehmend).
- Alterskarzinom, Altersgipfel zwischen

dem 65. und 70. Lebensjahr, 95% nach der Menopause.
- Häufigkeit der einzelnen Tumorstadien:
  FIGO I: 72%
  FIGO II: 15%
  FIGO III: 10%
  FIGO IV: 3%

- Östrogenzufuhr (konjugiertes Östrogen) bewirkt ein relatives Risiko von 7,6 und ist direkt korreliert mit der applizierten Dosis (z. B. zur Osteoporoseprophylaxe). Orale Kontrazeptiva vom Kombinationstyp senken das relative Risiko auf 0,5 (Schutzwirkung).
- Raucherinnen erkranken seltener als Nichtraucherinnen (Änderung im Östrogenstoffwechsel).
- Erhöhtes Risiko durch Adipositas, Diabetes mellitus, Hypertonie, Kinderlosigkeit und STEIN-LEVENTHAL-Syndrom (unregelmäßige Regel, Unfruchtbarkeit, Fettsucht, männliche Behaarung, Akne, Bluthochdruck, fehlende Brustentwicklung).
- Zusammenhang mit Mammakarzinom, Ovarialkarzinom und kolorektalem Karzinom.
- Zystische Hyperplasie der Uterusschleimhaut kann 8–10 Jahre vorausgehen.

Symptomatologie

- Frühdiagnose schwierig; Symptome erst spät.
- Irreguläre Blutungen in der Postmenopause sind in der Regel ein Frühsymptom.
- Hauptsymptome: genitale Blutungen, stinkender und blutiger Ausfluß. Typisch ist ein Pap-IV- oder Pap-V-Abstrich ohne erkennbares Zervixkarzinom.
- Fortgeschrittene Tumoren sind gekennzeichnet durch tastbaren Tumor, Schmerzen, Aszites, Ileus, Hydronephrose, Ikterus, Urämie.

Diagnostik

- Früherkennung mit der transvaginalen Ultraschalluntersuchung. Verdächtig ist eine Endometriumdicke von > 5 mm.
- Inspektion / Palpation / gynäkologische Untersuchung mit Abstrich bzw. Kürettage (Ausschabung der Gebärmutter).
- Fraktionierte Kürettage mit einer Sicherheit von > 90% und 100% histologisch richtigen Befunden.
- Basislaboruntersuchungen.
- Bildgebende Diagnostik: CT von Becken und Abdomen, Ausscheidungsurographie, Thorax-Aufnahmen in 2 Ebenen, Oberbauchsonographie.
- Präoperative Zysto- und Rektoskopie zum Ausschluß einer Tumorbeteiligung von Harnblase und Enddarm.

Tumorklassifikation

Vereinheitlichte Klassifikation nach FIGO (Fédération Internationale de Gynécologie et d'Obstétrique) und UICC (TNM): Es handelt sich um eine

Tabelle 30-3 Klassifikation des Korpuskarzinoms.

TNM	Uteruskörper	FIGO
Tis	Carcinoma in situ	0
T1	begrenzt auf Uteruskörper	I
T1a	Uteruskavum ≤ 8 cm Länge	Ia
T1b	Uteruskavum > 8 cm Länge	Ib
T2	Ausbreitung auf Zervix	II
T3	Ausbreitung jenseits des Uterus bzw. innerhalb des kleinen Beckens	III
T4	Tumorinfiltration der Mukosa von Harnblase, Rektum oder Überschreitung des kleinen Beckens	IVa
M1	Fernmetastasen	IVb

klinische, nicht um eine pathologische Klassifikation (Tab. 30-3).

Weitere prognostisch wichtige Faktoren: Infiltrationstiefe in das Endometrium, histologischer Malignitätsgrad G1–G4.

Therapie

- Chirurgie
  - Hysterektomie mit Adnexresektion beidseits im Stadium FIGO I.
  - Radikaloperation nach WERTHEIM-MEIGS-OKABAJASHI (s. Zervixkarzinom) inklusive paraaortaler Lymphknoten im Stadium FIGO II (und III). Vielerorts aber bereits im Stadium II kombinierte Radiotherapie, weil komplikationsärmer mit gleichen Heilungsergebnissen.
- Radiotherapie
  - **Postoperative Radiotherapie** indiziert bei einer histologisch festgestellten Infiltrationstiefe von > 3 mm oder 30% der Uteruswand, bei Tumorausdehnung auf die Adnexe, die Zervix oder die Lymphknoten sowie bei ungünstigem Grading (G3/G4). ZV-Dosis: 45–50 Gy in konventioneller Fraktionierung (vgl. Abb. 30-2).
  - **Postoperative „Scheidenauslastung"** mit ^{192}Iridium-Afterloading indiziert bei
    a. Malignitätsgrad G3/G4,
    b. knapper Scheidenmanschette,
    c. FIGO-Stadium II und III,
    d. Lymphknotenbefall.
    Dosierung: 3 × 6 Gy/5 mm Gewebetiefe (10 Gy an der Schleimhautoberfläche) im Abstand von einer Woche.
  - **Alleinige kombinierte Radiotherapie ab FIGO-Stadium II**
    1. Perkutantherapie des kleinen Beckens bis 40 Gy, Einzeldosis 1,8–2,0 Gy (bei Box-Technik ≤ 1,8 Gy), vier- (wenn Brachythera-

pie integriert) bis fünfmal wöchentlich.
    2. Afterloading mit ^{192}Iridium nach 20 Gy Perkutandosis, besser: wöchentlich in die Perkutantherapie integriert, 6 × 6 Gy im Abstand von einer Woche = 36 Gy am Punkt A (2 cm kranial und lateral des Muttermunds), entsprechend 6 × 2 Gy = 12 Gy am Punkt B (Beckenwand), vgl. Abb. 30-3.
    3. Ausblendung der Mittelstrukturen ab 25–30 Gy (entsprechend CT-Planung), um die Toleranzdosen an Blase und Rektum nicht zu überschreiten (vgl. Abb. 30-4).
    4. In den FIGO-Stadien III und IV kann die Brachytherapie zurückgenommen und statt dessen die Perkutandosis bis 65 Gy am Punkt A erhöht werden.
- Hormon-/Chemotherapie
  - Es besteht keine Indikation zur adjuvanten Hormon- oder Chemotherapie.
  - In der Palliativ- und gegebenenfalls Rezidivtherapie sind Gestagene (Medroxyprogesteron) die Therapie der Wahl, vor allem bei gut differenzierten und hormonrezeptorpositiven Karzinomen. Dosierung: 160–300 mg/Tag. 30–40% Remissionschance auch bei Fernmetastasen. Alternative: Antiöstrogene, z.B. Tamoxifen 30 mg/Tag.
  - Zytostatika (Cisplatin, Cyclophosphamid, Adriamycin [Doxorubicin], Epirubicin) wenig eingeführt.

Prognose

5-Jahres-Überlebenszeit entsprechend den Stadien:
FIGO I: 75–90%
FIGO II: 50%
FIGO III: 30%
FIGO IV: 10%
Die wichtigsten prognostischen Faktoren sind Grading, Invasionstiefe in das Myo-

30

metrium, Ausdehnung in die Zervix sowie eine Lymphangiosis oder Haemangiosis carcinomatosa.

30.3 Vaginal- und Vulvakarzinom

Häufigkeit/Epidemiologie

- Seltene Tumoren, nämlich zusammen 4–6% aller weiblichen Genitaltumoren.
- Altersgipfel zwischen 60 und 70 Jahren.
- Gemeinsames Auftreten von Vulva-, Vaginal- und Zervixkarzinomen läßt an gemeinsame Ursachen denken.
- Risikofaktoren sind Rauchen, häufige Sexualpartner, mangelhafte Sexualhygiene, Papillomaviren vom Typ 16 und 18, langjährige Einnahme von Kortikosteroiden.
- Histologie: > 90% Plattenepithelkarzinome.
- Vulvakarzinom meist vergesellschaftet mit intraepithelialen Neoplasien der Vulva: nichtinvasive Dysplasien, Carcinoma in situ, nichtinvasive nichtepitheliale Neoplasie, PAGET-Erkrankung (= Adenokarzinom in situ), nichtinvasive Tumoren von Melanozyten. Sie imponieren als Warzen, Papeln, Flecken – hyperpigmentiert, rot (Erythroplakie) oder weiß (Leukoplakie). → Biopsie!

Symptomatologie

- Exophytisch zerfallender Tumor.
- Blutung, Geruchsbelästigung durch Superinfektion, Juckreiz, später Schmerzen.
- Bei Vaginalkarzinom Durchbruch in den Enddarm (rektovaginale Fistel).

- Vulva- und Vaginalkarzinome werden besonders häufig verschleppt, entweder durch die meist alten Patientinnen selbst oder durch den zu spät reagierenden Arzt.

Diagnostik

- Inspektion / Palpation / gynäkologische Untersuchung. Suche nach inguinalen Lymphknoten beim Vulvakarzinom.
- Direkter Tumornachweis durch Biopsie.
- Weiterführende Ausbreitungsdiagnostik wie beim Zervix- und Endometriumkarzinom (Kap. 30.1 und 30.2).

Tumorklassifikation

- Beim **Vaginalkarzinom** unterscheiden die FIGO-Stadien I–IV, ob das Karzinom auf die Vaginalwand begrenzt ist (I), auf das paravaginale Gewebe übergreift (II), die Beckenwand erreicht (III) oder außerhalb des kleinen Beckens bzw. in Blasen- und Rektumschleimhaut infiltriert ist (IV).
- Beim **Vulvakarzinom** unterscheiden die FIGO-Stadien I–IV (bzw. TNM-Stadium T1–T4), ob der Tumor bis 2 cm groß (I), größer als 2 cm (II), in Urethra/Vagina/Perineum/Anus eingewachsen (III) oder in Blasenschleimhaut/Urethra/Rektumschleimhaut/Beckenknochen infiltriert ist (IV). Darüber hinaus sind beim Vulvakarzinom die inguinalen Lymphknoten zu berücksichtigen: palpabel ohne Tumorverdacht (N1), palpabel mit Tumorverdacht (N2) und fixiert oder ulzeriert (N3).

Abb. 30-5 Interstitielle Brachytherapie des Vaginalkarzinoms mit der Template-Technik. Zuerst ▶ Einführung eines Zylinders in die Scheide zur Justierung des Templates. Fixierung. Durch die Bohrungen des Templates werden Hohlnadeln in die Vaginalwand und den Beckenboden eingestochen. Beschickung des Zylinders und der Nadeln mit ^{192}Ir im Nachladeverfahren. a) Aufsicht auf das am Damm befestigte Template. b) Frontalschnitt durch Uterus, Beckenboden, Damm und Template.

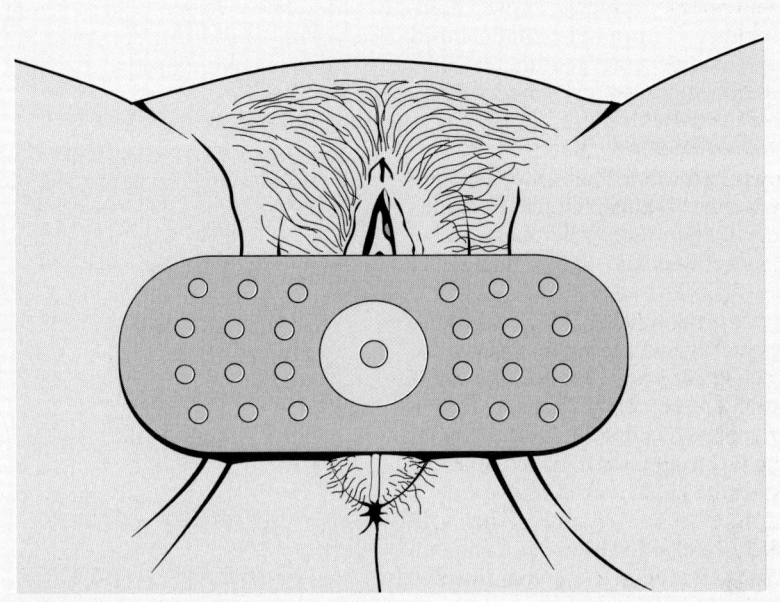

a

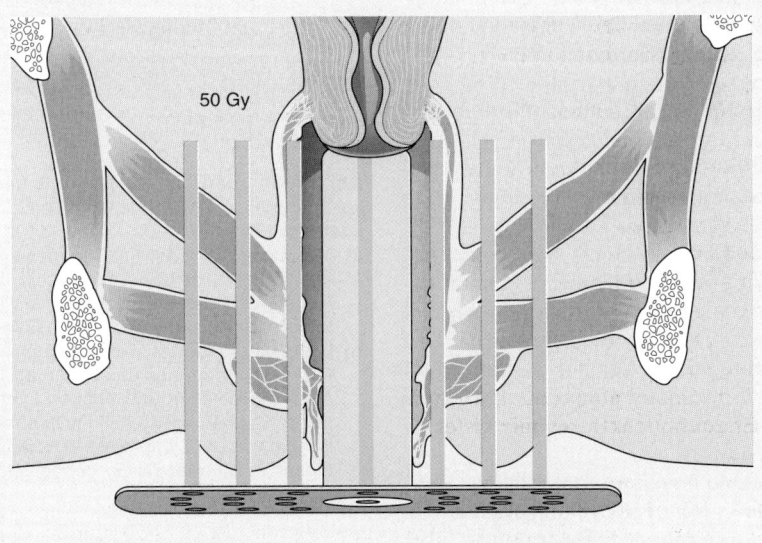

50 Gy

b

Therapie

Beim **Vaginalkarzinom** gibt es wegen der Seltenheit des Tumors keine Standardtherapie. Chirurgische Maßnahmen spielen nur eine untergeordnete Rolle: R0-Resektion wegen der engen Nachbarschaft von Rektum und Blase nur in Frühstadien möglich; häufiger Patientinnenwusch nach Erhalt einer funktionellen Vagina. Deshalb ist für die Mehrzahl der Patientinnen die kombinierte Strahlentherapie die Behandlung der Wahl.

Beim **Vulvakarzinom** gilt – aus radioonkologischer Sicht unverständlich – die radikale Chirurgie noch als die Therapie mit den besten Heilungschancen. In den letzten Jahren beginnt die Strahlentherapie mit ihren neuen Möglichkeiten, die Radikalchirurgie zurückzudrängen.

- Chirurgie
  - **Weiträumige Exzision** der Läsion im Gesunden beim Carcinoma in situ und beim T1-Karzinom der Vulva.
  - **Abdominale Hysterektomie mit Vagina** und pelviner Lymphadenektomie nur bei Vaginalkarzinom im frühen Stadium (FIGO I und IIa).
  - **Pelvine Exenteration** (Entfernung aller Organe im Becken) bei Lokalisation des Tumors im mittleren und distalen Vaginaldrittel und beim Vulvakarzinom T3/T4.
  - **Radikale En-bloc-Vulvektomie** mit bilateraler inguinaler Lymphadenektomie für alle Patientinnen mit operablem Vulvakarzinom wird heute wegen der hohen Morbidität und der langfristigen psychosexuellen Konsequenzen restriktiver gesehen.
  - **Lokale Exzision** oder **Elektroresektion** oder **Elektrokoagulation** mit postoperativer Bestrahlung bei Frühformen (Abb. 30-6).
- **Radiotherapie des Vaginalkarzinoms**
  - **Kurativ intendierte, definitive kom-**

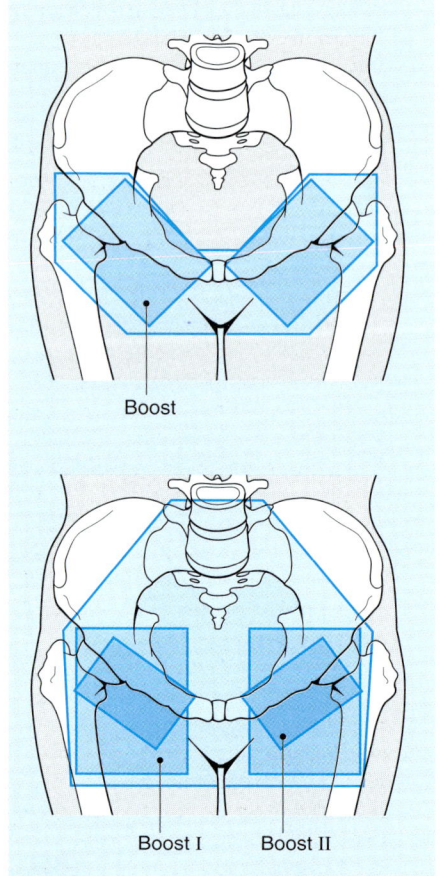

a

Boost

b

Boost I   Boost II

Abb. 30-6 Bestrahlungsvolumina beim Vulvakarzinom in Abhängigkeit vom Lymphknotenstatus.
a) N0-Situation: Bestrahlung des Primärtumors und beider Leisten bis 50 Gy. Boosterung des makroskopischen Primärtumors bis 60 Gy mit schnellen Elektronen.
b) Lymphknotenbefall: Neben dem Primärtumor und den inguinalen Knoten werden auch die iliakalen und übrigen Lymphknoten im Becken mit 45–50 Gy bestrahlt. Abhängig von der Lymphknotengröße werden diese bis 60 oder 70 Gy geboostet (Shrinking-field-Technik).

binierte Radiotherapie ist die Methode der ersten Wahl. Sie bezweckt die definitive Tumorkontrolle und die Wiederherstellung der normalen Anatomie der Vagina.

- **Postoperative Radiotherapie** nach Radikaloperation im Fall von Lymphknotenmetastasen oder R1-/R2-Resektion. **Dosis:** 45–50 Gy, 1,8 Gy ED, 5 × wöchentlich, Boosterung mit 10–15 Gy, am elegantesten als interstitielle Brachytherapie (Abb. 30-5).
- Definitive **Radiotherapie** nach den Grundsätzen des Zervixkarzinoms (vgl. Kap. 30.1): In den Frühstadien hat die Brachytherapie, in den fortgeschrittenen Stadien die perkutane Strahlentherapie mehr Gewicht. Das **Zielvolumen** der perkutanen Radiotherapie entspricht der Behandlung des Zervixkarzinoms (vgl. Abb. 30-2), schließt allerdings Vulva und Perineum ein. Ein Beispiel für die Applikation der Brachytherapie zeigt Abbildung 30-5.
- Im Stadium III und IV simultane Radiochemotherapie mit 5-Fluorouracil und Cisplatin.
- **Radiotherapie des Vulvakarzinoms**
  - Nach Vulvektomie/Elektroresektion des Primärtumors **postoperative Radiotherapie** angezeigt, wenn die Leistenlymphknoten nicht revidiert wurden oder befallen waren (Leistenlymphknotenbestrahlung) oder als Bestrahlung der iliakalen Lymphknoten bei histologisch nachgewiesenem Leistenlymphknotenbefall. **Zielvolumendosis** bei mikroskopischem Befall 50 Gy, bei makroskopischem Befall ≥ 60 Gy.
  - **Definitive Radiotherapie** ohne Operation mit vd/dv-Feldern durchaus ohne gravierende Spätfolgen an der Vulva möglich. Voraussetzung: Vermeidung einer Dosisüberhöhung an Vulva/Perineum durch Ausgleichskörper bzw. zeitweise Ausblendung des tangentialen Strahleneinfalls. Die Applikation einer Teildosis mit

schnellen Elektronen ist nicht von vornherein biologisch ungünstig, sofern die Einzeldosis von 1,8 Gy nicht überschritten und eine ausreichende Eindringtiefe gewählt werden. Die Dosis am makroskopischen Tumor soll um 60 Gy, sonst 50 Gy betragen. Boosterung mit Elektronen oder interstitieller Afterloading-Therapie. Abbildung 30-6 zeigt die Vorgehensweise.
- **Radiochemotherapie** mit 5-Fluorouracil und Mitomycin C (analog zum Analkarzinom) oder mit 5-Fluorouracil und Cisplatin empfohlen, um Strahlendosis einzusparen (bedenkenswerte Spätmorbidität an der Vulva nach hochdosierter Strahlentherapie bei großen Karzinomen).

Prognose

- Vaginalkarzinom: 5-Jahresüberlebensrate im FIGO-Stadium I 70%, II 50%, III 30% und IV 15%.
- Vulvakarzinom: 5-Jahresüberlebensrate im FIGO-Stadium I 90%, II 75%, III 50% und IV 15%.

30.4 Ovarialkarzinom

Häufigkeit/Epidemiologie

- Ovarialkarzinom mit 85–90% häufigster bösartiger Tumor der Eierstöcke (maligne Keimzelltumoren: 3–5%, maligne Stromazelltumoren: 5–7%).
- Vierthäufigste Krebstodesursache bei der Frau.
- Inzidenz: 10–15/100 000 pro Jahr, leicht ansteigend; häufig in hochindustrialisierten Ländern mit Ausnahme Japans.
- Ätiologische Faktoren unbekannt.
- Risikofaktoren sind westliche Eßgewohnheiten (Fleisch, Milch und Milchprodukte), Asbestexposition, Talkumpuder auf Menstruationsbinden, Un-

fruchtbarkeit und späte erste Schwangerschaft.

- Schwangerschaften und Kontrazeptiva reduzieren das Risiko für das Ovarialkarzinom.
- Zusammenhang mit Karzinomen der Brust und des Endometriums: dreifach erhöhtes Brustkrebsrisiko bei bekanntem Ovarialkarzinom, zweifach erhöhtes Ovarialkarzinomrisiko bei Brustkrebs (häufig vorhanden: Breast-Cancer-1-Gen, BRCA-1-Gen).

Symptomatologie

- Relativ niedrige Tumorstadien sind völlig symptomlos. Symptome treten erst bei weitfortgeschrittenem Tumor auf. 70% der Tumoren werden erst im FIGO-Stadium III und IV diagnostiziert.
- Spätsymptome: aufgetriebener Leib, Druck im Abdomen, Völlegefühl, Aufstoßen, Flatulenz, vaginale Blutungen, Schmerzen.

Histologische Formen

1. Epitheliale Tumoren (85–90%): szirrhöse Zystadenokarzinome, endo-metrioide Karzinome, muzinöse Zystadenokarzinome, hellzellige undifferenzierte, gemischte und unklassifizierbare Karzinome.

2. Keimzelltumoren: Dysgerminom, endodermaler Sinustumor, embryonales Karzinom, Polyembryom, Chorionkarzinom, Teratom, gemischte Keimzelltumoren.

3. Gonadale Stromatumoren: SERTOLI-LEYDIG-Zell-Tumor, Granulosazelltumor, Gynandroblastom, Androblastom.

- Von drei Ovarialtumoren ist nur einer maligne. Die Malignität bzw. ein Ovarialkarzinom läßt sich auch histologisch nicht immer mit Sicherheit feststellen (Grenzfälle, sog. Borderline-Tumoren).
- Selten sind Sarkome.
- Häufig sind Metastasen des Mammakarzinoms, der gastrointestinalen und genitalen Karzinome im/auf dem Ovar.

Tumorklassifikation

- Eine Zusammenstellung der TNM- und FIGO-Kategorien gibt Tabelle 30-4.

Tabelle 30-4 Stadieneinteilung des Ovarialkarzinoms gemäß UICC (1987) und FIGO (1988).

TNM		FIGO	
T1	begrenzt auf Ovarien	I	
T1a	ein Ovar, Kapsel intakt		Ia
T1b	beide Ovarien, Kapsel intakt		Ib
T1c	Kapselruptur, Tumor an der Oberfläche, maligne Zellen in Aszites oder bei Peritonealspülung		Ic
T2	Ausbreitung im Becken	II	
T2a	Uterus, Tube(n)		IIa
T2b	andere Beckengewebe		IIb
T2c	maligne Zellen in Aszites oder bei Peritonealspülung		IIc
T3 und/oder N1	Peritonealmetastasen jenseits Becken und/oder regionäre Lymphknotenmetastasen	III	
T3a	mikroskopische Peritonealmetastasen		IIIa
T3b	makroskopische Peritonealmetastasen ≤ 2 cm		IIIb
T3c und/oder N1	Peritonealmetastase(n) > 2 cm und/oder regionäre Lymphknotenmetastasen		IIIc
M1	Fernmetastasen (ausschließlich Peritonealmetastasen)	IV	

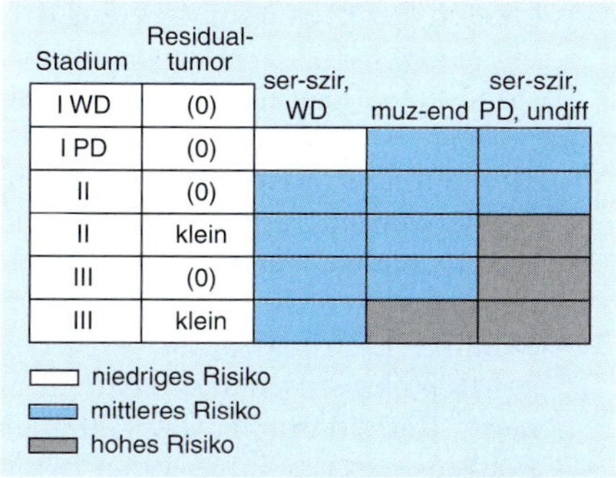

Stadium	Residual-tumor	ser-szir, WD	ser-szir, muz-end	ser-szir, PD, undiff
I WD	(0)			
I PD	(0)			
II	(0)			
II	klein			
III	(0)			
III	klein			

☐ niedriges Risiko
▨ mittleres Risiko
▨ hohes Risiko

Abb. 30-7 Multifaktorielle Risikoabschätzung für den Erfolg einer alleinigen postoperativen Radiotherapie beim Ovarialkarzinom. Berücksichtigt werden das Stadium gemäß FIGO, der postoperative Residualtumor sowie die Histologie. WD = gut differenziert, PD = schlecht differenziert, ser-szir = serös-szirrhös, muz-end = muzinös-endometrioid, undiff = undifferenziert.

- Aufgrund des Tumorstadiums, der histologischen Kriterien und des postoperativ belassenen Resttumors können Risikogruppen definiert werden, die für die weitere Therapie und Prognose wichtig sind (Abb. 30-7).

Diagnostik

- Inspektion / Palpation / gynäkologische Untersuchung (Bauchumfang, palpable Tumoren, Aszites, Leber, Lymphome).
- Direkter Nachweis durch Aszitespunktion oder gezielte Punktion unter Ultraschall- oder CT-Kontrolle.
- Bildgebende Verfahren:
  - Transvaginale Sonographie der transabdominellen Ultraschalluntersuchung überlegen bei der Beurteilung von Tuben und Eierstöcken.
  - Sonographie des Abdomens.
  - CT des Abdomens.
  - Thoraxaufnahmen in 2 Ebenen.
  - Ausscheidungsurographie.
- Präoperative Zystoskopie und Rektoskopie.

- Laboruntersuchungen: neben Basisdaten Tumormarker CA-125 zur Verlaufskontrolle.
- Definitive Stadienzuordnung erst durch Laparotomie möglich.

Therapie

- Chirurgie
  - Entscheidender primärtherapeutischer Schritt ist die totale Tumorentfernung mittels abdomineller Hysterektomie und bilateraler Adnexektomie, und zwar so radikal wie möglich inklusive retroperitonealer Lymphadenektomie, Netzresektion, Inspektion des Oberbauchs (eventuell Leberbiopsien) und Peritoneal-Lavage.
  - Bei fortgeschrittener Erkrankung relativ günstige Prognose mit maximaler chirurgischer Tumorreduktion.
  - Eine penible Vorgehensweise erhärtet nicht nur das Tumorstadium, sondern verbessert auch die Heilungsaussicht.
  - „Second-look-Operation" nach postoperativer therapeutischer Chemotherapie (oder Radiotherapie) nach denselben therapeutischen Kriterien zur Remissionsbeurteilung und zur Identifizierung bzw. wünschbaren Entfernung von Resttumor.
- Postoperative Therapie epithelialer Karzinome
  - Zu unterscheiden sind zwei Patientinnengruppen:
    1. Stadium I, II und III mit geringem Resttumor (< 0,5 cm).
    2. Fortgeschrittene Stadien III und IV oder makroskopischer Resttumor ≥ 2 cm.
  - Keine Zusatztherapie im Stadium Ia mit günstigen Prognosefaktoren (vgl. Abb. 30-7).
  - Die mit (1) apostrophierte Gruppe bzw. die Tumorstadien Ib/Ic, IIa/b

30

381

und III (= Gruppe mit interme-
diärem Risiko, vgl. Abb. 30-7) wird
entweder mit abdominopelviner
Großfeldtechnik bestrahlt oder einer Chemotherapie zugeführt. Auch
eine intraperitoneale Behandlung
mit ^{32}Phosphor wurde erfolgreich
angewandt.

- Die als (2) apostrophierte Gruppe,
Stadium III mit großer Resttumor-
masse und Stadium IV – mehr als
70% der Patientinnen betreffend –,
erhält eine Chemotherapie während
6–12 Monaten. Bei gutem Ansprechen (nur noch mikroskopischer Resttumor bei „Second-look-
Operation") ist anschließend eine
abdominopelvine Großfeldbestrahlung zu erwägen. Der Wert einer
simultanen Radiochemotherapie ist
zu prüfen.
- Etablierte Chemotherapeutika: Platinverbindungen (Cisplatin, Carboplatin) ± Alkylanzien (Melphalan,
Cyclophosphamid), Anthrazykline
(Doxorubicin, Epirubicin), Taxane
(Paclitaxel, Docetaxel).

- **Radiotherapie**
  - **Zielvolumen:** Ganzabdomen inklusive beider Zwerchfellkuppen und
  des gesamten DOUGLAS-Raums.
  - **Technik und Dosierung:** 25–30 Gy,
  Einzeldosis 1,5 Gy, 5 × wöchentlich,
  über opponierende Großfelder.
  Teilweise Abdeckung der Leber
  (ohne Zwerchfellkuppe) von vd und
  dv (70% Transmission), Schonung
  der Nieren von dorsal ab 15 Gy.
  - **Boosterung** des kleinen Beckens
  über seitlich opponierende Felder,
  als zweite Tagesfraktion applizierbar, bis zur Gesamt-Zielvolumen-
  dosis von 50 Gy (Abb. 30-8).
  - **Alternative:** Fraktionierung des
  Ganzabdomenfeldes zweimal pro
  Tag mit 1,10–1,15 Gy Einzeldosis im
  Abstand von sechs Stunden. Nach
  30 Gy ZV-Dosis Boosterung des

kleinen Beckens über 4-Felder-Box
bis 45 Gy.

- Postoperative Therapie der Keimzelltumoren
  - Stadium I, Primärtumor < 10 cm/
  Kinderwunsch: postoperativ keine
  routinemäßige Chemo- oder Radiotherapie.
  - Stadium I, Primärtumor > 10 cm/
  kein Kinderwunsch/ältere Patientinnen: Radiotherapie des kleinen
  Beckens und der Lumbalregion mit
  30 Gy/3–4 Wochen.
  - Stadium II: Ganzabdomenbestrahlung mit 25–30 Gy/3–5 Wochen,
  Boosterung des kleinen Beckens
  mit 15–20 Gy/2–3 Wochen und der
  Paraaortalregion mit 15 Gy/2 Wochen. Alternative: Kombinations-
  chemotherapie.
  - Stadien III–IV: primäre Kombinationschemotherapie, z.B. mit
  Cisplatin + Vinblastin/Etoposid +
  Bleomycin. Anschließend „Second-
  look-Laparotomie" und eventuell
  konsolidierende Radiotherapie.
  - Alle Patientinnen mit Dottersack-
  tumor oder Chorionkarzinom werden postoperativ chemotherapeutisch behandelt (Hydroxyharnstoff,
  Actinomycin D, Methotrexat, Cyclophosphamid, Adriamycin etc.).
  Auch im metastasierten Stadium
  sind noch Heilungen möglich.

Prognose

- **Epitheliale Tumoren**
5-Jahres-Überlebenszeit abhängig von
Tumorstadium und Histologie:
Stadium I: 60–80%
Stadium II: 45–60%
Stadium III: 20–40%
Stadium IV: 8%

- **Keimzelltumoren**
In Frühstadien meistens Heilung. Mit
moderner Kombinationschemotherapie auch Heilungen in fortgeschrittenen Stadien.

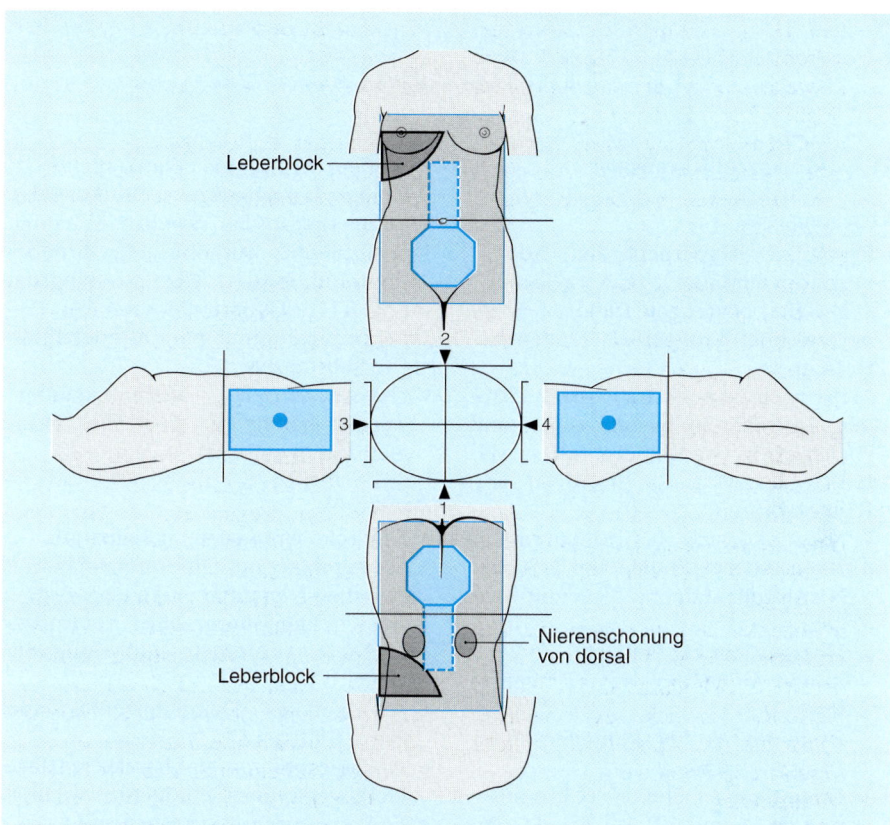

Abb. 30-8 Schematische Übersicht zur Radiotherapie des Ovarialkarzinoms: ap/pa-Großfelder, Leberblöcke (nicht auf Zwerchfellkuppe) mit 70%iger Strahlungstransmission, Nierenschonung von dorsal. Müssen Becken oder Paraaortalregion zusätzliche Dosis erhalten, kann dies über seitlich opponierende Felder oder auch ap-pa erfolgen.

30

31 Harnwegstumoren

31.1 Nierenzellkarzinom

Allgemeines

- Synonyme: Hypernephrom, Adenokarzinom der Niere, GRAWITZ-Tumor.
- 1–3% aller bösartigen Tumoren, Männer zweimal häufiger als Frauen betroffen.
- Meist nach dem 40. Lebensjahr (70% der Erkrankten zwischen 40 und 70 Jahre alt, bei Kindern extrem selten).
- Risikofaktoren
  - Nikotinkonsum bei Männern für 30% und bei Frauen für 25% der Nierenzellkarzinome verantwortlich.
  - Übergewicht bei Frauen.
  - Schmerzmittelabusus (v. a. Phenacetin).
  - Zystennieren bei Patienten unter Langzeitdialyse.
  - Genetische Defekte (Chromosomen 3, 11 und 17) bei 1% der Patienten.

Ausbreitung

- Lokal: nierenkapselüberschreitend, frühzeitig Anschluß an das Venensystem.
- Hämatogene Metastasen, retrograd zu Ovar/Hoden oder Knochen, Zentralnervensystem, Schilddrüse, Augen, Leber, Lunge und Herz.
- Nach Primärtherapie symptomfreies Intervall von mehreren Jahren bis zur Metastasierung.
- Nach Nephrektomie mit Lymphknotendissektion kaum Lokalrezidive.

Symptomatologie

- Klinisches Bild uncharakteristisch; wichtigstes Symptom: Hämaturie.
- Weitere Symptome: Flankenschmerz, Koliken bei Abgang von Blutkoagula.
- Paraneoplastische Syndrome häufig: Polyglobulie (erhöhte Erythropoetinproduktion), CUSHING-Syndrom (AC-TH), Hypertonie (Renin), Hyperkalzämie durch parathormonähnliche Substanzen.
- Hypernephroide Nierenkarzinome werden häufig erst über ihre Fernmetastasen entdeckt.

Diagnostik

- Klinische Untersuchung/Palpation.
- Sonographie zur Differentialdiagnose zwischen Nierenkarzinom und -zyste.
- Ausscheidungsurographie: vergrößerte Niere, verdrängte und elongierte Kelche.
- Abdominales Computertomogramm zur definitiven Diagnose.
- Angiographie zeigt charakteristische Gefäßversorgung, präoperativ wichtig.
- Weitere Ausbreitungsdiagnostik:
  - Oberbauchsonographie.
  - Thoraxaufnahmen in 2 Ebenen.
  - Skelettszintigraphie.
  - Schädel-CT bei klinischem Verdacht auf Hirnmetastasen.

Tumorklassifikation

T1: ≤ 2,5 cm, begrenzt auf Niere.

T2: > 2,5 cm, begrenzt auf Niere.

T3: In größere Venen oder perirenal infiltrierend.

T4: Tumorinfiltration über die GEROTA-Faszie hinaus.

N1: Solitäre Lymphknotenmetastase ≤ 2 cm.

N2: Lymphknotenmetastase(n) > 2–5 cm.

N3: Lymphknotenmetastase(n) > 5 cm.

Therapie

- Tumornephrektomie = Entfernung der Niere in der GEROTA-Faszie mit Fettkapsel, Nebenniere, regionalen Lymphknoten und zwei Drittel des Harnleiters.
- Bei beidseitigen Karzinomen Versuch der Organerhaltung: selektive Tumorentfernung.
- Bei nachgewiesenen Fernmetastasen individuelle Entscheidung zur Nephrektomie aus palliativen Gründen.
- Vor- oder Nachbestrahlung von T3-Karzinomen (45–50 Gy) inklusive Lymphabflußgebiet ohne gesicherten Vorteil. In einigen wenigen Studien aber Verbesserung der Überlebenszeit.

Prognose

5-Jahresüberlebensrate bei T1-Tumoren 90–95%, bei T2 85%, bei T3/T4 ohne Lymphknotenbefall 40%, mit Lymphknotenbefall < 20%.

31.2 Harnblasenkarzinom

Häufigkeit

- 3% aller bösartigen Tumoren, zweithäufigstes Karzinom im Urogenitalbereich nach den Genitaltumoren.
- Inzidenz: 27/100000 Männer pro Jahr (Schwarze: 10/100000), 9/100000 Frauen. In den USA und Europa zunehmend, in Asien seltener.
- Erkrankungsgipfel im 7. und 8. Lebensjahrzehnt, nur 5% der Patienten unter 45 Jahre alt.

Ätiologie

- Industriegifte, vor allem aromatische Amine (Anilinfarben, Benzidin, Nitrosamine).
- Nikotinabusus für 40–60% der Blasenkarzinome beim Mann und für 30% bei der Frau verantwortlich.
- Kaffee und Süßstoffe (Cyclamat, Saccharin) verursachen im Tierversuch Blasenkrebs, Zusammenhang für den Menschen aber nicht gesichert.
- Chronische Entzündungen (Blasensteine, Dauerkatheter, Bilharziose).
- Medikamente: phenacetinhaltige Analgetika, Cyclophosphamid.

Symptomatologie

- Hämaturie bei 70% der Patienten, überwiegend schmerzlos.
- Zystitische Beschwerden (Reizblase, Harndrang, Pollakisurie und Dysurie), Schmerzen nach Abschluß der Miktion in 30% der Fälle.
- Fortgeschrittene Erkrankung: Schmerzen, Beinödeme infolge Lymph- und Venenstauung.

Pathohistologie

- Übergangsepithel- (Urothel-) Karzinome in 90%, Plattenepithelkarzinome in 5–10% und Adenokarzinome in 1–4%.
- 70% oberflächliche Karzinome (Tis, Ta, T1), nur 30% muskelinvasive Karzinome (T2–4).
- Lokalisation: 50% der Karzinome beginnen an den Seitenwänden der Harnblase, 20% im Trigonumbereich, 10% an der vorderen Blasenwand und 5% im Blasenscheitel.
- Assoziation von Ta (noch nicht malignisiertes Papillom) und Tis (Carcinoma in situ) bedeutet Multifokalität, schlechtes Remissionsverhalten und hohes Rezidivrisiko.
- 70–80% der oberflächlichen Karzinome (100% der T1 G3-Karzinome) rezidivieren nach der TUR, 30% malignisieren im Rezidiv zu einem muskelinvasiven Karzinom.
- Lymphgefäßeinbrüche (40% bei muskelinvasiven Karzinomen) korrelieren mit dem Malignitätsgrad (nur 6–7% bei G1).
- Metastasierung zuerst lymphogen in die iliakalen internen und externen

31

Lymphknoten, später hämatogen in Lunge, Leber und Knochen.

- Lokale Tumorinvasion durch die Blasenwand in die umliegenden Gewebe (Prostata, Vagina, Rektum), im Trigonumbereich frühzeitiger Harnleiterverschluß (Urinaufstau: Hydronephrose, Atrophie des Nierenparenchyms, Pyonephrose).

Diagnostik

- Klinische Untersuchung, rektale Untersuchung, bimanuelle Palpation.
- Urinzytologie (25 % falsch-negativ, d.h. ohne Tumorzellen).
- Zystoskopie, transurethrale Resektion (TUR) des Tumors und multiple Suchbiopsien aus allen Regionen der Blasenschleimhaut („bladder mapping") gestatten die exakte Festlegung des Tumortyps, des Gradings und der TNM-Klassifikation.
- Bildgebende Ausbreitungsdiagnostik
  - CT des Abdomens, im Beckenbereich MRT noch zuverlässiger.
  - Ausscheidungs- oder retrograde Urographie.
  - Sonographie des Oberbauchs.
  - Thoraxaufnahmen in 2 Ebenen.
  - Laboruntersuchungen: Nieren- und Leberparameter, Kreatinin-Clearance, Urinuntersuchung auf Leukozyten, Erythrozyten und Bakterien.

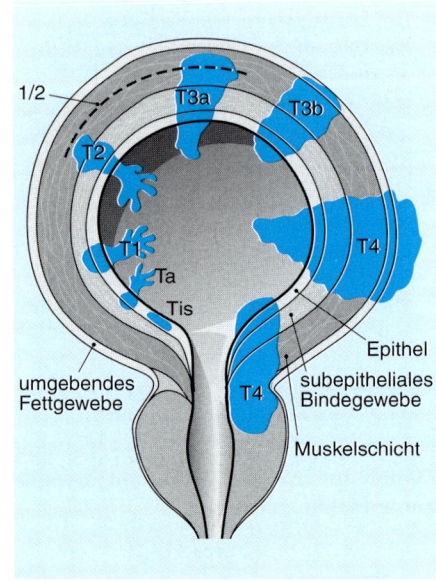

Abb. 31-1 Graphische Darstellung der T- bzw. pT-Klassifikation des Harnblasenkarzinoms.

Tabelle 31-1 Die verschiedenen Stadieneinteilungen des Harnblasenkarzinoms.

1987 TNM	Klinisch	1946 JEWETT-STRONG	1952 JEWETT	1952 MARSHALL
T0	kein definitiver Tumornachweis			0
Tis	Carcinoma in situ			
Ta	papillärer Tumor ohne Invasion	A	A	
T1	Invasion der Lamina propria			
T2	oberflächliche Muskelinvasion	B	B1	B1
T3a	tiefe Muskelinvasion	B	B2	B2
T3b	Invasion in das Fettgewebe	C	C	C
T4	Invasion in benachbarte Organe			D1
N1–3	Befall pelviner Lymphknoten			
M1	Fernmetastasen			D2
	Lymphknotenbefall oberhalb der Aortenbifurkation			

Tumorklassifikation

- Abbildung 31-1 illustriert die (p)TNM-Klassifikation von 1987.
- Die in den USA gebräuchlichen Klassifikationen nach JEWITT und MARSHALL sind in Tabelle 31-1 der TNM-Einteilung gegenübergestellt.
- Von großer Bedeutung ist das histologische Grading:
  G1: Gut differenziert (44%).
  G2: Mäßig differenziert (30%).
  G3: Schlecht differenziert (25%).
  G4: Undifferenziert (5%).

Therapie

- **Oberflächliche Karzinome** (Ta, Tis, T1, G1–2)
  - Transurethrale Elektroresektion (TUR) mit „bladder mapping".
  - Intravesikale Chemoprophylaxe mit Thiotepa, Adriamycin, Mitomycin C, Bleomycin etc. Applikation zuerst wöchentlich, dann in größeren Abständen.
  - Monatliche Kontrollen mit Urinzytologie, alle drei Monate mit Zystoskopie.
  - Rezidive im selben Tumorstadium werden mit TUR wie oben behandelt.
  - Multiple Rezidive oder Übergang in ein muskelinvasives Karzinom: Therapie wie bei muskelinvasivem Karzinom.
- **T1 G3/4 und muskelinvasive Karzinome** (T2–4 G1–4)
  - TUR mit „bladder mapping".
  - Weiterbehandlung je nach Tumorstadium mit Blasenteilresektion oder radikaler Zystektomie ± präoperative oder postoperative Radiotherapie oder simultane Radiochemotherapie.
  - **Radikale Zystektomie:** Entfernung der Harnblase, der Prostata mit Samenblasen, der pelvinen Lymphknoten inklusive Fett- und Bindegewebe des kleinen Beckens und Beckenperitoneums, bei Frauen oftmals auch Entfernung von Uterus, Adnexen und Urethra unumgänglich.
  - Ersatzblase aus Ileum (Bricker, Pouch) oder Sigma, gegebenenfalls direkte kutane Ureterostomie. Heute beim Mann potentiell kontinente Ersatzblasen möglich: Ein Drittel der Patienten wird tatsächlich kontinent, ein Drittel nur zeitweise, ein Drittel wird nicht kontinent und muß Windeleinlagen und Penisklemme tragen.
- **Radiochemotherapie**
  - Bezüglich lokaler Heilung der radikalen Zystektomie gleichwertig, in der metastasenfreien und gesamten Überlebensrate möglicherweise sogar überlegen.
  - **Zielvolumen:** sichtbare Blase mit ≥ 3 cm Sicherheitssaum (CT!), iliakale Lymphknoten bis in Höhe von LWK 5. Mitbestrahlung der lumbalen Lymphknotenkette bei klinischem Verdacht auf Beckenlymphknotenbefall und bei G3-Tumoren.
  - **Dosis:** 50 Gy im Zielvolumen, 1,8 Gy Einzeldosis (Maximum 2,0 Gy), 5 × wöchentlich. Dosis-Boost von 5–10 Gy auf die Harnblase.
  - Cisplatin-(Carboplatin)Monotherapie: 25 mg/m^2 Körperoberfläche/Tag (Carboplatin 70 mg/m^2) als 20minütige Kurzinfusion an den Tagen 1–5 und 29–33 am Morgen vor der Bestrahlung.
  - **Kontroll-TUR** mit „bladder mapping" sechs Wochen nach Therapieabschluß, dann in den ersten zwei Jahren vierteljährlich. Histologisch komplette Remissionen werden in 75–85% der Fälle erreicht.
  - **Salvage-Zystektomie** bei fehlender oder partieller Remission und im Rezidiv.
  - Abtragung rezidiverender Ta- und Tis-Herde mittels TUR.

31

- **Palliativtherapie**
- Palliative Zystektomie oder Radiochemotherapie bei inkurablen T4-Karzinomen.
- Systemische Chemotherapie bei Fernmetastasen mit MVAC (Mitomycin C, Vincristin, Adriamycin, Cisplatin) erreicht Remission von 6–8 Monaten Dauer in 50–60% der Fälle.

Prognose

5-Jahresüberlebensrate des Gesamtkollektivs: 50%.
- Oberflächliche (nicht muskelinvasive) Karzinome pTa, pTis, pT1: 60–70%, allerdings sind Rezidive häufig, z. B. bei pT1G3 in 100%.
- Muskelinvasive Karzinome pT2–4 nach Zystektomie oder Radiochemotherapie: 50–55%. Nach Radiochemotherapie behalten 80–85% der Überlebenden eine normal funktionierende Harnblase.
- Radiochemotherapie ± Salvage-Zystektomie bei den T3b- und T4-Karzinomen eindeutig der primären Zystektomie überlegen mit 5-Jahresüberleben von etwa 50% (Zystektomie: 33%) bei T3 bzw. 30% (Zystektomie: < 5%) bei T4.

32 Tumoren endokriner Organe

32.1 Struma maligna (Schilddrüsenkarzinom)

Häufigkeit/Inzidenz

- Verhältnismäßig seltener Tumor: 1,5% aller bösartigen Tumoren, Frauen im Verhältnis 3:1 häufiger als Männer erkrankend, Inzidenz steigend.
- Endemischer Jodmangel (Gebiete mit zuwenig Jod in der Nahrung, im Wasser und in der Luft) verdoppelt das Risiko; Jodmangelstruma erhöht Risiko 6–8fach.
- Bei 80% der Patienten benigne Struma in der Anamnese: Schwierigkeit der Differentialdiagnose zwischen regressiven Knoten und den unverhältnismäßig viel selteneren Karzinomen: Jeder „kalte Knoten" verlangt nach bioptischer/histologischer Sicherung.
- Erhöhtes Risiko nach Bestrahlungen im Halsbereich und durch die erbliche MEA (multiple endokrine Adenopathie), bei der sich C-Zell-Karzinom, Phäochromozytom und Hyperparathyreoidismus gehäuft finden.

Radiogenes Schilddrüsenkarzinom

- Die ionisierende Strahlung ist ein wohldokumentierter ätiologischer Faktor.
- 25% der Personen, die zwischen 0,2 und > 1,5 Gy erhalten haben, entwickeln einen Kropf (benigne Struma), 25% von diesen bzw. 7% aller bestrahlten Individuen eine Struma maligna, gewöhnlich ein papilläres Adenokarzinom.
- Man rechnet mit 25–30 Karzinomen pro Gy und Risikojahr bei 100000 Exponierten. Bei unter 18jährigen ist das Risiko doppelt so hoch wie bei Erwachsenen, besonders hoch bei Kindern unter 4 Jahren. Jenseits 20 Gy Schilddrüsendosis nimmt das Risiko wieder ab.
- Die minimale Latenzzeit beträgt 3 Jahre, die mittlere Latenzzeit 10–15 Jahre, der risikorelevante Zeitraum 40 Jahre.
- Kein Zusammenhang zwischen ^{131}Jod-Diagnostik oder -Therapie und Schilddrüsenkarzinomen! Die Zahl der Schilddrüsenkarzinome ist beträchtlich geringer als die Zahl, die durch die Strahlendosis erwartet werden könnte. Vermutlicher Grund: Strahlendosis an den epithelialen Strukturen (Thyreozyten) der Schilddrüse bei diagnostischer Radiojodanwendung zu gering, bei therapeutischer Anwendung zu hoch.

Symptomatologie

- Harter, unter Umständen höckeriger Knoten in der Schilddrüse bzw. neu aufgetretener Knoten in einer knotigen Struma.
- Ganz unterschiedliche Wachstumsgeschwindigkeiten der bösartigen Knoten.
- Spätsymptome: Heiserkeit, vergrößerte Halslymphknoten, Dyspnoe, Schluckstörung.

Diagnostik

- Klinische Untersuchung: Solitärknoten? Schluckverschieblichkeit? Lymphknoten? Heiserkeit? Stimmbandbeweglichkeit bei Kehlkopfspiegelung?
- Schilddrüsenszintigraphie (kalter Knoten?) und -sonographie.
- Negative Punktionszytologie nicht beweisend, operative Abklärung erforderlich.

32

- Präoperative Labordiagnostik: Basislabor, zusätzlich TSH (bei Unterfunktion erhöht, sollte während und nach Therapie unterhalb 0,1 mU/l liegen, um eine Stimulation des Karzinoms auszuschließen), Thyreoglobulin (Tumormarker), Calcitonin (Tumormarker des C-Zell-Karzinoms) und CEA.
- Bildgebende Ausbreitungsdiagnostik
  - Achtung: Röntgenkontrastmittel blockieren die Schilddrüse für die nuklearmedizinische Diagnostik und Therapie!
  - ^{131}Jod-Ganzkörperszintigraphie nach Thyreoidektomie zum Ausschluß bzw. Nachweis von speichernden Fernmetastasen oder Restschilddrüsengewebe.
  - Skelettszintigraphie mit ^{99m}Technetium und gezielte Skelettröntgenbilder bei nichtradiojodspeichernden Karzinomen zur Metastasensuche.
  - Thoraxaufnahmen in 2 Ebenen.
  - CT des Halses und des oberen Mediastinums.

Histologie

- Papilläre (56%) und folliküläre Karzinome (33% = differenzierte Karzinome), auch gemischt.
- Anaplastische, undifferenzierte Karzinome: 5%.
- Medulläres Karzinom (C-Zell-Karzinom): 5%.
- Andere (Lymphome, Plasmozytome, Plattenepithelkarzinome, Teratome, Sarkome, Metastasen etc.): 2%.

Unter dem Einfluß der Jodsalzprophylaxe hat sich der Anteil der prognostisch günstigen papillären Karzinome ständig gegenüber den follikulären und undifferenzierten Karzinomen erhöht.

Tumorklassifikation

T0: Primärtumor nicht feststellbar.
T1: Knoten $\leq$ 1cm.
T2: Tumor > 1–4 cm, begrenzt auf Schilddrüse.
T3: Tumor > 4 cm, begrenzt auf Schilddrüse.
T4: Tumor überschreitet die Schilddrüse.

Tabelle 32-1   UICC-Risikostadien.

Papillär oder follikulär	unter 45 Jahre		45 Jahre und älter		
Stadium I	jedes T, jedes N, M0		T1	N0	M0
Stadium II	jedes T, jedes N, M1		T2	N0	M0
			T3	N0	M0
Stadium III			T4	N0	M0
			jedes T	N1	M0
Stadium IV			jedes T	jedes N	M1
Medullär					
Stadium I	T1	N0	M0		
Stadium II	T2	N0	M0		
	T3	N0	M0		
	T4	N0	M0		
Stadium III	jedes T	N1	M0		
Stadium IV	jedes T	jedes N	M1		
Undifferenziert					
Stadium IV	jedes T	jedes N	jedes M		
	(alle Fälle sind Stadium IV)				

N0: Keine regionalen Lymphknoten-metastasen.

N1: Regionale Lymphknotenmetasta-sen.

N1a: Ipsilateral.

N1b: Bilateral oder in Mittellinie oder kontralateral oder im Mediasti-num.

Therapie

- **Chirurgie**
  - Totale extrakapsuläre Thyreoidek-tomie (Mitentfernung der Schild-drüsenkapsel) mit beidseitiger Hals-lymphknotenausräumung bei
    1. allen anaplastischen Karzinomen,
    2. allen medullären Karzinomen,
    3. fortgeschrittenen papillären und follikulären Karzinomen.
  - Einseitige extrakapsuläre und kon-tralateral intrakapsuläre Thyreoid-ektomie bei einseitigen, auf die Schilddrüse begrenzten follikulären und papillären Karzinomen.
  - Hemithyreoidektomie (Entfernung nur eines Schilddrüsenlappens) bei papillärem Karzinom von < 1,5 cm Durchmesser ohne multizentrische Knoten.
- **Radiotherapie** (Radiojodtherapie/per-kutane Radiotherapie)
  - **Radiojodtherapie** (6–10 GBq [131]Jod) nach totaler Thyreoidekto-mie zur Elimination verbliebenen Restschilddrüsengewebes sowie zur Diagnostik und Therapie von spei-chernden Metastasen. Wiederho-lung alle vier Monate, bis kein spei-cherndes Gewebe mehr vorhanden ist.
  - Zwischen Operation und erster Ra-diojodtherapie darf keine Hormon-substitution durchgeführt werden.
  - Jeweils Absetzen der Hormonbe-handlung 14 Tage vor Radiojodthe-rapie.
  - **Perkutane Radiotherapie** indiziert bei

1. allen anaplastischen Karzino-men, unbeschadet des Stadiums,
2. C-Zell-Karzinomen ab Stadium, II,
3. differenzierten Karzinomen mit Kapseldurchbruch oder Lymph-knotenmetastasen (Stadium III),
4. sehr jungen Patienten zur Ver-meidung der Radiojodtherapie,
5. in palliativen Situationen (Sta-dium IV).

  - **Zielvolumen:** Schilddrüsenbett und beidseitiges Lymphabflußgebiet von submental bis einschließlich oberes Mediastinum.
  - **Dosis:** 50–56 Gy ZV-Dosis, Einzel-dosis 1,8–2,0 Gy, 5mal wöchentlich. Bei R1- oder R2-Situationen bzw. inoperablen Tumoren lokale Boo-sterung mit 10–20 Gy/Referenz-punkt.
  - **Individualisierte Technik** aus Bewe-gungs-Stehfeld-Bestrahlungen. Wir favorisieren Stehfeldtechniken wie bei Kopf-Hals-Tumoren und nach Erreichen der Rückenmarktole-ranzgrenze die Weiterbestrahlung des oberen Mediastinums in Rota-tionstechnik.
- **Chemotherapie**
  - Ansprechrate nicht höher als 30%.
  - Wirksame Substanzen: Adriamycin, Cisplatin, Vinca-Alkaloide, gegebe-nenfalls in Kombination.
  - Indikationen: palliativ bei anapla-stischen und progredienten diffe-renzierten, metastasierten Karzino-men.

Prognose

10-Jahresüberlebensraten:
- Papilläres Karzinom: 85–95%.
- Medulläres (C-Zell)-Karzinom: 60–90%.
- Follikuläres Karzinom: 40–60%.
- Anaplastisches Karzinom: < 10%.

Günstigere Prognose von jüngeren (< 40–45 Jahre) Patienten.

32

Nachsorge

- Ziel: Rechtzeitige Erkennung eines behandlungsfähigen lokalen oder systemischen Rezidivs.
- L-Thyroxin-Behandlung (2,5 µg/kg Körpergewicht Levothyroxin täglich) zur Substitution und Suppression der hypophysären TSH-Stimulation.
- Palpation, Halssonographie, Thyreoglobulinbestimmung (differenzierte Schilddrüsenkarzinome), Calcitonin- bzw. CEA-Bestimmung bei medullärem Karzinom in viertel- bis halbjährlichen Abständen.
- Radiojod-Ganzkörperszintigramm in jährlichen Abständen bei potentiell radiojodspeichernden Tumoren.
- Thoraxaufnahmen in 2 Ebenen alle 6–12 Monate.

32.2 Nebennierenrinden-karzinom

Allgemeines

- Benigne Nebennierenrinden-(NNR-) Tumoren bei 20–25% der Patienten mit CUSHING-Syndrom. Bei der Autopsie haben ca. 2% aller Erwachsenen ein NNR-Adenom.
- Karzinome der NNR sind außerordentlich selten.
- Unterteilung nach Lokalisation in Rinde oder Mark bzw. nach Hormonproduktion (Glukokortikoide, Katecholamine).
- Maligne Phäochromozytome machen ca. 10% aller Phäochromozytome aus (Nebennierenmark).
- Phäochromozytome sind bei Patienten mit medullärem Schilddrüsenkarzinom gehäuft, auch bei der Neurofibromatose RECKLINGHAUSEN und der zerebelloretinalen Hämangioblastomatose HIPPEL-LINDAU.
- NNR-Karzinome und maligne Phäochromozytome metastasieren in die regionalen Lymphknoten und

hämatogen in Lunge, Leber und Gehirn.

Symptomatologie

- NNR-Karzinom: Adrenales CUSHING-Syndrom mit Vollmondgesicht, Stammfettsucht, Striae, Hypertonie und Ödemen sowie Virilisierung.
- Phäochromozytom: Schweißausbrüche, Hitzewallungen, belästigendes Herzklopfen, Bluthochdruck (Dauerhochdruck in 60–70%, Hochdruckattacken bei 20–30% der Kranken).

Diagnostik

- Klinische Untersuchung.
- Hormonanalysen inklusive Belastungs- und Suppressionstests (je nach vermutetem Tumortyp Bestimmung von Cortisol, Aldosteron, Plasmarenin, Östrogenen, Testosteron etc.).
- Bildgebende Diagnostik
  - Oberbauchsonographie.
  - Abdominales CT mit Kontrastmittel.
  - Venenkatheterismus zur etagenweisen selektiven Hormonbestimmung.
- Definitive Malignitätsdiagnose meist erst durch operativ gewonnene Histologie möglich.

Therapie

- NNR-Karzinome
  - Vollständige operative Tumorentfernung anzustreben (einseitige Adrenalektomie).
  - Definitive lokoregionale Kontrolle wegen Grenzen der operativen Radikalität schwierig zu erreichen.
  - Präoperative Radiotherapie (50 Gy ZV-Dosis) wegen oftmals fortgeschrittener Tumorsituation oder postoperative Radiotherapie bei R1- oder R0-Resektion (56–60 Gy ZV-Dosis) sinnvoll.
  - Palliative Bestrahlung mit 45–55 Gy ZV-Dosis subjektiv und objektiv wirksam.

– Chemotherapiesensibilität mäßig bis schlecht (Cisplatin, Doxorubicin, 5-Fluorouracil).
– Schwergewicht der Systemtherapie liegt auf der symptomatischen, antihormonellen Therapie mit Mitotane (DDD) oder Aminoglutethimid.

• Phäochromozytom
– Beim malignen, inoperablen bzw. metastasierenden Phäochromozytom hormonale Blockade mit Alpha-Methylparathyrosin (AMPT). Auch zytostatische Chemotherapie möglich.
– Vor dem Versuch einer operativen Entfernung Therapie der akuten Hochdruckkrise und eine entsprechende präoperative Vorbereitung erforderlich.

Prognose

• 5-Jahres-Überlebensrate von Patienten mit NNR-Karzinomen < 20%.
• Malignes Phäochromozytom: noch schlechtere Prognose.

32.3 Karzinoidtumoren

Allgemeines

• Definition: Tumoren der enterochromaffinen Zellen (APUD-System), die Serotonin und anderweitige Hormone produzieren (paraneoplastische Syndrome).
• Lokalisation: Appendix, Dünndarm, Rektum, Bronchialsystem. Am häufigsten Metastasen in der Leber.
• Karzinoide der Appendix metastasieren fast nie.
• Seltenes Vorkommen.

Symptomatologie

• Karzinoidsyndrom = Flush, hektische Motilität des Darms mit häufigen Stuhlentleerungen, Verkrampfungen und Luftabgang. Asthmaanfälle.

• In fortgeschrittenen Stadien: Endokardfibrose des rechten Herzens mit entsprechender Symptomatik.
• Hormonell bedingte Symptome sowie Darmblutungen, Darmverschluß, Anämie.

Diagnostik

• Bestimmung der 5-Hydroxy-Indolessigsäure im Urin (Abbauprodukt des Serotonins).
• Je nach Lokalisation Bronchoskopie, Nachweis von okkultem Blut im Stuhl, fraktionierte Magen-Dünndarm-Passage.
• Thorakales bzw. abdominales Computertomogramm mit Kontrastmittel.

Therapie

• **Chirurgie**
– Radikale Tumorentfernung mit regionalen Lymphknoten oftmals kurativ.
– Als Palliativmaßnahme bei diffuser Metastasierung oder lokaler Inoperabilität weitestgehende Tumorreduktion anstreben.
• **Radiotherapie**
– Effektive Maßnahme mit lang anhaltenden klinischen Remissionen bei Inoperabilität.
– **Zielvolumen:** Primärtumorbereich und regionales Lymphabflußgebiet.
– **Dosis:** 50–55 Gy Zielvolumendosis, konventionelle Fraktionierung mit 1,8 Gy Einzeldosis (2,0 Gy im Maximum), 5mal wöchentlich.
• **Chemotherapie**
– In palliativer Intention bei 30–40% der Patienten lang anhaltende Partialremissionen nach Doxorubicin (Adriamycin), Melphalan, Cisplatin, 5-Fluorouracil und Streptozotocin. Alpha-Interferon in klinischer Erprobung.
• **Symptomatische Therapie**
– Serotoninantagonisten (z.B. De-

32

seril), Kortikosteroide, Chlorprom-
azin.
– Therapie und Prophylaxe der Bron-
chokonstriktion mit Prednison und
Theophyllinpräparaten.
– Hypotensive Krisen werden mit
hochdosiertem Prednison und An-
giotensin kompensiert.

Prognose

● Gut, soweit Radikaloperation möglich.
● Auch in palliativen Situationen mit
ausgedehnter Metastasierung oft
mehrjährige Verläufe.

33 Knochen- und Weichteilsarkome

33.1 Knochensarkome

Grundsätzliches

Knochensarkome sind maligne, vorwiegend zu hämatogener Metastasierung neigende Neubildungen der Knochengewebe ohne Berücksichtigung des multiplen Myeloms.

Häufigkeit/Inzidenz

- Seltene Tumoren; Inzidenz während der Adoleszenz und um das 60. Lebensjahr am größten mit 3/100 000 pro Jahr.
- Nur 3% der Tumoren vor dem 15. Lebensjahr; sehr selten zwischen dem 30. und 40. Lebensjahr, dann wieder langsam zunehmend.

Ätiologie

Primäre Knochensarkome
- Entstehung in Knochenabschnitten mit besonders starkem Wachstum.

Sekundäre Knochensarkome
- Bildung in Knochen mit metabolischer Überstimulation möglich; z. B. bei oder nach Morbus PAGET, chronischer Osteomyelitis, Knocheninfarkt, Frakturkallus, Hyperparathyreoidismus.
- Multiple Exostosen und Enchondrosen können als Sarkome entarten.
- Ionisierende Strahlung im Zusammenhang mit therapeutischer oder lang dauernder diagnostischer Anwendung kann (vor allem präpubertär) Sarkome induzieren.

Symptomatologie

- Unerklärbare, sich nachts verstärkende Skelettschmerzen.
- Der Osteomyelitis ähnelnde, entzündungsartige Lokalsymptomatik beim EWING-Sarkom (klinisch und röntgenologisch).
- Größenzunahme oder Schmerzen eines bekannten Enchondroms oder einer Exostose (gutartige Knorpel- bzw. Knochengeschwulst) sind malignomverdächtig, ebenso die fehlende Frakturheilung bei Morbus PAGET. Dann Resektion erforderlich, auch wenn kein malignes Gewebe im Biopsat aufgefunden wird.

Diagnostik

- Krankengeschichte extrem wichtig: Schmerzbild? Tumorentwicklung?
- Physikalische Untersuchung: Tumorgröße, Überwärmung, Konsistenz, Schmerzen, Verschieblichkeit, pathologische Gefäßzeichnung, Bewegungseinschränkung, maligne Ergüsse?
- Laboruntersuchungen uncharakteristisch, allenfalls Erhöhung der alkalischen Phosphatase und LDH.
- Bildgebende Diagnostik
  - Nativaufnahmen der Tumorregion in 2 Ebenen.
  - Comutertomographie der Tumorregion, noch besser: MRT.
  - Angiographie allenfalls als Operationsvorbereitung noch gerechtfertigt (arterielle, kapilläre und venöse Phase).
  - Skelettszintigraphie zur Bestimmung der lokalen Primärtumorausbreitung und zur Suche von Skelettmetastasen.
  - Thoraxaufnahmen in 2 Ebenen und thorakales Computertomogramm zum Metastasenausschluß.
  - Probeexzision: offene Biopsie in einem Stück von zumindest $1 \times 2 \times 2$ cm^3 Größe aus vaskularisiertem Tumoranteil.

33

– Knochenmarkbiopsie bei EWING-Sarkom und Non-HODGKIN-Lymphomen (Tumordissemination?).

Differentialdiagnose

• Gutartige Knochentumoren, Kallusbildung, Myositis ossificans, Morbus PAGET, Knochentuberkulose, Osteomyelitis.
• Tumorähnliche Knochenerkrankungen, wie juvenile Knochenzyste, eosinophiles Granulom (Histiocytosis X), nichtossifizierendes Knochenfibrom, fibröse Dysplasie JAFFÉ-LICHTENSTEIN-UEHLINGER (vgl. Kap. 36.6).
• Osteolytische/osteoplastische Metastasen anderer Primärtumoren (bei über 40jährigen sind maligne Knochendestruktionen am häufigsten Metastasen).

Histologie

• Entsprechend der histologischen Klassifikation des Armed Forces Institute of Pathology, Washington (USA) verteilen sich die Knochensarkome wie folgt:
  – Osteosarkom 40%.
  – Chondrosarkom 20%.
  – (Non-HODGKIN-Lymphome 15%).
  – EWING-Sarkom, PNET 10%.
  – Malignes fibröses Histiozytom 5%.
  – Malignes Chordom 5%.
  – Sonstige (Lipo-, Leiomyo-, Rhabdomyo-, Myxosarkome etc.) 10%.

Tumorklassifikation

Primärtumor

Tx: Primärtumor kann nicht beurteilt werden.

T0: Kein Anhalt für Primärtumor.

T1: Tumor überschreitet Kortikalis nicht.

T2: Tumor infiltriert jenseits der Kortikalis
(pTNM-Klassifikation entspricht den klinischen Kategorien).

Histopathologisches Grading:

Gx: Differenzierungsgrad nicht beurteilbar.

G1: Gut differenziert.

G2: Mäßig differenziert.

G3: Schlecht differenziert.

G4: Undifferenziert.

Anmerkung: Das EWING-Sarkom und das primäre Lymphom des Knochens werden als G4 klassifiziert.

Therapie

• **Chirurgie**
  – Therapeutisches Ziel: vollständige Tumorentfernung bei Funktionserhalt der betroffenen Extremität (in 60% der Fälle möglich).
  – Sicherheitsabstand bei der extremitätenerhaltenden Resektionsbehandlung: ≥ 5 cm am Knochen, ≥ 2 cm gegenüber Muskeln und intermuskulären Septen.
  – Nach Resektionsbehandlung Knochenersatz durch Umkehrplastik, Osteoplastik, Endoprothese und Leichentransplantat.
  – Durch präoperative (neoadjuvante) Chemotherapie ± Radiotherapie Tumorsterilisation beim Osteo- und EWING-Sarkom in hohem Maß möglich, dadurch Verbesserung der Langzeitprognose.
  – Chirurgische Entfernung von Lungenmetastasen indiziert beim Osteosarkom, EWING-Sarkom und bei Non-HODGKIN-Lymphomen, sofern wirksame systemische Chemotherapie verfügbar. Auch bei Spätmetastasen anderer Sarkome.
• **Radiotherapie**
  – Primäre (definitive) Radiotherapie indiziert bei strahlensensiblen Tumoren, wie EWING-Sarkom und Non-HODGKIN-Lymphomen, meist kombiniert mit Chemotherapie und Operation.
  – Der gesamte befallene Knochen ist zu bestrahlen.

– Die lokale Kontrollrate nimmt von den distalen über die proximalen zu den zentralen Tumorlokalisationen hin ab. Vermutlich, weil die zentral gelegenen Tumoren größer sind und die Strahlendosis im zentralen Bereich aus anatomischen Gründen limitiert ist.

– **Postoperative Radiotherapie** von Restknochen/Tumorbett beim Ewing-Sarkom: erforderliche Dosis 45–55 Gy/5–7 Wochen.

– Elektive Ganzlungenbestrahlung mit 20 Gy/3 Wochen kann bei Kindern mit Osteosarkom, die nicht älter als 12 Jahre sind, das Auftreten von Lungenmetastasen verhindern bzw. verzögern (heute selten geübt, da adjuvante Chemotherapie im Vordergrund).

– Konsolidierende Ganzlungenbestrahlung mit 14–18 Gy (1,5–1,8 Gy Einzeldosis) nach kompletter Remission von Ewing-Sarkom-Lungenmetastasen durch Chemotherapie.

• **Chemotherapie**
  – Adjuvant/neoadjuvant beim nichtmetastasierten Osteosarkom (präoperativ) und Ewing-Sarkom (präradiotherapeutisch und präoperativ).
  – Primärtherapie beim metastasierten Osteosarkom und Ewing-Sarkom.
  – Wirksame Zytostatika bei Osteosarkom: hochdosiertes Methotrexat, Doxorubicin (Adriamycin), Cisplatin Ifosfamid, Cyclophosphamid.
  – Wirksame Zytostatika bei Ewing-Sarkom: Vincristin/Adriamycin/Cyclophosphamid (oder Ifosfamid)/Actinomycin D (VACA bzw. VAIA) oder mit Epirubicin (EVAIA).

Durch frühzeitige Kombination von Chemo- und Radiotherapie (auch simultan) haben sich die lokalen und systemischen Therapieergebnisse bei Kindern und Jugendlichen entscheidend verbessert.

Prognose

• Abhängig von Tumortyp, Tumorgröße, Differenzierungsgrad, Lage und Ausbreitung.
• Zur 5-Jahres-Überlebenswahrscheinlichkeit siehe Tabelle 33-1.

33.2 Weichteilsarkome

Grundsätzliches

• Weichteilsarkome sind bösartige Geschwülste des Stütz- und Bindegewebes und der peripheren Nerven, soweit sie nicht vom Knochen (einschließlich Periost, Knochenmark und Gelenkinnenraum), vom lymphoretikulären Gewebe oder von speziellen Organen, wie Schilddrüse, Mamma, Intestinaltrakt etc., ausgehen.
• Histologisch und biologisch bestehen

33

Tabelle 33-1 5-Jahres-Überlebenswahrscheinlichkeit bei Knochensarkomen.

	früher		heute
Osteosarkom	5–10%		70–80%
Ewing-Sarkom	0–15%		
		(Erwachsene)	30%
		(Kinder)	60%
Maligne Lymphome	20%		80–90%
Malignes fibröses Histiozytom	20%		50%
Chondrosarkom	25%		50%

bei Weichteilsarkomen fünf Besonderheiten:

1. Weichteilsarkome sind biologisch sehr unterschiedlich und bedeuten therapeutisch und prognostisch nicht dasselbe.
2. Der histologische Differenzierungsgrad ist nicht immer ein Indikator für das biologische Verhalten und die Prognose.
3. Innerhalb desselben Tumors gibt es oftmals stark wechselnde histologische Bilder: ausgiebige Biopsie erforderlich.
4. Trotz makroskopischer „Kapsel" (= zusammengedrängtes Bindegewebe, das histologisch Tumorgewebe enthält) wachsen Weichteilsarkome infiltrierend.
5. Weichteilsarkome sind leicht mit sogenannten pseudomalignen oder pseudosarkomatösen Veränderungen zu verwechseln, d.h. mit Tumoren oder tumorähnlichen Läsionen, die histologisch Malignomen ähneln, sich aber biologisch benigne verhalten (Fasciitis nodularis, atypisches Fibroxanthom, Spindelzell-Lipom, Myositis ossificans u.a.).

Häufigkeit

- Seltene Tumoren: 0,7% aller bösartigen Erkrankungen.
- Inzidenz: 2/100000 Einwohner pro Jahr. Kinder (6,5% aller Malignome) erkranken häufiger als Erwachsene.

Symptomatologie

- Frühdiagnose ungewöhnlich. Leitsymptom ist der tastbare, wachsende und damit symptomatisch werdende Tumor von harter Konsistenz.
- Periphere Nervenschmerzen, Parese/Paralyse und Ischämie entwickeln sich durch Druck auf Nerven und Gefäße.
- Symptomatik des Mediastinaltumors

oder Darmobstruktionen bei entsprechender Lokalisation.

- Allgemeinsymptome: Gewichtsverlust, Fieber, Krankheitsgefühl und paraneoplastische Syndrome sind sämtlich Spätsymptome.
- Unerklärbare Weichteiltumoren sollten frühzeitig biopsiert, nach Möglichkeit im Gesunden exzidiert und histologisch untersucht werden.

Histologische Klassifikation

Die nach WHO modifizierte Zusammenstellung der wichtigsten Weichteilsarkome gibt ihre Häufigkeit an.

- Fibrosarkom 20%.
- Malignes fibröses Histiozytom 10%.
- Liposarkom (gut differenziert, myxoid, rundzellig, pleomorph) 20%.
- Rhabdomyosarkom (embryonal, botryoid, spindelzellig, alveolär, pleomorph) 20%.
- Leiomyosarkom 5%.
- Synovialsarkom 5–10%.
- Malignes Schwannom (Neurosarkom) 5%.
- Unklassifizierte Sarkome 10%.
- Sonstige seltene Sarkome 5–10%.

Diagnostik

- Anamnese und eingehende physikalische Untersuchung (vorsichtige, aber exakte Palpation der Tumorregion, Größenbestimmung, Konsistenz, regionale Lymphabflußgebiete, neurologische Ausfälle, Bewegungseinschränkung etc.).
- Bildgebende Diagnostik
  1. Röntgen-Nativaufnahmen der Primärtumorregion in Weichstrahltechnik.
  2. MRT (eventuell auch CT) der Primärtumorregion, gegebenenfalls auch des regionalen Lymphabflußgebietes.
  3. Angiographie: arterielle, kapilläre und venöse Phase (nur gelegentlich zur OP-Vorbereitung indiziert).

4. Skelettszintigraphie zum Nachweis/ Ausschluß einer Knocheninfiltration bzw. von Skelettmetastasen.
5. Thoraxaufnahmen in 2 Ebenen, eventuell Lungen-CT zum Metastasenausschluß.

- Probeexzision: Bei großen Tumoren Stanz- oder Inzisionsbiopsie; kleine Tumoren werden von vornherein weit im Gesunden exzidiert.
- Für histologische Differenzierung oft Immunhistochemie und Elektronenmikroskopie wertvoll.
- Knochenmarkbiopsie bei Rhabdomyosarkom, Leiomyosarkom, extraskelettärem EWING-Sarkom und KAPOSI-Sarkom.
- Liquorzytologie bei Rhabdomyosarkom im Kopf-Hals-Bereich.

Tumorklassifikation

- Primärtumor
  Tx: Primärtumor nicht beurteilbar.
  T0: Kein Anhalt für Primärtumor.
  T1: Tumor< 5 cm.
  T2: Tumor ≥ 5 cm.
- Regionale Lymphknoten.
  Nx: Regionale Lymphknoten können nicht beurteilt werden.
  N0: Keine regionalen Lymphknotenmetastasen.
  N1: Regionale Lymphknotenmetastasen.

Stadiengruppierung

Der Differenzierungsgrad G (gut differenziert, mäßig differenziert, schlecht differenziert, undifferenziert) gibt die Stadien I–III an, das T-Stadium die Untergruppierung a und b. Lymphknotenmetastasen klassifizieren in Stadium IVa, Fernmetastasen in Stadium IVb.

Therapie

Eine Übersicht gibt Abbildung 33-1.

- **Chirurgie**
  - Kurative Therapie nur durch **radikale Resektion**: Tumorentfernung en bloc, Sicherheitsabstand 5 cm, 2 cm in die Tiefe.
  - Gebiet der vorangegangenen Biopsie einschließlich Hautwunde wird zur Gänze mitentfernt.
  - Bei Tumorsitz an einer Faszie oder in der Muskulatur erfolgt die Entfernung der gesamten befallenen Muskelgruppe vom Ursprung bis zum Ansatz einschließlich des neurovaskulären Gewebes.
  - **Amputation** indiziert in folgenden Fällen:
    1. Tumor an gering weichteilgedeckter Extremitätenregion (Gelenkeinbruch, Mittelhand, Mittelfuß).
    2. Tumorinfiltration mehrerer Regionen mit Gefäßen und Nerven, so daß Operation eine nutzlose Extremität mit inadäquater Blut- und Nervenversorgung zurücklassen würde.
    3. Bei Lokalrezidiv.
    4. Konservative Palliation wegen Schmerzen, Blutung oder Ulkus nicht möglich.
  - **Lymphdissektion** indiziert
    1. wenn sich der Tumor nahe an der

33

Stadium	Ia	G1	T1	N0	M0
	Ib		T2	N0	M0
Stadium	IIa	G2	T1	N0	M0
	IIb		T2	N0	M0
Stadium	IIIa	G3/4	T1	N0	M0
	IIIb		T2	N0	M0
Stadium	IVa	jedes G	jedes T	N1	M0
	IVb	jedes G	jedes T	jedes N	M1

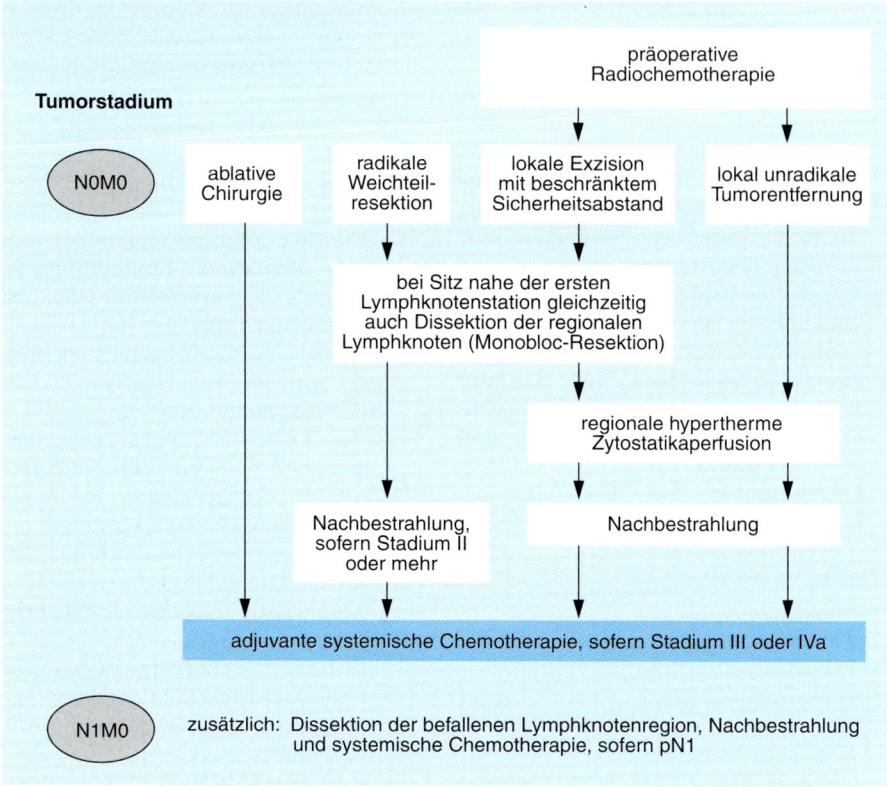

Abb. 33-1 Flußdiagramm der empfohlenen Therapieschritte bei Weichteilsarkomen im Erwachsenenalter.

ersten Lymphknotenstation befindet,

2. wenn die Lymphknoten klinisch tumorbefallen sind,
3. wenn es sich um ein myxoides Liposarkom handelt mit Neigung zu lymphogener Ausbreitung.

• **Radiotherapie**
  – Jeder Patient mit lokalisiertem Weichteilsarkom ab Stadium IIb wird unbeschadet der Histologie und des histologischen Differenzierungsgrads einer postoperativen Radiotherapie unterzogen, sofern eine extremitätenschonende Resektionsbehandlung erfolgte.

– Präoperative Radio- und Chemotherapie ab Stadium IIb sind heute an spezialisierten Zentren Standard. Dadurch Tumorsterilisation in einem hohen Prozentsatz.
– Eine Exzision mit beschränktem Sicherheitsabstand und postoperativer Radiotherapie ist bezüglich Lokalrezidiv- und Fernmetastasierungsrate gleichwertig mit einer radikalen Weichteilresektion.
– **Dosis:** großvolumige Hochvolttherapie mit sukzessiver Volumenverkleinerung (Shrinking-field-Technik): 50 Gy/6–7 Wochen auf großes Volumen, 60–65 Gy/7–8 Wochen

auf verkleinertes Volumen mit 5 cm Sicherheitssaum.
– Gelenke und Weichteilstreifen an der Extremitäteninnenseite müssen ausgespart werden (cave konstriktive Fibrose!).

- **Chemotherapie**
  – Die Chemotherapie bei Weichteilsarkomen hat grundsätzlich adjuvanten Charakter, dessen Stellenwert erst noch in klinischen Studien überprüft werden muß. Trotzdem im präoperativen Ansatz zusammen mit der Radiotherapie als Radiochemotherapie eingeführt (ab Stadium II b).
  – Folgende Schemata mit begrenzter Wirksamkeit stehen zur Verfügung: Doxorubicin (Adriamycin) oder Epirubicin; Hochdosis-Chemotherapie (Ifosfamid, Etoposid) mit autologer Stammzelltransplantation oder hämatopoetischen Wachstumsfaktoren; regionale hypertherme Perfusions-Chemotherapie mit Melphalan (L-PAM) oder Actinomycin D.

Palliativtherapie

- Palliative Extremitätenamputation.
- Resektion von solitären Fernmetastasen; dann z.B. bei Lungenmetastase immer noch bessere Prognose als bei einem primären Lungenkarzinom.
- Lokale Strahlentherapie der Primärtumorregion, eventuell kombiniert mit lokaler Hyperthermie oder Chemotherapie, Neutronenstrahlen oder interstitieller Radionuklidtherapie.
- Palliative Radiotherapie von hämatogenen Fernmetastasen, vor allem im Skelett.

Prognose

Postoperative Lokalrezidive

- Nach alleiniger Inzisionsbiopsie 100%.
- Nach ungenügender Exzision 80 bis 100%.
- Nach weiter Exzision im Gesunden 50%.
- Nach radikaler Weichteilresektion 10–20%.
- Nach weiter Exzision und postoperativer Radiotherapie 10–15%. Bei peripherer Lage ist sie geringer (5–10%) als am Stamm, am proximalen Oberarm und Oberschenkel (60–70%). Die lokale Tumorkontrolle bei Rhabdomyo- sowie Synovialsarkomen beträgt nach kombinierter Radiochemotherapie 75–80%.

5-Jahres-Überlebensrate

- Liposarkom 60%.
- Fibrosarkom 50%.
- Malignes fibröses Histiozytom 45%.
- Malignes Schwannom (Neurosarkom) 45%.
- Synovialsarkom 45% (Kinder 85%).
- Rhabdomyosarkom 30% (Kinder 70 bis 80%).
- Unklassifizierbare Sarkome 30% (Kinder 90%).

33

34 Maligne Lymphome

34.1 Morbus HODGKIN (Lymphogranulomatose)

Häufigkeit/Epidemiologie

- Im Vergleich zu den Massentumoren der Lunge, des Gastrointestinaltrakts und der Genitalorgane relativ seltener Tumor.
- Inzidenz 2–3/100000 pro Jahr.
- Männer häufiger als Frauen betroffen.
- Zweigipfliger Kurvenverlauf, nämlich Häufung um das 25. und um das 50. Lebensjahr.
- Erstbeschreibung 1832 durch THOMAS HODGKIN. Abgrenzung des Morbus HODGKIN (MH) von den Non-HODGKIN-Lymphomen (NHL) Ende des 19. Jahrhunderts.
- Ätiologie unklar: virale Genese? Familiäre Disposition? Umweltfaktoren?

Symptomatologie

- Indolente Lymphknoten-(LK-)Vergrößerungen, üblicherweise supradiaphragmal (90%), am häufigsten zervikal (60–80%).
- Subdiaphragmaler Erstbefall (10%) und Mesenterialbefall äußerst selten.
- Allgemeinsymptome (sog. B-Symptomatik): Fieber (30–50%), Nachtschweiß (20–30%), Gewichtsverlust > 10% in 6 Monaten (30%).
- Alkoholschmerz (2–10%), Juckreiz und rheumatische Schmerzen und Hautveränderungen kommen vor, gelten aber als uncharakteristisch (= keine B-Symptome).

Histologie

- Die charakteristischen REED-STERNBERG-Zellen und HODGKIN-Zellen lassen den Morbus HODGKIN sicher von anderen malignen Lymphomen abtrennen. Sie haben makrophagenähnliche Charakteristika.
- Histologische Subtypisierung nach LUKES und BUTLER 1966, vereinfacht auf der Konferenz von Rye:
  - Lymphozytenreiche Form (LP, 5%)
  - Noduläre Sklerose (NS, 60%)
  - Mischtyp (MC, 20%)
  - Lymphozytenarme Form (LD, 2%)
  - Unklassifizierbar (15%)

  Mit dem Rückgang des Lymphozytengehalts von LP nach LD ändern sich sowohl das Befallsmuster als auch die Prognose. Mit wachsender Therapieintensität verliert die histologische Subtypisierung allerdings an prognostischem Gewicht.
- LP und NS gelten als verhältnismäßig günstig. Patienten mit NS haben häufig einen Mediastinaltumor, eine extranodale Manifestation, aber nur in einem Drittel einen subdiaphragmalen Befund.

  Im Gegensatz dazu haben Patienten mit MC zu mehr als 50% einen infradiaphragmalen Befall.
- **Immundefekte** treten bereits bei unbehandelten Patienten auf, deshalb Anfälligkeit für infektiöse Komplikationen, wie Herpes zoster, Pneumocystis carinii, banale Infektionen etc., erhöht.
- **Ausbreitung** zunächst lymphogen, von einem initial erkrankten Lymphknoten auf die nächste Lymphknotenstation überspringend, später hämatogen, vorwiegend in Leber, Knochenmark und Lunge.

Diagnostik

- Anamnese: Fieber? Nachtschweiß? Gewichtsabnahme?
- Körperliche Untersuchung der peri-

pheren LK-Stationen, Leber, Milz, auf abdominale Resistenzen, WALDEYERscher-Rachenring (Spiegeluntersuchung, besser: Endoskopie).

- LK-Biopsie möglichst vom Hals, weil inguinale und axilläre LK häufig unspezifisch verändert. Feinnadelbiopsie zur differenzierten Histologie ungeeignet.

Ausbreitungsdiagnostik

- Laboruntersuchungen: BSR = sehr empfindlich, Blutbild, Blutchemie einschließlich alkalische Phosphatase, Elektrophorese, Immunglobuline, β_2-Mikroglobulin und Haptoglobulin.
- Bildgebende Diagnostik
  - Thoraxaufnahmen in 2 Ebenen.
  - CT von Hals, Thorax, Abdomen und Becken.
  - Lymphographie bei negativem abdominalen CT umstritten.
  - Oberbauchsonographie.
- Knochenmarkbiopsie aus Beckenkamm zum Ausschluß eines Stadiums IV.
- Laparoskopie mit Leberbiopsie fakultativ, diagnostischer Wert umstritten.

- **Explorative Laparotomie** („Staging-Laparotomie")
  1. Splenektomie, LK-Exzisionsbiopsien aus Milz- und Leberhilus, paraaortal, iliakal beidseits, mesenterial, auf jeden Fall von klinisch suspekten Knoten. Keilbiopsien aus beiden Leberlappen. Bei jungen Frauen Verlagerung der Ovarien aus dem Strahlenfeld.
  2. Außerhalb klinischer Studien nur noch selten indiziert, z.B. bei computertomographisch unklarem Abdominalbefund oder im klinischen Stadium IB.

Stadieneinteilung (Ann Arbor, Abb. 34-1)

- **Stadium I:** Befall einer einzigen LK-Region (I) oder eines einzigen extralymphatischen Organs bzw. Gebiets (IE).
- **Stadium II:** Befall von zwei oder mehr LK-Regionen auf derselben Zwerchfellseite (II) oder lokalisierter Befall extralymphatischer Organe oder Gebiete plus einer oder mehrerer LK-Regionen auf derselben Zwerchfellseite (IIE).

34

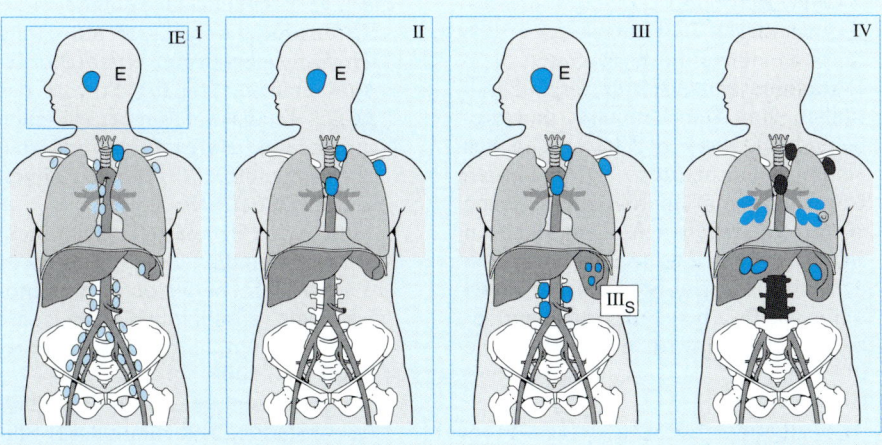

Abb. 34-1 Stadieneinteilung des Morbus HODGKIN. E = extranodaler Befall, S = Milzbefall.

- **Stadium III:** LK-Befall beiderseits des Zwerchfells (III), eventuell begleitet von lokalisiertem extralymphatischen Organ- oder Gewebebefall (IIIE) oder Milzbefall (III$_S$) oder beidem, bzw. LK-Befall supradiaphragmal mit extralymphatischer Manifestation subdiaphragmal bzw. Milzbeteiligung.
- **Stadium III$_1$:** abdomineller Befall, auf Milz oder Milzhilus, zöliakale oder portale LK begrenzt.
- **Stadium III$_2$:** Befall der anderen abdominellen LK-Gruppen.
- **Stadium IV:** diffuser oder disseminierter Befall von einem oder mehreren extralymphatischen Organen oder Gebieten mit oder ohne LK-Befall.

Zusätze bei der Stadieneinteilung

- Der Zusatz „C" oder „P" gibt an, ob die Stadienbeurteilung klinisch (CS) oder unter Berücksichtigung pathohistologischer Kriterien (PS), z.B. bei der explorativen Laparotomie, erfolgte.
- Jedes Stadium wird nochmal in **A oder B** unterteilt:
  A: Fehlen definitiver Allgemeinsymptome;
  B: ein oder mehrere definierte Allgemeinsymptome, wie
  ungeklärtes Fieber über 38 °C,
  Nachtschweiß,
  ungeklärter Gewichtsverlust > 10 % in den letzten sechs Monaten.
- **E-Stadium:** Lokalisierter Organbefall (außer von Knochenmark und Leber) durch direktes Einwachsen aus einem benachbarten Lymphknoten bzw. mit engem anatomischen Bezug zu einem befallenen Lymphknoten wird mit dem Zusatz „E" kenntlich gemacht und vom Stadium IV unterschieden. Das befallene extralymphatische Gebiet wird durch Symbole identifiziert:
  S = Milz,
  H = Leber,
  L = Lunge,
  M = Knochenmark,
  P = Pleura,
  O = Knochen,
  D = Haut.
- **Differentialtherapeutische Stadiengruppierungen:**
  Studiengruppen unterscheiden heute nur noch drei Stadiengruppierungen, die sich bezüglich Therapie und Prognose unterscheiden:
  – Gruppe mit günstiger Prognose: Stadien I und II ohne Risikofaktoren.
  – Gruppe mit intermediärer Prognose: Stadien I und II mit Risikofaktoren und Stadium IIIA.
  – Gruppe mit ungünstiger Prognose: Stadien IIB, IIIB und IV.
- **„Risikofaktoren"** bedingen eine schlechtere Prognose und stellen heute eine Indikation für eine primäre (ggf. alleinige) Chemotherapie dar. Sie werden von den internistischen Onkologen laufend erweitert. Als allgemein akzeptiert gelten:
  – „B"-Symptome.
  – Histologie MC und LD.
  – Primär extranodaler Befall (E-Stadium).
  – „Bulky disease" (Lymphknotenkonglomerat von ≥ 5 cm Durchmesser; großer Mediastinaltumor = > 1/3 Thoraxquerdurchmesser auf Höhe Th5/6, gemessen mit einer Thoraxaufnahme im Stehen). Sowohl der große Mediastinaltumor als auch ein anderes „Bulky disease" werden mit dem Suffix X gekennzeichnet, also z.B. CSIIAX.
  – Massiver Milzbefall (≥ 5 Knoten, diffuser Befall).
  – 3 oder mehr befallene Lymphknotenareale (z.B. Stadium III$_2$A).
  – Hiluslymphknotenbefall im Thorax.
  – Alter > 60 Jahre.
  – Hohe Blutsenkung (BSG > 50 mm/h bei A-Stadien, > 30 mm/h bei B-Stadien).

Therapie

Grundsätzliches zur Therapie

- Operative Maßnahmen zur Histologiegewinnung (Biopsie) und Stadieneinteilung (explorative Laparotomie). Sonst keine weitere Operationsindikation.
- Radiotherapie = Primärtherapie bei der Mehrzahl der lokalisierten Stadien I, II und IIIA ohne Risikofaktoren.
- Chemotherapie = Primärtherapie der fortgeschritteneren und möglicherweise bereits hämatogen disseminierten Stadien IB, IIB, III$_2$A, IIIB und IV sowie bei „Bulky disease" (großer Mediastinal- oder Abdominaltumor) vor Radiotherapie.
- Kinder erhalten heute wegen der Gefahr strahlenbedingter Wachstumsstörungen eine primäre, oftmals alleinige Chemotherapie, auch in lokalisierten Stadien. Dazu adjuvante/additive Radiotherapie mit stark reduzierter Dosis.

Radiotherapie

- Voraussetzung: Möglichkeit zur Großfeldtechnik mit Linearbeschleunigern der Photonenenergie 4–6 MV (supradiaphragmal) und 10 MV (im Abdominalbereich).
- Indikationen zur **kurativ intendierten, alleinigen Radiotherapie** sind
  - PSIA/B und PSIIA/B ohne weitere Risikofaktoren.
  - CSIA hochzervikal; CSIA/IIA ohne Risikofaktoren nur innerhalb von Studien.
- **Adjuvante Radiotherapie** (20–40 Gy) nach kompletter Remission durch eine primäre Chemotherapie noch umstritten. Wohl sinnvoll bei
  - „Bulky disease",
  - Stadien IIIB/IV,
  - Lymphknotenbefall, der nur langsam auf die Chemotherapie angesprochen hat,
  - Lokalisiertem extranodalem Befall in fortgeschrittenen Stadien.

- **Additive Radiotherapie** im Rahmen eines mit Chemotherapie kombinierten Konzepts für Patienten, die nach alleiniger Chemotherapie wegen Risikofaktoren ein hohes Rückfallrisiko haben. Meist bei Resttumor als sog. Eisbergbestrahlung.
- **„Involved field":** Technik, die nur die befallenen Lymphknotenstationen einschließt.
- **„Extended field":** befallene LK-Regionen mit benachbarten, klinisch nicht befallenen Regionen, z. B. als „Mantelfeld" oder „umgekehrtes Y-Feld" (vgl. Abb. 18-13).
- **Subtotal-nodale Bestrahlung:** erweiterte Mantelfeldbestrahlung = Mantelfeld und paraaortales Feld mit Milzstiel ± Milz.
- **Total-nodale Bestrahlung:** Mantelfeld und infradiaphragmales umgekehrtes Y-Feld mit Milzstiel ± Milz.
- **Dosis:** 40–45 Gy/5 Wochen in Einzeldosen von 1,6–2 Gy, 5× wöchentlich, auf die befallenen Regionen; 36 Gy/4 Wochen in gleicher Fraktionierung auf benachbarte, klinisch nicht befallene LK-Regionen.
- **Bestrahlungspause** von 3–4 Wochen zwischen Mantelfeld- und umgekehrter Y-Bestrahlung angezeigt. Bei hoher hämatologischer Toxizität (Leukopenie, Thrombopenie) darf die Bestrahlung nicht länger als 2 Wochen unterbrochen werden; ein „split course" ist nicht erlaubt.
- **Nebenwirkungen der Radiotherapie** sind trotz größter Sorgfalt nicht immer zu vermeiden.
  - Strahlenpneumonitis in Lungenspitze und paramediastinal, gewöhnlich asymptomatisch (5–15% der Mantelfeldbestrahlungen).
  - Perikarditis (10–13%) und Myokarditis (10–15%) abhängig von der Herzbelastung bei der Mediastinalbestrahlung (subcarinaler Block!), auch Reizleitungsstörungen.

34

- Erhöhtes Risiko für koronare Herzkrankheit bis hin zum Herzinfarkt.
- Klinisch oft latente Schilddrüsenunterfunktion (20–30%).
- Chronische Darmreizung mit Unverträglichkeit für Fett und blähende Speisen („empfindlicher Darm").
- Wachstumsstörungen bei Kindern.
- Sekundärmalignome (Zweittumoren): Leukämierisiko < 1%; höhere Inzidenz von Non-HODGKIN-Lymphomen und soliden Organtumoren von mehreren Prozent (kleinzelliges Bronchialkarzinom häufiger bei Rauchern!). Exponentieller Anstieg der Zweittumorhäufigkeit nach kombinierter Radio- und Chemotherapie.

Chemotherapie

- **Kombinationschemotherapie** grundsätzlich angezeigt. Dauer ca. 6 Monate bzw. bis zum Erreichen einer Vollremission und mindestens 2 konsolidierende Behandlungszyklen. Keine Erhaltungstherapie!
- **MOPP-Schema** [DEVITA, 1964], bestehend aus Mechlorethamin (Mustargen)/Oncovin (Vincristin)/Procarbazin (Natulan)/Prednison, in Deutschland gegeben in der weniger toxischen Variante COPP (Ersatz von Mechlorethamin durch Cyclophosphamid (Endoxan).
- **ABVD-Schema** [BONADONNA, 1975], bestehend aus Adriamycin/Bleomycin/Vincristin/Dacarbazin, zum MOPP-Regime nicht kreuzresistent. Es verbessert gegenüber MOPP die Ergebnisse bei Patienten mit Risikofaktoren. ABVD wird oft alternierend oder sequentiell mit MOPP oder COPP und im Hinblick auf die Erhaltung der Fertilität eingesetzt, z.B. 4 × ABVD ≙ 2 × COPP/ABVD.
- **OP(P)A** = wirkungsvolle Kombination im Kindesalter.
- **Hochdosis-Chemotherapie** (z.B. mit BEAM-Schema) mit Stammzellreinfu-

sion wird in der Patientengruppe mit sehr ungünstigen Prognosefaktoren und bei Rezidiven geprüft.

- **Nebenwirkungen der Chemotherapie**
  - Fertilitätsstörungen (dauerhafte Azoospermie bzw. Amenorrhö) nach 6 Kursen MOPP 80%, nach ABVD 30%.
  - Brechreiz bei ABVD stärker als bei MOPP/COPP.
  - Myokardschäden und Lungenfibrose durch ABVD nicht unerheblich, insbesondere, wenn ABVD mit einer Mediastinalbestrahlung kombiniert werden muß.
  - Sekundärtumoren (Zweitmalignome): Leukämierisiko (2–5%) und Induktion von Non-HODGKIN-Lymphomen (1–2%) und soliden Tumoren (2–3%) bei ABVD geringer als bei MOPP. Risiko für solide Tumoren noch nicht abschließend evaluiert, nach kombinierter Chemo- und Strahlentherapie aber 13–14% nach 15 Jahren.

Prognose

	10-Jahres-Rezidivfreiheit	10-Jahres-Überlebenszeit
IA/IB	75–90%	90–95%
IIa/IIB	65–70%	85–90%
II mit breitem Mediastinum und IIIA	60%	70–80%
IIIB/IV	50%	55–60%

- Prognoseverschlechternde Faktoren sind:
  - Fortgeschrittenes Tumorstadium
  - Histologie NS, MC und LD
  - Extensiver Tumorbefall („Bulky disease")
  - Allgemeinsymptome (B)
  - Hohe Blutsenkung.
  - Alter > 60 Jahre

Tabelle 34-1   Histologische Klassifikation der Non-HODGKIN-Lymphome.

Kiel-Klassifikation (1992)	Revised European-American Lymphoma Classification (REAL-Klassifikation, 1994)*
B-Zell-Lymphome	

B-Zell-Lymphome

Niedrigmaligne Lymphome

Kiel-Klassifikation (1992)	REAL
Lymphozytisch (chronische lymphatische Leukämie)	Lymphozytisch (chronische lymphatische Leukämie)
Lymphoplasmozytisch (Immunozytom)	Lymphoplasmozytoides Lymphom
Zentrozytisch	Mantelzellen-Lymphom
Zentrozytisch-zentroblastisch (cc-cb) (follikulär oder diffus)	Follikuläres Keimzentrums-Lymphom Grad I–III (diffus, kleinzellig)
Monozytoid inkl. Marginalzonen-Lymphom	Nodales Marginalzonen-Lymphom
Haarzell-Leukämie	Haarzell-Leukämie
Plasmazytisch (Plasmozytom)	Plasmazytom, Myelom

Hochmaligne Lymphome

Zentroblastisch	Diffus, großzellig
Immunoblastisch	
BURKITT-Lymphom	BURKITT-Lymphom
Großzellig-anaplastisch (ki-1-positiv)	Primäres mediastinales großzelliges Lymphom
Lymphoblastisch	Vorläufer – lymphoblastisches Lymphom/ Leukämie
Seltene Typen	Seltene Typen

T-Zell-Lymphome

Niedrigmaligne Lymphome

Lymphozytisch (chronische lymphatische Leukämie)	Lymphozytisch (chronische lymphatische Leukämie)
Mycosis fungoides/SÉZARY-Syndrom	Mycosis fungoides/SÉZARY-Syndrom
T-Zonen-Lymphom	Peripheres T-Zell-Lymphom

Hochmaligne Lymphome

Pleomorph, mittel- und großzellig	(noch nicht definiert)
Immunoblastisch	(noch nicht definiert)
Angioimmunoblastisch	Angioimmunoblastisches Lymphom
Lymphoblastisch	Vorläufer – lymphoblastisches Lymphom/ Leukämie
Seltene Typen	Seltene Typen

* Quelle (gekürzt): N. Lee Harris et al., Blood 84, 1361–1392, 1994

34

34.2 Non-HODGKIN-Lymphome (NHL)

Grundsätzliches

Unter den Begriff „Non-HODGKIN-Lymphome" fällt eine ganze Reihe maligner Entartungen des lymphatischen Systems, die stark zur hämatogenen Dissemination neigen, inklusive die chronische lymphatische Leukämie, das Plasmozytom usw. (Abb. 34-2, Tab. 34-1).

Häufigkeit/Epidemiologie

- Häufiger als die HODGKIN-Lymphome. Inzidenz 3–5/100000 pro Jahr, zunehmend.
- Altersgipfel zwischen 60 und 70 Jahren.
- Männer erkranken etwas häufiger als Frauen (1,7:1).
- Ätiologische Faktoren: Viren (BURKITT-Lymphom), Immundefizite (AIDS oder nach immunsuppressiver The-

rapie), Umweltfaktoren (NHL durch ionisierende Strahlung und onkologische Chemotherapeutika), genetische Disposition (häufigeres Auftreten nach oder bei anderen Tumorerkrankungen).

Symptomatologie

Es bestehen grundsätzliche Gemeinsamkeiten in den Symptomen zwischen NHL und HODGKIN-Lymphomen, aber auch Unterschiede, die hier aufgelistet sind:

- Frühzeitiger Befall (auch isoliert) des WALDEYERschen Rachenrings;
- Frühzeitiger Befall extranodaler Regionen, wie Haut, Gastrointestinaltrakt (Magen!), ZNS, Knochenmark, Hoden und Mamma. Besonders die hochmalignen NHL beschränken sich nicht auf die Stammlymphknoten;
- Intraabdominale Krankheitsmanifestation gleich zu Beginn bei Kindern besonders häufig (> 30%);

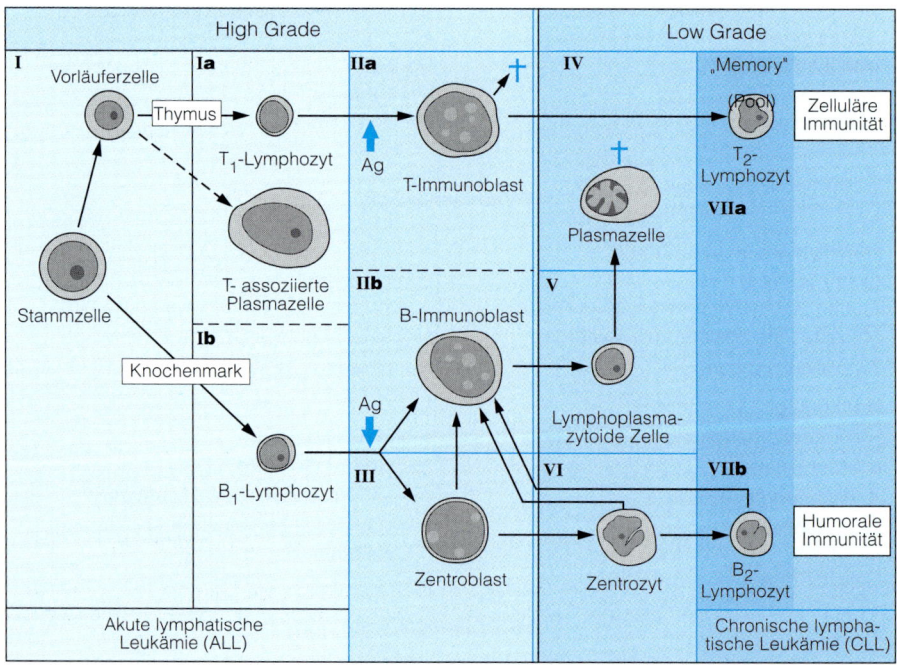

- Leukämische Verlaufsform bei hochmalignen NHL häufig, besonders bei lymphoblastischen Lymphomen. Bezüglich der Allgemeinsymptome vgl. Kap. 34.1 (Morbus HODGKIN).

Tumorklassifikation

- **Histopathologische Klassifikation**
  - Besondere Schwierigkeiten bei der histologischen Klassifizierung. Selbst mit Hilfe der Immunhisto-

logie bleiben bis zu 30% der Lymphome unklassifizierbar.
- Ableitung der einzelnen Lymphom-Subtypen von den normalen, morphologisch und immunologisch definierten Zellvorbildern (vgl. Abb. 34-2).
- Klassifikation in Europa (Kiel-Klassifikation) und den USA (Rappaport) uneinheitlich. Die international erarbeitete REAL-Klassifika-

---

◄ **Abb. 34-2** Entwicklung des T- und B-Lymphozyten-Systems durch Einwirkung von Antigenen (Ag) nach K. LENNERT (1978). Auf jeder Entwicklungsstufe kann sich ein malignes Lymphom entwickeln, das auch entsprechend bezeichnet wird. Es gibt 3 hochmaligne Lymphome („high grade") und 5 niedrigmaligne Lymphome („low grade"), z. T. mit Untergruppen. Die einzelnen Kompartimente sind mit I bis VII bezeichnet.

Hochmaligne Lymphome
1. lymphoblastische maligne Lymphome
   - undifferenzierte Lymphome (aus I)
   - lymphoblastisches T-Zell-Lymphom (aus Ia)
   - lymphoblastisches B-Zell-Lymphom (aus Ib)
2. immunoblastisches malignes Lymphom (früher Retothelsarkom)
   - T (aus IIa)
   - B (aus IIb)
3. zentroblastisches malignes Lymphom
   - B (aus III)

Niedrigmaligne Lymphome
1. Plasmozytom (aus IV)
2. Immunozytom (aus V)
   (lymphoplasmozytoide maligne Lymphome mit ihren 3 Untergruppen, meist Morbus WALDENSTRÖM)
3. zentrozytische maligne Lymphome (aus VI)
4. zentroblastisch-zentrozytische maligne Lymphome (aus III und VI)
   (BRILL-SYMMERS einschließlich BENNETT-Typ)
5. lymphozytische maligne Lymphome = chronische lymphatische Leukämie (CLL)
   - T-CLL (aus VIIa)
     Mycosis fungoides
     SÉZARY-Syndrom
     T-Zell-Lymphom (T-Zonen-Lymphom)
   - B-CLL (aus VIIb)
     Haarzell-Leukämie

Das BURKITT-Lymphom entwickelt sich zwischen Ib und III.

Die **akuten lymphatischen Leukämien** sind die malignen Lymphome des I. Kompartiments und beginnen meist leukämisch.

Die **chronische lymphatische Leukämie** ist das maligne Lymphom des VII. Kompartiments. Sie beginnt meist leukämisch.

Die malignen Lymphome aus den Kompartimenten II–VI sind fakultativ leukämisch, d.h. gehen erst später in die leukämische Form über.

Die Zell-Linien entwickeln sich jeweils weiter oder bleiben im Pool liegen, bis sie „abgerufen" werden. Nur die mit „†" bezeichneten Zellen sterben ab und müssen immer wieder neugebildet werden.

Das Immunoblastom und das Immunozytom bilden **Immunglobuline**, daher die Bezeichnung.

tion lehnt sich an die Kiel-Klassifikation an, erweitert diese aber und soll weltweit gelten.

– Zum Verständnis kann Abbildung 34-2 beitragen. Sie zeigt die Entwicklung der Zellen aus der pluripotenten Stammzelle unter dem Einfluß verschiedener determinierender Faktoren. Auf jeder Stufe kann sich ein bösartiger Tumor (malignes Lymphom) entwickeln. Grundsatz: „Zytische" Lymphome sind prognostisch gutartiger als „blastische" Lymphome. Erstere gehören zu Lymphomen „mit niedrigem", letztere zu Lymphomen „mit hohem Malignitätsgrad".

• **Klinische Stadieneinteilung**
Die klinische Klassifikation der NHL entspricht derjenigen der HODGKIN-Lymphome (vgl. Kap. 34.1 und Abb. 34-1).

Diagnostik

Ausbreitungsdiagnostik bei NHL entsprechend derjenigen beim Morbus HODGKIN. Die Untersuchungen haben wegen des z.T. unterschiedlichen Ausbreitungsmusters jedoch eine andere Gewichtung:

• Knochenmarkbiopsie frühzeitig aus beiden Beckenkämmen;
• Liquoruntersuchung obligat bei lymphoblastischen Lymphomen, bei zentroblastischen und immunoblastischen Lymphomen im Stadium IV mit Knochen- oder Knochenmarkbefall sowie bei Verdacht auf ZNS-Befall;
• Endoskopie / Magen-Darm-Passage oder Kolon-Doppelkontrastuntersuchung unumgänglich zum Ausschluß eines gastrointestinalen NHL;
• endoskopische Untersuchung der oberen Atem- und Speisewege;
• Skelettszintigraphie;
• Laparoskopie und Leberbiopsie vertretbar bei klinischem oder computertomographischen Verdacht.

Therapie

• **Chirurgie**
– Zur Diagnosesicherung (Exzisionsbiopsie).
– Resektion von extranodalen Solitärmanifestationen (z.B. im Magen-Darm-Bereich) kann kurativ sein. Für gewöhnlich aber zusätzlich Radiotherapie oder Chemotherapie zur Elimination von Mikro- oder Makroresiduen.
– Palliativindikationen bei Frakturen/Frakturgefahr von Skelettabschnitten, Blutungen aus dem Magen-Darm-Trakt etc.

• **Radiotherapie**
– **Primärtherapie** der Wahl bei allen lokalisierten Manifestationen im Stadium I und II. Das sind nach den oben angeführten Staging-Untersuchungen 15% der niedrigmalignen NHL und 40% der hochmalignen NHL. Rechtfertigung einer adjuvanten Chemotherapie im Stadium II bei hochmalignen Lymphomen bisher nicht erwiesen, erst recht nicht bei den niedrigmalignen NHL.
– **Adjuvant** (nach kompletter Remission) und **additiv** (bei Resttumor) nach primärer Chemotherapie bei fortgeschrittenem Stadium II, bei hochmalignen NHL, im Stadium III und IV, z.B. bei massivem Mediastinaltumor oder abdominellem exzessivem Tumorbefall („Bulky disease").
– Großfeldtechnik als **„Extended field"** bei niedrigmalignen NHL. Dosis: 35–40 Gy/4–5 Wochen auf klinisch nicht befallene Regionen. Zusätzlicher Boost mit 5–10 Gy/Woche auf Primärmanifestationen (z.B. Tonsillentumor).
– **„Involved field"** ausschließlich auf die befallenen LK-Regionen bei hochmalignen NHL. Dosis: 45–50 Gy/5–6 Wochen in konventioneller, 5mal wöchentlicher Fraktionierung.

– **Total-nodale Bestrahlung** bei zentroblastisch-zentrozytischen NHL (BRILL-SYMMERS) wegen starker Rezidivneigung bereits in den frühen Stadien indiziert.

– **Ganzabdomenbestrahlung** bei gastrointestinalen oder primär abdominalen Manifestationen: 30 Gy/3,5 Wochen (Nierenschonung), zusätzlich 15 Gy/2 Wochen auf das Tumorbett bzw. die klinisch befallene Region (vgl. Abb. 30-8).

– **Prophylaktische Ganzhirnbestrahlung** mit 18–24 Gy/2–3 Wochen bei lymphozytischen NHL. Therapeutische Radiotherapie der gesamten Neuroachse bei nachgewiesenem ZNS-Befall mit 30 Gy/4 Wochen, Primärmanifestation im Schädel 45–50 Gy/5–6 Wochen (vgl. Abb. 19-3).

↗ Niedrigmaligne Non-HODGKIN-Lymphome können nur mit der Radiotherapie geheilt werden, abgesehen von wenigen speziell chirurgischen Indikationen im Gastrointestinalbereich.

- **Chemotherapie**
– **Kurativer Charakter bei hochmalignen NHL**, nur palliativer Charakter bei niedrigmalignen NHL.
– Primärtherapie der Wahl im Stadium III und IV
  1. **Niedriger Malignitätsgrad:** Therapiebedarf nur bei eindeutiger Progression. Im übrigen Abwarten unter engmaschiger Kontrolle. Behandlungsschema der Wahl: Monochemotherapie mit Chlorambucil oder einfache Kombinationen, wie COP bzw. CVP (Cyclophosphamid/Oncovin/Prednison).
  2. **Hoher Malignitätsgrad:** Wirksame Kombinations-Chemotherapieschemata sind CHOP (Cyclophosphamid / Adriamycin / Vincristin / Prednison), BACOP (Bleomycin / Adriamycin/Cyclophosphamid/Oncovin/Prednison) und Pro-MACE (Prednison / Methotrexat / Adriamycin / Cyclophosphamid / Etoposid) u.ä. Keine auch noch so ausgeklügelte Kombination ist effektiver als das am wenigsten toxische COP-Schema.

– Immuntherapie mit Interferonen in Erprobung.

Prognose

- **Stadien I und II:** 5-Jahres-Überlebensrate nach Radiotherapie 50–75% (Stadium I) und 25–60% (Stadium II), abhängig von Malignitätsgrad und Tumorlokalisation.

- **Niedrigmaligne NHL:** unter Chemotherapie zwar häufige Remissionen, doch wegen regelmäßiger Rezidive keine Heilung.

- **Hochmaligne Lymphome:** 30–40% dauerhafte Vollremissionen und Heilungen durch Kombinationschemotherapie.

34.3 Plasmozytom und multiples Myelom

Definitionen

- **Plasmozytom** ist ein weiter Begriff für eine familiäre oder monoklonale tumoröse Störung, die mit einer Überproduktion eines monoklonalen Antikörpers vergesellschaftet ist. Die malignen Zellen sind Plasmazellen oder plasmozytoide Leukozyten. Sie stammen aus der B-Zell-Reihe. Eine Vielzahl von Plasmazellklonen kann verschiedenste Antikörper gegen eine endlose Zahl von Antigenen bilden.

- Das **multiple Myelom** (MM) als häufigstes malignes Plasmozytom überproduziert das sogenannte M-Protein, nämlich die Immunglobuline IgG, IgA, IgD und IgE (Abb. 34-3) oder sogenannte Leichtketten-Antikörper

34

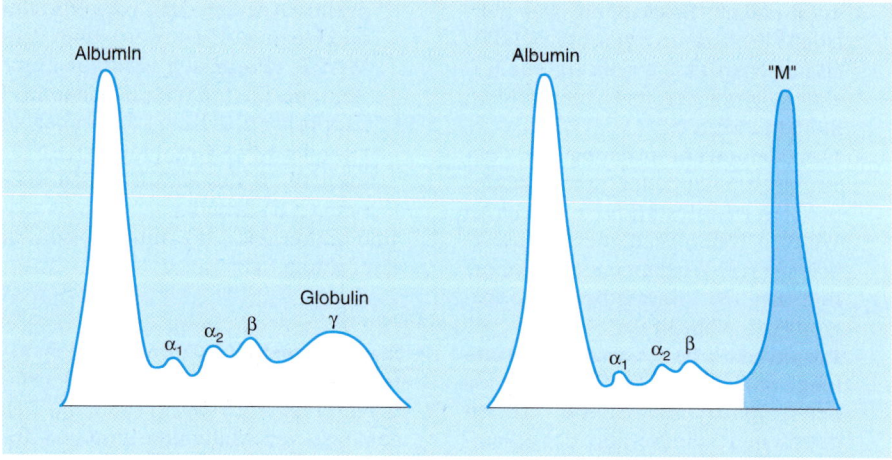

Abb. 34-3 Eiweißelektrophorese eines Gesunden (links) und eines Myelompatienten (rechts). Während die Ausschläge für das Albumin, das α_1-, α_2-, und β-Globulin beim Myelompatienten nicht beeinträchtigt sind, findet sich eine starke Vermehrung des γ-Globulins, verursacht durch das pathologisch erhöhte Immunglobulin (Paraprotein, M-Protein).

(BENCE-JONES-Eiweißkörper). Es beginnt schleichend mit uncharakteristischen Symptomen und ist in der disseminierten Form unheilbar. Nur solitäre MM/Plasmozytome sind durch Chirurgie und/oder Strahlentherapie heilbar.

- **Die monoklonale Gammopathie unbestimmter Bedeutung** (MGUS) haben viele an und für sich gesunde Personen. Sie können einen spezifischen monoklonalen Antikörper im Exzeß bilden ohne Krankheitssymptome. Benigne monoklonale Gammopathie bedeutet: Das M-Protein bleibt über die Zeit gleich und verursacht keine Symptome.
- In fast allen Fällen kann das M-Protein im Serum oder Urin nachgewiesen werden.
- Ein **Plasmazelltumor** liegt vor, wenn bei vorhandenem M-Protein eines oder mehrere der folgenden Kriterien erfüllt sind:
  1. Plasmazellen im Knochenmark > 10%;
  2. Plasmazellen verdrängen die normale Knochenmarkstruktur;
  3. Im peripheren Blutausstrich > 500 Plasmazellen/mm^3;
  4. Nicht anders erklärbare Osteolysen im Skelett oder schwere Osteoporose.

Häufigkeit/Epidemiologie

- Häufigkeit entspricht derjenigen der HODGKIN-Lymphome (2/100000 pro Jahr) und nimmt langsam zu.
- Altersgipfel nach dem 60. Lebensjahr.
- Männer und Frauen gleich häufig, Farbige zweimal häufiger als Weiße betroffen.
- Ätiologische Faktoren weitgehend unbekannt: Diskutiert werden chronische Infektionen (Virusgenese), genetische Faktoren (Chromosomentranslokationen), auch die Einwirkung von ionisierenden Strahlen.

Symptomatologie

- Asymptomatische, lange Zeit stationäre Phase möglich, obwohl die Patienten alle diagnostischen Kriterien des MM erfüllen, aber keine Hyperkalzämie/Niereninsuffizienz/progrediente Knochenläsionen aufweisen: sog. **Smouldering** (schwelendes) **MM**.

- Frühsymptome sehr selten: vergrößerter Lymphknoten beim extraossären (extraskelettalen) oder umschriebener Schmerz beim monossären Plasmozytom.
- Spätsymptome: Folgen der hohen Eiweißausscheidung (Nierenversagen), der Verdrängung des Knochenmarks (Anämie, Leukopenie, Thrombopenie, Infektionen, Gerinnungsstörungen), Knochendestruktionen mit Schmerzen und Spontanfrakturen, hirnorganisches Psychosyndrom, Störungen von Herz-Kreislauf- und Atemsystem.

Diagnostik

- Klinische Untersuchung: periphere LK-Stationen, Druck- und Klopfdolenz von Rippen und Wirbelsäule, Endoskopie des WALDEYERschen Rachenrings einschließlich Epipharynx.
- Knochenmarkbiopsie: Histologie und Zytologie (Zahl und Beschaffenheit der Plasmazellen?).
- Laboruntersuchungen: Blutsenkung, Gesamteiweiß, Elektrophorese/Immunelektrophorese (IgG, IgA, IgM, Paraproteine), kleines Blutbild und Differentialblutbild, Nierenchemie (Harnstoff, Kreatinin, Kreatinin-Clearance), Eiweißausscheidung im Urin.
- Röntgenuntersuchung: Schädel seitlich, Wirbelsäule, Rippengitter, Extremitäten.
- Weitergehende bildgebende und laborchemische Untersuchungen entsprechend dem Krankheitsbild.

Tumorklassifikationen

- **Pathologische Klassifikation** der Plasmozytome [AZAR und POTTER, 1973]:

- Disseminierte, nicht osteolytische Myelomatosis.
- Solitäres ossäres Myelom.
- Extraskelettales (extramedulläres) Plasmozytom.
- Multiples Plasmazellmyelom (multiples Myelom-MM).
- Plasmazell-Leukämie.
- Plasmozytische Lymphoretikulose.
- Maligne Lymphome mit MM-Komponente.

Klinische Klassifikation
[DURIE und SALMON, 1975]

- Stadium I
  1. Hämoglobin > 10 g%.
  2. Normales Kalzium im Serum.
  3. Allenfalls eine Osteolyse im Gesamtskelett.
  4. Geringe Eiweißproduktion: IgG < 5 g%, IgA < 3 g%, Leichtkettenanteil in der Urinelektrophorese < 4 g/24 Stunden.
- Stadium II: weder Stadium I noch III.
- Stadium III: zumindest einer der folgenden Befunde:
  1. Hämoglobin < 8,5 g%.
  2. Kalzium im Serum > 12 g%.
  3. Multiple Skelettosteolysen.
  4. Stark pathologische Eiweißwerte: IgG > 7 g% , IgA > 5 g% , Leichtkettenproteine in der Urinelektrophorese > 12 g/24 Stunden.
- Subklassifikation
  a: noch normale Nierenfunktion (Serumkreatinin ≤ 2,0 mg%).
  b: pathologische Nierenfunktion (Serumkreatinin > 2,0 mg%).

Therapie

- **Chirurgie**
  - Allenfalls bei solitärem Knochenherd kurative Indikation (meist zufällige Ausräumung als Knochenzyste).
  - Therapie oder Prophylaxe pathologischer Frakturen in statisch beanspruchten Skelettabschnitten, sofern begrenzter Skelettbefall.

34

- **Radiotherapie**
  - **Kurative Therapie** des solitären extramedullären (d.h. extraskelettalen) Plasmozytoms und des solitären ossären Plasmozytoms.
  - **Dosis:** 45–50 Gy ZV-Dosis (Boosterung auf unter Umständen 56 Gy), Einzeldosis 1,8–2,0 Gy, 5mal wöchentlich. Im Kopf-Hals-Bereich elektive Radiotherapie des regionalen Lymphabflußgebiets mit 35–40 Gy.
  - **Stabilisierungsbestrahlung** frakturgefährdeter Skelettabschnitte: 45 Gy ZV-Dosis (bei Wirbelkörperbefunden Grenzdosis 50 Gy) in konventioneller Fraktionierung. 2–3 cm Sicherheitssaum „im Gesunden" anhand CT. Skelettszintigraphie ungeeignet, da Plasmozytome szintigraphisch oft stumm sind.
  - **Rückenmarkkompression / Nervenwurzelkompression**: 40–45 Gy ZV-Dosis, konventionell fraktioniert oder akzeleriert hyperfraktioniert. Nur im Falle eines inkompletten Querschnitts Rückbildung der neurologischen Symptomatik möglich.
  - **Analgetische Radiotherapie:** nach 15–25 Gy in 70% der Patienten Schmerzfreiheit. Hängt von der Belastung des Skelettabschnitts ab. Halbkörperbestrahlung mit 6 Gy (unkorrigierte Lungendosis) bis 8 Gy hocheffektiv. Kombinierte Radiochemotherapie bringt bessere Analgesie als Chemo- oder Strahlentherapie allein.
- **Chemotherapie**
  - Nur palliative, keine kurativen Indikationen.
  - Bei der monoklonalen Gammopathie ungewisser Signifikanz, beim „smouldering" MM und im Stadium I kontraindiziert.
  - Ab Stadium II nur bei nachgewiesener Progression: ausgedehnte Osteolysen, Hyperkalzämie, Anämie, Leukopenie,

Steigerung des M-Gradienten (vgl. Abb. 34-3), Nierenfunktionsstörungen.
  - Medikament der Wahl ist Melphalan (L-PAM, Alkeran), häufig mit Prednison kombiniert (unter Umständen zusätzlich Cyclophosphamid, Adriamycin, BCNU, Vincristin).

Prognose

- Es besteht eine Beziehung zwischen Plasmazellzahl und Überleben, und zwar beträgt die 5-Jahres-Überlebensrate 100% im Stadium I, 35% im Stadium II und 25% im Stadium III.
- Medianes Überleben bei solitärem Plasmozytom: extramedulläres 60–120 Monate, ossäres 43–85 Monate.
- Nur 8–17% der extramedullären solitären Plasmozytome konvertieren in ein multiples Myelom, aber 45–50% der solitären ossären Plasmozytome.
- Die Prognose des multiplen Myeloms im Stadium III mit Niereninsuffizienz ist infaust.

34.4 Kutane T-Zell-Lymphome

Allgemeines

- Kutane T-Zell-Lymphome sind fast so häufig wie der Morbus HODGKIN. Männer erkranken zweimal häufiger als Frauen.
- Es handelt sich um eine maligne lymphoproliferative Erkrankung der T-Zellen (vgl. Abb. 34-2) mit regelmäßiger Hautbeteiligung.
- Zwei Subtypen: 1. Mycosis fungoides (MF), 2. SÉZARY-Syndrom (SS).

Symptomatologie

- **Mycosis fungoides**
  - Drei Krankheitsphasen: erythematöse Phase, Plaque- oder mykotische (schuppende) Phase und tumoröse Phase.
  - Die erythematöse Frühphase wird

oft nicht erkannt und als Erythem, mykotische Infektion, Psoriasis etc. fehlgedeutet.
- Palpable Plaques und Tumoren in der Haut, später auch Hautulzerationen und sekundäre Infektionen sind Zeichen der weiter fortgeschrittenen Phasen II und III.
- Periphere Lymphknotenschwellungen.
- Sehr spät Allgemeinsymptome, wie Schwäche, Krankheitsgefühl, Infektionen.
- **Sézary-Syndrom**
  - Unerträglich juckende rote Haut (Erythrodermie), vom Aussehen vergleichbar mit der erythematösen Phase der MF.
  - Unterscheidung des SÉZARY-Syndroms von der erythematösen Phase der MF nur durch die Abwesenheit von malignen T- Zellen im peripheren Blut.
  - 17% der Patienten mit kutanen T-Zell-Lymphomen zeigen eine generalisierte Erythrodermie, die Hälfte von ihnen hat ein SÉZARY-Syndrom.

Diagnostik

- Anamnese: Im Mittel werden die Hautveränderungen 8–10 Jahre beobachtet und fehlinterpretiert.
- Inspektion der Haut, Beurteilung der Hautinfiltration, Suche nach Lymphknotenvergrößerungen, Leber- und Milzvergrößerung sowie Schwellung der inneren Organe.
- Bildgebende Diagnostik zum Nachweis eines viszeralen/LK-Befalls:
  - Thoraxaufnahmen in 2 Ebenen.
  - CT des Abdomens und Beckens.
  - Oberbauchsonographie.
  - Skelettszintigraphie.
- Laboruntersuchungen: Blutbild, Differentialblutbild (atypische mononukleäre SÉZARY-Zellen).
- Biopsien aus suspekten Hautarealen, palpablen Lymphknoten, Knochenmark.

Pathohistologie

- Maligne T-Zellen in den kutanen T-Zell-Lymphominfiltraten mit normalen Lymphozyten, Histiozyten, Eosinophilen und Plasmazellen.
- Läsionen vor allem im oberflächlichsten Teil der Haut.
- Organ- und Lymphknotenbeteiligung oftmals mit unblutigen Routinemethoden nicht erkennbar.

Tumorklassifikation in Anlehnung an TNM

T Hautbeteiligung
T1/2: Flache Hautinfiltrationen von weniger (T1) oder mehr (T2) als 10% der Körperoberfläche.
T3/4: Tumoröse Hautveränderungen (T3) oder Erythrodermie (T4).
N Periphere Lymphknoten
N0: Klinisch und histologisch normal.
N1: Klinisch abnorm, histologisch normal.
N2: Klinisch normal, histologisch positiv.
N3: Klinisch abnorm, histologisch positiv.
M: Viszerale Organe.
M0: Kein Befall.
M1: Histologisch gesicherter Befall.

Stadiengruppierung

Stadium	IA	T1	N0	M0
Stadium	IB	T2	N0	M0
Stadium	IIA	T1–2	N1	M0
Stadium	IIB	T3	N0–1	M0
Stadium	III	T4	N0–1	M0
Stadium	IVA	T1–4	N2–3	M0
Stadium	IVB	T1–4	N0–3	M1

Therapie

- **Radiotherapie**
  - **Ganzhaut-Elektronentherapie** mit 30–40 Gy/6–10 Wochen in kurativer oder palliativer Intention, und zwar unabhängig vom Stadium (Abb. 34-4 und 34-5).
  - 40% der Frühstadien werden mit

34

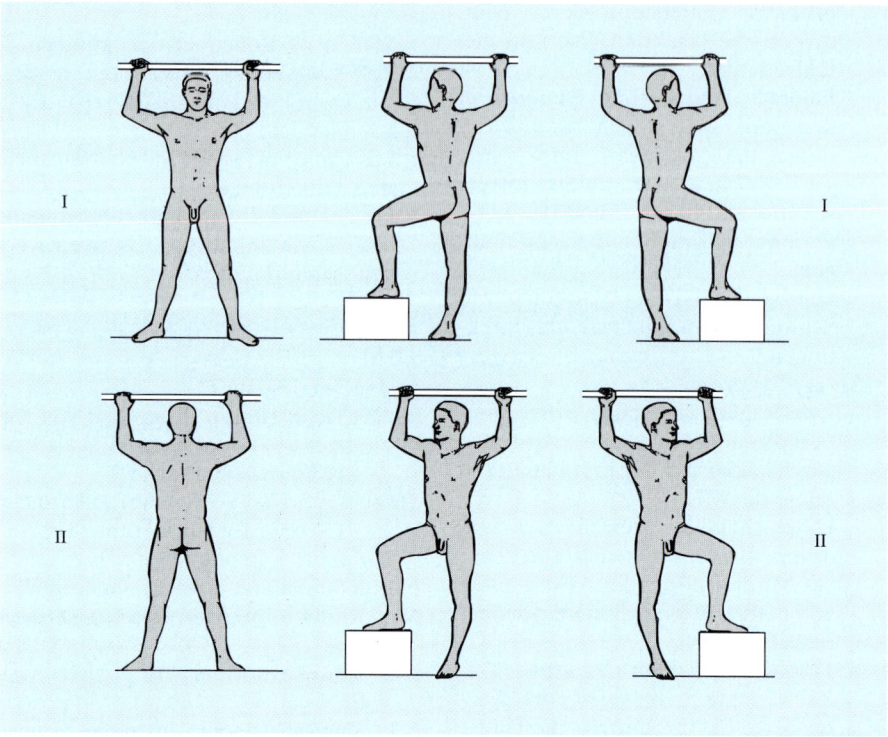

Abb. 34-4 Bestrahlungsanordnung bei der Ganzhaut-Elektronentherapie. Der Patient steht täglich wechselnd in einer der abgebildeten Stellungen I–II. Vor ihm ist ein Plexiglasschirm von 1 cm Dicke aufgestellt, der die Energie der Elektronen von 7 MeV auf 5 MeV an der Haut des Patienten senkt. Die Felder überschneiden sich auf der Haut.

der Ganzhaut-Elektronentherapie geheilt.
- **Total-nodale Bestrahlung** zusätzlich in den Stadien IB und II klinisch noch nicht gesichert.
• **Chemotherapie**
  - Keine Heilung durch Chemotherapie.
  - Nichtaggressive topische Therapie (Heliotherapie, Kortikoide, PUVA) in den Stadien I–IIA als Alternative zur Radiotherapie. PUVA = topisch aufgetragenes Psoralen + UV-A-Licht.
  - Patienten mit Hauttumoren, Erythrodermie und extrakutaner Be-

teiligung (Stadien IIB und höher) erfordern eine multimodale Therapie.
  - Wirksame Medikamente: Chlorambucil (Leukeran), α-Interferon, Retinoide, im übrigen dieselben Schemata wie bei NHL.
  - Komplette Remissionen nur bei 20–25% der Fälle. Dann Erhaltungstherapie mit lokalem PUVA.

Prognose
• 8–10jährige Verläufe bis zur Diagnosestellung: Dann überleben 50% der Patienten fünf Jahre.
• 80% der Patienten haben einen T-Zell-

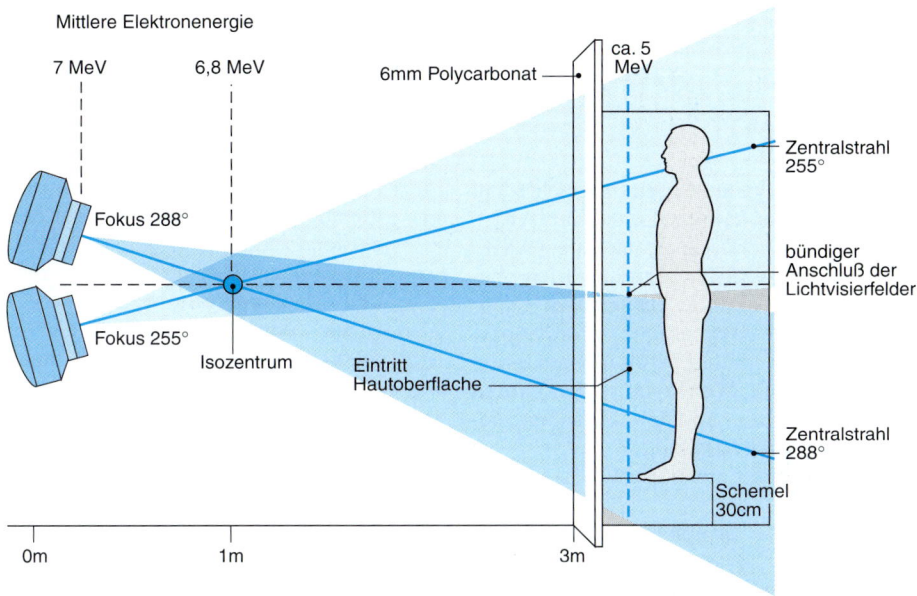

Abb. 34-5 Feldgeometrie und Patientenposition bei der Ganzhaut-Elektronentherapie. Der vor dem Patienten aufgestellte Schild aus Plexiglas schwächt die Elektronenenergie weiter ab und bringt somit das Dosismaximum in die Haut.

Lymphombefall außerhalb der Haut, nämlich in Lymphknoten (70%), Milz (55%), Leber (50%), Lungen (50%) und Knochenmark (40%).

- 50% der Patienten mit Lymphknotenbefall überleben weniger als 2 Jahre und mit Organbefall weniger als 1 Jahr.

34.5 Malt-Lymphome

Ein großer Teil der NHL im gastrointestinalen Bereich entwickelt sich aus dem Malt-Gewebe (**M**ucosa-**a**ssoziiertes **l**ymphatisches Gewebe [engl. **T**issue]).

- Maltome des Magens sind B-Zell-Lymphome.

- Maltome des Dünndarms sind T-Zell-Lymphome.
- Die Helicobacter-Infektion (Gastritis) begünstigt das Entstehen von Malt-Lymphomen des Magens, seine Therapie schützt davor.

Die Therapie der Maltome besteht hauptsächlich in der chirurgischen Resektion des befallenen Organs. Die zusätzliche Radiotherapie ist indiziert bei R1-Resektion oder Unsicherheit mit der Histologie, d.h., fraglichem Übergang in ein NHL.

34

35 Leukämien

Einteilung

Fünf Haupttypen werden unterschieden:
1. Akute lymphatische Leukämie (ALL).
2. Akute myeloische Leukämie (AML, auch als ANLL = akute nichtlymphatische Leukämie bezeichnet) einschließlich der akuten promyelozytären, der akuten myelomonozytären, der akuten Monozyten-, der akuten Erythrozyten- und der akuten undifferenzierten Leukämie.
3. Chronische myeloische Leukämie (CML).
4. Chronische lymphatische Leukämie (CLL).
5. Myelodysplastisches Syndrom (MDS) mit den Synonyma Präleukämie, oligoblastische Leukämie, refraktäre Anämie, Smouldering-Leukämie, dysmyelopoetisches Syndrom u. a.

Akute = unreifzellige, chronische = reifzellige Leukämien.

Akute Leukämien

- Inzidenz: 3,5/100000 pro Jahr, an 20. Stelle aller Krebstodesursachen, häufigster bösartiger Tumor im Kindesalter.
- Erster Häufigkeitsgipfel der ALL zwischen dem 2. und 6. Lebensjahr, im übrigen zunehmende Inzidenz der akuten Leukämien mit dem Alter.
- Ätiologie: chemische Toxine, Medikamente (Alkylanzien, Chloramphenicol, Phenylbutazon etc.), ionisierende Strahlung, Viren, assoziiert mit angeborenen Erkrankungen.

CML

- Inzidenz: 1/100000 pro Jahr, 20% aller Leukämien.
- Häufigstes Erkrankungsalter: 25–60 Jahre.

- Ätiologie
  - Dieselben chemischen, viralen und angeborenen Faktoren wie bei den akuten Leukämien.
  - Ursächlicher Einfluß der ionisierenden Strahlung am besten belegt (nach Atombombenabwürfen in Japan, häufigste Leukämie nach Strahlenbehandlung).
  - Genetik: Typisch ist das Philadelphia-Chromosom, eine Translokation des langen Arms des 22. Chromosoms auf den langen Arm des 19. Chromosoms. Bei 90% der Patienten anzutreffen, bei Abwesenheit besonders schlechte Prognose.

CLL

- Die CLL ist ein stets leukämisch verlaufendes, lymphozytisches Non-Hodgkin-Lymphom vom niedrigen Malignitätsgrad (T- oder B-Zell-Reihe).
- Inzidenz: 3/100000 pro Jahr, damit das häufigste NHL (11%) und auch die häufigste Leukämie. T-CLL extrem selten im Gegensatz zur B-CLL, die häufig bei alten Leuten vorkommt und oft überhaupt nicht erkannt wird.
- 90% der Patienten über 50 Jahre alt, zwei Drittel über 60 Jahre alt.
- Männer doppelt so häufig wie Frauen betroffen.
- Ätiologie: familiäre Häufung. Ionisierende Strahlung spielt keine Rolle!

Symptomatologie

- Allgemein: Abgeschlagenheit, Müdigkeit, Fieber, Gewichtsverlust, Skelettschmerz.
- Zeichen der Markverdrängung, wie Anämie, Infektionen, Blutungen (Zahnfleisch, Haut, Nase/Mund, Darm etc.) und Hämatome bei Bagatelltrau-

men, früh bei den akuten Leukämien, sehr spät/selten bei der CLL.

- Hyperurikämie, Hyperkalzämie, disseminierte intravasale Gerinnung, Mediastinaltumor und solide leukämische Tumoren bei den akuten Leukämien.
- Leber- und Milzvergrößerung (Hepato- und Splenomegalie) wegen extramedullärer Blutbildung besonders stark bei der CML ausgeprägt.
- Lymphknotenschwellungen, Milzvergrößerung, Lymphozyteninfiltration in Leber, Haut und andere Organe typisch für CLL.
- Kopfschmerz, Übelkeit und Erbrechen, Ausfälle der Hirnnerven als Zeichen einer Meningeosis leucaemica.

Diagnose

- Anamnese, körperliche Untersuchung (Hautblutungen, Lymphknotenvergrößerungen, Organvergrößerungen, neurologische Ausfälle).
- Knochenmarkbiopsie (Zytologie und Histologie).
- Chromosomenanalyse.
- Bildgebende Verfahren
  - Thoraxaufnahmen in 2 Ebenen.
  - Skelettröntgen.
  - Bei spezieller Fragestellung: Sonographie/CT/MRT.
- Laboruntersuchungen: Blutbild, Differentialblutbild, Leber- und Nierenfunktion, Gerinnungsstatus, immunologische Marker.

Zytologische Kriterien

- **Akute Leukämien** (unreifzellige Leukämien)
  - $>$ 25% pathologische Zellen im Knochenmark.
  - $\geq$ 40% Blasten (unreife Zellen) im peripheren Blut.
  - Keine Differenzierung in reife Zellen, erklärbar durch die maligne, tumorähnliche Überproliferation der Knochenmarkstammzellen (sogenannter Hiatus leucaemicus).

- **Chronische Granulozytenleukämie** (reifzellige Leukämie)
  - $>$ 15000 Leukozyten/mm^3 im peripheren Blut.
  - Gesamte granulozytäre Entwicklungsreihe, aber „Linksverschiebung" zu den unreifen Formen im Differentialblutbild.
  - Philadelphia-Chromosom.
  - Bei fehlendem Philadelphia-Chromosom zwei der folgenden Kriterien:
    Splenomegalie,
    alkalische Leukozytenphosphatase niedrig,
    Thrombozytose,
    hoher Vitamin-B$_{12}$-Spiegel im Serum.
- **CLL** (reifzellige Leukämie)
  - $>$ 15000 Lymphozyten/mm^3 im peripheren Blut.
  - Sichtbare Lymphozyten ausgereift.
  - Monoklonalität der Lymphozyten muß nachgewiesen sein (überwiegend immunglobulinproduzierende B-Lymphozyten, bei bis zu 5% der Patienten T-Lymphozyten).

Therapie

- **Akute Leukämien**
  - **Chemotherapie** ist Behandlung der Wahl.
  - Vollremission ($\leq$ 5% Leukämiezellen im Knochenmark): erreichbar bei $>$ 95% der ALL im Kindesalter, bei 80% der AML.
  - Remissionsdauer bei AML im Median 12 Monate, Verlängerung durch Erhaltungs-Chemotherapie.
  - Knochenmarktransplantation (allogen = fremde oder autolog = eigene Stammzellen) im Stadium der 1. Vollremission nur bei Hochrisikopatienten, sonst erst bei der 2. Vollremission (1. Rezidiv) oder bei Therapieresistenz.
  - **Radiotherapie**
    1. Ganzhirnbestrahlung bei Menin-

35

geosis leucaemica (30 Gy/4 Wochen).

2. Ganzkörperbestrahlung mit 6 × 2 Gy/3 Tage im Rahmen der Konditionierungsbehandlung vor Knochenmarktransplantation (vgl. Kap. 18.3.3 und 19.4).

3. Analgetische Skelettbestrahlung mit 15–20 Gy und 3–4 Gy Einzeldosis.

- **Chronische myeloische Leukämie**
  - **Chemotherapie** ist Therapie der Wahl. Nach im Median 4–5 (0–20) Jahren Resistenzentwicklung und Blastentransformation bei allen Patienten, d. h. Übergang in eine sekundäre, morphologisch und klinisch der AML identische Leukämie.
  - Die chirurgische Splenektomie wird unterschiedlich beurteilt. Es ist ein Versuch der vollständigen Vernichtung der Philadelphia-Chromosompositiven Zellen zusammen mit Chemotherapie.
  - **Radiotherapie:** palliative Bestrahlung der oft riesigen Splenomegalie mit 6–10 Gy und Einzeldosen von 1 Gy (tägliche Blutbildkontrolle!). Die Behandlung ist mehrmals wiederholbar.
  - Therapie der Krankheitssymptome: Blutersatz, Infektionsprophylaxe etc.
- **Chronische lymphatische Leukämie**
  - Nichtbehandelte Patienten haben eine mediane Überlebenszeit von 5 Jahren, über ein Drittel lebt ohne Behandlung > 10 Jahre: Beste Therapie ist das Beobachten.
  - Therapie von belästigenden Tumorsymptomen: Lymphknotenschwellungen, Splenomegalie, Symptome der Knochenmarkinsuffizienz, wie Anämie, Blutungen und Infektionen.
  - Monochemotherapie mit Chlorambucil ist die gut tolerierte Therapie der Wahl.
  - **Radiotherapie** bei Splenomegalie: 10–20 Gy in Einzelfraktionen von 1–2 Gy. Lymphknotenpakete, Tonsillentumor, Mediastinaltumor: 20–25 Gy in Einzeldosen von 1,8–2,0 Gy. Ganzkörperbestrahlung mit 1–4 Gy (0,05–0,1 Gy Einzeldosis) heute kaum noch praktiziert.

Prognose

- Überleben der Patienten mit akuter Leukämie wesentlich verbessert.
- 30–80% der Kinder mit ALL (je nach Untergruppe) überleben 5 Jahre und sind geheilt, Verlauf bei Erwachsenen weniger günstig.
- Das mediane Überleben der AML-Patienten ist in den letzten 20 Jahren vervierfacht worden. 5–10% können heute geheilt werden.
- CML: medianes Überleben 3,5 Jahre, dann Übergang in eine sekundäre AML.
- CLL: medianes Überleben 5 Jahre, über ein Drittel der Patienten lebt länger als 10 Jahre.

36 Tumoren im Kindesalter

36.1 Übersicht

Häufigkeit/Epidemiologie

- Inzidenz: 12,5/100000 Kinder unter 15 Jahren pro Jahr (9,5/100000 in der schwarzen Bevölkerung).
- Israel und Nigeria haben die höchste, Japan und Indien die niedrigste Inzidenz. Bestimmte Tumoren gehäuft in bestimmten Gegenden (Hepatom in Fernost, Retinoblastom in Indien, Neuroblastom in Westeuropa, BURKITT-Lymphom in Uganda).
- EWING-Sarkom, Hodentumoren und malignes Melanom sind extrem selten in der schwarzen Bevölkerung.
- Die ALL ist der häufigste bösartige Tumor im Kindesalter.
- Bis zum 5. Lebensjahr sind 40% der Malignome embryonaler Natur.
- Non-HODGKIN-Lymphome (NHL) sind vor dem 10. Lebensjahr häufiger als HODGKIN-Lymphome, dann kehrt sich das Verhältnis um.

- Während der Adoleszenz sind Ovarialtumoren, Hodentumoren, Knochentumoren und Schilddrüsenmalignome am häufigsten (Tab. 36-1).
- Knaben sind etwas häufiger als Mädchen betroffen.

Ätiologie

- **Übertragung von der Mutter** über die Plazenta in seltenen Fällen bekanntgeworden (Melanom, Lymphome, Bronchialkarzinom). Verschiedene Medikamente und **Chemikalien** können, in der Schwangerschaft einwirkend, bösartige Tumoren im Kindesalter induzieren. Hydantoin z.B. induziert Neuroblastome. Hepatome, Neuroblastome und NNR-Karzinome sah man nach Alkoholgenuß in der Schwangerschaft.
- **Ionisierende Strahlung**, vor allem in den ersten 12 Wochen der Schwangerschaft, erhöht die Malignomhäufigkeit bei Kindern.

Tabelle 36-1 Häufigste Malignome im Kindesalter nach YOUNG, HEISE, SILVERBERG et al., 1978

Tumoren	Prozentuale Verteilung Weiße	Schwarze	Kapitel in diesem Buch
Leukämien	31,0	24,0	Kap. 35
Hirntumoren	18,5	21,5	Kap. 22.3
Maligne Lymphome	14,0	11,5	Kap. 34
Neuroblastom	8,0	7,0	Kap. 36.2
Weichteilsarkome	6,0	8,5	Kap. 33.2/36.4
Nephroblastom (WILMS-Tumor)	6,0	9,0	Kap. 36.3
Knochentumoren	4,5	3,6	Kap. 33.1/36.5
Retinoblastom	2,4	4,0	Kap. 23.1
Tumoren der Gonaden/ Keimzelltumoren	2,0	3,5	Kap. 22.3/29.1/30.4
Andere	8,0	7,0	Kap. 36.6
Summe	100,0	100,0	

- Trotz allem können die meisten Tumoren im Kindesalter nicht auf eine pränatale Exposition mit einem Karzinogen zurückgeführt werden.
- **Genetische Faktoren** werden beim Retinoblastom, beim WILMS-Tumor und beim Neuroblastom verantwortlich gemacht. 40% der Retinoblastome sind vererbt. In 95% wird das Retinoblastomgen, in einem geringeren Prozentsatz das charakteristische Gen für Nephroblastome (WILMS-Tumor) und Neuroblastome auf Nachfolgegenerationen übertragen. Viele Formen von Tumoren im Kindesalter wiederholen sich in den Familien (bis zu 25% der Familienmitglieder erkrankt). Eine Reihe von Erbkrankheiten ist mit bösartigen Tumoren vergesellschaftet.

Diagnostik

Die folgenden Punkte fassen Symptome und klinische Untersuchungsmethoden zusammen, die für die meisten der Malignome im Kindesalter wichtig sind. Spezielle Punkte werden in den einzelnen Organkapiteln besprochen:

1. Anamnese: länger als üblich anhaltendes Fieber, nicht erklärbare Schmerzen, zunehmender Leibesumfang, Gewichtsverlust, Hautverfärbung.
2. Körperliche Untersuchung: Schläfrigkeit, Unruhe, Schreien, gespannter und geblähter Leib, vergrößerte Lymphknoten, Behaarung.
3. Histologische Diagnosesicherung: Biopsie verdächtiger Areale, bei Leukämien Knochenmarkbiopsie. Gefordert ist ein in der Kinderonkologie erfahrener Pathologe: Die histologischen, durch kleine Rundzellen charakterisierten Bilder – Neuroblastom, Rhabdomyosarkom, EWING-Sarkom, PNET (primitive neuroektodermale Tumoren), Lymphome – sind oftmals schwer auseinanderzuhalten.
4. Bildgebende Verfahren: Lungenaufnahmen in 2 Ebenen und abdominale Sonographie obligat. Übrige Indikationen entsprechend Krankheitsbild: MRT wegen fehlender Strahlenexposition der CT vorzuziehen.
5. Laboruntersuchungen: Blutbild, Differentialblutbild, Leber- und Nierenchemie, Elektrophorese und spezielle Tumormarker.

Tumorklassifikation

Folgende Grundsätze gelten für alle nachfolgend besprochenen Tumoren im Kindesalter:

- Stadium I: Vollständig resektabler Tumor.
- Stadium II: Nach Operation mikroskopischer Resttumor zu erwarten (R1) oder Lymphknotenmetastasen.
- Stadium III: Makroskopisch nicht vollständig entfernbarer Tumor (R2).
- Stadium IV: Fernmetastasen.

Therapiegrundsätze

- **Operation** kann bei lokalisierten Tumoren schon allein kurativ sein (z.B. Neuroblastom, kleiner WILMS-Tumor, kleines Hepatom).
- **Radiotherapie** bei den meisten Tumoren zurückgedrängt aus Furcht vor Spätfolgen am gesunden Gewebe bzw. Kanzerogenität. Sie ist jedoch beim EWING-Sarkom, Neuroblastom, Rhabdomyosarkom, Retinoblastom, bei den malignen Lymphomen und Hirntumoren nicht zu ersetzen und erbringt hervorragende lokale und systemische Kontrollraten.
- **Chemotherapie** ist eine unverzichtbare, meistens sogar die primäre Therapiemodalität. Ein kleiner/mikroskopischer Resttumor wird entweder bestrahlt oder chirurgisch entfernt.
- **Knochenmarktransplantation** ist neben den Leukämien bei einer Reihe von soliden Tumoren in Diskussion,

z.B. bei Hochrisikopatienten bzw. Rezidivpatienten mit Ewing-Sarkom, Weichteilsarkom und malignen Lymphomen.
- Die Chemotherapiestrategien lassen sich aggressiver als beim Erwachsenen gestalten. Dadurch gibt es höhere Remissionsraten im Kindesalter.

36.2 Neuroblastom

Allgemeines
- Häufigster extrakranieller solider Tumor im Kleinkindesalter.
- 50% werden während der ersten zwei Lebensjahre diagnostiziert, zwei Drittel innerhalb der ersten fünf Lebensjahre.
- Verbindung mit Mißbildungen von Organen, die sich aus der Neuralleiste herleiten.

Symptomatologie
- Entstehung überall dort, wo sympathisches Nervensystem ist.
- Symptome infolge ihrer Lokalisation: Nebenniere (40%), paraspinale Ganglien (25%), paravertebral im Thoraxbereich (15%), im Becken (5%) und am Hals (4%).
- Schmerzen, aufgetriebener Leib, tastbare Tumoren, allgemeines Krankheitsgefühl, Appetitlosigkeit, Durchfälle.
- Bei zwei Drittel der Patienten werden Symptome bereits durch Fernmetastasen hervorgerufen: Knochenschmerzen, Knoten unter der Haut, Exophthalmus etc. 70% der Kinder, die älter als ein Jahr sind, und 50% der noch nicht ein Jahr alten Patienten haben bereits Fernmetastasen.

Spezielle Diagnostik
- Katecholaminmetaboliten (Vanillinmandelsäure, Metanephrin etc.) im Serum und Urin erhöht.

- MRT/CT des Abdomens/des Thorax.
- 80% der Tumoren verkalken (Röntgenuntersuchung, CT).
- ^{131}Jod-Meta-Iodo-Benzyl-Guanidin (MIBG) reichert sich über die Katecholaminreseptoren selektiv im Neuroblastomgewebe an und kann im Fall von Tumor bzw. Tumormetastasen szintigraphisch nachgewiesen werden.

Therapie
- Stadium I: Komplette chirurgische Exstirpation = kurativ, keine Zusatzbehandlung erforderlich.
- Stadium II: Möglichst vollständige chirurgische Tumorexstirpation. Postoperative Radio- oder Chemotherapie nicht etabliert, da bisher ohne Einfluß auf die Prognose. Trotzdem Empfehlung, Kinder, die älter als 1 Jahr sind, nach inkompletter Tumorresektion postoperativ zu bestrahlen. Erforderliche Gesamtdosis: 12 Gy (Kleinkinder) bis 45 Gy (Kinder, die älter als 3 Jahre sind).
- Stadium III: Radiotherapie und adjuvante Chemotherapie (Cyclophosphamid, Cisplatin, Adriamycin, Etoposid, Vincristin, Actinomycin D) in Konkurrenz. Empfehlung: Bestrahlung des Tumorrestes mit 30 Gy im Rahmen eines chemo- und radiotherapeutischen Gesamtkonzepts.
- Stadium IV: Primäre Chemotherapie (s.o.). Palliative Radiotherapie auf „Bulky disease" oder/und Leber (im Stadium IVS) mit 12–30 Gy im Zielvolumen.

Prognose
- Kleinkinder unter 1 Jahr haben eine bessere Prognose als ältere Patienten.
- 12-Jahres-Überleben im Stadium I–III 81%, im Stadium IV 17%, im Stadium IVS (mit Leberbefall) 79%; das bedeutet für das Gesamtpatientengut 53% (deutsche Arbeitsgruppe).

36

36.3 Nephroblastom (WILMS-Tumor)

Allgemeines

- Die meisten der betroffenen Kinder sind zwischen 1 und 5 Jahre alt. Nur 2% der Nephroblastome treten beim Erwachsenen auf.
- 5–10% beidseitige Tumoren.
- Die hereditäre (vererbte) Form tritt früher und häufiger beidseitig in Erscheinung.
- 15% der Patienten haben angeborene Anomalien.

Symptomatologie

- Abdominale Masse in 85% der Fälle.
- Lokale Symptome: Bauchschmerzen (40%), Bluthochdruck (60–90%), Fieber wegen Harnwegsinfektionen (25%), selten Blut im Urin.
- Allgemeinsymptome, wie Gewichtsverlust, Übelkeit, Erbrechen etc.
- Häufig Lungenmetastasen: Atemnot, Tachypnoe.

Spezielle Diagnostik

- Abdominales und thorakales CT, besser: MRT (wegen fehlender Strahlenbelastung).
- Skelettszintigraphie bei Patienten mit Lungenmetastasen oder Klarzellsarkom.
- Wichtige Rolle des primärchirurgischen Eingriffs zur Abklärung der Histologie, der Nachbarschaftsbeziehung und der intraabdominalen Ausbreitung des Tumors.

Therapie

- Im Stadium I und II primäre Tumornephrektomie, anschließend Chemotherapie.
- Bei größeren Tumoren, sicheren Fernmetastasen (30% der Patienten) und bei Kindern mit primärem Tumorthrombus in der V. cava inferior ermöglicht die präoperative Chemotherapie die kurative Resektion und verhindert bei der Operation die gefürchtete Tumorruptur.
- Wirksame Chemotherapeutika sind Vincristin + Actinomycin D oder zusätzlich Doxorubicin (Adriamycin) oder Cisplatin + Etoposid.
- Radiotherapie postoperativ in 50% der Fälle
  1. Stadium III und IV.
  2. Höhere Malignität in den Stadien II–IV.
  3. Makroskopischer Resttumor.
- Tumor ist hoch strahlensensibel. Dosis von 10 Gy bei R1- und 24 Gy bei R2-Resektionen ausreichend.

Prognose

- Heilungsrate im Gesamtkollektiv > 80%.
- Stadium I (28%): 2-Jahres-Rezidivfreiheit und vermutlich Heilung in > 90%.
- Stadium II (28%): 2-Jahres-Symptomfreiheit und vermutlich Heilung in 90%.
- Stadium III (30%): 2-Jahres-Symptomfreiheit und vermutlich Heilung in 75%.
- Stadium IV (15%): 2-Jahres-Symptomfreiheit nach Kombinations-Chemotherapie und 12 Gy Ganzlungenbestrahlung in 70%.

36.4 Rhabdomyosarkom

Allgemeines

- Häufigstes Weichteilsarkom im Kindesalter (61%).
- Erkrankungsgipfel zwischen dem 2. und 6. Lebensjahr (HNO-Bereich, Prostata, Blase und Vagina), dann wieder zwischen dem 15. und 19. Lebensjahr (vor allem Hoden und angrenzende Gewebe).
- Rhabdomyosarkome sind mit der Neurofibromatosis RECKLINGHAUSEN,

mit Alkoholkonsum in der Schwangerschaft und familiärer Karzinomhäufung vergesellschaftet.

- Rhabdomyosarkome entstehen aus quergestreifter Muskulatur und aus primitivem oder undifferenziertem Mesenchym mit der Fähigkeit, quergestreifte Muskulatur zu differenzieren.
- Ursprungsort: überall im Körper.
- Sehr frühzeitige Metastasierung.

Symptomatologie

- Tumormasse, unter Umständen schmerzhaft, im HNO-Bereich einschließlich Augen (37%), im Urogenitalbereich (21%), an den Extremitäten (20%), im Retroperitoneum (8%), am Stamm (7%), im Gastrointestinaltrakt (2%), am Damm/Anus (2%) und intrathorakal (3%).
- Ausbreitung lokal infiltrierend oder hämatogen oder lymphogen metastasierend. Häufigster Metastasensitz sind die regionalen Lymphknoten, Lunge, Leber, Knochenmark, Knochen und Gehirn.
- Häufigste Lymphknotenbeteiligung (40%) bei Rhabdomyosarkomen des Hodens.

Spezielle Diagnostik

- CT, besser: MRT.
- Knochenmarkbiopsie.
- Liquorzytologie bei Tumorsitz im Kopf-Hals-Bereich.

Pathohistologie/Klassifikation

- Vier histologische Untergruppen: embryonales (50–60%), alveoläres (20%), pleomorphes (= vielgestaltiges, 1%) und undifferenziertes (10–20%) Rhabdomyosarkom.
- Stadienverteilung: Stadium I (15%), Stadium II mit Lymphknotenbefall und Verdacht auf R1 (25%), Stadium III mit makroskopischem Rest nach Operation (41%), Stadium IV mit Fernmetastasen (19%).

Therapie

- Multimodales, stadiengerechtes Therapiekonzept aus Chirurgie, Polychemotherapie und Radiotherapie.
- Stadium I: für gewöhnlich R0-Resektion möglich. Adjuvante Chemotherapie erforderlich (wirksamste Substanzen: Vincristin/Adriamycin/Cyclophosphamid bzw. Ifosfamid/Actinomycin D = VACAbzw. VAIA).
- Stadium II–III
  1. Polychemotherapie: 2–3 Blöcke VACA/VAIA.
  2. Remissionsbeurteilung mit bildgebenden Verfahren, unter Umständen bioptisch.
  3. Hyperfraktionierte und akzelerierte Radiotherapie, abhängig von Remissionsqualität: 32 Gy nach kompletter Remission, 45–55 Gy nach inkompletter Remission und bei Extremitätentumoren.
  4. Simultan oder sequentiell zur Radiotherapie 2–3 Blöcke VACA/VAIA.
- **Radiotherapie**
  - **Zielvolumen** mit großzügigem Sicherheitssaum, bei Kopf-Hals-Tumoren die Meningen einbeziehend. Im Extremitätenbereich Einschluß des gesamten Kompartiments.
  - **Dosis/Fraktionierung:** $2 \times 1,6$ Gy/Tag bis 32 Gy. Eventuell zweite Serie simultan zum nächsten Chemotherapieblock nach 14 Tagen.
  - **Palliative Therapie:** simultane Radiochemotherapie. Medikamentenwahl und Dosis abhängig von der Vorbehandlung.

Prognose

5-Jahres-Symptomfreiheit (Deutsche CWS-Arbeitsgruppe):

Stadium I:	95%,
Stadium II:	86%,
Stadium III:	65%,
Stadium IV:	17%.

36

36.5 EWING-Sarkome und primitive neuroektodermale Tumoren (PNET)

Allgemeines

- 5% aller Tumorneuerkrankungen im Kindesalter. 150 Neuerkrankungen pro Jahr in Deutschland.
- Vermutlich Ausgang vom primitiven Mesenchym der Markhöhle des Knochens.
- Das extraossäre EWING-Sarkom entsteht in den Weichteilen, nahe dem Knochen.
- Häufigkeitsgipfel in der frühen Adoleszenz, nämlich zwischen 11. und 15. Lebensjahr.
- Familiäre Häufung, charakteristische Chromosomen-Translokationen [t (11; 22) q (24; 12)], Deletion und EWS-Gen.
- Metastasierung frühzeitig hämatogen in Lunge und Knochen, selten lymphogen.

Symptomatologie

- Schmerzen im befallenen Knochen, Schwellung, Spannung und Rötung der Haut, Wärmegefühl: oftmals schwierige Differentialdiagnose gegenüber der Osteomyelitis. Diese Symptome des Primärtumors werden von 40% der Patienten drei Monate vor Diagnosestellung, von 50% ein bis drei Monate vor Diagnosestellung und nur von ungefähr 10% vier Wochen vor Diagnose angegeben.
- Häufigste Lokalisation in der Diaphyse der langen Röhrenknochen, vor allem von Femur und Humerus, aber auch Becken, Tibia, Fibula, Rippen, Schlüsselbein, Hand- und Fußknochen, Wirbelkörper und Schädel in abnehmender Häufigkeit.
- Ein Drittel der Patienten zeigt zum Zeitpunkt der Diagnose Fernmetastasen in Lunge oder Knochen, zentral und proximal gelegene Tumoren

häufiger, weil sie später erkannt werden.

- Allgemeine Symptome: Anämie, Linksverschiebung im Differentialblutbild, erhöhte Blutsenkung, LDH-Erhöhung.

Spezielle Diagnostik

- Klinische Untersuchung: Spannung, Rötung und Wärme (Entzündungszeichen).
- Skelett-Röntgenaufnahmen, besser CT oder MRT zur Bestimmung der lokalen Tumorausbreitung.
- Skelettszintigraphie: zuverlässigste Methode zur Bestimmung der lokalen Tumorausbreitung und zum Auffinden von Skelettmetastasen.
- Thoraxaufnahmen in 2 Ebenen, CT zum Ausschluß von Lungenmetastasen.
- Oberbauchsonographie (Leber).
- Knochenbiopsie: ausreichend Material für die Differentialdiagnose gegenüber Osteomyelitis und Osteosarkom erforderlich.
- Knochenmarkbiopsie, dabei auch zytogenetischer Nachweis der t (11; 22)-Fusion mittels PCR.

Therapie

- Multimodales Therapiekonzept aus Operation, Polychemotherapie und Radiotherapie zum Erreichen der lokalen Tumorkontrolle (bei maximalem Funktionserhalt) und zur Vermeidung bzw. rechtzeitigen Behandlung einer Mikrometastasierung.
- Für die Therapiewahl sind Tumorgröße, Tumorlage, Ansprechen auf die Chemotherapie und Tumorstadium ausschlaggebend.
- **Tumoren ≤ 100 ml** sprechen unabhängig von der Tumorlokalisation gut auf Polychemotherapie und Radiotherapie an. Bevorzugte Chemotherapie: VACA (Vincristin, Adriamycin, Cyclophosphamid, Actinomycin D).

- **Große Tumoren (> 100 ml)** sprechen schlechter auf Chemotherapie und Radiotherapie an. Bevorzugte Chemotherapie: VAIA (Ersatz von Cyclophosphamid durch Ifosfamid). Nach Möglichkeit chirurgische Entfernung des Resttumors.
- Herausragende Rolle der Radiotherapie bei der lokalen und systemischen Tumorkontrolle: allein, prä- oder postoperativ bestrahlte Patienten haben weniger Fernmetastasen, allein bestrahlte Patienten mehr Lokalrezidive als operierte Patienten.
- **Radiotherapie**
  Beginn: Bestrahlungsbeginn in den ersten 10 Chemotherapiewochen verbessert die lokale Kontrolle.
  Zielvolumen: befallener Knochen mit zumindest 5 cm longitudinalem Sicherheitsabstand und 2 cm lateralem Weichteilsaum.
  Dosis: postoperativ 45–50 Gy, bei schlechtem Ansprechen auf die Chemotherapie 55 Gy, definitive/alleinige Radiotherapie 55 Gy.
  Fraktionierung: akzelerierte Hyperfraktionierung, 2 × 1,6 Gy/Tag, bis 22,4 Gy pro Serie, simultan zur Chemotherapie. Zweiter bzw. dritter RT-Kurs zehn Tage später.
  Ganzlungenbestrahlung zur Chemotherapie (bei primären Lungenmetastasen): 15–18 Gy, Einzeldosis 1,5 Gy, Lungenkorrekturfaktor.
- **Palliativtherapie:** simultane Radiochemotherapie individuell.

Prognose

5-Jahres-Überlebensrate
- Gesamtkollektiv: 55–60%.
- Patienten ohne Metastasen: 75%.
- Primäre Lungenmetastasierung: 40%.
- Primäre Knochenmetastasierung: < 20%.

36.6 LANGERHANS-Zellhistiozytose (Histiocytosis X)

Allgemeines

- LANGERHANS-Zell-Histiozytose (LCH) ersetzt die Bezeichnungen verschiedener klinischer Krankheitsbilder, wie sie bisher für reaktive Proliferationen von histiozytären Zellen vom LANGERHANS-Typ verwendet wurden, z.B. **Histiocytosis X, eosinophiles Granulom** (lokalisiert, gutartig), **Granulomatose HAND-SCHÜLLER-CHRISTIAN** (multifokal, klassische Trias: Exophthalmus, Diabetes insipidus, Osteolysen des Schädels), **ABT-LETTERER-SIWE-Syndrom** (bösartige, disseminierte Form der Histiocytosis X), **HASHIMOTO-PRITZKER-Syndrom**. Zeichen der Malignität fehlen.
- **Inzidenz:** 0,2–1/100000 Kinder und Jahr.
- 75% der Erkrankungsfälle treten in den ersten 10 Lebensjahren auf; nur wenige Patienten sind älter als 30 Jahre.

Symptomatologie

Das klinische Erscheinungsbild reicht von einzelnen oder mehreren Herden in einem Organ/Knochen bis zu disseminierten Formen mit multiplem Organbefall. Dem entspricht die Einteilung der LANGERHANS-Zell-Histiozytose (Int. LCH Study Group of the Histiocyte Society 1987 [Lancet I: 208–9]):

Einfach-System-Befall

Einfach	– ein Knochenherd
	– isolierter Hautbefall
	– Befall eines Lymphknotens
Multipel	– mehrere Knochenherde
	– Befall mehrer Lymphknoten

Mehrfach-System-Befall

Multiple Organbeteiligung	
	– ohne Funktionsstörung
	– mit Funktionsstörung

Die Symptome sind von Lokalisation und Ausbreitung der Erkrankung abhängig:

- Lokalisierte Schwellung, Schmerzen, Hautausschlag, Allgemeinsymptome.
- Der Knochen, vorwiegend Schädel, ist am häufigsten befallen (80–85%).
- Hautbefall in 30–40% der Fälle.
- Im disseminierten Stadium können Weichteile, Leber, Milz, Lunge, ZNS, Schleimhäute, Lymphknoten und Knochenmark befallen sein.
- Krankheitsverlauf nicht vorhersehbar: akut, subakut oder chronisch. Spontanheilungen kommen vor.

Diagnostik

- Biopsie zur definitiven histologischen Diagnose aus möglichst unterschiedlichen Geweben (inkl. Knochenmark).
- Routine-Labordiagnostik.
- Röntgenologischer Skelettstatus.
- Thorax-Röntgenaufnahmen.

Therapie

Kein Behandlungsregime konnte den unvorhersehbaren Verlauf der Krankheit, insbesondere die Todesrate schwerstbetroffener Kinder, zweifelsfrei verbessern.

- **Chirurgie**
  - Nach Biopsie evtl. Ausräumung/Kürettage des Herdes.
  - Entfernung eines einzelnen befallenen Lymphknotens oder eines einzelnen Hautherdes.
  - Stabilisierungsbehandlung bei Fraktur/Frakturgefahr.
- **Radiotherapie**
  - Hocheffektiv bei einzelnen Läsionen, z.B. im Knochen.
  - 6–10 Gy in Einzeldosen von 1,5–2,0 Gy sollen ausreichend sein.
  - Indikation bei Diabetes insipidus erfolgversprechend, aber bei Pädiatern umstritten.
- **Topische Therapie**
  - Intraossale/intraläsionale Kortikoidinjektion bei Knochenherden oder

lokale Kortikoidanwendung bei Hautbefall werden als effektiv beschrieben.
  - PUVA-Photochemotherapie bei ausgedehntem Hautbefall praktiziert.
- **Chemotherapie**
  - Nur bei systemischer Erkrankung (Mehrfach-System-Befall) zu rechtfertigen.
  - Nutzen-Kosten-Verhältnis völlig offen. Deshalb wird die Indikation wieder zurückhaltender gestellt.
  - Wirksame Medikamente neben den Kortikoiden sind die Vinca-Alkaloide Vincristin und Vinblastin sowie die Antimetaboliten 6-Mercaptopurin, Methotrexat und Cytosinarabinosid.
  - Da die wirksamste Behandlungsform noch unbekannt ist, werden alle Patienten mit LCH zentral erfaßt und nach Protokollen der Histiocyte Society behandelt.

Prognose

- Lokalisierte LCH: nicht lebensbeeinträchtigend, Spontanrückbildungen möglich.
- Disseminierte LCH: prognostisch ungünstig sind Alter < 2 Jahre und > 60 Jahre, mehrere betroffene Organe, Funktionsstörungen von Leber, Lunge oder Knochenmark. Die Todesrate beträgt hier > 50%.
- Chronisch fortschreitender bzw. rezidivierender Verlauf: in 50% der Fälle bleibende Behinderungen, wie orthopädische Erkrankungen, Hörstörungen, Diabetes insipidus, neurologische, neuroendokrinologische und neuropsychologische Defekte.

37 Hauttumoren

37.1 Übersicht

Allgemeines

- Die Haut besteht aus
  Epidermis = Oberhaut (Stratum corneum, Str. granulare, Str. spinosum, Str. basale) und
  Corium = Lederhaut, Dermis (Stratum papillare und Str. reticulare, Abb. 37-1).
- Die Haut bildet verschiedene Tumoren:
  Benigne: Hier uninteressant.
  Semimaligne: Basaliom, Keratoakanthom, Morbus BOWEN (intraepitheliales Karzinom).
  Maligne: Plattenepithelkarzinom (Spinaliom), Karzinome der Schweiß- und Talgdrüsen, MERKEL-Zell-Tumor (Karzinom der MERKEL-Zelle des APUD-Systems = kutanes neuroendokrines Karzinom = trabekuläres Karzinom), malignes Melanom, maligne Lymphome, Weichteiltumoren, Metastasen.
- Hautkarzinome sind die häufigsten bösartigen Tumoren überhaupt (15%), sie nehmen wie das maligne Melanom stetig zu.
- **Umweltfaktoren:** Initiator- und Promoterfunktion von UV-B-Licht (290–320 nm), auch von UV-A-Licht (320–400 nm) in hohen Dosen; ionisierende Strahlung; Basaliome und Karzinome auf Narben, chronischen Ulzera und Radioderm; kanzerogene Chemikalien.
- **Genetische Prädisposition:** multiple Hauttumoren bei Xeroderma pigmentosum, Albinismus, Phenylketonurie.
- Häufung bei immunsupprimierten Patienten.

37.2 Maligne epitheliale Hauttumoren

Basaliom

- Basaliome entstehen aus den Zellen der Basalzellschicht der Epidermis und der äußeren Wurzelscheide der Haarfollikel.
- Umschriebenes Wachstum (solides, adenoides, zystisches, verhornendes und folliküläres Basaliom, Fibroepitheliom) und diffuses Wachstum (superfizielles, sklerodermiformes und infiltrierendes Basaliom, ekkrine und apokrine Epitheliome).
- Beim älteren Menschen auf der der Sonne ausgesetzten Haut, meist im Gesicht, transparentes derbes Knötchen, zentrale Eindellung/Nekrose und perlschnurähnlicher Randwall, teilweise pigmentiert. Erweiterte Hautgefäße umgeben die Läsion.
- Blutungen nach Bagatelltrauma.
- Verdoppelt seine Größe alle 6–12 Monate, in das tiefere Gewebe infiltrierend, Knochen und Knorpel destruierend: „Ulcus rodens".
- Keine Metastasen.

Plattenepithelkarzinom (Spinaliom)

- Meist geht eine prämaligne Läsion voraus, kann in Narben (nach Verbrennungen, Bestrahlungen) oder in chronisch entzündeten Gebieten entstehen.
- Flächig bis nodulär, rund bis irregulär, keratöse Schuppung, warzenartig, verkrustet, auch geschwürig aufbrechend, gelegentlich pilzförmig.
- Bevorzugt an lichtexponierten Stellen.
- Lymphknotenmetastasen, später auch hämatogene Metastasen.

37

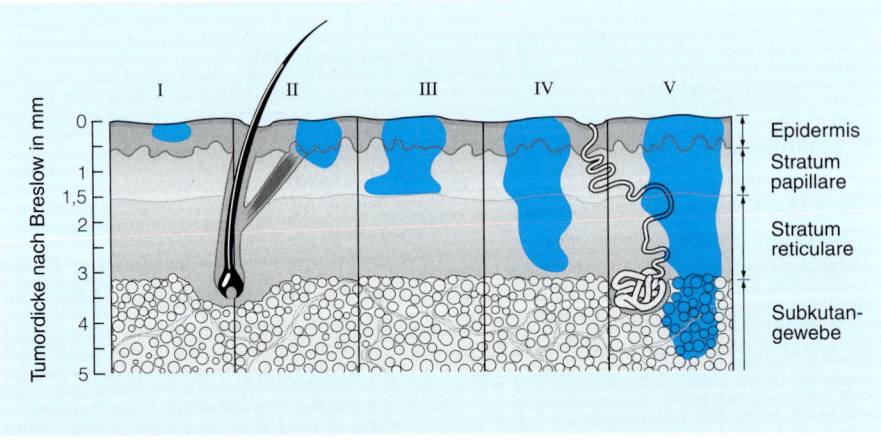

Abb. 37-1 Tumordicke (nach BRESLOW) und Eindringtiefe des malignen Melanoms (Level I–IV nach CLARK) sowie ihre Beziehung zueinander. Daraus ergibt sich die pT- und N-Kategorie. Bei Diskrepanz entscheidet der jeweils ungünstigere Befund. In-transit-Metastasen sind Metastasen der Haut/Kutis, die mehr als 2 cm vom Primärtumor entfernt auftreten, nicht aber jenseits der 1. regionalen Lymphknotenstation liegen.

	Tumordicke (BRESLOW)	Eindringtiefe (CLARK)
pTis	auf Epithel beschränkt	Level I
pT1	≤ 0,75 mm	Level II
pT2	> 0,75–1,5 mm	Level III
pT3	> 1,5–4 mm	Level IV
pT4	> 4,0 mm/Satellit(en)	Level V
N1	regionale Lymphknoten ≤ 3 cm	
N2	regionale Lymphknoten > 3 cm und/oder In-transit-Metastase(n)	

Tumorklassifikation

T1: Tumor ≤ 2 cm.

T2: Tumor > 2–5 cm.

T3: Tumor > 5 cm.

T4: Invasion tiefer Strukturen, wie Knorpel, Skelettmuskel, Knochen.

N0: Keine regionalen Lymphknotenmetastasen.

N1: Regionale Lymphknotenmetastasen.

M0/M1: Keine/vorhandene Fernmetastasen.

G1–4: Grading gut bis undifferenziert.

Prävention

- Extreme Sonnenbestrahlung soweit möglich meiden.
- Früherkennung: verdächtige Läsionen entfernen.

Therapie

Basaliom

- Chirurgische Entfernung durch Exzision, Kauterisierung, Abhobeln, Auslöffeln, Kryochirurgie mit flüssigem Stickstoff.
- Radiotherapie mit gleicher lokaler Heilungsaussicht wie Chirurgie (90–

95% Tumorkontrolle), doch an Händen, Hals und Gesicht zu bevorzugen (Kosmetik!).

- In Sonderfällen, bei alten Patienten und kleinen flachen Läsionen: perkutane lokale Chemotherapie mit 5-Fluorouracil-Salbe.
- Bei T4-Tumoren kurative Therapie schwierig (große, entstellende Operationen) oder unmöglich.

Spinaliom
- Exzision im Gesunden und Nachbestrahlung der Primärtumorregion, ab T2 auch des Lymphabflußgebietes, alternativ alleinige Radiotherapie mit gleichguten Resultaten (5% schlechter als bei Basaliomen).
- Bei Rezidiv infolge ungenügender Primärtherapie: je nach Lokalisation Operation oder Bestrahlung.

Radiotherapie
- **Indikation (als gleich effektive Alternative zur Operation):** Basaliom und Spinaliom an der Kopfhaut, am Stamm, an der Vulva und am Perineum, Keratoakanthom, Morbus BOWEN, Erythroplasie.
- **Keine primäre Indikation:** malignes Melanom, Fibrosarkom, Basalzell-

oder Plattenepithelkarzinom des Skrotums, der Fußsohlen oder der Handinnenfläche.

- **Dosis:** je nach Größe und Lokalisation 30–60 Gy in 6–30 Fraktionen, Einzeldosis 2–5 Gy; bei kleineren Läsionen 15 × 3 Gy ausreichend.
- **Strahlenqualität:** Weichstrahltechnik oder Elektronenstrahlung (Tab. 37-1). Gefahr der Unterdosierung der Haut durch Dosisaufbau bei Elektronenstrahlung und Unterdosierung der tieferen Gewebeschichten bei Weichstrahltherapie!

Chemotherapie
- Wenig Erfahrungen, kein kurativer Therapieansatz.
- Indikation allenfalls bei metastasierenden Basaliomen (selten) und Plattenepithelkarzinomen sowie inoperablen und nicht bestrahlbaren T4-Tumoren.

Prognose

Basaliom
- Lokale Kontrolle je nach Größe zwischen 60% (bei Ulcus rodens) und > 90%.
- Praktisch nie Metastasen; Lokalrezidiv

Tabelle 37-1 Oberflächentherapie von Hauttumoren mit verschiedenen Strahlenarten. Es sind die Gewebetiefen für die prozentualen Tiefendosen 90%, 50% und 10% angegeben. Dosieren sollte man auf 80–95%.

Strahlenart (Feldgröße)	90% (cm)	50% (cm)	10% (cm)
Oberflächenapplikator ^{90}Sr	~0,03	~0,1	~0,25
Radium-Moulage (10 cm²)			
0,5 cm Dicke		~1,0	~4,0
1,0 cm Dicke		~2,0	~7,0
Elektronen (10 cm²)			
5 MeV	1,45	2,1	2,5
10 MeV	0,8	4,2	5,1
20 MeV	6,1	8,3	10,0
Röntgenstrahlung (10 cm²)			
100 kV	~0,2	~0,9	~4,0
125 kV	~1,0	~4,0	~15,0
250 kV	~2,5	~7,0	~18,0

37

wegen Unterdosierung, vor allem am Tumorgrund.

Spinaliom

- Etwas weniger strahlensensibel als das Basaliom.
- Bei lege artis durchgeführter Primärtherapie über 90% Heilungen, bei Lymphknotenbefall 70% Heilungen.
- Bei Rezidiven 5-Jahres-Überlebensrate 50%, bei Fernmetastasen 30%.

37.3 Malignes Melanom (MM)

Epidemiologie

- Der ursprünglich seltene Tumor nimmt in den letzten 20 Jahren dramatisch zu (in Hamburg bei Männern um 160%, bei Frauen um 325%). Jährliche Steigerungsrate im Mittel 7%.
- **Inzidenz** zwischen 4,5 (Skandinavien) und 33 (nach Australien ausgewanderte Nordeuropäer) pro 100000 Einwohner und Jahr.
- Kausaler Zusammenhang zwischen **UV-Licht** und einer Empfindlichkeit des Genoms der Melanozyten der Haut. Somit sind externe **Risikofaktoren**
  - intensive, ununterbrochene Sonnenexposition,
  - Sonnenbrand ($\geq$ 5 schmerzhafte Sonnenbrände vor dem 15. Lebensjahr),
  - regelmäßige und intensive (Sonnenbrand) Sonnenexposition in der Freizeit,
  - gehobener sozioökonomischer Status.
- **Genetische und konstitutionelle Faktoren**
  - Familiäre Häufung (10%),
  - blasse Haut, Sommersprossen, blaue Augen, blondes und rotes Haar,
  - hohe Zellnävusdichte der Haut bei besonderer Empfindlichkeit für Sonnenbrand,
  - atypische Nävi, Lentigo, dunkel pigmentierte Areale.
- Präkanzerosen: Das MM entsteht zu 70% aus vorbestehenden Nävi (Tierfellnävi)/Lentigo maligna.

Symptomatologie

- Jeder schwarze/braune Fleck, der sich verändert, wächst, dessen Farbe umschlägt und der bei Verletzung blutet, ist verdächtig.
- Es gibt auch nichtgefärbte (amelanotische) Melanome mit blasser bis rosaroter Farbe.
- Gehäuftes Vorkommen an den der Sonne ausgesetzten Beinen, im Gesicht, am Stamm, aber auch an den Schleimhäuten und im Auge.

Erscheinungstypen

- **Superfiziell spreitendes Melanom** (60%):
  Scheckiger, unscharf begrenzter Fleck auf unveränderter Haut, später nodulär, auch ulzerierend und blutend.
- **Lentigo-maligna-Melanom** (13%):
  Entstehung auf einer Lentigo maligna im höheren Alter, praktisch nur an lichtexponierten Hautstellen.
- **Noduläres Melanom** (20%):
  Bereits im jugendlichen Alter, in die Tiefe wachsend, scharfe Begrenzung, blauschwarze Farbe (sehr bösartig).
- **Akrolentiginöses Melanom** (5%):
  An Finger- und Zehenkuppen, an oder unter Finger- oder Zehennägeln, an Fußsohlen, Handflächen. An Verletzungsfolge erinnernd, oft nur schwach gefärbt (sehr bösartig).
- **Sonderformen** ($< 5\%$).

Diagnostik

- Betrachtung der gesamten Haut einschließlich Augenfundus, Schleimhäuten und Vagina/Vulva.
- Palpation der Läsion, Lymphknoten, Leber.
- Biopsie sichert die Diagnose! Nur Ex-

zisionsbiopsie statthaft, mehrere Millimeter bis Zentimeter tief im Gesunden. Keine Inzision, keine Feinnadelbiopsie, kein Schnellschnitt!

- Ausbreitungsdiagnostik: Thoraxaufnahmen in 2 Ebenen, Oberbauchsonographie, eventuell CT von Thorax und Abdomen, Schädel-CT, Skelettszintigraphie.
- Laboruntersuchungen entbehrlich.

pTNM-Klassifikation

Entscheidend für die prognostische Einschätzung des MM sind die histologisch bestimmte Tumordicke (nach Breslow) und Eindringtiefe (nach Clark). Somit gibt es beim MM nur eine **pT-**, keine T-Kategorie (vgl. Abb. 37-1). Zwei **Risikogruppen** werden unterschieden:

- **Niedriges Risiko** = pT1 und pT2,
- **Hohes Risiko** = pT3 und pT4 sowie alle akrolentiginösen und ulzerierten Primärtumoren, dazu MM mit Satellitenherden.

Therapie

- **Chirurgie**
  - Exzision weit im Gesunden.
  - Notwendige Sicherheitsabstände: Infiltrationstiefe $\leq$ 1,5 mm (pT1/2): 2 cm,
    Infiltrationstiefe > 1,5 mm (pT3/4): 5 cm.
  - Amputation nur, wenn sonst keine Radikalität erreichbar ist.
  - Elektive Lymphknotendissektion, z.B. in Leistenregion bei Primärtumoren am Bein, umstritten.
  - Melanom der Aderhaut: Enukleation oder Blockresektion, Vorbestrahlung mit 4 × 5 (6) Gy. Alternativ: Kontaktbestrahlung mit ^{106}Ru/^{106}Rh-Plaques.
  - Lokalrezidive / Lymphknotenmetastasen: radikale Entfernung, even-

tuell postoperative oder alternative Radiotherapie.

- **Zusatzbehandlung**
  - Vor- und Nachbestrahlung ebenso wie Chemo- und Immuntherapie umstritten.
  - Hypertherme Zytostatikaperfusion, bei Extremitätenmelanomen ab pT3 und bei akrolentiginösen Melanomen, unabhängig von der Infiltrationstiefe, verlängert das krankheitsfreie Intervall.
  - Endolymphatische Radionuklidtherapie der regionalen Lymphknoten.
  - Keine Indikation zur adjuvanten Chemo- oder Immuntherapie außerhalb klinischer Studien!

- **Palliativtherapie**
  - Einzelne Herde exzidieren oder mit hoher Tagesdosis/hoher Einzeldosis bestrahlen (z.B. 10–12 × 4 Gy/2 Wochen).
  - Schmerzbestrahlungen mit hoher Einzeldosis.
  - Remissionsrate nach Chemotherapie bis 20 %.
  - Immuntherapie unspezifisch mit BCG-Impfstoff, z.T. auch intratumoral und mit Interferonen.

Prognose

- Ausgezeichnete Heilungschance im Frühstadium pTis/pT1. 10-Jahres-Überlebensrate: 97–100 % (Frühdiagnose anstreben!).
- Schlechtere Prognose: > pT2, schlechte Histologie, ungünstige Lokalisation an Fußsohlen, Handflächen, Nagelbetten, Ohren, behaartem Kopf, Rumpf, Anus/Vulva/Mundhöhle wegen für gewöhnlich erst später Diagnose.
- **10-Jahres-Überlebensrate** (gesamt)

pT2: 90 %	1 pos. LK : 35 %,
pT3: 65 %	2–3 pos. LK : 20 %,
pT4: 50 %	> 3 pos. LK : 10 %,
	M1 : 0 %.

37

38   Palliative Radiotherapie

38.1 Notfallsituationen

Der onkologische Notfall ist ein lebensbedrohliches, die Funktion bestimmter Organsysteme gefährdendes Ereignis durch direkte oder indirekte Tumoreinwirkung oder Therapiefolgen.

- Eine Notfallsituation tritt unvorhergesehen ein. Es sind für gewöhnlich typische Komplikationen von Tumorerkrankungen, die später besprochen werden sollen.
- Bei Eintritt einer Notfallsituation **sind folgende Fragen zu klären**:
  - Art, Histologie und Tumorstadium?
  - Welche Behandlungen gingen voraus?
  - Gibt es eine wirksame Therapie?
  - Wie ist die Gesamtprognose des Patienten?

  Erst dann ist über die einzuschlagende Behandlung zu entscheiden.
- In der terminalen Phase einer Tumorerkrankung sollte man mit allem Ernst abwägen, welchen Stellenwert einzuleitende Notfallmaßnahmen noch haben, oder ob es nicht angemessener ist, für ausreichende Flüssigkeitszufuhr und u.U. Ernährung zu sorgen, Schmerzen zu nehmen, Sauerstoff zuzuführen und eine gute menschliche Betreuung sicherzustellen.

38.1.1 Obere Einflußstauung (Vena-cava-superior-Syndrom)

Allgemeines

- Auftreten: plötzlich oder rasch fortschreitend.
- Ursache
  1. Kompression der Hohlvene durch Tumormassen,

  2. Infiltration der Venenwand durch einen einwachsenden Tumor,
  3. Verschluß der Vene durch intraluminalen Thrombus.
- Häufigste Tumoren:
  Bronchialkarzinome (75%),
  maligne Lymphome (15%),
  Metastasen im Mediastinum (7%).

Symptomatologie

Erweiterte Thorax- und Halsvenen, Ödem des Halses und des Gesichts (Plethora), Zyanose des Gesichts, Ödem und Verfärbung der oberen Extremität(en), eventuell Benommenheit. Zusätzliche Symptome des Mediastinaltumors sind Atemnot (Dyspnoe), Reizhusten, Schluckstörung (Dysphagie) und thorakale Schmerzen.

Diagnostik

Diagnostische Möglichkeiten sind in Notfallsituationen beschränkt.
- Thoraxaufnahmen in 2 Ebenen.
- CT von Hals und Mediastinum.
- Bronchoskopie mit Biopsie und Sputumzytologie.
- Biopsie aus tastbaren supraklavikulären Lymphknoten.
- Cavographie (Kompression, Tumorinfiltration oder Thrombose der Vene?).

Therapie

Radiotherapie

Die Strahlentherapie ist eine hocheffektive Maßnahme. Man beginnt (auch ohne Histologie) an den ersten 3–4 Tagen mit 4 Gy ZV-Dosis pro Tag, reduziert dann auf 1,8–2,0 Gy Einzeldosis und verfeinert die Bestrahlungstechnik gemäß Tumorvolumen, Enddosis sowie je nach Histologie und Gesamtsituation auf 40–70 Gy.

90% der Patienten bessern sich deutlich, 50% innerhalb der ersten 3 Tage, 70% innerhalb von 14 Tagen.

Chemotherapie

Initiale Chemotherapie bei hochmalignen NHL, kleinzelligen Bronchialkarzinomen und Keimzelltumoren, vermutlich der Strahlentherapie fast ebenbürtig. 70% der Patienten kommen innerhalb von 14 Tagen in eine Remission.

- Die Medikamentenwahl richtet sich nach der Tumorhistologie.
- Die initiale Chemotherapie hat den Vorteil, daß nach Ansprechen das Bestrahlungsvolumen bei der Konsolidierungsbestrahlung deutlich reduziert werden kann.

Allgemeine Maßnahmen

- Antikoagulanzien (wegen Kavathrombose).
- Diuretika zum Entwässern.
- Kortikoide gegen die entzündliche Komponente.
- Sauerstoffzufuhr.

38.1.2 Strahlenpneumonitis (akute Strahlenpneumopathie)

Allgemeines

- Unvermeidliche, aber auch selten symptomatische Komplikation der Radiotherapie 4–6 Wochen nach ihrem Ende (Kap. 13.5.2 und 14-3).
- Gehäuft bei vorgeschädigter Lunge, insbesondere nach vorangegangener Chemotherapie mit lungentoxischen Substanzen (z.B. Bleomycin, Methotrexat, Busulfan, Mitomycin C).

Symptomatologie/Diagnostik

- Unproduktiver Reizhusten und Fieber.
- Zunehmende Dyspnoe, in schweren Fällen Tachypnoe und Zyanose.
- Thoraxaufnahmen in 2 Ebenen als Diagnostik meist bereits ausreichend, besser: CT des Thorax („Lungenfenster").

Therapie

- Stationäre Behandlung unvermeidlich.
- Kortikoide, z.B. 60–100 mg Prednison pro Tag per os, 10 Tage lang, dann langsam ausschleichen.
- Antibiotika gegen bakterielle Superinfektion.
- Selten Sauerstoff und assistierte Beatmung notwendig.

Prognose

- Günstig bei rascher Diagnose und frühzeitiger Therapie, u.U. vollständige Rückbildung.
- Erhebliche Letalität bei großvolumiger Pneumonitis, die in die unbehandelbare Fibrose übergeht.

38.1.3 Akute Hirndrucksteigerung

Allgemeines

- Die intrakranielle Drucksteigerung ist die häufigste neurologische Komplikation bei Tumorpatienten.
- Folge von Hirnmetastasen solider Tumoren, meistens Mammakarzinom, Bronchialkarzinom und malignes Melanom, aber auch durch Meningeosis leucaemica und primäre Hirntumoren.
- Durch Verschluß eines den Hochdruck ableitenden ventrikulovenösen Shunts (operative Verbindung zwischen Seitenventrikel und extrakraniellem Venensystem).

Symptomatologie

- Lethargie, Somnolenz, Verwirrtheit, Kopfschmerz, Krampfzustände, Nackensteifigkeit.
- Gesteigerte Reflexe.
- Erbrechen ohne Übelkeit.
- Druckpuls (Bradykardie = verlangsamter Herzschlag).

Diagnostik

- Neurologische Untersuchung.
- Untersuchung des Augenhintergrunds (Stauungspapillen?).
- CT oder MRT des Schädels.

38

Therapie

- Kortikosteroide, z.B. Dexamethason 20–40 mg/Tag.
- Diuretikum, z.B. Lasix® 40–80 mg i.v./Tag.
- Mannitol-Infusion 20%ig (kontraindiziert bei manifester Herzinsuffizienz und schlechter Urinausscheidung).
- Neurochirurgie: Entfernung einer solitären Metastase, Gangbarmachung des AV-Shunts.
- Radiotherapie von Hirnmetastasen (Kap. 38.5).

38.1.4 Akute Rückenmarkkompression

Allgemeines

- Ursachen:
  - Epidurale Metastasen von soliden Tumoren, malignen Lymphomen und Plasmozytom.
  - Zusammenbrechende, metastasendurchsetzte Wirbelkörper, die auf das Rückenmark drücken.
- In 70% ist die BWS betroffen, in 20% die LWS und in 10% die HWS.
- Allein frühzeitige Diagnose und Therapie können neurologische Funktionen erhalten, bereits eingetretene Funktionsstörungen zurückbilden und den kompletten Rückenmarkquerschnitt verhindern. Lähmungen können nicht wieder behoben werden.

Symptomatologie

- Rückenschmerzen mit oder ohne radikuläre Ausstrahlung sind meist erstes Warnzeichen.
- Oft gehen motorische (Muskel-) Schwäche und zuerst verstärkte, dann abgeschwächte Reflexe den Sensibilitätsausfällen voraus.
- Motorische Ausfälle gehen rasch in die Paraplegie über.

Diagnostik

- Die neurologische Untersuchung legt die Höhe des Schadens in den meisten Fällen zuverlässig fest.
- Bestätigung durch Röntgenaufnahmen der Wirbelsäule (Wirbelkörperkompression), gezielte Computertomographie oder MRT.
- Selten Myelographie erforderlich.
- Wenn Zweifel an der Genese: Lumbalpunktion (maligne Lymphome, Leukämien) oder direkte Punktion des Wirbelkörpers unter Durchleuchtungskontrolle.

Therapie

Chirurgie

- **Laminektomie und postoperative Bestrahlung** sorgen für sofortige Druckentlastung und sind das Therapiekonzept der Wahl.
  Kontraindikationen für eine Laminektomie sind
  1. kompletter Querschnitt > 12 Stunden,
  2. Inkontinenz für Harn/Stuhl > 24 Stunden,
  3. massive Sensibilitätsausfälle,
  4. vollständige Kompression des Rückenmarks,
  5. Stabilitätsgefährdung des betreffenden Wirbelsäulensegments durch massive Wirbelkörperdestruktion,
  6. unkontrolliertes metastatisches Wachstum.
- **Resektion des befallenen Wirbelkörpers** und operative Stabilisierung.

Radiotherapie

- **Alleinige Radiotherapie** plus intensive antiödematöse Behandlung (Kap. 38.1.3) ist bei den meisten Fällen die erste Maßnahme und – wenn der Querschnitt noch nicht vollständig ausgebildet ist – außerordentlich effektiv.
- **Zielvolumen:** Läsion plus ein „Sicherheitswirbel" nach kranial und nach kaudal. Bei epiduralen Metastasen be-

strahlt man nur den Wirbelkanal, bei Wirbelkörperbefall den ganzen Wirbel einschließlich Wirbelbogen.

- **Dosis:** Initial hohe Einzeldosis von 3–4 Gy, nach 12 Gy Zurücknahme der Einzeldosis auf 1,8–2,0 Gy. Gesamtdosis 40–45 Gy/3,5–4 Wochen. Bei mittelfristig schlechter Prognose Fraktionierung mit 10–12 × 3 Gy.

Chemotherapie

- **Notfallmäßige Chemotherapie** nur bei hoch chemosensiblen Tumoren im Kindesalter angezeigt.

38.1.5 Pathologische Frakturen

Allgemeines

- Bei einem Viertel aller Skelettmetastasen.
- Bevorzugtes Auftreten in der Wirbelsäule, den Rippen, dem Becken und nur zu 20% in den langen Röhrenknochen.
- Klinische, nämlich funktionelle Bedeutung besonders im Bereich der Wirbelsäule und der Extremitäten.
- Plötzliche Verstärkung bestehender Schmerzen spricht für pathologische Fraktur.

Therapie (vgl. a. Kap. 38.6)

- Drohende oder bereits eingetretene pathologische Frakturen, nämlich Wirbelkörperkompressionen, Frakturen des Femur und des Humerus, sind zunächst eine Indikation für eine operative Stabilisierung.
- Bei den übrigen pathologischen Frakturen primär radiotherapeutische Behandlung.
- Nach Osteosynthese der Fraktur postoperative Radiotherapie angezeigt, unter Umständen Osteosynthese nach vorangegangener Radiotherapie.

38.1.6 Tumorblutungen

Allgemeines

- Massive Blutungen aus einem Karzinom der Uteruszervix oder des Uteruskorpus sind eine radiotherapeutische Notfallsituation.
- Blutungen aus einem fortgeschrittenem Bronchialkarzinom, aus fortgeschrittenen HNO-Tumoren, Rektum- oder Analkarzinomen sind weniger massiv und erfordern deshalb selten ein sofortiges Eingreifen.

Therapie

- Zervix-/Uteruskarzinom: sofortige intrakavitäre Radiotherapie mittels Stift-Platte-Kombination in Afterloading-Technik.
- Perkutane Hochvolttherapie mit 3–4 Gy Einzeldosis (bis 12–15 Gy) und dann Übergang zu konventioneller Fraktionierung.
- Bei allen anderen Fällen ist ein baldiger Beginn der perkutanen Radiotherapie in üblicher Fraktionierung und Dosierung angezeigt.

38.1.7 Hyperkalzämie

Allgemeines

- Bei 10–30% aller Tumorpatienten zu erwarten, bei Plasmozytompatienten in 50% der Fälle.
- Häufigste Ursache: Skelettmetastasen.
- Tumorzellen verursachen die Freisetzung von Zytokinen, die in der Niere eine verstärkte Kalziumrückresorption bewirken und am Knochen über Osteoklastenstimulierung den Knochenabbau und die Kalziumfreisetzung aus der Knochensubstanz fördern.

Symptomatologie

- Müdigkeit, Muskelschwäche, abgeschwächte Reflexe, Lethargie, Apathie, Koma.

38

- Psychische Veränderungen, wie Depression und Aggressivität.
- Polyurie, Durst, Exsikkose, bei Nereninsuffizienz Anurie und als Spätfolge Nephrokalzinose.
- Anorexie, Übelkeit, Erbrechen, Obstipation sowie abdominale Schmerzen und peptische Ulzera im Gastrointestinalbereich.
- Hypertonie, Arrhythmie, Digitalis-Überempfindlichkeit

Therapie

- Reichlich intravenöse Flüssigkeitszufuhr/„Spülung" mit physiologischer Kochsalzlösung, um die fehlende Flüssigkeit zu ersetzen und die Kalziumausscheidung mit dem Urin zu forcieren.
- Diuretika, z.B. Lasix® 40–80 mg/24 Stunden.
- Mithramycin® 20 ng/kg i.v. hemmt die Knochenresorption, Wiederholung erforderlichenfalls nach 8–10 Tagen.
- Biphosphonate (hemmen Knochenabbau). Calcitonin weniger wirksam und viel teurer als Mithramycin®.
- Glukokortikoide hemmen die Kalziumresorption aus dem Darm.
- Diätetische Maßnahmen (Vermeidung von Milch und Milchprodukten).

38.2 Lokal fortgeschrittene Malignome

Allgemeines

- Lokal weit fortgeschrittene Tumoren beeinträchtigen durch Verengung/Verschluß von Gefäßen, Darm und Hohlorganen, durch Infiltration in Nachbarorgane und Nervengeflechte sowie dadurch ausgelöste Schmerzen, durch Blutungen und Tumorzerfall. Superinfektionen verursachen oftmals eine starke Geruchsbelästigung (z.B. aus der Mundhöhle, aus dem Anal- und Genitalbereich).

- Die wichtigsten, durch lokale Tumormasse beeinträchtigenden Tumoren sind Karzinome der Brust, des Urogenitaltrakts, des Gastrointestinaltrakts, der oberen Atemwege, der Lunge, des Ösophagus, des Mediastinums und des gynäkologischen Bereichs.
- Komplette Tumorrückbildungen gibt es selbst nach hoher Strahlendosis selten (Ausnahmen: maligne Lymphome und wenige solide Tumoren des Kindes- und Erwachsenenalters), dafür aber partielle Remissionen von allenfalls 4–6 Monaten Dauer.
- Lassen unter der Behandlung die Schmerzen nach, geht das nicht zwangsläufig mit einer eindrucksvollen Tumorrückbildung einher. Sie dauert Wochen und setzt bei strahlenempfindlichen Malignomen eher ein.

Indikationen zu einer stabilisierenden Bestrahlung

- Besserung der Lebensqualität oder Verlängerung eines beschwerdefreien Lebens. Denn stark belästigende oder lebensbedrohliche lokale Tumorerscheinungen entmutigen den Patienten.
- Das Tumorgeschehen ist strahlensensibel und läßt in > 40% der Fälle ein Tumoransprechen erwarten.
- Keine andere gleichwertige Behandlungsmöglichkeit, wie Palliativchirurgie, Tubusimplantation, Laser- oder Kryochirurgie, medikamentöse Schmerztherapie, steht zur Verfügung.
- Eine Chemotherapie ist nicht erfolgversprechend.

38.3 Supraklavikuläre und retrosternale Rezidive

Allgemeines

- Das retrosternale Rezidiv bei Mammakarzinom ist ein regionales Lymphknotenrezidiv. Die „isolierte Sternummetastase" beim Mammakarzinom gibt es nicht (= retrosternales Rezidiv)!

- Supraklavikuläre Lymphknotenmetastasen treten nicht nur beim Mammakarzinom (= Fernmetastasierung), sondern auch bei Lungen-/Mediastinal-/Ösophagustumoren (= regionale Metastasen) sowie bei kolorektalen Karzinomen, Ovarialkarzinomen und Prostatakarzinomen (= Fernmetastasen) auf, auch ohne bekannte Ursache (unbekannter Primärtumor).
- Der „Plexusschaden nach Radiotherapie" der Supraklavikular- und Axillarregion beruht zum weit überwiegenden Teil auf einem Tumorrezidiv. Er ist keine Behandlungsfolge, sondern eine Fehldiagnose. Ein Strahlenschaden darf erst diagnostiziert werden, wenn eine andere organische Ursache ausgeschlossen ist.

Symptomatologie
- Tastbarer Knoten, meistens mit der Umgebung verwachsen und deshalb unverschieblich.
- Bei Kompression/Infiltration des Armplexus: in den Arm ausstrahlende Schmerzen, selten an ein Segment (C_{6-8}) gebunden, z.T. höchst schmerzhaft, in der Endphase Parese/Paralyse der Armmuskulatur (schlaffer Arm).
- Infiltration/Kompression der Vena subclavia oder der Lymphbahnen: venöse Stauung bzw. Armödem.
- Seltener: Arrosion der Halswirbelsäule mit ihren Nervenaustritten. Das führt zu seitenbetonten Wirbelsäulenschmerzen und Nervenausfällen im Bereich des Armplexus.

Therapie
Chirurgie
- Nur bei mobilen Knoten und zur Gewinnung der Histologie sinnvoll.
- Chirurgische Sanierung der Supraklavikulargrube technisch unmöglich.

Radiotherapie
- Konventionell fraktionierte oder hyperfraktioniert-akzelerierte Dosierung. Einzeldosen > 2 Gy unbedingt vermeiden!
- **Zielvolumen:** großzügig, den makroskopischen Tumor einschließend, zumindest auch die Axillenspitze. Individualabsorber. Schonung des Rückenmarks durch individuellen Block oder Lateralkippung des Strahlenbündels.
- Therapeutische Bestrahlung der Supraklavikularregion mit > 50 Gy darf nicht über ein einzelnes ventrales Stehfeld erfolgen, weil dies mit einer inakzeptablen Dosis am Armplexus verbunden wäre. Statt dessen homogene Durchstrahlung mit opponierenden Stehfeldern anstreben. Vorsicht bei der Verwendung von Elektronenfeldern: Dosismaximum! Knochenbelastung! Dosisinhomogenität! Rückenmarkbelastung durch birnenförmig aufspreizende Isodosen!
- **Gesamtdosis**: 45–55 Gy, in speziellen Situationen auch höher. Dann Aufklärung des Patienten/der Patientin über mögliche Spätfolgen nötig.

38.4 Orbitametastasen

Allgemeines
- Häufig beim Mammakarzinom, selten bei Bronchialkarzinomen.
- Lokalisation: in Netzhaut oder Aderhaut, in der Orbita hinter dem Bulbus, auch in der knöchernen Orbitabegrenzung (dann meist Ausbreitung auf andere Schädelknochen).
- Metastasen in Retina und Aderhaut sind Zeichen einer weit fortgeschrittenen hämatogenen Metastasierung mit schlechter Prognose.
- „Solitäre Metastase": andere Ursachen ausschließen, wie Schilddrüsenüberfunktion (Morbus BASEDOW), Meningeom, Pseudotumor der Orbita (vgl.

38

Kap. 23.3), Lymphome der Orbita, primäre Tumoren des Ethmoidalzellsystems und der Keilbeinhöhle.

Symptomatologie
- Visusverlust.
- Ptosis, Exophthalmus, Doppelbilder.
- Lidödem, Schmerzen.

Therapie
- Radiotherapie ist die Therapie der Wahl. Operative Interventionen scheiden weitgehend aus. Chemotherapie, wenn chemosensibler Tumor, mit langsamerer Wirkung.
- Etwa 30% der Metastasen beidseitig. Trotzdem sollte keine elektive Bestrahlung des Gegenauges ohne dortige Tumormanifestation erfolgen.
- Bestrahlungstechnik abhängig von der Tumorlokalisation und -ausbreitung: seitliches, individuell geformtes Stehfeld oder ventrales und seitliches Stehfeld mit Keilfiltereinsatz. Linsenschonung.
- Dosis: Einzeldosis ≤ 2 Gy, $5 \times$ wöchentlich, Gesamtdosis je nach Histologie 30–45 Gy im Zielvolumen.
- Visusverbesserung schon nach wenigen Bestrahlungen.

38.5 Hirnmetastasen

Allgemeines
- Hirnmetastasen bei 25–30% aller Patienten mit soliden Tumoren. Sie stellen 15–20% aller intrakraniellen Geschwülste dar.
- Primärtumoren: Karzinome der Brust, der Lungen, der Niere, der Harnwege und des Gastrointestinaltrakts.
- 15–25% der Metastasen sind solitär, 75–85% multipel.
- 80% der Metastasen treten supratentoriell auf. Verhältnismäßig häufig sind tiefe bzw. Mittellinienstrukturen sowie das Kleinhirn befallen.

- Metastasen des Rückenmarks sind im Vergleich zum häufigen Befall von Wirbelsäule und extraduralem Spinalraum selten.

Symptomatologie
- Periphere sensible oder motorische Ausfälle (40%).
- Hirnnervenausfälle (25%).
- Aphasie, Gangunsicherheit, Schwindel (45%).
- Hirndruckzeichen (35%).
- Wesensveränderung (25%).
- Krampfanfälle (10%).

Diagnostik
- Neurologische Untersuchung.
- CT, besser MRT.
- Alle anderen bildgebenden Verfahren sind praktisch bedeutungslos.
- Liquorzytologie bei Verdacht auf Meningeosis carcinomatosa sinnvoll, auch bei Non-HODGKIN-Lymphomen.

Therapie
Chirurgische Indikationen
- Solitäre Metastase bei bekanntem Primärtumor, sofern das Risiko mikroskopischer Multifokalität gering ist, so bei Metastasen von Plattenepithelkarzinomen, von Hypernephromen, von kolorektalen Karzinomen, Magenkarzinom und Struma maligna.
- Große symptomatische Metastasen, die vor Beginn der Radiotherapie verkleinert oder gar eliminiert werden sollen.
- Bei unbekannter Histologie oder Verdacht auf Zweittumor: Diagnosesicherung.
- Atrioventrikulärer Shunt zur Entlastung bestimmter Hirndruckformen (Schlauchverbindung zwischen Hirnventrikeln und der oberen Hohlvene).
- Entfernung eines Resttumors nach Radiotherapie, sofern günstige Prognose besteht.
- Nach der Metastasenentfernung ist im

allgemeinen eine postoperative Radiotherapie erforderlich, außer bei solitären Metastasen eines Hypernephroms, Magenkarzinoms, kolorektalen Karzinoms oder einer Struma maligna.

Radiotherapie

- Grundsätzlich Ganzhirnbestrahlung inklusive der Schädelbasis und des retrobulbären Raums, es sei denn, das Risiko der Multizentrizität ist gering, z.B. bei kolorektalen Karzinommetastasen.
- Einzeldosis/Gesamtdosis in Abhängigkeit vom Therapieziel:
  1. Kurzfristig günstigere Prognose: 1,8–2,0 Gy/40–44 Gy im ZV, lokale Boosterung bis 60 Gy möglich;
  2. Kurzfristig schlechte Prognose: 3–4 Gy/24–30 Gy, Einzeitbestrahlung mit 10 Gy rasch wirksam, Effekt aber nur kurzfristig anhaltend.
- Postoperative Radiotherapie, Dosierung wie in (1), grundsätzlich mit Ausnahme der oben angeführten Beispiele;
- Response-Raten nach konventioneller Fraktionierung und akzelerierter Fraktionierung gleichen sich. Doch sind nach akzelerierter Radiotherapie die Späteffekte zu beachten.
- Tumoransprechen mehr von der Tumorhistologie als von der Dosishöhe abhängig.
- Durch ausschwemmende Therapie raschere Rückbildung der neurologischen Symptomatik.

Chemotherapie

- Auch bei Hirnmetastasen wirksam, insbesondere beim Mammakarzinom.
- Auch nichtliquorgängige Zytostatika haben Erfolg (Blut-Hirn-Schranke in Hirnmetastasen aufgehoben).
- Medikamentenkombination richtet sich nach dem Primärtumor.
- Effekt deutlich geringer als der der Radiotherapie, geschweige denn der Operation: Kombinationsverfahren mit Radiotherapie und Operation sinnvoll.

Prognose

1-Jahres-Überlebensraten
- Nach Neurochirurgie 25–30%. Es handelt sich um ein relativ günstiges Patientengut. Es profitieren vor allem Patienten mit mittelfristig günstiger Prognose und solitären Hirnmetastasen von der Operation.
- Nach Radiotherapie 15% insgesamt (Responder 22%, Non-Responder 5%).
- Die Radiotherapie verlängert die mediane Überlebenszeit im Vergleich zu der rein symptomatischen Therapie.
- Die Kombination von Operation und Bestrahlung erreicht auch bei weniger günstigen Fällen 30% Überlebensrate nach 1 Jahr.

38.6 Skelettmetastasen

Allgemeines

- Mammakarzinom, Bronchialkarzinome, Karzinome des Gastrointestinaltrakts, der Prostata und das Hypernephrom metastasieren am häufigsten in den Knochen.
- 70% der Skelettmetastasen sind im Stammbereich lokalisiert: Wirbelsäule, knöchernes Becken, proximale Extremitätenknochen, Rippen.
- **Osteolytische Metastasen**: Knochenabbau überwiegt, Frakturgefahr besonders hoch.
- **Osteoplastische Metastasen**: Neben Zerstörung des Knochengewebes Neubildung von minderwertigem, verkalktem Osteoid. Stärkere Reparaturleistung. Höhere Dichte im Röntgenbild. Geringere Frakturgefahr.

Symptomatologie

- Schmerzen am Ort der Zerstörung.
- Ausstrahlende Schmerzen bei Nervenbeteiligung (z.B. bei Wirbelsäulenmetastasen).
- In statisch wenig belasteten Skelett-

38

abschnitten bleiben Metastasen lange Zeit stumm.

- Plötzlich starke Schmerzzunahme spricht für pathologische Fraktur.

Diagnostik

- Skelettszintigraphie hochsensitiv, aber leider bei rasch progredienten Osteolysen und beim multiplen Myelom oft negativ.
- Gezielte Röntgenuntersuchung von suspekten szintigraphischen Herden.
- CT und MRT zeigen Feinstruktur des Knochens besser als konventionelle Röntgenaufnahmen.

Therapie

- Radiotherapie ist die Behandlungsform der ersten Wahl.
- Vorherige operative Stabilisierung, wenn in belasteten Skelettabschnitten eine Fraktur droht oder bereits eingetreten ist.
- Symptomatische Skelettmetastasen in statisch nicht belasteten Knochen werden beobachtet, schmerzhafte Metastasen bestrahlt.
- Bessere Rekalzifizierung (Stabilität) und längeres symptomfreies Intervall nach normal fraktionierter oder hyperfraktionierter Bestrahlung als nach akzelerierter Radiotherapie mit Einzelfraktionen $\geq 3{,}0$ Gy.

Radiotherapie
- **Dosis:** 40–45 Gy/5 Wochen, 40 Gy/3 Wochen, 30 Gy/2 Wochen, 15 Gy/1 Woche, 20 Gy/1 Woche und 5–10 Gy Einzeitbestrahlung zeigen sich kurzfristig gleich effektiv. Bei einer Lebenserwartung > 1 Jahr sind 50 Gy in 25 Fraktionen zu empfehlen.
- **Halbkörperbestrahlung** des Ober- oder Unterkörpers mit 6–9 Gy analgetisch hocheffektiv. Zwischen Bestrahlung des Ober- und Unterkörpers liegen 1–2 Wochen Pause.
- **Zytostatische Chemotherapie** bei chemosensiblen Tumoren und **Hormontherapie** bei hormonsensiblen Tumoren als begleitende Maßnahme zur Lokaltherapie zu empfehlen.
- Biphosphonate hemmen den Kalziumabbau im Knochen, verzögern damit den Stabilitätsverlust befallener Knochenabschnitte und unterstützen Radio- oder Chemotherapie in ihrer Wirkung.

Prognose

- Nach chirurgischer Stabilisierung sofortige Beseitigung von Schmerzen und Frakturgefahr.
- Nach Radiotherapie 70% Remissionen: Rekalzifizierung und Stabilitätsverbesserung sind die Folge.
- Bei langsamer Tumorprogression kann eine frühzeitig eingesetzte Radiotherapie auch asymptomatischer Metastasen eine Stabilitätsgefährdung beizeiten verhindern.
- Kein Einfluß der palliativen Therapie auf die Lebenserwartung.

39 Supportivtherapie

39.1 Allgemeines

Operation, Strahlentherapie oder Chemotherapie bedürfen der unterstützenden Begleitbehandlung, der Supportivtherapie. Ohne sie wären die intensiven Krebstherapien überhaupt nicht durchführbar. Und sie betreffen den ganzen Menschen, nicht nur das medizinisch Notwendige (Abb. 39-1). Die vielfältigen Aufgaben teilen sich die Ärzte, die Pflege, der Sozialdienst im Krankenhaus, die Seelsorge, gemeinnützige Wohlfahrtsverbände (Caritas, Diakonie, Rotes Kreuz, Malteser-Hilfsdienst u.a.) sowie eine Reihe von privaten Initiativen (Hauspflege, Hospizverein u.a.).

Koordiniert wird das Ganze für die Stralentherapiepatienten in der Strahlenklinik bzw. in der Strahlenabteilung eines Klinikums. Denn es kann dem Radiotherapeuten nicht gleichgültig sein, wie die häusliche Pflege abläuft, welche Rehabilitationsmaßnahmen getroffen werden, welche Physiotherapie stattfindet und ob eine berufliche Wiedereingliederung erfolgt. Schon um eine sachgerechte Ernährungsbehandlung oder Schmerztherapie oder Erhaltungschemotherapie sicherzustellen, lohnt es sich, den stationären und ambulanten Bereich koordinativ zu verzahnen.

39.2 Ernährung

25–50% aller Tumorpatienten haben schon vor Beginn der Strahlentherapie

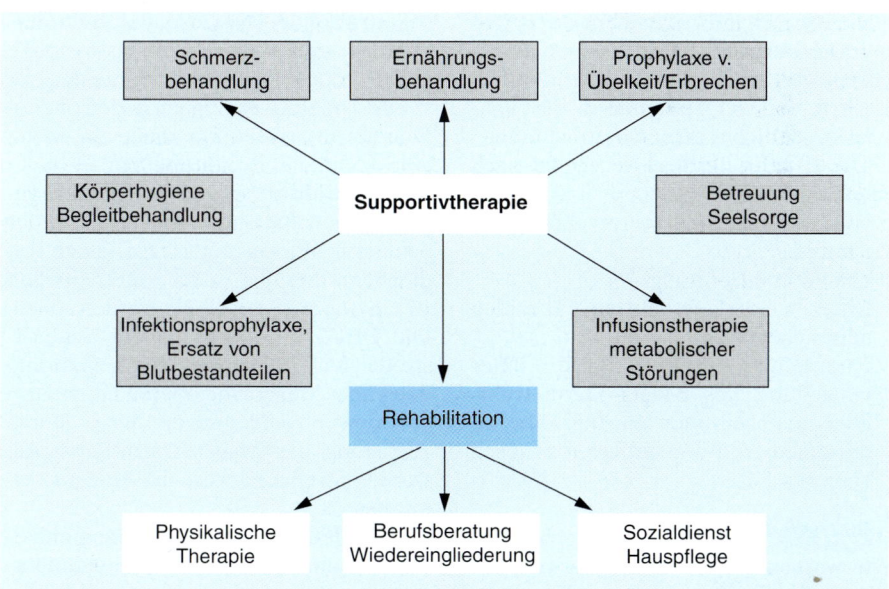

Abb. 39-1 Spektrum unterstützender Maßnahmen für den onkologischen Patienten im Krankenhaus.

Ernährungsprobleme. Die Ursachen können der Tumor selbst, das Verhalten des Patienten oder die Nebenwirkungen der vorangegangenen Behandlung sein. So behindern beispielsweise fortgeschrittene Tumoren des oberen Verdauungstraktes die Nahrungspassage. Generell tragen bösartige Tumoren zu einem erhöhten Stoffwechsel, einem gesteigerten Energieverbrauch und zur sogenannten Tumorkachexie bei. Zusätzlich sind viele Patienten appetitlos (Anorexie), wozu Veränderungen der Geschmacks- und Geruchsempfindung und natürlich die vorangegangenen, die gegenwärtig laufenden, aber auch die geplanten Therapiemaßnahmen beitragen.

Eine erwiesene „krebshemmende" oder krebsverhütende Diät gibt es nicht. Auch der Tumorpatient braucht eine **ausgewogene Ernährung** aus 50–60% Kohlenhydraten, 30–35% Eiweiß und 12–15% Fett. Diese Angaben beziehen sich auf die benötigten Kalorien und bedeuten nicht, daß die Nahrung prozentual entsprechend zusammengesetzt sein soll. Die Tatsache, daß Fette einen hohen „Brennwert" haben, sollte uns deutlich machen, daß der Fettanteil in der Nahrung wesentlich reduziert werden muß.

Die Ernährungstherapie erfolgt nach einem **Stufenkonzept**:
- Überwindung der therapiebedingten Anorexie.
- Diätetische Beratung.
- Enterale Sondenernährung (über den natürlichen Weg).
- Parenterale Ernährung, d.h., unter Umgehung des Magen-Darm-Trakts über einen zentralen Zugang, teilweise mit einem voll implantierten venösen Dauerkatheter.

Diätetische Beratung

Wir warnen unsere Patienten vor den allenthalben angepriesenen „Krebsdiäten", die jeder vernünftigen Begründung entbehren. Sie würden den ohnehin schon mangelernährten Patienten nur einseitig ernähren und ihn mehr bedrohen als unterstützen.

Hier einigen Empfehlungen für die diätetische Beratung des Tumorpatienten, der sich grundsätzlich noch selbst vollwertig ernähren kann:
- Häufige, kleine, aber regelmäßige Mahlzeiten.
- Zwischenmahlzeiten sind wenigen „großen" Mahlzeiten vorzuziehen.
- Yoghurt, Quark, eiweißhaltige Zusatzdrinks.
- Butter auf Toast und Brot, Frühstücksei, evtl. Rahm in Suppen und andere Gerichte.
- Wunschkost, gepflegte Tischatmosphäre, Zeit zum Essen, Ruhezeiten nach dem Essen.
- Vitaminzusätze, insbesondere Vitamin-B-Komplexe, Vitamine C und D.
- Antiemetika vor den Mahlzeiten.

Enterale Sondenernährung

Die enterale Sondenernährung mit Nasogastralsonde (Nasensonde), mit perkutaner endoskopischer Gastrostomie (PEG) oder Feinnadelkatheter-Jejunostomie (operativer Zugang in den oberen Dünndarm) setzen wir dann ein, wenn eine spontane Ernährung per os nicht mehr gewährleistet ist. Beispielhaft genannt seien Patienten mit Tumoren der Schluckstraße, die einer aggressiven Radiochemotherapie oder interstitiellen Brachytherapie zugeführt werden sollen. Die PEG umgeht die obere Schluckstraße und führt die Sondennahrung doch über Magen und oberen Dünndarm auf den physiologischen Weg. Durch Anregung der Magen-Darm-Peristaltik werden Streßgeschwüre des Magens vermieden.

Dasselbe gilt für die u.U. lang anhaltende Stomatitis (Mundschleimhautentzündung) unter Chemotherapie. Auf jeden Fall empfehlen wir die PEG, wenn der Patient bereits vor der Strahlenbehandlung 10% seines Körpergewichts verloren hat.

Nach Anlage einer **PEG** wird der Patient 1–2 Tage stationär überwacht, um mögliche Komplikationen, wie Bauchfellentzündung, sofort behandeln zu können. Bereits am ersten Tag kann stufenweise mit der Ernährung begonnen werden. Die Behandlung ist leicht erlernbar und kann in fast allen Fällen auch ambulant fortgeführt werden. Die Technik der PEG illustriert Abbildung 39-2.

Die **Feinnadelkatheter-Jejunostomie** am offenen Abdomen wird sehr selten erforderlich, nämlich,

- wenn der Patient keinen Magen mehr hat,
- andere Zustände die Punktion des Magens durch die Haut erschweren,

- das Gastroskop wegen Stenose des Hypopharynx oder des Ösophagus nicht in den Magen vorgeschoben werden kann.

Voll implantierbare Venenkatheter

Für einen zentralvenösen Zugang zur Ernährungstherapie bestehen nur selten Indikationen. Es sind dies Stenosen im oberen Gastrointestinaltrakt, Resorptionsstörungen des Dünndarms (durch z. B. Abdominalbestrahlung oder Chemotherapie), schlechte periphere Venen und Langzeitchemotherapie.

Anlage voll implantierbarer Venenkatheter

Zum besseren Verständnis sei das operative Vorgehen stichwortartig beschrieben:

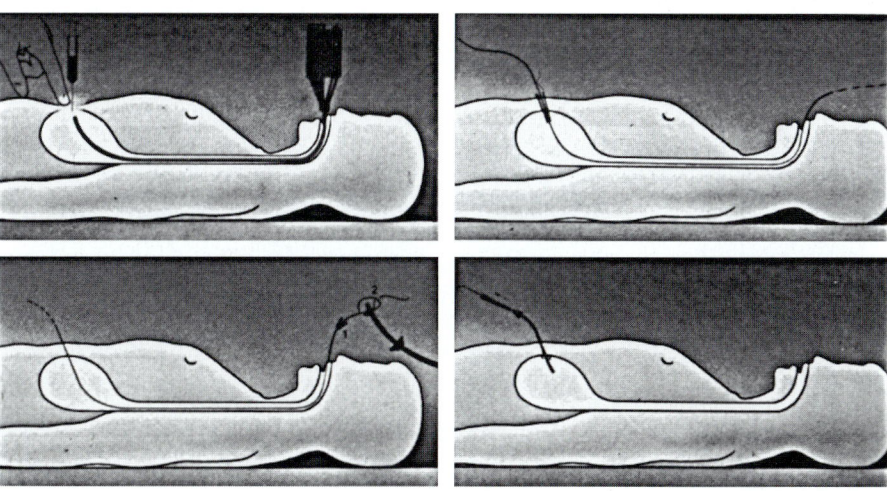

Abb. 39-2   Prinzip der PEG. Ein Gastroskop wird durch die Speiseröhre in den Magen eingeführt und leuchtet durch die Bauchwand hindurch (Diaphanoskopie). An dieser Stelle wird eine Plastikkanüle durch die Bauchwand in den Magen eingestochen (oben links). Ein Führungsdraht wird durch diese Kanüle eingeführt, von der Gastroskopiezange erfaßt und über den Ösophagus aus dem Mund herausgeführt. Somit liegt das eine Ende des Führungsdrahtes im Mund, das andere an der Bauchwand (oben rechts). Anschließend wird der Führungsdraht mit der an seinem oberen Ende fixierten Sonde durch Magen und Bauchwand herausgezogen (unten links). Nun befestigt man die Sonde an Magen und Bauchhaut, z.B. zwischen zwei Plastikscheiben.

39

- Präparation einer Hauttasche zwischen Haut und subkutanem Gewebe, meist infraklavikulär nahe der Achselhöhle oder am Oberbauch (Abb. 39-3a).
- Einführung des Katheters durch eine Hautinzision in die gewünschte Vene (V. jugularis, V. subclavia).
- Führung des Katheters durch einen subkutanen Tunnel an die Stelle des Ports.
- Einsatz des Ports (subkutanes Reservoir).
- Anschluß des Katheters an das Portsystem (Abb. 39-3b).
- Punktion des Ports immer unter sterilen Voraussetzungen durch die darüberliegende Haut hindurch.

Bei einwandfreier Handhabung besteht praktisch kein Infektionsrisiko.

39.3 Schmerzbehandlung

Nur etwa ein Drittel unserer Normalpatienten hat Schmerzen, die Mehrzahl der Krebspatienten hat keine. Oft kommen die Kranken mit Schmerzmitteln, die sie nicht benötigen oder die aufgrund ihrer Zusammensetzung, ihrer Wirkungsdauer oder ihres Nebenwirkungsspektrums ungeeignet sind. Bettlägerige, insbesondere präfinale Patienten leiden sehr viel stärker unter Schmerzen, nämlich zu 60–70%.

Das pauschale Urteil, der Patient habe Schmerzen, hilft nicht weiter. Schmerzen müssen anamnestisch differenziert erfragt, diagnostisch geklärt bzw. kausal lokalisiert werden. Nur dann kann man auch ihre Ursache behandeln.

Ziel der Schmerzbehandlung ist Schmerzfreiheit, ohne Bewußtsein und Selbständigkeit des Patienten zu beeinträchtigen. Fast kein Tumorpatient muß heute noch Schmerzen leiden! Für die Behandlung gibt es ein ganzes Spektrum von Möglichkeiten:

- **Kausale Schmerztherapie:** Eine palliative Tumortherapie mit Bestrahlung, Zytostatika oder Hormonen, unter Umständen auch eine palliative Operation, kann den Tumor verkleinern und den Patienten mehr oder weni-

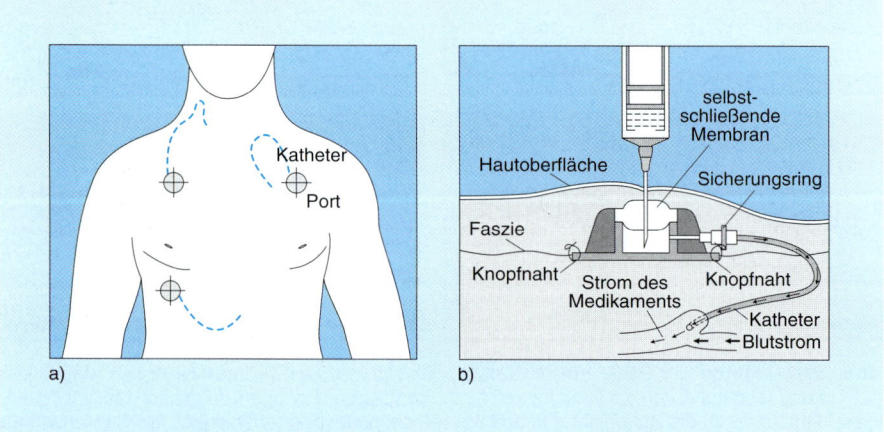

a)

b)

Abb. 39-3 Voll implantierbarer Venenkatheter mit subkutan plaziertem Port.
a) Empfohlene Lokalisationen für den Port an der Brustwand und am Rippenbogen. Der Katheter wird in das Zustromgebiet der oberen oder unteren Hohlvene plaziert.
b) Der unter der Haut gelegene Port wird mit einer Spritze punktiert.

ger zuverlässig von Schmerzen befreien.

- **Medikamentöse Schmerztherapie:** Für den sinnvollen Einsatz gibt es ein dreistufiges Konzept, das mit verhältnismäßig einfachen und peripher wirkenden Substanzen beginnt, dann Präparate mit stärkerer Wirkung (und Nebenwirkung) und zentralem Angriff einsetzt und schließlich zu Morphinpräparaten in Tropfen- oder (heute allgemein üblich) Retardform übergeht. Die Scheu vor Morphinpräparaten sollte heute eigentlich überwunden sein. Die Entwicklung einer Sucht wurde bisher nie beobachtet. Bei chronischen Schmerzzuständen werden die Analgetika nicht nach Bedarf, sondern nach der Uhr in ausreichender Dosierung eingenommen, selbst bei Schmerzfreiheit sozusagen prophylaktisch. Man kann die Medikation zurücknehmen, wenn andere therapeutische Maßnahmen die Schmerzursache beseitigt oder „entschärft" haben.
- **Operative Schmerztherapie:** Neurochirurgische Möglichkeitenbestehen in einer Nervenwurzeldurchtrennung nahe dem Rückenmark, in einer Rhizotomie (Durchtrennung von Leitungsbahnen im Rückenmark) und in Eingriffen am Gehirn, werden aber insgesamt äußerst selten benötigt. Häufiger indiziert sind Katheterimplantationen (mit und ohne Port) in den Epidural- oder Subduralraum des Rückenmarks in Höhe des betroffenen Rückenmarksegments.

39.4 Behandlung von Übelkeit und Erbrechen

Die Häufigkeit von Übelkeit (Nausea) und Erbrechen (Emesis) in der Tumorbehandlung wird immer wieder überschätzt. Hier haben die Patienten, üb-rigens auch die zuweisenden Ärzte, vorgefaßte Meinungen, die man vor und während der Behandlung abbauen muß.

Radiotherapie

Ursachen von Übelkeit und Erbrechen sind großvolumige Bestrahlungen im ZNS- und Abdominalbereich, insbesondere im Oberbauch. Jüngere Menschen (Männer) reagieren stärker als ältere.

Zur Behandlung reicht es oftmals bereits aus, medikamentös die Magen- und Darmperistaltik zu normalisieren.

Chemotherapie

Die Ursachen für Nausea und Emesis sind

- psychologische Einflüsse, die Vorstellung nämlich, daß man bei Chemotherapie brechen muß (antizipatorisches Erbrechen),
- Stimulation der Chemorezeptor-Triggerzone in der Medulla oblongata des ZNS durch Zytostatika mit hohem emetogenen Potential (Cisplatin, DTIC, Actinomycin D, Cyclophosphamid, Adriamycin, Epirubicin, Carboplatin, Mitomycin C, 5-Fluorouracil),
- periphere Reize im Rachen und Gastrointestinaltrakt.

Wir unterscheiden vier Arten des Erbrechens: **akutes** und durch Chemotherapie induziertes, **verzögert** und „spät" ablaufendes, **antizipatorisches** (bereits vor Beginn der Infusion einsetzend durch schlechte Erfahrungen mit der letzten Chemotherapie) und **andere**, z.B. durch Obstruktion, durch Schmerzmittel, hervorgerufene.

Grundsätze für die Verhütung des ANE-Syndroms (**A**norexie = Appetitlosigkeit, **N**ausea = Übelkeit, **E**rbrechen) sind:

– Information,

39

– prophylaktische Gabe von Antiemetika (vor Auftreten des Brechreizes),
– gezielter Einsatz verschiedener Kombinationen von Antiemetika, ganz abgestimmt auf den zeitlichen Ablauf und die Stärke des ANE-Syndroms.

VI

Strahlentherapie gutartiger Erkrankungen

40   Übersicht

Zur Behandlung gutartiger Erkrankungen dürfen ionisierende Strahlen nur dann eingesetzt werden, wenn mit anderen Behandlungsverfahren (medikamentöser, chirurgischer oder physikalischer Art) keine gleichwertigen Ergebnisse zu erzielen sind oder (z. B. durch systemische Medikamentenwirkung) gewichtigere Risiken bestehen. Auf jeden Fall müssen strahlenbedingte Komplikationen so gut als möglich vermieden werden. Es gelten folgende Empfehlungen:
- Geeignete Strahlenqualität, Einzeldosis und Gesamtdosis sind zu beachten.
- Zum Schutz kritischer Organe (z. B. Schilddrüse, Augen, Gonaden, Knochenmark, Brust) sind dieselben Vorsichtsmaßnahmen zu treffen wie bei der Tumortherapie, nämlich individualisierte Bestrahlungsvolumina und ausreichende Abdeckung des umgebenden Gewebes.
- Kinder und Jugendliche dürfen wegen gutartiger Erkrankungen nur in Ausnahmefällen und nach sorgfältiger Abschätzung des Risikos behandelt werden.
- Während einer Schwangerschaft wird am Körperstamm wegen einer gutartigen Erkrankung keine Strahlentherapie durchgeführt.

Bei Berücksichtigung dieser Einschränkungen stellt die Strahlentherapie ein dankbares, nämlich sehr erfolgversprechendes, leider aber oft zu wenig beachtetes Behandlungsverfahren dar. Ihr rechtzeitiger Einsatz spart Antibiotika, Analgetika, Antirheumatika und andere Medikamente ein – ein zukünftig nicht zu unterschätzender volks- und gesundheitspolitischer Gesichtspunkt.

Die in der älteren Literatur genannten, außerordentlich weitgefächerten Indikationen haben heute zwar abgenommen, andere wesentliche sind hinzugekommen. Der Übersichtlichkeit wegen nehmen wir die folgende klinische Einteilung vor; sie trennt zwar nicht alle Indikationen scharf voneinander ab, erlaubt aber die Gruppierung in verschiedene Dosisbereiche und macht das Therapieziel verständlich:
- Bestrahlung bei Entzündungen (Entzündungsbestrahlung)
- Bestrahlung bei chronisch-inflammatorischen und degenerativen Erkrankungen (Schmerzbestrahlung, Reizbestrahlung)
- Bestrahlung bei hypertrophischen Prozessen des Binde- und Stützgewebes und bei gutartigen Neubildungen
- Bestrahlung zur Immunsuppression
- Bestrahlung zur Kastration („Röntgenkastration")
- funktionelle Strahlentherapie

Ein standardisiertes Fraktionierungs- und Dosierungskonzept gibt es bei den meisten Indikationen noch nicht. Zu viele persönliche Erfahrungen und Schulen wurden tradiert, ohne in größeren Studien geprüft und bestätigt worden zu sein. Hier besteht ausgiebiger Forschungsbedarf. Soviel läßt sich aber immerhin feststellen: Bei einer fraktionierten Bestrahlung sollte die Einzeldosis wenigstens 0,2 Gy und bei einer Einzeitbestrahlung höchstens 8 Gy sein. Und Zielvolumen, Planungszielvolumen und Dosisverteilung sind nach denselben Kriterien zu optimieren wie bei einer Tumortherapie.

40

41 Entzündungsbestrahlung

- Die antibiotische Therapie ist bei entzündlichen Prozessen das Mittel der Wahl. Die Strahlentherapie wird ergänzend eingesetzt.
- Die früher häufig behandelte postoperative Parotitis (Parotitis marantica) ist dank besserer Patientenpflege (allgemeine Supportivtherapie, Antibiotika, Mundhygiene) selten geworden. Wenn überhaupt, tritt sie 4–6 Tage nach der Operation auf.
- Trotzdem haben sich Indikationen erhalten, wo die Strahlentherapie einer internistischen Behandlung überlegen ist.

Indikationen

- Panaritium (Entzündungen an den Fingern bzw. Zehen, zuerst der Weichteile, später auch der Knochen) und Paronychie (Nagelbettentzündung).
- Schweißdrüsenabszesse (Furunkel, infizierte Akne).
- Akute postoperative Parotitis/chronische Parotitis.
- Nichtheilende Fisteln, Phlegmonen und Geschwüre.
- Thrombophlebitis der oberflächlichen und tiefen Venen.
- Hautekzeme, Schuppenflechte.

Radiotherapie

- **Grundsatz:** Je akuter das Geschehen, desto wirksamer die Radiotherapie und desto geringer die erforderliche Strahlendosis: akutes Panaritium oftmals nach 2–3 × 0,3 Gy bereits geheilt.
- **Technik:** Oberflächliche Hauterkrankungen werden mit Weichstrahltherapie (10–50 kV) meist über ein einzelnes Stehfeld, tiefergelegene Prozesse mit Orthovolttherapie von 120–300 kV (unter Umständen Kreuzfeuer-Technik) behandelt. Feldgröße nicht zu knapp bemessen!
- **Einzeldosis:** Bei akuten Entzündungen 0,2–0,4 Gy täglich, bei chronischen Entzündungen 0,5–2,0 Gy in Intervallen von 3–7 Tagen.
- **Gesamtdosis:** Sie richtet sich nach dem therapeutischen Ergebnis. Beim akuten Panaritium oder bei der akuten Thrombophlebitis können 0,6–1,0 Gy ausreichend sein. Ein chronisch-entzündliches Geschehen erfordert unter Umständen 30–40 Gy.

Erfolgsrate

- Bei akuten Prozessen sehr hoch (> 90%).
- Bei chronischen Entzündungen ungefähr 75%, z. B. bei Schuppenflechte.

42 Reiz- oder Schmerzbestrahlung bei chronisch-inflammatorischen und degenerativen Erkrankungen

Für die Schmerzbestrahlung sind in der älteren Literatur Begriffe wie Röntgenreizbestrahlung, Entzündungsbestrahlung und funktionelle Strahlentherapie geläufig. Entzündungs- und Erholungsabläufe werden auf einen kürzeren Zeitraum zusammengedrängt; die Durchblutung wird gesteigert, Zytokine werden freigesetzt; das Stoffwechselmilieu ändert sich, Alkalose statt Azidose. Die grundlegenden Mechanismen bedürfen noch der Aufklärung durch molekularbiologische Forschung.

42.1 Degenerative Gelenk- und Skeletterkrankungen

Die Radiotherapie bezweckt eine Beseitigung der Symptome und die Wiederherstellung der Funktion. Inflammatorische Begleitreaktionen werden abgebaut, Kalkablagerungen dagegen eher selten. Knochenab- und -umbau sowie reaktive Abstützreaktionen lassen sich aber nicht beheben. Grundsätzlich gilt, daß die Behandlungsergebnisse um so besser sind, je früher die Behandlung beginnt. Einige Indikationen handeln wir im folgenden ab.

Periarthrosis humeroscapularis (Schultersteife)

- Es handelt sich um degenerative Veränderungen der Schultergelenkkapsel sowie der Sehnen der Supraspinatus- und Infraspinatus-Muskeln. Der Schleimbeutel unter dem Deltamuskel kann entzündet, eingerissen und mit Kalk angefüllt sein.

- Symptome: Schmerzen in Ruhe, bei Wärme (im Bett), durch Druck beim Liegen, vor allem aber bei Bewegungen. Typisch ist der Schmerz bei Armhebung sowie bei der Schürzenbinde- bzw. BH-Schließbewegung.
- Das Röntgenbild kann selbst bei stärksten Beschwerden völlig unauffällig sein oder Weichteilverdichtungen und Verkalkungen an typischer Stelle zeigen, auch bei asymptomatischen Patienten.
- Selten geht ein Trauma oder eine Überanstrengung voraus.

Deformierende Arthrose (Arthrosis deformans) der großen Gelenke

- Omarthrose (Schultergelenk)
- Coxarthrose (Hüftgelenk)
- Gonarthrose (Kniegelenk)

Degenerative Wirbelsäulenerkrankungen

Man spricht auch von **Zervikalsyndrom** (bis in die Schultern und Arme ausstrahlende Schmerzen wegen Veränderungen der Halswirbelsäule) und **Lumbago** (ischiasartige Schmerzen, die aufgrund von Abnutzungserscheinungen der Lendenwirbelsäule in Leiste, Gesäß und Beine ausstrahlen). Im einzelnen haben sie folgende Ursachen:
- Chondrose (Verschmälerung des Bandscheibenraums),
- Spondylosis deformans (Ausbildung dachrinnenförmiger knöcherner Ausziehungen knapp unterhalb der Wirbelkörperseitenkanten),
- Osteochondrose (Verschmälerung des Bandscheibenraums bei fortgeschrit-

42

tenem Bandscheibenverschleiß, Kantenverplumpung und knöcherne Ausziehungen = Spondylophyten),

- Spondylarthrose (Arthrose an den Zwischenwirbelgelenken).

Epicondylopathia humeri (Tennisellbogen)

- Schmerzhafte Reizung der Knochenhaut, meistens am radialen Epikondylus des distalen Humerus, seltener des ulnaren Epikondylus, auch mit Schleimbeutelbeteiligung.
- Trauma, mechanische Überlastung oder umschriebene Abkühlung (Zug beim Herauslehnen, z. B. aus dem Autofenster) in vielen Fällen vorausgehend.

Fersensporn (Achillodynie)

Es handelt sich um Schmerzen oder Berührungsempfindlichkeit am Fersenbein, und zwar entweder im Bereich des plantaren (Fußsohle) oder des dorsalen Sehnenansatzes. Regelmäßig bestehen Verknöcherungen des Sehnenansatzes (engl. heel spur), in bis zu 80% von inflammatorischen Reaktionen begleitet, die die Schmerzen auslösen.

- **Plantarer Fersensporn** am Ansatz der Plantarfaszie der Fußsohle: Schmerzen beim Auftreten.
- **Dorsaler Fersensporn** am Ansatz der Achillessehne: Schmerzen beim Anspannen des Wadenmuskels.

Radiotherapie

- Strahlenqualität: 50–120 kV beim Tennisellbogen, 180–300 kV bei der

Periarthrosis humeroscapularis, bei der Arthrose der großen Gelenke und bei den degenerativen Wirbelsäulenerkrankungen (hier auch Hochenergie-Strahlentherapie sinnvoll).

- Dosierung: 0,5–2,0 Gy Einzeldosis, täglich oder an jedem zweiten Tag bis zu einer Gesamtdosis von 3–10 Gy.

Erfolgsrate

- Frische Beschwerden reagieren schneller als chronische und sprechen zu etwa 90% an.
- Die Periarthrosis humeroscapularis spricht besser als die Epicondylopathia und diese wiederum besser als die degenerativen Erkrankungen der Wirbelsäule und der großen Gelenke an. Trotzdem ist auch an den funktionell stärker beanspruchten Gelenken die Strahlentherapie allen anderen Behandlungsverfahren überlegen.
- Neben der Röntgenbestrahlung kann eine medikamentöse oder physikalische Behandlung weitergeführt werden.

42.2 Schleimbeutelentzündung (Bursitis)

- Die Schleimbeutel entzünden sich bzw. werden gereizt an mechanisch exponierten Stellen, wie Ellbogen, Schultergelenk, Achillessehnenansatz, Hüftgelenkbereich etc.
- Die therapeutischen Richtlinien entsprechen denen bei degenerativen Gelenkerkrankungen.

43 Bestrahlung bei hypertrophischen Prozessen des Binde- und Stützgewebes und bei gutartigen Tumoren

Übersicht

Die hypertrophischen Prozesse des Bindegewebes haben gewisse pathologisch-anatomische Gemeinsamkeiten. Für gewöhnlich sind es kern- und gefäßarme **Überschußbildungen von kollagenen Fasern** (hypertrophe Narben, Induratio penis plastica, DUPUYTREN-Kontraktur, aggressive Fibromatose etc.) oder sie beruhen auf **überschießender Aktivität von Mesenchymzellen** (heterotope Ossifikationen nach Gelenkeingriffen u. ä.) oder degenerativer **Überproliferation von Myofibroblasten** der Gefäßwand (Intimafibrose der Arterien, Restenosierung nach Gefäßdilatation = Angioplastie) oder einer **überschießenden Gefäßsprossung** (exsudative Makuladegeneration, Pterygium corneae, überschießende Vaskularisation der Hornhaut nach Keratoplastik). Argumentativ lassen sich auch die **endokrine Orbitopathie** (Immunorbitopathie infolge Verdickung der äußeren Augenmuskeln), die **Gynäkomastie** (Vergrößerung der männlichen Brustdrüsen durch hormonelle Einflüsse) und **benigne Gefäßtumoren** (arteriovenöse Malformationen, juveniles Nasen-Rachen-Fibrom, Hämangiome, Lymphangiome) in diesem Kapitel zusammenfassen.

43.1 Narbenkeloid

Allgemeines

- Bestimmte Personen reagieren auf Verletzungen der Haut durch Schnitt, Verbrennung, Verätzung oder Entzündung mit einer überschießenden Narbe.
- Die hypertrophen, tumorös aufgeworfenen, hyalinisierten Narben sind blaurötlich verfärbt. Chirurgische Nähte selbst sind instabil und reißen bei geringer mechanischer Belastung in der Tiefe auf (breite, rötlich-livid verfärbte Narbe).
- Exzisionen von Keloiden werden wieder von Keloidbildung gefolgt, sofern nicht unmittelbar postoperativ bestrahlt wird.

Radiotherapie

- Erfolgversprechend nur bei einem aktiven Prozeß, also längstens 4–6 Monate nach der auslösenden Verletzung, am günstigsten sofort.
- Bestehende Narbenkeloide können radiotherapeutisch nicht gebessert werden.
- Postoperative Radiotherapie hat innerhalb von 24 Stunden nach Exzision zu beginnen.
- **Zielvolumen:** Narbenregion mit 1–2 cm breitem Sicherheitssaum.
- **Dosis:** 15–21 Gy in Einzeldosen von 2–3 Gy, z. B. 5–7 × 3 Gy.
- **Ergebnis:** Prophylaxe der Narbenbildung bei frühzeitiger Strahlenbehandlung: > 90%. Instabilität der Narbe bleibt jedoch lange bestehen.

43.2 Pterygium der Konjunktiva

- Es handelt sich um eine dreieckförmige, gefäßreiche Bindegewebshaut

zwischen innerem Augenwinkel und Hornhaut, wahrscheinlich infolge von Hornhautschädigung.
- Die chirurgische Entfernung ist mit 20–30% Rückfällen belastet.
- Die Radiotherapie reduziert das Rückfallrisiko auf 1–2%.
- **Technik:** ^{90}Strontium-Applikator oder Röntgenweichstrahlung oder niederenergetische Elektronenstrahlung mit entsprechendem Moulagenaufbau.
- **Empfohlene Dosierung:** 8–10 Gy, 3 × in einwöchigem Abstand, oder 7 × 3 Gy an 7 aufeinanderfolgenden Arbeitstagen.

43.3 DUPUYTREN'sche Kontraktur und Morbus LEDDERHOSE

Allgemeines
- **Morbus DUPUYTREN:** fibrotisch schrumpfende Beugekontraktur der Palmaraponeurose bzw. der Beugesehnen des 3.–5. Fingers, am stärksten des 5. und 4. Fingers.
- **Morbus LEDDERHOSE:** knotige Beugekontraktur der Plantaraponeurose der Füße.
- Auftreten fast ausschließlich bei Männern in der zweiten Lebenshälfte (Beziehung zur abnehmenden Sexualhormonproduktion denkbar).
- Beziehung zu Trauma oder mechanischer Überlastung nicht nachgewiesen.

Symptomatologie
- Eine tastbare Knötchenbildung geht der Kontraktur voraus.
- Für gewöhnlich beidseitiger, dann aber graduell unterschiedlicher Befall.
- Steinharte fibrotische Narben und Kontrakturen.
- Medikamentöse Behandlung wirkungslos.
- Operative Behandlung mit hoher Rückfallrate, funktionell oft unbefriedigend.

Radiotherapie
- **Indikation** zur Radiotherapie früh stellen, am besten vor Einsetzen der Kontraktur.
- **Zielvolumen** ist der tastbare fibrotische Bereich.
- **Strahlenqualität:** Orthovolttherapie 120–150 kV oder Elektronenstrahlung.
- **Dosisempfehlung:** 5 × 3 Gy an 5 aufeinanderfolgenden Tagen, Wiederholung der Serie nach 6 Wochen. Andere, niedriger dosierte Empfehlungen rechnen mit einer geringeren Erfolgsquote.
- **Behandlungsergebnis:** In 85% der Fälle entwickelt sich die Kontraktur nicht weiter, in 40–50% bildet sie sich zurück. Ebenso häufig verschwinden fibrotische Verknotungen oder weichen doch zumindest auf.

43.4 Induratio penis plastica (PEYRONIEsche Krankheit)

Allgemeines
- Es handelt sich um knotig-strangförmige Verhärtungen in den Schwellkörpern des Penis, beginnend an der Peniswurzel bis zum mittleren Penisdrittel.
- Bei der Erektion kann es zu schmerzhaften Abknickungen des Penis kommen.
- Vergesellschaftung mit einer DUPUYTREN-Kontraktur oder Neigung zu Keloiden in 10–30% der Fälle.
- Männer zwischen 40 und 60 Jahren sind betroffen.
- Spontanrückbildungen kommen vor; die Strahlentherapie soll dies beschleunigen.

Therapie
- Operative Entfernung möglich, doch mit hoher Rezidivneigung.
- Medikamentöse Behandlung mit Kortikoiden und Vitamin E wenig effektiv.

- Besserung durch Radiotherapie in 50% der Fälle.

Radiotherapie

- Zielvolumen ist das vernarbte Gebiet.
- Sorgsame Schonung der Gonaden, der Schambehaarung und der Eichel (Glans penis) ist erforderlich.
- Strahlenqualität: am besten 5–7 MeV-Elektronen, aber auch Hartstrahltherapie mit 150–250 kV oder Moulagen mit Afterloading.
- Dosierungsempfehlung wechselt von $5-7 \times 3$ Gy an 5–7 aufeinanderfolgenden Arbeitstagen bis 1×5 Gy, was jeden Monat bis zu einer Gesamtdosis von 25 Gy wiederholt wird. Die meisten Patienten reagieren nach 10–14 Gy/2 Wochen.

43.5 Aggressive Fibromatose

Allgemeines

- Die aggressive Fibromatose (Desmoid) ist eine niedergradige, lokal-invasive und praktisch nie metastasierende Neoplasie des Bindegewebes.
- Langsames Wachstum, spät auftretende Beschwerden.
- **Ätiologie** unklar: Traumen? In 35–75% Hormonrezeptoren vorhanden, deshalb hormonelle Steuerung diskutiert.
- **Altersverteilung:** Frauen häufiger als Männer betroffen, 4.–6. Lebensdekade.
- **Manifestation** meist am Schultergürtel, an den Extremitäten, bei jungen Patienten häufig intraabdominal.

Therapie

Chirurgie

- Behandlung der ersten Wahl.
- Resektion im Gesunden anstreben, dann kaum Rezidive.
- Nach R1-Resektion in 50% der Fälle Rezidive. 90% der Rezidive treten innerhalb von 3 Jahren auf.

Radiotherapie

- Definitive lokale Kontrolle nach Radiotherapie in 80–90%.
- Die Menge des makroskopischen Tumors (auch nach Operation) hat keinen wesentlichen Einfluß auf das Ergebnis der Radiotherapie.
- Nach weiter Resektion mit tumorfreien Resektionsgrenzen (R0) ist eine Strahlentherapie nicht indiziert.
- Nach R1-Resektionen steht die postoperative Radiotherapie in Diskussion. Bei Kindern und Jugendlichen vor Abschluß des Wachstumsalters ist sie wegen der Möglichkeit einer Spontanregression einerseits und der Gefahr radiogener Nebenwirkungen andererseits nicht grundsätzlich indiziert. Dann Radiotherapie erst bei Rezidiv.
- Bei makroskopischem Resttumor oder inoperablen Tumoren ist eine ZV-Dosis von 60–65 Gy, appliziert mit täglichen ED von 1,8–2,0 Gy, erforderlich. Das ZV umfaßt das gesamte aponeurotische Kompartiment. Unter Umständen Brachytherapie.
- Tumorrückbildung erst nach Monaten bis Jahren vollständig.

Hormon- und Chemotherapie

- Keine Standardempfehlungen; bisher hat die Systemtherapie experimentellen Charakter.
- Antiöstrogene (Tamoxifen, Toremifen) und Gestagene sollen bis zu 40% Remissionen bringen.
- Alpha- oder Beta-Interferon in Diskussion.
- Therapieversuch mit Ifosfamid, Cyclophosphamid, Anthrazyklinen oder Vinca-Alkaloiden nur in ausgesprochen palliativer Situation gerechtfertigt. Wirksamkeit marginal.

43.6 Heterotope Ossifikationen nach Gelenkoperationen

Allgemeines

- Manipulationen in Knochennähe und Schädel-Hirn-Traumen können heterotope Ossifikationen (HO), Verknöcherungen am falschen Ort, zur Folge haben. Ursache ist eine Überproliferation der pluripotenten Mesenchymzellen, die Osteoid in Gelenknähe bilden.
- Männer sind häufiger als Frauen betroffen.
- Bei 70–80% aller Patienten treten Weichteilreaktionen oder HO nach Hüftgelenkersatz auf, wenn Risikofaktoren vorliegen.
- Risikofaktoren sind vorangegangene Operationen wegen lokaler Verknöcherungen, präoperativ bereits bestehende periartikuläre Verkalkungen, HO nach vorangegangenem Hüftgelenkersatz der Gegenseite, erhebliche intra- oder präoperative Traumatisierungen, starke degenerative Gelenkveränderungen, eine ankylosierende Spondylarthritis (Morbus BECHTEREW) und das männliche Geschlecht.

Therapie

- Kurzfristig gute Ergebnisse mit nichtsteroidalen Anaphlogistika (NSA), Diphosphonaten und Prednison. Diphosphonate behindern nur die Kalzifikation, nicht die Osteoidbildung, und nach Absetzen der Medikation setzt die HO ein.
- **Radiotherapie** in ihrer Wirkung auf die pluripotente Mesenchymzelle konkurrenzlos: Reduktion des HO-Risikos von 80% auf 10%.
- **Postoperative Radiotherapie** sollte spätestens in den ersten 4 postoperativen Tagen beginnen. Dosis: 8 Gy ED oder 5 × 2 Gy. Beste Ergebnisse bei Hochrisikopatienten mit 5 × 3,5 Gy und zusätzlich NSA.
- **Präoperative Radiotherapie** mit 7–8 Gy ED am Operationstag, spätestens 4 Stunden vor Hüftgelenkersatz.

43.7 Feuchte Makuladegeneration

Allgemeines

Die feuchte Makuladegeneration ist eine Netzhautveränderung des alten Menschen, verursacht durch Gefäßneubildungen, deren abnorme Permeabilität zu Ödemen und Blutungen führt. Narben behindern das Sehen.

Therapie

- Laserkoagulation bei umschriebenen peripheren Prozessen der Netzhaut als Verfahren der ersten Wahl.
- Bei den übrigen Patienten führt eine Radiotherapie mit 10–15 Gy (ED 1,5–2,0 Gy) zum Erkrankungsstillstand, stoppt den Visusverlust und bessert das Sehvermögen sogar durch Rückbildung der Kapillarsprossung.

43.8 Endokriner Exophthalmus

Allgemeines

- Die endokrine Ophthalmopathie ist eine genetisch determinierte Autoimmunkrankheit, häufig vergesellschaftet mit einer latenten oder klinisch manifesten Schilddrüsenüberfunktion vom Typ Morbus BASEDOW. Der Exophthalmus kann sich aber auch bei normothyreoten Patienten ausbilden oder durch Behandlung der Hyperthyreose, beispielsweise nach Strumektomie. Er stellt vermutlich eine eigenständige Krankheit dar.
- Morphologisch findet sich eine mononukleäre, plasmazelluläre und lymphozytäre Entzündungsreaktion mit Ödem und Einlagerung von Mukopolysacchariden und Antigen-Antikörper-Komplexen. Alle retrobulbä-

ren Strukturen sind betroffen, vor allem die äußeren Augenmuskeln (gut sichtbar im CT), aber auch Sehnerv und retrobulbäres Fettgewebe. Bei längerem Verlauf geht die Veränderung in die nicht mehr therapiefähige retrobulbäre Fibrose über.

Symptomatologie

- Heraustreten des Augapfels (Protrusio bulbi), auch einseitig (5%).
- Doppelbilder durch gestörte Bulbusbeweglichkeit.
- Ödeme um die Augen, Augenmuskelblockade.
- Mangelhafter Lidschluß (Lagophthalmus) mit Gefahr der Hornhautentzündung.
- Augentränen.
- Spontane Rückbildungen kommen vor.

Therapie

- Korrektur der möglichen Hyperthyreose durch Operation, Radiojodtherapie oder thyreostatische Medikamente.
- Erster Behandlungsversuch mit Kortikoiden gerechtfertigt, ohne die Indikation zur Retrobulbärbestrahlung stark zu verzögern.
- Operative Dekompression des Retrobulbärraums als Ultima ratio.
- Radiotherapie indiziert, wenn der Exophthalmus nach Normalisierung der Schilddrüsenfunktion nicht rückläufig ist und auf Glukokortikoide nicht ausreichend anspricht.

Radiotherapie

- **Zielvolumen** ist die ganze Orbita ab dem vorderen Ansatz der äußeren Augenmuskeln.
- 6–10 MV Photonen, 3–5° nach dorsal gekippt (oder „half beam block") mit Individualkollimation.
- **Dosis:** $10 \times 2{,}0$ (1,0) Gy im ZV.
- Behandlungserfolg nach 3 Monaten

beurteilbar: 80–95% Besserungen. Radiotherapie unwirksam bei länger als 12 Monate bestehendem, fixierten Exophthalmus (Fibrose).

43.9 Gynäkomastie

Allgemeines

Es handelt sich um ein Wachstum der Brustdrüsenanlagen beim Mann unter dem Einfluß einer hormonellen Fehlsteuerung, die gewöhnlich mit Schmerzen verbunden ist. Häufigste Ursache: gegengeschlechtliche Hormon- oder Antiandrogentherapie (Flutamid) beim Prostatakarzinom. Differentialdiagnostisch sind abzugrenzen:

- Pubertäts- und idiopathische Gynäkomastie (asymptomatisch).
- Endokrinologisch aktive Tumoren, paraneoplastische Syndrome, Leberzirrhose, Schilddrüsenüberfunktion, chromosomale Defekte.

Die Radiotherapie kann, prophylaktisch eingesetzt, die Vergrößerung der Brustdrüsen verhindern (80% Sicherheit).

Radiotherapie

- Start zumindest 3 Tage vor Beginn der Hormontherapie.
- Orthovolttherapie (120 kV) oder Elektronen (Bestimmung der Brustwanddicke mit Ultraschall): direktes, die ganze Drüsenanlage einschließendes Feld.
- Dosis: 3×4–5 Gy an drei aufeinanderfolgenden Tagen.

43.10 Hämangiome und arteriovenöse Malformationen

- Es handelt sich um gutartige Geschwülste/Mißbildungen der Blutgefäße. Mischgeschwülste sind häufig, so das Angiofibrom und das Angiolipom.
- Hauthämangiome sind häufig. Drei

Arten: Haemangioma simplex, Haemangioma cavernosum, Haemangioma racemosum.

- Klinische Bedeutung haben noch Aderhauthämangiome des Auges, Hämangiome (arteriovenöse Malformationen) des Gehirns, der Wirbelkörper und der Leber.
- Das sarkomatös entartete Hämangiosarkom steht hier nicht zur Diskussion.

Symptomatologie

- Abhängig von der Lokalisation des Tumors.
- Hämangiome der Haut belasten durch kosmetische Entstellung.
- Arteriovenöse Mißbildungen des Gehirns verursachen neurologische Ausfälle und lebensbedrohliche Zustände durch Blutungen.
- Hämangiome der Leber werden durch die moderne Ultraschalltechnik und die CT häufiger diagnostiziert. Sie sind entweder asymptomatisch oder verursachen eine Lebervergrößerung, selten Druckgefühl oder Schmerzen.
- Hämangiome der Wirbelkörper sind entweder asymptomatisch oder destabilisieren den betreffenden Wirbelkörper mit der Folge von Schmerzen, gelegentlich auch einer Wirbelkörperkompression.

Hämangiome der Haut

- Behandlung oft unnötig, da die meisten kavernösen Hämangiome sich nach einer Wachstumsphase spontan wieder zurückbilden und nach dem 5. Lebensjahr verschwunden sind.
- Radiotherapie kann die Rückbildung anstoßen: Einzeldosis 4–8 Gy, zu wiederholen nach ein oder mehreren Monaten. Technik: Weichstrahltherapie, ^{90}Strontium-Dermaplatten oder Moulagen.
- Verlauf der flächigen Hämangiome (Haemangioma simplex) weniger günstig.

ZNS-Hämangiome

- Letalität: bis 15% durch Spontanblutung.
- Chirurgische Entfernung schwierig und risikoreich.
- Gute Reaktion auf konventionelle Radiotherapie mit 45–60 Gy/5–6 Wochen oder 4×5 Gy in 4–7 Tagen.
- Radiochirurgie mit fokussierten Kobaltquellen („Gamma Knife") oder stereotaktische Konvergenzbestrahlung/dynamische stereotaktische Strahlentherapie erlaubt, 18–28 Gy als Einzeldosis in einem scharf begrenzten Zielvolumen zu applizieren.
- Nach 12–24 Monaten beträgt die Obliterationsrate durch Intimahyperplasie 75–85%.

Leberhämangiom

- Kongenitale Anomalie bei 2–3% der gesunden Patienten.
- Lebervergrößerung bei 50% der Patienten.
- Selten: Blutungen, Thrombozytopenien und Gerinnungsstörungen.
- Therapie der Wahl: Operative Leberteilresektion.

Wirbelkörperhämangiom

- Die typische honigwabenähliche Rarefizierung des Wirbelkörpers ist im Röntgenbild und noch besser im CT sichtbar. Auch Vergrößerungen der Wirbelkörper kommen vor.
- Selten sind Kompressionserscheinungen des Rückenmarks, Wirbelkörpereinbrüche und nur als Rarität Blutungen.
- Die Therapie der Wahl besteht in einer Radiotherapie, die immer Schmerzfreiheit und meist eine Stabilisierung des Wirbelkörpers erreicht. In konventioneller Fraktionierung werden 45–50 Gy in 5–6 Wochen auf die gesamte Ausdehnung des Hämangioms appliziert.

44 Bestrahlung zur Immunsuppression

Allgemeines

Eine Immunsuppression läßt sich durch onkologische Zytostatika, durch Immunsuppressiva (z.B. Azathioprin) und großvolumige Bestrahlung erreichen. Der Einsatz der Radiotherapie bietet in folgenden Situationen eine interessante Behandlungsoption:

- Vor der allogenen Organtransplantation (vor allem von Spendernieren) zur Verhinderung der Transplantatabstoßung.
- Zur Therapie von neurologischen Erkrankungen, die durch Immunsuppression gebessert werden können (multiple Sklerose, chronische demyelinisierte Polyneuropathie).
- Zur Behandlung von Autoimmunkrankheiten (primäre chronische Polyarthritis, Lupus erythematodes).

Radiotherapeutische Technik

- Nach Nierentransplantation, wenn trotz medikamentöser Immunsuppression Transplantatabstoßung droht: $4–5 \times 1,5$ Gy auf das tastbare Transplantat und das Transplantatbett.
- Systemische Immunsuppression: Das Bestrahlungsvolumen entspricht der total-nodalen Bestrahlung bei Morbus HODGKIN oder Non-HODGKIN-Lymphomen. Dosis: 20 Gy zuerst auf den unteren, dann auf den oberen Abschnitt, 5×2 Gy pro Woche. Es resultiert ein starker Abfall der T-Lymphozyten und der T-Helfer-Zellen, während die T-Suppressor-Zellen unbeeinträchtigt bleiben.

45 Bestrahlung zur Kastration (Röntgen-Kastration)

Allgemeines

- Zur ablativen Hormontherapie des metastasierten, rezeptorpositiven Mammakarzinoms kommen die Ovarektomie, die Bestrahlung der Ovarien und Antiöstrogene in Frage. Die kostengünstigsten Methoden sind zweifellos die beidseitige Ovarektomie und die „Röntgen-Kastration".
- Im Ergebnis besteht kein Unterschied zwischen der Ovarektomie und der radiotherapeutischen Ovarienausschaltung. Doch tritt im letzteren Fall der Effekt erst nach mehreren Monaten voll ein.

Radiotherapie

- Erforderlich sind 20 Gy/2 Wochen in 10 Fraktionen zur dauerhaften Kastration. Bei älteren Damen sollen 3 × 4 Gy ausreichend sein, solche unter 35 Jahren benötigen 26 Gy.
- Wegen der variablen Lage der Ovarien muß das gesamte kleine Becken ab dem unteren Abschnitt der Ileosakralfugen mit Linearbeschleunigerphotonen bestrahlt werden.

46   Funktionelle Strahlentherapie

Funktionelle Strahlentherapie ist ein alter radiologischer Begriff, der alle Wirkungen ionisierender Strahlung auf nichttumoröse Erkrankungen zusammenfaßt. Bezweckt wird eine Normalisierung/„Harmonisierung" gestörter Organfunktionen. Sie greift entweder direkt am Erfolgsorgan an oder an den Nervenendigungen bzw. den Steuerungszentren des vegetativen Nervensystems.

Aus dem früher breiten Indikationsspektrum sind allenfalls folgende Indikationen verblieben:

- Herpes zoster
- Interkostalneuralgie
- Trigeminusneuralgie

Bei der Dosiswahl werden sehr unterschiedliche Empfehlungen gegeben. Wir halten uns an die Dosierung bei chronisch-inflammatorischen Prozessen und applizieren 0,5–1 Gy täglich bis 5 Gy. Diese Serie kann nach 4–6 Wochen wiederholt werden.

VII

Strahlenschutz

47 Grundlagen

Strahlenschutz folgt nach den Empfehlungen der Internationalen Strahlenschutzkommission ICRP (International Commission on Radiation Protection) zwei einfachen Regeln:

1. **Deterministische** (nichtstochastische) Effekte sind zu vermeiden.
2. **Stochastische** Wirkungen sollen auf ein akzeptables Maß verringert werden.

Der Begriff „akzeptabel" definiert sich aus den sonstigen Risiken des täglichen Lebens. Empfohlen wird dabei das folgende System zur Dosisbegrenzung.

> ↗ • Ohne Erwartung eines meßbaren Nutzens sollte keine Strahlenanwendung erfolgen. In ihrer Vermeidung besteht der beste Strahlenschutz.
> • Die Strahlenexposition ist so niedrig zu halten, wie es unter Berücksichtigung wirtschaftlicher und sozialer Faktoren vernünftigerweise erreicht werden kann.
> • Die Äquivalentdosen sollten bei den betreffenden Individuen die Grenzwerte nicht überschreiten.

Strahlenschutzmaßnahmen betreffen somit:
• Das **Personal** (Ärzte, Physiker, medizinisch-technische Radiologieassistenten, Pflegepersonal),
• die **Patienten** und
• **unbeteiligte Personen** (Handwerker, Sanitäter, Sekretärinnen usw.).

47.1 Rechtliche Grundlagen

Die deutsche Strahlenschutzgesetzgebung fußt auf dem sogenannten **Atomgesetz** vom 23.12.1959, zuletzt geändert am 15.7.1985. Das Atomgesetz gibt den Rahmen vor; Einzelheiten zum Strahlenschutz sind in den **Rechtsverordnungen** näher beschrieben. Diesen Regelungen liegen die Empfehlungen der Internationalen Strahlenschutzkommission (ICRP) zugrunde. Die Gesetzgebung in der Bundesrepublik Deutschland ist darüber hinaus an die Richtlinien der Europäischen Gemeinschaft gebunden und verpflichtet, diese in nationales Gesetz umzusetzen.

Röntgenverordnung (RöV)

Die Röntgenverordnung vom 19.12.1990 regelt den Umgang mit Röntgeneinrichtungen und Störstrahlern mit einer Grenzenergie von maximal 3 MeV. Unter Störstrahlern versteht man Geräte oder Einrichtungen, die Röntgenstrahlen erzeugen, ohne daß sie zu diesem Zweck betrieben werden, z.B. Fernsehgeräte.

Strahlenschutzverordnung (StrlSchV)

Die Strahlenschutzverordnung, zuletzt geändert am 30.6.1989, regelt den Umgang mit offenen und umschlossenen Radionukliden sowie die Errichtung und den Betrieb von Beschleunigeranlagen und Telegammageräten.

> ↗ • Die RöV regelt den Umgang mit Röntgenanlagen und Störstrahlern.
> • Die StrlSchV regelt den Umgang mit offenen und umschlossenen Radionukliden, Gammabestrahlungseinrichtungen und Teilchenbeschleunigern ab > 3 MeV.

Richtlinien und Normen

Richtlinien erläutern die Verordnungen und dienen als Ausführungsbestimmungen, z. B. die „Richtlinie Strahlenschutz in der Medizin" oder die „Fachkunderichtlinie Medizin nach RöV", die sich ihrerseits wieder auf Normen stützen. Diese **DIN-Normen** haben praktisch Gesetzeskraft, weil sich die Gerichte bei Streitfällen an ihnen orientieren.

47.2 Organisatorische Maßnahmen

Die RöV und die StrlSchV sowie die hierzu erlassenen Richtlinien schreiben eine Reihe von organisatorischen Maßnahmen vor.

47.2.1 Ortsdosisleistung und Ortsdosis

Die **Ortsdosisleistung** bezeichnet die Dosisleistung (Kap. 16.5) an einem bestimmten Ort (Meßpunkt). Beispiele für interessierende Orte können das Schaltpult, der Flur, das Sekretariat, Bereiche im Nachbargebäude und Orte außerhalb der Abteilung sein.

Aus der Dosisleistung und der Strahlzeit pro Jahr läßt sich die jährliche **Ortsdosis** berechnen:

Ortsdosis = Ortsdosisleistung × Zeit

Diese tatsächlich ermittelte Ortsdosis wird mit den zulässigen Grenzwerten für die einzelnen Strahlenschutzbereiche (Überwachungsbereich, Kontrollbereich,

Sperrbereich) verglichen (Tab. 47-1). Beim Überschreiten sind Konsequenzen zu ziehen.

47.2.2 Personendosis

Als Personendosis bezeichnet man die **Äquivalentdosis** für Weichteilgewebe, gemessen an einer für die Strahlenexposition repräsentativen Stelle der Körperoberfläche, d.h. außerhalb des Nutzstrahlenbündels bzw. unterhalb der Bleischürze (Definitionen von Äquivalentdosis und effektiver Äquivalentdosis vgl. Kap. 16.3 und 16.4).

↗ Die Personendosis entspricht der Körperdosis, solange bestimmte Grenzwerte nicht überschritten werden.

Die **Grenzwerte** für Ganzkörperexposition und Teilkörperbestrahlungen, z. B. Hände, Unterarme, Füße bzw. Knochen, Schilddrüse, Haut, sind in Verordnungen festgelegt (Tab. 47-2 und 47-3).

Die Messung der **Personendosis** erfolgt mittels eines Dosimeters, das von der nach Landesrecht zuständigen Meßstelle bereitgestellt wird. Zur Zeit sind dies sogenannte **Filmdosimeter**. Sie enthalten außer dem Röntgenfilm drei Kupferfilter verschiedener Dicke und ein Bleifilter. Dadurch lassen sich
- die Strahlenenergie,
- die Dosis anhand der Filmschwärzung und

Tabelle 47-1 Grenzwerte für die Ortsdosis nach RöV und StrlSchV.

Strahlenschutzbereich	Ortdosis/Grenzwerte	
Sperrbereich	> 3 mSv/Stunde	
Kontrollbereich	50 mSv/Jahr	Personendosis für dort Beschäftigte
Überwachungsbereich betrieblich außerbetrieblich	15 mSv/Jahr 1,5 mSv/Jahr	
Allgemeines Staatsgebiet	0,3 mSv/Jahr	

Tabelle 47-2 Grenzwerte der Körperdosen für beruflich strahlenexponierte Personen. Zur Berechnung der effektiven Dosis bei einer Ganz- oder Teilkörperexposition werden die Äquivalentdosen der in Tabelle 47.3 genannten Organe und Gewebe mit den Wichtungsfaktoren multipliziert und die so erhaltenen Produkte addiert.

Körperdosis	Grenzwerte der Körperdosis im Kalenderjahr	
	Kategorie A	Kategorie B
Effektive Dosis (Ganzkörperdosis)	50 mSv	15 mSv
1. Teilkörperdosis Keimdrüsen, Gebärmutter, rotes Knochenmark	50 mSv	15 mSv
2. Teilkörperdosis Alle Organe und Gewebe, soweit nicht unter 1., 3. und 4. genannt	150 mSv	45 mSv
3. Teilkörperdosis Schilddrüse, Knochenoberfläche, Haut, soweit nicht unter 4. genannt	300 mSv	90 mSv
4. Teilkörperdosis Hände, Unterarme, Füße, Unterschenkel, Knöchel, einschließlich der dazugehörigen Haut	500 mSv	150 mSv

47

Tabelle 47-3 Wichtungsfaktoren für Organe und Gewebe.

Organe und Gewebe	Wichtungsfaktoren
Keimdrüsen	0,25
Brust	0,15
rotes Knochenmark	0,12
Lunge	0,12
Schilddrüse	0,03
Knochenoberfläche	0,03
andere Organe und Gewebe[1] Blase, oberer Dickdarm, unterer Dickdarm, Dünndarm, Gehirn, Leber, Magen, Milz, Nebenniere, Niere, Bauchspeicheldrüse, Thymus, Gebärmutter	je 0,06

[1] Zur Bestimmung des Beitrags der anderen Organe und Gewebe bei der Berechnung der effektiven Dosis ist die Teilkörperdosis für jedes der fünf am stärksten strahlenexponierten anderen Organe oder Gewebe zu ermitteln. Die Strahlenexposition aller übrigen Organe und Gewebe bleibt bei der Berechnung der effektiven Dosis unberücksichtigt.

• die Einfallsrichtung (von vorn, von hinten etc.)

feststellen. Die Filmdosimeter werden von der nach Landesrecht zuständigen Behörde einmal monatlich ausgewertet, das Meßergebnis wird dem Strahlenschutzbeauftragten mitgeteilt.

Unter bestimmten Voraussetzungen können die zuständige Behörde, der Strahlenschutzbeauftragte oder die zu überwachende Person ein jederzeit ablesbares Dosimeter (meist ein sogenanntes Stabdosimeter) verlangen. Das **Stabdosimeter** wird von dem betreffenden Träger selbst abgelesen und die Dosis von ihm selbst protokolliert.

↗ Alle in ihrem Beruf regelmäßig ionisierender Strahlung ausgesetzten Personen und solche, die in einem Kontrollbereich tätig sind, haben ein **Filmdosimeter** zu tragen. Ungewöhnliche, vor allem die Grenzwerte überschreitende Meßwerte teilt die Behörde dem Strahlenschutzbeauftragten und dem Betroffenen mit.

Stabdosimeter und eventuell damit gewonnene Meßwerte unterliegen der persönlichen Verantwortung des Trägers.

47.2.3 Klassifizierung der Strahlenschutzbereiche

Anhand der gemessenen Ortsdosen und der zulässigen Körperdosen wird die Klassifizierung der einzelnen Räumlichkeiten als Sperr-, Kontroll-, betrieblicher und außerbetrieblicher Überwachungsbereich bestimmt (vgl. Tab. 47-1).

↗ Die maximal zulässigen effektiven Dosen betragen im außerbetrieblichen und betrieblichen **Überwachungsbereich** 1,5 mSv bzw. 15 mSv pro Jahr und im **Kontrollbereich** 50 mSv pro Jahr. Alles darüber Hinausgehende ist unzulässig.

Sperrbereich

Der Sperrbereich ist im Gegensatz zu den anderen Bereichen nicht durch eine zulässige Jahresdosis, sondern durch das Überschreiten einer **Dosisleistung pro Stunde** (> 3 mSv/h) definiert. Dies bedeutet, daß in der **Strahlentherapie** während einer Bestrahlung der Bestrahlungsraum Sperrbereich ist. Sperrbereiche gibt es in der Röntgendiagnostik und Nuklearmedizin nicht. Sperrbereiche sind abzugrenzen und deutlich sichtbar und dauerhaft mit dem Hinweis „Sperrbereich, kein Zutritt!" zu kennzeichnen.

↗ Im Sperrbereich darf sich niemand aufhalten – mit Ausnahme des gerade behandelten Patienten.

Kontrollbereich

Kontrollbereich sind alle Räume, in denen **Strahlung** auftritt und Dosen von mehr als 15 mSv bis maximal 50 mSv pro Jahr bei dem dort tätigen Personal nicht ausgeschlossen werden können. Dazu gehören für gewöhnlich die Röntgenuntersuchungsräume, die Funktionsräume in der Nuklearmedizin, der Bestrahlungsraum in der Röntgentherapie, aber auch ein Telekobaltbestrahlungsraum bei geschlossener Blende.

Im übrigen ist jeder Raum, in dem mit offenen radioaktiven Stoffen umgegangen wird, Kontrollbereich. Der Zutritt zum Kontrollbereich ist nur erlaubt

• in Ausübung des Berufs,
• zur Ausbildung,
• zur Patientenbehandlung,
• zur Begleitung des Patienten.

↗ Im Kontrollbereich hat sich außer den dort Beschäftigten bzw. den Patienten niemand aufzuhalten. Personendosimetrie ist zwingend vorgeschrieben.

Schwangeren Frauen und Personen unter 18 Jahren ist die Tätigkeit im Kontrollbereich untersagt. Schwangere und stillende Frauen dürfen zudem nicht mit offenen radioaktiven Stoffen umgehen. Jugendlichen zwischen 16 und 18 Jahren kann der Zutritt zum Kontrollbereich gestattet werden, wenn dies im Rahmen ihrer Ausbildung notwendig ist (z.B. MTA-R/MTA-Schüler).

Überwachungsbereich

Zwischen Kontrollbereich und „Außenwelt" ist ein Überwachungsbereich gelegt, der letzten Endes einen unbefugten Zutritt zum Kontrollbereich verhindern soll.

Im **betrieblichen Überwachungsbereich** läßt sich nicht ausschließen, daß Personen, die sich dort dauernd aufhalten, höheren Dosen als 5 mSv im Kalenderjahr ausgesetzt sind, aber nicht mehr als 15 mSv. Dieser Bereich unterliegt der Aufsicht des Genehmigungsinhabers. Dieser legt auch fest, ob Dosimeter getragen werden müssen oder nicht. Auch die Genehmigungsbehörde kann bestimmte Auflagen machen.

Ein **außerbetrieblicher Überwachungsbereich** schließt sich in vielen Fällen an den Kontrollbereich oder an den betrieblichen Überwachungsbereich an. Hier können Personen bei dauerndem Aufenthalt pro Kalenderjahr 1,5–5 mSv Ganzkörperdosis erhalten.

- Bestrahlungsräume sind während der Einschaltzeit Sperrbereich.
- Röntgenuntersuchungsräume, die Funktionsräume der Nuklearmedizin und Bestrahlungsräume mit Telegammageräten (außerhalb der Einschaltzeit) sind Kontrollbereich.
- Schalträume, Bestrahlungsräume mit Beschleunigern und weitere Funktionsräume gehören je nach örtlichen Gegebenheiten zum betrieblichen oder außerbetrieblichen Überwachungsbereich.

47.2.4 Grenzwerte für strahlenexponierte Personen

Der Gesetzgeber schreibt für beruflich strahlenexponierte Personen bestimmte Überwachungen und Auflagen vor. Auch für Schwestern, Angehörige und Besucher, die Patienten begleiten, gibt es gewisse Auflagen (Tab. 47-4).

Beruflich strahlenexponierte Personen

Personen, die in Ausübung ihres Berufs oder bei ihrer Berufsausbildung möglicherweise mehr als 5 mSv effektive Dosis pro Jahr erhalten, werden vom Gesetzgeber als beruflich strahlenexponierte Personen bezeichnet. Werden nur Teile des Körpers belastet (Teilkörperdosis), gelten andere Schwellenwerte, z.B. bei ausschließlicher Belastung der Hände 50 mSv pro Kalenderjahr (vgl. die Grenzwerte in Tab. 47-2).

Aus organisatorischen Gründen unterscheidet der Gesetzgeber innerhalb der Gruppe der beruflich strahlenexponierten Personen die Kategorien A und B. Die Einteilung nimmt der Strahlenschutzbeauftragte (leitender Arzt, leitender Physiker) vor.

- **Kategorie A:** 15 mSv Ganzkörperdosis und 150 mSv Teilkörperdosis pro Jahr (vgl. Tab. 47-2) werden möglicherweise überschritten (= Tätigkeiten im Kontrollbereich). Auch gehören alle Personen, die in der Brachytherapie ohne Afterloading arbeiten, zur Kategorie A.
- **Kategorie B:** Die Grenzwerte von 15 mSv Ganzkörperdosis bzw. 150 mSv Teilkörperdosis pro Jahr werden vermutlich nicht überschritten (= Tätigkeiten im Überwachungsbereich).

Für Personen **unter 18 Jahren**, die zur Erlangung ihres Ausbildungsziels im Kontrollbereich tätig werden, beträgt die zulässige Jahresdosis 5 mSv. Bei **Frauen** im gebärfähigen Alter darf die während eines Monats akkumulierte Dosis an der

47

Tabelle 47-4 Überwachung und Auflagen für beruflich und nicht beruflich strahlenexponierte Personen.

	Maximal zulässige effektive Dosis (mSv pro Jahr)	Personendosismessung (nach §§62, 63 StrlSchV und §35 RöV)	Ärztliche Untersuchung (nach §67 StrlSchV und §37 RöV)	Belehrung (nach §39 StrlSchV und §36 RöV)
Beruflich strahlenexponierte Personen				
Kategorie A	50[1]	ja[2]	jährlich	halbjährlich
Kategorie B	15[1]	ja[2]	nein[3]	halbjährlich
Nicht beruflich strahlenexponierte Personen				
Gelegentlicher Aufenthalt im Kontrollbereich	5	ja	nein	ja
Auszubildende im Kontrollbereich	5	ja	nein	ja
Aufenthalt im betrieblichen Überwachungsbereich	5	nein	nein	nein[4]
Personen im außerbetrieblichen Überwachungsbereich	1,5	nein	nein	nein[4]
Allgemeines Staatsgebiet	0,3			

[1] Dabei darf eine Lebensaltersdosis von 400 mSv nicht überschritten werden. Bei Frauen im gebärfähigen Alter gilt als weitere Einschränkung eine Körperdosis von maximal 5 mSv pro Monat. Außerdem darf die in zwei aufeinanderfolgenden Monaten akkumulierte effektive Dosis die Hälfte der maximal zulässigen effektiven Dosis pro Jahr nicht überschreiten.

[2] Auf Verlangen ist den zu überwachenden Personen ein jederzeit ablesbares Stabdosimeter zur Verfügung zu stellen.

[3] Eine ärztliche Untersuchung vor Beginn der Tätigkeit ist nur notwendig, wenn mit offenen radioaktiven Stoffen umgegangen wird.

[4] Gilt nicht, wenn für die Tätigkeit eine Genehmigung erteilt werden muß.

Gebärmutter 5 mSv nicht überschreiten. Ziel dieser Einschränkung ist es, bei unbekannter Schwangerschaft die zulässige Dosis an der Frucht zu begrenzen.

↗ Zur **Kategorie A** der beruflich strahlenexponierten Personen gehören diejenigen, deren effektive Ganzkörperdosis 15 mSv pro Jahr (Teilkörperdosis 150 mSv pro Jahr) überschreiten könnte, und zur **Kategorie B** die Personen,

bei denen diese Werte nicht erreicht werden. Alle in der Brachytherapie ohne maschinelles Afterloading arbeitenden Personen gehören eo ipso zur Kategorie A.

Für beruflich strahlenexponierte Personen gelten außerdem folgende Auflagen (vgl. Tab. 47-4):

• Sie unterliegen der physikalischen Strahlenschutzkontrolle, d. h., die Körperdosen für diese Personen sind durch Dosismessung zu ermitteln.

- Strahlenexponierte Personen sind vor dem erstmaligen Zutritt zum Kontrollbereich und in halbjährlichen Abständen über die Arbeitsmethoden, die möglichen Gefahren, die anzuwendenden Sicherheits- und Schutzmaßnahmen und über die für ihre Tätigkeit wesentlichen Inhalte der Verordnungen und Genehmigungen zu belehren.
- Strahlenexponiertes Personal der Kategorie A muß im letzten Jahr vor Beginn der Tätigkeit von einem sogenannten ermächtigten Arzt untersucht worden sein. Solche Untersuchungen sind in jährlichen Abständen zu wiederholen.
- Personen der Kategorie B haben sich der gleichen Eingangsuntersuchung zu unterziehen, unterliegen aber nicht der ärztlichen Überwachungspflicht, es sei denn, sie gehen mit offenen radioaktiven Stoffen um. In diesem Fall muß ebenfalls vor Tätigkeitsbeginn eine entsprechende ärztliche Untersuchung durchgeführt werden.

↗ Überschreitet die effektive Dosis 5 mSv pro Jahr, ist die betreffende Person als **beruflich strahlenexponiert** zu behandeln, das heißt: monatliche Ermittlung der Körperdosis, regelmäßige Belehrung, unter Umständen regelmäßige ärztliche Untersuchungen.

Nicht beruflich strahlenexponierte Personen

Bestimmte Personengruppen kommen nicht regelmäßig in Ausübung ihres Berufes, sondern nur gelegentlich mit ionisierender Strahlung in Berührung:

- Krankenpfleger, Krankenschwestern und Sanitäter werden möglicherweise bei Hilfsdiensten am Patienten im Kontrollbereich tätig.
- Zur Erreichung eines Ausbildungsziels können sich bestimmte Personengruppen für begrenzte Zeit im Kontrollbereich aufhalten.

Die nicht beruflich strahlenexponierten Personen unterliegen keiner ärztlichen Überwachung. Sie haben jedoch, wenn sie im Kontrollbereich tätig werden, ein Dosimeter zu tragen und sich belehren zu lassen. Die maximal zulässige effektive Dosis beträgt 5 mSv pro Jahr (vgl. Tab. 47-4).

↗ Zu den nicht beruflich strahlenexponierten Personen gehört auch die **Bevölkerung**. Die allgemeine Strahlenbelastung darf 0,3 mSv effektive Dosis pro Jahr nicht überschreiten.

47

48 Praktische Maßnahmen im Strahlenschutz

Wirksame Strahlenschutzmaßnahmen lassen sich nur im Bereich kontrollierbarer Strahlenquellen verwirklichen. Es sind Maßnahmen zum Schutz des Personals und zum Schutz der Patienten.

48.1 Strahlenschutz beruflich exponierter Personen

Im Strahlenschutz gelten folgende vier Gebote:
- Abstand halten!
- Abschirmung sicherstellen!
- Aufenthaltszeit begrenzen!
- Aufnahme von Radionukliden vermeiden!

Als Gedächtnisstütze kann dienen: „**Vier A's im Strahlenschutz**".

Abstand

Die Dosisleistung von Photonenstrahlung nimmt mit dem Quadrat des Abstands ab (Abstandsquadratgesetz, vgl. Kap. 15.3.4):

$$I \text{ (Intensität der Strahlung)} \sim \frac{1}{r^2}$$

Abstand zu halten gilt aber für alle Strahlenarten. Bei α-Teilchen stellt so bereits die Luft eine ausreichende Abschirmung sicher.

 Abstand zu halten, ist der einfachste und billigste Strahlenschutz.

Abschirmung

Die Art der Abschirmung richtet sich nach der Strahlenart, der Strahlenenergie und der Quellenstärke. Von der Dichte des abschirmenden Materials, von seiner Ordnungszahl und seiner Dicke hängt die Absorption der Strahlung ab.

 Geladene Teilchen lassen sich prinzipiell vollständig abschirmen, Photonenstrahlen lassen sich nur schwächen.

Geladene Korpuskularstrahlen
Alphastrahlen
Alphastrahlen haben in Materie wegen ihrer großen Masse und ihrer Ladung nur eine kurze Reichweite. So wird z.B. eine Alphastrahlung von 10 MeV schon in 0,1 mm Wasser bzw. in 10 cm Luft vollständig absorbiert.

Beta- und Elektronenstrahlen
Elektronen werden völlig abgeschirmt, wenn die Absorberschicht dicker ist als die maximale Reichweite der Elektronen, die ihrerseits von der Energie abhängt. Dabei verwendet man zunächst am besten ein Material mit niedriger Ordnungszahl Z, z.B. Plexiglas, Plastilin oder Aluminium, um die bei der Abbremsung von Elektronen erzeugte Röntgenstrahlenintensität niedrig zu halten. Mit einer zweiten Absorberschicht aus Material mit hoher Ordnungszahl Z, z.B. Blei, muß dann diese sekundäre Bremsstrahlung abgeschirmt werden.

 Gegen Elektronen- und Betastrahlen empfiehlt sich eine **doppelte Abschirmung**: die erste mit Material niedriger Ordnungszahl gegen die Elektronen selbst und die zweite aus Material hoher Ordnungszahl gegen die in der Abschirmung sekundär entstehende Röntgenbremsstrahlung.

Photonenstrahlung

Photonen können nur geschwächt, aber nicht völlig abgeschirmt werden. Da bei Photonenstrahlung nicht von Reichweiten in bestimmten Materialien gesprochen werden kann, hat man den Begriff der **Halbwert- bzw. Zehntelwertschichtdicke** eingeführt.

↗ Halbwert- bzw. Zehntelwertschichtdicke ist diejenige Schichtdicke eines Materials, die die Dosisleistung der Strahlung auf die Hälfte bzw. ein Zehntel herabsetzt.

Bei hohen Strahlungsenergien hängt die notwendige Abschirmdicke vorwiegend von der Dichte des absorbierenden Materials ab, bei niedrigen Energien (z. B. in der Röntgendiagnostik) von der Ordnungszahl Z. So beträgt z. B. die Zehntelwertschichtdicke für die Strahlung von ^{60}Co (etwa 1,25 MV) in Wasser 55 cm, in Beton 25 cm, in Eisen 7 cm und in Blei 4,8 cm.

Bei entsprechenden Angaben muß immer das verwendete Material (Blei, Beton usw.) genannt werden. Im allgemeinen bezieht man sich auf Blei und gibt den **Schwächungsgleichwert** in Blei an.

↗ Schwächungsgleichwert oder **Bleigleichwert** eines Materials bezeichnet die Schichtdicke in Blei, die dieselbe Strahlungsschwächung bewirken würde wie die Schichtdicke des angegebenen Materials, also Aluminium, Kunststoff, Stein o. a.

In der Röntgendiagnostik werden „Bleischürzen" mit Bleigleichwerten von 0,35 bis 0,5 mm verwendet. Dies ist in der Nuklearmedizin und im hochenergetischen Bereich der Strahlentherapie sinnlos, wie Tabelle 48-1 belegt. Für ^{99m}Tc läßt eine Schürze mit einem Bleigleichwert von 0,5 mm noch knapp ein Viertel der

Tabelle 48-1 Durchlässigkeit von Bleischürzen mit einem Bleigleichwert von 0,25 bzw. 0,5 mm für die Strahlung verschiedener Radionuklide.

Radionuklid	Bleigleichwert	
	0,25 mm	0,5 mm
^{99m}Tc	42 %	23 %
^{201}Tl	52 %	32 %
^{123}I	51 %	29 %
^{131}I	90 %	82 %

Strahlung durch, für das höherenergetische ^{131}I ist der Schutzeffekt praktisch zu vernachlässigen.

Die Auswahl der Schutzmaterialien bei energiereicher Photonenstrahlung erfolgt je nach Handhabung, Verarbeitungsmöglichkeiten und Kosten. Fahrbare Strahlenschutzschilde und Türen werden vorwiegend aus Blei gefertigt, die Abschirmwände von Bestrahlungsräumen aus Barytbeton. In nuklearmedizinischen Einrichtungen stellen „Bleiburgen" aus genormten Bleiziegeln eine wirksame Abschirmung dar.

Aufenthaltszeit

Schnelles Arbeiten im Kontrollbereich ist oft mehr wert als Blei, d. h., die Expositionszeit ist so kurz wie möglich zu halten. Unbedingt notwendige Verrichtungen im Strahlungsfeld müssen deshalb vorher geübt werden. In der Röntgendiagnostik ist das Nutzstrahlenbündel zu meiden.

↗ Aktiver Strahlenschutz ist eine Sache der Intelligenz, des Nachdenkens und der Disziplin, nicht von Blei.

Aufnahmeverbot von Radionukliden

Für das Arbeiten mit Radionukliden sind besondere Vorsichtsmaßnahmen einzuhalten, um eine **Inkorporation** der radioaktiven Substanzen zu vermeiden: Im radioaktiven Labor ist Schutzklei-

48

dung zu tragen, die Präparate dürfen nur mit Greifwerkzeugen berührt werden, die Aufbewahrung von Nahrungsmitteln, Getränken und Rauchwaren ist untersagt. Beim Verlassen des Labors muß eine Kontamination der Hände, Schuhe und u.U. der Kleidung an einem Strahlungsmonitor ausgeschlossen werden.

↗ Wegen der Gefahr der Ingestion von radioaktivem Material darf in einem „heißen" Labor nicht getrunken, gegessen, geraucht, geschminkt oder mit dem Mund pipettiert werden.

48.2 Strahlenschutz in der Röntgendiagnostik

Vor Anforderung einer Röntgenaufnahme hat der behandelnde Arzt Nutzen und Risiko sorgfältig abzuwägen. Die **Indikation** zu einer Untersuchung muß kritisch geprüft werden. Informationsaustausch und kritische Diskussion zwischen anforderndem Arzt und radiologischem Diagnostiker sind deshalb die wesentliche Grundlage für den Strahlenschutz. Es gilt, die folgenden, scheinbar gegensätzlichen Grundsätze zu vereinen:

↗ • Der beste Strahlenschutz besteht darin, Röntgenuntersuchungen zu vermeiden.
• Das Unterlassen einer radiologischen Untersuchung darf Gesundheit und Leben des Patienten nicht gefährden.

Die Indikation zu einer Röntgenuntersuchung darf nur ein Arzt stellen, der Grundkenntnisse im Strahlenschutz hat. Die Kenntnisse über den Umgang mit ionisierenden Strahlen werden – wie vom Gesetzgeber vorgeschrieben – im Rahmen des Medizinstudiums, während der Weiterbildung und in speziellen Strahlenschutzkursen als sogenannte Sach- und Fachkunde erworben (Sach-

kunde plus Weiterbildungszeit = **Fachkunde**).

Schutzmaßnahmen für den Patienten

Ärztliche Maßnahmen

Im Rahmen der angesprochenen „Vermeidungsstrategie" hat der Gesetzgeber die Auflage erlassen, daß eine Anamnese über gleichartige Strahlenuntersuchungen zu erheben ist. Damit sollen unnötige **Wiederholungsuntersuchungen** vermieden werden.

Bei **Durchleuchtungsuntersuchungen**, z.B. einer Magen-Darm-Passage oder Arteriographie, ist die Durchleuchtungszeit ein die Strahlendosis bestimmender Faktor. Durchleuchtungszeit und Oberflächendosis müssen protokolliert werden.

Bei der **konventionellen Röntgendiagnostik** sind die wesentlichen Daten ebenfalls zu protokollieren: kV-Wert, mAs-Produkt, Oberflächendosis und die Größe des Strahlenfeldes. Letzteres muß auf der Aufnahme in Form eines Einblendungssaumes sichtbar sein.

↗ Eine Strahlenexposition muß nachvollziehbar sein. Deshalb sollen die Zahl der Aufnahmen, kV-Wert, mAs-Produkt, Oberflächendosis, Größe des Strahlenfeldes und Durchleuchtungszeit dokumentiert werden.

Frauen im gebärfähigen Alter müssen bei allen radiologischen Untersuchungen nach der Möglichkeit einer **Schwangerschaft** befragt werden. Die Patientin muß sich hierzu schriftlich (ja/nein/unsicher) äußern. In der täglichen Praxis ist es häufig die MTRA, die mit der Frage einer nicht auszuschließenden Schwangerschaft konfrontiert wird. Sie sollte die Untersuchung zunächst unterbrechen und dem Arzt die Frage nach der Indikation neu vorlegen. Dabei ist zu überprüfen,

- ob ein Unterlassen der Untersuchung eine Gefährdung für Leben oder Gesundheit der Mutter bedeuten würde,
- ob alternative Untersuchungsverfahren die klinische Fragestellung beantworten könnten, z. B. Ultraschall oder Kernspintomographie,
- welche Maßnahmen, wie Einblenden und Bleiabdeckung, die Strahlenexposition reduzieren können, falls auf Röntgenaufnahmen nicht verzichtet werden kann.

↗ Die **Schwellendosis für Fruchtschädigungen** wird mit 50 mSv angesetzt. Bis zum 9. Tag der Schwangerschaft gilt das Alles-oder-nichts-Gesetz, d. h., die Frucht stirbt oder entwickelt sich normal weiter. Bis zur 8. Woche können Mißbildungen auftreten, bis zur 25. Woche geistige Retardierungen (vgl. Kap. 13.4).

Auf jeden Fall muß nach erfolgter Röntgenuntersuchung die Dosis abgeschätzt und dokumentiert werden, unabhängig von der tatsächlichen Kenntnis oder Unkenntnis der Schwangerschaft. Es gelten darüber hinaus folgende Regelungen:
- Bis 20 mSv protokolliert der exponierende Arzt den Vorgang. Weitere Maßnahmen sind nicht nötig.
- Bis 50 mSv ist eine Dosisabschätzung am Embryo durch einen Gutachter notwendig.
- Bei mehr als 50 mSv ist eine genaue Dosisberechnung durch einen Gutachter erforderlich. Die Indikation zur Interruptio kann erwogen werden.

Technische Maßnahmen

Eine weitere Reduzierung der Strahlendosis läßt sich durch eine Verbesserung und Modifizierung der **Aufnahmetechnik** erreichen. Folgende sechs Einflußgrößen bestimmen die Strahlenexposition des Patienten:
- **Strahlenqualität**, definiert durch Generator, Röhrenspannung und Filter,
- **Fokus-Patient-Abstand**,
- **Feldgröße**, d. h. Projektionsfläche des Nutzstrahlenbündels und somit durchstrahltes Körpervolumen,
- **Empfindlichkeit des Detektorsystems**, d. h., die zur Bilderzeugung benötigte Strahlenmenge, definiert durch Röhrenstrom × Expositionszeit,
- **Strahlenschutzzubehör**,
- **Durchleuchtungszeit** bei Durchleuchtungsuntersuchungen.

Hohe **Röhrenspannungen** erzeugen durchdringungsfähigere Strahlen, die weniger im Patienten absorbiert werden und dadurch mehr zur Bildgebung beitragen. Deshalb sollte die Röhrenspannung so groß wie möglich sein, aber noch befriedigende Kontraste ermöglichen. Die Verwendung moderner Generatoren mit Mehr- bzw. **Multipulstechnik** senkt die Strahlenbelastung dadurch, daß sie konstant hohe Röhrenspannungen über die gesamte Schaltzeit ermöglicht.

Die **Filterung** eliminiert den weichen Strahlenanteil, der nicht in der Lage ist, den Patienten zu durchdringen, und auch nicht zur Bilderzeugung beiträgt. Gesetzlich vorgeschrieben sind 1,5 mm Aluminiumgleichwert (Al) bis 70 kV, bei Röhrenspannungen über 70 kV 2,5 mm Al, bei mobilen Durchleuchtungsgeräten und Therapiesimulatoren 3 mm Al. Für Mammographiegeräte gilt eine Mindestfilterung von 0,5 mm Al und 0,03 mm Molybdän, da hier ausnahmsweise eine besonders weiche Strahlung zur korrekten Diagnostik benötigt wird.

Der **Fokus-Patient-Abstand** sollte so groß gewählt werden, wie es die konstruktiv-technischen Vorgaben erlauben. Bei Durchleuchtungsanlagen schreibt die RöV einen Mindestabstand von 30 cm vor. Je kleiner der Fokus-Patient-Abstand ist, desto größer ist der Anteil der im Patienten absorbierten Strahlung, der nicht zur Bilderzeugung beiträgt.

48

Bei konventionellen Röntgenaufnahmen sind Fokus-Film-Abstände von 100–150 cm (je nach Körperdurchmesser der Patienten) ein guter Kompromiß.

Die **Feldgröße** muß der Fragestellung angepaßt sein. Nur die Körperteile und Organe, die von diagnostischem Interesse sind, sollten geröntgt werden. Es gilt der Grundsatz: so viel wie nötig und so wenig wie möglich. Auf enge Einblendung ist zu achten, insbesondere bei Durchleuchtungsuntersuchungen. Die Ränder des Blendensystems müssen auf dem Bild erkennbar sein, um zu dokumentieren, daß das Gebot der Einblendung berücksichtigt wurde.

In der Wahl eines möglichst empfindlichen **Bildempfängersystems** liegt das größte Strahlenschutzpotential. Bei **analogen Techniken** (heute noch die Mehrzahl aller Aufnahmen) werden Folien zur Verstärkung verwendet. Seltene-Erden-Folien vermindern den Dosisbedarf etwa auf die Hälfte ohne Einbußen an Bildschärfe, allerdings mit dem Nachteil hoher Anschaffungskosten. Bei **digitalen Techniken** ist das verstärkende Bildempfängersystem elektronisch. Dabei werden die Filme elektronisch mit Laserkameras erzeugt. Bei der Durchleuchtung kann der Einsatz digitaler Bilderzeugungstechnik die Strahlendosis ebenfalls um den Faktor 2 senken. Bei der Mammographie, bei Thoraxuntersuchungen und bei Skeletterkrankungen ist man nach wie vor auf analoge Aufnahmen mit hochauflösenden Folien angewiesen, die nur wenig mehr Dosis benötigen.

Beim **Strahlenschutzzubehör** für den Patienten spielt der **Gonadenschutz** eine besondere Rolle. Der beste Gonadenschutz ist zunächst einmal die Ausblendung der Gonaden aus dem Feld. Bei Männern gelingt dies meist problemlos, bei Frauen ist es, je nach Fragestellung, wesentlich schwieriger. Zusätzlich kann bei Männern die Streustrahlung durch eine Hodenkapsel bis auf die Hälfte gesenkt werden. Liegen die bleigeschützten Hoden allerdings im Nutzstrahlenbündel, erhöht sich die Strahlenbelastung durch Sekundärstrahlung trotzdem auf das 15- bis 30fache.

Die Abdeckung der **Ovarien** aus der Nutzstrahlung wird durch zwei Faktoren erschwert: Zum einen ist die Lagevariabilität von außen nicht erkennbar, so daß eine exakte Abdeckung meist nicht gelingt. Zum zweiten verdeckt die Bleiabdeckung, z.B. bei Beckenaufnahmen oder Infusionsurographien, oft wichtige Bilddetails. Darüber hinaus kann durch externe Abdeckung die Streustrahlung auf die Ovarien häufig nicht nennenswert verringert werden, da der größte Teil der Streustrahlung in der Körperlängsachse wirkt.

Eine Übersicht über die durchschnittliche Strahlenbelastung für die Organe des Patienten (Organdosen) bei konventionellen Röntgenaufnahmen gibt Tabelle 48-2.

Schutzmaßnahmen für das Personal

Der Strahlenschutz für das Personal wird erzielt durch

- Bauart und Zustand der Geräte,
- bauliche Maßnahmen,
- korrekte Verwendung des Strahlenschutzzubehörs und
- strahlenschutzgerechtes Verhalten am Arbeitsplatz.

Der ordnungsgemäße Zustand der verwendeten **Geräte** wird durch die Bauartprüfung, die Abnahmeprüfung und regelmäßige Kontrollen des Betreibers und der Aufsichtsbehörde, einschließlich der Messung der Ortsdosis, sichergestellt. Vor allem die **Durchlaßstrahlung**, d.h. die Strahlung, die das Schutzgehäuse außerhalb des Nutzstrahlenbündels passiert, muß immer wieder überprüft werden. Sie muß bei dem Sicherheitsabstand, den das Personal einzuhalten hat, mit berücksichtigt werden.

Tabelle 48-2 Mittlere Organdosen für den Patienten bei Röntgenaufnahmen.

| Röntgenaufnahme | Organdosen (in mSv) | | | | | |
	Hoden	Ovarien	Knochen-mark	Brust-drüse	Lunge	Schild-drüse
– Hüfte/Oberschenkel	15	3,5–7	2,5	< 0,05	< 0,10	< 0,01
– Becken	3	2	2	< 0,05	< 0,10	< 0,01
– LWS	2	6	4	1	< 1	< 0,2
– Urographie	3	9	2,5	5,5	< 1	0,4
– Urethrozystographie	20	15	3	0,2	0,2	0,05
– Magen-Darm-Passage	0,2	0,6	4	1	0,5	0,3
– Kolonkontrasteinlauf	5	7	9	0,3	< 0,2	< 0,05
– Abdomenübersicht	2	2	3	0,1	0,2	0,03
– BWS	< 0,2	< 1	5	2	8	13
– Thorax	0,1	0,1	1	2	3,5	1
– HWS	< 0,01	< 0,01	0,4	< 0,01	< 0,01	1,4
– Schulter	< 0,01	< 0,01	0,6	< 0,5	< 0,01	< 0,5
– Unterschenkel/Knie	< 0,01	< 0,01	< 0,01	< 0,01	< 0,01	< 0,01
– Arm	< 0,01	< 0,01	< 0,01	< 0,01	< 0,01	< 0,01

48

Analoges gilt für den **baulichen Strahlenschutz**. Trennwände, Bleiglasfenster, Türen usw. müssen eine adäquate Abschirmung des Personals und der Umwelt gewährleisten.

Wichtigstes **Strahlenschutzzubehör** für beruflich strahlenexponierte Personen in den Röntgenabteilungen ist die Bleigummischürze. Sie wird dort notwendig, wo der nötige Abstand während der Untersuchung nicht eingehalten werden kann, z. B. bei Durchleuchtungsuntersuchungen, in der Angiographie und bei schwerstkranken Patienten, die gehalten werden müssen. Vorgeschrieben ist ein Bleigleichwert von mindestens 0,35 mm (im Operationssaal 0,25 mm). Die Schürze sollte den ganzen Körperstamm bedecken; keinesfalls ausreichend sind Lendenschurze. Weiteres Zubehör sind Schilddrüsenabschirmungen und Bleiglasbrillen zum Schutz der Linse vor Strahlenkatarakt. Bleihandschuhe und Kompressionswerkzeuge dienen dazu, bei Manipulationen die Hände zu schützen.

↗ Das Strahlenschutzzubehör soll Streustrahlung abfangen und nicht die Primärstrahlung. Der Untersucher darf sich **nie** im primären Strahlengang aufhalten – weder geschützt noch ungeschützt.

Das Strahlenschutzzubehör muß außerdem so beschaffen sein, daß es vom Personal auch angenommen wird. Denn nur seine tatsächliche Anwendung ergibt Sinn. Strahlenschutzzubehör sollte auch die Untersuchungszeit nicht wesentlich verlängern und die Untersuchungsqualität nicht beeinträchtigen.

48.3 Strahlenschutz in der Nuklearmedizin

In der Nuklearmedizin wird der Strahlenschutz für den Patienten durch die **Strahlenschutzverordnung** (StrlSchV) sowie die „Richtlinie Strahlenschutz in der Medizin" genau geregelt.

Kurzlebige **Radionuklide** mit günstigen physikalischen Eigenschaften sind heute Standard in der nuklearmedizinischen Diagnostik. ^{131}I mit seiner physikalischen Halbwertszeit von 8 Tagen und einem bedeutenden β-Anteil, der die Abbildungsqualität beeinträchtigt und die Strahlenexposition für den Patienten erhöht, ist in der Diagnostik obsolet. Die radiopharmazeutische Forschung macht große Anstrengungen bei der Neuentwicklung von ^{99m}Tc-markierbaren Substanzen.

Der Möglichkeit, eine Reduktion der applizierten Aktivität durch eine Verlängerung der **Akquisitionszeit** zu kompensieren, sind Grenzen gesetzt. Es ist einem schwerkranken Patienten nicht zumutbar, ihn länger als 30 Minuten auf einer unbequemen Liege zu positionieren. Erfahrungsgemäß nimmt auch die Häufigkeit von Bewegungsartefakten mit der Untersuchungsdauer zu.

Weitere wichtige Maßnahmen zum Schutz des Patienten sind **Qualitätskontrolle** und **Qualitätssicherung**. Dafür sind Ärzte, Radiochemiker und Medizinphysiker jeweils in ihrem Bereich verantwortlich. Die apparative Qualitätssicherung hängt zum großen Teil auch vom jeweiligen Technologiestandard der nuklearmedizinischen Aufnahmegeräte ab. Dieser ist in Deutschland im internationalen Vergleich sehr hoch.

↗ Die Applikation von Radiopharmazeutika am Menschen unterliegt besonders strengen gesetzlichen Vorschriften. Der **Strahlenschutz für den Patienten** läßt sich durch folgende Maßnahmen optimieren: korrekte Indikationsstellung, Wahl geeigneter Tracer, Verlängerung der Akquisitionszeit (nur beschränkt möglich), flexibles Denken des Arztes, Qualitätskontrolle und -sicherung.

48.4 Strahlenschutz in der Strahlentherapie

Obwohl mehr als 80% der Patienten in der Strahlentherapie Tumorpatienten sind und diese (über ein oder mehrere Zielvolumina) eine Tumorvernichtungsdosis von jeweils 30–70 Gy und mehr erhalten, ist der Strahlenschutz für den übrigen Körper peinlichst genau zu beachten. Der Gesetzgeber macht keinen grundsätzlichen Unterschied zwischen Strahlentherapie, Röntgendiagnostik und Nuklearmedizin. Ebenso gibt es auch keine Altersbegrenzung für den Strahlenschutz.

↗ • Strahlenschutz in der Radiotherapie bezweckt Vorsorge gegen stochastische Strahlenwirkungen im nicht behandelten Restvolumen des Körpers, d.h. gegen Kanzerogenese und genetische Schäden.
  • Im durchstrahlten Volumen des Körpers müssen deterministische Strahlenfolgen so gering wie möglich gehalten werden.

Schutzmaßnahmen für den Patienten

Zum strahlentherapeutischen Handwerk gehört, daß durch sorgsame physikalische und biologische **Bestrahlungsplanung** eine hohe Elektivität erreicht wird. Dazu gehören
  • die Wahl geeigneter Strahlenarten,
  • komplexe Behandlungstechniken,
  • individuelle Kollimation des Zielvolumens,

- geeignete Einzeldosis, Fraktionierung und Gesamtdosis sowie
- die unumgängliche Begleit- und Supportivtherapie.

Insbesondere verdienen die kritischen Organe Aufmerksamkeit.

> ↗ Der gute Radiotherapeut erweist sich an geringen Akut- und Spätfolgen bei hoher Tumorkontrollrate.

Gonadenschutz ist auch bei Tumorpatienten durchaus sinnvoll und möglich. Hoden und Ovar sollten nicht im Strahlenfeld liegen. Sie werden entweder abgedeckt (die Ovarien bei Beckenbestrahlung nach medialer Verlagerung hinter den Uterus), aus dem Strahlenfeld herausverlagert (laterale Ovarioplexie bei Beckenbestrahlungen) oder mit der Schlinge manuell aus dem Strahlenfeld herausgezogen (Hoden). Eine Hodenkapsel aus mehreren Zentimetern Blei und eine zusätzliche Bleiabschirmung vor Leckstrahlung außerhalb des Nutzstrahlenbündels können die Streustrahlung am Hoden noch einmal um den Faktor 5–10 senken.

> ↗ Gonadenschutz ist selbst bei Tumorbestrahlungen im Abdominalbereich durchaus praktikabel und sinnvoll.

Die Strahlenschutzprüfung auf **Durchlaßstrahlung** (Leckstrahlung) aus dem Strahlerkopf außerhalb des Strahlenfeldes wird nach § 76 StrlSchV jährlich von der Genehmigungsbehörde bzw. einem autorisierten Gutachter wiederholt. Dabei wird bei geschlossener Blende die Durchlaßstrahlung in verschiedenen Abständen vom Zentralstrahl gemessen. Bestimmte Grenzwerte dürfen nicht überschritten werden. Ähnliches erfolgt gemäß RöV an den Röntgentherapieanlagen.

Bei der **Weichstrahl- oder Hartstrahltherapie** wegen gutartiger Erkrankungen

sind zusätzlich folgende Punkte zu beachten:

- Kritische Überprüfung der Bestrahlungsindikation.
- Einblendung des Strahlenfeldes durch Tubusse und Bleiabdeckungen.
- Anlegen einer oder mehrerer Bleischürzen mit zumindest 0,5 mm Bleigleichwert.
- Abwenden des Patientenkörpers und der Gonaden vom Nutzstrahlenbündel.

> ↗ Jeder Patient ist vor Beginn einer Strahlenbehandlung über Wirkungen und Nebenwirkungen der Radiotherapie sowie über mögliche Behandlungsalternativen **aufzuklären**. Der Gesprächsinhalt und das Patienteneinverständnis sind schriftlich festzuhalten.

Bei der Vorbereitung der Strahlentherapie am **Therapiesimulator** gelten dieselben Strahlenschutzrichtlinien wie in der Röntgendiagnostik (vgl. Kap. 48.2).

Die Verpflichtung zur **Dokumentation** der Bestrahlung ist in DIN-Verordnungen des Normenausschusses Radiologie exakt festgelegt. Es sind dies Angaben über Bestrahlungsregion, Patientenlage, Datum und Anzahl der Bestrahlungstage, Feldnummer, Feldbezeichnung und Feldgröße, Strahlenqualität und Strahlenenergie bzw. Röhrenspannung und mAs-Produkt, Filterung, Keilfilter, Tubusse, Satelliten und andere Einstellhilfen. Die Dosisangaben umfassen die Referenzdosis (Herddosis bzw. Zielvolumendosis), Einstrahldosis, Bestrahlungszeit pro Feld und die Maximaldosis. Darüber hinaus sind die Stellung des Strahlerkopfes, Rotationswinkel, Fokus-Achs-Abstand, Arzt und ausführende Röntgenassistentin zu dokumentieren.

> ↗ Das Bestrahlungsprotokoll mit den gesetzlich geforderten Angaben zu den einzelnen Bestrahlungen ist 30 Jahre aufzubewahren.

Schutzmaßnahmen für das Personal

Die „beruflich strahlenexponierten Personen", wie Ärzte, MTRA und möglicherweise auch Krankenschwestern, sind in der Radiotherapie kaum noch einer nennenswerten Strahlung ausgesetzt. Sie werden nur noch aus grundsätzlichen Erwägungen in der **Kategorie B** geführt. Die Schalträume an den Therapieanlagen sind maximal strahlengeschützt.

Auch während der Durchleuchtung am Therapiesimulator befinden sich Arzt und MTA-R außerhalb des Röntgenraums, bedienen das Durchleuchtungsgerät von ferne und werden allenfalls von minimaler Streustrahlung getroffen. Die Afterloading-Technik in der Brachytherapie schützt darüber hinaus das Personal vor praktisch jeder Strahlenexposition.

 Die Bleischürze ist in der Strahlentherapie überflüssig geworden.

Nur diejenigen Ärzte, Krankenschwestern und sonstigen Hilfspersonen, die bei der **Brachytherapie** im gynäkologischen und nichtgynäkologischen Bereich keine maschinelle Afterloading-Technik anwenden, sondern manuelle Verfahren bevorzugen, haben mit einer beachtenswerten effektiven Ganzkörper- bzw. Teilkörperdosis zu rechnen. Sie werden als beruflich strahlenexponierte Personen in die Kategorie A eingruppiert. Hier gelten die in Kap. 48.1 angeführten Strahlenschutzvorkehrungen.

VIII

Anhang

Glossar

Abdomen	Bauch, Leib
Abduktion	Abziehen, Bewegung vom Körper weg
Abrasio	Ausschabung
Absence	kurze Bewußtseinstrübung
Adenom	gutartige Geschwulst, vom Drüsenepithel ausgehend
Adduktion	Heranziehen, Bewegung zum Körper hin
Adhäsion	Haften zweier Dinge aneinander
Adipositas	Fettleibigkeit
adjuvant	unterstützend, z. B. Zusatzbehandlung nach vollständiger Operation
Adnexe	Anhänge des Uterus: Tuben und Ovarien
Adventitia	Bindegewebsscheide der Blutgefäße
Ätiologie	Entstehungsursache
Akromegalie	ungewöhnliches Größenwachstum der „Akren" (Spitzen) des Körpers, wie Fingerenden, Nasenspitze, Ohrmuscheln
Akzeleration	Beschleunigung
akzessorisch	hinzutretend, zusätzlich
akzidentell	zufällig
Albumin	neben den Globulinen wichtigste Eiweißgruppe im Blutplasma
Alopezie	Verlust der Kopfhaare
Alveolitis	Entzündung der Alveolen
Amnesie	Gedächtnislücke
analog	entsprechend, ähnlich
Anamnese	Vorgeschichte des Kranken
Anämie	Blutarmut, Verminderung des Farbstoff- und meist auch des Erythrozytengehalts im Blut
Angioplastie	instrumentelle Erweiterung von Gefäßen
Anomalie	Entwicklungsstörung
Anoxie	Sauerstoffmangel
Anorexie	Appetitlosigkeit
ante-	Vorsilbe, vor
Antigen	Stoff (Eigenschaft), welcher die Bildung von Antikörpern hervorruft
Antikörper	Eiweißkörper, gegen Antigene gerichtet
Aorta	große Körperschlagader
Aphasie	Sprachstörung
Aplasie	Entwicklungsstörung
Artefakt	Kunstprodukt
Arteriographie	röntgenologische Darstellung der Arterien mit Röntgenkontrastmittel
Aszites	seröse Flüssigkeit im Bauchraum

Atelektase	Verminderung des Luftgehalts der Lungen bzw. von Lungenabschnitten
Atrophie	Unterentwicklung, Rückbildung, Schwäche
auto-	selbst, eigen, unmittelbar
Autopsie	Leicheneröffnung, Sektion
basophil	mit basischen Farbstoffen anfärbbar
BEIR-Report	Berichte eines internationalen Gremiums über biologische Effekte von ionisierender Radiatio
bilateral	beidseitig
Bilirubin	Abbauprodukt des Häm, Gallenfarbstoff
Biopsie	Probeentnahme
Boost	umschriebene Erhöhung der Bestrahlungsdosis
brachy-	kurz, nah
Bulbus	(lat. Zwiebel), hier: Augapfel
Cancer	Krebs
Choledochus	eigentlich Ductus choledochus: Gallengang
Chondritis	Knorpelentzündung
Colitis	Dickdarmentzündung
Cutis	Haut
Degeneration	physiologische Entartung/Gewebeuntergang, minderwertiger Ersatz
Dekompensation	versagende Kompensation (Ausgleich)
Dekompression	Druckentlastung
Dekontamination	Reinigung (Abwaschen) von Verunreinigungen, in diesem Fall von radioaktiven Verunreinigungen/Abfällen
Demyelinisierung	Entmarkung von Nervenfasern
Depigmentierung	Pigmentverlust
Depression	Verstimmung, hier: Vertiefung, Absenkung
Dermatitis	Hautentzündung, bakteriell oder abakteriell
Desquamation	Abschilferung, z.B. der Haut
Diabetes insipidus	Harnflut zentralnervöser oder renaler Ursache (nicht durch Zuckerkrankheit)
Diabetes mellitus	Zuckerkrankheit, verbunden mit Harnflut und Durst
Diaphyse	Mittelstück der Röhrenknochen
Diarrhö	Durchfall
Diffusion	Hindurchtreten oder Vermischen von Stoffen
digital	(1) mit dem Finger (Untersuchung) (2) durch Ziffern dargestellt
Dilatation	Erweiterung
diskriminieren	trennen, unterscheiden
Disposition	Veranlagung
Dissemination/ Disseminierung	Ausbreitung, hämatogen über den ganzen Körper
distal	weiter vom Rumpf entfernt (im Unterschied zu proximal)
Diuretikum	ein die Diurese (Harnausscheidung) förderndes Mittel
Divertikel	Ausstülpung der Wand eines Hohlorgans
dominant	bestimmend (bei Vererbung)

dorsal	rückwärts, hinten
Dosis	Gabe, Mengenangabe für Arzneimittel oder Strahlung
Douglas-Raum	Bauchfellfalte zwischen Gebärmutter und Mastdarm („Schlammfang der Bauchhöhle")
Drainage	Ableitung über einen Drain
Ductus (verdeutscht: Duktus)	Gang
Duodenum	Zwölffingerdarm
Dysfunktion	Fehlfunktion
Dysphagie	Schluckstörung
Dysplasie	Fehlbildung
Dysregulation	Fehlregulation
Dysplasie	Mißgestalt
Dyspnoe	Atemnot
Dystelektase	ungenügende Belüftung von Lungenabschnitten
Dystrophie	Ernährungsstörung, Fehlbildung
Dysurie	Schwerharnen, aber auch Harnzwang, Harnbeschwerden
ED	Einzeldosis
Ektasie	Erweiterung von Hohlorganen
Ekzem	Juckflechte der Haut
elektiv	auswählend
Elektrolyte	Verbindungen (Säuren, Basen, Salze), die in wäßriger Lösung zu Ionen zerfallen
Elektrophorese	Verfahren zur Trennung verschiedener Substanz-gemische, z. B. von Eiweißen (Eiweißelektrophorese)
Embolie	Verschleppen von Substanzen/Zellen/Thromben mit dem Blut in ein Blutgefäß
Embryo	ungeborene Leibesfrucht während der Zeit der Organ-entwicklung (erste 12 Wochen)
Emesis	Erbrechen
empirisch	auf Erfahrung beruhend
Enanthem	Rötung der Mund- und Rachenschleimhaut
Endokarditis	Entzündung der Herzinnenhaut
Endometrium	Schleimhaut des Gebärmutterkörpers
Endoskopie	Untersuchung der Innenfläche von Hohlorganen mit einem Endoskop
Enhancement	Erhöhung, Steigerung (z. B. des Kontrastes bei Rönt-genuntersuchungen)
Entdifferenzierung	Entartung von Körperzellen zu Tumorzellen
enteral	in bezug auf den Darm
Enteritis	Entzündung des Dünndarms
Enukleation	Ausschälung, z. B. des Augapfels
Enzephalitis	Gehirnentzündung
Enzym	Ferment, Katalysator für chemische Reaktionen im lebenden Organismus
Epidermis	Oberhaut
epidural	auf der harten Hirnhaut (Dura) gelegen
Epitheliolyse	Ablösung der Epidermis

Erektion	Steifwerden, z. B. des Penis
Erosion	oberflächliche, nässende, bis an die Keimschicht reichende Gewebezerstörung
Erythem	Rötung
Exanthem	auf größere Körperpartien ausgebreitete, entzündliche oder vasomotorische Hautveränderungen
Exenteration	Entfernung der Eingeweide aus dem kleinen Becken
Exophthalmus	Hervordrängung des Augapfels, Glotzauge
Exostose	Knochenvorsprung, gutartige Geschwulst
Exspiration	Ausatmung
Exstirpation	operativ vollständige Entfernung
extra-	außerhalb von (extramedullär: außerhalb des Knochenmarks)
Exulzeration	Geschwürbildung
Exzision	Ausschneidung
Faszie	bindegewebige Hülle um Muskeln und Muskelgruppen
Fazialis	eigentlich Nervus facialis: Gesichtsnerv
febril	fieberhaft (subfebril: 37,1–38,0 Grad)
Fertilität/Infertilität	Fruchtbarkeit/Unfruchtbarkeit
Fetus	Frucht im Mutterleib nach Abschluß der Organentwicklung, d. h., nach dem 3. Monat
Fibrin	Faserstoff des Bluts, Eiweiß
Fibrose	Bindegewebsvermehrung
Fistel	angeborener oder erworbener röhrenförmiger Gang
Fissur	Einriß
Flatulenz	Abgang von Blähungen
Foetor	Geruch
Foramen	Öffnung
Fraktur	Bruch
frontal	stirnseitig
Gap	(engl.) Lücke, Spalte
Gastrektomie	Magenentfernung
Gastritis	Magenschleimhautentzündung
gastrointestinal	in bezug auf Magen und Darm
Gastroskopie	Magenspiegelung
Gastrostomie	Schaffung einer Magenöffnung nach außen
GD	Gesamtdosis
Gen	Erbeinheit, Erbanlage
Generalisierung	hier: Ausbreitung auf den ganzen Körper
Genom	Genbestand, Erbgut, Summe aller Gene
Gestagene	synthetische Hormone, die nur z. T. ähnliche Eigenschaften wie das Gelbkörperhormon Progesteron haben
Gingiva	Zahnfleisch
Gingivitis	Zahnfleischentzündung
Gliazellen	Zellen des Stützgewebes des ZNS
Globuline	Gruppe von Proteinen im Blut (neben dem Albumin)
Glottis	aus beiden Stimmbändern bestehender Stimmapparat
Gonaden	Geschlechts-(Keim-)drüsen

488

Grading	(engl.) histologische Einteilung der Tumoren nach Malignitätsgraden I–IV
Granulationsgewebe	junges, gefäßreiches Bindegewebe bei der Wundheilung
Granulom	geschwulstartige Neubildung aus Granulationsgewebe
Granulozyten	gelapptkernige Leukozyten (im Gegensatz zu den Lymphozyten, die einen runden Kern haben)
Gynäkomastie	ein- oder doppelseitige Vergrößerung der männlichen Brustdrüse(n)
Hämangiom	gutartige Blutgefäßgeschwulst
Häm(at)opoese	Blutbildung
Hämaturie	blutiger Urin
Hämoptoe/Hämoptyris	Bluthusten, Blutspucken
Hemianopsie	Halbseitenblindheit
Hemiparese	einseitige unvollständige Lähmung
Hemiplegie	einseitige vollständige Lähmung
Hepatitis	Leberentzündung (Hepar = Leber)
Hernie	Eingeweidebruch
Herpes	Bläschenausschlag, durch Viren
hetero-	andersgestaltig, z.B. heterogen = unterschiedlich, heterotop = an atypischer Stelle
Histologie	feingewebliche Untersuchung
high risk/grade	(engl.) hohes Risiko/hohe Malignität
Höhenstrahlung	Strahlung aus dem Kosmos, Gemisch aus energiereicher ionisierender Korpuskular- und Photonenstrahlung
Hüftendoprothese	Endoprothese von Hüftkopf mit Schenkelhals oder Totalendoprothese (zusätzlich: Hüftpfanne) aus Fremdmaterial, meist Titan bzw. Titanlegierung
Hydronephrose	Sackniere durch Harnaufstau
Hydrozephalus	Wasserkopf wegen Abflußstörung des Liquors
hyper-	über
Hyperämie	gesteigerte Durchblutung
Hyperästhesie	Überempfindlichkeit
Hyperkalzämie	erhöhter Kalziumspiegel im Blutserum
Hyperpigmentierung	Pigmentvermehrung
Hyperprolaktinämie	Vermehrung von Prolaktin im Blut
Hypertonie	Bluthochdruck
Hyperurikämie	Harnsäurevermehrung im Blut
hypo-	unter
Hypogonadismus	Minderproduktion von Geschlechtshormonen
Hypothalamus	Teil des Zwischenhirns, Sitz übergeordneter regulatorischer Zentren
Hypothyreose	Schilddrüsenunterfunktion
Hypotonie	Druck-, Spannungserniedrigung (z.B. zu niedriger Blutdruck)
Hypoxie	Sauerstoffmangel in Blut, Körpergeweben oder Tumor
iatrogen	durch Handlungen des Arztes hervorgerufen
ICRP	International Commission on Radiation Protection;

	int. Gremium zur Erarbeitung von Strahlenschutz-empfehlungen
ICRU	International Commission on Radiation Units; int. Gremium zur Festlegung und Definition von Einheiten und Größen von Strahlungswerten
idiopathisch	ohne erkennbare Ursache
Ikterus	Gelbsucht
Ileus	Darmverschluß
Immunsuppressiva	Agenzien, die immunologische Reaktionen unter-drücken oder abschwächen (Immunsuppression)
Impotentia coeundi	Gliedschwäche, Mannesschwäche
Impotentia generandi	Zeugungsunfähigkeit wegen fehlender/mangelhafter Samenfäden (beim Mann) oder wegen Unfähigkeit, eine Schwangerschaft auszutragen (bei der Frau)
Indikation	zwingender Grund zur Anwendung eines Heilverfahrens
Induration	Verhärtung
Infarkt	abgestorbener Gewebebezirk durch Arterien-verschluß
Infektion	Eindringen von Krankheitserregern in den Körper, Ansteckung
Infertilität	Unfruchtbarkeit
Infiltration	Einwachsen fremdartiger Zellen oder Gewebe
infra-	unterhalb von
Infusion	Einfließenlassen von Flüssigkeit
Ingestion	Aufnahme eines Stoffes mit der Nahrung
Inhalation	Einatmen von Stoffen
Injektion	Einspritzung
Inkontinenz	unfreiwilliger Abgang von Harn oder Stuhl
Inkorporation	Einverleiben eines Stoffes, z. B. oral oder mit der Atmung
Inkurabilität	Unheilbarkeit
Insuffizienz	Schwäche, ungenügende Leistung
Interaktion	Wechselwirkung von Arzneimitteln
interkostal	zwischen den Rippen
interkurrent	zwischenlaufend, dazukommend, in der Onkologie: nicht infolge einer Tumorerkrankung
interlobär	zwischen den Lappen gelegen
intermittierend	zeitweise, stoßweise, mit Unterbrechungen
interstitiell	das (Zwischen-)Gewebe betreffend
intervertebral	zwischen den Wirbelkörpern
Intestinum	Eingeweidekanal
intra-	innerhalb von
intraduktal	innerhalb eines Ganges
intrakraniell	in der oder in die Schädelhöhle
intralumbal	im lumbalen Wirbelkanal
intramedullär	(1) im Rückenmark, (2) im Knochenmark
intraoperativ	während der Operation

intrapleural	in der Pleurahöhle
intrapulmonal	in der Lunge
intrathekal	im Liquorraum (z. B. die Gabe von Medikamenten)
intrathorakal	im Brustkorb
Invasion	Eindringen, z. B. von Erregern oder Zellen. Invasive Methoden sind blutige diagnostische oder therapeutische Verfahren
in vitro	im (Reagenz-)Glas, außerhalb des Organismus
in vivo	an einem lebenden Organismus
Inzidenz	Erkrankungsfälle/100 000 Einwohner pro Jahr
Inzision	Einschneiden, operativ
Inzisur	Einschnitt, operativ
Ischämie	Blutleere
Ischias	Reizung des Ischiasnervs (fälschlich: Hexenschuß)
isodens	gleich dicht
Isosthenurie	Harnstarre, gleichbleibende Harnkonzentration wegen Konzentrationsunfähigkeit der Niere
Isthmus	Engpaß
Jejunum	Leerdarm, an den Zwölffingerdarm anschließender oberer Dünndarm
Jugulum	Drosselgrube
juvenil	jugendlich
juxta-	neben, daneben
Kachexie	Auszehrung, Kräfteverfall, schlechter Ernährungszustand
Kalkaneus	Fersenbein (Calcaneus)
Kallus	Knochenschwiele nach Bruch
Kalotte	Schädeldach
Kardia	Mageneingang
kardial	vom Herzen herrührend
Kardiomyopahtie	Erkrankung des Herzmuskels
Karotis	große Halsschlagader (Arteria carotis)
karzinogen	krebsauslösend
Karzinophobie	krankhafte Furcht, an Krebs zu erkranken
Katarakt	Linsentrübung, grauer Star
Katheter	röhrenförmiges Instrument zum Einführen in ein Hohlgebilde
Kauda	Schwanz (kaudal: unten, schwanzwärts)
Kava	Hohlvene (Vena cava), obere und untere
Kaverne	Hohlgeschwür
Kavum	Hohlraum
Keratitis	Entzündung der Hornhaut
Kloake	Hohlraum aus Darm, Blase und/oder Scheide
Kolik	krampfartiger Leibschmerz
Kolitis	Entzündung des Dickdarms
Kollagen	Gerüsteiweiß
Kollateralkreislauf	Umgehungskreislauf
Kollum	Hals

Kolon	Dickdarm
Koloskopie	endoskopische Untersuchung des Dickdarms
Kolposkopie	Lupenuntersuchung von Scheide und Portio
Koma	tiefste, durch äußere Reize nicht behebbare Bewußtseinsstörung
Kompakta	feste Außenzone des Knochens, auch Kortikalis
Komplikation	Zweiterkrankung, die zu der vorhandenen hinzutritt, z. B. als Behandlungsfolge
Kompression	Zusammendrücken
Kondylom	Feig- oder Feuchtwarzen, die durch Viren erzeugt werden
Konjunktivitis	Entzündung der Bindehaut
konservativ	erhaltend
konstant	beständig
Kontraindikation	Grund, ein Mittel nicht anzuwenden, Gegenanzeige
kontralateral	gegenseitig
Korpus	Körper
kranial	kopfwärts
Kraniotomie	Schädeleröffnung
kritisches Organ	Organ, an dem die Dosis die Toleranzschwelle überschreiten kann, wenn Radioaktivität oder eine Strahlung den Körper oder Teile von ihm trifft
Kryptorchismus	Zurückbleiben des Hodens in der Bauchhöhle oder im Leistenkanal
Kyphose	Rückgratverkrümmung, Buckel
Laminektomie	Entfernung des Wirbelbogens
Laparoskopie	Besichtigung der Bauchhöhle
Laparotomie	operative Eröffnung der Bauchhöhle
Laryngektomie	Kehlkopfentfernung
Laryngitis	Kehlkopfentzündung
Laryngoskopie	Kehlkopfspiegelung
Läsion	Schädigung
Latenzzeit	verborgene Entwicklung einer Krankheit bis zu ihrem Ausbruch
lateral	seitlich, seitwärts
lege artis	nach den Regeln der Kunst
Lentigo	linsenförmiger Fleck
Letalität	Sterblichkeit unter Betroffenen
Leukoenzephalopathie	Schaden der weißen Hirnsubstanz
Lhermittesches Zeichen	bei Zug der geschädigten Rückenmarknerven Mißempfindungen in den Extremitäten
Libido	sexuelle Begierde, Geschlechtstrieb
Ligament	Band aus Bindegewebe
Linea dentata	Grenzlinie zwischen Analschleimhaut und äußerer (perianaler) Haut, gezähnelt verlaufend
Liquor	hier: Gehirn- und Rückenmarkflüssigkeit
LK	Lymphknoten

Lobektomie	Entfernung eines Lappens, z. B. der Lunge
Lokalisation	Ortsbestimmung
low grade/risk	(engl.) niedriges Risiko/Malignitätsgrad
Lumbago	Muskelverspannung im Lendenbereich ("Hexenschuß")
lumbal	im Lendenbereich
Lymphadenektomie	Lymphknotenentfernung
Lymphangiosis carcinomatosa	karzinomatöse Durchwachsung der Lymphbahnen
lymphogen	auf dem Lymphweg
Macula	Fleck, z. B. der Haut, aber auch Macula lutea = gelber Fleck der Netzhaut des Auges (auch Makula)
makro-	groß
Mamille	Brustwarze
Mamma	Brustdrüse
Mastitis	Brustdrüsenentzündung
Matrix	Grundsubstanz, "Mutterboden"
Mediastinum	Wand in der Mitte der Brusthöhle zwischen den beiden Pleurahöhlen, zahlreiche Organe enthaltend, wie Herz, große Gefäße, Ösophagus, Trachea, Lymphknoten
Meningen	Hirn- bzw. Rückenmarkhäute
Mesenterium	Dünndarmgekröse
Mesokolon	Dickdarmgekröse
metabolisch	im Stoffwechsel entstanden
Metaphyse	Knochenabschnitt zwischen Dia- und Epiphyse
Meteorismus	Blähsucht, Ansammlung von Verdauungsgasen im Darm
Miktion	Harnlassen
Morbidität	Verhältnis der Krankheitszahl zu den Gesunden
Mortalität	Verhältnis der Sterbenden zu den Gesunden
Moulage	Abdruck aus plastischem Material
Mukosa	Schleimhaut
multifokal	ein Krankheitsherd, bestehend aus mehreren Teilherden
multizentrisch	mehrere Krankheitsherde in einem Organ
Myasthenie	krankhafte Muskelschwäche
Myelon	Rückenmark
Myelopathie/Myelitis	Erkrankung/Entzündung des Rückenmarks
Myokarditis	Herzmuskelentzündung
Nausea	Übelkeit
Naevus	Muttermal
Nasopharynx	Nasen-Rachen-Raum
Neck dissection	(engl.) Halslymphknotenausräumung
Nekrose	Gewebstod
Nephritis	Nierenentzündung
Nephrokalzinose	Verkalkung des Nierenparenchyms
Nephrose	vorwiegend degenerative Nierenerkrankung
Neuralgie	Schmerz in einer Nervenbahn ohne sichtbare Veränderung derselben

Neuritis	Nervenentzündung
Neuroachse	Gehirn + Rückenmark inklusive Meningen
NHL	Non-HODGKIN-Lymphom(e)
Noxe	Schadstoff
Nutrition	Ernährung (Malnutrition: Mangelernährung)
Nykturie	vermehrtes nächtliches Wasserlassen
Obduktion	Sektion, Leicheneröffnung
Obstruktion	Verschluß
Ödem	Flüssigkeitsansammlung in den Gewebsspalten, Wassersucht
Ösophagitis	Schleimhautentzündung der Speiseröhre
okkult	verborgen
oligo-	wenig
Oligospermie	Spermienschwund im Ejakulat
Omarthrose	Arthrose des Schultergelenks
Optikusatrophie	Schwund des Sehnervs
orthograd	in der Strahlrichtung liegend
Ossifikation	Knochenbildung
Osteoklasten	knochenabbauende Zellen
Osteolyse	Auflösung von Knochengewebe
Osteonekrose	örtliches Absterben von Knochengewebe
Osteoplasten	(= Osteoblasten) knochenbildende Zellen
Ostitis	Knochenentzündung
Ostium	Mündung, Eingang
Otitis	Entzündung des äußeren (externa), Mittel- (media) oder Innenohrs (interna)
Ovar(ium)	Eierstock, weibliche Keimdrüse
Ovarektomie	operative Entfernung der Eierstöcke
Ovulation	Follikelsprung, Konzeptionsoptimum
Palma	Handfläche
pan…	all…, ganz…, gesamt…
Pankreatitis	akute oder chronische Entzündung der Bauchspeicheldrüse (Pankreas)
Papilla	warzenartige Erhebung, Papille
Paradentose	(= Parodontose) Brüchigkeit und Lockerung der Zahnhälse durch zurückweichendes Zahnfleisch
paradoxe Diarrhoe	Entleerung von festem und flüssigem Kot
Paralyse	vollkommene (schlaffe) Lähmung
Parametrium	Raum des kleinen Beckens, der mit den Ligamenta lata, Bindegewebe und zahlreichen Blut- und Lymphgefäßen ausgefüllt ist
Paraplegie	Querlähmung der beiden oberen oder unteren Extremitäten
parenteral	unter Umgehung des Magen-Darm-Kanals
Parotitis	Entzündung der Ohrspeicheldrüse
PEG	perkutane endoskopisch geleitete Gastrostomie
Pelvis	Becken
penetrieren	durchdringen

Perforation	Durchbohrung, Durchbruch
Perikarditis	Entzündung der äußeren Herzhaut
Periostitis	Knochenhautentzündung
peripher	außen, fern vom Zentrum
Peritoneum	Bauchfell
Phantom	hier: Nachbildung
Pharmakon	Arzneimittel
Pharynx	Rachen
Phimose	Verengung der Vorhaut des männlichen Gliedes
Phrenikus	N. phrenicus, Zwerchfellnerv
Planta	Fußsohle
Pleura	Brustfell, die Brusthöhle auskleidend und die Lungen überziehend
Pleuritis	Brustfellentzündung
Plexus	hier: Nervengeflecht
Pneumonie	Lungenentzündung
Pneumonitis	umschriebene Infiltrate der Lunge, auch allergischer Ursache oder durch Radiotherapie (hier besser: Pneumopathie)
Pollakisurie	verstärkter Harndrang
Polyglobulie	Vermehrung der roten Blutkörperchen
polymorph	vielgestaltig
Polyp	gestielte Schleimhautgeschwulst
Polyurie	krankhafte Vermehrung der Harnmenge
Portio	Scheidenteil der Gebärmutter
posterior	der hintere
Potenz	geschlechtliche Fähigkeit
Potenzierung	Verstärkung, mehr als einfache Addition
Prädilektion	Bevorzugung
Prädisposition	Veranlagung, der eine Krankheit begünstigende Zustand
pränatal	vor der Geburt
Progesteron	Gelbkörperhormon
Prognose	Vorhersage, Heilungsaussicht
Progression	Fortschreiten
Proktitis	Mastdarmentzündung
Prolaktin	das die Milchsekretion auslösende Hormon des Hypophysenvorderlappens
Prophylaxe	Vorbeugung, Verhütung
Prostata	Vorsteherdrüse, das bei der Ejakulation dem Samen beigefügte Sekret aktiviert die Spermien
Prostatektomie	operative Entfernung der Prostata und der Samenblasen
Protrusion	Vortreibung
proximal	nahe, zunächst dem Zentrum
Prozessus	Fortsatz
pseudo-	falsch bzw. scheinbar in Zusammensetzung mit sonst bekannten medizinischen Ausdrücken

Ptosis	Senkung, Herabhängen
pulmonal	zur Lunge gehörend
Punktion	Anstechen von Zysten, von Venen etc.
Purpura	multiple kleinste Hautblutungen
Randomisation	zufällige Auswahl (statischer Begriff)
Reflux	Rückfluß
rektal	zum Mastdarm (Rektum) gehörig
Rektoskopie	Spiegeluntersuchung des Mast-(End-)darmes
Rekurrenslähmung	Stillstand der Stimmlippen durch Lähmung des Nervus recurrens
Releasing-Hormone	im Hypothalamus freigesetzte Hormone zur Steuerung der Hormonproduktion im Hypopysenvorderlappen
Remission	Zurückgehen von Krankheitserscheinungen
renal	bedingt durch eine Ursache in der Niere, zur Niere gehörig
Resektion	Ausschneiden, Entfernung
Residuum	Rückstand, Rest
Resistenz	Widerstand, Härtegrad, Unempfindlichkeit
Resorption	Aufnahme von Stoffen in die Blutbahn und Lymphbahnen
Respiration	Atmung
Responder	Patient, dessen Tumor auf die Behandlung anspricht
Retention	Zurückhaltung
Retikulum	Netzwerk
Retina	Netzhaut
Retinitis	Netzhautentzündung
retro-	zurück(liegend)
reversibel	umkehrbar, rückbildungsfähig, heilbar
rezessiv	nicht in Erscheinung tretende Eigenschaft bei der Vererbung
Rezidiv	Rückfall
Rotation	Drehung
Ruptur	Zerreißung, Durchbruch
sagittal	in Pfeilrichtung (von vorn nach hinten)
Sakrum	Kreuzbein (Os sacrum)
Sedativum	Beruhigungsmittel
Sekret	Absonderung
selektiv	auswählend
sensibel	empfindlich (ein Lebewesen, ein Organ, eine Zelle)
sensitiv	empfindlich (eine Methode)
Septum	Scheidenwand
Serum	der von Blutkörperchen und Fibrin befreite, nicht mehr gerinnbare wäßrige Blutbestandteil
sezernieren	absondern
Shunt	(engl.) Nebenschluß, Kurzschluß
Sigma	Stück des Dickdarms vor dem Enddarm
simultan	gleichzeitig
Sinus	Vertiefung, Höhle

Sklerose	krankhafte bindegewebige Verhärtung
Skoliose	seitliche Verkrümmung der Wirbelsäule
Skrotum	Hodensack
solid	fest
solitär	vereinzelt
Somnolenz	stärkerer Grad von Bewußtseinsstörung
Soor	Pilzbefall (mit Candida albicans)
Spasmus	Krampf
spezifisch	bestimmt, kennzeichnend
Sphinkter	Schließmuskel
spinal	zu Wirbelsäule/Rückenmark gehörend
Splenomegalie	Milzvergrößerung
Sputum	Auswurf
Staging	(engl.) Stadieneinteilung
Status	Zustand, Untersuchungsbefund
Stimulation	Anregung
Stoma	Mund, Spaltöffnung, auch operativ hergestellter Darm- oder Blasenausgang
Stomatitis	Entzündung der Mundschleimhaut
Stratum	Schicht
Striktur	hochgradige Verengung
Stroma	bindegewebiges Gerüst eines Organs
Struma	Kropf, gut- oder bösartig
sub-	Vorsilbe, unter
subakut	nicht ganz akut
subdural	unter der harten Hirnhaut
Subileus	beginnender Darmverschluß
Subkutis	Unterhautgewebe
suffizient	genügend
Symptom	Krankheitszeichen
Suppression	Unterdrückung
supra-	oberhalb von
Supraspinatus	Muskel, der am Schulterblatt oberhalb der Spina ansetzt
Szirrhus	Karzinom mit festem Bindegewebsgerüst
tele-	fern, weit
Teleangiektasie	erweiterte Kapillaren
temporal	auf der Schläfenseite
Teratom	Geschwulst aus mehreren organartigen Teilen
Thorakotomie	operative Eröffnung der Brusthöhle
Thorax	Brustkorb
Thrombose	Gerinnung innerhalb der Gefäße zu Lebzeiten
Thyreoidea	Schilddrüse
Thyreoidektomie	Entfernung der Schilddrüse
Tomographie	Schichtaufnahmeverfahren
Tonsille	Mandel (Rachen-, Gaumen-, Zungen-)
toxisch	giftig
Trachea	Luftröhre

Tracheitis	Luftröhrenentzündung
Tracheotomie	Luftröhrenschnitt
Transmission	Durchdringung
Trauma	Verletzung, Gewalteinwirkung
Tremor	Zittern
Trigeminus	(vor allem sensibler) Gesichtsnerv
Tumor	Geschwulst
TUR	transurethrale Resektion der Prostata oder Harnblase
Typing	(engl.) histologische Tumorbeschreibung
Ulkus/Ulzeration	Geschwür
ultra-	darüber hinaus
Urämie	Harnvergiftung, meist durch Niereninsuffizienz
Ureter	Harnleiter
Urethra	Harnröhre
Uterus	Gebärmutter
Uveitis	Entzündung der Aderhaut des Auges
vegetatives Nervensystem	autonomes, unwillkürliches Nervensystem (Sympathikus, Parasympathikus)
ventral	bauchwärts, vorn
Ventrikel	kleiner Magen, Kammer (Hirn-, Herzkammer)
Vertebra	Wirbel
Visus	Sehschärfe
WHO	Weltgesundheitsorganisation
Xerophthalmus	trockener, meist geschrumpfter Augapfel
Xerostomie	Mundtrockenheit
Zervix	Gebärmutterhals
ZNS	Zentralnervensystem
Zoster	Herpes zoster, Gürtelrose
ZV	Zielvolumen
Zyste	ein- oder mehrkammerige, durch eine Kapsel (im Gegensatz zur Pseudozyste, die keine Kapsel besitzt) umgebene Geschwulst mit flüssigem Inhalt
Zystektomie	Radikaloperation der Harnblase
Zystitis	Blasenentzündung
Zytoskopie	Blasenspiegelung
Zytologie	Beurteilung von Körper- oder Geschwulstzellen im Zellausstrich

Abbildungsnachweis

2-1   nach Horst, W.: Radioonkologie und Nuklearmedizin II, Skriptum für das Praktikum. Universitätsklinik für Nuklearmedizin und Radiotherapie, Zürich 1975/77.

5-6   modifiziert nach Hermanek, P. et al.: TNM-Klassifikation maligner Tumoren/UICC, 4. Auflage. Springer, Berlin–Heidelberg–New York 1987.

6-1, 13-1, 13-2   nach H. Jung: Risiken der Röntgendiagnostik. Röntgenstrahlen 66 (1991) 46–53.

6-2   nach Cairns, J.: Sci. Amer. 233, 64 (1975).

7-1   nach Gullino, P. M.: Cancer 39, 2697 (1977).

11-1, 11-3   aus Glaus, A. et al.: Onkologie für Krankenpflegeberufe, 3. Auflage. Thieme 1988.

11-2, 34-3   aus Drings, P., A. Glaus, W. F. Jungi, R. Sauer, P. Schlag: Checkliste Onkologie, 3. Auflage. Thieme, Stuttgart–New York 1992.

12-4, 12-9,   nach Fritz-Niggli, H.: Strahlengefährdung/Strahlenschutz, 3. Auflage.
12-10, 12-11, Huber, Bern–Stuttgart–Toronto 1991.
12-12, 12-15,
12-22, 12-25,
12-29, 14-6

13-1   nach E. J. Hall: Radiobiology for the Radiologist, 4. Auflage. Lippincott, Philadelphia 1994.

13-2   nach W. L. Russel: Zitiert nach E. J. Hall: Radiobiology for the Radiologist, 4. Auflage. Lippincott, Philadelphia 1994.

13-4   Cronkite und Fliedner: The Radiation Syndromes. In: Hug, D., A. Zuppinger (eds.): Handbuch der Medizinischen Radiologie, Bd. II, Strahlenbiologie. Springer, Berlin 1972.

13-5   nach Hiroshima International Council for Medical Care of the Radiation-exposed (ed.): A-Bomb Radiation Effects Digest. Bunkodo Co., Tokyo 1993.

17-14   Werkfoto der Fa. Haefely, Basel.

17-16, 17-20 Werkfoto der Fa. Buchler, Braunschweig.

17-21, 17-22 Werkfoto der BSD Medical Corporation, USA.

18-5   nach Scherer, E.: Strahlentherapie. Eine Einführung in die radiologische Onkologie, 3. Auflage. Thieme, Stuttgart–New York 1981.

18-48   Uni-Klinik Erlangen.

19-2   G. Ludwig, Staatl. anerkannte Schule für Med.-techn. Radiologieassistenten, INF 400, 69120 Heidelberg.

19-3   nach Karlsson, U. L., L. W. Brady: Primary Intracranial Neoplasms. In: Perez, C. A., L. W. Brady (eds.): Principles and Practice of Radiation Oncology. Lippincott, Philadelphia 1987.

19-4   modifiziert nach Williamson, T. J.: A technique for matching orthogonal megavoltal fields. Int. J. Radiat. Oncol. Biol. Phys. 5: 111, 1979.

19-6b	mit freundlicher Genehmigung von Herrn Professor Dr. med. H.-B. Makoski, Duisburg.
21-1, 21-2	aus Berchtold, R., H. Hamelmann, H. J. Peiper (Hrsg.): Chirurgie, 2. Auflage. Urban & Schwarzenberg, München–Wien–Baltimore 1990.
24-1	aus Benninghoff: Makroskopische und mikroskopische Anatomie des Menschen, Band 2, 13./14. Auflage. Urban & Schwarzenberg, München–Wien–Baltimore 1985.
26-2a, 26-2b, 26-2c	aus Emami, B.: Tumors of the Mediastinum. In: Perez, C. A., L. W. Brady (eds.): Principles and Practice of Radiation Oncology. Lippincott, Philadelphia 1987.
27-1	aus Berchtold, R., H. Hamelmann, H. J. Peiper (Hrsg.): Chirurgie, 2. Auflage. Urban & Schwarzenberg, München–Wien–Baltimore 1990.
28-1, 28-2c	aus Fisher, S. A., L. W. Brady: Carcinoma of the Esophagus. In: Perez, C. A., L. W. Brady (eds.): Principles and Practice of Radiation Oncology. Lippincott, Philadelphia 1987.
28-3	nach Gross, R., C.-G. Schmidt: Klinische Onkologie. Thieme, Stuttgart 1985.
28-6	Sack, H., N. Thesen: Bestrahlungsplanung. Thieme, Stuttgart–New York 1993.
29-3	aus Höffken, K.: Prostatakarzinom. In: Schmoll, H.-J., K. Höffken, K. Possinger (Hrsg.): Kompendium Internistische Onkologie, Teil 2, 2. Auflage. Springer, Berlin–Heidelberg.
30-1	nach Perez, C. A.: Carcinoma of the Uterine Cervix. In: Perez, C. A., L. W. Brady (eds.): Principles and Practice of Radiation Oncology. Lippincott, Philadelphia 1987.
30-7	nach Dembo, A. J., Sem. Oncol 111:238, 1984.
30-8	nach Horowitz, C., L. W. Brady: Carcinoma of the Ovary. In: Perez, C. A., L. W. Brady (eds.): Principles and Practice of Radiation Oncology. Lippincott, Philadelphia 1987.
34-1	Glatstein, E., T. H. Wasserman: Hodgkin's Disease. In: Perez, C. A., L. W. Brady (eds.): Principles and Practice of Radiation Oncology. Lippincott, Philadelphia 1987.

Folgende Abbildungen sind dem Buch „Kauffmann/Moser/Sauer: Radiologie. Grundlagen der Radiodiagnostik, Radiotherapie und Nuklearmedizin. Urban & Schwarzenberg, München–Wien–Baltimore 1996" entnommen:
5-2, 12-6, 12-7, 12-8, 12-13, 12-17, 12-18, 12-22, 12-23, 12-27, 12-28, 12-29, 13-3, 13-5, 13-6, 14-4, 14-5, 14-8, 15-5, 15-6, 15-7, 15-10, 15-11, 15-12, 15-13, 17-10, 18-11, 18-12, 18-33, 18-34, 18-36, 18-37, 18-39, 18-40, 18-41, 18-42

Folgende Abbildungen sind dem Buch „Krieger, H.: Strahlenphysik, Dosimetrie und Strahlenschutz, Bd. II, 2. Auflage. B. G. Teubner, Stuttgart 1997" entnommen:
17-9a, 17-9b, 17-12, 17-13, 19-11

Mit freundlicher Genehmigung der Fa. Nucletron-Oldelft International wurden folgende Abbildungen übernommen:
18-45, 18-46, 18-47, 19-12, 25-3a, 25-3b, 27-3, 28-2a, 28-2c, 30-3b

Mit freundlicher Genehmigung der Fa. Siemens, Erlangen, wurden folgende Abbildungen übernommen:
18-35, 18-43a

Tabellennachweis

6-1   aus Hammond: Nat. Cancer Inst. Monogr. 19, 127 (1966).

10-2   nach Withers, H. R.: Biological basis of radiotherapy. In: C. A. Perez, L. W. Brady (eds.): Principles and Practice of Radiation Oncology. Lippincott, Philadelphia 1987.

12-6   nach Hall, E. J.: Radiobiology for the Radiologist. Harper and Row, Philadelphia 1978.

14-4   nach Fritz-Niggli, H.: Strahlengefährdung/Strahlenschutz, 3. Auflage. Huber, Bern–Stuttgart–Toronto 1991.

27-1   aus Senn, H. J. et al.: Checkliste Onkologie. Thieme, Stuttgart–New York 1992.

37-1   aus Brady, L. W., S. A. Binnick, P. J. Fitzpatrick: Skin Cancer. In: Perez, C. A., L. W. Brady (eds.): Principles and Practice of Radiation Oncology. Lippincott, Philadelphia 1987.

Aus Kauffmann, G., E. Moser, R. Sauer: Radiologie, Grundlagen der Röntgendiagnostik, Radiotherapie und Nuklearmedizin. Urban & Schwarzenberg, München–Wien–Baltimore 1996:
12-2, 12-4, 13-2, 13-3, 13-4, 13-5, 16-3, 18-1, 18-2, 47-1, 47-2, 47-3, 48-1, 48-2

Stichwortverzeichnis

Quantifizierbare Beurteilung des Allgemeinzustandes eines Tumorpatienten

KARNOFSKY-Index des Allgemeinzustandes des Patienten

100%	Patient ist beschwerdefrei, keine Krankheitszeichen
90%	Patient ist fähig zur normalen Aktivität, nur geringe Krankheitszeichen
80%	Mit Anstrengung normale Aktivität, mäßige Krankheitszeichen
70%	Selbstversorgung ist möglich, Patient ist jedoch unfähig zur Entfaltung einer normalen Aktivität oder aktiven Tätigkeit
60%	Patient benötigt gelegentlich fremde Hilfe
50%	Patient benötigt erhebliche Hilfeleistungen und häufig medizinische Pflege
40%	Patient ist behindert und pflegebedürftig
30%	Patient ist stark behindert und pflegebedürftig
20%	Patient ist schwer krank. Krankenhausaufnahme ist zur aktiven unterstützenden Therapie notwendig
10%	Patient ist moribund, rasches Fortschreiten der lebensbedrohlichen Erkrankung

WHO-Klassifikation von Aktivitätsindex (Performance status) und akuten Therapienebenwirkungen

Grad	0	1	2	3	4
Aktivitäts-index	asymptomatisch, normale Aktivität	symptomatisch, leichte Arbeit möglich	Selbstversorgung möglich, < 50% der Tageszeit bettlägerig	begrenzte Selbstversorgung, > 50% der Tageszeit im Bett oder Sessel	voll pflegebedürftig
Schmerzen (Angabe der Schmerzmedikamente)	keine	gering	mäßig	stark	unbeeinflußbar
Appetit	normal	wenig vermindert	deutlich vermindert	stark vermindert	sehr stark vermindert
Nausea/Emesis	keine	Übelkeit	vorübergehend Erbrechen	behandlungsbedürftiges Erbrechen	unbeeinflußbares Erbrechen
Diarrhö	keine	< 2 Tage	> 2 Tage, erträglich	behandlungsbedürftig	hämorrhagisch, Exsikkose
Infektionen	keine	geringe	mäßige	starke	starke mit Hypotension
Blutungen	keine	Petechien	geringer Blutverlust	starker Blutverlust	starker Blutverlust mit Schock
Neurologie a) peripher	keine	Parästhesien und/oder verminderte Reflexe	schwere Parästhesien und/oder geringe Schwäche	unerträgliche Parästhesien und/oder starke motorische Schwäche	Paralyse
b) zentral	wach	vorübergehende Müdigkeit	Somnolenz < 50% der Tageszeit	Somnolenz > 50% der Tageszeit	Koma
Haare	keine Änderung	minimaler Haarverlust	mäßiger, fleckförmiger Haarverlust, Haarersatz erforderlich	vollständige, aber reversible Alopezie	irreversible Alopezie

Hinweise zu den physikalischen Größen und Einheiten

Die Bundesrepublik Deutschland ist seit 1969 dem Internationalen Einheitensystem (SI = Système International d'Unités) angeschlossen. Es sollten deshalb auch in der Radiologie nur noch SI-Einheiten verwendet werden.

Grundsätzlich unterscheidet man in den Naturwissenschaften und der Medizin zwischen Größe und Einheit.

- *Beispiel:* Die Größe sei die Zeit, z.B. mit dem Zeichen t. Dann kann t in der zugelassenen Basiseinheit Sekunde mit Zeichen s angegeben werden. Aus Tradition werden bei der Zeit aber auch nichtdekadische Vielfache, wie Minute, Stunde und Tag, akzeptiert.

Physikalische Gleichungen beschreiben Beziehungen zwischen physikalischen Größen und sollten damit wahr sein, unabhängig von der Wahl von Einheiten.

- *Beispiel:* Die Geschwindigkeit (v) eines sich gleichförmig bewegenden Körpers ist definiert durch den Quotienten aus zurückgelegter Wegstrecke (l) und der dafür benötigten Zeit (t). Also: $v = l/t$. Das numerische Ergebnis einer Messung kann dann z.B. lauten: $v = 60$ km/h. Eine Angabe von $v = 60$ oder $v = 60$ km ist unsinnig.

Basiseinheiten des SI-Systems

Größe	Einheit
Länge	das Meter (m)
Zeit	die Sekunde (s)
Masse	das Kilogramm (kg)
Stromstärke	das Ampère (A)
Temperatur	das Kelvin (K)
Lichtstärke	das Candela (cd)
Stoffmenge	das Mol (mol)

Abgeleitete SI-Einheiten (als Produkt oder Quotient aus den Basiseinheiten)

Größe	Einheit	
Energie	1 Joule (J)	$= 1$ kg m^2/s^2 = 1 Wattsekunde (Ws)
elektrische Spannung	1 Volt (V)	$= 1$ J/As
elektrische Ladung	1 Coulomb (C)	$= 1$ As
Kraft	1 Newton (N)	$= 1$ kg m/s^2 = 1 J/m
Druck	1 Pascal (Pa)	$= 1$ kg/m s^2 = 1 N/m^2
magnetischer Fluß	1 Weber (Wb)	$= 1$ Vs
magnetische Flußdichte	1 Tesla (T)	$= 1$ V/m^2
Frequenz	1 Hertz (Hz)	$= 1$ s^{-1}
Aktivität	1 Becquerel (Bq)	$= 1$ s^{-1}
Ionendosis		$= 1$ C/kg
Energiedosis	1 Gray (Gy)	$= 1$ J/kg
Äquivalentdosis	1 Sievert (Sv)	$= 1$ J/kg

Beziehungen zwischen SI-Einheiten und alten Einheiten

Größe	SI-Einheiten	Alte Einheit
Ionendosis	1 C/kg	= 3876 R
	$2{,}58 \times 10^{-4}$ C/kg	= 1 R
Energiedosis	1 Gy	= 100 rd
	0,01 Gy	= 1 rd
Äquivalentdosis	1 Sv	= 100 rem
	0,01 Sv	= 1 rem
Aktivität	1 Bq	= $2{,}7 \times 10^{-11}$ Ci
	37 MBq	= 1 mCi
	$3{,}7 \times 10^{10}$ Bq = 37 GBq	= 1 Ci

Vielfache oder Teile von Einheiten

Beispiel: 1 MV = 1 Megavolt = 1 Million Volt

E	Exa-	= 10^{18}	= 1 Trillion
P	Peta-	= 10^{15}	= 1 Billiarde
T	Tera-	= 10^{12}	= 1 Billion
G	Giga-	= 10^{9}	= 1 Milliarde
M	Mega-	= 10^{6}	= 1 Million
k	Kilo-	= 10^{3}	= 1000
h	Hekto-	= 10^{2}	= 100
da	Deka-	= 10^{1}	= 10
d	Dezi-	= 10^{-1}	= 0,1
c	Zenti-	= 10^{-2}	= 0,01
m	Milli-	= 10^{-3}	= 0,001
µ	Mikro-	= 10^{-6}	= 0,000001
n	Nano-	= 10^{-9}	= 0,000000001
p	Pico-	= 10^{-12}	
f	Femto-	= 10^{-15}	
a	Atto-	= 10^{-18}	